本教材第6版曾获首届全国教材建设奖全国优秀教材二等奖

国家卫生健康委员会"十四五"规划教材
全 国 高 等 学 校 教 材
供基础、临床、预防、口腔医学类专业用

新形态教材

临床药理学

Clinical Pharmacology

U0292516

第 7 版

主　　编 | 李　俊

副 主 编 | 赵志刚　张春祥　张　伟

数 字 主 编 | 李　俊

数字副主编 | 赵志刚　张春祥　张　伟

人民卫生出版社
·北京·

图书在版编目（CIP）数据

临床药理学 / 李俊主编. -- 7 版. -- 北京：人民
卫生出版社，2024. 8. （全国高等学校五年制本科临
床医学专业第十轮规划教材）. -- ISBN 978-7-117
-36738-7

 I. R969

中国国家版本馆 CIP 数据核字第 20246UU993 号

人卫智网	www.ipmph.com	医学教育、学术、考试、健康，
		购书智慧智能综合服务平台
人卫官网	www.pmph.com	人卫官方资讯发布平台

临床药理学

Linchuang Yaolixue

第 7 版

主　　编：李　俊

出版发行：人民卫生出版社（中继线 010-59780011）

地　　址：北京市朝阳区潘家园南里 19 号

邮　　编：100021

E - mail：pmph @ pmph.com

购书热线：010-59787592　010-59787584　010-65264830

印　　刷：人卫印务（北京）有限公司

经　　销：新华书店

开　　本：850×1168　1/16　印张：34

字　　数：1006 千字

版　　次：1989 年 11 月第 1 版　2024 年 8 月第 7 版

印　　次：2024 年 8 月第 1 次印刷

标准书号：ISBN 978-7-117-36738-7

定　　价：92.00 元

打击盗版举报电话：010-59787491　E-mail：WQ @ pmph.com

质量问题联系电话：010-59787234　E-mail：zhiliang @ pmph.com

数字融合服务电话：4001118166　E-mail：zengzhi @ pmph.com

编委名单

编 委 (以姓氏笔画为序)

王文雅　南方医科大学

王永庆　南京医科大学

王婷玉　上海交通大学医学院附属第九人民医院

吕雄文　安徽医科大学

李　俊　安徽医科大学

何金汗　四川大学华西医院

张　伟　中南大学湘雅医院

张春祥　西南医科大学

陈　霞　吉林大学

庞瑞萍　中山大学

孟　强　大连医科大学

赵志刚　首都医科大学

袁　野　哈尔滨医科大学

夏春华　南昌大学

徐　戎　华中科技大学

郭秀丽　山东大学

郭蓓宁　复旦大学

唐　漫　中国医科大学

黄　卓　北京大学

温　克　天津医科大学

戴海斌　浙江大学医学院附属第二医院

编写秘书　黄　成　安徽医科大学

数字编委

新形态教材使用说明

　　新形态教材是充分利用多种形式的数字资源及现代信息技术,通过二维码将纸书内容与数字资源进行深度融合的教材。本套教材全部以新形态教材形式出版,每本教材均配有特色的数字资源和电子教材,读者阅读纸书时可以扫描二维码,获取数字资源、电子教材。

　　电子教材是纸质教材的电子阅读版本,其内容及排版与纸质教材保持一致,支持手机、平板及电脑等多终端浏览,具有目录导航、全文检索功能,方便与纸质教材配合使用,进行随时随地阅读。

获取数字资源与电子教材的步骤

1 扫描封底红标二维码,获取图书"使用说明"。

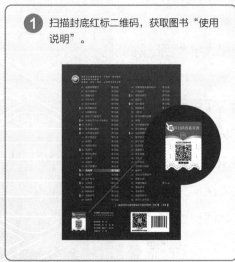

2 揭开红标,扫描绿标激活码,注册/登录人卫账号获取数字资源与电子教材。

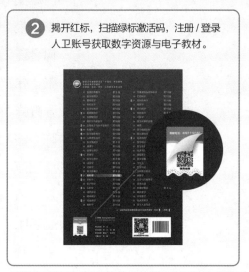

3 扫描书内二维码或封底绿标激活码,随时查看数字资源和电子教材。

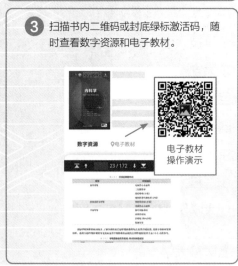

4 登录 zengzhi.ipmph.com 或下载应用体验更多功能和服务。

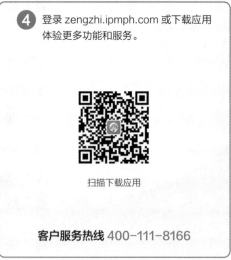

扫描下载应用

客户服务热线 400-111-8166

读者信息反馈方式

人卫e教
medu.pmph.com

　　欢迎登录"人卫e教"平台官网"medu.pmph.com",在首页注册登录后,即可通过输入书名、书号或主编姓名等关键字,查询我社已出版教材,并可对该教材进行读者反馈、图书纠错、撰写书评以及分享资源等。

序言

百年大计,教育为本。教育立德树人,教材培根铸魂。

过去几年,面对突如其来的新冠疫情,以习近平同志为核心的党中央坚持人民至上、生命至上,团结带领全党全国各族人民同心抗疫,取得疫情防控重大决定性胜利。在这场抗疫战中,我国广大医务工作者为最大限度保护人民生命安全和身体健康发挥了至关重要的作用。事实证明,我国的医学教育培养出了一代代优秀的医务工作者,我国的医学教材体系发挥了重要的支撑作用。

党的二十大报告提出到 2035 年建成教育强国、健康中国的奋斗目标。我们必须深刻领会党的二十大精神,深刻理解新时代、新征程赋予医学教育的重大使命,立足基本国情,尊重医学教育规律,不断改革创新,加快建设更高质量的医学教育体系,全面提高医学人才培养质量。

尺寸教材,国家事权,国之大者。面对新时代对医学教育改革和医学人才培养的新要求,第十轮教材的修订工作落实习近平总书记的重要指示精神,用心打造培根铸魂、启智增慧、适应时代需求的精品教材,主要体现了以下特点。

1. 进一步落实立德树人根本任务。遵循《习近平新时代中国特色社会主义思想进课程教材指南》要求,努力发掘专业课程蕴含的思想政治教育资源,将课程思政贯穿于医学人才培养过程之中。注重加强医学人文精神培养,在医学院校普遍开设医学伦理学、卫生法以及医患沟通课程基础上,新增蕴含医学温度的《医学人文导论》,培养情系人民、服务人民、医德高尚、医术精湛的仁心医者。

2. 落实"大健康"理念。将保障人民全生命周期健康体现在医学教材中,聚焦人民健康服务需求,努力实现"以治病为中心"转向"以健康为中心",推动医学教育创新发展。为弥合临床与预防的裂痕作出积极探索,梳理临床医学教材体系中公共卫生与预防医学相关课程,建立更为系统的预防医学知识结构。进一步优化重组《流行病学》《预防医学》等教材内容,撤销内容重复的《卫生学》,推进医防协同、医防融合。

3. 守正创新。传承我国几代医学教育家探索形成的具有中国特色的高等医学教育教材体系和人才培养模式,准确反映学科新进展,把握跟进医学教育改革新趋势新要求,推进医科与理科、工科、文科等学科交叉融合,有机衔接毕业后教育和继续教育,着力提升医学生实践能力和创新能力。

4. 坚持新形态教材的纸数一体化设计。数字内容建设与教材知识内容契合,有效服务于教学应用,拓展教学内容和学习过程;充分体现"人工智能+"在我国医学教育数字化转型升级、融合发展中的促进和引领作用。打造融合新技术、新形式和优质资源的新形态教材,推动重塑医学教育教学新生态。

5. 积极适应社会发展,增设一批新教材。包括:聚焦老年医疗、健康服务需求,新增《老年医学》,维护老年健康和生命尊严,与原有的《妇产科学》《儿科学》等形成较为完整的重点人群医学教材体系;重视营养的基础与一线治疗作用,新增《临床营养学》,更新营养治疗理念,规范营养治疗路径,提升营养治疗技能和全民营养素养;以满足重大疾病临床需求为导向,新增《重症医学》,强化重症医学人才的规范化培养,推进实现重症管理关口前移,提升应对突发重大公共卫生事件的能力。

我相信,第十轮教材的修订,能够传承老一辈医学教育家、医学科学家胸怀祖国、服务人民的爱国精神,勇攀高峰、敢为人先的创新精神,追求真理、严谨治学的求实精神,淡泊名利、潜心研究的奉献精神,集智攻关、团结协作的协同精神。在人民卫生出版社与全体编者的共同努力下,新修订教材将全面体现教材的思想性、科学性、先进性、启发性和适用性,以全套新形态教材的崭新面貌,以数字赋能医学教育现代化、培养医学领域时代新人的强劲动力,为推动健康中国建设作出积极贡献。

教育部医学教育专家委员会主任委员

教育部原副部长

林蕙青

2024 年 5 月

全国高等学校五年制本科临床医学专业
第十轮　规划教材修订说明

　　全国高等学校五年制本科临床医学专业国家卫生健康委员会规划教材自 1978 年第一轮出版至今已有 46 年的历史。近半个世纪以来，在教育部、国家卫生健康委员会的领导和支持下，以吴阶平、裘法祖、吴孟超、陈灏珠等院士为代表的几代德高望重、有丰富的临床和教学经验、有高度责任感和敬业精神的国内外著名院士、专家、医学家、教育家参与了本套教材的创建和每一轮教材的修订工作，使我国的五年制本科临床医学教材从无到有、从少到多、从多到精，不断丰富、完善与创新，形成了课程门类齐全、学科系统优化、内容衔接合理、结构体系科学的由纸质教材与数字教材、在线课程、专业题库、虚拟仿真和人工智能等深度融合的立体化教材格局。这套教材为我国千百万医学生的培养和成才提供了根本保障，为我国培养了一代又一代高水平、高素质的合格医学人才，为推动我国医疗卫生事业的改革和发展作出了历史性巨大贡献，并通过教材的创新建设和高质量发展，推动了我国高等医学本科教育的改革和发展，促进了我国医药学相关学科或领域的教材建设和教育发展，走出了一条适合中国医药学教育和卫生事业发展实际的具有中国特色医药学教材建设和发展的道路，创建了中国特色医药学教育教材建设模式。老一辈医学教育家和科学家们亲切地称这套教材是中国医学教育的"干细胞"教材。

　　本套第十轮教材修订启动之时，正是全党上下深入学习贯彻党的二十大精神之际。党的二十大报告首次提出要"加强教材建设和管理"，表明了教材建设是国家事权的重要属性，体现了以习近平同志为核心的党中央对教材工作的高度重视和对"尺寸课本、国之大者"的殷切期望。第十轮教材的修订始终坚持将贯彻落实习近平新时代中国特色社会主义思想和党的二十大精神进教材作为首要任务。同时以高度的政治责任感、使命感和紧迫感，与全体教材编者共同把打造精品落实到每一本教材、每一幅插图、每一个知识点，与全国院校共同将教材审核把关贯穿到编、审、出、修、选、用的每一个环节。

　　本轮教材修订全面贯彻党的教育方针，全面贯彻落实全国高校思想政治工作会议精神、全国医学教育改革发展工作会议精神、首届全国教材工作会议精神，以及《国务院办公厅关于深化医教协同进一步推进医学教育改革与发展的意见》（国办发〔2017〕63 号）与《国务院办公厅关于加快医学教育创新发展的指导意见》（国办发〔2020〕34 号）对深化医学教育机制体制改革的要求。认真贯彻执行《普通高等学校教材管理办法》，加强教材建设和管理，推进教育数字化，通过第十轮规划教材的全面修订，打造新一轮高质量新形态教材，不断拓展新领域、建设新赛道、激发新动能、形成新优势。

其修订和编写特点如下：

1. 坚持教材立德树人课程思政　认真贯彻落实教育部《高等学校课程思政建设指导纲要》，以教材思政明确培养什么人、怎样培养人、为谁培养人的根本问题，落实立德树人的根本任务，积极推进习近平新时代中国特色社会主义思想进教材进课堂进头脑，坚持不懈用习近平新时代中国特色社会主义思想铸魂育人。在医学教材中注重加强医德医风教育，着力培养学生"敬佑生命、救死扶伤、甘于奉献、大爱无疆"的医者精神，注重加强医者仁心教育，在培养精湛医术的同时，教育引导学生始终把人民群众生命安全和身体健康放在首位，提升综合素养和人文修养，做党和人民信赖的好医生。

2. 坚持教材守正创新提质增效　为了更好地适应新时代卫生健康改革及人才培养需求，进一步优化、完善教材品种。新增《重症医学》《老年医学》《临床营养学》《医学人文导论》，以顺应人民健康迫切需求，提高医学生积极应对突发重大公共卫生事件及人口老龄化的能力，提升医学生营养治疗技能，培养医学生传承中华优秀传统文化、厚植大医精诚医者仁心的人文素养。同时，不再修订第9版《卫生学》，将其内容有机融入《预防医学》《医学统计学》等教材，减轻学生课程负担。教材品种的调整，凸显了教材建设顺应新时代自我革新精神的要求。

3. 坚持教材精品质量铸就经典　教材编写修订工作是在教育部、国家卫生健康委员会的领导和支持下，由全国高等医药教材建设学组规划，临床医学专业教材评审委员会审定，院士专家把关，全国各医学院校知名专家教授编写，人民卫生出版社高质量出版。在首届全国教材建设奖评选过程中，五年制本科临床医学专业第九轮规划教材共有13种教材获奖，其中一等奖5种、二等奖8种，先进个人7人，并助力人卫社荣获先进集体。在全国医学教材中获奖数量与比例之高，独树一帜，足以证明本套教材的精品质量，再造了本套教材经典传承的又一重要里程碑。

4. 坚持教材"三基""五性"编写原则　教材编写立足临床医学专业五年制本科教育，牢牢坚持教材"三基"（基础理论、基本知识、基本技能）和"五性"（思想性、科学性、先进性、启发性、适用性）编写原则。严格控制纸质教材编写字数，主动响应广大师生坚决反对教材"越编越厚"的强烈呼声；提升全套教材印刷质量，在双色印制基础上，全彩教材调整纸张类型，便于书写、不反光。努力为院校提供最优质的内容、最准确的知识、最生动的载体、最满意的体验。

5. 坚持教材数字赋能开辟新赛道　为了进一步满足教育数字化需求，实现教材系统化、立体化建设，同步建设了与纸质教材配套的电子教材、数字资源及在线课程。数字资源在延续第九轮教材的教学课件、案例、视频、动画、英文索引词读音、AR互动等内容基础上，创新提供基于虚拟现实和人工智能等技术打造的数字人案例和三维模型，并在教材中融入思维导图、目标测试、思考题解题思路，拓展数字切片、DICOM等图像内容。力争以教材的数字化开发与使用，全方位服务院校教学，持续推动教育数字化转型。

第十轮教材共有56种，均为国家卫生健康委员会"十四五"规划教材。全套教材将于2024年秋季出版发行，数字内容和电子教材也将同步上线。希望全国广大院校在使用过程中能够多提供宝贵意见，反馈使用信息，以逐步修改和完善教材内容，提高教材质量，为第十一轮教材的修订工作建言献策。

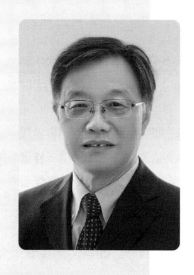

李 俊

男，1960年1月生于安徽省无为市。安徽医科大学二级教授，博士生导师，炎症免疫性疾病安徽省实验室主任。

从事高等教育教学工作40年，是国家"万人计划"教学名师，首批教育部高等院校骨干教师、安徽省教育系统劳动模范，省级教学名师，模范教师，"全国五一劳动奖章"获得者，享受国务院政府特殊津贴。国家规划教材《临床药理学》（第4～6版）《临床药物治疗学总论》《高等临床药理学》、*Clinical Pharmacology*（改编教学版）主编。担任主编的《临床药理学》（第6版）获首届全国教材建设奖全国优秀教材二等奖。获国家级教学成果奖二等奖1项，安徽省教学成果奖特等奖1项，一等奖3项，二等奖1项。

从事抗炎免疫药理、肝脏药理、中药活性成分研究，主持12项国家自然科学基金及20余项省部级基金项目，获安徽省科学技术奖（自然科学类）一等奖1次，二等奖4次，三等奖3次。发表SCI收录学术论文200余篇，获国家发明专利12项。入选全国药学专家学术影响力百强榜单、中国药学领域前2%顶尖科学家榜单、全球顶尖前10万科学家榜单、爱思唯尔"中国高被引学者"榜单。现为教育部高等学校药学类专业教学指导委员会副主任委员、临床药学专业委员会主任委员、中国药学会理事、安徽省药学会临床药理学专业委员会主任委员、《中国药理学通报》主编。

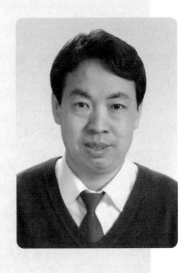

赵志刚

男,1966 年 10 月生于湖南省祁阳市,1990 年毕业于北京大学药学院。博士生导师,任北京天坛医院药学部主任、首都医科大学药学院临床药学系主任、北京市医管中心总药师。

承担"863 计划","十一五""十三五"期间重大新药创制科技重大专项等 90 多项科研项目。发表学术中文论文 800 多篇(第一作者或通信作者 300 余篇);SCI 收录 100 余篇(第一作者或通信作者 70 余篇),专利 10 项。主编和参加学术著作编写 150 余部(主编、副主编 50 余部)。主持或参与制定标准 4 项,指南、指导原则等 18 项,专家共识 41 项,主编蓝皮书 4 本。2021 年获第二十二届吴阶平-保罗·杨森医学药学奖。

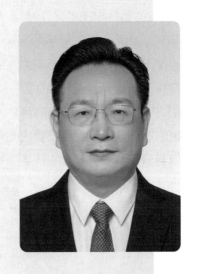

张春祥

男,1966 年 2 月生于山东省禹城市,心血管内科学博士,心血管药理学博士后,二级教授,国家海外高层次引进人才,西南医科大学校长,教育部重点实验室主任,教育部基础医药创新中心主任、中国医药教育协会智能心血管病学专业委员会主任委员。曾在美国长期担任大学首席讲席教授、大学研究所所长及大学药理系主任。

长期从事分子心血管药理学研究及教学。发表 SCI 收录论文200 多篇。连续入选全球顶尖前 10 万科学家榜单、爱思唯尔"中国高被引学者"、斯坦福大学发布的全球前 2% 顶尖科学家终身成就榜。长期担任美国国立卫生研究院、中国国家自然科学基金、长江学者奖励计划、国家杰出青年科学基金的评审专家。

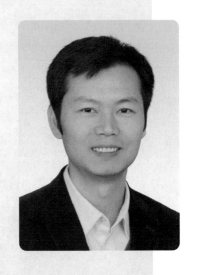

张　伟

男,1977 年 12 月生于湖南省岳阳市,中南大学二级教授,博士生导师。教育部药物基因组应用技术工程中心主任,湖南省药物微生物组学重点实验室主任,中南大学临床药理研究所常务副所长。担任国际基础与临床药理学联合会药物基因组学、药物代谢与转运专业委员会委员,中国药理学会药物基因组学专业委员会主任委员,中国药理学会药物代谢专业委员会副主任委员,湖南省药学会副理事长,湖南省抗癌协会副理事长。获国家科学技术进步奖二等奖,国家重点研发计划项目首席。主编参编教材、著作 20 余部,入选"中国高被引学者"。

前言

临床药理学是研究药物在人体内作用规律和人体与药物间相互作用过程的一门学科。其主要任务是通过临床药理学研究,对新药的有效性与安全性作出科学评价;通过血药浓度监测,调整给药方案,安全有效地使用药物;监查上市后药品不良反应,保障人民用药安全;通过医疗与会诊,合理使用药物,改善患者的治疗,因而是现代医学中一门重要学科,在新药开发和临床药物治疗中发挥重要的作用,已成为全国高等医药院校的主干课程之一。《临床药理学》前6版作为全国高等医药院校使用的主要教材,在临床药理学教学中发挥了重要作用,教学效果良好,受到广大教师和学生的肯定与喜爱。尤其是《临床药理学》(第6版)荣获首届全国教材建设奖全国优秀教材二等奖。

第7版教材的总体框架参照第6版教材,保持了前版的撰写风格。第一章到第二十章阐述临床药理学研究及应用的基本理论和方法;第二十一章到第三十六章以临床常见疾病为纲,阐述疾病的临床合理用药,并注重药物的临床评价。在修订过程中,编者注重吸收国内外其他临床药理学优秀教材及相关文献的精华,增补了最新研究进展内容,每章更新部分一般在1/3左右,进一步突出了安全、有效、经济、适当的合理用药原则。为适应临床药理学的发展,新版教材新增了"药物毒性作用、不同性别的临床用药差异等章节"。新版教材更加注重体现"三基"(基础理论、基本知识、基本技能)、"五性"(思想性、科学性、先进性、启发性、适用性)和"三特定"(特定对象、特定要求、特定限制)的原则,兼顾理论性与实践性,尽量融学术前瞻性与临床应用性于一体。

第7版教材同时也非常注重适应"5+3"为主体的医学教育模式改革的需要,教学适应面较广,既适合临床医学五年制及相关专业学生的教学,也可作为"住院医师规范化培训"和"全科医师规范化培训"的教材或作为临床医务工作者的参考用书。为确保药品使用安全,在具体药物应用时,读者须按《中华人民共和国药典》规定和药品说明书的要求执行。

本教材是全体编委辛勤劳动的结晶,也凝聚着前六版编者的智慧。教材编写过程中,得到了临床医学专业教材评审委员会的指导,得到了各参编院校和单位专家的大力支持,安徽医科大学药学院基础与临床药理学教研室的老师和研究生做了大量具体工作,尤其是编写秘书黄成教授为编写此书付出了艰辛的劳动,青年教师吴宝明同志、李小枫同志做了大量的辅助性工作,在此一并表示衷心的感谢!

由于水平有限,时间仓促,书中疏漏及不足之处在所难免,敬请各位读者批评指正。

李 俊

2024年1月

目录

第一章 | 绪 论

临床药理学（clinical pharmacology）作为药理学科的分支，是研究药物在人体内作用规律和人体与药物间相互作用过程的交叉学科。它以药理学与临床医学为基础，阐述药物代谢动力学、药物效应动力学、药物相互作用的规律等；其目的是促进医学与药学的结合、基础与临床的结合，指导临床合理用药，推动医学与药学共同发展。临床药理学的主要任务包括：通过血药浓度的监测，调整给药方案，为患者安全有效地使用药物提供保障；对新药的有效性与安全性做出科学评价；对上市后药品的不良反应进行监测；临床合理使用药物等。

临床药理学是现代医学不可或缺的一门学科。随着循证、转化医学、精准医学与智慧医学的发展，临床药理学的内涵得到更进一步的丰富。其发展对新药开发、药品监督与管理、医疗质量与医药研究水平的提高起着十分重要的作用。

第一节 | 临床药理学发展概况

一、国外药理学发展概况

早在 20 世纪 30 年代，来自康奈尔大学的 Harry Gold 教授首次提出"临床药理学"的概念，并进行了卓有成效的临床药理学研究。从青霉素的发现并应用于临床，到磺胺类的合成并成功地用于治疗感染患者，人们对临床药理学有了启蒙的认识。1954 年，美国 Johns Hopkins 大学建立了第一个临床药理室，开始讲授临床药理学课程。随后，瑞典、日本等成立了临床药理学机构，开设了临床药理学课程。

20 世纪 60 年代初期，震惊世界的沙利度胺（thalidomide）事件，即著名的"反应停"事件，促使人们重视新药的毒理学研究，同时加强对临床药理专业人员的培训工作。第十七届世界卫生大会（World Health Assembly，WHA）决议要求各国制订评价药物安全有效性指导原则。此后，世界卫生组织（World Health Organization，WHO）根据 WHA 决议颁布了一系列对药物安全性评价、致畸、致突变、致癌、成瘾性等特殊毒性试验的技术要求；1966 年 Lancet 杂志发表了 "Clinical Pharmacology" 文章；1970 年 WHO 对临床药理学的定义、活动范围、组织、培训等方面作了详细阐明；1975 年 WHO 发表了《人用药物评价指导原则》。

20 世纪 70 年代至 80 年代，临床药理学迅速成长发展。如意大利于 1967 年在欧洲第一个成立了全国临床药理学会，美国在 1971 年也成立了临床药理学会。国际药理学联合会（International Union of Pharmacology，IUPHAR）建立了临床药理专业组以促进临床药理学的发展。与此同时，世界各地的临床药理学期刊和专著犹如雨后春笋般问世，国际临床药理学会议及学术交流变得越来越频繁。1980 年在英国伦敦召开第一届国际临床药理学与治疗学会议，1983 年和 1986 年分别在美国华盛顿和瑞典斯德哥尔摩召开了第二届和第三届国际临床药理学与治疗学会议，以后大约每 3 年召开一次。会议的宗旨是将基础药理与临床药理更密切地结合起来，为临床患者服务。会议内容涉及多个领域，如系统疾病的药物治疗、临床药理学研究设计及合理用药、不良反应监测等。目前国际上临床药理学发展较快的有美国、瑞典、英国、德国和日本等国家。

二、国内药理学发展概况

我国药理学工作者早在 20 世纪 60 年代初就注意到发展我国临床药理学的问题,并于 1961 年在上海围绕"寻找新药的理论基础和临床实际"展开学术讨论会,强烈呼吁在国内建立临床药理学科。随后,1979 年 7 月在北京召开了第一届"全国临床药理专题讨论会"。由于社会各界人士的高度重视,以及临床药理专业人员及临床工作者的介入,我国临床药理学得到了迅速的发展。此后,随着越来越多的专业人员及科研人员加入,我国临床药理学逐步走向成熟。我国临床药理学工作者在学科建设方面做了很多工作,具体表现在以下几方面:

1. **建立研究机构**　1980 年,卫生部在北京医学院(现北京大学医学部)成立临床药理研究所,并确定湖南医学院为全国临床药理培训中心;1984 年,卫生部又相继在北京、上海、广州等地医学院校内建立临床药理培训中心,承担临床药理专业人员的培训任务;1980 年以来,全国各地的医学院校、综合医院、医药研究机构先后建立了临床药理研究或教学机构,对学科发展起到了积极的推动与促进作用。

2. **建立学术机构,出版专著、开展学术交流**　1982 年在北京成立了"中国药学会药理学会临床药理专业委员会",现已成为中国药理学会二级分会,即中国药理学会临床药理专业委员会。在临床药理专业委员会领导下,多次举行了全国性的临床药理学术研讨会。1983 年以来先后出版了多种《临床药理学》教材和专著,全国各医学院校普遍地开设了临床药理学课程;1985 年,《中国临床药理学杂志》创刊。

3. **建立药物临床研究基地**　为了适应我国新药审评与上市药物再评价的需要,促进我国临床药理学科的发展,卫生部于 1983 年以来先后组建了多个临床药理基地,汇集了药理学、临床医学、药学、化学、生物统计等相关学科的专业人员到临床药理的研究中来,形成了一支相当活跃的专业队伍,承担各类新药的临床药理研究任务。国家药品监督管理局组建后,逐步修订完善卫生部药政局建立的法规与技术指导原则,组建了药品审评专家库,为我国新药临床研究起到了重要作用。

三、现代医学模式对临床药理学的影响

20 世纪末循证医学的诞生,改变了医学实践模式。循证医学可定义为"慎重、准确而明智地使用目前所能获得的最佳证据,同时结合临床医生的个人专业技能和临床经验,考虑患者的价值和愿望,将三者统一起来,制订出患者的治疗方案",是评价临床药物疗效的科学、公正的方法。其方法是对随机对照试验的结果进行系统评价,经过荟萃分析,将安全、有效和适用的方法筛选出来。通过对循证医学的研究,可使临床医生对患者进行药物治疗时坚持科学态度,有证可循,从而充分保证临床用药方案更加安全、有效、经济、适当。对临床药理学的研究为循证医学提供了可靠的证据,而循证医学概念的提出和应用,更进一步丰富了临床药理学的内涵。

转化医学是国际医学界近年兴起的一种崭新的医学研究模式,是循证医学的延伸。转化医学以促进基础医学研究的成果向临床实际应用的转化为目的,同时根据临床医学的要求提出前瞻性的应用基础研究方向,在基础和临床研究之间架起桥梁,极大地促进了医学的发展。转化医学理念的提出为临床药理学的发展提供了新的契机,能够打破传统药理学研究中基础研究和临床应用之间的鸿沟,为新药研发及研究新的药物治疗方法开辟新途径。一方面,我们需要将药理学基础研究获得的知识和成果转化为临床治疗新方法,即实现"从实验台到病床(bench to bedside)"的转化;另一方面,再从药物在临床应用中发现新问题,回到实验室中,为基础研究提供新的研究思路。

不可否认,循证医学是当今最好的医学实践模式之一。但证据显示,绝大多数患者不会因使用降血压药、降血脂药、降血糖药、抗肿瘤药而预防重要并发症或死亡,说明现代医学的很多诊断和治疗都不精准。精准医学应运而生,2011 年,美国国家科学院、美国国家工程院、美国国立卫生研究院及美国科学委员会共同发出"迈向精准医学"的倡议,美国国家智库报告《走向精准医学》正式发表。精准医学是依据患者内在生物学信息以及临床症状和体征,对患者实施关于健康医疗和临床决策的量身定制。医学一直在寻求精准,而且在人类认知的各层面都有所建树,如疫苗和抗体、血型与输血、影

像对病灶的定位以及白内障晶状体替换手术。由此可见,精准医学与循证医学是互补关系,不是替代关系,精准医学的研究结果也是循证医学的科学证据。

第二节　临床药理学的研究内容

1. **药效学研究**　药效学研究旨在研究药物对人体生理与生化功能的影响和临床效应,以及药物的作用机制。简言之,即研究药物对机体的影响。通过药效学研究确定人体的治疗剂量,在每个患者身上能得到最大的疗效和最少的副作用;同时研究剂量、疗程、不同给药途径与疗效之间的关系,指导临床合理用药。

2. **药动学研究**　药动学研究药物在正常人与患者体内吸收、分布、代谢和排泄的规律性。简言之,即研究机体对药物的处置。通常应用数学模型定量描述体内药物浓度动态变化的规律。掌握药动学原理,便于临床医师正确解释血药浓度测定结果,根据不同患者的药动学特征,选择和调整药物的剂量及给药方案,实现用药个体化,从而获得最佳疗效。药动学研究对于个体差异大、安全范围窄的药物更具重要的指导意义。

3. **毒理学研究**　研究药物疗效的同时还应观察药物可能发生的副作用、中毒反应、过敏反应和继发性反应等。为了确保药物的安全性,必须在动物体内进行系统的临床前毒理实验,通过测定动物的最大耐受剂量等,为临床用药推荐剂量,并提出对人体可能产生的潜在毒性。在用药过程中应详细记录受试者的各种症状,并进行生化等检查。如出现反应,应分析原因并提出防治措施。

4. **临床试验**　新药临床试验指对任何在人体(患者或健康志愿者)中进行试验药品的系统性研究,以证实或揭示试验药品的作用、不良反应及试验药品的吸收、分布、代谢和排泄情况,目的是确定试验药品的疗效和安全信息。我国《药品注册管理办法》将临床试验分为Ⅰ、Ⅱ、Ⅲ、Ⅳ四期。新药临床试验的过程包括方案设计、组织实施、监查、稽查、记录、分析总结和报告等。其临床试验的研究结果,是判断一个新药能否上市的重要依据。

5. **药物相互作用研究**　药物相互作用指两种或两种以上的药物合并或序贯使用时,所引起的药物作用和效应的变化。药物相互作用可以是药物作用的增强或减弱,或作用时间的延长或缩短,从而产生有益的治疗作用或有害的不良反应。药物相互作用可分为:①药动学的相互作用,指一种药物改变了另一种药物的吸收、分布、排泄或代谢;②药效学的相互作用,指激动药和拮抗药在器官受体部位的相互作用。

第三节　临床药理学的职能

一、新药的临床研究与评价

新药的临床研究与评价是临床药理学研究的重点。在临床评价新药的过程中,最基本的要求是安全、有效及各项数据的可靠性,并应正确地应用合适的统计方法。

新药临床药理研究的主要内容是新药临床试验。自 20 世纪 80 年代以来,为了保障受试者的权益,保证临床试验的科学性,制定《药物临床试验质量管理规范》(Good Clinical Practice,GCP)。自 1991 年以来,美国、欧盟和日本等就如何统一各国规范问题,每隔 2 年举行一次人用药品注册技术要求国际协调会议(International Council for Harmonization,ICH),形成了一套完整的药物开发质量管理规范。

我国于 1992 年开始起草 GCP,经多次修订,1998 年由卫生部批准颁布试行,1999 年国家药品监督管理局组织专家进行修订,同年发布实施。我国的 GCP 是临床试验全过程(包括方案设计、组织实施、监查、稽查、记录、分析总结和报告)的标准规定。为保证药品临床试验结果科学可靠,保护受试者合法权益,药品临床试验应遵循 GCP 的原则,以保证药品临床试验过程的规范。2017 年 ICH 会议在加拿大蒙特利尔召开,会议通过了中国国家食品药品监督管理总局的申请,总局成为人用药品注册技术要求国际协调会议正式成员。

我国新药临床试验必须获得国家药品监督管理局批准,由研制单位在药物临床研究基地中选择临床研究负责单位和承担单位,并要求新药的临床研究必须遵循《赫尔辛基宣言》,必须符合中国GCP的要求。

二、上市后药品再评价

药品的再评价工作是临床药物研究基地的一项经常性工作。对主管部门下达的药物临床研究任务,基地应负责组织实施。对药物的品种进行安全性及有效性研究,最后将研究结果报告给药品监督部分以供其做出抉择。

根据如今最先进的医学水平,从临床药理学、药物流行病学、药物经济学及药物政策等方面,对于已批准上市的药品在社会人群中的不良反应、疗效、用药方案、稳定性及费用是否符合安全、有效、经济、适当的合理用药原则做出科学评价和估计。国家药品监督管理局对上市后药品的再评价工作十分重视,药物再评价的结果也是遴选国家基本药物和非处方药物的重要依据。近年来循证医学和转化医学的应用,进一步促进了市场药物的再评价。

市场药物的再评价工作一般分为两类:一类是根据上市药物已存在的问题,如疗效欠佳或毒性较大,设计临床研究方案进行临床对比研究;另一类是进行流行病学调查研究,对再评价品种的安全有效性进行评价。通常包括前瞻性对比与回顾性对比。根据调研结果进行审评,最后对药物进行评判:继续应用或淘汰。

三、药品不良反应监测

药品不良反应(adverse drug reaction,ADR)指药品在预防、诊断、治疗或调节生理功能的正常用法用量下,出现的有害的和意料之外的反应。但是其不包括无意或故意超剂量用药引起的反应以及用药不当引起的反应。药品不良反应监测主要是监测上市后药品的不良反应情况,是药品再评价工作的一部分。监测工作的主要内容:①收集药品不良反应信息,对其危害情况进行调查,及时向药品监督管理部门报告,提出药品管理方面的建议;②及时向制药企业、医疗预防保健机构和社会大众反馈药品不良反应信息,防止药品不良反应的重复发生,保护人民用药安全。由于新药临床前各种因素的制约,必须通过药物的上市后监查,完成对新药的全面评价。

近年来,"药物警戒"的概念被广泛应用。WHO对于药物警戒的定义是:发现、评估、理解和预防不良作用或任何其他药物相关问题的科学研究和活动。药物警戒较传统的药物不良反应监测更为广泛,系指发现、评估、理解和预防不良作用或任何其他药物相关问题的科学研究和活动。目前所有与药物安全性相关的环节与因素,都被纳入药物警戒的范围。其目标包括不合格药物、药物治疗错误、无效效、无足够科学根据而将药品用于未经批准的适应证、急慢性中毒、与药物相关死亡率的评估、药物的滥用与误用、药物与药物间以及药物与食品间的相互作用、药物生产和经营的合理性等。药物警戒的最终目的是通过对药品安全性的监测,综合评价药物的风险效益,提高临床合理用药水平,以达到保障公众用药安全的目的。

四、承担临床药理教学与培训工作

临床药理学人才的培养是各临床管理机构的重要任务之一。具有一定研究水平的临床药理学专业人才的培养,会直接促进我国临床药理学水平的提高。目前我国的临床药理学发展尚不平衡,队伍还不够壮大,尚未形成一整套的临床药理学专业人才培养体系。但我国正在积极采取措施,建立完善的专业人才学士、硕士、博士的培养体系,同时在医学生临床教学阶段,接受正规的临床药理学系统教育,掌握其理论与研究方法。与此同时,还加强临床医生的临床药理学培训。

目前,我国多数医学院校临床医学专业在临床教学阶段设置临床药理学课程,国内各种监管和学术机构、临床药理基地等经常举办培训班以对临床医生、药理教师和药学研究人员进行培训。部分学校在实习中会安排临床药理学专题讲座,注重对临床药理学专业人才的培养。

五、开展临床药理服务

开展临床药理服务工作,积极发挥其专业特点,为社会作出贡献,包括:①承担新药的临床药理研究任务,协助临床研究者设计各期临床试验;开展不良反应监测、上市后药品再评价等工作;为药品监管部门及生产、研制和使用单位提供技术咨询。②开展治疗药物监测,尤其对治疗范围较窄的药物更应该注意血药浓度的测定从而获得最佳治疗剂量,制订个体化给药方案。③以循证医学的理念,通过临床药理会诊,协助和指导临床各科医生合理用药。

第四节 │ 新药的临床药理学评价

一、概述

新药系指未曾在我国境内上市销售的药品。已上市的药品改变剂型、改变给药途径、增加新的适应证或制成新的复方制剂,亦按新药管理。

新药研究的内容包括临床前研究和临床研究。其主要内容如下:①新药临床前研究包括制备工艺(中药制剂包括原药材的来源、加工及炮制)、理化性质、纯度、检验方法、处方筛选、剂型、稳定性、质量标准、药理学、毒理学、动物药代动力学等研究。②新药临床研究指临床前一系列规定的研究内容完成后,向卫生行政部门申请并获得批准的以人(患者或健康志愿者)作为受试对象,在一定条件的控制下,科学考察和评价新药对特定疾病的治疗或预防、诊断的有效性及安全性进行评价的过程,它和临床前的基础研究及上市常规应用后的监测一起构成了新药研发的全过程。

二、新药临床试验的分期

新药临床试验一般分为四期。

1. **I期临床试验** 在人体进行新药研究的起始期,是初步的临床药理学及人体安全性评价试验,以研究人体对新药的耐受性为目的,了解新药在人体内的药动学过程,为制订给药方案提供依据。

2. **II期临床试验** 随机盲法对照临床试验,以确定药物的疗效及适应证,了解药物的毒副反应为目的,对新药的有效性和安全性做出初步评价,并推荐临床给药剂量。

3. **III期临床试验** II期临床试验的延续,旨在较大范围内进行新药疗效和安全性评价。多中心临床试验单位应在临床药理基地中选择,一般不少于3个。应遵循随机对照原则,进一步评价有效性和安全性。

4. **IV期临床试验** 也称新药上市后监测,以进一步考查新药的安全有效性为目的,对新药的疗效、适应证、不良反应、治疗方案可进一步扩大临床试验,指导临床合理用药。其内容包括:①扩大临床试验;②特殊对象临床试验;③补充临床试验。

新药研发过程中,投资大、耗时长、风险高成为各大制药公司共同面临的问题。为了更好地控制新药研发过程中的临床风险,使更多安全、有效的化合物能够尽快上市,美国食品药品监督管理局(Food and Drug Administration,FDA)提出了0期临床试验的概念。

0期临床试验是指在新药研究完成临床前试验、但还未正式进入临床试验之前,容许新药研制者使用微剂量对少量人群进行药物试验,以收集必要的有关药物安全及药代动力学的试验数据。0期临床试验为I期临床试验前的早期探索性试验,涉及比I期更少的资源,能更有效地向前开发有希望的候选药物,减少在那些不可能成功的候选化合物上浪费时间和资源,较早发现有希望的候选化合物。

三、临床试验的伦理学要求

临床试验过程中,在确保试验资料的科学性和可靠性的同时,也必须充分保障受试者的个人权益。国际上关于人体试验的第一份正式文件是《纽伦堡法典》,其奠定了人体试验道德原则的基础。1964 年在芬兰赫尔辛基召开的第十八届世界医学大会上公布了《赫尔辛基宣言》,后经多次修订和补充,成为指导人体试验权威性、纲领性的国际医德规范,也是全世界人体医学研究的伦理准则。《赫尔辛基宣言》强调指出:"开始每一项在人体中进行的生物医学研究之前,均须仔细评估受试者可能预期的风险和利益。对受试者利益的关注应高于出自科学与社会意义的考虑。"研究者必须知晓所在国家关于人体研究方面的伦理、法律法规的要求,并且要符合国际的要求。

我国药品监督管理局颁布的 GCP 规定,所有以人为对象的研究必须符合《赫尔辛基宣言》,即公正、尊重人格、力求使受试者最大限度受益和尽可能避免伤害。根据《赫尔辛基宣言》的原则,临床试验研究人员必须做到以下几点:

1. 坚持符合医学目的的科学研究 医学研究必须对人的生命负责,必须有利于维护人的生命,这也是医学研究的目的。医学研究中的人体试验必须以改进疾病的诊断、治疗和预防,促进对疾病病因学和发病机制的了解,增进人类健康为目的。这是医学人体试验必须遵循的最高宗旨和根本原则。

2. 维护受试者权益 医学人体试验必须坚持以维护受试者权益为前提。医学研究的重要性要服从于保护受试者的权益不受伤害,不能只顾及医学研究的成果而牺牲受试者的权益。受试者的权益重于医学研究和社会的权益,这个原则要始终贯穿于医学人体试验的整个过程。

3. 知情同意原则 知情同意指每个受试者要充分了解试验的目的、方法及过程,预期其可能的收益和风险等。知情同意是患者的基本权利,也是尊重受试者个人权利和仁爱原则的集中体现。每个受试者都必须本着自愿参加的原则,签署知情同意书。

4. 发挥伦理委员会的重要作用 参加临床试验的医疗机构必须成立伦理委员会,伦理委员会的组成和活动不受临床试验组织和实施者的干扰或影响。临床试验方案须经过伦理委员会审议批准才能实施。

5. 提高临床试验人员的素质 临床试验人员应加强自身道德修养,应认识到自己的责任重大,要关爱生命、关爱健康,保护受试者的权益及生命安全。试验过程要尊重受试者人格,公正对待受试者,维护受试者的隐私权和其他权益。

四、临床试验方法学

在临床试验中,很多因素会影响试验结论的可靠性,如疾病本身的变异性、同时患有其他疾病或应用其他药物、患者和研究者的主观性等。只有通过科学的试验设计方法,遵循临床药理试验的规律,才能获得可靠的试验资料,做出确切的科学评价。临床药理学试验方法包括:

1. 对照 为了说明新药的疗效和安全性,必须有供比较的对照组。对照组是处于与试验组同样条件下的一组受试者。设立对照组的目的是判断受试者治疗前后的变化,如症状、体征、死亡、复发、疗效及不良反应等,是由试验药物引起,而不是其他原因引起,如病情的自然发展过程或受试者机体内环境的变化。临床试验中对照组设置的类型包括安慰剂对照、空白对照、剂量 - 反应对照、阳性药物对照和外部对照等。

(1)安慰剂对照(placebo control):安慰剂指没有药理活性的物质(如乳糖、淀粉等)制成与试验药剂型、大小、颜色、重量、气味及口味相同的制剂,作为临床对照试验中的阴性对照物。设置安慰剂对照能够最大限度地减少受试者和研究者由于心理因素所形成的偏倚,起到控制安慰作用;还可以消除疾病自然进展的影响,分离出由于试验药物所引起的真正的不良反应,从而直接量度在试验药和安慰剂之间的差别。应注意:①如果已有有效药物能给受试者带来益处,这时再用安慰剂对照就存在伦理问题,一般不宜采用。②不能用于危、重、急性患者;不能因为使用安慰剂对照而延误病情。

（2）空白对照（no-treatment control）：临床试验中选定的对照组未加以任何对照药物称为空白对照。其作用及优缺点和安慰剂对照很近似，但不同在于空白对照并未给予任何药物，因此是不盲的，从而可能影响对试验结果的正确评价。空白对照适用于如下情况：①试验药的不良反应非常特殊，以致无法使研究者处于盲态。②处理手段特殊，安慰剂盲法试验执行困难，如试验组为放射治疗或外科手术等。

（3）剂量-反应对照（dose-response control）：试验药设计为几个剂量，将受试者随机分入一个剂量组。用于研究剂量与疗效、不良反应的关系（量效关系），有助于回答给药方案中采用的剂量是否合适。剂量-反应对照也可以包括安慰剂对照（即零剂量）或一个/多个剂量组的阳性对照药对照。剂量-反应对照能为最优剂量提供信息，也比安慰剂对照更符合伦理性。

（4）阳性药物对照（active control）：指采用已知的有效药物作为试验药的对照。阳性对照药应选已知的对所研究的适应证最为有效安全的药物。阳性药物试验应该是随机双盲的。阳性对照药物使用的剂量和给药方案必须是该药的最优剂量和最优方案，否则可能导致错误的结论。

（5）外部对照（external control）：也称为历史对照，是使用研究者本人或他人过去的研究结果与试验药进行对照比较。当所研究的疾病是严重的或特别稀有的，目前还没有满意的治疗药物，而且根据药物作用机制、动物实验以及早期经验，已能推荐研究的新药时，可使用外部对照。其缺点是可比性较差，因而应用有限。

2. **随机** 新药临床试验的目的是正确评价新药的疗效和安全性，这必须消除偏倚的影响。偏倚主要来自受试者和研究者，也可能来自申办者。避免偏倚的两种重要方法是随机和盲法。随机是指参加临床试验的每一个受试者都有相同的机会进入治疗组和对照组，这是使研究组的非处理因素趋于均衡一致的主要手段，也是统计分析的基础。

（1）单纯随机抽样：最简便的随机法是掷币法或投骰子法，但在临床试验中应用不多。随机数字表法是常用的单纯随机化方法，其使用方法是预先规定各组数码，将患者按出现的数码顺序分配到各组。

（2）均衡随机：又称分层随机，其原则是人为地将易控且对试验影响大的因素分到各组，使各组达到均衡一致。而对那些难控且对试验影响小的因素随机处理。例如，已知性别差别对某一试验会有较大影响时，可先将全体患者分为男、女两大组，再用随机数字法将男、女患者随机分配到各试验组，这样既可保证各组患者性别分配均衡，又使其他可能影响试验的次要因素也得到均衡的分配。

（3）均衡顺序随机：是临床试验中较合理的一种随机化方法。其主要特点是可使主要因素得到均衡处理，次要因素随机处理，增加了可比性，减少了主观性。实施时，先将可能影响试验的一些主要因素（如病情、病程、年龄、性别等）进行均衡处理，其他次要因素（如体重、体质、职业等）仅作记录，不作为分组依据。然后依照患者就诊（入院）顺序，依次按均衡的层次交替进行分组。

3. **盲法** 盲法指按试验方案的规定，不让参与研究的受试者、研究者以及其他有关工作人员知道患者所接受的是何种处理（试验药或对照药），从而避免对试验结果的人为干扰。如果仅受试者不知道接受何种处理，称为单盲；如果受试者和研究者都不知道，称为双盲。现在一般双盲临床试验泛指参与研究的所有人员（受试者、研究者、监查员、数据管理人员、统计分析人员）均不知道患者采用了何种处理。

盲法在双盲临床试验中应自始至终贯穿试验，从患者入组、研究者对疗效的观察及评价、记录病例报告表、监查员的检查，数据的计算机输入及管理，直至统计分析都需保持盲态。在统计分析结束后才能在监视下揭盲。双盲试验需要严格遵守操作规范，防止盲底编码的扩散。在试验过程中，个别破盲病例，不纳入统计分析；大范围破盲，试验将被视为无效，需重新实施新的试验。

第五节 | 临床药理学与药学服务

一、药学服务的概念

药学服务（pharmaceutical care，PC）是为了改善患者的生活质量，临床药师对患者提供直接的、负责的与药物治疗有关的服务。随着人们对医疗服务质量需求的提高,对药学服务的内涵需求也随之提高。药学人员不仅要提供质量合格的药品,更应保障药物使用过程中的合理性和安全性。药师的药学服务与医生的治疗服务、护士的护理服务共同组成了全方位的"患者服务"过程,成为提高医疗质量的重要组成部分,是医院药学工作模式改革发展的重要方向。

药学服务增加了患者健康状况等生活质量的考察,能比较全面地反映药物治疗的近期和远期效果,体现了药学服务的根本目的——为患者服务,超越以往仅关注药物的治疗结果。

二、药学服务的内容

1. **确定药学服务对象**　药学服务对象可以按疾病类型确定或按患者人群确定。按疾病类型是指针对特定病种的患者,如心血管疾病患者、呼吸系统疾病患者等;按患者人群是指特殊病理生理状况的患者,如老年人、孕妇、婴幼儿、肝功能或肾功能异常的患者。有针对性地对上述患者进行药学服务,主要原因是为了将目前有限的药学资源用在更需要进行服务的患者身上,这也是出于对药师自身考虑,药师和医师一样有其各自的专科,以便对上述患者进行更专业的药学服务。

2. **患者信息采集**　临床药师在患者入院后需对患者进行面对面的沟通,除了询问患者的基本信息外,应着重了解患者的疾病信息及药物信息。

(1)基本信息:年龄、种族、身高、体重、职业、烟酒嗜好、个人史、家族史等。

(2)疾病信息:主诉、现病史、既往病史、相关检查结果等。

(3)药物信息:既往用药史、入院前用药情况、用药依从性、用药后病情控制情况、药物过敏史等。

(4)其他:生活习惯、饮食习惯、经济状况、家庭情况等。

3. **患者入院评估**　入院评估可以分为用药评估和病情评估两部分。

(1)用药评估:通过患者的主诉,评估患者用药的有效性和依从性,为制订下一步治疗方案提供参考。

(2)病情评估:临床药师根据患者的体重指数、肝肾功能、营养状况和健康状况等信息,对患者进行初始的基线评估。对不同疾病的患者进行相应的病情评估,如房颤患者应对其进行脑卒中风险和出血风险评估;准备进行冠脉造影的冠心病患者应对其进行出血风险评估和造影剂肾病风险评估;针对不同的评估结果制订相应的给药方案和服务计划。

4. **医嘱审核**　临床药师进行医嘱审核,除了要对用法用量、给药途径、配伍禁忌、相互作用等进行审核外,还要结合患者的具体病情,如患者的年龄、肝肾功能等,对其用药进行审核,同时也需要考虑患者的经济承受能力等。

5. **用药服务**　确定患者治疗方案并审核通过后,临床药师要为患者制订用药服务计划。用药服务计划是为患者达到治疗目标及解决患者药物治疗问题而制订的一套详细的服务计划,是确保用药服务得以顺利实施的前提条件。临床药师对患者的用药服务主要包括用药服务点、期望结果和为达到期望结果而采取的药学措施等3部分。

(1)用药服务点:即安全性服务,主要是指患者用药过程中可能存在的药物相互作用和用药后可能出现与药物相关的不良反应等。

(2)期望结果:即有效性服务,主要是指患者用药后病情的控制和改善情况,包括患者的临床指征和症状、生化和血液学指标、血药浓度等。

(3)药学措施:即用药干预,其干预对象包括医生、护士和患者,干预内容包括给患者的建议、给医师和护士关于患者利益的建议或有关解决患者药物治疗问题的建议。

6. **用药指导**　临床药师除了告知患者应如何服用该药外,还应向患者说明为什么要服用该药,服用该药过程中可能会出现哪些常见的不良反应、需要注意哪些事项及该药应服用多长时间等,让患者了解用药的目的和要求,提高患者用药的依从性。

7. **出院教育**　出院教育主要是针对患者的出院带药进行系统全面的宣教,包括出院带药的品种,为什么要用该药,如何服用该药,服用过程中可能会出现的不良反应及服用多长时间等,同时给予一定的生活饮食指导。

8. 出院随访　随访的目的主要是了解患者出院后的用药情况和病情控制情况,从而对患者近阶段的整体情况进行评估,同时解答患者用药过程中的疑问并给予相应的指导。随访可以是短期的,也可以是长期的,应有一定的随访周期并制订相应的随访计划,以电话的形式进行,也可以在患者来院复诊时进行。

三、药学服务的记录与评估

药师在对患者进行药学服务时需要有相应的文档记录。药历是药师对患者整个治疗过程进行药学服务的综合性文档,体现药师在参与药物治疗过程中的责任和价值。针对药学服务的各环节,也可以采用相应独立的文档进行记录,如患者入院沟通单、患者入院评估单、患者出院用药指导单和患者随访记录单等。

药学服务的评估可呈两个阶段。第一阶段是对患者住院期间的药学服务进行评估,包括药学服务是否缩短了患者的住院天数、节省了住院费用、减少了药物不良反应的发生等。第二阶段是对患者出院后药学服务的长期评估,包括患者疾病的控制情况、就诊次数、再入院次数、预后情况、生活质量、用药依从性及不良反应的发生情况等方面。此外,药学服务的评估还包括患者对用药干预的采纳情况及患者对药学服务的满意度等方面。

四、临床药理学与药学服务的关系

药学服务以临床药理学知识为基础,临床药理学以提高药学服务能力为目标。临床药理学从临床角度出发,为药学服务提供合理用药及再评价的基础知识,制订和实施个体化用药方案。临床药理学的内容直接影响药学服务的质量,依据临床药理学新理论知识,可为药学服务提供新策略。

提高药学服务水平,核心内容是促进药物合理应用,这也是临床药理学的主要内容之一。而规范的药学服务,又能够进一步推动临床药理学的发展。二者融合发挥各自优势,形成协同提质"长板效应",实现为患者服务的药学服务根本目标。临床药理学与药学服务的有机结合,将会有效促进药物治疗的水平,全面推动我国药学的发展。

(李　俊)

思考题

1. 简述临床药理学的主要研究内容和主要职能。
2. 简述新药临床试验的主要内容。
3. 简述药学服务的主要内容。

思考题解题思路

本章目标测试

本章思维导图

第二章 临床药物代谢动力学

临床药物代谢动力学是应用药动学的基本原理,阐明临床用药过程中人体对药物的处置过程及体内药物浓度随时间变化规律。运用临床药动学的基本原理和数学公式,可计算和预测给药后任意时刻的血药浓度,计算药动学参数,从而制订最佳给药方案,如给药剂量和给药频度等,进而指导临床合理用药。本章着重介绍临床药物代谢动力学的基本概念、基本原理、药物的体内过程、房室模型及生理模型,通过房室模型的确立和对药物消除速率过程的判断,求出各种药动学参数,并阐明其临床意义以及统计矩理论在药动学的应用。

第一节 | 概 述

临床药物代谢动力学(clinical pharmacokinetics)又称为临床药动学、临床药代动力学、临床药物动力学,是药动学的分支。其应用药动学原理与数学模型,定量地描述药物的吸收(absorption)、分布(distribution)、代谢(metabolism)和排泄(excretion)过程(简称 ADME 过程),以及体内药物浓度随时间变化的规律。临床药物代谢动力学主要研究在临床用药过程中,人体对于药物处置的动力学过程以及生理、病理状态对药物体内过程的影响,根据计算出的药动学参数制订最佳给药方案,如给药剂量和给药频度等,从而指导临床合理用药。其研究领域涉及生物等效性与生物利用度,药物的系统药学,生理因素(年龄、性别、种族、遗传等)或疾病状态对药物体内过程的影响,药物相互作用,治疗药物监测及特殊人群的药代动力学等。临床药物代谢动力学对新药设计、改进药物剂型、设计合理的给药方案、提高药物治疗的安全性与有效性以及评价药物间的相互作用具有重要意义。作为临床治疗的重要工具,临床药物代谢动力学广泛应用于医学和药学等多学科领域,是医学生必须了解和掌握的一门重要学科。

第二节 | 药物跨膜转运及药物转运体

一、药物的跨膜转运

药物在进行吸收、分布、代谢和排泄的体内过程中,必须不断跨越毛细血管膜等生物膜,此过程称为药物的跨膜转运(transmembrane transport)。需要注意的是,药物跨膜转运的多少主要取决于药物的理化性质如溶解性、解离性及分子量等:①药物的溶解性是指药物属于脂溶性或水溶性化合物。与水溶性药物相比,脂溶性的药物更容易跨膜转运。②药物的解离性是指水溶性药物在水溶液中的解离程度。大多数水溶性药物属于弱酸性或弱碱性化合物,其在水溶液中会发生不同程度的解离。水溶性药物本身是非解离型物质,在水溶液中可转变为解离型物质,药物是以非解离型形式跨膜转运的,因此,药物的解离度决定着药物跨膜转运的多少。弱酸性药物在酸性环境中解离少,非解离型药物多,容易跨膜转运,而在碱性环境中解离多,非解离型药物少,不容易跨膜转运;反之,弱碱性药物在酸性环境中解离多,非解离型药物少,不容易跨膜转运,而在碱性环境中解离少,非解离型药物多,容易跨膜转运。③分子量越小的药物,越容易跨膜转运。

药物的跨膜转运方式主要有被动转运、主动转运和膜动转运 3 种方式。经主动转运的一些药物与细胞膜上的药物转运体结合,经转运体通过各种机制进行转运后,完成药物的吸收、分布、代谢和排泄过程。掌握药物转运体介导的体内过程,对于了解药物的药代动力学特性、药物相互作用机制、制订合理的给药方案、提高药物疗效及降低药物毒性反应具有十分重要的临床意义。

二、药物转运体

药物转运体(drug transporter)属于跨膜转运蛋白,行使着将药物主动转运至靶器官的重要功能。机体几乎所有器官均存在多种与转运药物及内源性物质相关的转运体。人类基因组组织基因命名委员会(HUGO Gene Nomenclature Committee,HGNC)根据转运特点将药物转运体分为两大类:一类是易化扩散型或继发性主动转运型的可溶性载体(solute carrier,SLC),这类转运体由300~800个氨基酸组成,分子量在40~90kD之间;另一类称为原发性主动转运型的三磷酸腺苷(ATP)结合盒式转运体(ATP-binding cassette transporter,ABC transporter),特点为分子量较大,由1 200~1 500个氨基酸组成,分子量在140~180kD之间。根据转运机制和方向的不同,药物转运体还可分为摄取型转运体(uptake transporter)和外排型转运体(efflux transporter)(图2-1)。摄取型转运体的主要功能是将药物由细胞外摄取入细胞内,增加细胞内底物浓度,如小肠上皮细胞管腔侧膜上的寡肽转运体PEPT1就是摄取型转运体,负责摄取寡肽、β-内酰胺类抗生素、血管紧张素转化酶抑制药(ACEI)等药物进入小肠上皮细胞;外排型转运体则依赖ATP分解释放的能量,将底物泵出细胞,降低细胞内底物的浓度,其功能类似外排泵,有利于药物的解毒,主要包括ABC转运体家族成员。此外,外排型转运体将抗肿瘤药物排出肿瘤细胞是肿瘤细胞产生多药耐药的原因之一。如小肠上皮细胞管腔侧膜上的P糖蛋白(P-glycoprotein,P-gp),即多药耐药蛋白1(multidrug resistance protein 1,MDR1),是代表性的外排型转运体,负责将部分抗肿瘤药物、抗艾滋病药物等从细胞内排出。值得强调的是,人转运体的英文缩写为大写字母,人以外动物转运体的英文缩写为小写字母。

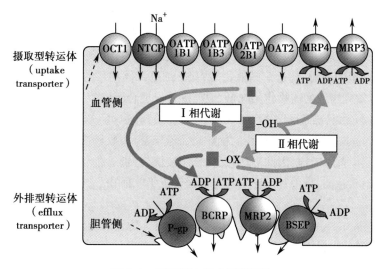

图 2-1 肝细胞上的主要转运体

注:OCT,有机阳离子转运体;NTCP,钠离子/牛磺胆酸共转运多肽;OAT,有机阴离子转运体;OATP,有机阴离子转运多肽;MRP,多药耐药相关蛋白;P-gp,P糖蛋白;BCRP,乳腺癌耐药蛋白;BSEP,胆酸盐外排泵。箭头表示转运体转运药物的方向,缩写代表各种转运体。

临床上常见的转运体有很多,了解转运体的底物或抑制药,对掌握药物相互作用有非常重要的临床意义。

第三节 | 药物的体内过程

药物的体内过程包括吸收、分布、代谢和排泄过程,简称 ADME 过程。

一、吸收

药物由给药部位进入血液循环的过程称为吸收(absorption)。由于静脉注射和静脉滴注时药物直接进入血液,因此没有吸收过程。不同的给药途径,直接影响药物的吸收程度和速度。常见的吸收途径有:

(一) 消化道内吸收

消化道内吸收的给药途径包括口服给药、舌下给药、直肠给药等。

1. 口服给药(per os,po)　口服给药是最常用、最安全的给药途径,其吸收部位在胃肠道。药物经胃肠道的吸收与下列因素有关。

(1)药物方面:药物的理化性质(脂溶性、解离度等)、剂型(药物粒径大小、赋形剂种类等)均能影响药物的吸收。此外,药物的相互作用也可影响药物的吸收,如同时口服氢氧化铝凝胶和地美环素时,前者可使后者的吸收明显减少。

(2)机体方面:①胃肠内 pH,胃内 pH 为 1.0～3.0,肠内 pH 为 4.8～8.2,胃肠 pH 决定胃肠道中非解离型药物的量。弱酸性药物易在胃吸收,弱碱性药物易从小肠吸收。改变胃肠道 pH 可以改变药物从胃肠道的吸收,如口服抗酸药可碱化胃内容物,使弱酸性药物在胃内吸收减少。②胃排空速度和肠蠕动,胃排空以及肠蠕动的快慢可显著影响药物在小肠的吸收。肠蠕动增加,便能促进固体制剂的崩解与溶解,使溶解的药物与肠黏膜接触,使药物吸收增加。③胃肠内容物,胃肠中食物可使药物吸收减少,这可能与食物稀释、吸附药物或延缓胃排空有关。如牛奶和地美环素同服时,可使地美环素的吸收明显减少。④首过效应(first-pass effect),又称首过消除(first-pass elimination),是指某些药物首次通过肠壁或肝脏时被其中的酶所代谢,使进入体循环药量减少的现象。某些药物尽管已全部被肠黏膜上皮细胞吸收,但其进入体循环的药量仍然很少,其原因就是某些药物具有明显的首过效应。首过效应明显的药物不宜口服给药(如硝酸甘油,首过灭活约 95%)。首过效应主要决定于肠黏膜及肝脏的酶活性,所以这种现象是剂量依赖性的。小剂量药物因首过效应,可使进入体循环的原形药物减少;但当给予大剂量的药物,超过酶的催化能力时,则进入体循环的原形药物会明显增加。增加剂量虽可克服因首过效应导致的药物作用降低,但前提是仅适合于治疗指数高的药物,否则增加剂量常致毒性反应的发生。此外,改变给药途径(如舌下、直肠给药)也可不同程度克服首过效应。

2. 舌下给药(sublingual)　舌下给药的优点是血流丰富,吸收较快。加之该处药物可经舌下静脉直接进入体循环,避免首过效应,因此破坏较少,作用较快,特别适合经胃肠吸收时易被破坏或首过效应明显的药物,如硝酸甘油、异丙肾上腺素等。但因舌下吸收面积小,吸收量有限,故舌下给药不能成为常规的给药途径。

3. 直肠给药(per rectum)　直肠内给药的优点在于:①防止药物对上消化道的刺激性;②部分药物可避开肝脏的首过效应,从而提高药物的生物利用度。由于很多药物对直肠有部分的刺激性,因此不作为常规的给药途径。

(二) 消化道外吸收

1. 从皮肤黏膜吸收　完整皮肤的吸收能力很差,在涂布面积有限时,药物吸收较少。脂溶性较大的药物可以透过皮肤角质层,但亲水性物质则因皮脂腺分泌物的覆盖而较难透过皮肤。由于皮肤黏膜等局部给药可使局部的药物浓度很高,所以主要发挥局部的治疗作用。

2. 从注射部位吸收　肌内或皮下注射时,药物先沿结缔组织扩散,再经毛细血管和淋巴内皮细胞进入血液循环。由于注射部位的毛细血管孔道较大,其吸收速度远比胃肠道黏膜快。药物在皮下或肌内注射的速率受药物的水溶性及注射部位血流量的影响。油剂、混悬剂或胶体制剂比水溶液吸收慢。

3. 从鼻黏膜、支气管或肺泡吸收　气体、挥发性液体以及气雾剂中的药物被吸入后,可从支气管或肺泡吸收。人的肺泡大约 3 亿多个,总面积达 $200m^2$,与小肠的有效吸收面积接近。肺泡壁与毛细血管相连,血流非常丰富,药物可直接进入血液循环,避免了首过效应。

二、分布

分布指药物吸收后随血液循环到各组织器官的过程。药物吸收后可不均匀分布到多个组织器官,各组织器官的药物量是动态变化的。药物作用的快慢和强弱,主要取决于药物进入靶器官的速度和程度。而药物消除的快慢,则主要取决于药物进入代谢和排泄器官(肝、肾)的速度。药物的分布速率主要取决于药物的理化性质、器官血流量以及膜的通透性。大多数药物的分布过程属于被动转运,少数为主动转运。药物首先分布到血流量大的组织器官,然后再向肌肉、皮肤或脂肪等血流量少的组织器官转移,这种现象称为再分布(redistribution)。药物分布不仅与药物效应有关,而且与药物毒性关系密切,对安全有效用药有着重要意义。影响药物分布的因素如下:

(一) 血浆蛋白结合率

药物吸收入血后都可不同程度地与血浆蛋白结合,弱酸性药物主要与血浆白蛋白结合,弱碱性药物主要与血浆 α_1 酸性糖蛋白结合。药物与血浆蛋白结合的程度常用血浆中结合型药物浓度与总药物浓度的比值来表示。比值>0.9(90%),表示有高度结合;比值<0.2(20%),则表示药物与血浆蛋白结合率低。结合型药物不能通过细胞膜,故不能发挥药理活性。游离型药物能通过细胞膜分布至体内组织,从而发挥其药理活性。药物与血浆蛋白结合通常是可逆的,游离型药物与结合型药物常处于动态平衡中。血浆蛋白结合的临床意义在于:①当一种药物结合达到饱和后,再继续增加药物剂量,游离型药物可迅速增加,导致药理作用增强或不良反应发生。②在血浆蛋白结合部位上,药物之间可发生相互竞争,使其中某些游离型药物增加,药理作用或不良反应明显增强,如血浆蛋白结合率为99% 的 A 药与血浆蛋白结合率为98% 的 B 药合用时,前者被后者置换使血浆蛋白结合率下降1% 时,可使游离型的 A 药由原来的1% 升高到2%,即具有药理活性的游离型 A 药的浓度在理论上可达2 倍,可能导致 A 药的毒性反应。两种蛋白结合率高的药物联合应用时,在蛋白结合位点上产生竞争性抑制有重要的临床意义。③当血液中血浆蛋白过少(如慢性肾炎、肝硬化)或变质(如尿毒症)时,由于游离型药物增加,也容易引起药理作用的增强或中毒。

(二) 细胞膜屏障

对药物的分布影响较大的主要有两种生理屏障。

1. 血脑屏障(blood-brain barrier,BBB)　是指血管壁与神经胶质细胞形成的血浆与脑细胞外液间的屏障和由脉络丛形成的血浆与脑脊液间的屏障。血脑屏障能阻止许多大分子、水溶性或解离型药物进入脑组织,但脂溶性较高的药物仍能以简单扩散的方式穿过血脑屏障。应注意,急性高血压或静脉注射高渗溶液可以降低血脑屏障的功能,炎症也可改变其通透性,例如磺胺噻唑(ST)与血浆蛋白结合率高,则很难进入脑脊液;而磺胺嘧啶(SD)与血浆蛋白结合率低,进入脑脊液较多,故治疗化脓性脑膜炎时可首选磺胺嘧啶。

2. 胎盘屏障(placental barrier)　是指胎盘绒毛与子宫血窦间的屏障,其功能是将母体与胎儿的血液分开。胎盘屏障也能阻止水溶性或解离型药物进入胎儿体内,但脂溶性较高的药物仍能通过胎盘屏障。由于某些通过胎盘的药物对胎儿有毒性甚至可以导致畸胎,因此孕妇用药应特别谨慎。

其他生理屏障还有血眼屏障、血-关节囊液屏障等,使药物在眼和关节囊中难以达到有效浓度,对此必须采用局部直接注射给药的方式才能达到治疗目的。

(三) 器官血流量与膜的通透性

肝、肾、脑、肺等血流量大的器官,药物分布快且多;皮肤、肌肉等血流量少的器官,药物分布慢且少。细胞膜对药物通透性不同也影响药物的分布,例如肾毛细血管内皮膜孔大,在流体静压作用下药物容易通过肾毛细血管。肝静脉窦缺乏完整内皮,药物也容易通过肝的毛细血管。随着药物分子量的增大,通透的屏障也加大。一般认为,分子量在 200~800Da 之间的药物容易透过血管微孔。

(四) 体液的 pH 和药物的解离度

在生理情况下,细胞内液 pH 为 7.0,细胞外液 pH 为 7.4,由于弱酸性药物在弱碱性环境下解离多,故细胞外液的弱酸性药物不易进入细胞内。因此,弱酸性药物在细胞外液的浓度高于细胞内。弱碱性药物则相反。改变体液的 pH,可相应改变其原有的分布特点。

(五) 药物与组织的亲和力

药物与组织亲和力的不同,可导致药物在体内选择性分布,常可引起某些组织中的药物浓度高于血浆药物浓度。如碘对甲状腺组织有高度亲和力,使碘在甲状腺中的浓度是其他组织的 10 000 倍左右,所以放射性碘可用于甲状腺功能测定和甲状腺功能亢进的治疗。氯喹在肝内的浓度比血浆中浓度高出 700 多倍,故常选氯喹治疗阿米巴性肝脓肿。

(六) 药物转运体

药物转运体也可影响药物的分布。特别是在药物相互作用时,可使药物的分布发生明显变化而导致临床出现危象,如抗心律失常药物奎尼丁与止泻药洛哌丁胺均为 P-gp 的底物,当洛哌丁胺单独给药时,其作用于外周肠道的阿片受体而发挥止泻作用,此时由于中枢 P-gp 的外排作用,洛哌丁胺不能进入中枢。但与奎尼丁合用后,由于奎尼丁抑制了中枢的 P-gp,使单独给药情况下不能进入中枢的洛哌丁胺避开了 P-gp 的外排作用,从而进入中枢并作用于中枢的阿片受体,产生严重的呼吸抑制作用。

三、代谢

代谢又称为生物转化(biotransformation),是指药物在体内发生化学结构的改变。

(一) 代谢的方式与步骤

代谢一般分为两个时相进行:Ⅰ相反应(phase Ⅰ reaction)包括氧化(oxidation)、还原(reduction)、水解(hydrolysis)过程,主要由肝微粒体混合功能氧化酶(细胞色素 P450)以及存在于细胞质、线粒体、血浆、肠道菌群中的非微粒体酶催化。Ⅱ相反应(phase Ⅱ reaction)为结合反应(conjugation reaction),该过程是药物分子结构的极性基团与体内的葡萄糖醛酸、硫酸或谷胱甘肽等共价结合,生成易溶于水且极性高的代谢物,以利于迅速排出体外。

(二) 代谢的部位及其催化酶

代谢的主要部位是肝。肝外组织如胃肠道、肾、肺、皮肤、脑、肾上腺、睾丸、卵巢等也能不同程度地代谢某些药物。药物在体内的代谢必须在酶的催化下才能进行,这些催化酶又分为两类:一类是专一性酶,如胆碱酯酶、单胺氧化酶等,它们只能代谢乙酰胆碱和单胺类等一些特定结构的药物或物质;另一类是非专一性酶,它们是一种混合功能氧化酶系统(mixed-function oxidase system),一般称为"肝微粒体细胞色素 P450 酶系统",简称"肝微粒体酶",主要存在于肝细胞内质网上。由于该酶能促进数百种药物的代谢,故又称"肝药酶"。在其他组织如肾上腺、肾、肺、胃肠黏膜及皮肤等也有少量存在。

现已明确,细胞色素 P450(cytochrome P450,CYP450)是一个基因超家族,根据这些基因所编码蛋白质的相似程度,可将其划分为不同的基因家族和亚家族。在人类肝脏中与药物代谢密切相关的 CYP 主要有 CYP1A2、CYP2A6、CYP2C9、CYP2C19、CYP2D6、CYP2E1 和 CYP3A4,它们占肝脏中 CYP 总量的 75% 以上。CYP 催化底物有一定的特异性,但并不十分严格,不同的 CYP 能催化同一底物,而同一底物可被不同的 CYP 所代谢。了解每一个 CYP 所催化的药物,对于在临床上合理用药以及阐明在代谢环节中发生的药物相互作用有重要的意义。

(三) 代谢的影响因素

1. 遗传因素　遗传因素对药物代谢影响很大,主要是由于遗传决定的氧化反应及结合反应的遗传多态性(polymorphism)。通常根据代谢能力的强弱,可将人群分为四种表现型:弱代谢者(poor metabolizer,PM)、中等代谢者(intermediate metabolizer,IM)、强代谢者(extensive metabolizer,EM)和超强代谢者(ultra-rapid metabolizer,UM)。遗传因素所致的代谢差异将改变药物的疗效或毒性。不同种族和不同个体间由于遗传因素的影响,对同一药物的代谢存在极为显著的差异。

2. **环境因素**　环境中存在的许多化学物质可以使肝药酶活性增强或减弱,改变代谢速度,进而影响药物作用的强度与持续时间。①酶的诱导:某些化学物质能提高肝药酶的活性,从而使其代谢药物的能力增强,此现象称为酶的诱导。具有肝药酶诱导作用的化学物质称为酶的诱导剂。酶的诱导剂能促进自身代谢,连续用药可因自身诱导而使药效降低。酶的诱导剂包括苯巴比妥和其他巴比妥类药物、苯妥英钠、卡马西平、利福平、水合氯醛等,这些药物的共同特点是:亲脂、易与细胞色素 P450 结合并具有较长的半衰期。②酶的抑制:酶的抑制是指某些化学物质能抑制肝药酶的活性,使其代谢药物的能力减弱的现象。在体内灭活的药物经酶的抑制药作用后,代谢减慢,作用增强,作用时间延长。具有临床意义的酶的抑制药有别嘌呤醇、氯霉素、异烟肼、磺胺苯吡唑及西咪替丁等。常见的药酶诱导剂和药酶抑制药见表 2-1。

表 2-1　常见的药酶诱导剂和药酶抑制药

CYP	诱导剂	抑制药
CYP3A4	苯巴比妥、苯妥英钠、卡马西平、利福平、地塞米松、咪达唑仑	克拉霉素、伊曲康唑、葡萄柚汁、酮康唑、利托那韦、地尔硫草、氟康唑、环丙沙星、维拉帕米、西咪替丁、红霉素
CYP2D6	—	氟西汀、帕罗西汀、奎尼丁、度洛西汀、特比萘芬、胺碘酮、西咪替丁
CYP2C9	苯巴比妥、利福平	氟康唑、咪康唑、胺碘酮
CYP2C19	苯巴比妥、利福平	氟康唑、氟伏沙明、噻氯匹定、氟西汀、奥美拉唑
CYP2E1	乙醇、异烟肼	双硫仑、红霉素、环孢素
CYP1A2	奥美拉唑、兰索拉唑、苯妥英钠	氟伏沙明、环丙沙星、依诺沙星、美西律

3. **生理因素与营养状态**　年龄不同,药酶活性不同。胎儿和新生儿肝微粒体中药物代谢酶活性很低,对药物的敏感性比成人高,常规剂量就可能出现很强的毒性。老年人肝代谢药物的能力明显降低。肝药酶的活性还存在着性别差异,如女性的 CYP2C19 及 CYP3A4 活性高于男性。肝药酶还有昼夜节律性变化。研究表明,夜间的肝药酶活性较高,药物代谢加快;而白天肝药酶活性较低,药物代谢减慢。故药物在一天中的不同时间给予,可使血药浓度水平有一定的差异,导致药物疗效不同。食物中不饱和脂肪酸含量增多,可增加 CYP 含量。缺乏蛋白质、维生素 C、钙或镁的食物,可降低肝对某些药物的代谢能力。高碳水化合物饮食可使肝代谢药物的速率降低。

4. **病理因素**　疾病状态能影响肝药酶活性。如肝炎患者的葡萄糖醛酸结合反应和硫酸结合反应受阻,肝炎患者对乙酰氨基酚的半衰期比正常人长。

(四) 代谢的意义

绝大多数药物经代谢后,药理活性减弱或消失,称为灭活(inactivation),但也有极少数药物经转化后才出现药理活性,称为活化(activation)。如阿司匹林只有在体内脱去乙酰基转化为水杨酸钠才具有药理活性。原形药经代谢生成的代谢物通常是水溶性增加,易从肾或胆汁排出,而且生成的代谢物常失去药理活性。因此,代谢是许多药物消除的重要途径。应注意代谢也可能是活化过程,也有的活性药物转化成仍具有活性的代谢物,甚至有时可能生成有毒物质,因而代谢过程并不等于解毒过程。

四、排泄

药物及其代谢物通过排泄器官被排出体外的过程称为排泄。排泄是药物最后彻底消除的过程。大多数药物及其代谢产物的排泄为被动转运,少数以主动转运方式排泄。肾脏是最主要的排泄器官,非挥发性药物主要由肾脏随尿液排出;气体及挥发性药物则主要由肺随呼气排出;某些药物还可从胆汁、乳腺、汗腺、唾液腺及泪腺等排出体外。

(一) 肾排泄

药物及其代谢产物经肾脏排泄有3种方式:肾小球滤过、肾小管主动分泌和肾小管被动重吸收。前两个过程是血中药物进入肾小管腔内,后一个过程是将肾小管腔内的药物再转运至血液中。

1. **肾小球滤过** 肾小球毛细血管网的基底膜通透性较大、滤过压较高,分子量较小的物质均可自由通过。影响药物从肾小球滤过的主要因素是药物与血浆蛋白的结合程度以及肾小球滤过率。肾小球滤过率降低或药物的血浆蛋白结合程度高均可使滤过药量减少。结合型药物分子量较大,一般超过50 000,不能从肾小球滤过。游离型药物分子量较小(多数药物分子量<1 000),容易通过具有较大筛孔的滤过膜。

2. **肾小管分泌** 肾小管分泌为主动转运过程,药物逆浓度梯度从毛细血管穿过肾小管膜到达肾小管。肾小管上皮细胞有两类转运系统,有机酸与有机碱转运系统,分别转运弱酸性和弱碱性药物。分泌机制相同的两药合用,可发生竞争性抑制,如丙磺舒与青霉素合用,使青霉素血浆浓度升高、疗效增强,其原因是丙磺舒竞争性地抑制了肾小管的有机阴离子转运体,从而抑制了青霉素自肾小管的分泌而使血浆药物浓度升高、疗效增强。

3. **肾小管重吸收** 游离型药物从肾小球滤过后,经肾小管分泌和重吸收。大多数药物的肾小管重吸收为被动转运,但含锂和氟的化合物以及尿酸是通过主动转运被重吸收的。脂溶性强的药物容易通过肾小管,脂溶性弱的药物或离子型药物重吸收较为困难。弱酸或弱碱性药物的重吸收依赖于肾小管液的pH。肾小管腔内尿液的pH能影响药物的解离度。酸化尿液,碱性药物在肾小管中大部分解离,重吸收少,排泄增加。碱化尿液,酸性药物在肾小管中大部分解离,重吸收少,排泄增加。在临床上,改变尿液pH是解救药物中毒的有效措施,如苯巴比妥、水杨酸等弱酸性药物中毒时,碱化尿液可使药物的重吸收减少,排泄增加而解毒。药物转运体也可介导某些药物经肾小管重吸收,如肾小管上皮细胞的寡肽转运体PEPT2可介导二肽、三肽以及肽类似物β-内酰胺类抗生素经肾小管的重吸收。

(二) 胆汁排泄

某些药物经肝脏代谢为极性较强的水溶性代谢产物,也可自胆汁排泄。药物从胆汁排泄是一个复杂的过程,包括肝细胞对药物的摄取、贮存、转化及向胆汁的主动转运过程。药物的理化性质及某些生物学因素能影响上述过程。对于从胆汁排泄的药物,除需要具有一定的化学基团及极性外,对其分子量有一定阈值的要求,通常分子量>500的化合物可从人体胆汁排出,分子量超过5 000的大分子化合物较难从胆汁排泄。

由胆汁排入十二指肠的药物可从粪便排出体外,但也有的药物再经肠黏膜上皮细胞吸收,经门静脉重新进入肝脏,此反复循环过程称为肝肠循环(hepato-enteral circulation)。肝肠循环的临床意义视药物经胆汁的排出量而定。药物从胆汁排出量多,肝肠循环能延迟药物的排泄,使药物作用时间延长。若中断肝肠循环,半衰期和作用时间都可缩短,利于某些药物解毒,如洋地黄毒苷中毒后,口服考来烯胺可在肠内与洋地黄毒苷形成络合物,中断后者的肝肠循环,加快其从粪便排出而解毒。胆汁清除率高的药物在临床用药上有一定的意义,如氨苄西林、头孢哌酮、利福平、红霉素等主要经胆汁排泄,其胆汁浓度可达血药浓度的数倍至数十倍,故可用于抗胆道感染。

主要经胆汁排泄而非肾脏排泄的药物,当在肾功能不全时应用,常可不必调整用量。在临床上为合并肾功能障碍的高血压患者选用血管紧张素转化酶抑制药(ACEI)时,往往选用替莫普利而不选用依那普利,因为依那普利主要经肾脏排泄,因此肾功能损害患者服用后可导致依那普利的尿排泄受阻,血药浓度升高,有发生药物中毒的危险。替莫普利不仅经肾排泄,还可经胆汁排泄,因此合并肾功能障碍的高血压患者服用替莫普利后,由于替莫普利可从胆汁排泄,不至于导致肾脏负担过重,故血药浓度不会像服用依那普利那样明显升高(图2-2)。

(三) 肠道排泄

药物也可经肠道排泄。经肠道排泄的药物主要有以下几种:①未被吸收的口服药物;②随胆汁排泄到肠道的药物;③由肠黏膜主动分泌排泄到肠道的药物。

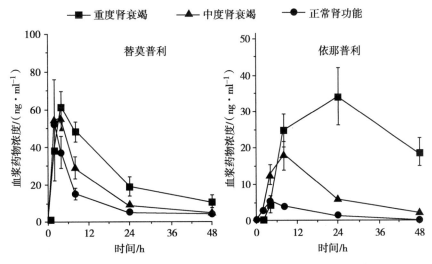

图 2-2　不同肾功能患者血浆中替莫普利和依那普利的浓度

（四）其他途径

许多药物还可通过唾液、乳汁、汗液、泪液等排泄。乳汁 pH 略低于血浆,因此弱碱性药物在乳汁的浓度可能高于血浆,弱酸性药物则相反。如吗啡、阿托品等弱碱性药物可以较多地自乳汁排泄,故哺乳期妇女用药应注意;胃液中酸度高,某些生物碱(如吗啡等)即使注射给药也可向胃液扩散,洗胃是该类药物中毒的治疗措施和诊断依据,由于某些药物可自唾液排泄,唾液中的药物浓度与血药浓度平行,且唾液容易采集,因此临床上常以唾液代替血液标本进行血药浓度监测。

药物的吸收、分布、代谢和排泄过程是一个动态的过程,是药动学的中心内容。图 2-3 对这一动态过程做了概括。

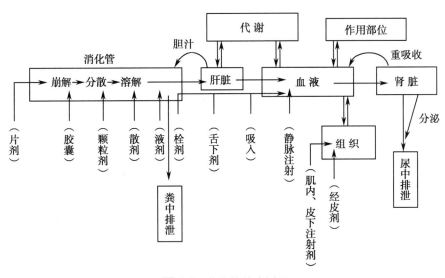

图 2-3　药物的体内过程

第四节 ｜ 药动学的基本原理

一、房室模型

房室模型是药动学研究中按药物在体内转运速率的差异,以实验数据和理论计算相结合而设置的数学模型。该模型将身体视为一个系统,系统内部按动力学特点分为若干房室(compartment)。房室是一个假想的空间,它与解剖部位和生理功能无关,只要体内某些部位的药物转运速率相同,均可归为同一房室。在多数动力学模型中,药物既可进入该房室,又可从该房室流出,故称为开放系统(open system)。常见的有一室模型、二室模型和三室模型,分别有相应的数学方程式,求得一系列的药动学参数,用于指导临床合理用药。

1. **开放性一室模型**(open one compartment model) 又称单室模型。该模型假定机体由一个房室组成。给药后药物可立即均匀地分布在整个房室(全身体液和组织),并以一定速率(速率常数为k_e)从该室消除。X_1为一室的药物量,V_1为一室的表观分布容积,等于静脉给药剂量与血药浓度的比,即$V_1=X_1/C$。单次静脉注射属于一室模型的药物后,用血药浓度的对数对时间作图可得一条直线,即药-时曲线呈单指数衰减(图 2-4A)。

2. **开放性二室模型**(open two compartment model) 药物在所有组织中的浓度瞬间达到动态平衡是不可能的,药物在不同组织中的分布速率存在差异。开放性二室模型根据药物在组织中的转运速度不同,将机体分成中央室(central compartment)与周边室(peripheral compartment)。中央室代表一些血流丰富的组织,如心脏、肝、肺、脾、肾等。在中央室,药物的分布快,能够快速与血浆药物浓度达到动态平衡;周边室代表一些血流贫乏的组织,如脂肪、皮肤和静止状态下肌肉等。在周边室,药物分布较慢,与血浆药物浓度达到平衡的速度慢。开放性二室模型还假定,药物仅从中央室消除。X_1为中央室的药物量,V_1为中央室的表观分布容积,X_2为周边室的药物量,V_2为周边室的表观分布容积。单次快速静脉注射属于二室模型的药物后,用血浆药物浓度的对数对时间作图可得双指数衰减曲线(图 2-4B)。药-时曲线的初始血药浓度下降很快,称分布相(α 相),它主要反映药物自中央室向周边室的分布过程。当分布平衡后,曲线进入衰减相对缓慢的消除相(β 相),它主要反映药物从中央室的消除过程。药物从中央室消除的速率常数用k_{10}来表示;药物从中央室转运到周边室的一级速率常数用k_{12}表示;药物从周边室转运到中央室的一级速率常数用k_{21}表示。二室模型比一室模型更符合大多数药物的体内情况。

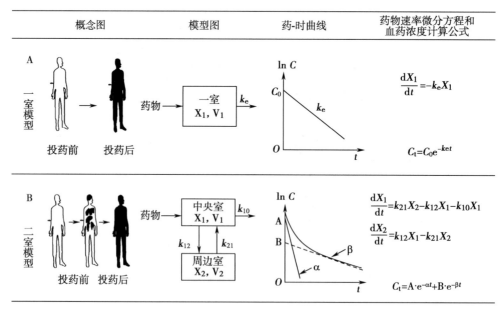

图 2-4 **药动学的房室模型**

药物在体内转运过程非常复杂,仅用一室或二室模型还不能完全说明药物的体内过程,特别是脑、骨骼、脂肪对药物转运能力差异很大,某些药物与组织结合牢固,如胍乙啶在神经组织中消除非常缓慢,这时药-时曲线呈三指数衰减,需用三室模型模拟。

房室模型的选择主要取决于药物的性质以及实验设计的精确性。对于某一具体药物来说,准确地选择模型是进行药动学分析的关键问题,模型的选择有其相应的标准。由于实验数据总有误差以及参数计算过程相当复杂,在计算药动学参数时,一般采用先进的药动学专用计算机程序进行,如国外的 PCNONLIN,国内的 DAS、3P87、3P97、PKBP-NI 等。

二、药动学过程

按药物转运速度与药量或浓度之间的关系,药物在体内的消除过程可分为线性动力学和非线性动力学,前者包括一级动力学过程,后者包括零级和米-曼氏动力学过程。

(一)线性动力学

线性动力学为一级动力学过程(first-order kinetic process),又称一级速率过程,是指药物在某房室或某部位的转运速率$\left(\dfrac{\mathrm{d}X}{\mathrm{d}t}\right)$与该房室或该部位的药量或浓度的一次方成正比。描述一级动力学过程的公式是:

$$\frac{\mathrm{d}X}{\mathrm{d}t}=-k_e X \tag{2-1}$$

式中,X 为体内药物量,k_e 为一级消除速率常数。将式(2-1)积分,得:

$$X=X_0 \mathrm{e}^{-k_e t}=D\mathrm{e}^{-k_e t} \tag{2-2}$$

式中,X_0 为给药后瞬间的体内药物量,可以看作与给药量 D 相等。因为药物的分布容积(V_d)为体内药物量(X)与血浆中药物浓度(C)的比值,即 $V_d=X/C=D/C_0$,将式(2-2)两边分别除以 V_d,则式(2-2)成为 $C=C_0\mathrm{e}^{-k_e t}$。式中 C 是 t 时刻的药物浓度,C_0 为药物初始浓度。将该式两边取常用对数,则:

$$\lg C=\lg C_0-\frac{k_e}{2.303}t \tag{2-3}$$

或改为自然对数形式,则:$\ln C=\ln C_0-k_e t$ \hfill (2-4)

将 t 时药物浓度的对数对时间作图,可得一条直线,其斜率为 $-\dfrac{k_e}{2.303}$(取自然对数时为 $-k_e$)。

而 t 时的药物浓度与时间在普通坐标纸上作图可得一条曲线(图 2-5)。

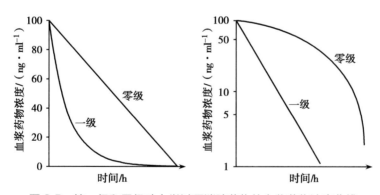

图 2-5　按一级和零级动力学过程消除药物的血浆药物浓度曲线

一级动力学过程具有被动转运的特点,只要是按浓度梯度控制的简单扩散都符合一级动力学过程。由于多数药物的转运都是简单扩散,故多数药物属一级动力学过程。一级动力学的特点是:

(1)药物转运呈指数衰减,每单位时间内转运的百分比不变,即等比转运,但单位时间内药物的转运量随时间而下降。

(2)半衰期、总体清除率恒定,与给药剂量或药物浓度无关。

(3)血药浓度-时间曲线下的面积(AUC)与所给予的单一剂量成正比。

由于线性动力学过程的 k_e、半衰期、总体清除率等药动学参数与剂量无关,故又称剂量非依赖性速率过程。

(二) 非线性动力学

1. **零级动力学过程**（zero-order kinetic process）　又称零级速率过程,是指药物在某房室或某部位的转运速率与该房室或该部位的药量或浓度的零次方成正比。描述零级动力学过程的公式是:

$$\frac{\mathrm{d}X}{\mathrm{d}t}=-k_{e}X_{0}=-k_{e} \tag{2-5}$$

将式(2-5)积分,得 $X=X_0-k_et$,即

$$C=C_0-k_et \tag{2-6}$$

式(2-6)中, k_e 为零级速率常数。将 t 时的药物浓度与时间在普通坐标纸上作图可得一条直线,其斜率为 $-k_e$。而 t 时的药物浓度与时间在半对数坐标纸上作图可得一条曲线(图2-5)。零级动力学过程的特点是:

(1) 转运速度与剂量或浓度无关,按恒量转运,即等量转运。但每单位时间内转运的百分比是可变的。

(2) 半衰期、总体清除率不恒定,剂量加大,半衰期可超比例延长,总体清除率可超比例减小。

(3) 血药浓度对时间曲线下的面积与剂量不成正比,剂量增加,其面积可超比例增加。

产生零级动力学过程的主要原因是药物代谢酶、药物转运体以及药物与血浆蛋白结合的饱和过程,因此,零级动力学过程有主动转运的特点。任何耗能的逆浓度梯度转运的药物,因剂量过大均可超负荷而出现饱和限速,称之为容量限定过程(capacity-limited rate processes)。如乙醇、苯妥英钠、阿司匹林、双香豆素和丙磺舒等可出现零级动力学过程。按零级动力学过程消除的药物,在临床上增加剂量时,有时可使血药浓度突然升高而引起药物中毒,因此对于这类药物,临床上增加剂量给药时一定要加倍注意。

2. **米-曼氏速率过程**（Michaelis-Menten rate process）　是一级动力学与零级动力学互相移行的过程。此过程在高浓度时是零级动力学过程,而在低浓度时是一级动力学过程。将一级和零级动力学过程的药物量 X 用药物浓度 C 来表示,描述米-曼氏速率过程的公式是:

$$-\frac{\mathrm{d}C}{\mathrm{d}t}=\frac{V_m\cdot C}{K_m+C} \tag{2-7}$$

式中, $\frac{\mathrm{d}C}{\mathrm{d}t}$ 是指 t 时的药物消除速率, V_m 是该过程的最大速率常数, K_m 为米-曼氏速率常数,等于在50%最大消除速率时的药物浓度。

当体内药物浓度低到 $C\ll K_m$ 时,亦即体内药物消除能力远远大于药物浓度时, C 小到可以忽略,式(2-7)可简化为:

$$-\frac{\mathrm{d}C}{\mathrm{d}t}=\frac{V_m}{K_m}\cdot C \tag{2-8}$$

其中 $\frac{V_m}{K_m}=k_e$,则 $\frac{\mathrm{d}C}{\mathrm{d}t}=-k_eC$,该式与描述一级动力学过程的式(2-1)相似,显然,在低浓度时为一级速率过程。

当体内药物浓度高到 $C\gg K_m$ 时,即体内药物浓度远远超过机体药物消除能力,则 K_m 可以忽略,根据式(2-7),此时 $-\frac{\mathrm{d}C}{\mathrm{d}t}=V_m$,与描述零级动力学过程的式(2-5)相似,表明体内药物消除能力达到饱和,机体在以最大能力消除药物,成为零级动力学过程。

在临床上有些药物具有米-曼氏速率过程的特点,如乙醇、苯妥英钠、乙酰水杨酸、乙酰唑胺、茶碱、保泰松等。当每天苯妥英钠剂量不超过 4~5mg/kg 时,属一级动力学消除,半衰期为 24h,当每天剂量超过 5~12mg/kg 时,酶的代谢能力已达饱和。此刻苯妥英钠的血浆浓度显著增加,半衰期明显延长,速率过程已由一级变为零级,容易发生药物中毒(图 2-6)。

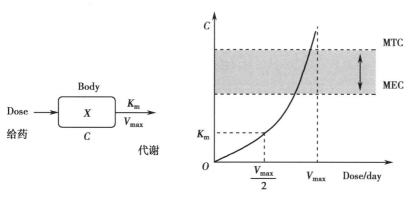

MEC:最小有效浓度(minimal effective concentration)
MTC:最小中毒浓度(minimal toxic concentration)

图 2-6　米-曼氏速率过程与血浆药物浓度变化
注:Dose= 剂量;Body= 机体。

零级动力学过程与米-曼氏速率过程又称为非线性动力学过程,由于该过程半衰期等动力学参数随剂量增加而改变,故又称为剂量依赖性速率过程。认识和掌握非线性动力学特点,对指导临床安全用药具有极其重要的意义。

三、主要的药动学参数及其临床意义

1. **半衰期**(half-life,$t_{1/2}$)　通常是指药物的血浆消除半衰期,是指血浆药物浓度降低一半所需的时间,是表述药物在体内消除快慢的重要参数。半衰期可用消除速率常数(k_e)计算。常以 $t_{1/2}$ 表示,单位为分钟(min)或小时(h)。

按一级动力学过程消除的药物半衰期和消除速率常数间的关系可用式(2-9)表示:

$$t_{1/2} = \frac{0.693}{k_e} \qquad (2\text{-}9)$$

按一级动力学消除的药物,给药后经过一个 $t_{1/2}$ 后,体内尚存给药量的 50%;经过 2 个 $t_{1/2}$ 后,尚存给药量的 25%;经过 5 个 $t_{1/2}$ 后,约尚存给药量的 3%,可以认为体内药物基本被消除。式(2-9)表明,按一级动力学消除的药物,其 $t_{1/2}$ 和消除速率常数 k_e 有关,与血浆药物初始浓度无关,即与给药剂量无关。

按零级动力学过程消除的药物半衰期可用式(2-10)表示:

$$t_{1/2} = \frac{0.5C_0}{k_e} \qquad (2\text{-}10)$$

按零级动力学消除的药物,其 $t_{1/2}$ 和血浆药物初始浓度成正比,即与给药剂量有关,给药剂量越大,$t_{1/2}$ 越长,药物越容易在体内蓄积中毒,故在临床上使用按零级动力学消除的药物时一定要注意,必要时应进行血药浓度监测。

半衰期因药而异。例如青霉素的半衰期为 0.5h,而氨茶碱则为 3h,苯巴比妥为 5 天。了解半衰期对临床合理用药的重要意义在于:

(1)可以反映药物消除的快慢,作为临床制订给药方案的主要依据。

（2）有助于设计最佳给药间隔时间。

（3）预计停药后药物从体内消除时间以及预计连续给药后达到稳态血药浓度的时间。

同一药物用于不同个体时,由于生理与病理情况的不同,$t_{1/2}$ 可能发生变化,为此,应根据患者生理与病理状态下不同的 $t_{1/2}$ 来制订个体化给药方案,尤其对治疗浓度范围窄的药物非常重要。

2. 表观分布容积（apparent volume of distribution,V_d）　是指体内药物总量按血浆药物浓度推算时所需的体液总容积。其计算式为:

$$V_d = \frac{D}{C} \tag{2-11}$$

式（2-11）中 D 为体内总药量,C 为药物在血浆与组织间达到平衡时的血浆药物浓度。可见,表观分布容积是体内药量与血浆药物浓度间的比例常数,将此比例常数乘以血浆药物浓度,其积等于体内总药量。表观分布容积的单位为 L 或 L/kg。

表观分布容积是一个假想的容积,它并不代表体内具体的生理空间,因此无生理学意义,主要反映药物在体内的分布程度和药物在组织中的摄取程度。

药物分布容积的大小取决于药物的脂溶性、膜通透性、组织分配系数及药物与血浆蛋白结合率等因素。若药物的血浆蛋白结合率高,则其组织分布少,血药浓度就高。若一种药物的 V_d 为 3～5L,则该药物可能主要分布于血液中,并与血浆蛋白大量结合;若药物的 V_d 为 10～20L,则该药物主要分布于血浆和细胞外液,这类药物不易通过细胞膜而进入细胞内液;若药物的 V_d 为 40L,则药物分布于血浆、细胞外液和细胞内液,表明其在体内分布广泛。

3. 血药浓度-时间曲线下面积（area under the concentration-time curve,AUC）　是指血药浓度数据（纵坐标）对时间（横坐标）作图,所得曲线下的面积（图 2-7）。它可由积分求得,最简便的计算是用梯形法。从给药开始到给药 t 时的面积用 $AUC_{0\rightarrow t}$ 表示;从给药开始到 $t=\infty$ 时间的面积用 $AUC_{0\rightarrow\infty}$ 表示。它是计算生物利用度的基础数值。AUC 与吸收后进入体循环的药量成正比,反映进入体循环药物的相对量。

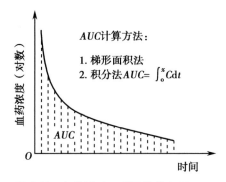

图 2-7　血药浓度-时间曲线下面积示意图

4. 生物利用度（bioavailability,F）　是指药物活性成分从制剂释放吸收进入体循环的程度和速度。通常,吸收程度用 AUC 表示,而吸收速度是以用药后到达最高血药浓度（C_{max}）的时间即达峰时间（T_{max}）来表示。

生物利用度可分为绝对生物利用度和相对生物利用度。一般认为,静脉注射药物的生物利用度是 100%,如果把血管外途径给药（ev）时的 AUC 值与静脉注射（iv）时的 AUC 值进行比较,所计算的生物利用度即为绝对生物利用度,按式（2-12）计算。生物利用度也可在同一给药途径下对不同制剂进行比较,即相对生物利用度,按式（2-13）计算:

$$F\% = \frac{AUC_{ev}}{AUC_{iv}} \times 100 \tag{2-12}$$

$$F(\%) = \frac{AUC_{受试制剂}}{AUC_{标准制剂}} \times 100 \tag{2-13}$$

值得强调的是,某些药物口服时,由于首过效应的影响,可使生物利用度降低。两者之间的定量关系以式（2-14）表示:

$$F = F_a \times F_g \times F_h = F_a \times (1-E_g) \times (1-E_h) \tag{2-14}$$

式中，F_a代表口服药物吸收至肠黏膜内的量与给药剂量的比值，F_g及F_h分别代表避开肠（g）首过效应和肝（h）首过效应的量与给药剂量的比值。E_g及E_h分别代表肠、肝对药物的摄取比（代表肠道和肝脏的首过效应程度）。如图 2-8 所示，口服某药后F_a、F_g和F_h分别为 0.9、0.9 和 0.5，根据式（2-14），则该药的口服生物利用度为 40.5%（图 2-8）。

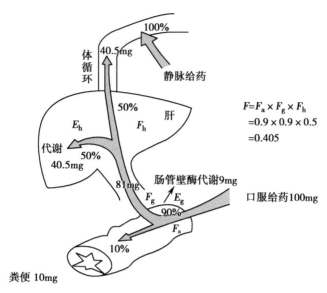

图 2-8　药物生物利用度计算的模式图

5. **总体清除率**（total body clearance，$TBCL$）　又称血浆清除率（plasma clearance，CL_p），是指体内诸消除器官在单位时间内清除药物的血浆容积，即单位时间内有多少毫升血浆中所含药物被机体清除。它是肝、肾以及其他途径清除率的总和。其计算式为：

$$TBCL = V_d \times k_e \tag{2-15}$$

或

$$TBCL = \frac{D}{AUC} \tag{2-16}$$

式中 V_d 为表观分布容积，k_e 为消除速率常数，D 为体内药量，AUC 为血药浓度曲线下面积。清除率以单位时间的容积（ml/min 或 L/h）表示。

6. **稳态血药浓度与平均稳态血药浓度**　如按固定间隔时间给予固定药物剂量，在每次给药时体内总有前次给药的存留量，多次给药形成多次蓄积。随着给药次数增加，体内总药量的蓄积率逐渐减慢，直至在剂量间隔内消除的药量等于给药剂量，从而达到平衡，这时的血药浓度称为稳态血药浓度（steady-state plasma concentration，C_{ss}），又称坪值（plateau）。假定按半衰期给药，则经过相当于 5 个半衰期的时间后，血药浓度基本达到稳定状态。

稳态血药浓度是一个"篱笆"型的药-时曲线，它有一个峰值（稳态时最大血药浓度，$C_{ss·max}$），也有一个谷值（稳态时最小血药浓度，$C_{ss·min}$）。由于稳态血药浓度不是单一的常数值，故有必要从稳态血药浓度的起伏波动中找出一个特征性的代表数值，来反映多剂量长期用药的血药浓度水平，即平均稳态血药浓度（$C_{ss,av}$）（图 2-9）。所谓 $C_{ss,av}$ 是指达稳态时，在一个剂量间隔时间内，血药浓度曲线下面积除以给药间隔时间的商值，其计算式为：

$$C_{ss,av} = \frac{AUC}{\tau} \tag{2-17}$$

或

$$C_{ss,av} = \frac{D}{V_d k_e \tau} \tag{2-18}$$

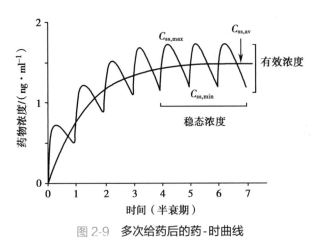

图 2-9　多次给药后的药-时曲线

式中 τ 为两次给药的间隔时间，AUC 为血药浓度曲线下面积，D 为给药剂量，k_e 为消除速率常数，V_d 为表观分布容积。

达到 C_{ss} 的时间仅决定于半衰期，与剂量、给药间隔时间及给药途径无关。但剂量与给药间隔时间能影响 C_{ss}。剂量大，C_{ss} 高；剂量小，C_{ss} 低。给药次数增加能提高 C_{ss}，并使其波动减小，但不能加快到达 C_{ss} 的时间（图 2-10A）；增加给药剂量能提高 C_{ss}，但也不能加快到达 C_{ss} 的时间（图 2-10B）；首次给予负荷剂量（loading dose），可加快到达 C_{ss} 的时间（图 2-10C）。临床上首剂加倍的给药方法即为了加快到达 C_{ss}

的时间，对于以一级动力学消除的一室模型药物来说，当 τ 等于消除半衰期时，负荷剂量等于 2 倍的维持剂量，即首剂加倍。

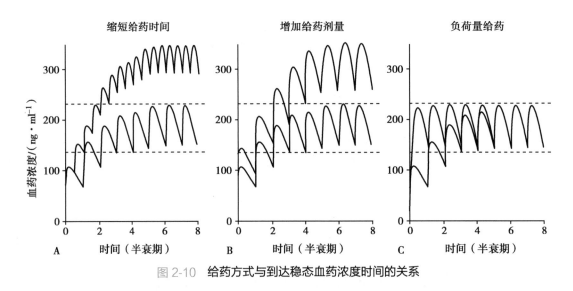

图 2-10　给药方式与到达稳态血药浓度时间的关系

四、生理药动学模型

(一) 生理药动学模型概述

生理药动学模型（physiologically based pharmacokinetic model）不同于前述的房室模型，它是建立在机体的生理、生化、解剖和药物热力学性质基础上的一种整体模型。简而言之，生理药动学模型将每个组织器官都作为一个单独的房室，房室间均借助血液循环连接（图 2-11）。相应组织房室的参数模拟生理、解剖、生化等参数，如组织大小、血流灌注速率、肾小球滤过率、酶活性参数（V_{max}、K_m 等）、膜通透性、药物与血浆蛋白结合率以及药物与组织亲和力等；药物热力学性质如脂溶性、电离性等。与房室模型不同，这种模型与机体的生理学和解剖学密切联系在一起。理论上，该模型不仅可以预测任何组织器官中药物浓度及代谢产物的经时过程，还可以定量地描述病理情况下，当生理解剖参数发生变化时，药物转运速率的改变。此外，利用该模型在动物中获得的结果，还可以经过参数转换外推至人，从而预测药物在人体的药动学过程。

(二) 利用生理药动学模型计算肝清除率

利用生理药动学模型，可以计算很多药动学参数。以计算肝清除率为例，如果不考虑肝脏的血流速度、血浆游离药物浓度以及肝脏本身清除药物的能力等生理因素，利用非生理药动学模型，药物的

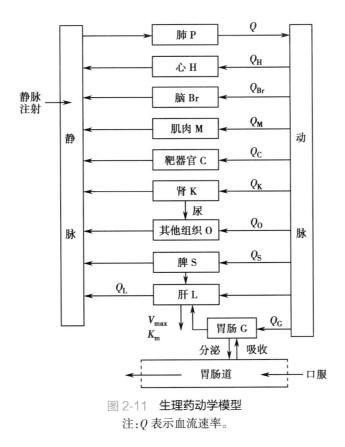

图 2-11　**生理药动学模型**

注：Q 表示血流速率。

肝清除率为单位时间内肝脏清除药物的总量与当时血浆药物浓度的比值。而考虑到上述生理因素，利用生理药动学模型，药物的肝清除率（CL_H）用式（2-19）表示：

$$CL_H = Q \times f_u \times \frac{CL_{int}}{Q + f_u \times CL_{int}} \tag{2-19}$$

式中，Q 为肝血流速度，f_u 是血浆游离药物浓度与总药物浓度的比例分数、CL_{int} 为内在清除率（intrinsic clearance）。CL_{int} 反映了肝脏药物代谢、排泄的能力，其定义为药物在消除脏器中的消除速度与从该脏器流出血液中游离药物浓度的比值。由式（2-19）可知，药物的肝清除率与 Q、f_u 和 CL_{int} 有关。在肝疾患情况下，若能掌握这 3 种因素的变化动向，便可在一定程度上计算 CL_H 的变化。当 $f_u \times CL_{int} \gg Q$ 时，根据式（2-19），Q 可忽略不计，此时 $CL_H = Q$，即药物的肝清除率与肝血流速度相等。符合这种条件的药物被称为肝血流限速药物（flow-limited drug），如利多卡因；当 $f_u \times CL_{int} \ll Q$ 时，根据式（2-19），$f_u \times CL_{int}$ 可忽略不计，此时 $CL_H = f_u \times CL_{int}$，符合这种条件的药物被称为肝代谢活性限速药物（capacity-limited drug），如华法林。此时药物的肝清除率受肝药物代谢酶和血浆游离药物比例分数的影响。当血浆蛋白结合率＞90% 时，肝代谢活性限速药物的蛋白结合变化对药物的肝清除率有很大影响。这类药物被称为蛋白结合敏感型药物（protein-binding sensitive drug）。

进入肝脏的药量为血流速度（Q）与进入肝脏时的血药浓度（C_A）之乘积，肝脏摄取药物的速度为 $Q(C_A - C_V)$，C_V 是离开肝脏时的血药浓度（图 2-12A）。如果将进入肝脏的药物量设定为 1，被肝摄取的药物的比率为 E，则从肝脏排出药物的比率为 $1-E$（图 2-12B）。E 的定义及它与清除率的关系（图 2-12C），可用式（2-20）和式（2-21）表示：

$$E = \frac{Q(C_A - C_V)}{Q \times C_A} = \frac{C_A - C_V}{C_A} \tag{2-20}$$

$$CL_H = Q \times E = Q \frac{(C_A - C_V)}{C_A} \tag{2-21}$$

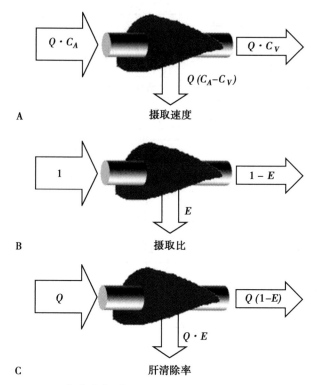

图 2-12 肝血流速度、药物的肝摄取比与药物肝清除率的关系

根据式（2-19），E 也可以表示为

$$E = f_u \times \frac{CL_{int}}{(Q + f_u \times CL_{int})}$$ （2-22）

如果药物仅从肝脏清除，则药物的生物利用度（F）与 E 的关系为：

$$F = 1 - E$$ （2-23）

当 $C_A = C_V$，则表明肝脏几乎没有摄取药物，根据式（2-21），$CL_H = 0$；当 $C_V \ll C_A$，$C_V = 0$，则表明药物几乎均被肝脏摄取，此时根据式（2-20）和式（2-21），$E = 1$，$CL_H = Q$。

（三）生理药动学模型的临床意义

利用生理药动学模型计算肝清除率时，肝疾患时肝血流速度的减少对于游离型肝血流限速药物和肝代谢活性限速药物浓度的影响是不同的。肝硬化时肝血流速度降低，肝血流限速药物利多卡因的肝清除率明显下降（图 2-13B），而肝代谢活性限速药物华法林的肝清除率下降则不明显（图 2-13A）。这说明对于肝硬化患者，在使用利多卡因等肝血流限速药物时一定要进行剂量调整，否则将导致药物中毒；反之，对于肝硬化患者，在使用华法林等肝代谢活性限速药物时，如果没有其他因素干预，肝内在清除率不变，不一定必须进行剂量调整。这些结果用房室模型计算是得不到的，因此，生理药动学模型较房室模型更具临床意义。

五、统计矩理论在药动学的应用

一种基于统计矩（statistical moment）理论的分析方法被应用于药动学研究。由于这种方法不依赖于动力学模型，故称非室分析（non-compartment analysis）。非室分析与前述房室模型分析比较具有以下优点：①不依赖房室模型，克服了房室模型分析时判断模型的随意性，只要药物在体内的过程符合线性过程即可；②计算简单，不需要大型计算机计算。由于上述优点，该分析在药动学领域中应用较广。

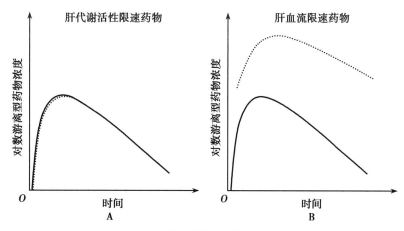

图 2-13　肝血流对肝清除率的影响

注：实线代表正常时，虚线代表肝血流速度减少时。条件：假设肝内在清除率不变。

（一）统计矩的概念

统计矩属于概率统计范畴，系以矩（moment）来表示随机变量的某种分布特征。机体可认为是一个系统，给药后所有药物分子在最终离开机体前都将在体内残留一段时间。就不同分子来说，残留时间有长有短，残留时间的分布决定着体内药物浓度的时程。因此，药物体内过程便是这些随机变量的总和，药-时曲线就可视为某种概率统计曲线，可用药物分子滞留时间的频率或概率加以描述，进而用统计矩加以分析。

（二）统计矩参数及其在药动学中的意义

1. 零阶矩　在统计矩的计算中，为了简便起见，常将血药浓度-时间曲线下时间从零到无穷大的面积（AUC_∞）定义为零阶矩 S_0。

$$S_0 = AUC = \int_0^\infty C \cdot \mathrm{d}t \tag{2-24}$$

2. 一阶矩　药物体内平均驻留时间（mean residence time，MRT）为统计矩中的一阶矩。

$$MRT = \frac{\int_0^\infty tC \cdot \mathrm{d}t}{\int_0^\infty C \cdot \mathrm{d}t} = \frac{AUMC}{AUC} \tag{2-25}$$

药物分子的体内停留时间长短不一，MRT 反映其平均水平。与 AUC 不同，MRT 是一个反映药物进入体内速度的函数。

此外还有二阶矩平均滞留时间的方差（variance of mean residence time，VRT），定义为药物在机体内平均滞留时间的方差，它表示平均滞留时间的变化程度。二阶矩在药动学中应用不多，这是因为较高阶矩的误差比较大，结果难以肯定，应用价值不大，故在药动学研究中较多使用零阶矩和一阶矩。

（三）用统计矩计算药动学参数

1. 半衰期　用统计矩计算半衰期，常用一阶矩的 MRT 与室分析的消除速率常数 k_e 的关系来表示。以静脉注射后 MRT_{iv} 为例，则

$$MRT_{iv} = \frac{1}{k_e} \tag{2-26}$$

由于 $t_{1/2} = \dfrac{0.693}{k_e}$，所以 $t_{1/2} = 0.693 MRT_{iv}$ \hfill （2-27）

2. 表观分布容积　应用统计矩计算表观分布容积，是血药浓度达到稳态时的表观分布容积 V_{ss}，

根据室分析中总体清除率的计算公式 $CL=V_d \times k_e$，则因为稳态时的 $k_e = \dfrac{1}{MRT_{iv}}$，所以 $CL = \dfrac{V_{ss}}{MRT_{iv}}$　　（2-28）

整理后，得 $V_{ss} = MRT_{iv} \cdot CL$　　　　　　　　　　　　　　　　　　　　　　　（2-29）

（孟　强）

思考题

1. 影响口服药物从消化道吸收的因素有哪些？试举例说明。
2. 利用生理药动学模型，分别计算肝血流限速药物和肝代谢活性限速药物的肝清除率。
3. 简述线性速率过程和非线性速率过程，一级动力学和零级动力学各有哪些特点？导致零级动力学的原因有哪些？
4. 主要的药动学参数有哪些？试述其临床意义。

思考题解题思路

本章目标测试

本章思维导图

第三章 | 临床药物效应动力学

临床药物效应动力学是研究药物对人体的生理生化作用、作用机制以及药物量效关系的科学。掌握了药物作用性质与强度、作用机制、"量的规律",以及影响药物作用的因素,才能使所用药物尽量符合临床需要,增强其治疗作用,减少不良反应,从而达到临床合理用药的目的。

第一节 | 概 述

临床药物效应动力学(clinical pharmacodynamics)简称临床药效学,属于药效学的分支。临床药效学是研究临床用药过程中药物对机体的效应、作用规律及作用机制,其研究内容主要包括药物与靶位之间相互作用所引起的生理生化反应、药物作用的分子机制等。临床药效学的研究目的是指导临床合理用药,避免药物不良反应以及为新药研究提供依据。

第二节 | 药物对机体的作用

一、药物作用与药物效应

药物作用(drug action)是药物对机体细胞或组织的原发作用。药物效应(drug effect)是药物原发作用引起的机体器官、组织、细胞、分子等不同水平上的功能改变。药物对机体的基本作用包括增强或减弱机体的原有功能。作用增强称为兴奋(excitation)或激动(stimulation),作用减弱称为抑制(inhibition)或拮抗(antagonism)。过度兴奋转入衰竭(failure),是另一种性质的抑制。

二、药物作用的选择性

药物在适当剂量下对机体的作用具有选择性(selectivity),表现为机体各组织器官由于受体种类、信号通路、代谢类型等的不同,对药物的反应性强弱不同。有的药物只作用于一种组织器官,影响一种功能,说明药物作用的选择性高;而有的药物则可作用于多种组织器官,影响多种功能,意味着药物作用的选择性低。这一性质是指导临床选药和拟订治疗剂量的依据。一般来说,选择性作用高的药物,大多数药理活性也较高,使用时针对性强。如:异烟肼选择性杀灭结核分枝杆菌(*Mycobacterium tuberculosis*,MTB);选择性作用低的药物,作用范围广,应用时针对性不强,不良反应较多。如阿托品可作用于多种组织器官,用于治疗某一疾病时,其他作用均表现为副作用。但是药物作用的选择性是相对的,临床应用的所有药物中,未见能产生唯一的选择性药物作用,所以选择性高低并不是药物治疗选择的唯一考虑因素。

三、药物作用的两重性

药物对机体的作用具有两重性(dualism),既有治疗作用又有不良反应。符合用药目的,具有防治疾病的药物作用称为治疗作用(therapeutic action)。根据用药目的不同,治疗作用分为对因治疗(etiological treatment)和对症治疗(symptomatic treatment);不符合用药目的,对人体不利甚至有害的药物作用称为药物不良反应(drug adverse reaction)。临床用药时应权衡利弊,不仅要合理利用药物的治疗作用,还必须尽量防止或减轻不良反应。

第三节 ｜ 药物作用"量"的规律

一、药物的量效关系和量效曲线

药物效应的强弱与其剂量大小或浓度高低呈一定关系,即量效关系(dose-response relationship)。以药物效应为纵坐标,以药物剂量或浓度为横坐标作图所得的曲线,即为量效曲线(dose-response curve),分为量反应(graded response)的量效曲线和质反应(quantal response)的量效曲线。量反应的药物效应是可计量的,如心率、血压等;质反应是以反应的"有"或"无"来表示,常以阳性率、有效率或死亡率等表示。研究药物的量效曲线可提供一系列药效学参数,对制订合理治疗方案具有重要的临床意义。

(一)量反应的量效曲线

以药物浓度或剂量为横坐标,药物效应为纵坐标,得到的量反应的量效曲线为直方双曲线;将横坐标改用对数浓度或对数剂量,可得到对称的 S 形曲线(图 3-1)。

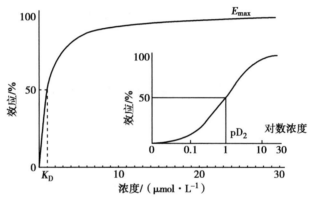

图 3-1　量反应的量效曲线

量反应的量效曲线可以提供如下药效学参数:

1. **最小有效剂量**(minimal effective dose) 或称阈剂量(threshold dose),是指药物用量逐渐增加,能产生效应的最低剂量或浓度。

2. **最大效应**(maximal effect) 或称效能(efficacy),是指药物剂量继续增加,药物效应也不再增大时的纵坐标数值。它常与药物的内在活性(intrinsic activity)有关,反映药物激动受体的能力。内在活性越大,药物最大效应越高,这是临床选药的重要决定因素。

3. **效价强度**(potency) 指药物产生一定效应时(通常采用 50% 最大效应)所需要的剂量,用于比较作用性质相同的药物之间的等效剂量。达到等效时所用剂量越小者效价强度越大。它常与药物的亲和力(affinity)有关,反映药物与受体之间结合的能力。不同药物与受体的亲和力不同,亲和力大者效价强度高。

(二)质反应的量效曲线

质反应是指药理效应用阳性或阴性表示的反应,如睡眠、死亡、麻醉等效应出现还是不出现。质反应的量效曲线若以对数剂量为横坐标,反应率为纵坐标,得到的是一条对称的 S 形曲线(图 3-2)。

从质反应的量效曲线中,可以提供如下药效学参数:

1. **半数有效量**(median effective dose, ED_{50}) 能使群体中有半数个体出现某一效应时的剂量。

2. **半数致死量**(median lethal dose, LD_{50}) 能引起 50% 实验对象出现死亡的剂量。如观察中毒效应,则得到半数中毒量(median toxic dose, TD_{50})。

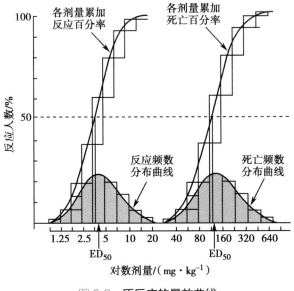

图 3-2　质反应的量效曲线

3. 治疗指数（therapeutic index, TI）　即 LD_{50}/ED_{50} 之比值,是衡量药物安全性的重要指标之一。一般来说,TI 值越大,药物越安全。但有时 TI 值并不能完全反映药物安全性大小,如某药的 LD_{50} 与 ED_{50} 两条曲线的首尾有重叠部分,即有效剂量与其致死剂量之间有重叠,此时建议参考 LD_1/ED_{99} 的比值,或以 ED_{95} 与 LD_5 之间的距离来衡量其安全性。由于 TI 是根据动物毒性实验计算出来的,因此不适用于药物引起的过敏反应或特异质反应。如青霉素类药物的 TI 值很大,但过敏体质患者使用很小量就会引起过敏反应,甚至出现过敏性休克而导致死亡。

必须指出,药物的血浆浓度相比于药物剂量更能准确反映药理效应强度。如苯妥英钠,血药浓度和剂量之间只在一定范围内呈线性关系,超过此范围时,稍微增加剂量血药浓度即可明显升高,患者很容易产生不良反应,因此临床应用苯妥英钠建议进行血药浓度监测。另外,由于药物反应会受到多种因素的影响,量效曲线有明显的个体差异,故通常反映的是群体均值。

二、药物的时效关系与时效曲线

单次用药后,药物效应随时间发生动态变化的过程,称为时效关系（time-response relationship）。相隔不同时间测定药物效应,以时间为横坐标,药物效应强度为纵坐标作图,即得到时效曲线（time-response curve）。在时效曲线的坐标图上,在治疗有效的药物效应强度处以及在出现毒性反应的效应强度处各作一条与横轴平行的直线,分别称为有效效应线和中毒效应线（图 3-3）。

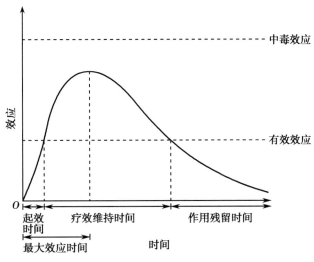

图 3-3　单次给药后的时效曲线

在时效曲线图上可得到如下参数:

1. 起效时间　指时效曲线与有效效应线首次相交点的时间,代表药物发生疗效的潜伏期。潜伏期越短,起效越快,对于急症患者的用药是一个非常重要的指标。

2. 最大效应时间　即给药后药物效应达到最大值的时间。使用降血糖药、抗凝血药等须控制最大效应的药物时,应密切关注这一参数。

3. **疗效维持时间** 指从起效时间开始到时效曲线下行至再次与有效效应线相交时的时间。这一参数对选择连续用药的相隔时间有参考意义。

4. **作用残留时间** 指曲线从降至有效效应线以下到作用完全消失的时间。如在此段时间内第二次给药,则需考虑前次用药的残留作用。

上述各参数可以作为制订用药方案的参考,但必须结合连续用药时患者的情况综合考虑。需注意的是,有时血药浓度曲线和时效曲线非常相似,但因二者的变化在时间上可能不一致,故并不能互相取代。例如有些药物在体内产生的活性代谢产物半衰期较长,如地西泮在体内生成的去甲地西泮具有活性,而且半衰期比母体药物更长,在原药血药浓度已降至最小有效浓度以下后仍能保持有效作用。还有一些药物作用是通过其他中间步骤产生的间接作用及继发作用,这些过程都需要时间,故血药浓度曲线和时效曲线在时间上、形状上就有所不同。

三、药物蓄积和中毒

在前次给药的"作用残留时间"内第二次给药,可能会产生药物在体内的蓄积,蓄积过多可产生蓄积中毒(cumulative intoxication)。引起药物蓄积中毒的因素有药物因素和机体因素两方面。

1. **药物因素** 有些药物半衰期较长,在体内代谢缓慢,多次用药后容易使血中药物浓度不断蓄积,超过安全剂量,导致机体中毒。

2. **机体因素** 特殊人群包括老年人、婴幼儿等用药易发生蓄积中毒,如婴幼儿肝脏尚未发育成熟,缺乏催化葡萄糖醛酸形成的酶类,对药物的解毒能力不足,肾小管的排泄功能也不成熟,导致许多药物在婴幼儿体内排泄较慢而造成蓄积中毒。

在制订连续用药方案时,须同时考虑药物的药代动力学性质和量效关系、时效关系以及机体因素的影响,以避免蓄积中毒。

第四节 | 药物特异性作用机制

药物的作用机制可分为非特异性作用机制和特异性作用机制两方面。少部分药物可以通过改变细胞内外环境的理化性质而发挥非特异性作用,如抗酸、脱水、吸附作用等;而大多数药物则是通过参与或干扰靶器官(细胞)的特定生理生化过程而发挥特异性作用。药物特异性作用的靶点主要包括受体、酶、离子通道、核酸、载体、基因等,其中超过 50% 的药物是以受体为作用靶点,所以受体学说成为药物作用的理论基础。

一、受体的概念及特征

受体(receptor)是一类存在于细胞膜、细胞质或细胞核内,具有识别和结合细胞外特定化学物质,介导细胞信号转导并产生生物学效应的功能蛋白质。配体(ligand)是能与受体特异性结合的化学物质,包括内源性配体如神经递质、激素及自身活性物质等,外源性配体如药物等。受体与配体之间多以氢键、离子键、范德瓦耳斯力和共价键等发生相互作用。受体都有其内源性配体,而目前尚未发现内源性配体的受体称为"孤儿受体(orphan receptor)",可能成为开发新药的潜在靶点。

受体通常应该具有以下特征:

1. **特异性**(specificity) 一种特定受体只能与特定配体结合,产生特定的生理效应。受体与配体的结合对双方都有严格的构象要求,即使是同一化合物的不同对映体与受体的亲和力也相差很大。

2. **高亲和力**(high affinity) 受体对其配体的高亲和力应相当于内源性配体的生理浓度,表观解离常数 K_a 值一般在 nmol/L 水平。

3. **敏感性**(sensitivity) 受体与很低浓度的配体结合就能产生显著的效应。

4. **饱和性**(saturability) 在每一个细胞或每一个定量的组织内,受体的数量是有限的。当药物浓度过大时,药物与受体的结合就会饱和,也就是说配体达到某一浓度时,与受体的最大结合值就不再随浓度的增加而增大。由于受体具有饱和性,故作用于同一受体的配体间存在竞争现象。

5. 可逆性(reversibility) 配体与受体的结合通常是可逆的。配体既可与受体特异性结合,也可以从配体-受体复合物上解离,解离出的配体仍为原来形式。少数药物与受体以共价键结合,难以解离,需待受体被代谢时才能失去作用。故与受体共价结合的药物,作用持续时间较长。

6. 多样性(multiple variation) 同一受体可广泛分布到不同的细胞而产生不同效应。受体多样性是受体亚型分类的生理基础。

二、受体的分类和信号转导机制

根据受体蛋白的结构、信息转导过程、效应性质、受体位置等特点,将受体分为四类:

1. 配体门控离子通道受体(ligand-gated ion channels receptors) 这是由离子通道和受体两部分组成的一类跨膜离子通道。药物或内源性配体与受体结合后,受体蛋白构象变化引起离子通道开放或关闭,改变细胞膜内外两侧离子流动状态,产生电生理效应。如烟碱型胆碱受体(N受体)、γ-氨基丁酸 A 型受体(GABA$_A$受体)等。

2. G 蛋白偶联受体(G-protein coupled receptors,GPCRs) 这类受体具有 7 段跨膜的螺旋结构,故也称 7 次跨膜受体,受体 N 端在细胞外,C 端在细胞内,胞内部分有 G 蛋白结合区。G 蛋白是鸟苷酸结合调节蛋白的简称,由 α、β、γ 三种亚基组成三聚体,按照 α 亚基的类型将 G 蛋白分为兴奋型 G 蛋白(stimulatory G protein,Gs)、抑制型 G 蛋白(inhibitory G protein,Gi)、磷脂酶 C 型 G 蛋白(PI-PLC G protein,Gq)、转导素型 G 蛋白(transducin,Gt)等,分别与不同的效应器偶联,发挥传递细胞外分子信息,激动细胞内信号转导通路的主要作用。如肾上腺素受体、毒蕈碱型胆碱受体(M 受体)等。

3. 酪氨酸激酶偶联受体(tyrosine kinase-linked receptors) 这类受体由三部分构成:位于细胞外侧与配体结合的部位、与之相连的跨膜结构以及细胞内侧的酪氨酸激酶活性部位。当配体与受体结合后,受体构象改变,酪氨酸残基被磷酸化,酪氨酸激酶活化,介导细胞内信息传递,产生细胞生长、分化等效应。如胰岛素受体、表皮生长因子受体等。

4. 细胞内受体(intracellular receptors) 这类受体位于细胞质或细胞核,能够感受类固醇激素、甲状腺激素等分子,受体激活后与 DNA 结合调节某些基因的表达,控制机体的内稳态或代谢等。如甲状腺激素受体、糖皮质激素受体等。

三、作用于受体的药物

药物作为配体,只能与其相应的受体结合,这是药物作用特异性的基础。药物与受体结合后改变受体的蛋白构型,引发一系列细胞内变化,完成信号向下游转导,并使原始信息逐级放大,最终产生药理效应。药物与受体相互作用的指标包括亲和力和内在活性。亲和力是药物与受体的结合能力;内在活性是配体与受体结合后产生效应的能力。

1. 激动药(agonist) 既有亲和力又有内在活性,能与受体结合并激动受体产生效应的药物(图 3-4)。

(1)**完全激动药**(full agonist):这类药物既有高亲和力又有高内在活性,与受体结合后产生最大效应(E_{max})。

(2)**部分激动药**(partial agonist):与受体结合的方式和亲和力与完全激动药相似,但其

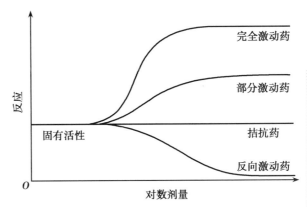

图 3-4 完全激动药、部分激动药及反向激动药的量效曲线示意图

内在活性较小,与受体结合后只产生弱的效应;但在有其他强激动药存在时,部分激动药与受体的结合反而妨碍了强激动药的作用,表现出拮抗作用。

（3）反向激动药（reverse agonist）:这类药物与受体结合后可引起受体构型变化,引起与原来激动药相反的效应。

2. 拮抗药（antagonist） 这类药物有亲和力但无内在活性,与受体结合后不能产生效应,反而会妨碍激动药与受体的结合,表现为拮抗作用。

（1）竞争性拮抗药（competitive antagonist）:与受体的结合是可逆的,通过增加激动药的剂量,就能与拮抗药竞争结合部位,最终仍能达到单用激动药的最大效应。在应用一定剂量的拮抗药后,激动药的量效曲线平行右移（图 3-5）。

（2）非竞争性拮抗药（non-competitive antagonist）:与受体的结合是不可逆的,分别与激动药结合于受体上的不同结合部位,引起受体的构型改变,从而干扰激动药与受体正常结合。增大激动药的剂量也不能使量效曲线的最大效应达到原来的水平。如增加此类拮抗药的剂量,激动药的量效曲线下移（图 3-6）。

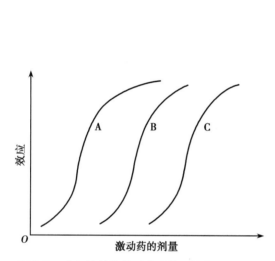

图 3-5　竞争性拮抗药对激动药量效曲线的影响
A. 单用激动药;B、C. 浓度依次增加的竞争性拮抗药+激动药。

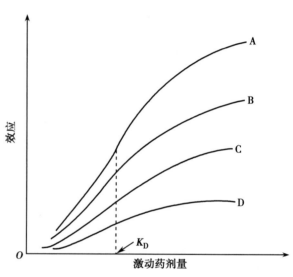

图 3-6　非竞争性拮抗药对激动药量效曲线的影响
A. 单用激动药;B、C、D. 浓度依次增加的非竞争性拮抗药 + 激动药。

四、受体反应性的变化

（一）受体脱敏与增敏

受体的数量、亲和力及激发反应的能力可因受体分子结构或构型的修饰、细胞膜流动性改变或 G 蛋白的变化等因素而发生调节性改变。机体在长期使用受体的激动药后,受体的敏感性逐渐降低,这一现象称作受体脱敏（receptor desensitization）。如连续应用 β 受体激动药治疗哮喘时,扩张支气管的作用逐渐减弱。脱敏现象被视为机体进行自我保护的一种负反馈调节,其机制主要包括:

1. **受体发生可逆性的修饰或构象变化** 最常见的是受体磷酸化导致 G 蛋白脱偶联。

2. **细胞膜受体数目减少** 膜受体与激动药结合形成的复合物被内吞而造成数目减少。

3. **受体数量下调** 由于受体降解加速,或受体生成减少所致。

4. **G 蛋白减少** 由于 G 蛋白降解增多或表达减少,使 G 蛋白偶联受体反应性降低。

与受体脱敏作用相反,长期使用受体拮抗药会导致受体对激动药的敏感性增高,称为受体增敏（receptor hypersensitization）。

（二）受体调节

若受体的调节性改变只表现为数量（或密度）的增加与减少，则分别称之为受体上调（receptor upregulation）和受体下调（receptor downregulation）。通常，反复使用受体激动药或其浓度增高时，受体下调，这是机体对某些药物产生耐受性（tolerance）的原因之一；而长期应用受体拮抗药则受体上调。如：临床上长期应用 β 受体拮抗药普萘洛尔降低血压，突然停药后出现的血压反跳现象（rebound phenomenon），就是受体上调的例证。

第五节 ｜ 生物标志物

生物标志物（biomarkers）是指生物学介质中可被客观测量和评价，反映生理或病理过程，以及对药物暴露或治疗干预措施产生生物学效应的指标。测定这些信号指标可表征生物样本中结构和功能的异常变化。生物学介质包括各种组织或体液（如血液、尿液），可涵盖生理、生化、免疫、细胞和分子等多个维度的改变，如粪便、组织、头发等。生物标志物可作为客观评价正常生理状态、病理过程或药物干预后机体反应的一类指示物。它可作为一种辅助手段，有助于早期、快速、准确、灵敏地判断疾病的发生、发展和预后，用于监测疾病的发展和严重程度，检验临床治疗效果，预测个体发病的风险，并可用于高危人群筛查。

一、生物标志物的分类

1. 根据分子大小分类 分为小分子生物标志物、大分子生物标志物、复合生物标志物。

（1）小分子生物标志物：种类繁多，既是维系机体生命活动和生化代谢的物质基础，同时某些小分子物质也会对机体造成损害，因此，小分子化合物在机体内发生的特征性变化，如浓度改变、异常出现或消失等，可作为检测疾病的指标。例如，血糖、尿糖、总胆固醇、1-磷酸鞘氨醇、溶血磷脂酰胆碱等磷脂代谢产物、肝胆酸、牛磺胆酸等胆固醇代谢产物等。

（2）大分子生物标志物：根据结构可分为核酸类、蛋白质类、糖类和脂类生物标志物。①核酸类包括某些 RNA 和 DNA 分子，体内 RNA 水平的改变可反映机体生理病理状态的变化，特别是血清中微小 RNA（microRNA，miRNA）是一种稳定性、重复性较好的非侵入性生物标志物，可用于诊断肿瘤、阿尔茨海默病等。DNA 的某些重要基因突变或修饰通过使相应基因的功能发生缺失或获得，从而引起信号通路持续激活或灭活，导致机体功能紊乱甚至发生严重疾病，如乳腺癌易感基因（breast cancer susceptibility gene 1，BRCA1）和 BRCA2 是否发生基因突变可用于预测乳腺癌和卵巢癌的发生。此外，循环肿瘤 DNA 可作为晚期乳腺癌患者疗效检测和预后判断的标志物。②蛋白质类生物标志物，如：甲胎蛋白（alpha-fetoprotein，AFP）用于肝癌诊断和预后判断；血清前列腺特异性抗原（prostate specific antigen，PSA）水平用于判断前列腺癌等。③糖类和脂类生物标志物如半乳甘露聚糖用于诊断白血病患者侵袭性真菌病。

（3）复合生物标志物：包括某些 DNA-小分子加合物、蛋白质-小分子加合物、DNA-蛋白质复合体和蛋白质-蛋白质复合体等，如马兜铃内酰胺-DNA 加合物的水平可作为预测巴尔干肾病发病率的生物标志物。

2. 根据功能特点分类 分为 6 种类型：诊断性生物标志物、预后性生物标志物、预测性生物标志物、药效学生物标志物、安全性生物标志物、监测性生物标志物。

（1）诊断性生物标志物：是临床疾病诊断的重要依据之一，通常作为临床试验特定受试者的入排标准。它可帮助区分疾病亚型和不同组织来源（如鳞状细胞癌和腺癌）。在单一生物标志物准确率不高的情况下，可采用多个生物标志物进行联合诊断。

（2）预后性生物标志物：是反映疾病预后特征、疾病复发或进展风险的生物标志物。预后性生物标志物通常作为临床试验的富集因子或分层因子。

（3）预测性生物标志物：是用于预测患者对某种治疗或干预措施疗效应答情况的生物标志物。

它是目前抗肿瘤药物研发中应用最为广泛的生物标志物,可作为临床试验的富集因子,也可用于排除暴露于药物可能产生不利影响的个体。预测肿瘤耐药/进展的生物标志物还可用于探索联合治疗或开发针对耐药靶点的迭代新药。

(4)药效学生物标志物:是反映患者在接受治疗后产生生物学应答的生物标志物。它是一种动态评价指标,可以是因治疗而新产生的特异性生物标志物,也可以是因治疗导致水平发生变化的已有生物指标。早期临床研发阶段,药效学生物标志物可作为有效性探索指标,也可用于剂量-暴露量-效应分析。

(5)安全性生物标志物:是通过用药前检测或用药过程中监测从而避免或减低患者发生严重安全性风险的生物标志物。它可帮助识别可能发生严重药物不良反应的患病人群。

(6)监测性生物标志物:是用于监测疾病状态变化(如复发)的生物标志物。

在抗肿瘤药物临床研发中,需特别注意的是预后性生物标志物和预测性生物标志物的区分。预后性生物标志物反映患者疾病预后特征,通常与治疗或干预措施无关;而预测性生物标志物则与治疗或干预措施相关,可预测特定的治疗疗效。

二、生物标志物的选择和验证

(一)选择生物标志物的原则

1. 选择的生物标志物必须具有一定的特异性。

2. 选择的生物标志物必须具有足够的灵敏度,即所选标志物的水平与外源物质的接触剂量要有剂量-反应关系,在无害效应接触水平下仍能维持这种关系。

3. 选择的生物标志物分析的重复性及个体差异都在可接受的范围内。

4. 选择的生物标志物要有足够的稳定性,便于样品的运送、保存、分析。

5. 取样时最好对人体无损伤,能为受试者所接受。

(二)生物标志物的验证

一种新的生物标志物被用于临床实践前需要对其进行验证。在验证研究中,使用高质量病例样本进行前瞻性研究设计很重要。另外,为将研究终点引入生物标志物验证前的特异、敏感和预测价值评估,还需要有充足的样本量。

三、生物标志物在临床药物治疗中的作用

生物标志物对于疾病的早期诊断及预防、治疗过程中的监控起到辅助作用,如谷丙转氨酶、谷草转氨酶和碱性磷酸酶等用于诊断肝脏疾病;尿素、血肌酐和尿酸等用于诊断肾脏相关疾病;谷草转氨酶、肌酸激酶及其同工酶和心肌肌钙蛋白等用于诊断心脏相关疾病;谷氨酸脱氢酶可用于诊断药物性肝损伤。生物标志物还可用于判断疾病进展和预后情况,如胰腺炎相关蛋白水平可反映心力衰竭的严重程度。在临床药物治疗中,生物标志物为合理、精准地选择治疗药物提供依据。近年来发展的定量蛋白质组学(quantitative proteomics)便是检测正常与疾病状态下组织表达的全部蛋白质“量”的差别,其中蛋白质定量技术成为发现生物标志物的重要途径。

(一)肿瘤化疗中的生物标志物

1. 已知的有效标志物　在表 3-1 中,第一组生物标志物是与临床疗效相关的标志物。例如,人表皮生长因子受体 2(human epidermal growth factor receptor-2,HER2)之于曲妥珠单抗(trastuzumab),表皮生长因子受体(epidermal growth factor receptor,EGFR)表达和 Kirsten 大鼠肉瘤病毒癌基因同源物(KRAS)突变之于西妥昔单抗(cetuximab),EGFR 突变之于吉非替尼等,已被用于曲妥珠单抗、西妥昔单抗和酪氨酸激酶抑制药(TKI)临床用药时患者用药选择的优化。EGFR 突变对 TKI 的疗效预测价值很大,有研究表明,EGFR 突变者接受 TKI 治疗的有效率高达 70%～80%,无进展生存期显著延长。帕博利珠单抗(pembrolizumab)是美国 FDA 批准的针对肿瘤生物标志物为适应证的全球首个癌

症治疗药物,用于治疗与高度微卫星不稳定性(MSI-H)或错配修复缺陷(mismatch repair deficiency,dMMR)生物标志物相关的成人和儿童不可切除或转移性实体瘤的患者。近年来发现,外泌体 PD-L1作为外周血衍生物,可作为肿瘤标志物,对癌症的诊断及进展的预测具有重要意义。

2. 可能有效的标志物　表 3-1 中第二组的生物标志物是能预测临床反应或不良反应的有效标志物。例如 UGT1A1/28/6 之于伊立替康(irinotecan),为避免严重不良反应的发生,应在药物使用前检测标志物的水平。

表 3-1　肿瘤化疗中的生物标志物

分类	肿瘤生物标志物(药物)
已知的有效标志物	已基本上被接受用于预测临床转归: HER2(曲妥珠单抗),*Egfr* 突变(EGFR-TKI 药物),*Egfr*、*Kras* 突变(西妥昔单抗),*Vegf* 突变(贝伐珠单抗),*Brca1/2* 突变或缺失(PARP 抑制药),EML4-ALK(ALK 抑制药),PD-1/PD-L1(帕博利珠单抗)
可能有效的标志物	可能有预测价值但尚未重复或得到广泛接受: UGT1A1/28/6(伊立替康),胞苷脱氨酶(吉西他滨)
探索性标志物	得到初始鉴定数据支持: ERCC1 和 MSH-2(铂类),RRM1(吉西他滨),胸苷酸合成酶(培美曲塞和氟尿嘧啶)

3. 探索性标志物　表 3-1 第三组生物标志物仍然还在接受评估,尚待验证。这组标志物包括切除修复交叉互补组 1(excision repair cross-complementation group 1,ERCC1)和 Muts 同源物 2(muts homolog 2,MSH-2)之于铂类,核苷酸还原酶 M1(Ribonucleotide reductase M1,RRM1)之于吉西他滨(gemcitabine),胸苷酸合成酶之于培美曲塞(pemetrexed)和氟尿嘧啶(fluorouracil)。

4. 其他一些标志物　如 B 细胞淋巴瘤中的 CD20,慢性粒细胞白血病中的 Bcr-Abl 和胃肠道间质瘤中的 C-kit 等,在检出二次耐药突变及发现新的分子靶点突变方面具有重要作用。

(二)阿尔茨海默病的生物标志物

生物标志物的另一个重要应用领域就是中枢神经系统(CNS)药物的开发,主要集中在阿尔茨海默病(Alzheimer disease,AD)、帕金森病(Parkinson disease,PD)和癫痫(epilepsy)。

AD 患者脑脊液中 β-淀粉样蛋白(β-amyloid peptide,Aβ)和微管相关蛋白(Tau)的基线差异可预测 5 年后的轻度认知损害症状,并可作为长期认知症状进展的参考。其中,$A\beta_{42}$ 已成为 AD 的早发性生物标志物。另外,脊髓液中视锥蛋白(visinin)样蛋白 1(VILIP-1)、α_2 巨球蛋白(α_2-macroglobulin)、载脂蛋白 E-ε4(Apo E-ε4)等位基因等也可作为 AD 的标志物,预测患者确诊后的记忆力及其他心智能力下降的速度。

PD 患者脑脊液中的 α-突触核蛋白,胶质纤维酸性蛋白,$A\beta_{42}$,Tau 和甲壳质酶蛋白 40(YKL-40)的血清水平也可作为生物标志物的辅助诊断。遗传组学方面,帕金森病蛋白(PARK)、葡萄糖脑苷脂酶 1(GBA1)、微管关联蛋白 T(MAPT)等的相关突变遗传研究将有助于确定没有散发变异的患者。

(三)心血管疾病的生物标志物

生物标志物在心血管疾病的研究、诊断、治疗及预防方面应用广泛。肌酸激酶同工酶、肌红蛋白及肌钙蛋白(troponin)等生物标志物目前已被广泛应用于临床,且肌钙蛋白被认为是急性心肌梗死的诊断、危险分层、病情预测和预后评估的"金标准"。血脂异常是动脉粥样硬化性心血管疾病最重要的危险因素之一,脂蛋白包括低密度脂蛋白、载脂蛋白 A1(ApoA1)、载脂蛋白 B(Apo B)及 ApoB/ApoA$_1$ 是非常重要的标志物。脑利尿钠肽(brain natriuretic peptide,BNP)是反映心功能紊乱的特异指标之一,氨基末端脑利尿钠肽前体(amino-terminal pro-fragment proBNP,NT-proBNP)是更敏感地反映早期心脏功能不全的标志物。和肽素(copeptin)在心血管疾病的诊断及预后判断方面也具有重要价值。另外,炎症因子如白细胞介素(interleukin,IL)-18、IL-15,IL-8,IL-6、高敏 C 反应蛋白、血管性血友病因子(von Willebrand factor,vWF)等在心血管疾病的发生发展中均具有生物标志物的特性。循环 miRNA 可作为急性心肌梗死潜在的诊断性生物标志物,如 miR-499,miR-133a 和 miR-208。外泌体 miRNA 具有组织特异性,在相关体液中可检测到,可作为心肌梗死后心力衰竭潜在的生物标志物。

第六节 │ 影响药物作用的因素

临床用药过程中,同一给药方案对于不同的患者可能产生不同的疗效,这是因为药物疗效的发挥受到多方面因素的影响。所以在临床用药时须考虑可能影响药物作用的各种情况,研究用药的个体化问题。

一、药物方面的因素

(一)给药方案

1. **药物剂量**　低于阈剂量,不产生疗效;超过最小中毒量,则产生毒性反应。在治疗量范围内,随着剂量的增加,药物作用逐渐增强,如催眠药小剂量可产生镇静作用,增加剂量有催眠作用,剂量再增大可出现抗惊厥作用,中毒剂量则抑制延髓生命中枢,出现昏迷、呼吸麻痹而致死亡。临床上规定了不同等级的剂量,如常用量、极量、负荷量、维持量,应依据病情需要,严格控制用药量。

2. **给药途径**　给药途径不同则体内过程不同,致使药物效应出现的时间或强弱不同。按药效出现时间从快到慢的顺序排列为:静脉注射、吸入法、舌下给药、直肠给药、肌内注射、皮下注射、口服、皮肤给药。有些药物不同的给药途径甚至有质的差异,如硫酸镁肌内注射可产生中枢抑制作用,口服则产生导泻作用。临床上应根据病情和药物特点,决定给药途径。

3. **给药时间和间隔时间**　应从药物性质、病情需要的起效时间、机体的昼夜节律变化等方面考虑给药时间。如饭前服药吸收好,作用出现快;饭后服药吸收较差,作用出现慢。高血压患者晨起后血压较高,可给予抗高血压药物。催眠药应在临睡前服用。利尿药最好在白天用药,以免影响患者夜间休息。

连续用药时必须考虑间隔时间,以达到稳态血药浓度而发挥最佳疗效,减少不良反应。因此,在制订连续用药方案时必须同时考虑药物的药动学特点、量效关系和时效关系。如口服抗凝药和洋地黄类药物很容易发生蓄积中毒,需特别注意用药间隔时间。

(二)药物剂型

同一药物不同剂型的吸收速率和分布范围可能不同,从而影响药物起效时间、作用强度和维持时间等。一般来说,吸收快的剂型血药浓度峰值较高,单位时间内排出也较多,故维持时间较短;吸收太慢则血药浓度峰值可能太低而影响疗效。

(三)制药工艺

提取和纯化等制药工艺不同,会影响药物杂质的含量,既可能影响药物本身的作用,大分子杂质还可能导致过敏反应等。制药工艺的差异,包括所用赋形剂的不同,可能导致药物颗粒大小不同而影响药物吸收。因此,同一种药物制药工艺不同的两种片剂,虽然其纯度、崩解度等项指标都符合规定,但在服用后血药浓度也可能有相当大的差异,甚至相差数倍,疗效自然也大不相同。

(四)药物相互作用

同时或先后使用两种以上药物时,药物在体内甚至在体外容器内会产生作用的改变,即药物相互作用(drug interaction)。临床用药时必须考虑药物的相互作用,特别应注意配伍禁忌。

(五)反复用药

反复用药后,机体对药物的反应可能发生变化。

1. **耐受性**　连续用药后有些药物的药效会逐渐减弱,需加大剂量才能显效,称耐受性(tolerance)。但停药一段时间后,机体大多仍可恢复原有的敏感性。如亚硝酸酯类药物的扩血管作用,连续用药数天产生耐受性,停药 10 天后作用可恢复。药动学方面的改变如吸收减少、转运受阻、消除加快、药酶诱导作用或自身诱导作用等或者药效学方面的改变如受体的向下调节、机体调节功能适应性改变等，均可引起耐受性的产生。

若在短时间内连续用药数次立即产生耐受性，称快速耐受性（tachyphylaxis），如麻黄碱。有时机体对某药产生耐受性后，对另一药的敏感性也降低，称交叉耐受性（cross tolerance）。

2. 耐药性　在化学治疗中，反复用药后病原体或肿瘤细胞对药物的敏感性降低，只有加大剂量或改用其他药物才有效，称为耐药性（resistance）或抗药性。这是化疗中普遍存在的问题。

3. 药物依赖性　某些麻醉药品或精神药品，患者连续使用能产生药物依赖性（drug dependence），表现为对该类药物继续使用的欲望，如阿片类镇痛药。药物依赖性分身体依赖性和精神依赖性，前者又称生理依赖性（physiological dependence）或成瘾（addiction），一旦停药会产生戒断综合征（abstinence syndrome）；后者又称心理依赖性（psychological dependence）或习惯（habituation），指用药后产生愉快满足的感觉，用药者在精神上渴望周期性或连续用药，以达到舒适感。

二、机体方面的因素

（一）年龄
不同年龄的患者对药物反应可能有较大的差异，这是因为在机体生长发育以及衰老等过程的不同阶段，各项生理功能和对药物的处置能力都有所不同，从而影响药物的作用。老年人及儿童尤其值得注意。

（二）性别
女性体重一般较男性轻，肌肉较男性少，用药量相同时作用可能有强弱之别。女性体内脂肪所占比例较男性大，脂溶性药物的分布会有所不同。另外，女性有月经、妊娠、分娩、哺乳等特殊生理时期，有一些特殊的用药注意事项。

（三）营养状态
营养不良者体重轻，脂肪组织少，血浆蛋白含量低，会影响药物的分布和与血浆蛋白的结合量，使血药浓度及血中游离药物浓度较高。严重营养不良者肝药酶含量较少，代谢药物的能力下降，药物灭活慢，可能显示更强的药理作用。同时，严重营养不良者全身状况不佳，应激反应、免疫功能、代偿调节能力均降低，可能影响药物疗效的发挥，而不良反应较多。因此，营养不良的患者用药时，除应考虑剂量外，还应注意补充营养，改善全身状况，以求提高疗效。

（四）精神因素
精神状态对药物作用有明显影响。例如，安慰剂（placebo）指不含任何药理活性成分而仅含赋形剂，外观上（形状、颜色、大小）与所试验的药物完全一样的制剂，有时能产生"安慰剂效应"。患者对医护人员的信任及乐观情绪可对疗效产生积极影响，相反则可能降低疗效，甚至带来不良后果。而在评价药物的疗效时，应尽量排除精神因素的干扰，如设置对照组和采用单盲或双盲法等，以便得出确切的结论。

（五）疾病因素
1. 疾病对药动学的影响

（1）吸收：帕金森病、溃疡病、偏头痛、抑郁症、创伤或手术后，胃排空时间可能延长，因而延缓口服药的吸收；而甲状腺功能亢进、焦虑不安及疱疹性皮炎时则胃排空时间缩短，同时伴有肠蠕动加速，导致药物在肠内停留时间缩短，吸收减少。心功能不全或休克时，血液循环出现障碍，则口服、肌内或皮下注射药物的吸收均会减慢，从而降低药物疗效；治疗后血液循环一旦纠正，则储积在给药部位的药物又会大量吸收，可能发生中毒症状。

（2）分布：低蛋白血症时血中游离药物增多，能影响药物作用的强度，也影响药物的分布和消除；慢性肾衰竭时产生"结合抑制因子"，能减少药物与血浆蛋白结合，造成类似影响，应适当减少药物用量。血浆或体液 pH 的改变可影响药物的解离程度，从而影响药物的分布。中枢神经系统发生炎症时能减弱血脑屏障功能，有利于抗感染药物进入中枢，但也能增强某些药物的中枢副作用。

（3）代谢：肝细胞受损的疾病可致肝药酶减少，主要经肝代谢灭活的药物作用会加强。因此，慢性肝病及肝硬化患者应用主要经肝代谢灭活的药物时必须减量、慎用或禁用。休克和心力衰竭时肝血流量减少，也能降低肝脏对药物的灭活，应用肝脏灭活的药物时须酌减用量。肺源性心脏病或哮喘等所致的慢性低氧血症可以代偿性地增强肝药酶活性，产生的影响与上述相反。

有些药物须先经肝药酶催化反应转变为活性形式才能发挥作用，例如可的松（cortisone）和泼尼松（prednisone）先经肝代谢，将 3 位酮基转化为羟基，即转化为氢化可的松（hydrocortisone）和泼尼松龙，才能发挥作用。因此，在肝药酶功能不佳时，可的松和泼尼松的作用会减弱，此时应选用 3 位为羟基的糖皮质激素类药物。

（4）排泄：①使肾血流量减少或损伤肾小球功能的疾病可使药物的滤过减少，以及影响肾小管的重吸收和主动排泌功能；肾功能不全时导致内源性有机酸类物质蓄积，能干扰弱酸类药物的肾小管排泌；此时主要经肾脏消除的药物，如氨基糖苷类、头孢唑林（cefazolin）等半衰期延长，应用时须减量，肾疾病严重者应禁用此类药物。②酸碱平衡失调时导致原尿 pH 改变，会影响某些药物的肾小管重吸收，使排出增多或减少。③肾病综合征时肾小球膜受损，结合型的药物也能通过；低蛋白血症时游离药物比例增多，使药物滤过排泄增多。④肝功能不良、心力衰竭或休克时肝脏血流减少，肺疾患时导致肝脏缺氧，这些情况都会减少药物的胆汁排泄。

药物的肝、肾排泄有相互代偿的现象，如肾功能不良患者应用头孢乙腈（cephacetrile）时，胆汁排泄量较肾功能正常者多；呋塞米（furosemide）主要由肾排泄，而肾功能不良时则经胆汁排泄增多。因此，当患者肝、肾功能均不正常时尤应适当减少有关药物的剂量。

2. 疾病对药效学的影响

（1）疾病导致受体数目的改变：疾病可以影响某些受体的数目（密度）或亲和力的改变，从而影响药物的作用。例如，哮喘患者支气管平滑肌上的 β 受体数目减少，且与腺苷酸环化酶的偶联有缺陷，而 α 受体的功能相对占优势，因而导致支气管收缩，此时应用 β 受体激动药往往效果不佳，加用 α 受体拮抗药则疗效增强。糖皮质激素能恢复 β 受体-AC-cAMP 依赖性蛋白激酶系统功能，可列为治疗哮喘的一线药物。败血症休克时糖皮质激素受体较正常为少，故需用大剂量糖皮质激素才能见效。

（2）疾病引起机体调节功能的差异：疾病时机体调节功能与正常人有一定差异，从而影响药物的作用。例如，部分解热药能使发热患者体温下降，而对正常体温影响较小。强心苷对正常心脏和慢性心功能不全的心脏都有加强心肌收缩力的作用，对心功能不全的心脏可增加回心血量，显著增加心输出量，但对正常人心脏，强心苷可收缩血管，增加外周阻力而限制了心输出量的增加。

（3）疾病导致药物不良反应增加：某些病变有时可成为增强药物不良反应的因素。例如，结核病患者使用糖皮质激素，有结核感染扩散的危险；溃疡病患者口服刺激性药物，则加重溃疡病变。

（六）遗传因素

药物在体内发挥作用涉及许多与药效学和药动学有关的大分子物质，包括药物作用的受体、药物转运体和代谢酶等，它们都与遗传密切相关，造成药物作用的个体差异（individual variation）。动物与人体间存在种属差异（species variation），故动物实验的结果不能简单地推到人体；西方人与东方人存在种族差异（racial/ethnic difference），药物剂量等参数也不能简单地搬用。

（七）生物节律

从单细胞生物到人类的生理活动、生长繁殖等都有昼夜节律、季节节律、生命周期节律等。受生物节律的影响，药物作用也存在节律问题。时辰药理学（chronopharmacology）是研究药物作用的时间节律问题的一门药理学分支科学，研究较多的是昼夜节律（circadian rhythm）。如能依据药物作用的时间节律来制订用药方案，则既可提高疗效，减少不良反应，还能降低药物的剂量。

三、其他方面的因素

（一）生活习惯

1. 食物　可影响药物代谢酶的活性。如矫味剂西柚汁能抑制肠道 CYP3A4 的活性，减少药物在肠道的代谢,显著提高吸收量和峰浓度,甚至引起中毒死亡。卷心菜、西蓝花和菜花等对 CYP1A2 有诱导作用,可以影响雌激素的代谢。

2. **吸烟**　能诱导药物代谢酶,加速某些药物的代谢消除,故吸烟者对某些药物有较高的耐受力。

3. **嗜酒**　用药时须考虑乙醇本身的药理作用和乙醇对药动学的影响。例如,乙醇有中枢抑制、血管舒张等作用;高浓度(大量饮酒)时还可使血钾、血糖降低,在应用相关药物时须加以注意。乙醇还可影响肝药酶而干扰药物代谢,急性大量饮酒时抑制肝药酶使药物作用增强,慢性嗜酒者诱导肝药酶使药物作用减弱。

(二) 环境污染

污染空气中的含铅微粒、有机溶剂等也能影响药物作用,因接触时间、剂量以及方式等不同而产生不同的影响。

第七节 ｜ 合理用药的原则

1. **明确诊断,确定用药目的**　明确诊断是合理用药的前提。认清疾病的性质和病情严重的程度,确定用药所要解决的问题,选择有针对性的药物和合适的剂量,制订适当的用药方案。有时在诊断明确前常常需要采取一定的对症治疗,但应注意不要因用药而妨碍对疾病的进一步检查和诊断。

2. **制订详细的用药方案**　要根据初步选定拟用药物的药效学和药动学知识,全面考虑可能影响该药作用的一切因素,扬长避短,仔细制订包括用药剂量、给药途径、给药时间、给药疗程以及是否联合用药等内容的用药方案。

3. **及时完善用药方案**　用药过程中既要认真执行已定的用药方案,又要随时仔细观察必要的指标和试验数据,以求判定药物的疗效和不良反应,并及时修订和完善原定的用药方案,包括在必要时采取的措施。

4. **少而精和个体化药物治疗**　任何药物既有治疗作用,又有不良反应。药物的相互作用更为复杂,既可能提高疗效,也可能增加不良反应。不同患者对药物作用的敏感性可能不同,因此制订给药方案要强调个体化。除必要的联合用药外,原则上应持"可用可不用的药物尽量不用"的态度,少用药并非只考虑节约费用问题,主要是尽量减少药物对机体的不必要干预和影响。

(郭秀丽)

思考题

1. 临床药物效应动力学的概念和研究内容是什么?
2. 药物的量效关系曲线和时效关系曲线可提供哪些重要信息?
3. 作用于受体的药物的分类、概念及作用特点分别是什么?
4. 试述生物标志物在临床药理学中的应用。
5. 试举例说明影响药物作用的因素。

思考题解题思路

本章目标测试

本章思维导图

第四章 | 新药研制与开发

新药研制与开发,是指新药从发现到上市应用的整个过程。《中华人民共和国药品管理法实施条例》从药品监督管理的要求出发,规定"新药,是指未在中国境内外上市销售的药品"。《药品注册管理办法》规定"新药申请,是指未曾在中国境内上市销售药品的注册申请。对已上市药品改变剂型、改变给药途径,增加新适应证的药品注册按照新药申请的程序申报",并根据药品的性质及我国临床用药实际种类,将药品分成中药、化学药品及生物制品三大类别。不同类别的药品所需进行的临床前研究与临床研究有不同要求,在《药品注册管理办法》的相关附件中有明确规定。

第一节 | 概 述

人类为了维持生存,在与伤痛和疾病的斗争中,发现有些天然植物、动物、矿物有减轻伤痛或解除疾病的功效,便逐渐有意识地应用其治疗伤病,以后又运用一些原始的提炼方法制成服用方便的"药剂"。古时认为凡可以治病者,皆谓之药,并以草、木、虫、石、谷为五药。如人参属草类,具有大补元气的作用和回阳救逆的功效;黄柏属木类,可清湿热;蝎子属虫类,能镇惊息风,攻毒散结;石膏属矿石类,可清热泻火;谷类如麦芽,具有养心益气的作用。18世纪后半叶到19世纪初,人们开始运用化学方法从天然动植物中提取有效成分。如从鸦片中分离得到吗啡;从金鸡纳树皮中分离得到奎宁和金鸡宁;从颠茄中分离得到阿托品等。1932年,德国化学家杜马克在研究偶氮染料时合成了百浪多息,动物实验证明其对链球菌和金黄色葡萄球菌感染有效,成为化学合成药物的标志性成就。1982年世界上第一个生物技术药物重组人胰岛素上市,标志着生物技术制药产业的兴起。20世纪90年代以来,生物技术药物研究获得迅猛发展,已成为世界各国医药研究开发的热点。

近年来,新药研制与开发进入了新的发展阶段。主要表现为:①合理药物设计(rational drug design):是依据生命科学研究中所揭示的包括酶、受体、离子通道、核酸等潜在的药物作用靶点,再参考其内源性配体或天然底物的化学结构特征来设计药物分子,以发现选择性作用于靶点的新药,这些药物往往具有活性强、选择性好、副作用小的特点,是目前新药研究的主要方向之一。②应用现代生物技术研究新药:以基因工程、细胞工程、发酵工程和酶工程为主体的现代生物技术开辟了人体内源性多肽、蛋白质药物的新天地,正渗透到医药的各领域。③组合化学(combinatorial chemistry)技术:该技术是通过化学或生物合成将一些基本的小分子(如氨基酸、核苷酸、单糖等)系统地装配成不同的组合,由此得到大量的分子,这些化合物具有多样性特征,从而建立化学分子库。对上述获得的化合物进行高通量筛选,寻找到具有活性的先导物。据统计,20世纪90年代后用组合技术获得的各类化合物总和,已超过人类有史以来所发现全部化合物的总和。这种快速获取多样性分子并经群集筛选,获得有苗头的化合物和结构与活性信息,大大提高了研究新药的效率和水平。

我国新药研发的历史,大约经历了三个阶段。第一阶段:改革开放初到20世纪80年代末,新药研发与国家审评制度从无到有,从不健全到完善。第二阶段:20世纪80年代末到90年代初,新药研制水平上升到了一个新的高度,出现了一些一、二类药。20世纪90年代以来为新药研制的第三阶段,国家基金的介入,新药创新重大专项基金的支持等使得新药的研制水平不断提高,一、二类新药明显增多。1997年党的"十五大"提出"科教兴国"的战略指导方针,"九五"期间实施的"新药研究与产业化开发"项目,使我国新药研究与开发能力得到了很大提高,基本形成了全国的新药筛选、安全评价和临床试验研究体系,按照国际规范的要求进行新药的研究。"十五"期间完善了新药研究开发体系,建立了新药开发各环节相应的技术平台,如筛选平台、临床前药效学和安全评价平台、药动学平台、临床试验平台、生物技术药物规模化制备平台、动物细胞表达产品大规模高效培养平台等。"十一五"期间是战略机遇与矛盾并存的关键时期,一是跨国医药企业进入中国市场,进口药品份额增大,中国医药企业面临更强大的竞争对手;二是仿制的路越来越窄,为我国新药由仿制向创制的战略转变带来新的发展机遇。"十二五"期间,我国的新药专项严格遵照服务医疗体制改革,满足人民用药需求和支撑医药产业的发展,培育新兴的战略产业为目标。在 2015 年全国医药工业信息年会上,根据科技部重大专项办的部署和要求,新药专项启动了"十三五"发展战略研究及实施计划编制工作,新药获批明显增加。"十四五"期间医药工业规划以"前沿领域创新成果突出,创新驱动增强"等为主要目标。

第二节 │ 新药研制的环节

新药研制与开发过程需要经过药物的设计与筛选、化学合成与改造、药剂学与药动学研究、工艺与制剂、质量检测与控制、安全性与临床评价、市场反馈等许多步骤。按照工作内容的不同可以将新药研发分为四个阶段:发现和甄别、临床前研究、临床研究、新药申报和后续工作。

新药研制与开发是相继发生又互相联系的。区分两个阶段的标志是候选药物的确定,即在确定候选药物之前为研制阶段,确定之后的工作为开发阶段。所谓候选药物是指拟进行系统的临床前试验并进入临床研究的活性化合物。研制阶段包括四个重要环节,即模型的建立,靶标的确立,先导化合物的发现,先导化合物的优化。

一、模型的建立

新药研制的模型是通过筛选和评价化合物的活性,证明某种物质具有药理活性的实验方法。这些实验方法是寻找和发现药物的重要条件之一。人们在长期寻找药物的实践过程中,建立了大量用于新药研制的各类模型。根据所选用的材料和药物作用的对象以及操作特点,可以将这些模型分为体内模型和体外模型两大类。

(一) 体内模型

1. 整体动物模型　用整体动物进行新药筛选,其最大优点是可以从整体水平直观地反映出药物的治疗作用、不良反应以及毒性作用。整体动物模型包括正常动物和病理动物模型。理想的整体动物模型应具备的基本条件是病理机制与人类疾病的相似性、病理表现的稳定性和药物作用的可观察性。人类目前在实验动物身上复制出的病理模型还十分有限,近年来,在制备模拟人类疾病的动物模型方面出现了一些新的动物模型,如遗传性病理动物、基因敲除和转基因动物模型以及用化学、物理或其他方法制备的动物模型等。遗传性动物模型如高血压大鼠、糖尿病大鼠和小鼠、肥胖症小鼠、心肌病大鼠等。基因敲除和转基因动物模型,如衰老性动物、老年性痴呆动物等。但由于整体动物的特殊性,决定了药物筛选的过程主要依赖于手工操作,而且只能对有限的样品进行筛选,使用整体动物模型筛选新药具有显著的局限性、低效率和高成本等不足之处。

2. 组织器官模型　随着现代医学和现代药理学的发展,采用动物的组织、器官制备的药物筛选模型越来越多,如离体血管实验、心脏灌流实验、组织培养实验等方法。通过观察药物对特定组织或器官的作用,可以分析药物作用原理和可能具有的药理作用。组织、器官水平的筛选模型可以反映生理条件下的药物作用,也可以制备成病理模型,观察药物对病理条件下组织器官的作用。应用组织器官模型筛选药物,不仅降低了筛选样品的用量、降低了劳动强度,扩大了筛选规模,提高了筛选效率,降低了筛选成本、减少了动物用量;而且减少了影响药物作用的因素,易于评价药物作用。该模型是药物筛选技术的一大进步,在一定程度上克服了整体动物模型的不足。

组织器官水平的筛选模型也存在明显的缺点,主要是规模小、效率低、对样品的需求量仍然较大,不易实现一药多筛以及对人工操作技术要求高等。近年来通过与形态学、生物化学、电子学等多种方法相结合,使检测手段取得巨大的发展;在实验结果的记录和处理方面,通过与计算机技术相结合,实现了智能化和自动化。随着测定方法的改进和结果处理自动化,组织器官水平的筛选模型研究取得了很大的进步。

(二) 体外模型

1. 细胞水平模型　细胞水平的筛选模型是观察被筛样品对细胞的作用,用于筛选的细胞模型包括各种正常细胞、病理细胞(如肿瘤细胞和经过不同手段模拟的病理细胞)。由于细胞模型的材料来源比较容易,在药物筛选方面具有广阔的应用前景。细胞生物学的进展使更多的细胞可用于筛选,如转基因细胞。目前,多数生物性物质都可通过转基因的方法由细胞表达,为新药筛选创造了便利条件。

2. 分子水平模型　根据生物分子的类型,主要分为受体、酶和其他类型的模型。筛选作用于受体的药物,通常使用放射标记竞争结合分析法,这一方法具有灵敏度高、特异性强等特点,适合于大规模筛选。筛选作用于酶的药物,主要是观察药物对酶活性的影响,由于药物与酶的相互作用也是分子间的结合,也可以采用与靶点结合的方法进行检测。检测酶活性的方法很多,酶的反应底物、产物都可用作检测指标,并可由此确定酶反应速度。分子水平的筛选模型的最大特点是药物作用靶点明确,应用这种方法筛选可以直接得到药物作用机制的信息。

近年来分子生物学技术和细胞生物学技术快速发展,分子药理学研究也不断深入,新的药物作用靶点、功能蛋白质、基因表达的变化,生物活性成分等不断发现,为药物筛选提供了大量新的靶点,这些新的靶点为新药筛选提供了新的信息和机会。

3. 基因芯片技术　基因是遗传信息的载体,药物通过不同的作用靶点作用于组织细胞,直接或间接地影响细胞内基因的表达。随着分子生物学的发展而建立起来的基因水平的药物筛选模型,可以从更深入的层次评价药物的作用,从而可以为许多疑难病症提供新的治疗途径和方法。基因工程技术与药物筛选相结合为人类发现了许多活性成分,是新药筛选方法上的革命。应用基于报告基因的功能性新药筛选方法进行中药及其复方有效成分的筛选,可以明显提高筛选的流通量并在筛选的过程中得到有关细胞内功能性反应的信息,具有广阔的应用前景。

基因芯片技术是分子生物学与微电子技术相结合的 DNA 分析检测技术,通过对用药前后两组样品进行表达谱基因芯片检测,可反映出该药物作用后相应组织或细胞中基因表达谱的变化,从而揭示药物作用的靶基因。基因芯片进行药物筛选具有并行性、高通量、微型化和自动化等特点,可以大大缩短药物筛选的时间和成本,成为后基因组时代基因功能分析的重要技术之一。

二、靶标的确立

药物靶标是指体内具有药效功能并能被药物作用的生物大分子,包括酶、受体、离子通道、核酸等,编码靶标蛋白的基因被称为靶标基因。药物靶标的发现主要有以下几种方式:

1. 以基因组学、生物信息学为基础发现药物靶标　基因组学技术在药物靶标发现中的应用主要体现在以下两方面:确认致病蛋白质的综合策略和致病蛋白质部分表征的靶标专一策略。前者注重于对致病相关基因序列、蛋白质序列等分子信息的分析,后者侧重于对疾病相关基因(靶基因)功能的分析。基因组学技术在靶标的验证方面也有重要作用,可以在基因组水平上高通量大规模筛选和确证靶基因及疾病相关遗传标记。在生物信息学方面,应用软件进行计算机搜寻药物靶标,并同已知实验结果进行比较。此方法除用于研究药物或先导化合物的未知靶标外,亦可用来研究中草药的作用机制。

2. 以蛋白质组学为基础发现药物靶标　大多数药物靶标都是在生命活动中扮演重要角色的蛋白质,如酶、受体、激素等。通过蛋白质组学的方法比较疾病状态和正常生理状态下蛋白质表达的差异,有可能找到有效的药物作用靶标,其中应用较多的是二维凝胶电泳和质谱分析技术。酵母双杂交技术也是发现药物靶标的重要途径。

3. 以中草药单分子化合物为探针发现药物靶标　生物分子相互作用分析技术(biomolecular interaction analysis,BIA)可以将中草药单分子化合物作为探针,通过跟踪监测它与蛋白质分子之间的相互作用来发现药物靶标。BIA 是基于表面等离子共振（surface plasmon resonance, SPR）技术来实时跟踪生物分子间的相互作用。

三、先导化合物的发现

先导化合物（lead compound）是指新发现的对某种靶标和模型呈现明确药理活性的化合物，是一类虽然在治疗方面具有合乎要求的性质，但活性不是很高，或者具有某些毒副作用等不足之处，因而不能直接用于临床的化合物。以其作为新药设计的起始点，通过设计改造加强其有用的性质，剔除或减弱不适合的副作用，可能得到新的化合物。要发现先导化合物，必须通过药理活性筛选。评价化合物生物活性的实验模型称为筛选模型。筛选模型主要包括：体外（in vitro）模型、体内（in vivo）模型。一种筛选模型可以用于筛选多种化合物，一种化合物应该进行多种模型筛选。

1. 已知生物活性物质的修饰和改良　通过对已知活性化合物进行结构改造和化学修饰，可以发现活性、选择性和安全性更高的新型化合物，这也是先导化合物发现中最常用、最简单的一种方法。包括：①现有药物总结性研究中发现模型先导化合物；②已知生理活性物质的改造；③中药现代化及海洋生物。

2. 利用特定的生物学评定方法对选定的化合物的筛选　包括随机筛选（random screening）与偶然发现；彻底筛选（extensive screening）；高通量筛选（high-throughput screening, HTS）以及药物合成中间体作为先导化合物等。

3. 利用生物学、医学领域的新发现以及偶然发现的生物信息　生物信息指的是从人、动植物和细菌中某些物质偶然的或自发引起的生理现象而得到的信息，包括有益的、有害的或者不太清楚其价值的生理活性。如：基于临床观察到的药物副作用发现先导化合物、基于生物转化发现先导化合物氧化反应代谢等、追加适应证——老药新用以及天然产物中活性成分的分离等。

4. 以与病理学异常有关的分子知识为基础，对新的生理活性物质进行合理设计　生物化学和分子药理学、分子生物学的迅猛发展，特别是基因组学和蛋白质组学的发展，为系统寻找和研究生物活性物质的功能提供了坚实的基础，而内源性活性物质、生物合成的级联反应、代谢中间体和终产物均可以作为药物分子设计的新靶点和先导物。即使在酶和受体的三维结构还不清楚的情况下，也可以通过他们的性质对相关配基结构进行变换、改造或修饰，增强或减弱、拮抗原生理生化过程，纠正或者调节异常或失衡的机体功能。

四、先导化合物的优化

先导化合物的优化，即为了一定目的，在构效关系研究的基础上，运用化学方法进行先导物的结构改造，从而发现作用更佳的化合物的过程。最常用的优化方法有：复杂化合物的结构简化、副作用选择优化法、立体异构化和外消旋化等。

1. 复杂化合物的结构简化　通过移去不具有药效的基团，在保持药效的基础上易于合成。

2. 副作用选择优化法　利用副作用的作用机制，经过分子改造后用于治疗另一类疾病。所有用于治疗的药物除了能够与主靶点产生强的相互作用外，也可能与其他靶点产生弱的相互作用，由于这些作用与主要治疗作用无关而被认为是副作用。副作用选择优化法把副作用变为主作用，同时将原来的主作用变为副作用，并尽可能地减弱。

3. 立体异构化和外消旋化　立体异构药物中，非对映异构体和几何异构体一般化学性质差异较大。除少数药物在体内发生相互转化的特例外，大多数药物都是进行手性分离单独作为化学实体进行处理和开发。单一对映体药物的开发包括：外消旋体转换、手性药物合成和去掉不对称中心。

第三节 ｜ 新药的临床前研究

新药投入临床试验之前必须经过安全、有效的临床前研究。新药的临床前研究包括药学研究、药理学研究和毒理学研究。药理学研究包括药效学研究和药动学研究;毒理学研究包括急性毒性研究、长期毒性研究、特殊毒性研究等。

一、药学研究的主要内容

包括原料药生产工艺研究、制剂处方及工艺研究、确证化学结构或组分研究、质量研究(包括理化性质、纯度检查、溶出度、含量测定等)、质量标准草案及起草说明、稳定性研究、临床研究用样品及其检验报告、产品包装材料及其选择依据等。

二、药理学研究的主要内容

(一) 药效学研究

1. **主要药效学研究**　评价一种新药一般主要是从它的主要药效学作用入手,即从它预期用于临床预防、诊断和治疗目的的药理作用开始,通过对主要药效学的评价,可进一步弄清新药作用的强度和特点,如果可能还应阐明药物主要的作用部位和作用机制。

(1)实验动物:根据各种实验的具体要求合理选择动物,对其种属、性别、年龄、体重、健康状态、饲养条件、动物来源及合格证号等,应有详细记录。

(2)给药剂量及途径:各种试验至少应设 3 个剂量组,剂量选择应合理,尽量反映量效和/或时效关系。给药途径应与临床相同,如确有困难,也可选用其他给药途径进行试验,但应说明原因。

(3)对照:主要药效学研究应设对照组,包括正常动物空白对照组;模型动物对照组;阳性药物对照组(必要时增设溶媒或赋形剂对照组)。阳性对照药应选用正式批准生产的药品,根据需要设一个或多个剂量组。

(4)药效学试验:以动物体内实验为主,必要时配合体外实验,从不同层次证实其药效。

(5)观测指标:应选用特异性强、敏感性高、重现性好、客观、定量或半定量的指标进行观测。

新药的主要药效以外的较广泛的作用也应进行研究,包括:①观测生理机能的改变;②测定生化指标的变化;③观测组织形态学变化等。

2. **一般毒理学研究**　新药临床前药效学研究有助于了解新药的不良反应。多数不良反应是药物固有的效应,不一定能够避免,但在一般情况下是可以预知的。如:副反应、毒性反应、后遗效应、变态反应、停药反应、特异质反应等。

(二) 药动学研究

药物进入体内后,经过吸收入血液,并随血流透过生物膜进入靶组织与受体结合,从而产生药理作用,作用结束后还须从体内消除。在实验的基础上,通过建立数学模型,求算出相应的药物代谢动力学参数,可以对药物的体内过程进行预测。新药和新制剂均需要进行动物实验以了解其在体内的吸收、分布、代谢和排泄过程。

三、毒理学研究的主要内容

药物毒理学研究包括急性毒性研究、长期毒性研究、特殊毒性研究等。药物毒理学研究的目的是:①发现受试药物的中毒剂量;②确定毒性作用的剂量范围;③研究药物中毒后的解毒及其解救措施;④了解药物的毒性作用是否具有可变性;⑤阐明药物的毒性作用机制等,为临床安全用药提供科学依据。

1. **急性毒性试验**　急性毒性是指动物一次或 24h 内多次接受一定剂量的受试物,在一定时间内出现的毒性反应。初筛试验大概摸清药物引起动物全部死亡和未引起死亡的剂量范围。正式试验在此剂量范围内设 5~8 组开展试验。

(1)半数致死量(median lethal dose,LD_{50})测定:选用拟推荐临床试验的给药途径,观察一次给药后动物的毒性反应并测定其 LD_{50}。连续观察 7 天,记录动物毒性反应情况,体重变化及动物死亡时间分布。对死亡动物应及时进行肉眼尸检,当尸检发现病变时应对该组织进行镜检。

（2）最大给药量试验（maximal resistance experiment）：如因受试药物的浓度或体积限制而无法测出 LD_{50} 时，可做最大给药量试验。试验应选用拟推荐临床试验的给药途径，以动物能耐受的最大浓度、最大体积的药量一次或一日内 2~3 次给予动物，连续观察 7 天，详细记录动物反应情况，计算出总给药量。

2. **长期毒性试验**　长期毒性试验是观察动物因连续用药而产生的毒性反应及其严重程度，以及停药后的发展和恢复情况。长期毒性试验可以：①预测受试药物可能引起的临床不良反应；②判断受试药物反复给药的毒性靶器官或靶组织；③推测临床试验的起始剂量和重复用药的安全剂量范围；④提示临床试验中需要重点监测的指标；⑤还可以为临床试验中的解毒或解救措施提供参考。长期毒性试验条件包括动物、剂量、方法与给药途径、实验周期等。

3. **特殊毒性试验**　药物的致突变性、致癌性、致畸性、生殖毒性、发育毒性等不易察觉，需要经过较长潜伏期或在特殊条件下才会暴露出来，虽发生率较低，但造成后果较严重而且难以弥补。新药除按一般毒理学要求进行试验外，还应增做相应的特殊毒性试验。

第四节 ｜ 新药研发的规范化

一、新药研发的风险

新药研究属于高科技领域，体现一个国家基础研究和前沿学科发展水平。它涉及化学、生物学、医学、药理学、毒理学、药剂学、生物工程学、计算机等多个学科，以及细胞培养、基因重组等多种技术。新药研究又是一项系统工程，包括新药设计、工艺制备、药理筛选、安全评价、临床研究、质量控制、生产等系列步骤。

新药研发具有难度高、周期长、成功率低、投资多、利润高等特点。从实验室研究到新药上市是一个漫长的历程，要经过合成提取、生物筛选、药理毒理研究等临床前试验、制剂处方及稳定性试验、生物利用度测试和放大试验等一系列过程，还需要经历人体临床试验、注册上市和售后监督等诸多复杂环节，如此复杂的过程会出现许多令人无法预料的情况，每一个阶段都有可能失败。

二、新药研发规范化的意义

新药研发为各类疾病带来了新的治疗方向，同时也为患者提供了更高质量的治疗选择。但是，安全性、有效性是新药研发的重中之重，也是临床研究成功与否的决定性因素。新药的研发过程中，初期难以确定是否能够研发成功，投入的成本非常巨大。因此，在明确药物的研发方向时，要能够根据理论依据与临床实践进行项目的确定。药物研发过程中，要能够进行深入的调研与规划，从而确保研发流程的科学性。

新药的研发有着非常重要的意义，而加强对新药研发的规范化管理则是保障新药安全与有效的基础。通过研发的规范化管理，能够有效地减少研发支出，降低研发的风险，从而保障新药的研发成功率。规范化的研究与管理是保证技术革新的前提，借助于标准化的体系以及规范化的管控，能够强化新药的稳定性与安全性。

三、新药研发的规范化操作

（一）研发的规范化

1. **物资供应的规范化**　新药研发过程中，首先要确保物资供应的规范化。在开展研究前，必须明确实验中每个环节所需的资源种类、数量、供应商，确保其规范性。另外，仪器设备等耗材的采购与配送也要保证规范化，保障实验的顺利进行。

2. **实验用资源的规范化**　新药在研发过程中需要对药物的安全性、有效性、稳定性等特征进行检测。首先，确保实验药物的规范化，从而保证药物实验的科学性与准确性。实验开展前，确定实验药物的成分与构成,保证样品质量的稳定性与同一性。实验人员要能够充分掌握影响实验结果的因素,例如药物的纯度、活性、杂质等。其次,实验过程中所涉及的试剂与仪器等也要确保规范化。实验中的试剂要符合我国新药研发的标准,且尽量使用同一批次,降低批次间的差异性。实验仪器同样要符合我国相应的实验标准,选择满足药物精度需求的仪器,同时要加强对仪器的养护,从而降低故障发生概率,提升仪器的精度与稳定性。最后,还要确保实验中动物和模型应用的规范化。新药的实验过程中,大多涉及动物实验,因此要选择适合药物特性的动物,保证实验的可靠与安全。动物实验要根据我国《实验动物　质量控制要求》(GB/T 34791—2017)进行,确保实验的规范化。

3. 操作流程的规范化　新药实验操作流程工序确定之前,需要对新药的研发项目进行细致分解,并且基于此细分为各研发小组。将项目细分成各单位,由对应的研发组别进行研发,并且确定每个小组的任务、目标与工作内容。在新药研发的操作过程中,根据新药研发的逻辑顺序确定细分操作的先后流程,在此基础上制定出实验操作的流程图。

（二）管理的规范化

1. 构建规范化的新药研发组织　新药的研发需要多学科、多部门的协调合作,各部门根据对应的职能,结合研发组织的原则,构建高效的研发组织。另外,除构建研发组织外,还需要组建专家委员会,由临床专家和医药咨询、市场营销、研发、生产、质量管理等部门的人员构成,从而为研发提供更加科学与客观的决策建议。

2. 提升沟通的真实性与有效性　新药研发过程中,需要提升沟通的真实性与有效性。因此,需要构建高效的沟通途径,提升沟通的质量。研发人员既要掌握小组的研发进展,还要充分了解新药项目的完整研发过程。管理人员要随时了解项目中的各种外部影响,从而更好地掌握研发情况。

3. 营造以人为本的项目氛围　新药的研发过程中,要实行人性化管理,营造以人为本的项目氛围。在研发过程中,需要确定各项目的运行规则与责任,从而促使研发人员更好地理解工作内容与岗位职责,实现高效的配合。另外,管理人员要能够信任研发人员,听取人员的建议。

4. 构建积极的考核与激励机制　新药研发过程中,为了激发各类人员的工作积极性,需要构建积极的考核与激励制度。考核过程中,需要对研发项目的进度进行考核,同时还需要对人员进行指标考核,确保项目与人员的双重考核。在研发过程中,应设立健全的激励制度,激发研发人员、管理人员等各类工作人员的积极性。通过物质与精神两个层面的激励,营造积极进取的工作氛围。

随着我国技术与医疗水平的不断发展,有自主知识产权的新药研发得到了国家的支持,我国先后颁布了多项政策用于支持新药的研发。新药的研发对我国民生发展以及国民健康有着重要的作用,同时还能够降低我国医疗成本,促进我国经济发展。新药研发中的安全性、有效性是重中之重,而规范化管理则是保证新药性能的前提条件。

（李　俊）

思考题
1. 简述新药研制的主要环节。
2. 简述新药研发规范化的意义。
3. 简述新药临床前研究的目的与意义。

思考题解题思路

本章目标测试

本章思维导图

第五章 | 药物的临床研究

药物临床试验,指以人体(患者或健康受试者)为对象的试验,旨在发现或验证某种试验药物的临床医学、药理学以及其他药效学作用、不良反应或者试验药物的吸收、分布、代谢和排泄,以确定药物疗效与安全性的系统性试验。药物临床试验是一项严密计划、严格执行的科学研究,既是药物研发的重要环节,也是保障用药安全的关键步骤,是药物临床应用证据体系的重要组成部分。药物临床试验研究包括药物 I、II、III、IV 期临床试验和生物等效性试验。药物临床试验应当经国家药品监督管理部门批准,其中生物等效性试验应当备案;药物临床试验应当在符合相关规定的药物临床试验机构开展,并遵守《药物临床试验质量管理规范》(Good Clinical Practice,GCP)。

第一节 | 药物临床试验质量管理规范

GCP 是药物临床试验全过程的质量标准,包括方案设计、组织实施、监查、稽查、记录、分析、总结和报告。制定 GCP 的目的在于保证临床试验过程规范,数据和结果科学、真实、可靠,保护受试者的权益和安全。GCP 适用于为申请药品注册而进行的药物临床试验。药物临床试验的相关活动应当遵守 GCP 的规定。

一、GCP 形成的背景及意义

(一) GCP 形成的背景和制度的发展

1946 年制定出台了国际上进行人体试验的行为规范,即《纽伦堡法典》。1964 年世界医学协会联合大会通过并宣布了《赫尔辛基宣言》(declaration of Helsinki)。该宣言是一份包括以人作为受试对象的生物医学研究的伦理原则和限制条件,相比《纽伦堡法典》更加全面、具体和完善。1960 年前后,"反应停"事件导致大量"海豹肢畸形儿"的出现以及大量新生儿的死亡,这一事件促使美国于 1962 年通过了《科夫沃-哈里斯修正案》(Kefauver-Harris amendments),该法案首次规定制造商在新药上市前必须向美国食品药品监督管理局(FDA)提供证明药品安全性和有效性的临床试验资料,明确规定了新药上市审批程序、药物临床试验申请以及新药上市申请的相关要求。1977 年,在对临床试验规范深入探讨的基础上,美国《联邦管理法典》首次提出 GCP 的概念,成为世界范围内药物临床试验监管的权威。随后,各国陆续颁布实施符合自身国情的临床试验管理规范。1993 年,世界卫生组织(WHO)制定并颁布了《药物临床试验规范指导原则》。1996 年,国际人用药品注册技术协调会(International Council for Harmonization,ICH)正式颁布了 ICH-GCP。截至 1997 年 3 月,欧盟各成员国、美国和日本相继在其国内开始正式实施 ICH-GCP,其他参与制定的 ICH 成员国和地区也表示认可。自此,ICH-GCP 开始成为使用范围最广的国际性药物临床试验管理规范通行标准。ICH-GCP 是涉及人受试者参与的试验设计、实施、记录和报告的伦理与科学质量的国际标准。ICH 的主要目的是协调各国药品注册技术要求,遵循 ICH-GCP,使药品生产厂家能够应用统一的注册资料,以便这些国家和地区的卫生管理当局能够最终相互接受各自人用药品临床资料的注册,提高新药研发、注册、上市的效率。如今大多数监管机构和资助机构都遵循 ICH 准则。

我国的药物临床试验管理的规章制度自 20 世纪 80 年代后日趋完善。1979 年,国家卫生管理部门颁布《新药管理办法》,对新药的临床试验、申报、审批、生产等管理内容做出系统说明。1984 年,国家卫生部根据《中华人民共和国药品管理法》的要求,颁布了详细的《新药审批办法》。1998 年,在加强国际交流以及总结前期新药监管经验的基础上,国家卫生管理部门颁发了我国第一部专门的药物临床试验管理规定《药品临床试验管理规范(试行)》。1999 年,国家药品监督管理部门在对试行规范修订后颁布了《药品临床试验管理规范》,这标志着我国 GCP 已进入正式实施阶段。2003 年,国家药品监督管理部门再次修订颁布 GCP,将此规范更名为《药物临床试验质量管理规范》。2017 年 5 月在加拿大蒙特利尔年会上通过了中国国家药品监督管理部门的申请,使其成为 ICH 正式成员。2020 年,国家药品监督管理局会同国家卫生健康委员会组织修订了《药物临床试验质量管理规范》,于 2020 年 7 月 1 日起施行。

(二) GCP 实施的意义

实施 GCP 的意义主要有以下几点。

1. 使医学伦理原则在临床试验中得到落实,充分保障受试者的权益和健康。

2. 强调科学规范,确保试验数据准确、可靠,为药物临床评价提供科学、真实的临床数据。

3. 强调质量控制,是提高新药研究监督管理水平的有效措施。

4. 是缩小发展中国家与发达国家药物临床试验差距的有力措施,有利于发展中国家创新药物进入国际市场。

5. 有利于国际多中心临床试验同期实施。

二、我国 GCP 的主要内容

药品监管部门、卫生健康主管部门根据新修订的《中华人民共和国药品管理法》,参照国际通行做法,突出以问题为导向,细化明确药物临床试验各方职责要求,并与 ICH 技术指导原则要求相一致,于 2020 年修订发布了新版 GCP。共包括九章 83 条。

(一) 相关术语

1. **药物临床试验的研究者**　是指实施临床试验并对临床试验质量及受试者权益和安全负责的试验现场的负责人。

2. **申办者**　指负责临床试验的发起、管理和提供临床试验经费的个人、组织或者机构。

3. **受试者**　指参加一项临床试验,并作为试验用药品的接受者,包括患者、健康受试者。

4. **弱势受试者**　指维护自身意愿和权利的能力不足或者丧失的受试者,其自愿参加临床试验的意愿,有可能被试验的预期获益或者拒绝参加可能被报复而受到不正当影响。

5. **药物临床试验的伦理委员会**　指由医学、药学及其他背景人员组成的委员会,其职责是通过独立地审查、同意、跟踪审查试验方案及相关文件、获得和记录受试者知情同意所用的方法和材料等,确保受试者的权益、安全受到保护。

6. **知情同意**　指受试者被告知可影响其做出参加临床试验决定的各方面情况后,确认同意自愿参加临床试验的过程。该过程应当以书面的、签署姓名和日期的知情同意书作为文件证明。

7. **药物临床试验的试验方案**　指说明临床试验目的、设计、方法学、统计学考虑和组织实施的文件。试验方案通常还应当包括临床试验的背景和理论基础,该内容也可以在其他参考文件中给出。试验方案包括方案及其修订版。

8. **研究者手册**　指与开展临床试验相关的试验用药品的临床和非临床研究资料汇编。

9. **标准操作规程**　指为保证某项特定操作的一致性而制定的详细的书面要求。

(二) 受试者权益保护

1. **伦理委员会的设置**　伦理委员会应当特别关注弱势受试者,审查受试者是否受到不正当影响,受理并处理受试者的相关诉求。在国家卫生健康委科技教育司指导下,国家卫生健康委医学伦理专家委员会办公室与中国医院协会共同修订颁发了《涉及人的临床研究伦理审查委员会建设指南(2023 版)》。申办者制订方案时需明确保护受试者的关键环节和数据,制订监查计划应强调保护受试者权益。研究者应当关注受试者的其他疾病及合并用药,收到申办者提供的安全性信息后,应考虑受试者的治疗是否需要调整等。

2. 知情同意书的审核与签署　知情同意是伦理委员会之外临床试验过程中保护受试者权益的另一重要措施,包括知情同意书的审核和签署两部分工作内容。伦理委员会负责审查知情同意书及其更新件,应当审查其中不能采用使受试者或者其监护人放弃其合法权益的内容,也不能含有为研究者和临床试验机构、申办者及其代理机构免除其应当负责任的内容。

签署知情同意书之前,研究者或者指定研究人员应当给予受试者或者其监护人充分的时间和机会了解临床试验的详细情况,并详尽回答受试者或者其监护人提出的与临床试验相关的问题。受试者或者其监护人,以及执行知情同意的研究者应当在知情同意书上分别签名并注明日期,如非受试者本人签署,应当注明关系。

(三) 申办者的职责

申办者需要在临床试验开始前获得药品监督管理部门的临床试验许可或者完成备案,才可以开始试验。并与研究者签订书面的协议确定试验方案、标准操作规程、双方责任范围等,向试验机构和研究者提供研究者手册、试验用药品,跟踪试验过程,任命研究者可接受的有医药学或相关专业背景的监查员。申办者应当建立质量保证和质量控制体系,基于风险进行质量管理,加强质量保证和质量控制,可以建立独立数据监查委员会,开展基于风险评估的监查。申办者对收集到的各类安全性信息进行分析评估,将可疑且非预期的严重不良反应快速报告给所有参加临床试验的相关方。

(四) 研究者的职责

GCP 中要求研究者必须在医疗机构内具有执业资格和相应的专业技术职务任职资格,为的是能在试验过程中及时处理各种突发的状况,保证受试者不受影响。研究者的职责包括给予受试者适当的医疗处理、与医学伦理委员会沟通、管理申办者提供的试验药品、实施知情同意、监管所有研究人员执行试验方案,并实施临床试验质量管理,确保源数据真实可靠。研究者向申办者报告所有严重不良事件。伦理委员会要求研究者及时报告所有可疑且非预期的严重不良反应。

(五) 临床试验方案

试验方案由研究者与申办者共同商定并签字,报伦理委员会审批后实施。药物临床试验方案一经伦理委员会审核批准,就应认真贯彻执行,不应任意变动。但若经过实践认识到对原有方案不符合实际情况,则应进行必要的修改。为此,研究者应与申办者充分协商,将临床试验方案修订文本再次呈交伦理委员会审核批准,并作相关说明。修正的临床试验方案应及时送交参与本项试验的所有研究者,并终止原有方案,统一按已修正方案实施临床试验。

三、ICH-GCP 的原则

1. 临床试验的实施应符合源自《赫尔辛基宣言》的伦理原则,与 GCP 和适用管理要求一致。

2. 在开始试验前,应当权衡该临床试验对于个体受试者和社会的可预见风险和预期受益。只有预期受益超过风险的情况下,才可以开始和继续这项临床试验。

3. 受试者的权利、安全和获益是最重要的考虑因素,应该高于对科学利益和社会利益的考虑。

4. 应该有足够的关于试验用药品的非临床和临床资料提供,以支持所计划进行的临床试验。

5. 进行药物临床试验必须有充分的科学依据,应在试验方案中明确、详细地描述。

6. 临床试验的实施应当遵循事先已经得到研究机构审查委员会/独立的伦理委员会批准/赞成的试验方案。

7. 受试者的医疗护理和治疗由有资质的医师负责。

8. 参与试验的研究者都应通过教育培训或在其负责的工作中有丰富经验。

9. 在进行临床试验前,应与每位受试者签订知情同意书。

10. 所有临床试验资料应被妥善记录、处理和保存,以确保相关资料能进行准确报告、解释和核对。

11. 确保用于鉴别受试者身份的记录根据相应的保密规定保管,其保密性应当得到保护。

12. 试验用药品应当按照适用的药品生产质量管理规范生产、处理和储存。试验用药品应按照已批准的方案使用。

13. 应当建立相应的程序系统来保证试验各方面质量。系统关注的重点应在确保受试者的保护和试验结果的可靠性等方面。

第二节 | 新药的临床研究

我国药物临床试验分为I期临床试验、II期临床试验、III期临床试验、IV期临床试验。根据药物特点和研究目的,临床研究内容包括临床药理学研究、探索性临床试验、确证性临床试验和上市后研究。除此之外,近年出现的"0期临床试验"一般也纳入广义的I期临床试验范畴。我国目前无药物0期临床试验指导原则及相关法律法规。

一、药物0期临床试验

2004年3月,FDA发布一篇题为"新药研发关键路径的挑战与机遇"的报告,报告中首次提出"0期临床试验"的概念。接下来,FDA于2006年1月发布名为"探索性新药研究"(investigational new drug,IND)的指导原则,其中提出在进行传统的I期临床试验之前,可开展一种名为"探索性新药临床研究"的试验(又称为0期临床试验)。

0期临床试验是指活性化合物在完成临床前试验后、未正式进入临床试验之前,研制者使用微剂量在少量健康志愿者或者患者(通常为6~15人)进行的药物试验,收集必要的有关药物安全及药代动力学的试验数据,以评估研发药物是否具有进一步开发为新药或生物制剂的可能性,是从临床前试验过渡到I期临床试验的中间环节。

(一)药物0期临床试验的主要目的

1. 验证候选药物在临床前研究中发现的作用机制是否适用于人体。

2. 提供候选药物重要的药动学信息。

3. 从候选药物中确定最有希望的先导化合物。

4. 探索候选药物的生物分布特征。

(二)药物0期临床试验的研究方法

0期临床试验的研究方法主要包括:微剂量研究和药理学相关剂量研究。微剂量研究指在人体进行的探索性药物研究,是使用低于1/100动物实验数据的剂量值计算人体产生药理效果的剂量,目的是了解受试药品在人体药代动力学特点、评价其在人体的生物学分布及靶向效果、测其剂量范围和给药次数及顺序、明确两种以上药物衍生物状态下的药动学(pharmacokinetics,PK)与药效学(pharmacodynamics,PD)的特性。药理学相关剂量研究是在动物体内进行的探索性药物研究,属临床前研究的范畴,其目的在于评价受试药品的药理作用,进行试验前应有临床前安全数据(敏感物种2周毒理学实验结果)。药理学相关剂量研究通常连续用药不超过7天,起始剂量为敏感物种1/50的未见明显毒性反应剂量(no observed adverse effect level,NOAEL),最大剂量为1/4或1/2的NOAEL或出现靶指标的变化或副作用。药理学相关剂量研究对了解受试药品在人体的作用机制有极大的帮助,同时还能够在I期临床试验之前提供人体内PK和PD的相关数据。

(三)药物0期临床试验的适用对象

1. 靶向候选药物,靶指标的变化可产生预期的效果。

2. 治疗窗较宽的候选药物。

3. 在非毒性的低剂量和短暴露时间(≤7 天)的情况下,候选药物可以调节靶分子或生物标志物。

4. 在相对小样本的情况下可评价药效的靶向效果。

二、药物 I 期临床试验

药物 I 期临床试验是初步的临床药理学及人体安全性评价试验,通常情况下在健康志愿者中进行。I 期临床试验重点观察人体对于新药的耐受程度以及药物在人体内的药动学规律,为 II 期临床试验制订方案提供依据。

(一) I 期临床试验研究方案设计要素

1. **处理因素** 包括确定试验药物的剂量(如起始剂量、最高剂量和剂量梯度等)和给药频次以及是否空腹(或餐后)给药等。此外,受试者除给予试验药物外,还应考虑是否需要引入安慰剂对照和/或阳性药物对照。如确需纳入阳性药物,则需要进一步明确合适的给药方案和剂量以及采用的对照试验类型等。

2. **受试者选择** I 期临床试验应首先基于安全性和伦理性选择合适的研究人群。如安全性允许,一般首选健康志愿者;如研究药物对健康受试者存在预期的较大的安全性风险,应选择目标患者人群,一般是目前没有更好治疗措施的晚期疾病患者。

3. **评价指标** I 期临床试验的评价指标与研究目标密切相关,主要涉及 3 方面:PK 指标、PD 指标和安全性指标。研究目的不同,评价指标的侧重点也不同,仿制药和创新药均需开展 PK 研究,但前者主要关注 PK 的暴露参数,后者除关注暴露参数外,PK 的时间参数和基础参数同样需要重点关注。

(二) 耐受性试验设计

I 期临床耐受性试验的新药大多在人体内首次使用,因此一般都从非常低的剂量开始,采用平行递增法。即受试者仅参与一个剂量组或对照组的试验,当剂量调整到另一剂量时,即使试验药物在此受试者体内已全部或大部分排空,此受试者也不能参与该临床试验的另一剂量组试验。耐受性试验设计的首要原则之一是要确认人体试验的安全起始剂量。对于非细胞毒性药物,起始剂量可以参考采用大鼠、犬或猴 NOAEL 的 1/10。对于毒副作用大的药物,起始剂量应小于 1/10 的 NOAEL;对于较安全的药物,起始剂量可适当大于 1/10 的 NOAEL。试验药物剂量通常递增至出现毒性(通常以某一剂量组 50% 以上的受试者出现不良反应或 1 例以上严重不良反应)停止,这个剂量称为最低非耐受剂量,其前一个剂量称为最大耐受剂量。

(三) 药动学试验设计

I 期临床耐受性试验完成后即进入药动学研究,探讨药物在体内吸收、分布、代谢和排泄的动态变化特点。药动学试验通常采取随机、开放、交叉或平行试验设计,涉及单次和多次给药的药动学研究。根据耐受性试验的结果,参考动物药效学、毒理学试验结果,确定高、中、低 3 个剂量。高剂量接近或等于人体最大耐受剂量。一般在给药后选取 12~20 个取血时间点。多次给药试验中,除在第 1 天给药后密集采样外,还要根据药物的半衰期设计采集几个谷浓度的血样,以确定给药后是否达到稳态血药浓度。一条完整的血药浓度-时间曲线应该能覆盖各时相的采样点,通常在吸收相至少需要 2~3 个采样点,药物峰浓度附近至少需要 3 个采样点,分布相和消除相至少需要 3~5 个采样点,采样重点需持续 3~5 个消除半衰期的时间,或其血药浓度降低至药物峰浓度的 1/20~1/10。

(四) 药物 I 期临床试验的初步药效学探索

I 期临床试验的初步药效学评价是探索性的研究目标,通常选择目标适应证患者为受试者,旨在为后期临床试验的药效学评价和验证的终点评价指标确定提供早期的药效趋势和证据,也可探索性筛选如生物标志物等替代终点评价指标。试验设计应基于受试新药的作用机制和靶点,选择敏感的临床和生物学效应指标进行初步探索。对某些有效性评价指标和安全性评价指标在研究过程中可能转换的新药,设计时更要关注药动学曲线和药效学曲线变化的差异,探索其内在规律。

三、药物Ⅱ期临床试验

药物Ⅱ期临床试验是在目标适应证患者为受试者的临床试验,目的是初步评价新药的有效性和安全性,确定临床适应证,推荐Ⅲ期临床试验给药方案,评价新药不良反应,并提供治疗方法。

(一)药物Ⅱ期临床试验设计原则

Ⅱ期临床试验设计符合代表性(representation)、重复性(replication)、随机性(randomization)和合理性(rationality)的"4R"原则。选择患有目标适应证的患者,试验组最低病例数为100例。

1. **代表性**　受试对象的确定应符合统计学中样本的抽样总体规律原则。

2. **重复性**　试验结果准确可靠,经得起重复验证。设计时要注意排除偏因。

3. **随机性**　随机性是新药临床试验的基本原则,随机对照双盲试验使主客观偏因都可得到排除,从而解决了分配误差,使试验的可信度明显提高。

4. **合理性**　指试验设计既符合专业要求与统计学要求,又要切实可行。

(二)药物Ⅱ期临床试验设计

药物Ⅱ期临床试验设计有单臂试验、随机对照试验、随机撤药试验等。

1. **单臂试验**　仅设试验组,不设对照组。单臂单阶段试验入组的受试者均接受新药治疗,根据治疗效果得出试验结论。单臂多阶段试验为探索性研究,当新药有效率较低时,可在早期终止试验,避免更多的受试者接受无效治疗,也可在试验早期淘汰不良反应高的新药。

2. **随机对照试验**　设试验组、阳性对照组或安慰剂组,遵循随机、对照和重复三原则,可科学评估试验药物的有效率。选择有效率最佳的给药剂量进入Ⅲ期临床试验。

3. **随机撤药试验**　通过一定时间的新药治疗,受试者病情呈稳定状态后,将受试者随机分配到继续使用新药治疗组或安慰剂治疗组,以两组之间出现的观察指标差异评价新药的疗效。

四、药物Ⅲ期临床试验

药物Ⅲ期临床试验是扩大的多中心临床试验,是继Ⅰ期和Ⅱ期临床试验之后,批准用药前的最后一个阶段。Ⅲ期临床试验的目的是进一步验证药物对目标适应证患者的治疗作用和安全性,评价受试者使用药物后的利益与风险关系,最终为药物注册申请获得批准提供充分的依据。Ⅲ期临床试验的设计原则及要求一般应与Ⅱ期临床试验一致,试验一般应为具有足够样本量的随机盲法对照试验,受试者为患有目标适应证的患者,试验组最低病例数为300例。

五、药物Ⅳ期临床试验

药物Ⅳ期临床试验即上市后临床试验,又称上市后监查(postmarketing surveillance),是新药临床试验的继续,是多中心开放性试验,其目的是考察在广泛使用条件下药物的疗效和不良反应(注意罕见不良反应),评价药物在普通或者特殊人群中使用的利益与风险关系;改进给药剂量等,解决药品注册前因样本量小、给药时间短等未能考察的问题,包括药物的长期疗效和毒性、次要作用、给药方案调整、药物相互作用等。Ⅳ期临床试验不设对照组,试验病例数不低于2 000例。试验设计应简明,观察指标少而精。观察受试者临床症状、体征、实验室检查等主要药效学指标的变化;观察血常规、尿常规、血液生化、肝肾功能、凝血功能等主要安全性指标的变化,还应考察试验药物对神经系统、呼吸系统、消化系统等影响。

Ⅳ期临床试验包括以下内容:

1. **扩大临床试验**　针对主要适应证进行临床试验,对新药的安全有效性提供进一步评价报告。试验例数要符合新药审批要求,试验单位应考虑具有不同地理环境及民族分布的地区。

2. **特殊对象的临床试验**　新药上市后,在其安全有效性基本肯定的条件下,应针对小儿、孕妇、哺乳期妇女、老人及肝、肾功能不全患者等特殊对象的不同情况,设计随机对照的临床试验,对新药的安全有效性做出评价,并为临床提供合理使用的治疗方案。

3. 补充临床试验　上市前临床试验考察不全的新药在试生产期应按新药审批时提出的要求补充临床试验,如补充适应证的安全有效性观察等。

4. 不良反应考察　药物的不良反应由于发生率有高有低,一些发生率较低的不良反应不易在新药的Ⅱ、Ⅲ期临床试验中被发现,需在Ⅳ期临床试验期间继续进行考察,并且在Ⅳ期临床试验结束后应继续纳入药物不良反应监查计划内,进行长期的监查。

六、生物等效性试验

生物等效性(bioequivalence,BE)试验,是指用生物利用度研究的方法,以药动学参数为指标,比较同一种药物的相同或者不同剂型的制剂,在相同的试验条件下,其活性成分吸收程度和速度有无统计学差异的人体试验。

(一)生物利用度的概念

生物利用度(bioavailability)是指药物吸收入血液循环的程度和速率。药物的吸收程度或吸收量可以通过测定给药后的 AUC 来估算,AUC 越大,表示吸收越完全,药物的吸收速率通常可由测定服药后所能达到的最高血药浓度(C_{max})及达到达峰时间(T_{max})来评价。AUC、C_{max} 和 T_{max} 三个动力学参数构成了生物利用度、生物等效性评价最重要的指标。除了血药浓度,生物利用度也可用尿中药物浓度-时间曲线来确定。

1. 人体生物利用度试验的目的　①指导药物制剂的生产;②指导医生合理用药;③寻求新药无效或中毒的原因;④为评价药物处方设计的合理性提供依据。

2. 人体生物利用度试验的意义　①有利于评价仿制新药的生物等效或者不等效;②观察食物对药物吸收的影响;③观察一种药物对另一种药物吸收的影响;④观察年龄及疾病对药物吸收的影响;⑤评价药物的"首过效应";⑥观察药物相互作用。

生物利用度包括相对生物利用度和绝对生物利用度,可以用下式表示:

相对生物利用度 = 待测试品的 AUC/相同剂量参比品的 AUC

绝对生物利用度 = 待测试品非静脉途径的 AUC/相同剂量静脉注射的 AUC

3. 生物利用度常用测定方法

(1)从血药浓度数据估算绝对生物利用度,可以比较口服及静脉给药后,血药浓度 $-AUC$ 而得 $F=AUC$(口服)/AUC(静脉注射)。

(2)从尿液排泄数据估算绝对生物利用度,以尿液排泄总量计算吸收分数(F),为了保证由肾脏排泄的最大量,尿的收集必须进行到体内药物完全消除,一般需要 5~7 个半衰期。

(3)由多剂量给药估算生物利用度,一种药物以相同剂量多次给药,血药浓度将达稳态,此时药物的消除速率与给药速度相等。稳态时在两次剂量间隙期间,体内药物消除的量等于可被利用的剂量,所以在间隔期间的 AUC 等于单剂量时的 AUC。

(4)以多剂量给药时的尿液排泄量计算生物利用度,一种药物制剂以相同的剂量多次给药达到稳态时,在两次给药间隔内收集尿样,计算尿药排泄量,该值等于单剂量给药后收集的尿液排泄总量。

4. 生物利用度评价方法　一般可归为两类:药动学法和药理效应法。

(1)药动学法:①通过单剂量给药后,定时测定血中药物浓度或测定尿中原形药物排泄总量,也可通过测定代谢物的尿排泄总量做出评价;②通过多剂量给药后,达到稳态的某一给药间隔时间,定时测定血中药物浓度或测定尿中原形药物排泄总量,也可通过测定代谢物的尿排泄总量做出评价。

(2)药理效应法:利用某些药理学指标(如测定体温、血压、眼压等,也可连续或定时记录药物引起生理变化的生物信号,如心电图、心音图、肌电图等),将效应强度分级定量,来评价生物利用度。一般药动学法比药理效应法敏感。

5. 影响生物利用度的因素　①剂型因素:包括药物理化性质,辅料、附加剂的性质等,一般常用口服剂型的生物利用度顺序:溶液剂>混悬液>胶囊剂>片剂>包衣片剂;②生理因素;③食物因素:食物对口服药物的吸收有着广泛影响,食物可增加、减少或延缓药物吸收,如普萘洛尔普通片与食物同服,可使生物利用度增加70%,而食物对普萘洛尔缓释剂的吸收无明显影响。

(二) 单剂量给药的人体生物利用度试验

试验设计注意以下几点:

1. 选择健康成年志愿者　除一些特殊新药外,一般选择健康成年男性;选择标准与上述药动学法相同。

2. 随机交叉试验(双交叉试验设计)　为了消除个体差异,人体生物等效性必须采取随机交叉试验或双交叉试验设计。

3. 标准参比制剂　标准参比制剂的安全性和有效性应该合格。选择标准参比制剂的原则:绝对生物利用度选择静脉注射剂作为参比制剂;相对生物利用度选用在国内外已上市的该药物合格剂型作为参比制剂,只有在国内外没有相应的合格制剂时,才考虑选用其他类型的制剂作为参比制剂。原则上不应用原料作为参比制剂,选择哪类参比制剂均需说明理由。

4. 应在空腹状态下给予待测药物和标准制剂　原则上应隔夜空腹10h以上,服药后禁食2h。在某些特殊情况下,只要有充分的科学依据,亦可同意不禁食的生物利用度试验。

5. 服药剂量选择　给予受试者标准参比制剂和受试制剂的剂量,一般与该制剂的临床剂量一致。有时因血药浓度检测方法灵敏度有限,可适当增加剂量,但不得超过安全剂量;不能用等剂量时应说明原因,在计算生物利用度时应作剂量调整。

6. 取样时间的长度和血样采取的频度　与上述药动学法相同。

7. 清洗期　两次给药或两个研究周期之间的间隔,即"洗净"时间(washout period),必须至少为活性药物或代谢产物消除半衰期的5倍以上。

(三) 多剂量给药的人体生物利用度试验

1. 在下列情况下应考虑采用多次给药以评价两种制剂的生物等效性　①两种制剂的吸收程度没有显著差异,但吸收速率有较大不同;②单次给药的结果表明该药的生物利用度有极显著的个体间差异;③单次给药后血中活性药物及代谢产物的浓度太低,以致不能被精确地分析定量;④所试制剂或新药为控释制剂;⑤具有非线性动力学特性的药物。

2. 受试者选择　同单剂量试验。

3. 试验设计　采用双周期、两制剂、多次服药、交叉试验设计。

4. 服药剂量选择　同单剂量试验。

5. 取样点的确定　在达稳态前至少要测定连续3天的谷浓度,以确定是否达稳态以及达稳态的速率和程度;取样点最好安排在不同天的同一时间,以抵消时辰因素对药动学的影响,便于比较;在达稳态后,在某一间隔内采取足够点的血样(基本参照单剂量的采样点),测定该间隔内稳态血药浓度,计算有关的药动学参数。

6. 多剂量稳态试验研究应提供下列数据　①各受试者的血药浓度和平均血药浓度-时间数据;②各受试者的谷浓度、峰浓度和平均血药浓度;③各受试者的血药浓度峰值时间和平均值;④各受试者的稳态AUC、稳态血药浓度均值(C_{av}),$C_{av}=AUC_0^t/t$,t为给药间隔时间;⑤各受试者波动系数(fluctuation index,FI),$FI=2(C_{max}-C_{min})/(C_{max}+C_{min})$;⑥对确认为具有非线性动力学特征的药物还应进行高、低剂量药动学研究;⑦临床观察结果:不良反应的发生情况,受试者终止试验的情况和理由。

(四) 多种制剂生物利用度比较试验

1. 随机交叉试验(双交叉试验设计)　对两个制剂,即一个为受试制剂,另一个为参比制剂,通常采用双周期两制剂交叉试验设计,以抵消试验周期和个体差异对试验结果的影响。

2. 3×3拉丁方式　对于3个制剂,即2个受试制剂和1个参比制剂,此时宜采用3制剂、3周期的二重 3×3 拉丁方式试验设计。同样每个周期之间的清洗期通常为 1 周或 2 周。

3. **平行对照设计试验** 在交叉试验设计中,长半衰期药物清洗期要足够长;如果交叉试验设计有困难,可采用平行组设计;样本采集时间要足够,确保胃肠转运和药物吸收的完成;体内分布和清除变异小的药物,可使用 $AUC_{0\to72h}$ 代替 $AUC_{0\to t}$ 和 $AUC_{0\to\infty}$。

4. **高变异药物生物等效性试验方法** 个体内变异>30% 者为高变异药物。对于高变异药物生物等效性评估,在试验设计上可以考虑:①多剂量研究,特别是对于具有非线性药动学特征的药物,在稳态时进行研究较之单剂量研究可以减少个体内变异;②重复测量设计,利用重复测量方法可以评价药物药动学特征的个体内变异,还可减少受试者例数;③稳定同位素研究,可以减少受试者人数,但在技术操作上比较困难;④成组序贯研究,可以使用其中分析方法作统计处理,根据情况适当调整显著性水平,必要时按追加受试者设计。

(五) 生物等效性评价方法

生物等效性评价方法有 3 种:

1. **平均生物等效性**(average BE,ABE) 以受试药和参比药的生物利用度参数平均值为考察指标的生物等效性评价方法一般称为 ABE 方法。缺点在于:只考虑参数平均值,未考虑变异及分布;不能保证个体间生物利用度相近。

2. **总体生物等效性**(population BE,PBE) 指两制剂有关的概率分布函数是相同的;人群使用受试药物与使用参比药物所得效应,不仅其平均值相同,而且效应的变异度相同,即两总体的边缘分布相同。PBE 虽然保证其边缘分布相同,但对每一个体而言,使用受试药物与使用参比药物所得效应不一定相同。

3. **个体生物等效性**(individual BE,IBE) 如果受试药与参比药的生物利用度在"大多数"个体"充分接近",那么这两种制剂是个体生物等效的。对每一个体而言,使用受试药物与参比药物所得效应值接近。

(六) 生物等效性研究的常用方法

FDA 推荐的生物等效性试验方法包括体内和体外方法。按方法的优先考虑程度从高到低排列:药代动力学研究方法、药效动力学研究方法、临床比较试验方法和体外研究方法。

1. **药代动力学研究方法** 即获得与吸收程度和速度有关的药代动力学参数如 AUC、C_{max}、T_{max} 等,通过统计学比较以上参数,判断两制剂是否生物等效。

2. **药效动力学研究方法** 在无可行的药代动力学研究方法评价生物等效性时(如无灵敏的血药浓度检测方法、浓度和效应之间不存在线性相关),可以考虑用明确的可分级定量的人体药效学指标,通过效应-时间曲线(effect-time curve)与参比制剂比较来确定生物等效性。

3. **临床比较试验方法** 当无适宜的药物浓度检测方法,也缺乏明确的药效学指标时,可以通过以参比制剂为对照的临床比较试验,以综合的疗效终点指标来验证两制剂的等效性。

4. **体外研究方法** 一般不提倡用体外的方法来确定生物等效性,因为体外并不能完全代替体内行为。但在某些情况下若能提供充分依据,也可以采用体外的方法来证实生物等效性。根据生物药剂学分类证明属于高溶解度、高渗透性、快速溶出的口服制剂,可以采用体外溶出度比较研究的方法验证生物等效性。

第三节 | 上市后药品再评价

一、药品上市后再评价的意义

药品上市后再评价是指根据药学最新理论和技术水平,从药理学、药剂学、临床医学、药物流行病学、药物经济学及药物政策等方面,对已批准上市的药品做出科学的评议和估计。药品上市后并不意味着对其评价的结束,而是表明已具备在全社会范围内对其进行更深入的研究条件。新药上市前要经过一系列严格的临床前研究和临床研究后才能够被批准上市,但有一定局限性,如病例数较少、研究时间短、试验对象年龄范围窄、用药条件控制较严格等,导致一些发生频率较低的药品不良反应(ADR)和一些需要较长时间应用才能表现出来的 ADR、药物相互作用、更多人群应用的有效性等均难以发现。而上市后临床用药情况则是复杂和多样的。因此为了确保药品使用的安全性和有效性,有必要对上市后的新药进行再评价。

(1)通过再评价可以发现新药上市前未发现的风险因素。通过对上市后药品 ADR 监测,对出现 ADR 原因进行药品和非药品两方面因素进行分析、调研以及评价,可以发现存在于药品生产环节、流通环节和使用环节的风险信号,可以为药品监管部门制定相关监管政策提供依据。

(2)再评价工作可鼓励创新药物的研究与开发,比如一些上市新药可以进行二次研发和开发,增加适应证。

(3)从企业自身发展的意义上讲,进行再评价的企业,对其生产的产品可以有更加清晰的认识,取得大样本资料,以便产品更广泛地被接受和使用,降低企业药品风险管理。

二、药品上市后再评价与Ⅳ期临床试验区别

药品上市后再评价与Ⅳ期临床试验都在药品批准上市后进行,但二者既有共性,又有区别。共同点是都是新药上市后应用研究,目的都是考察在广泛使用条件下药物的疗效和不良反应,评价在普通或者特殊人群中使用的利益与风险关系以及改进给药剂量等。可以积累大规模的临床试验数据,提供循证医学依据,更好地指导患者用药,促进市场推广。

二者不同是:①药品再评价是指国家药品监督管理部门依照法定程序,根据药品 ADR 监测结果和研究资料进行分析评价,并依据评价结论采取风险控制措施的过程。药品上市后再评价样本量没有明确要求,且上市药品均可参与再评价,而Ⅳ期临床试验明确规定样本量需 2 000 例以上,适用于依据注册管理办法新药一类和二类,试验结果数据作为申请再注册的重要依据。②药品上市后再评价和Ⅳ期临床试验的评价范围不同,上市后再评价则不仅局限于考察扩大应用人群后疗效和不良反应的临床评价,还应包括多方面,如药物经济学评价,根据药品临床使用情况,还可对除药品之外的药学因素,包括原料制备生产工艺、制剂工艺以及其他非临床研究内容进行再评价。因此,上市后再评价的范围既包括临床再评价,也包括非临床再评价内容。

Ⅳ期临床试验可以认为包含在上市后再评价体系中。其具有以下几个特点:①Ⅳ期临床试验为上市后开放试验,不要求设对照组,但也不排除根据需要对某些适应证或某些试验对象进行小样本随机对照试验;②Ⅳ期临床试验病例数按国家药品监督管理局规定,要求>2 000 例;③Ⅳ期临床试验虽为开放试验,但有关病例入选标准、排除标准、退出标准、疗效评价标准、不良反应评价标准、判定疗效与不良反应的各项观察指标等都可参考Ⅱ期临床试验的设计要求。

三、药品上市后再评价主要内容

药品上市后再评价涉及临床医学、药物流行病学、药物遗传学、药剂学、药理学、药物经济学及药物政策多方面的知识。一般来说主要分为以下六种形式开展:Ⅳ期临床试验、循证医学研究、中药保护临床试验、药物经济学评价、真实世界研究、仿制药一致性评价。2021 年,国家卫生健康委办公厅印发《关于规范开展药品临床综合评价工作的通知》,对各地和各类医疗卫生机构药品临床评价工作进行部署;同时配发《药品临床综合评价管理指南(2021 年版试行)》,明确上市后药品临床综合评价具体流程、内容与维度,引导和推动相关主体规范开展药品临床价值综合评价,持续提高药事服务质量,保障临床基本用药的供应与合理使用。

(一)Ⅳ期临床试验

Ⅳ期临床试验不良反应监查有以下几种:

1. **一般性监查** 在Ⅳ期临床试验中与疗效观察同时进行不良反应观察。临床设计时应把不良反应监查内容与观察指标包括进去,对不良反应评定标准、记录方法均应事先设计好。

2. **重点监查** 对某种已肯定的不良反应或某种不能肯定的不良反应均可作为重点监查。

3. **个例监督研究** 在上市后药物不良反应监查中,个例监督研究(case control study)是一种研究药物与某种药源性疾病之间关系的较好方法。

4. **群体流行病学调查研究** 在广泛应用上市新药的地区或若干个医疗单位中进行流行病学调查研究。调查内容根据需要确定,如调查新药的疗效、不良反应,与其他药物联合应用情况、用量、疗程、处方量等。流行病学调查可获得新药上市后临床应用的一般情况,与其他药物相互关系,以及地区之间、单位之间该新药使用量的消长情况等。

(二)循证医学研究

循证医学(evidence based medicine,EBM)是遵循科学证据的临床医学。循证医学提倡将临床医师个人临床实践、经验与客观的科学研究证据结合起来,将最佳的诊断、最安全有效的治疗和最精确的预后估计服务于每位具体患者。循证医学对我国中医药走向国际市场起到了积极的推动作用。目前我国有部分中药通过循证医学研究确认其临床有效性和安全性,并受到国际的认可。

(三)中药保护临床试验

中药保护临床试验是针对已上市药品进行的临床试验,旨在加强中药品种保护管理工作,突出中医药特色,鼓励创新,保证中药品种保护工作的科学性、公正性和规范性。2009年2月3日,国家食品药品监督管理局发布了《中药品种保护指导原则》,提高保护品种门槛,明确初次保护申请中药品种申报资料应能说明申报品种的可保性,并能客观、全面地反映中药品种生产工艺、质量研究、安全性评价、临床应用等方面的情况。

(四)药物经济学评价

药物经济学是经济学的一个分支,是运用经济学原理和方法,结合临床各专业学科、临床流行病学和生物统计学等多学科原理和方法,确定、测量、赋值和比较分析不同药物干预方案间或药物干预与其他干预方案(如手术治疗)的成本与结果(效益或效用)的学科。

药物经济学评价是药物经济学研究最主要的研究内容,其目的是从社会和群体角度,研究如何合理选择和利用药物,如何利用有限的资源使经济和社会效益最大化。实践证明药物经济学对国家卫生决策、药品决策(如基本药物筛选、医疗保险药品目录制定、非处方药物遴选等)、药品研发和市场开发以及临床用药决策都有重要作用,药物经济学评价常用分析方法有3种:成本-效果分析、成本-效益分析和成本-效用分析。

国家医改方案中提出了"对新药和专利药品逐步实行上市前药物经济性评价制度"。这意味着新药的审批、药品定价都将引入药物经济学理念。如对研发过程中的新药进行监控,到一定阶段后进行药物经济学评价,以决定是否进一步追加投入。如果药物开发成功,也上市了,但却缺乏药物经济学价值,难以替代现有市场上的药品,则该药物开发就失去了上市的意义,意味着更大的损失。目前,1/3的上市产品因为出现上述问题而不成功。

(五)真实世界研究

一般认为临床随机对照试验(randomized controlled trial,RCT)作为评价药品上市的方式之一,控制条件过于苛刻,如目标人群范围窄,样本量小,研究时间短,不能有效挖掘出药品潜在的一些特性。在欧洲和北美,相关研究人员组织开展了一些真实世界研究(real-world study,RWS),包括观察性设计、横断面设计和队列设计等。RWS受到越来越多医学研究者的关注。所谓RWS是指试验数据来源于实际医疗环境,不仅仅局限在临床试验,如研究数据可以来源于门诊、住院、检查等,数据类型可以是试验数据、病历数据、检验数据等。与RCT相比较,真实世界研究可以纳入复杂的、患有多种疾病的患者;可以在治疗中根据患者的需求和临床医师治疗策略的变化,同时采用多种措施;允许临床医师根据病情和患者的全身状况确定剂量而不是按照计划书确定剂量,从而精确地满足患者的需要;

可以设定更长研究期限以测量干预措施的远期效益和风险,使研究证据有更强的外推性,更具临床实用价值。

(六) 仿制药一致性评价

仿制药一致性评价是指对已经批准上市的仿制药,按与原研药品质量和疗效一致的原则,分期分批进行质量一致性评价,仿制药需在质量与药效上达到与原研药一致水平。为了提高仿制药质量,2016 年 3 月 5 日国务院办公厅印发的《关于开展仿制药质量和疗效一致性评价的意见》中明确指出化学药品新注册分类实施前批准上市的仿制药,包括国产仿制药、进口仿制药和原研药品地产化品种,均须开展一致性评价;对于仿制药的一致性评价工作也逐步结合到短缺药品供应保障与药品集中采购和使用等各项工作中。在国务院深化医药卫生体制改革领导小组印发的《关于以药品集中采购和使用为突破口进一步深化医药卫生体制改革若干政策措施》(国医改发〔2019〕3 号)中明确提出,积极推进仿制药质量和疗效一致性评价工作,对通过一致性评价的药品落实属地监管责任,加强监督检查,以此提升药品质量水平。在国家药品集中带量采购常态化工作中,对通过仿制药质量和疗效一致性评价的药品优先纳入采购范围(《国务院办公厅关于推动药品集中带量采购工作常态化制度化开展的意见》,国办发〔2021〕2 号)。

(七) 药品临床综合评价

药品临床综合评价是药品供应保障决策的重要技术工具,是基于医疗机构开展的药品上市后再评价工作,综合应用了临床医学、药学、管理学、循证医学、卫生经济学和卫生政策等领域评价工具方法,以药品临床价值为导向,聚焦技术评价与政策评价两条主线,从安全性、有效性、经济性、创新性、适宜性、可及性 6 个维度开展科学规范的整合分析与综合研判。

1. **目的** 以人民健康为中心,以药品临床价值为导向,利用真实世界数据和药品供应保障各环节信息开展药品实际应用综合分析,探索建立并逐步完善基于政策协同、信息共享,满足多主体参与、多维度分析需求的国家药品临床综合评价机制,为完善国家药物政策、保障临床基本用药供应与合理使用提供循证证据和专业性卫生技术评估支撑。

2. **评价内容与评价维度**

(1)安全性评价:综合分析药品上市前后安全性信息结果。纳入评价的信息包括:药物临床试验数据、药品说明书内容、不良反应、不良事件等信息,相对安全性(与同类产品比较),药品质量、药品疗效稳定性等信息。

(2)有效性评价:通过定量分析,对拟评价药品及参比药品的临床效果进行人群测量,判断是否获得重要的健康收益。核心指标主要包括生存时长和生命质量两大类,生存时长相关指标包括生存率、疾病控制率以及其他能够反映疾病进展的可测量指标;生命质量相关指标包括健康相关生命质量和健康效用值,亦可进一步用质量调整生命年(QALY)进行评价。根据不同疾病或治疗领域可设定针对性的有效性评价核心指标。开展临床效果分析的数据应来源于所有当前可获得的质量最佳的相关研究证据和真实世界数据,必要时应分析亚组患者效果数据,同时重视参比药品的选择及效果比较分析。综合利用现有国家、区域或省级大型数据库等真实世界数据资源,规范开展基于真实世界数据研究的分析测量,利用规范严谨的方法,在可接受的不确定性范围内实现临床实际用药效果的测量及判断。

(3)经济性评价:综合运用流行病与卫生统计学、决策学、经济学等多学科理论及方法,分析测算药品的成本、效果、效用和效益等。同时,强化增量分析及不确定性分析,必要时进行卫生相关预算影响分析,全面判断药品临床应用的经济价值及影响。根据药品决策的具体需求,可选择开展成本-效果分析(CEA)、成本-效用分析(CUA)、成本-效益分析(CBA)、最小成本分析(CMA)等,在条件允许的情况下优先推荐开展成本-效用分析。充分利用基于二手证据的系统评价结果及真实世界中的治疗模式构建分析模型,重视基于我国人群循证结果的经济性研究,选择最佳可获得数据作为模型参数。

(4)创新性评价:通过分析判断药品与参比药品满足临床需求程度、鼓励国产原研创新等情况,进行药品的创新性评价。开展创新性评价,应当突出填补临床治疗空白,解决临床未满足的需求,满足患者急需诊疗需求和推动国内自主研发等创新价值判断。

（5）适宜性评价:重点包括药品技术特点适宜性和药品使用适宜性。药品技术特点适宜性可从药品标签标注、药品说明书、储存条件等方面进行评价;药品使用适宜性主要包括适应证是否适宜、患者服药时间间隔是否恰当,用药疗程长短是否符合患者、疾病和药品药理特点,临床使用是否符合用药指南规范等。同时从分级诊疗等卫生健康服务体系的视角研判上下级医疗卫生机构药品衔接和患者福利及社会价值的影响。

（6）可及性评价:参考 WHO/HAI 药物可及性标准化方法,主要涉及药品价格水平、可获得性和可负担性 3 方面。药品价格水平可由国内药品采购价格与最近一年国际同类型药品价格比较获得,必要时应当了解医保报销情况以判断患者实际支付水平。可获得性可由医疗卫生机构药品配备使用情况或有无短缺情况等反映。可负担性可由人均年用药治疗费用占城乡居民家庭年可支配收入比重（%）体现。根据评价需要可从不同渠道获得相关支持信息,如药品生产、供应相关信息,医疗卫生机构药品使用数据,居民和患者代表意见等。

第四节 │ 药物临床试验的质量控制

质量控制指在临床试验质量保证系统中,为确证临床试验所有相关活动是否符合质量要求而实施的技术和活动。临床试验的质量管理应当覆盖临床试验的全过程,重点是受试者保护、试验结果可靠,以及遵守相关法律法规。

一、我国药物临床试验的监管

（一）国家药品监管部门对临床试验的监管

药物临床试验的监管机构由国家级和省级药品监督管理部门与卫生监督管理部门组成(其中国家级监督部门的监管工作主要由国家药品监督管理局药品注册管理司承担),监管内容主要涉及 3 方面:①对 GCP 机构的监督管理;②对伦理委员会的监督管理;③对开展的临床试验项目的监督管理。

1. **对 GCP 机构的监管**　按照 GCP 要求,每 3 年对临床试验机构运行状况及软硬件等条件进行再次评估,对符合复核检查标准的机构进行换证和公告,对不符合复核检查标准的机构发文责令整改,并且在整改期间该机构不得承接新的药物临床试验项目。复核标准明确提出机构在临床试验中应承担项目管理、培训、制定管理制度与标准操作规程(standard operating procedure,SOP)、质量管理、试验资料与试验药物管理、风险管理等 6 项职责。

2. **对伦理委员会的监管**　伦理委员会委员应从生物医学领域和伦理学、法学、社会学等领域的专家和非本机构的社会人士中遴选产生,人数不得少于 7 人,并且应当有不同性别的委员,少数民族地区应当考虑少数民族委员。必要时,伦理委员会可以聘请独立顾问。独立顾问对所审查项目的特定问题提供咨询意见,不参与表决。国家级监管部门主要依据 GCP、《药物临床试验伦理审查工作指导原则》以及原国家卫生计生委颁布的《涉及人的生物医学研究伦理审查办法》的规定对伦理委员会进行审查。机构复核时,除了检查伦理委员会的组成、培训记录、管理制度及 SOP、设备设施等方面外,还增加了对伦理委员会运行管理和伦理审查记录的检查。同时,要求伦理委员会要向"所在地省级食品药品监督管理部门备案,报告年度药物临床试验伦理审查情况"。

3. **对临床试验的监管**　国家级监管部门对临床试验项目的监管按照试验过程可以分成试验前期的准入、试验过程的检查与试验结果的检查 3 部分。试验前期的准入主要是试验开展必须向国家级监管部门提出申请,通过审批或者 60 天内未被质疑,方可开展相关的临床试验。试验过程中的检查分为有因检查与日常监督检查,有因检查即"飞行检查",日常监督检查是监管部门根据监管计划并按照法规要求对试验项目和试验机构开展的常规性检查。试验结果的检查包括药品注册现场核查和试验机构认定复核检查。

(二) GCP 机构对临床试验的监管

我国大多数药物临床试验机构建立由临床试验项目组质控员、临床试验专业组质控员和机构质控员组成,并逐步发展出了"三级质控"的管理模式,通过多层次、多环节的质量控制,提高药物临床试验的质量。一级质控由研究专业组内质控,目的是保证严格按照设计方案开展试验、记录数据、及时与机构沟通存在的问题;二级质控由基地办公室质控,目的为确保研究设计的科学、符合伦理、提供条件保障、监督研究小组以及与申办方沟通等;三级质控则由申办方或者合同研究组织(contract research organization,CRO)派遣的临床监查员(clinical research associate,CRA)或稽查员(auditor)实施监查和稽查,主体为对一级、二级质控的监督和督查。

(三) 伦理委员会对临床试验的监管

伦理委员会对临床试验的监管主要负责对试验目的的科学性和伦理性进行审查以保障受试者的权益。监管工作的内容包括在试验前进行研究者资质审查,试验方案审查,受试者知情同意审查;试验进行期间需进行试验的全程监督和利益风险审查;试验结束时需从伦理角度对临床试验进行整体评估。

(四) 申办方或 CRO 的监管

申办方或者 CRO 是临床试验中的第一责任方,需要对整个试验过程进行管理。我国目前的监管体系中暂未对申办方或者 CRO 有明确的要求,更多的是对试验项目的监管,导致很多申办方或者 CRO 对自身的职责并不清晰。此外,很多申办方的临床试验管理体制不够完整,CRO 的专业水平参差不齐,试验开展过程中往往存在许多不符合 GCP 的行为。

二、药物临床试验开展流程

我国现有药物临床试验采用"严进宽出"的管理模式,由申办者负责向相关主管部门申请,伦理委员会负责对试验方案进行审核,保护受试者的合法权益。药物临床试验机构负责药物临床试验过程,参与制订试验方案、招募受试者,而后实施临床试验过程,同时配合相关监管部门督查工作,在试验机构中由研究者负责具体的试验实施过程。试验过程中由申办者或者其委托的合作 CRO 负责试验的现场核查和数据安全监测监督等工作。试验结束后,由临床试验机构对试验进行总结报告、数据库备案等。药物临床试验备案制正式实施后,新的审批流程中,临床试验在国家药品监督管理局(NMPA)的审批将加快,具体流程如下(图 5-1):

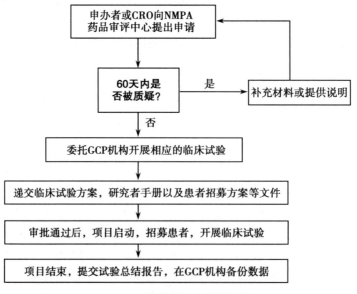

图 5-1　临床试验申报流程图

　　该流程使临床试验在 NMPA 的审核加快,同时对临床试验各环节的相关部门也有一定的影响,申办方或者 CRO 在递交材料给 NMPA 的同时可在机构提交立项材料申请伦理审查,NMPA 药品审评中心 60 天无异议后,临床试验机构的伦理委员会直接发放初始伦理审查批件。对于开展中的临床试验的伦理审批也可能有一定的影响,如依据项目需求更新方案需要在使用之前通过 NMPA 审批,也可选择在递交 NMPA 同时递交伦理,待 NMPA 审批完成,伦理出具批件完成更新方案递交审批。

三、药物临床试验机构运行模式

　　在我国现行的药物临床试验机构认定体系中,申请的试验机构必须持有医疗机构执业许可,因为对设备人员等软硬件的要求,我国大多数 GCP 机构集中在三甲医院中,成为医院内的一个业务职能部门,也是部分医院为了评审三甲医院或重点学科而申报的机构资格。医院是设立 GCP 机构的组织单位,接受药品监管部门的监督,向上隶属于国家卫生健康委员会及地方卫生监管部门管辖。将 GCP 机构设在医院中,一方面可以借助医院丰富的临床病患资源和技术优势实现有效的临床试验;但另一方面,医院作为上级主管单位,其行政化的隶属关系又限制了 GCP 机构的独立发展。药物临床研究工作由专业科室及研究者、伦理委员会、药物管理部门、档案管理等部门和人员共同参与完成。在《药物临床试验机构资格认定办法(试行)》中,并没有对 GCP 机构的职责范围、岗位设置和管理规范做出详细规定,在实际运行过程中,往往是由各医院根据专业特点和自身情况,逐步形成了不同的运行管理模式。

(吕雄文)

？

思考题

1. 药物临床试验分期及各期的目的和意义是什么?
2. 药品上市后再评价的研究内容是什么?
3. 如何设计单剂量给药的人体生物利用度试验?

思考题解题思路

本章目标测试

本章思维导图

第六章　药品的注册与管理

　　人类社会在发展过程中,为了自身疾病诊断和治疗需要,不断研究开发新的药物品种。但是,不是所有具有诊断和防治疾病作用的物质都可以作为药品被人类使用。新药研发历史上不断出现的众多"药害"事件使人们认识到通过法律等强制性手段规范药品的研发过程,对药品进行注册与管理的重要性。1985 年 7 月正式实施的《中华人民共和国药品管理法》(以下简称《药品管理法》),是我国药品监督管理步入法制化轨道的重要标志。根据《药品管理法》制定的《药品注册管理办法》,为依法实施药品注册,保证上市药品的安全性、有效性和质量可控性奠定了法规基础。我国施行的基本药物政策和处方药与非处方药分类管理政策,是国家保障广大民众享有基本医疗服务、提高合理用药水平的重要措施。这些药品注册与管理制度的建设和实施,已成为我国保障民众基本医疗,促进临床合理用药,整体提高国家医药卫生水平的重要保证。

第一节 | 药品的定义与药品注册分类

一、药品的定义

　　2019 年 8 月修订的《药品管理法》中关于药品(drug)的定义是:"药品,是指用于预防、治疗、诊断人的疾病,有目的地调节人的生理机能并规定有适应证或者功能主治、用法和用量的物质,包括中药、化学药和生物制品等"。

　　根据以上法律规定,首先,药品有明确和积极的使用目的与方法,与食品、毒品等存在根本的区别;其次,以中药、民族药为代表的传统药和以化学药品、生物制品等为代表的现代药均是药品;最后,我国《药品管理法》中的药品专指人用药品。

二、药品的注册分类

　　药品注册是指药品注册申请人(以下简称申请人)依照法定程序和相关要求提出药物临床试验、药品上市许可、再注册等申请以及补充申请,药品监督管理部门基于法律法规和现有科学认知进行安全性、有效性和质量可控性等审查,决定是否同意其申请的活动。

　　2020 年版的《药品注册管理办法》中根据药品的性质及我国临床用药实际种类,将药品注册按照中药、化学药和生物制品等进行分类注册管理。

(一)化学药品的注册分类

　　根据药物研究开发的成熟程度以及在国内外上市销售情况,化学药品注册分类可分为创新药、改良型新药和仿制药、境外已上市境内未上市化学药品。具体分为以下 5 类:

　　1 类:境内外均未上市的创新药。指含有新的结构明确的、具有药理作用的化合物,且具有临床价值的药品。

　　2 类:境内外均未上市的改良型新药。指在已知活性成分的基础上,对其结构、剂型、处方工艺、给药途径、适应证等进行优化,且具有明显临床优势的药品。包括:

　　2.1 含有用拆分或者合成等方法制得的已知活性成分的光学异构体,或者对已知活性成分成酯,或者对已知活性成分成盐(包括含有氢键或配位键的盐),或者改变已知盐类活性成分的酸根、碱基或金属元素,或者形成其他非共价键衍生物(如络合物、螯合物或包合物),且具有明显临床优势的药品。

2.2　含有已知活性成分的新剂型(包括新的给药系统)、新处方工艺、新给药途径,且具有明显临床优势的药品。

2.3　含有已知活性成分的新复方制剂,且具有明显临床优势。

2.4　含有已知活性成分的新适应证的药品。

3 类:境内申请人仿制境外上市但境内未上市原研药品的药品。该类药品应与参比制剂的质量和疗效一致。

4 类:境内申请人仿制已在境内上市原研药品的药品。该类药品应与参比制剂的质量和疗效一致。

5 类:境外上市的药品申请在境内上市。包括:

5.1　境外上市的原研药品和改良型药品申请在境内上市。改良型药品应具有明显临床优势。

5.2　境外上市的仿制药申请在境内上市。

(二) 生物制品的注册分类

生物制品是指以微生物、细胞、动物或人源组织和体液等为起始原材料,用生物学技术制成,用于预防、治疗和诊断人类疾病的制剂。生物制品分为预防用生物制品、治疗用生物制品和按生物制品管理的体外诊断试剂。按照产品成熟度不同,生物制品注册按照生物制品创新药、生物制品改良型新药、已上市生物制品(含生物类似药)等进行分类。

1. 预防用生物制品　是指为预防、控制疾病的发生、流行,用于人体免疫接种的疫苗类生物制品,包括免疫规划疫苗和非免疫规划疫苗,其注册分类包括:

1 类:创新型疫苗,即境内外均未上市的疫苗:

1.1　无有效预防手段疾病的疫苗。

1.2　在已上市疫苗基础上开发的新抗原形式,如新基因重组疫苗、新核酸疫苗、已上市多糖疫苗基础上制备的新的结合疫苗等。

1.3　含新佐剂或新佐剂系统的疫苗。

1.4　含新抗原或新抗原形式的多联/多价疫苗。

2 类:改良型疫苗,对境内或境外已上市疫苗产品进行改良,使新产品的安全性、有效性、质量可控性有改进,且具有明显优势的疫苗,包括:

2.1　在境内或境外已上市产品基础上改变抗原谱或型别,且具有明显临床优势的疫苗。

2.2　具有重大技术改进的疫苗,包括对疫苗菌毒种/细胞基质/生产工艺/剂型等的改进(如更换为其他表达体系或细胞基质的疫苗;更换菌毒株或对已上市菌毒株进行改造;对已上市细胞基质或目的基因进行改造;非纯化疫苗改进为纯化疫苗;全细胞疫苗改进为组分疫苗等)。

2.3　已有同类产品上市的疫苗组成的新的多联/多价疫苗。

2.4　改变给药途径,且具有明显临床优势的疫苗。

2.5　改变免疫剂量或免疫程序,且新免疫剂量或免疫程序具有明显临床优势的疫苗。

2.6　改变适用人群的疫苗。

3 类:境内或境外已上市的疫苗,包括:

3.1　境外生产的境外已上市、境内未上市的疫苗申报上市。

3.2　境外已上市、境内未上市的疫苗申报在境内生产上市。

3.3　境内已上市疫苗。

2. 治疗用生物制品　是指用于人类疾病治疗的生物制品,如采用不同表达系统的工程细胞(如细菌、酵母、昆虫、植物和哺乳动物细胞)所制备的蛋白质、多肽及其衍生物;细胞治疗和基因治疗产品;变态反应原制品;微生态制品;人或者动物组织或者体液提取或者通过发酵制备的具有生物活性的制品等,其注册分类包括:

1 类:创新型生物制品,即境内外均未上市的治疗用生物制品。

2 类:改良型生物制品,对境内或境外已上市制品进行改良,使新产品的安全性、有效性、质量可控性有改进,且具有明显优势的治疗用生物制品。

2.1 在已上市制品基础上,对其剂型、给药途径等进行优化,且具有明显临床优势的生物制品。

2.2 增加境内外均未获批的新适应证和/或改变用药人群。

2.3 已有同类制品上市的生物制品组成新的复方制品。

2.4 在已上市制品基础上,具有重大技术改进的生物制品,如重组技术替代生物组织提取技术;较已上市制品改变氨基酸位点或表达系统、宿主细胞后具有明显临床优势等。

3 类:境内或境外已上市生物制品。

3.1 境外生产的境外已上市、境内未上市的生物制品申报上市。

3.2 境外已上市、境内未上市的生物制品申报在境内生产上市。

3.3 生物类似药。

3.4 其他生物制品。

(三) 中药注册分类

在药品注册分类中,中药是指在我国中医药理论指导下使用的天然药用物质及其制剂。中药注册分类包括中药创新药、中药改良型新药、古代经典名方中药复方制剂、同名同方药等,前三类均属于中药新药:

1 类:中药创新药,指处方未在国家药品标准、药品注册标准及国家中医药主管部门发布的《古代经典名方目录》中收载,具有临床价值,且未在境外上市的中药新处方制剂。一般包含以下情形:

1.1 中药复方制剂,系指由多味饮片、提取物等在中医药理论指导下组方而成的制剂。

1.2 从单一植物、动物、矿物等物质中提取得到的提取物及其制剂。

1.3 新药材及其制剂,即未被国家药品标准、药品注册标准以及省、自治区、直辖市药材标准收载的药材及其制剂,以及具有上述标准药材的原动、植物新的药用部位及其制剂。

2 类:中药改良型新药,指改变已上市中药的给药途径、剂型,具有临床应用优势和特点,或增加功能主治等的制剂。一般包含以下情形:

2.1 改变已上市中药给药途径的制剂,即不同给药途径或不同吸收部位之间相互改变的制剂。

2.2 改变已上市中药剂型的制剂,即在给药途径不变的情况下改变剂型的制剂。

2.3 中药增加功能主治。

2.4 已上市中药生产工艺或辅料等改变引起药用物质基础或药物吸收、利用明显改变的。

3 类:古代经典名方中药复方制剂。古代经典名方是指符合《中华人民共和国中医药法》规定的,至今仍广泛应用、疗效确切、具有明显特色与优势的古代中医典籍所记载的方剂。古代经典名方中药复方制剂是指来源于古代经典名方的中药复方制剂。包含以下情形:

3.1 按《古代经典名方目录》管理的中药复方制剂。

3.2 其他来源于古代经典名方的中药复方制剂。包括未按《古代经典名方目录》管理的古代经典名方中药复方制剂和基于古代经典名方加减化裁的中药复方制剂。

4 类:同名同方药,指通用名称、处方、剂型、功能主治、用法及日用饮片量与已上市中药相同,且在安全性、有效性、质量可控性方面不低于该已上市中药的制剂。

天然药物是指在现代医药理论指导下使用的天然药用物质及其制剂。天然药物参照中药注册分类。

其他情形:主要指境外已上市、境内未上市的中药、天然药物制剂。

第二节 ｜ 药品上市注册

药品上市注册是药品注册管理的核心部分,应根据相关的规定与要求,提供真实、充分、可靠的数据、资料和样品,以证明药品的安全性、有效性和质量可控性。

药品上市注册主要包括药物临床试验许可与药品上市许可两个环节,以及关联审评审批、注册核查、注册检验等相关内容。

一、药物临床试验许可

药物临床试验是指以药品上市注册为目的,为确定药物安全性与有效性在人体开展的药物研究。药物临床试验分为Ⅰ期临床试验、Ⅱ期临床试验、Ⅲ期临床试验、Ⅳ期临床试验以及生物等效性试验。根据药物特点和研究目的,药物临床试验研究内容包括临床药理学研究、探索性临床试验、确证性临床试验和上市后研究。

药物临床试验应当在具备相应条件并按规定备案的药物临床试验机构开展。其中,疫苗临床试验应当由符合国家药品监督管理局和国家卫生健康委员会规定条件的三级医疗机构或者省级以上疾病预防控制机构实施或者组织实施。

(一) 药物临床试验许可条件

1. 临床试验申报与审批　申请人完成支持药物临床试验的药学、药理毒理学等研究后,提出药物临床试验申请的,应当按照申报资料要求向药品审评中心提交相关研究资料。经形式审查,申报资料符合要求的,予以受理。药品审评中心应当组织药学、医学和其他技术人员对已受理的药物临床试验申请进行审评。对药物临床试验申请应当自受理之日起60日内决定是否同意开展,并通过药品审评中心网站通知申请人审批结果;逾期未通知的,视为同意,申请人可以按照提交的方案开展药物临床试验。申请人获准开展药物临床试验的为药物临床试验申办者(以下简称申办者)。

2. 生物等效性研究备案　申请人拟开展生物等效性试验的,应当按照要求在药品审评中心网站完成生物等效性试验备案后,按照备案的方案开展相关研究工作。

3. 其他　开展药物临床试验,应当经伦理委员会审查同意。药物临床试验用药品的管理应当符合《药物临床试验质量管理规范》的有关要求。

获准开展药物临床试验的,申办者在开展后续分期药物临床试验前,应当制订相应的药物临床试验方案,经伦理委员会审查同意后开展,并在药品审评中心网站提交相应的药物临床试验方案和支持性资料。

获准开展药物临床试验的药物拟增加适应证(或者功能主治)以及增加与其他药物联合用药的,申请人应当提出新的药物临床试验申请,经批准后方可开展新的药物临床试验。

(二) 药物临床试验实施要求

1. 安全性更新报告　申办者应当定期在药品审评中心网站提交研发期间安全性更新报告。研发期间安全性更新报告应当每年提交一次,于药物临床试验获准后每满一年后的两个月内提交。药品审评中心可以根据审查情况,要求申办者调整报告周期。对于药物临床试验期间出现的可疑且非预期严重不良反应和其他潜在的严重安全性风险信息,申办者应当按照相关要求及时向药品审评中心报告。根据安全性风险严重程度,可以要求申办者采取调整药物临床试验方案、知情同意书、研究者手册等加强风险控制的措施,必要时可以要求申办者暂停或者终止药物临床试验。研发期间安全性更新报告的具体要求由药品审评中心制定公布。

2. 试验期间变更　药物临床试验期间,发生药物临床试验方案变更、非临床或者药学的变化或者有新发现的,申办者应当按照规定,参照相关技术指导原则,充分评估对受试者安全的影响。申办者评估认为不影响受试者安全的,可以直接实施并在研发期间安全性更新报告中报告。可能增加受试者安全性风险的,应当提出补充申请。对补充申请应当自受理之日起60日内决定是否同意,并通过药品审评中心网站通知申请人审批结果;逾期未通知的,视为同意。申办者发生变更的,由变更后的申办者承担药物临床试验的相关责任和义务。

3. 试验暂停与终止 药物临床试验期间,发现存在安全性问题或者其他风险的,申办者应当及时调整临床试验方案、暂停或者终止临床试验,并向药品审评中心报告。

有下列情形之一的,可以要求申办者调整药物临床试验方案、暂停或者终止药物临床试验:

(1)伦理委员会未履行职责的。

(2)不能有效保证受试者安全的。

(3)申办者未按照要求提交研发期间安全性更新报告的。

(4)申办者未及时处置并报告可疑且非预期严重不良反应的。

(5)有证据证明研究药物无效的。

(6)临床试验用药品出现质量问题的。

(7)药物临床试验过程中弄虚作假的。

(8)其他违反《药物临床试验质量管理规范》的情形。

药物临床试验中出现大范围、非预期的严重不良反应,或者有证据证明临床试验用药品存在严重质量问题时,申办者和药物临床试验机构应当立即停止药物临床试验。药品监督管理部门依职责可以责令调整临床试验方案、暂停或者终止药物临床试验。

4. 试验恢复 药物临床试验被责令暂停后,申办者拟继续开展药物临床试验的,应当在完成整改后提出恢复药物临床试验的补充申请,经审查同意后方可继续开展药物临床试验。药物临床试验暂停时间满三年且未申请并获准恢复药物临床试验的,该药物临床试验许可自行失效。药物临床试验终止后,拟继续开展药物临床试验的,应当重新提出药物临床试验申请。

5. 临床试验许可有效期 药物临床试验应当在批准后三年内实施。药物临床试验申请自获准之日起,三年内未有受试者签署知情同意书的,该药物临床试验许可自行失效。仍需实施药物临床试验的,应当重新申请。

6. 临床试验登记与公开 申办者应当在开展药物临床试验前在药物临床试验登记与信息公示平台登记药物临床试验方案等信息。药物临床试验期间,申办者应当持续更新登记信息,并在药物临床试验结束后登记药物临床试验结果等信息。登记信息在平台进行公示,申办者对药物临床试验登记信息的真实性负责。

二、药品上市许可

(一)上市申请途径

1. 完整许可申请 申请人在完成支持药品上市注册的药学、药理毒理学和药物临床试验等研究,确定质量标准,完成商业规模生产工艺验证,并做好接受药品注册核查检验的准备后,提出药品上市许可申请,按照申报资料要求提交相关研究资料。经对申报资料进行形式审查,符合要求的,予以受理。

2. 简化上市许可申请 仿制药、按照药品管理的体外诊断试剂以及其他符合条件的情形,经申请人评估,认为无须或者不能开展药物临床试验,符合豁免药物临床试验条件的,申请人可以直接提出药品上市许可申请。豁免药物临床试验的技术指导原则和有关具体要求,由药品审评中心制定公布。仿制药应当与参比制剂质量和疗效一致。申请人应当参照相关技术指导原则选择合理的参比制剂。

3. 非处方药上市许可申请 符合以下情形之一的,可以直接提出非处方药上市许可申请:

(1)境内已有相同活性成分、适应证(或者功能主治)、剂型、规格的非处方药上市的药品。

(2)经国家药品监督管理局确定的非处方药改变剂型或者规格,但不改变适应证(或者功能主治)、给药剂量以及给药途径的药品。

(3)使用国家药品监督管理局确定的非处方药的活性成分组成的新的复方制剂。

(4)其他直接申报非处方药上市许可的情形。

（二）上市注册审评审批

1. 上市注册审评 药品审评中心应当组织药学、医学和其他技术人员,按要求对已受理的药品上市许可申请进行审评。审评过程中基于风险启动药品注册核查、检验,相关技术机构应当在规定时限内完成核查、检验工作。

药品审评中心根据药品注册申报资料、核查结果、检验结果等,对药品的安全性、有效性和质量可控性等进行综合审评,非处方药还应当转药品评价中心进行非处方药适宜性审查。

2. 上市注册审批 药品审评中心的综合审评结论通过的,批准药品上市,发给药品注册证书。综合审评结论不通过的,做出不予批准决定。药品注册证书载明药品批准文号、持有人、生产企业等信息。非处方药的药品注册证书还应当注明非处方药类别。经核准的药品生产工艺、质量标准、说明书和标签作为药品注册证书的附件一并发给申请人,必要时还应当附药品上市后研究要求。上述信息纳入药品品种档案,并根据上市后变更情况及时更新。药品批准上市后,持有人应当按照国家药品监督管理局核准的生产工艺和质量标准生产药品,并按照《药品生产质量管理规范要求》进行细化和实施。

3. 上市审评期间变更 药品上市许可申请审评期间,发生可能影响药品安全性、有效性和质量可控性的重大变更的,申请人应当撤回原注册申请,补充研究后重新申报。

申请人名称变更、注册地址名称变更等不涉及技术审评内容的,应当及时书面告知药品审评中心并提交相关证明性资料。

（三）关联审评审批

药品审评中心在审评药品制剂注册申请时,对药品制剂选用的化学原料药、辅料及直接接触药品的包装材料和容器进行关联审评。

1. 登记与申报 化学原料药、辅料及直接接触药品的包装材料和容器生产企业应当按照关联审评审批制度要求,在化学原料药、辅料及直接接触药品的包装材料和容器登记平台登记产品信息和研究资料。药品审评中心向社会公示登记号、产品名称、企业名称、生产地址等基本信息,供药品制剂注册申请人选择。

药品制剂申请人提出药品注册申请,可以直接选用已登记的化学原料药、辅料及直接接触药品的包装材料和容器;选用未登记的化学原料药、辅料及直接接触药品的包装材料和容器的,相关研究资料应当随药品制剂注册申请一并申报。

2. 审评审批 药品审评中心在审评药品制剂注册申请时,对药品制剂选用的化学原料药、辅料及直接接触药品的包装材料和容器进行关联审评,需补充资料的,按照补充资料程序要求药品制剂申请人或者化学原料药、辅料及直接接触药品的包装材料和容器登记企业补充资料,可以基于风险提出对化学原料药、辅料及直接接触药品的包装材料和容器企业进行延伸检查。

仿制境内已上市药品所用的化学原料药的,可以申请单独审评审批。

3. 信息公开 化学原料药、辅料及直接接触药品的包装材料和容器关联审评通过的或者单独审评审批通过的,药品审评中心在化学原料药、辅料及直接接触药品的包装材料和容器登记平台更新登记状态标识,向社会公示相关信息。其中,化学原料药同时发给化学原料药批准通知书及核准后的生产工艺、质量标准和标签,化学原料药批准通知书中载明登记号;不予批准的,发给化学原料药不予批准通知书。

（四）药品注册核查

1. 基本要求 药品注册核查,是指为核实申报资料的真实性、一致性及药品上市商业化生产条件,检查药品研制的合规性、数据可靠性等,对研制现场和生产现场开展的核查活动,以及必要时对药品注册申请所涉及的化学原料药、辅料及直接接触药品的包装材料和容器生产企业、供应商或者其他受托机构开展的延伸检查活动。药品注册核查启动的原则、程序、时限和要求,由药品审评中心制定公布;药品注册核查实施的原则、程序、时限和要求,由药品核查中心制定公布。

2. 研制现场核查　药品审评中心根据药物创新程度、药物研究机构既往接受核查情况等，基于风险决定是否开展药品注册研制现场核查。药品审评中心决定启动药品注册研制现场核查的，通知药品核查中心在审评期间组织实施核查，同时告知申请人。药品核查中心应当在规定时限内完成现场核查，并将核查情况、核查结论等相关材料反馈至药品审评中心进行综合审评。

3. 生产现场核查　药品审评中心根据申报注册的品种、工艺、设施、既往接受核查情况等因素，基于风险决定是否启动药品注册生产现场核查。对于创新药、改良型新药及生物制品等，应当进行药品注册生产现场核查和上市前药品生产质量管理规范（Good Manufacturing Practice，GMP）检查。对于仿制药等，根据是否已获得相应生产范围药品生产许可证且已有同剂型品种上市等情况，基于风险进行药品注册生产现场核查、上市前 GMP 检查。

4. 时限要求　药品注册申请受理后，药品审评中心应当在受理后 40 日内进行初步审查，需要药品注册生产现场核查的，通知药品核查中心组织核查，提供核查所需的相关材料，同时告知申请人及申请人或者生产企业所在地省、自治区、直辖市药品监督管理部门。药品核查中心原则上应当在审评时限届满 40 日前完成核查工作，并将核查情况、核查结果等相关材料反馈至药品审评中心。需要上市前 GMP 检查的，由药品核查中心协调相关省、自治区、直辖市药品监督管理部门与药品注册生产现场核查同步实施。上市前 GMP 检查的管理要求，按照药品生产监督管理办法的有关规定执行。申请人应当在规定时限内接受核查。

5. 有因检查　药品审评中心在审评过程中，发现申报资料真实性存疑或者有明确线索举报等，需要现场检查核实的，应当启动有因检查，必要时进行抽样检验。

（五）药品注册检验

1. 基本要求　药品注册检验启动的原则、程序、时限等要求，由药品审评中心组织制定公布。药品注册申请受理前提出药品注册检验的具体工作程序和要求，以及药品注册检验技术要求和规范，由中国食品药品检定研究院制定公布。

与国家药品标准收载的同品种药品使用的检验项目和检验方法一致的，可以不进行标准复核，只进行样品检验。其他情形应当进行标准复核和样品检验。

2. 事权划分　中国食品药品检定研究院或者经国家药品监督管理局指定的药品检验机构承担以下药品注册检验。

（1）创新药。

（2）改良型新药（中药除外）。

（3）生物制品、放射性药品和按照药品管理的体外诊断试剂。

（4）国家药品监督管理局规定的其他药品。

（5）境外生产药品的药品注册检验由中国食品药品检定研究院组织口岸药品检验机构实施。其他药品的注册检验，由申请人或者生产企业所在地省级药品检验机构承担。

3. 启动原则　申请人完成支持药品上市的药学相关研究，确定质量标准，并完成商业规模生产工艺验证后，可以在药品注册申请受理前向中国食品药品检定研究院或者省、自治区、直辖市药品监督管理部门提出药品注册检验；申请人未在药品注册申请受理前提出药品注册检验的，在药品注册申请受理后 40 日内由药品审评中心启动药品注册检验。原则上申请人在药品注册申请受理前只能提出一次药品注册检验，不得同时向多个药品检验机构提出药品注册检验。申请人提交的药品注册检验资料应当与药品注册申报资料的相应内容一致，不得在药品注册检验过程中变更药品检验机构、样品和资料等。

4. 标准复核　药品检验机构应当在 5 日内对申请人提交的检验用样品及资料等进行审核，做出是否接收的决定，同时告知药品审评中心。需要补正的，应当一次性告知申请人。

药品检验机构原则上应当在审评时限届满 40 日前，将标准复核意见和检验报告反馈至药品审评中心。

第三节 │ 基本药物与国家基本药物制度

国家基本药物制度属于公共卫生范畴,是国家公共卫生政策的重要组成部分,也是国家药物政策的核心内容之一。其是国家对基本药物的遴选、生产、经营、使用等环节制定的行为准则和推行策略,也是世界卫生组织积极倡导的保障公共药品可获得性最基本、最主要的政策之一。

一、我国国家基本药物制度概述

(一)国家基本药物制度的相关概念

1. **国家基本药物**　根据《中华人民共和国基本医疗卫生与健康促进法》中的定义,国家基本药物是指满足疾病防治基本用药需求,适应现阶段基本国情和保障能力,剂型适宜,价格合理,能够保障供应,可公平获得的药品。

2. **国家基本药物制度**　国家基本药物制度是对基本药物的遴选、生产、流通、使用、定价、报销、监测评价等环节实施有效管理的制度。

3. **《国家基本药物目录》**　《国家基本药物目录》是指包含所有经过科学评价而遴选出的具有代表性、可供疾病预防和治疗时选择的基本药物清单。

(二)国家基本药物制度的沿革

基本药物在我国经历了1979年的概念引入,1982年第一版《国家基本药物目录》发布,以及后期数次目录调整,一直作为政策运行。2009年,卫生部、国家发展和改革委员会、工业和信息化部、监察部、财政部、人力资源和社会保障部、商务部、国家食品药品监督管理局、国家中医药管理局发布了《关于建立国家基本药物制度的实施意见》,基本药物正式由政策形式向制度过渡。2019年施行的《药品管理法》规定:国家实行基本药物制度,以法律手段保障该制度的推行。国家基本药物制度是药品供应保障体系的基础,是医疗卫生领域基本公共服务的重要内容。国家基本药物制度的建立和实施,对健全药品供应保障体系、保障群众基本用药、减轻患者用药负担发挥了重要作用。

(三)管理机构及职责

国家基本药物工作委员会负责协调解决制定和实施国家基本药物制度各环节的重要政策问题,确定《国家基本药物目录》遴选和调整的原则、范围、程序和工作方案,审核《国家基本药物目录》。委员会由国家卫生健康委、国家发展和改革委员会、科技部、工业和信息化部、财政部、商务部、市场监督管理总局、国家医疗保障局、国家中医药管理局、国家药品监督管理局、国家疾病预防控制局和中央军委后勤保障部卫生局等组成。办公室设在国家卫生健康委,承担国家基本药物工作委员会的日常工作。各成员单位在职责范围内承担国家基本药物遴选调整和制度实施的具体事项。

二、我国国家基本药物制度实施

我国一直在完善《国家基本药物目录》调整管理机制。2009年卫生部、国家发展和改革委员会等九部委联合发布了《国家基本药物目录管理办法(暂行)》。2015年又对该文件进行了修订,形成了《国家基本药物目录管理办法》并施行。2021年11月,国家卫生健康委药政司组织研究修订了《国家基本药物目录管理办法(修订草案)》。

1. **当前目录情况**　《国家基本药物目录》已进行过多次调整。2018年版《国家基本药物目录》共收纳药品品种685个,其中化学药品和生物制品417个、中成药268个。

2. **目录遴选范围及遴选原则**　国家基本药物遴选应当按照防治必需、安全有效、价格合理、使用方便、中西药并重、基本保障、临床首选和基层能够配备的原则,结合我国用药特点,参照国际经验,合理确定品种(剂型)和数量。《国家基本药物目录》中的化学药品、生物制品、中成药,应当是《中国药典》收载的,国家药品监管部门、卫生部公布药品标准的品种。除急救、抢救用药外,独家生产品种纳入《国家基本药物目录》应当经过单独论证。

另外,下列药品不纳入《国家基本药物目录》遴选范围:

(1)含有国家濒危野生动植物药材的。

(2)主要用于滋补保健作用,易滥用的,以及纳入国家重点监控合理用药目录的。

(3)非临床治疗首选的。

(4)因严重不良反应,国家药品监管部门明确规定暂停生产、销售或使用的。

(5)违背国家法律、法规,或不符合伦理要求的。

(6)国家基本药物工作委员会规定的其他情况。

3. **目录的调整**　《国家基本药物目录》在保持数量相对稳定的基础上,实行动态管理,原则上3年调整一次。对新审批上市、疗效较已上市药品有显著改善且价格合理的药品,可适时启动调入程序。坚持调入和调出并重,优先调入有效性和安全性证据明确、成本-效益比显著的药品品种;重点调出已退市的,发生严重不良反应较多、经评估不宜再作为基本药物的,以及有风险-效益比或成本-效益比更优的品种替代的药品。原则上各地不增补药品,民族地区可增补少量民族药。

《国家基本药物目录》的品种和数量调整应当根据以下因素确定:①我国基本医疗卫生需求和基本医疗保障水平变化;②我国疾病谱变化;③药品不良反应监测评价;④国家基本药物应用情况监测和评估;⑤已上市药品循证医学、药物经济学评价;⑥国家基本药物工作委员会规定的其他情况。

属于下列情形之一的品种应当从《国家基本药物目录》中调出:①药品标准被取消的;②国家药品监督管理部门撤销其药品批准证明文件的;③发生严重不良反应的;④根据药物经济学评价,可被风险-效益比或成本-效益比更优的品种所替代的;⑤国家基本药物工作委员会认为应当调出的其他情形。

第四节 | 药品分类管理制度

20世纪60年代,西方国家为了便于对毒性、成瘾性药品的销售及使用进行管理和控制,提出药品分类管理的模式。随着医药工业和卫生保健的发展,该模式已经被世界上大多数国家接受,并已成为国际上药品管理普遍应用的有效方法。WHO于1989年向发展中国家推荐这一药品分类管理制度,建议将此管理制度作为药品政策立法。1999年,国家药品监督管理局颁布《处方药与非处方药分类管理办法(试行)》,标志着我国正式实施药品分类管理制度。经过二十多年的发展,我国已逐步建立和完善了药品分类管理制度体系。作为国际通行的做法,实行处方药与非处方药分类管理的核心目的就是有效地加强对处方药的监督管理,防止消费者因自我行为不当导致滥用药物和危及健康。同时,通过规范非处方药的管理,引导消费者科学、合理地进行自我保健。

一、药品分类管理概述

(一)药品分类管理基本概念

1. **药品分类管理**　药品分类管理是国际通行的管理办法。它是根据消费者获得、使用药品的权限和药品的安全性、有效性,依其品种、规格、适应证、剂量及给药途径等的不同,将药品分为处方药和非处方药,并做出相应的管理规定。

2. **处方药**　处方药(prescription-only medicines,POM)是指必须凭执业医师或执业助理医师处方才可调配、购买和使用的药品。为了保证用药安全,处方药由国家药品监督管理部门规定或审定。一般被列入处方药管理的药品应该是有毒性和潜在的不良影响或使用时需要有特定条件的药品。

处方药主要有以下两个特点:

（1）患者难以正确掌握其使用剂量和使用方法。

（2）患者自身难以完成给药,无法达到治疗目的。

因此,患者只有就诊后由医生开具处方获得处方药,并在医学或药学技术人员的指导、监控或操作下使用,才能保证用药的安全和有效。新药和列入国家特殊管理的药品也都作为处方药管理。

3. 非处方药 非处方药(over the-counter drugs,OTC)是指由国家药品监督管理部门公布的,不需要凭执业医师或执业助理医师处方,消费者自行判断、购买和使用的药品。

非处方药主要有以下几个特点:

（1）安全性高:正常使用时无严重不良反应或其他严重的有害相互作用。

（2）疗效确切:使用时患者可以觉察治疗效果。

（3）质量稳定:在正常条件下储存时质量稳定。

（4）使用方便:使用时不需要医务人员的指导、监控和操作,可由患者自行选用。

处方药和非处方药不是药品本质的属性,只是管理上的界定。无论是处方药还是非处方药,都是药品监督管理部门批准的合法药品。非处方药比处方药具有较高的安全性,一般情况下不会引起药物依赖性、耐药性或耐受性,也不会造成体内蓄积中毒,不良反应发生率较低。但非处方药也是药品,具有药品的各种属性,虽然安全性较高,但并非绝对的"保险药"。

（二）处方药和非处方药分类管理的意义和作用

1. 保证人们用药安全、有效 分类管理的目的是保证人们用药安全、有效、方便、及时。分类管理的首要作用是确保用药安全,将麻醉药品、精神药品、医疗用毒性药品、放射性药品、注射剂等不良反应严重或使用要求高的药品作为处方药管理,患者需凭医师处方、经药师审核调配后才能购买,这样可保证用药安全。

2. 提供控制药品费用的依据 从处方药中遴选医疗保险报销药品,既确保医疗必需的用药,也可控制医药费用的快速增长,维持医疗保障制度的正常运行。

3. 提高药品监管水平 按处方药和非处方药实施药品质量监督,管理目标清晰,分类管理要求各异,可进行科学的高效管理。药品分类管理是国际普遍的做法,做好分类管理有利于国家间药品监管人员的经验交流。

4. 促进新药开发 企业可根据药品分类要求,明确开发药品的目标,生产市场需要的产品,尤其是适用于大众自我药疗的新产品,继承、整理和改良传统药,促进药品的进出口贸易。

二、处方药管理

（一）处方药的种类

处方药的安全性和稳定性、使用方便程度都不及非处方药,应当在流通、经营、使用中严格管理。目前我国没有制定处方药目录,国家药品监督管理部门规定必须凭医师处方销售的药品为:①麻醉药品(包括含麻醉药品的复方口服制剂)、精神药品(包括含曲马多的复方口服制剂)、医疗用毒性药品、放射性药品;②药品类易制毒化学品(包括单位剂量麻黄碱类药含量大于30mg的复方制剂)、疫苗、蛋白同化制剂、肽类激素及其他按兴奋剂管理的药品;③终止妊娠药品;④肿瘤治疗药;⑤精神障碍治疗药(抗精神病药、抗焦虑药、抗狂躁药、抗抑郁药);⑥抗病毒药(逆转录酶抑制药和蛋白酶抑制药);⑦未列入非处方药目录的抗菌药和激素;⑧注射剂;⑨国家药品监督管理部门公布的其他必须凭处方销售的药品。在我国,凡是没有被遴选为非处方药的药品均按处方药管理。

（二）处方药中不得零售的药品

国家药品监督管理局规定从2006年1月1日起,全国范围内的药品零售企业不得经营以下药品:麻醉药品、第一类精神药品、放射性药品、终止妊娠药品、蛋白同化制剂、肽类激素(胰岛素除外)、药品类易制毒化学品、疫苗以及我国法律法规规定的其他药品零售企业不得经营的药品。药品零售企业也不得经营中药配方颗粒和医疗机构制剂。

（三）处方药的管理要求

1. 生产、经营管理

（1）从事处方药的生产活动应当依法取得《药品生产许可证》,其生产品种应当依法取得《药品注册证书》。从事处方药的批发与零售活动应当依法取得《药品经营许可证》。

（2）处方药的包装、标签和说明书上应醒目地印制警示语或忠告语:"凭医师处方销售、购买和使用!"不得以任何方式直接向患者推荐、销售处方药。

（3）处方药必须凭执业医师或执业助理医师处方销售、购买和使用。患者凭处方可以在药品零售企业或医疗机构购买药品。除麻醉药品、精神药品、医疗用毒性药品和儿科药品处方外,医疗机构不得限制门诊就诊人员持处方到药店购药。

销售处方药的零售药店,必须配备驻店执业药师或药师以上药学技术人员。执业药师或药师必须对医师处方进行审核、签字后依据处方正确调配、销售药品,对处方不得擅自更改或代用;对有配伍禁忌或超剂量的处方应当拒绝调配、销售,必要时,经处方医师更正或重新签字方可调配、销售;处方保存2年以上备查。药师不在岗时应当挂牌告知,并停止销售处方药。

处方药不得开架自选销售。处方药与非处方药应当分柜摆放。不得采用有奖销售、附赠药品或礼品销售等销售方式。药店的《药品经营许可证》和执业药师资格证书应悬挂在醒目、易见的地方。执业药师应佩戴标明其姓名、技术职称等内容的胸卡。

（4）禁止普通商业企业销售处方药。

2. 医疗机构处方与使用管理 医疗机构可以根据临床住院和门诊治疗需要,按照法规的规定使用处方药。必须凭执业医师或执业助理医师开具的处方调配、发放处方药。医师、药师应当按照《处方管理办法》开具处方、调配药品。

3. 广告管理 处方药只准在专业性医药报刊上进行广告宣传,不得在大众传播媒介进行广告宣传。

三、非处方药管理

（一）非处方药目录的制定和调整

国家药品监督管理部门负责非处方药目录的遴选、审批、发布和调整工作。

1. 非处方药目录的遴选与公布 国家药品监督管理部门组织遴选并公布非处方药品目录,遴选原则主要包括以下几点。

（1）应用安全:长期临床使用证实安全性大;无潜在毒性,不易引起蓄积中毒,中药中的重金属限量不超过国内或国外公认标准;基本无不良反应;不引起依赖性,无"致畸""致癌""致突变"作用;医疗用毒性药品、麻醉药品以及精神药品原则上不能作为非处方药,但个别麻醉药品与少数精神药品可作为"限复方制剂活性成分"使用;组方合理,无不良相互作用,比如中成药组方中无"十八反""十九畏"等。

（2）疗效确切:药品作用针对性强,适应证或功能主治明确,药品临床作用确切、效果好,不需要经常调整剂量,连续使用不产生耐药性。

（3）质量稳定:质量可控、性质稳定。

（4）使用方便:不用经过特殊检查和试验即可使用;以口服和外用的常用剂型为主。

2. 非处方药目录的调整 国家药品监督管理部门药品评价中心对非处方药目录中的药品进行监测与评价,根据临床安全信息做出目录调整建议。国家药品监督管理部门公布调整结果,并按照处方药与非处方药的转换评价工作要求,对非处方药目录进行动态管理。

（二）非处方药的分类

根据药品的安全性将非处方药分为甲、乙两类,甲类非处方药的安全性低于乙类非处方药。

此外,非处方药的遴选分类按照西药与中成药划分。西药非处方药分类是参照《国家基本药物目录》,根据非处方药遴选原则与特点,划分为解热镇痛药、镇静催眠药、抗过敏药与抗眩晕药等23类。中成药非处方药分类是参考国家中医药管理局发布的《中医病证诊断疗效标准》,将其中符合非处方药遴选原则的38种病证归属为7个治疗科,即内科、外科、骨伤科、妇科、儿科、皮肤科、五官科。

(三) 非处方药的管理要求

1. **注册管理**　《药品注册管理办法》规定了非处方药注册的申报要求。药品审评中心根据非处方药的特点,制定非处方药上市注册相关技术指导原则和程序,并向社会公布。药品审评中心根据药品注册申报资料、核查结果、检验结果等,对药品的安全性、有效性和质量可控性等进行综合审评,非处方药还应当转药品评价中心进行非处方药适宜性审查。非处方药的《药品注册证书》应当注明非处方药类别。

2. **生产、经营管理**　从事非处方药的批发活动以及甲类非处方药的零售活动应当依法取得《药品经营许可证》。乙类非处方药可以在省级药品监督管理部门或其授权的药品监督管理部门批准的非药品专营企业以外的普通商业企业(如超市、宾馆等)中零售。

销售甲类非处方药的零售药店必须配备驻点执业药师或药师以上药学技术人员。执业药师或药师应对患者选购非处方药提供用药指导或提出寻求医师治疗的建议。

3. **使用管理**　非处方药可不凭处方销售、购买和使用。医疗机构根据医疗需要可以决定或推荐使用非处方药,消费者有权自主选购非处方药,并须按非处方药标签和说明书所示内容使用。

4. **专有标识、包装、标签和说明书管理**　非处方药的包装上必须印有国家药品监督管理部门规定的非处方药专有标识。非处方药专有标识是用于已列入《国家非处方药目录》并通过药品监督管理部门审核登记的非处方药药品标签、使用说明书、内包装、外包装的专有标识。专有标识图案分为红色和绿色,图案为椭圆形背景下3个英文字母“OTC”。红色专有标识用于甲类非处方药药品;绿色专有标识用于乙类非处方药药品和用作指南性标志。单色印刷时,非处方药专有标识下方必须标示“甲类”或“乙类”字样。

四、处方药与非处方药的转换评价

2004年,国家食品药品监督管理局发布《关于开展处方药与非处方药转换评价工作的通知》,决定从当年起开展处方药与非处方药转换评价工作,并对非处方药目录实行动态管理。《药品注册管理办法》也明确规定处方药与非处方药实行分类注册和转换管理。

(一) 处方药转换为非处方药

处方药转换为非处方药是指根据我国《药品管理法》及其他有关处方药和非处方药分类管理规定、要求,以“应用安全、疗效确切、质量稳定、使用方便”为评价基准,将已上市适于自我药疗的处方药评价转换为非处方药的过程。

申请单位可按照要求提出处方药转换为非处方药的申请或建议,相关资料直接报送国家药品监督管理局药品评价中心。国家药品监督管理局药品评价中心依据相关技术原则和要求组织开展技术评价,通过技术评价并拟予转换的品种,将在药品评价中心网站进行为期1个月的公示。国家药品监督管理局根据药品评价中心技术评价意见,审核公布转换为非处方药的药品名单及非处方药说明书范本。申请单位应按照《药品注册管理办法》及相关规定,参照国家药品监督管理局公布的非处方药说明书范本,规范非处方药说明书和标签,并及时向所在地省级药品监督管理部门提出补充申请,经核准后使用。

(二) 非处方药转换为处方药

国家药品监督管理部门应当开展对已批准为非处方药品种的监测和评价工作。对存在安全隐患或不适宜按非处方药管理的品种及时转换为处方药,按处方药管理。省级药品监督管理部门要及时收集并汇总对非处方药品种的意见,特别是药品安全性的情况,及时向国家药品监督管理部门反馈。药品生产、经营、使用、监管单位认为其生产经营使用管理的非处方药存在安全隐患或不适宜按非处方药管理,可填写《非处方药转换为处方药意见表》,或向所在地省级药品监督管理部门提出转换的申请或意见。

（徐　戎）

思考题

1. 根据《药品注册管理办法》,化学药品的注册分类分为几类?

2. 试述《国家基本药物目录》的遴选范围及遴选原则。

3. 试述处方药与非处方药分类管理的意义和作用。

思考题解题思路

本章目标测试

本章思维导图

第七章 | 妊娠期和哺乳期妇女用药

妊娠是育龄期妇女特殊的生理过程,会出现胎儿及胎盘形成等一系列生理变化。当妊娠妇女患病需使用药物治疗时,需考虑孕妇生理变化对药物作用的影响和药物对胎儿可能带来的损害,故为了做到妊娠期妇女的安全用药,需了解妇女妊娠期药动学特点,并十分谨慎地选择对胚胎、胎儿、新生儿无损害性而对孕妇所患疾病可能最有效的药物,也即需根据妊娠期妇女特点制订合理的给药方案。同样,由于某些药物可能影响乳汁的分泌与排泄,且某些药物将通过乳汁转运被乳儿吸收,产生对乳儿生长发育的影响,因此,了解哺乳期需禁用或慎用的药物,合理用药对哺乳期妇女及乳儿非常重要。

第一节 │ 药物对妊娠妇女的影响

妊娠期是指卵子与精子结合至分娩约 40 周期间,亦称胎儿期;妊娠 1～3 个月为早期妊娠,4～6 个月为中期妊娠,7 个月至分娩为晚期妊娠。药物在妊娠妇女的体内过程显然不同于非妊娠妇女,妊娠期间机体对药物的敏感性会改变,且药物可能对胎儿甚至新生儿产生特殊的影响。因此,准确了解相关治疗药物在妊娠妇女体内的药动学及其对妊娠妇女、胎儿、新生儿的安全性,合理选择对患病妊娠妇女的治疗药物,具有至关重要的意义。

一、妊娠期药动学特点

妊娠妇女体内各系统发生一系列的适应性生理变化以备胎儿生长发育所需,胎儿胎盘的存在,激素分泌的改变,使药物在妊娠妇女的体内过程明显有别于非妊娠妇女。

(一) 药物的吸收

首先,早孕期频繁恶心呕吐的妊娠反应、临产孕妇的胃排空时间显著延长、胃内残存量增多都会影响口服药物的吸收,故早孕及临产孕妇不宜经胃肠道给药。

妊娠期由于雌、孕激素分泌增多,使胃酸和胃蛋白酶分泌减少,胃排空延迟,胃肠道平滑肌张力减退,小肠蠕动减慢减弱,胃肠道对药物的转运时间延长 30%～50%,使弱酸类药物如水杨酸经口服的吸收延缓、减少,血药浓度达峰时间推后,峰浓度下降。由于药物通过小肠的时间延长、肠道黏液形成增加、肠腔内 pH 升高,将使弱碱性药物如碳酸氢钠的吸收较非妊娠妇女增多。而他克莫司(tacrolimus)等能在肠壁被代谢的药物,在肠道的停留时间越长,进入体循环的药物越少,药效降低。

由于孕妇心输出量增加约 37%、生理性肺通气过度、肺潮气量和肺泡交换量的增加,可使吸入性药物如麻醉药的吸收加快并增多。还因心输出量增加,孕妇的皮肤及黏膜的局部毛细血管开放,血流增加,滴鼻给药易吸收;经阴道给药的各类制剂中的药物可由阴道黏膜吸收加快和增多。皮肤尤其是手、足部位的血流显著增加,将有利于一些皮肤用药如控释贴片、酊剂、搽剂、油膏及洗剂等的透皮吸收。另硬膜外腔在妊娠期有更多血管形成,故孕妇硬膜外腔给药可加速吸收,如注入哌替啶(pethidine)后,不但吸收较非妊娠妇女快,且其血药浓度相当于静脉注射给药。不过,妊娠晚期由于血流动力学改变,尤其是下肢循环不良,将会影响皮下或肌内注射药物的吸收,如孕妇站立时,股静脉压力随妊娠期增加而增高,下肢血流缓慢,若于股静脉回流区肌内注射药物,吸收将有所下降。

(二) 药物的分布

血流量、体液 pH、药物与血浆蛋白或组织的结合等都影响着药物体内分布。就孕妇而言,药物体内分布主要受血浆容量扩大与血浆蛋白浓度减低两大因素影响。

孕妇血容量增加 40%～50%,血浆增加多于红细胞的增加,因此,血液稀释,心输出量增加,随着子宫、乳腺及胎体等的增大,体液总量也增多,可平均增加 8L 之多,尤其细胞外液增加显著。因体液容量扩大致许多水溶性药物浓度被稀释,在靶器官往往达不到有效药物浓度,尤其对于分布容积较小的药物更为显著,换言之,妊娠期妇女的用药量应高于非妊娠妇女。

大多数药物在血液中有一部分与血浆蛋白(白蛋白为主)结合,形成结合型。血浆蛋白因孕妇血容量增多而被稀释,如在妊娠前半期血浆白蛋白浓度每升下降 5～10g,形成生理性低血浆白蛋白血症,加之妊娠期很多蛋白结合部位被血浆中内源性甾体激素和肽类激素等物质占据,使妊娠期药物与血浆白蛋白结合量减少,游离型药物增多,而易转运至各房室,使分布容积增大,如地西泮(diazepam)、苯妥英钠(phenytoin sodium)、普萘洛尔(propranolol)、水杨酸(salicylic acid)、磺胺甲噁唑(sulfamethoxazole)等。由于游离型药物增多,药物作用随之增强,且可增加药物经胎盘向胎儿转运的比率,以高蛋白结合率的药物为主。晚期妊娠妇女脂肪增加可达 10kg 之多,这将使脂溶性药物分布容积显著增大。

(三) 药物的代谢

肝脏主导药物代谢,妊娠期间肝血流量改变不大,但因孕激素分泌量增加,不仅可引起胆汁淤积、药物排出减慢,而且可诱导或抑制肝微粒体药酶(简称肝药酶)的活性,如妊娠期苯妥英钠等药物羟化代谢的增强,这可能与妊娠期胎盘分泌的孕酮相关;而如茶碱(theophylline)的代谢则受到明显的抑制,这是由于肝药酶活性受到抑制、使肝脏生物转化功能下降,易产生药物蓄积中毒,故对孕妇应极其谨慎地使用具有肝毒性的药物。

(四) 药物的排泄

药物主要经肾脏排泄,妊娠期妇女肾血流量随心搏出量增加而增加约 35%,多种药物的清除率随肾滤过率及肌酐清除率的增加而增加,尤其是主要从肾排出的药物,如注射用硫酸镁(magnesium sulfate)、庆大霉素(gentamicin)、氨苄西林(ampicillin)、地高辛(digoxin)和碳酸锂(lithium carbonate)等。而在晚期妊娠孕妇可能长时间处于仰卧位,肾血流量减少,药物的清除率反而降低。有妊娠高血压综合征伴肾功能不全的孕妇,则因药物排泄减慢和减少,反而使药物在体内蓄积,血药浓度增高,半衰期延长。

有些药物在肝脏中与葡萄糖醛酸结合后随胆汁排入肠道,然后在肠内被水解,游离药物被重吸收而形成肝肠循环。但由于妊娠期葡萄糖醛酸转移酶活性降低,结合型的药物量减少,则在肝肠循环中被重吸收的药物游离量增多,致使药物在血液与组织内的半衰期延长。

二、妊娠期妇女用药注意

(一) 妊娠期用药的基本原则

1. 必须明确诊断和具有确切的用药指征。

2. 权衡所用药物对治疗孕妇疾病与对胎儿可能损害之间的利弊。若药物虽有胎儿伤害可能,但该药物是治疗危及孕妇生命健康疾病而必须使用时,应酌情给予,根据病情随时调整剂量或及时停药,有时需先终止妊娠,再用药。

3. 必须用药时也应尽量选择对孕妇及胎儿无害或毒性小的药物,且采用恰当的剂量、给药途径及给药间隔时间,最好进行血药浓度监测,以更合理地调整用药剂量。

4. 尽量避免使用无妊娠期安全性研究证据的新药或擅自使用偏方、秘方,因无足够证据表明对孕妇、胎儿及新生儿的影响。

（二）早期妊娠的用药注意

1. 药物对受精卵着床前期的影响　着床前期系指受精卵着床于子宫内膜前。虽然此期对药物的影响很敏感,受药物损害严重时可造成极早期的流产,但若是轻微损害,胚胎可继续发育且不一定会发生后遗问题。故此期确属病情需要,可短程使用相对安全的药物治疗。

2. 药物对早期妊娠的影响　此期是指妊娠 3～12 周,是胚胎、胎儿各器官处于高度分化、迅速发育阶段,是胎儿被药物导致某些系统和器官畸形的最敏感时期,故妊娠 3 个月内妇女的用药应特别慎重。

由药物引起的胎儿损害或畸形,一般都发生在妊娠的头 3 个月内,前 8 周内尤为突出。因为着床后的受精卵,每个细胞都有各自的特殊功能并开始进行分化,逐渐形成不同组织器官的雏形。在此重要阶段,若孕妇用药不当,会使一些组织和器官的细胞停止生长发育而残缺不全乃至畸形,机制复杂且迄今未明。多数学者认为药物导致畸胎,可能与基因突变、染色体畸变、蛋白质合成障碍、细胞有丝分裂受干扰、营养代谢失常等有关。

此期内应禁用以下药物。①抗肿瘤药物:如白消安、巯嘌呤、环磷酰胺、甲氨蝶呤及苯丁酸氮芥等;②激素类药物:可的松、泼尼松龙、甲羟孕酮、睾酮、己烯雌酚和口服避孕药等;③抗癫痫药与抗惊厥药:苯妥英钠、卡马西平、扑米酮及三甲双酮等;④镇静药:如地西泮、氯氮草、氟哌啶醇及沙利度胺等;⑤抗抑郁药:如丙米嗪、苯丙胺等;⑥抗过敏药:如氯苯那敏、美克洛嗪、茶苯海明和苯海拉明等;⑦放射性药物:如放射性碘(^{131}I);⑧抗菌药物:伏立康唑,四环素类、氨基糖苷类等。

（三）中、晚期妊娠用药注意

中、晚期妊娠是指妊娠 4 个月至分娩期间,此期胎儿绝大多数器官已形成,对药物致畸的敏感性降低且致畸的可能性减少,虽不致造成胎儿严重畸形,但尚未分化完全的器官系统,如生殖系统,牙齿等仍有可能因药物受损,而神经系统因整个妊娠期间持续分化、发育而一直存在受药物损害的风险。此外,有些药物对胎儿致畸的影响和其他损害并不一定都表现在新生儿期,而是在若干年后才表现出来。如孕妇服用己烯雌酚(diethylstilbestrol)致后代生殖道畸形或阴道腺癌,至孩子青春期才显现明显。因此,怀孕第 4～9 个月妇女的用药也应慎重,根据用药适应证权衡利弊后选择。

药物可影响该阶段胎儿的大脑、神经系统、外生殖器官的发育。孕妇在怀孕的最后 2 周用药应特别注意,因为某些药物在胎儿出生时会产生严重的不良反应,且胎儿一旦成为新生儿,必须独立承担药物代谢和消除的负担。但此时不完善的代谢系统还不能迅速而有效地处理和消除药物,所以药物可在新生儿体内蓄积并产生药物过量的表现。对于早产儿,其代谢功能更不成熟,危险性更大。

该期应完全禁用的药物包括:促进蛋白质合成的药物(男性激素样药物可增加食欲和体重)、口服抗凝药、阿司匹林(长期或大剂量使用)、氯霉素、己烯雌酚、碘化物类、烟碱(烟草)、呋喃妥因、口服降血糖药物、性激素(任何种类)、磺胺类、四环素类、伏立康唑、恩替卡韦、拉米夫定、阿德福韦酯等。

遵医嘱使用的药物:苯丙胺类、强镇痛药、麻醉药品、制酸药(含钠离子)、抗甲状腺药、巴比妥酸盐类、溴化物、卡马西平、青霉素类、头孢菌素类、氯喹、多黏菌素 E、可的松样药物、环磷酰胺、麦角胺、卡那霉素、轻泻药、锂、萘啶酸、麻醉药品、去甲替林、吩噻嗪类、苯妥英、扑米酮、普萘洛尔、丙硫氧嘧啶、利血平、链霉素、大剂量维生素 C、维生素 K 等。

（四）分娩前两周孕妇用药

孕妇于分娩前两周内的用药应慎重。因为有的药物能使胎儿心动过缓或心动过速,进而发生惊厥、发绀、呼吸抑制等;有的会抑制新生儿的造血功能或引起严重的黄疸与溶血性贫血;有的能使新生儿产生低血糖;还有的会导致胎儿死亡。

需特别慎重应用的药物:抗菌药(大剂量青霉素、红霉素、喹诺酮类、氯霉素、新生霉素、磺胺类与呋喃妥因等);维生素(维生素 K_3 与维生素 K_4 等);麻醉药(乙醚、三氯甲烷、氟烷等);镇痛药(吗啡、哌替啶、美沙酮、阿法罗定等);解痉药(颠茄制剂、东莨菪碱等);散瞳药(硫酸阿托品、后马托品等);利尿药(氢氯噻嗪等);兴奋药(安钠咖等);抗高血压药(利血平等);抗心律失常药(利多卡因等);口服降糖药(苯乙双胍等)。

(五)分娩期用药注意

分娩虽属正常生理过程,但在分娩过程中会发生产妇并发症或出现胎儿宫内窘迫等,常需使用镇痛药、宫缩药或宫缩抑制药、解痉镇静药、强心利尿药、血管扩张药及抗菌药等。

哌替啶是常用的分娩镇痛药,为使其对胎儿呼吸抑制的不良作用降至最低,于胎儿娩出前 $1\sim4h$ 应用较为恰当;或于胎儿娩出潜伏期使用,可能使胎儿心率下降,但又不致造成胎儿窘迫,且能增强宫缩频率与强度,调整不协调宫缩及改善孕妇的一般状况;不过吗啡类及阿片制剂因具强力抑制胎儿呼吸而不宜采用。若孕妇采用手术分娩时,应首选局部麻醉或硬膜外阻滞麻醉。

用于引产和促进分娩时常以缩宫素(oxytocin)静脉滴注,麦角制剂可致强直性子宫收缩,胎儿娩出前不宜使用,垂体后叶激素可升高血压,妊娠高血压及合并高血压孕妇禁用。而预防和治疗早产可采用硫酸镁、硝苯地平(nifedipine)、沙丁胺醇(salbutamol)等子宫收缩抑制药及吲哚美辛(indometacin)等前列腺素合成酶抑制药。

硫酸镁是目前预防和控制子痫发作的首选药物,因镁离子可抑制运动神经末梢释放乙酰胆碱(acetylcholine),阻断神经肌肉接头的传导,从而使骨骼肌松弛。可采用肌内注射或静脉注射、静脉滴注,但用药过程中应密切观察患者,定期检查腱反射的存在,钙剂可治疗镁离子蓄积中毒。

第二节 | 药物对胎儿的影响

一、胎盘对药物的转运和代谢

在整个妊娠期的母体-胎盘-胎儿单位中,胎盘作为胎儿的特殊器官,对于母体与胎儿之间的物质包括药物的转运起着重要作用。

(一)胎盘对药物的转运功能

胎盘具有一般生物膜特性,对药物的透过具有一定的阻抗性,故习惯称之为屏障(barrier)。母-胎间的物质和药物相互转运通过胎盘屏障(placental barrier)进行,所谓胎盘屏障是指由合体细胞、合体细胞基底膜、绒毛间质、毛细血管基底膜和毛细血管内皮细胞组成的 5 层血管合体膜(vasculo-syncytial membrane,VSM),其厚度与药物转运呈负相关,与绒毛膜表面积呈正相关。妊娠早期 VSM 的厚度约为 $25\mu m$,随妊娠的进展,VSM 变薄,妊娠晚期厚度仅 $2\mu m$,且绒毛膜表面积增加,药物的转运随之加快。

(二)胎盘对药物的转运方式

1. **被动转运**　这是药物转运最常见和最重要的形式。药物从高浓度一侧通过细胞膜扩散至低浓度一侧,不消耗能量,脂溶性高,分子量<250,离子化程度低的药物如 O_2、CO_2、琥珀胆碱(suxamethonium)等易通过胎盘的 VSM 转运。

2. **载体转运**　此转运系指细胞膜上的载体与药物结合,并载运药物到膜的另一侧的过程。其包括主动转运、易化扩散、胞饮作用及膜孔转运。

近几十年来,随着对胎盘中药物转运体功能的研究,其作用逐渐被阐明。胎盘中的药物转运体能够逆浓度梯度将药物从胎儿侧转运至母体,在合体滋养层的两侧都有发现。位于面对母体血液的顶端刷侧的转运体有腺苷三磷酸结合盒转运体:多药耐药蛋白 MDR-1/P 糖蛋白、乳腺癌耐药蛋白 BCRP/

ABCG2、多药耐药相关蛋白 MRP-2 和 MRP-3、血清素转运体 SERT、有机阴离子转运多肽 OATP-E 和有机阳离子转运体 OATN2 等。位于面向胎儿绒毛膜基底侧的药物转运体有多药耐药蛋白 MDR-3、多药耐药相关蛋白 MRP-1 和 MRP-5、有机阴离子转运多肽 OATP-2B1 和 OATP-B、有机阳离子转运体 OCT-3 及去甲肾上腺素转运体 NET 等。例如,多药耐药蛋白 MDR-1/P 糖蛋白能够将抗肿瘤药物如长春碱(vinblastine)、多柔比星(doxorubicin)等泵入母体循环,减少药物对胎儿的损害。近来发现降糖药格列本脲(glibenclamide)在胎儿体内的血浆浓度远低于母体,是因为胎盘中存在乳腺癌耐药蛋白 BCRP 和多药耐药相关蛋白 MRP-3 两种药物转运体,此外,高蛋白结合率也起到一定作用。胎盘中药物转运体阻止药物进入胎儿,一方面减少了药物对胎儿可能的危害,另一方面也使一些治疗性药物在胎儿体内没有药理作用。例如,发现抗 HIV 药物中的蛋白酶抑制药是 P 糖蛋白转运体的底物,因此在妊娠妇女中使用蛋白酶抑制药如洛匹那韦(lopinavir)、利托那韦(ritonavir)等并不能减少 HIV 垂直传播的风险。

(三)影响胎盘对药物转运的因素

1. **药物的脂溶性和解离度**　与其他生物膜一样,药物通过胎盘依据脂溶性和解离度不同而有所差异。脂溶性高的药物易经胎盘扩散进入胎儿血液循环,如剖宫产中使用的麻醉药物硫喷妥钠(thiopental sodium)脂溶性高,几乎能立即通过胎盘屏障,在新生儿中可能引发镇静或呼吸暂停,不能重复多次注射。而同样在剖宫产中使用的高解离度药物筒箭毒碱(tubocurarine)、琥珀胆碱(succinylcholine)通过胎盘的速度很慢,在胎儿中浓度很低。再者,临床上选用肝素(heparin)作为妊娠妇女的抗凝药,肝素分子量大且为极性,不能穿过胎盘,而抗凝药华法林(warfarin)有致畸作用,应避免在妊娠妇女中使用。

但胎盘对极性药物难以透过不是绝对的,如果母体-胎儿浓度梯度很高,极性药物也能通过胎盘。如在生理状态 pH 条件下几乎完全解离的水杨酸盐(salicylate)却能够快速通过胎盘,这是因为少量未解离的水杨酸具有高度脂溶性。由于母体的 pH 为 7.4 而胎儿的 pH 为 7.3,$pK_a > 7.4$ 的碱性药物在胎儿体内解离度更高,导致在胎儿体内水平更高。

2. **药物分子大小**　分子量为 250~500 的药物易通过胎盘,700~1 000 者通过较慢,大于 1 000 者通过很少。

3. **药物与蛋白的结合率**　结合率与通过胎盘的药量呈负相关,如氨苄西林(ampicillin)和双氯西林(dicloxacillin)的结合率分别为 22.5% 和 90%,前者通过胎盘的药量更多。

4. **胎盘血流量**　胎盘血流量随心输出量的增加而增加,且受母体姿势、影响母体脉管系统的疾病(如糖尿病和高血压)、胎盘大小和子宫收缩的影响。例如,母体子宫-胎盘血流在俯卧位时减少,子宫收缩时甚至灌注停止。

(四)胎盘对药物的代谢

胎盘对药物除具有转运作用外,因其含有各种参与代谢作用的酶系统,可分别催化药物的氧化、还原、水解的 I 相和结合的 II 相代谢反应,如对苯并芘等的羟化,对偶氮键和硝基基团等的还原,对哌替啶、乙酰水杨酸(acetylsalicylic acid)等的水解以及对对氨基苯甲酸等的结合。而且对内源性药物样作用的肾上腺素(adrenaline)、去甲肾上腺素(noradrenaline)、乙酰胆碱等亦可代谢。其代谢能力虽较肝脏为弱,但至少可补偿胎儿肝功能低下之不足。

(五)药物间接对胎儿的治疗作用

在妊娠期中,胎儿的治疗问题也值得关注。胎儿治疗是指对孕妇给药后,药物通过脐带间接进入胎儿体内发挥治疗作用。目前妊娠妇女使用糖皮质激素(glucocorticoid)可促进早产儿的胎肺成熟。苯巴比妥在近分娩期的孕妇中使用可诱导胎儿肝脏中介导胆红素葡萄糖醛酸化的代谢酶功能增强,与未使用苯巴比妥母亲所产的新生儿相比,黄疸的发生率更低,在光疗法治疗新生儿间接胆红素血症问世之前,苯巴比妥是有效的预防方法,而治疗则首选光疗法。

81

二、胎儿的药动学特点

由于胎盘屏障不能完全保护胎儿免受药物的影响,大多数药物可经胎盘进入胎儿体内,且有相当多的药物经代谢可形成有害物质,而致胚胎死亡或畸形,且胎儿各器官功能处于发育、完善阶段,故药动学特征有别于成人。

(一) 胎儿的药物吸收

药物经胎盘屏障转运到胎儿体内并经羊膜进入羊水中,但羊水内的蛋白含量仅为母体的 $1/20 \sim 1/10$,故药物多呈游离型,而被胎儿皮肤吸收或妊娠 12 周后的胎儿吞咽入胃肠道,并被吸收入血液循环,其代谢产物由尿液排泄,排泄的药物又可被胎儿吞咽羊水而重吸收形成"羊水肠道循环"。

(二) 胎儿的药物分布

妊娠 12 周前胎儿体液含量较高,因此水溶性药物在细胞外液分布较多,且胎体脂肪含量较少,故脂溶性药物的脂肪分布与蓄积也少,随着胎龄增长至晚期妊娠时,胎儿细胞外液明显减少,脂肪含量增多而脂溶性药物脂肪分布增加。由于胎儿的肝、脑等器官与身体的比例相对较大,血流量多,药物进入脐静脉后,$60\% \sim 80\%$ 的血流进入肝脏,故肝内药物分布较高;也因胎儿血脑屏障(blood-brain barrier,BBB)功能尚差,药物易进入中枢神经系统。胎儿的血浆蛋白含量较母体低,故进入组织的游离药物增多。胎儿的血液循环是由脐静脉血主要经肝脏、肝血窦再经门静脉与下腔静脉进入右心房,但亦有进入肝脏的部分脐静脉血不流经肝血窦,而经静脉导管直接进入下腔静脉到达右心房,从而减少了肝脏对药物的代谢,增高了药物直接到达心脏和中枢神经系统的量,尤其在母体快速静脉注射给药时应高度关注这一点。

(三) 胎儿的药物代谢

主要在肝脏进行,胎盘仅限于甾体类、多环碳氢化合物等几类药物的代谢,肾上腺代谢的药物可能与肝脏相同。但是胎儿肝药酶缺乏,代谢能力低,往往出现一些药物胎儿血药浓度高于母体,如妊娠期应用乙醚(ether)、巴比妥(barbital)、镁盐、维生素 B、维生素 C 等,胎儿血药浓度是母体的 1 倍或数倍。多数药物经代谢后活性下降,但有些药物如苯妥英钠经 I 相代谢成对羟苯妥英钠,则可竞争核酸合成酶而干扰叶酸代谢,呈现致畸作用,尤其当合用苯巴比妥等肝药酶诱导剂后,代谢物增多,致畸作用增强。

(四) 胎儿的药物排泄

妊娠 $11 \sim 14$ 周开始,胎儿肾脏已有排泄功能,但因肾小球滤过率低,药物及其降解产物排泄延缓,即使药物被排泄至羊膜腔后,可被胎儿吞咽形成"羊水肠道循环",且胆道的排泄功能也较弱,故经代谢形成的极性和水溶性代谢物较难通过胎盘屏障向母体转运。沙利度胺(thalidomide)的致畸悲剧,就是其水溶性代谢物在胎儿体内蓄积所致。

三、药物对胎儿的损害

(一) 药物致胎儿生长发育迟缓

胎儿 95% 的体重增长于妊娠 20 周后,即在妊娠 16 周以后,胎儿宫内生长迟缓的发生率增高,为 $3\% \sim 8\%$,且新生儿低血糖、低钙血症、低钠血症、红细胞增多症和呼吸窘迫综合征等疾病的发病率及病死率较高。胎儿生长发育迟缓虽然是由营养不良、母体疾病或不良嗜好或遗传因素等原因造成,但母体用药不当可直接或间接导致胎儿生长发育迟缓,有些药物在大剂量应用或接触时可对胎儿致死或致畸,而在小剂量时亦具有致胎儿生长发育迟缓的作用,如苯妥英钠、乙醇(ethanol)、抗肿瘤药、香豆素类衍生物等不仅致畸,亦可致胎儿发育不良。有些药物如氯丙嗪虽无明显致畸作用,但仍可导致胎儿发育迟缓。长期接触麻醉药恩氟烷(enflurane)也可致胎儿发育迟缓。降压药、麻醉药、血管活性药以及有可能造成血液浓缩和血黏度增高的药物(如利尿药等)均可因降低子宫胎盘血流量而损害胎儿血氧交换,故应慎用或禁用。由于胎儿生长发育迟缓的治疗属非特异性,故主要针对其诱发因素及可能的并发症进行防治。

(二) 药物的致畸作用

胎儿畸形常源于遗传因素,因为任何畸变均伴有染色体改变。但相当数量的畸形是由于妊娠期用药不当所致,许多药物或其代谢产物都可成为致畸原,不过并非每个致畸原都必然引起胎儿的某种畸形。畸形不仅可表现在各组织器官的形态和结构上,也可能表现在生理功能或生化反应以及行为活动方面。药物的致畸作用虽因妊娠不同阶段胎儿发育特点而各不相同,但一般来说,妊娠前 3 个月中因受精卵正处于相继分化阶段,各系统未完全形成,此期孕妇用药易致胎儿畸形。

1979 年,美国食品药品监督管理局(FDA)根据动物实验和临床用药经验及对胎儿致畸相关的影响,将药物在妊娠期的使用分为 A、B、C、D、X 五类。

A 类:在有对照的研究中,妊娠初 3 个月用药,经临床观察未发现药物对胎儿有损害,亦未发现在随后的妊娠期间对胎儿有损害,可能对胎儿的影响甚微。如泛酸(pantothenic acid)、甲状腺素(thyroxine)等。

B 类:动物生殖实验未显示对胎仔有危害,但尚缺乏临床对照研究资料,或者动物生殖毒性实验中观察到对胎仔有损害,但尚未在妊娠早期临床对照试验中得到证实,如青霉素类、头孢菌素类、氨曲南(aztreonam)、克林霉素、磷霉素、阿奇霉素、呋喃妥因(nitrofurantoin)、乙胺丁醇、甲硝唑(metronidazole)等。

C 类:动物实验中观察到胎仔畸形和其他胚胎发育异常,但是缺乏临床对照试验资料;或者缺乏动物实验和临床对照试验资料。本类药物只有在权衡了对孕妇好处大于对胎儿的危害之后,方能使用。如万古霉素(vancomycin)、亚胺培南(imipenem)、莫西沙星(moxifloxacin)、利奈唑胺(linezolid)、磺胺类、氯霉素(chloramphenicol)、异烟肼、利福平、吡嗪酰胺(pyrazinamide)、异丙肾上腺素(isoprenaline)等。

D 类:临床资料显示药物对胎儿有损害,但孕妇严重的疾病又非常需要用药,且无其他替代药物,此时可权衡其危害性和临床适应证的大小,以决定取舍。如氨基糖苷类、四环素类(tetracyclines)、替加环素(tigecycline)、伏立康唑(voriconazole)、苯妥英钠、氯磺丙脲(chlorpropamide)等。

X 类:动物实验和临床观察资料显示,本类药物对胎儿危险性大,且超过治疗应用的有益性,禁用于妊娠或准备妊娠的妇女。如己烯雌酚、沙利度胺、利巴韦林(ribavirin)、乙硫异烟胺、奎宁等。

根据 FDA 分类标准,在临床应用药物中,属 A 类仅有 0.7%、B 类为 19%、C 类占 66%,比例最高,D 类与 X 类分别占 7%。但应明确,应用具有致畸性药物后是否胎儿一定会发生畸形,这还与孕妇暴露于药物时间长短、剂量大小和胎龄等因素相关,亦与发生的概率相关,如丙戊酸钠(sodium valproate)可致胎儿畸形,但应用的孕妇仍有 95% 的机会分娩正常婴儿。

长时间以来,该药物分级法被广泛采用,成为指导妊娠期用药的重要参考依据。然而在临床应用中发现,该药物分级法过于简单,不能有效地传递妊娠期妇女的用药风险,常常给临床医生在指导妊娠期妇女用药时带来一定的困扰。2014 年 12 月 3 日,美国 FDA 颁布了"妊娠和哺乳期用药信息标签最终规则"。新规则用三个详细的部分取代目前产品的字母分类,包括"妊娠""哺乳"及"男女生殖可能性",其中"妊娠"部分包括妊娠暴露登记、风险概述、临床考虑的问题和数据。2015 年 6 月 30 日新规则生效后,新批准的化学药物及生物制剂申请将要求使用新的格式,而之前批准的产品将逐步采用新的说明书要求。

新规则在内容和格式部分作出了改变,描述了可能需要药物治疗的患者在真实医护环境下的风险。新标签新增了对女性和男性生殖系统影响部分;在妊娠部分中新增了药物妊娠暴露登记,更系统及前瞻性地采集数据;强调了相对风险的量化,即患病服药者相比于患病但未服该药者(合适的对照)发生同一转归的风险;且要求在信息更新时,说明书应做出相应的修改。新规则帮助临床医师在遇到妊娠和哺乳期用药时能够评估受益和风险,从而做出正确的决策。

第三节 | 哺乳期妇女的用药

一、药物的乳汁转运

母乳喂养已为世界卫生组织大力推荐宣传,因为母乳喂养有利于乳儿的生长发育,增进母儿感情。但哺乳期妇女无论应用何种药物,都将或多或少地分布至乳汁中,药物从母体血液到乳汁必须通过血乳屏障(blood-milk barrier),即药物经毛细血管内皮透过基底膜、细胞膜进入细胞内,然后再从腺上皮细胞的尖端细孔转运至腺腔乳汁中,转运效率受下列因素影响:①母体血药浓度,这是导致药物由母体血液向乳汁转运最重要的决定因素,乳汁中药物浓度变化与血药浓度呈正相关。②药物分子量大小,分子量小于120的药物极易在血浆与乳汁间达分布平衡,小于200者亦易通过扩散进入乳汁,600以上则不易进入乳汁。③药物的解离度与脂溶性,脂溶性高的药物易从血液转运至乳汁,如作用于中枢神经系统的药物。非解离的药物脂溶性高而易通过生物膜转运,而药物的解离程度与体液 pH 和药物的 pK_a 密切相关,血浆 pH 为 7.4,乳汁 pH 为 7.1,因此弱碱性药物更易由血浆进入乳汁。④药物的蛋白结合率,由于只有游离型的药物才能通过血乳屏障,故高蛋白结合率的药物转运至乳汁中的量很少。

药物在乳汁中与母体血浆中浓度的比值(milk/plasma ratio,M/P)可反映药物向乳汁中转运的量,此比值可由所列公式计算,若此比值小于 1,表明仅有少量药物进入乳汁,大于 1 则有较多量药物转运入乳汁(表 7-1)。

表 7-1　常用部分药物的 M/P 比值

药物	M/P	药物	M/P
西咪替丁	1.7~5.8	苯妥英钠	0.18~0.54
舒马曲坦	4.1~5.7	美沙酮	0.45
雷尼替丁	2.5	红霉素	0.41
环丙沙星	2.17	吲哚美辛	0.37
可待因	2.16	苄星青霉素	0.37
法莫替丁	1.5	氯硝西泮	0.33
甲硝唑	0.99~1.1	克拉霉素	0.25
对乙酰氨基酚	1.0	庆大霉素	0.17
氟康唑	0.75	头孢氨苄	0.09
卡马西平	0.24~0.69	阿司匹林	0.06
苯巴比妥	0.4~0.6	丙戊酸钠	0.01~0.05
四环素	0.58	头孢曲松	0.04

M/P 值也可用于估算每天到达婴儿体内的药物剂量,公式如下:

$$进入婴儿体内药量 = M/P \times C_{av} \times V_{milk}$$

C_{av} 代表母体平均血浆药物浓度;V_{milk} 代表婴儿平均每天摄入乳汁量,可按 150ml/kg 计算。可将计算出来的量与药物的治疗剂量相比较,并以治疗剂量的百分比表达,小于治疗剂量的 10% 不会对乳儿造成明显影响,不必停止哺乳,但毒性大的药物除外。

虽然哺乳期妇女无论用什么药都能进入乳汁,除了如红霉素、地西泮、巴比妥类和磺胺类等脂溶性高的药物,由于乳汁脂肪含量较高而易于进入外,其他大多数药物分布容积较大,血浆浓度相对较低,因此转运进入乳汁中的药物量有限,一般不超过哺乳期妇女一日用量的 1%～2%。不过,相当多的药物通过哺乳被乳儿吸收,将有可能对乳儿的生长发育产生影响,故哺乳期临床合理用药仍需受到重视,尽可能在用药期间停止哺乳。

二、哺乳期妇女用药注意

(一)药物对泌乳的影响

1. **雌激素类药物**　小剂量己烯雌酚能刺激乳腺导管及腺泡的生长发育并通过刺激垂体前叶合成和释放催乳素,间接促进乳腺分泌,但大剂量能抑制催乳素的分泌,使乳汁分泌减少。雌二醇(estradiol)是主要由卵巢成熟滤泡分泌的天然雌激素,能促进乳腺的发育,但较大剂量可干扰催乳素对乳腺的作用,减少乳汁分泌而起退乳作用。而氯米芬(clomifene)等抗雌激素药亦具抑制乳汁分泌的作用。

2. **类固醇避孕药**　全球约有 1.2 亿妇女在使用由雌激素与孕激素配伍组成的类固醇激素避孕药,最为常用的是短效口服复方类固醇避孕药,这类药物的不良反应之一就是使哺乳期妇女乳房胀痛,乳汁分泌减少,因此,建议这类药物至少在分娩半年后才开始服用。

3. **多巴胺及其受体激动药**　多巴胺(dopamine)可直接作用于垂体抑制催乳素分泌,使乳汁分泌减少。溴隐亭(bromocriptine)是多巴胺受体激动药,亦是催乳素的抑制药而可制止生理性泌乳。甲麦角林类似于溴隐亭,除具多巴胺受体激动作用外,兼具抗催乳素作用而抑制乳汁分泌。

(二)乳汁中药物对乳儿的影响

由于药物能转运进入乳汁并随哺乳排泄,药物从乳汁中排出的数量和速度与药物的性质、乳腺的血流量和乳汁中脂肪含量等有关,因此,从前述的 M/P 可见不但药物间的差异较大,母乳中同一药物的含量个体差异亦甚大,如口服甲硝唑、异烟肼(isoniazid)、红霉素(erythromycin)和磺胺类药物,乳汁中各药物浓度可约为哺乳期妇女血药浓度的 50%,而哺乳期妇女服用头孢菌素类,其乳汁中的浓度在血药浓度的 25% 以下。

可待因(codeine)及其活性代谢产物吗啡(morphine)通常情况下到达母乳中的量很少,因此认为在分娩后短期应用可待因镇痛对母乳喂养婴儿是安全的。但是近来报道了一例母亲使用可待因以后出现了婴儿的死亡,促使对母乳喂养母亲中可待因使用的重新评价。在这个病例中,后续的研究发现母亲是一个 CYP2D6*2A 的杂合子(CYP2D6*2×2),是能将可待因快速转化为吗啡的超快代谢者(ultra-rapid metabolizer,UM)。再者,尽管吗啡主要通过葡萄糖醛酸化代谢为无活性的吗啡 -3- 葡萄糖醛酸苷(morphine-3-glucuronide),也能少量地通过尿苷酰 - 葡萄糖醛酸转移酶 2B7(uridylglucuronsyltransferase 2B7,UGT2B7)代谢为与吗啡活性相当的吗啡 -6- 葡萄糖醛酸苷(morphine-6-glucuronide,M6G),研究报道发生 UGT2B7*2 变异的个体内吗啡代谢为 M6G 的比例增加。因此,如果婴儿的母亲为 CYP2D6 超快代谢者且同时是 UGT2B7*2 变异者,使用可待因后发生致命性中枢神经系统抑制的风险很高。

母乳是乳儿的理想食物,药物由哺乳随乳汁进入乳儿体内,虽一般认为母乳中的药物浓度并不高,不至于对乳儿产生不良影响;但是,对于易被胃肠道吸收的药物,即使乳汁中药物浓度不高,也可能会使乳儿吸收相当大量的药物,因为乳儿一般每天吸吮 800～1 000ml 乳汁,还与乳儿尤其是早产儿的血浆白蛋白含量少,与药物的结合率低有关,造成被乳儿吸收的药物中具有药理活性的游离型药物增多,可为成人或年长儿的 1～2 倍,加之乳儿肝功能欠完善,葡萄糖转换酶的活性也较低,从而影响对多种药物的代谢。此外,乳儿肾小球滤过率低,对药物及其代谢产物的清除率也较低,易导致药物在体内蓄积而对乳儿产生不良影响。

由表 7-2 和表 7-3 可见,较多的药物通过乳汁进入乳儿体内后可能会产生各种不同的损害。因此,抗肿瘤药、锂制剂、抗甲状腺药、苯二氮䓬类安定药、抗抑郁药、抗癫痫药及氟喹诺酮类等,哺乳期妇女应禁用。如果哺乳期妇女因治疗需要而必须用药时,则应十分注意下列几点:①应严格掌握用药适应证,尽可能选择已明确对乳儿安全无不良影响的药物;②哺乳期妇女用药时间尽量选在哺乳刚结束后,并尽可能将下次哺乳时间间隔 4h 以上,使乳儿吸吮母乳时避开乳汁药物峰浓度,以减少药物随乳汁进入乳儿体内;③若哺乳期妇女应用的药物剂量较大或疗程较长,有可能对乳儿产生不良影响时,最好能监测乳儿血药浓度,由此而根据药物的半衰期来调整用药与哺乳的最佳间隔时间;④哺乳期妇女必须使用的药物而不能证实该药对乳儿是否安全时,可暂停哺乳,在停止用药后再恢复哺乳;⑤若哺乳期妇女应用的药物亦适用于治疗乳儿的疾病时,则通常不影响哺乳;⑥哺乳期需要绝对禁止使用的药物包括细胞毒性药物(如顺铂、环磷酰胺、多柔比星等)、放射性核素(如锝、碘等放射药物)及母体滥用的药物(如可卡因、海洛因、大麻等)。

表 7-2 哺乳期禁用的药物

药物名称	对乳儿及乳汁分泌的影响
溴隐亭	抑制乳汁分泌
吗啡	抑制呼吸中枢
放射性碘	^{131}I 抑制乳儿甲状腺功能;^{125}I 致甲状腺癌的危险
丙硫氧嘧啶	抑制乳儿甲状腺功能
可卡因	可卡因中毒
异烟肼	乳儿中毒性肝炎,维生素 B_6 的缺乏
甲丙氨酯	可致药物中毒
苯环己哌啶	可致幻觉
苯茚二酮	凝血酶原时间延长
四环素	使婴儿牙齿不可逆性黄染
麦角胺	呕吐、腹泻、痉挛
甲氨蝶呤	抑制免疫功能,影响生长,粒细胞减少,致癌性
环磷酰胺	抑制免疫功能,影响生长,粒细胞减少,致癌性
环孢素	抑制免疫功能,影响生长,有可疑致癌性
多柔比星	抑制免疫功能,影响生长,有可疑致癌性
锂盐	乳儿血药浓度高,为母体血药浓度的 1/3～1/2,中枢神经系统紊乱、心血管系统障碍

表 7-3 哺乳期慎用的药物

药物名称	对乳儿的影响
阿司匹林	代谢性酸中毒,影响血小板功能,皮疹
氯马斯汀	嗜睡,易激怒,拒乳,高声哭泣,颈强直
苯巴比妥	镇静,高铁血红蛋白血症
扑米酮	镇静,哺乳障碍
柳氮磺吡啶	便血
苯妥英	眼球震颤
泼尼松	大剂量可引起肾上腺皮质功能抑制,抑制生长
溴化物	乳儿嗜睡,皮疹

(何金汗)

思考题

1. 妊娠期妇女合理用药应主要从哪些方面加以注意?

2. 乳汁对药物的转运会对乳儿造成哪些影响?

3. 美国 FDA 颁布的"妊娠和哺乳期用药信息标签最终规则"与目前使用的规则相比有什么变化?

思考题解题思路

本章目标测试

本章思维导图

第八章 | 新生儿及儿童临床用药

儿童正处于生长发育时期,不同发育阶段的组织器官的生理功能和生化代谢尚不完善,因此对药物的反应有别于成人,尤其是新生儿,其药动学、药效学具有明显特点,需充分掌握这些特点,熟悉新生儿及儿童用药的特别注意事项,才能正确合理用药,保证用药的安全有效。

第一节 | 新生儿及儿童发育不同阶段的用药特点

一、概述

2020 年第七次全国人口普查登记人口约 14.4 亿,儿童达 2.98 亿,约占人口总数的 21.1%。

临床上,小儿根据出生后的解剖、生理、病理、免疫、心理和疾病等的特点,按年龄分为 6 个阶段。即①新生儿期(neonatal period):自胎儿娩出脐带结扎至出生后 28 天。②婴儿期(infancy):亦称乳儿期,自出生后满 28 天至 1 周岁。③幼儿期(toddler period):指满 1 周岁至 3 周岁前。④学龄前期(preschool stage):指 3～6 周岁或 7 周岁,相当于幼儿园阶段。⑤学龄期(school stage):自入小学起至进入青春期前。⑥青春期(adolescence):相当于中学学龄期,自第二性征开始发育至生殖功能基本发育成熟;一般女孩从 11～12 岁开始到 17～18 岁,男孩从 13～15 岁开始到 19～21 岁。

儿童一直处于不断生长发育中,具有特殊的生理特点,其器官系统,尤其是肝、肾、神经和内分泌功能与成人差异很大,药物的药效学和药动学有其自身规律。因此,掌握各期儿童特点,研究儿童用药的规律,是儿童合理用药至关重要的问题。

二、新生儿期的用药特点

胎儿娩出后,便停止了与母体的直接联系,开始适应变化多端的宫外新环境。为了适应新环境,各系统都必须经历巨大的解剖及生理变化,尤其是肺呼吸的建立、血液循环的改变、消化和排泄功能的开始等,这一系列的变化约需 1 个月,这一时期称为新生儿期。

(一)新生儿的药动学特点

1. 新生儿的药物吸收

(1)胃肠功能对口服药物吸收的影响:首先,新生儿幽门括约肌收缩力较强,贲门括约肌收缩力较弱,以致胃内容物在哭闹时易反流入食管而引起呕吐,仅表现为收缩而很少蠕动,胃排空时间长达 6～8h,因此主要在胃内吸收的药物,比预计的吸收更完全。

其次,刚出生时的新生儿,胃液 pH＞6,24h 内胃液酸度显著增加,pH 降为 1,因此在酸性环境中易失活的药物此时不宜口服。随着胃酸分泌显著减少,出生后 10 天时基本处于无酸状态,以后酸度又逐渐增加,到 3 岁时达成人水平。因此,新生儿口服药物吸收的量较难预测,胃肠道吸收功能有较大的个体差异。

再者,新生儿肠道长度约为身长的 8 倍,而成人为 4～5 倍,大、小肠的长度之比为 1:6,成人为 1:4,新生儿小肠主要表现为分节运动,主要在十二指肠吸收的药物吸收延迟,出现作用较慢。

(2)用药部位血流对注射给药的影响:新生儿平均心率为 116～146 次/min,心输出量为 180～240ml/(kg·min),比成人多 2～3 倍,血流速度快于成人,循环一周仅需 12s,成人则为 22s。新生儿肌内或皮下注射后的吸收和成人一样,主要取决于注射部位的血流速度。新生儿由于肌肉组织较少,皮下组织相对较厚,血液循环相对较差,因此药物可滞留在肌肉中,吸收可不规则,难以预测。药物蓄积于局部时,灌流若突然改变,进入循环的药量可意外骤增,导致血药浓度升高而引起中毒。这种情况在应用强心苷、氨基糖苷类抗菌药、抗惊厥药时尤为危险。故静脉给药相对较为安全且吸收迅速,药效较为可靠。

（3）皮肤或黏膜对吸收的影响:新生儿皮肤、黏膜、肺泡等相对面积(m^2/kg)大于成人或年长儿,且黏膜娇嫩,皮肤角质层薄,药物外敷后吸收迅速。某些药物可通过黏膜或皮肤途径给药,如口服滴剂、口腔膜剂、喷雾剂、通过直肠黏膜吸收的栓剂、微型灌肠剂、通过皮肤吸收的敷贴剂等剂型的药物。新生儿黏膜血管丰富,药物吸收迅速,是一种方便的给药途径。某些外用药,如滴鼻、滴眼剂等可因透皮吸收较多而引起不良反应,特别是局部皮肤黏膜存在炎症或破损时,如局部用药过多,可因药物吸收过多而引起中毒。

（4）特殊给药途径:出生数日内的新生儿,必要时可通过脐带血管注射给药。某些药物如红霉素可浓集于乳汁中,母乳中红霉素浓度较母亲血浆中的浓度高4～5倍,故必要时可通过哺乳给药。

2. 新生儿的药物分布影响因素　药物作用主要取决于靶器官中游离药物的浓度及维持时间的长短。药物的分布及转运与体液、组织血流量、药物蛋白结合率、体内脂肪含量、膜通透性等有关,特别是生理性水分布与蛋白结合率对药物分布容积关系更大,而这些因素新生儿与成人或年长儿有很大差异。

（1）体液:新生儿体液总量一般约占体重的80%,未成熟儿可达85%。新生儿细胞外液占体重的45%,约为成人的2倍,因此其间质液所含药物浓度将被稀释为成人的1/2。细胞内液占体重的35%,低于成人的40%,故细胞内液药物浓度相对较高,最大时可较成人高25%。早产儿脂肪含量低,仅占体重的1%,亲脂性药物不能充分与其结合,血中游离药物浓度升高。一般药物的表观分布容积(V_d)在新生儿期往往相对较大,药物排泄较慢,血浆半衰期($t_{1/2}$)亦较长,因此新生儿用药间隔时间应适当延长。新生儿细胞外液比例高,对影响水盐代谢和酸碱平衡的药物较成人敏感。

（2）膜通透性:新生儿膜通透性高,血脑屏障功能低于成人。有些药物在脑组织和脑脊液中分布较成人多,如氨苄西林,对脑膜炎的治疗较为有利。

（3）药物与血浆蛋白结合率:药物与血浆蛋白结合率取决于它们之间的亲和力(亲和常数)及血浆蛋白量。新生儿的血浆蛋白含量一般较成人或年长儿低,足月儿为37.6～37.9g/L,早产儿为35.5g/L,且其与药物亲和力低,结合能力弱,故游离型药物比例较高,有较多透过生物膜进入组织。尽管新生儿血浆药物浓度正常或低于正常,但仍能导致更强的药理作用,甚至出现中毒。特别是一些蛋白结合率较高的药物,如苯妥英钠、苯二氮䓬类、口服抗凝药、青霉素类、磺胺类、苯巴比妥、氯丙嗪、吲哚美辛、水杨酸类、利尿药等。因此,当新生儿需应用高蛋白结合率的药物时应适当减少剂量。

3. 新生儿的药物代谢　肝脏是多数药物代谢的主要场所。对于肝功能尚未成熟的新生儿而言,肝药酶活性是肝脏代谢的决定性因素。与成人相同,新生儿肝脏药物代谢也分为Ⅰ相和Ⅱ相代谢。

（1）Ⅰ相代谢:Ⅰ相代谢中,细胞色素P450(CYP450)酶系对多数药物的代谢影响最大。随着新生儿细胞色素P450酶系的成熟,半衰期缩短,肝脏对药物代谢的能力逐渐提高。就胎儿来说,其细胞色素P450的蛋白水平为成人的1/3,活性仅为成人的一小部分,分娩促使其迅速发育,但仍不十分完善,需1年后才可达到成人水平。

新生儿肝微粒体中细胞色素P450酶系中的CYP1A2活性很低,在1岁之前其活性仅为成人的50%,这使得茶碱类药物在新生儿中半衰期较长,清除率较低。只有出生1～3个月后,对茶碱的清除才会显著增加。小于1周的新生儿肝脏CYP2C活性有限,作为CYP2C亚家族的作用底物,新生儿表现为非常低的地西泮代谢水平,同样的还有其他抗癫痫药、非甾体抗炎免疫药、华法林、奥美拉唑、甲苯磺丁脲、普萘洛尔等。但需引起注意的是,出生1个月后的婴儿,CYP2C水平迅速上升至成人的150%,随后逐渐下降,1年后达成人水平,故上述药物在婴儿期代谢速度相对较快。

（2）Ⅱ相代谢：Ⅱ相代谢又称结合反应,主要目的是增加内源性和外源性代谢物的水溶性,使其易于排出体外。新生儿较弱的结合能力会导致外源性和内源性物质排出延迟,易在体内蓄积。重要的Ⅱ相代谢酶包括葡萄糖醛酸转移酶、磺基转移酶、谷胱甘肽-S-转移酶和N-乙酰基转移酶等。因此,如吲哚美辛、水杨酸盐和氯霉素等需由葡萄糖醛酸结合进行代谢的药物,代谢减慢,血浆半衰期延长,若不适当调整给药方案,易造成药物蓄积中毒。不过新生儿的硫酸结合能力较好,这是对葡萄糖醛酸结合能力弱进行的补偿,如在成人体内与葡萄糖醛酸结合的对乙酰氨基酚,在新生儿体内可与硫酸结合代谢排泄。

4. 新生儿的药物排泄　肾脏是药物排泄的主要渠道。新生儿肾脏发育不成熟,肾功能较差,肾的有效血流量按体表面积换算只有成人的20%～40%;肾小球滤过率足月儿5～7ml/min,早产儿3～5ml/min。新生儿肾小管排泌功能亦很低,为成人的20%～30%,故新生儿肾清除率远低于成人。因此主要由肾小球滤过排泄的药物如地高辛、庆大霉素等,肾小管排泌的药物如青霉素等的消除显著延长。例如新生儿的青霉素半衰期约为25h,而成人为4h,其清除率仅为成人的30%～40%。早产儿对青霉素类的清除,按体表面积计算仅为2岁小儿的17%。一些以肾脏排泄为主要消除渠道的药物由于在新生儿体内清除率降低,半衰期延长,血药浓度较高,从而可能引起中毒。这类药物主要包括如氨基糖苷类、克林霉素类、磺胺类、异烟肼等抗菌药物以及地高辛、毒毛花苷K等强心药。此外,新生儿的药物还可通过胆汁、肺、汗腺、乳腺、唾液腺等排泄。

(二)新生儿的药效学特点

许多药物的效应是药物分子与靶器官受体相互作用的结果,受体存在着发育时间规律,故新生儿药物作用效果与成人多有不同。且新生儿心率波动大,心肌耗氧量大,体温调节功能差而体温不稳定,呼吸运动浅表,频率波动大等生理特点,都将会对药物的作用产生一定的影响。

由于上述特性,导致新生儿对某些药物的毒性反应较成人明显。例如过量水杨酸可引起新生儿代谢性酸中毒,而成人则很少见。新生儿对吗啡耐受性差,易出现呼吸抑制,对洋地黄耐受性也较低。新生儿期应用某些药物时可能产生的主要不良反应如下:

1. 高胆红素血症　新生儿胆红素与蛋白结合不牢固,某些药物可夺取白蛋白,使游离胆红素增高,在血清总胆红素水平不太高的情况下发生高胆红素血症甚至胆红素脑病。竞争力最强的药物有新生霉素、吲哚美辛、维生素K_1、毒毛花苷K、地西泮等,较强的有磺胺类药物、水杨酸盐、苯甲酸钠、咖啡因等,较弱的有红霉素、卡那霉素、氯丙嗪、肾上腺素等。这类药物在新生儿黄疸时应慎用甚至禁用。

2. 高铁血红蛋白血症　新生儿高铁血红蛋白还原酶活性低,某些有氧化作用的药物可能引起新生儿高铁血红蛋白血症。如磺胺类、氯丙嗪、水杨酸盐、苯佐卡因以及其他硝基化合物等。

3. 溶血　有先天性葡萄糖-6-磷酸脱氢酶缺乏的新生儿,可在某些药物作用下引起溶血,包括维生素K_1、青蒿素类、磺胺类、呋喃类、水杨酸类、阿司匹林、氯霉素、新生霉素等。

4. 其他可能对新生儿产生特殊不良反应的药物　氢氯噻嗪能抑制碳酸酐酶活性,影响新生儿呼吸暂停的恢复,并能使游离胆红素增加,还具有光敏作用,故新生儿应禁用。有的外用药物,如新霉素软膏、硼酸、乙醇等可通过皮肤吸收,阿托品滴眼液、妥拉唑林滴鼻剂等可通过黏膜吸收,而引起新生儿中毒。

(三)药物与母乳喂养

新生儿肝、肾功能相对不健全,可能因母乳中药物的摄入而发生药物蓄积,且新生儿血浆蛋白含量较低,蛋白结合药物的能力较低,游离药物浓度相对较高,因此哺乳母亲用药前必须考虑药物对新生儿的影响。如缺乏相关资料,母亲用药时最好考虑暂时人工喂养。在母亲有效治疗的同时,为减少对新生儿的危险,应避免在血药浓度高峰期间哺乳,用单剂疗法代替多剂疗法,并选用短效药物或其他较安全的药物,例如母亲泌尿道感染时不用磺胺类而改用氨苄西林代替等。

(四)新生儿常见疾病的合理用药

1. 新生儿呼吸窘迫综合征　新生儿呼吸窘迫综合征(neonatal respiratory distress syndrome,NRDS)

NOTES

主要见于早产儿,临床表现为出生或出生后数小时出现进行性呼吸困难、呼吸性呻吟、吸气性三凹征、发绀及呼吸衰竭,肺部 X 线片典型表现为毛玻璃样改变和支气管充气征。发病原因为肺表面活性物质缺乏导致进行性肺不张、换气不足和低氧血症。

药物治疗主要是补充肺表面活性物质(lung surfactant)。外源性肺表面活性物质分为两类:天然和人工合成肺表面活性物质。天然肺表面活性物质从猪或牛肺中提取;人工合成肺表面活性物质含有磷脂及其他成分。欧洲儿科学会推荐对 NRDS 患儿治疗性使用、NRDS 高危患儿预防性使用天然肺表面活性物质。不同肺表面活性物质的推荐剂量见表 8-1。

表 8-1　肺表面活性物质制剂及推荐剂量

通用名	商品名	来源	推荐剂量
poractant alfa	固尔苏(Curosurf)	猪	100~200mg/kg
bovactant	Alveofact	牛	50mg/kg
bovine lipid extract surfactant	BLES	牛	135mg/kg
calfactant	Infasurf	牛	105mg/kg
surfactant-TA	Surfacten	牛	100mg/kg
牛肺表面活性剂	珂立苏(Calsurf)	牛	70mg/kg
colfosceril palmitate	Exosurf	合成	64mg/kg
lucinactant	Surfaxin	合成	174mg/kg

2. 新生儿呼吸暂停　新生儿呼吸暂停是指呼吸停止时间超过 20s,伴心率<100 次/min 及发绀。呼吸暂停的发生与早产、电解质紊乱、中枢神经系统疾病及感染等因素有关。主要治疗药物为甲基黄嘌呤类药物(氨茶碱及咖啡因)、多沙普仑及纳洛酮。

(1)甲基黄嘌呤类药物

【药理作用】　通过增加外周化学感受器的敏感性刺激呼吸中枢;与腺苷受体相结合,阻止腺苷的呼吸抑制作用;增加神经肌肉传导性,改善呼吸肌功能,增加肌肉动力;促进儿茶酚胺释放,兴奋呼吸中枢。

1)枸橼酸咖啡因(caffeine citrate):为治疗新生儿呼吸暂停的首选药物。

【药动学】　新生儿的半衰期($t_{1/2}$)为 40~230h(平均为 100h),表观分布容积(V_d)为 0.9L/kg(0.4~1.3L/kg),清除率(CL)为 8.9ml/(kg·h)[2.5~17ml/(kg·h)]。

【用法与用量】　负荷剂量为 20mg/kg,静脉滴注或口服,维持剂量为 2.5~5.0mg/(kg·d),有效血药浓度为 5~25μg/ml。使用期间应进行治疗药物监测(TDM)。

【不良反应】　恶心、呕吐、胃激惹、兴奋、心动过速及尿量增加。过量反应包括心律失常、强直-痉挛惊厥。血药浓度>50μg/ml 可发生严重的药物中毒反应。

2)氨茶碱(aminophylline):氨茶碱在肝脏内发生甲基化代谢转化为咖啡因,发挥呼吸兴奋作用。

【药动学】　新生儿的 $t_{1/2}$ 为 12~64h(平均为 30h),V_d 为 0.69L/kg,CL 为 22ml/(kg·h)。稳态时氨茶碱与咖啡因的血药浓度比值为 0.3~0.4。

【用法与用量】　负荷剂量为 5~6mg/kg,维持剂量为 2~4mg/(kg·d),分 2~4 次使用。有效治疗血药浓度为 7~12mg/dl。不同个体间药动学差异较大,需进行 TDM。

【不良反应】　激惹、兴奋、高血糖、腹胀等。

【药物相互作用】　甲基黄嘌呤具有强大的中枢神经系统作用,能同苯巴比妥在药动学或药效学水平上相互作用。同时给予氨茶碱及苯巴比妥的新生儿需要更高的剂量来控制呼吸暂停或惊厥。

【注意事项】　与氨茶碱相比,枸橼酸咖啡因具有较宽的治疗指数,相对较少的副作用,血药浓度较为稳定,治疗新生儿呼吸暂停时首选枸橼酸咖啡因。当患儿合并其他疾病如支气管肺发育不良时,在兴奋呼吸的同时需要扩张支气管治疗的情况下,氨茶碱的疗效比咖啡因好。

（2）多沙普仑（doxapram）:当甲基黄嘌呤类药物疗效不佳时,可加用多沙普仑。

【药理作用】　小剂量时刺激颈动脉窦化学感受器,反射性地兴奋呼吸中枢;大剂量时直接兴奋呼吸中枢。其特点是作用快,维持时间短。

【药动学】　血浆 $t_{1/2}$ 为 6.6～8.2h, V_d 为 4～7.3L/kg, CL 为 0.44～0.7L/（kg·h）。在早产儿药动学符合一级药动学, $t_{1/2}$ 及 V_d 与胎龄有密切关系。

【用法与用量】　负荷剂量为 2.5～3mg/kg,15～30min 内静脉推注完毕以后以 0.25～2.5mg/（kg·h）持续静脉滴注治疗,有效血药浓度至少达到 1.5mg/L。

【不良反应】　尿潴留、头痛、感觉奇热、激惹、胃肠道反应等。输注速度>1.5mg/（kg·h）或血药浓度高于 5mg/L 时可致血压升高。

（3）纳洛酮（naloxone）:纳洛酮是阿片受体拮抗药,能对抗 β-内啡肽的呼吸中枢抑制作用。用法为首次剂量 0.1mg/kg,静脉推注;1h 后维持剂量为 0.5μg/（kg·min）,持续静脉滴注。

3. 新生儿惊厥　新生儿惊厥是新生儿期较为常见的疾病并发症。病因包括缺氧缺血性脑病、颅内感染、颅内出血、胆红素脑病、电解质紊乱及低血糖等。脑损伤可致新生儿惊厥,惊厥本身可致脑损伤加重,在治疗原发病的同时需要抗惊厥治疗。目前,临床使用的抗惊厥药物主要包括以下几种:

（1）苯巴比妥（phenobarbital）:苯巴比妥是新生儿抗惊厥治疗的首选药物。

【药理作用】　通过延长 γ-氨基丁酸（γ-aminobutyric acid,GABA）介导的氯离子通道开放状态,增强抑制性神经递质作用;并可通过阻滞 L 型及 N 型钙离子电流,减少谷氨酸诱导的兴奋性神经递质的产生及释放。

【药动学】　苯巴比妥组织穿透性较强,用药后药物分布于全身各组织中,新生儿脑组织/血浆药物浓度比值为 0.71±0.21,新生儿体内的白蛋白含量相对较少,白蛋白结合率较成人低 20%～25%,通过肝脏水解或葡萄糖醛酸化代谢为无活性的物质。在出生后第 1 周,由于新生儿肝脏代谢葡萄糖醛酸转移酶活性不足,水解是主要的代谢途径,代谢产物通过肾脏进行排泄。药物消除遵从一级药动学模型,新生儿期的平均 V_d 约为 1L/kg, $t_{1/2}$ 为 45～200h。药动学参数随孕周及出生后日龄而改变。随孕周增加 V_d 减少;随着出生后日龄增加, CL 增加, $t_{1/2}$ 缩短。苯巴比妥是弱酸性物质,新生儿窒息可导致肝、肾功能降低,体内 pH 降低,苯巴比妥 CL 降低, V_d 增高。在不同个体的新生儿中,苯巴比妥的血药浓度有较大差异,有必要进行 TDM。

【用法与用量】　静脉推注给药控制惊厥,推注速度不超过 2mg/（kg·min）。新生儿期负荷剂量为 15～20mg/kg,惊厥持续存在时,每 15min 可重复 5mg/kg,总量不超过 40mg/kg,12h 后给予维持剂量 5mg/（kg·d）静脉滴注。控制惊厥的有效血药浓度为 15～40μg/ml。苯巴比妥的 $t_{1/2}$ 较长,通常给药 3～4 周后才能达到稳态血药浓度。初次 TDM 应在给予负荷剂量后 2～3h 采血,给予维持剂量 3～4 天后再次监测血药浓度。

【不良反应】　新生儿期的不良反应主要是呼吸抑制。血药浓度在 40～50μg/ml 时导致呼吸抑制及昏迷。超过 50μg/ml 将出现心动过缓,血药浓度高于 80μg/ml 可导致死亡。

【药物相互作用】　苯巴比妥具有肝药酶诱导作用,在新生儿时期能影响苯妥英钠、茶碱及地高辛等药物的代谢。

（2）苯妥英钠:苯巴比妥治疗新生儿惊厥失败后,可考虑采用苯妥英钠治疗。

【药理作用】　增加细胞钠离子外流,减少钠离子内流,使神经细胞膜稳定,提高兴奋阈,减少病灶高频放电的扩散。

【药动学】　新生儿期的血浆蛋白结合率为 80%,主要通过肝脏 CYP2C9 及 CYP2C19 进行代谢。血药浓度较低时按一级药动学清除,血药浓度较高时按零级药动学清除,临床治疗时应进行治疗药物监测。在足月儿中,随着肝药酶活性成熟,苯妥英钠的 $t_{1/2}$ 逐渐缩短,可从出生后 2 天时的 80h 降低至 2 周时的 6h。

【用法与用量】　静脉给药,负荷剂量为 15~20mg/kg,12h 后使用维持剂量 4~7mg/(kg·d),分 2 次使用。新生儿体内的白蛋白含量相对较低,游离血药浓度相对增高,因而新生儿期有效总血药浓度为 6~14mg/L,游离血药浓度为 1.5~2.5mg/L。苯妥英钠药物制剂的 pH 约为 12,刺激性大,临床应用时最大输注速度不应超过 0.5mg/(kg·min),以避免心脏毒性、心律失常及低血压。通常在首次给予负荷剂量后进行 TDM,判定是否达到有效治疗浓度,维持治疗 3~4 天内进行第 2 次 TDM。

【不良反应】　心律失常、静脉炎等。

【药物相互作用】　苯妥英钠能降低茶碱及多巴胺的血药浓度。

（3）苯二氮䓬类药物

【药理作用】　增强 GABA 能神经传递功能和突触抑制效应;增强 GABA 与 GABA 受体相结合的作用。

【不良反应】　呼吸抑制、低血压。

1）地西泮(diazepam)

【药动学】　在肝脏内代谢为活性产物去甲地西泮,去甲地西泮的半衰期较地西泮长,新生儿特别是早产儿的地西泮药效持续时间长。早产儿的 $t_{1/2}$ 为(75±37)h,出生后 5~8 天的足月儿 $t_{1/2}$ 为(31±2)h。刚出生的新生儿游离地西泮的血药浓度较高,出生后 1 周左右逐渐降至成年人水平。地西泮和去甲地西泮的游离血药浓度与游离脂肪酸密切相关。

【用法与用量】　每次 0.1~0.3mg/kg,静脉推注,推注时间不少于 3min。

2）劳拉西泮(lorazepam)

【药动学】　静脉推注后 5min 内起效,45min 达血清峰值浓度,作用持续 3~24h。足月儿药动学参数:V_d 为 0.76L/kg,CL 为 0.23ml/(kg·min),$t_{1/2}$ 为 40.2h。主要在肝脏代谢为无活性的产物,经肾脏排泄。

【用法与用量】　用于常规抗惊厥药物难以控制的患儿,每次 0.05~0.1mg/kg,静脉缓慢推注。

3）咪达唑仑(midazolam)

【药动学】　新生儿期表观分布容积遵从二室模型,V_d 为 1L/kg,CL 为 1.2ml/(kg·min),$t_{1/2}$ 为 9.8h。极不成熟的早产儿和肝功能受损者 $t_{1/2}$ 可延长至 22h。CL 同体重及孕周密切相关。

【用法与用量】　通常用于一线抗惊厥药物难以控制的顽固性惊厥的治疗。用法为负荷剂量 0.15mg/kg,持续 5min 以上静脉推注,维持量为 1~7μg/(kg·min)。

（4）利多卡因(lidocaine)

【药理作用】　利多卡因是可卡因的胺类衍生物,抗惊厥治疗的药理作用机制目前尚不清楚。动物研究显示,利多卡因具有抑制 L-谷氨酸诱导的经胼胝体抑制对侧神经元的作用。

【药动学】　利多卡因在肝脏内转化为 2 种活性代谢产物:单乙基甘氨酸二甲代苯胺和甘氨酸二甲代苯胺。新生儿体内的 α_1 酸性糖蛋白含量少,游离血药浓度高。新生儿的 $t_{1/2}$ 为 3h。血药浓度超过 9mg/L 时可增加心脏和神经毒性。动物实验及成年人研究显示,血药浓度超过 15mg/L 时将导致惊厥发生。

【用法与用量】　临床上应用于一线抗惊厥药物无效时或惊厥持续状态的治疗。负荷剂量为 2mg/kg,静脉滴注时间＞10min;维持剂量为 6mg/(kg·h),维持 6h;继而 4mg/(kg·h)持续 12h,2mg/(kg·h)持续 12h。采用上述方案给药时仅 2.4% 的患儿血药浓度超过 9mg/L,因而不必常规做 TDM,临床怀疑利多卡因中毒时需进行 TDM。

【不良反应】　心脏毒性,不能与苯妥英钠同时使用。常见的副作用是心律不齐和心动过缓。使用时应常规监测心率、心律及血压。

（5）新型抗惊厥药物:一些动物实验及临床研究显示传统的抗惊厥药物如苯巴比妥及苯妥英钠对发育中的神经系统具有潜在危害。近年有研究显示副作用相对较小的新型抗惊厥药物如托吡酯、左乙拉西坦等可应用于新生儿抗惊厥治疗。目前已有新生儿期的药动学报道,但其安全性及有效性尚待证实。

新生儿惊厥的治疗原则：苯巴比妥的半衰期长，并且具有抗自由基作用，为治疗新生儿惊厥的首选药物。在临床难以控制的惊厥发生时，可加用苯妥英钠，使用苯妥英钠时应注意药物对局部血管的刺激作用及心血管系统的影响。常规不能控制的惊厥可加用劳拉西泮、咪达唑仑或利多卡因治疗。

4. 新生儿病理性黄疸　新生儿黄疸是新生儿期最常见的症状之一，可分为生理性黄疸及病理性黄疸。生理性黄疸是新生儿期特殊的生理状态，不需要医疗干预。如新生儿期黄疸出现过早、程度过高、消退过慢、黄疸退而复现或结合胆红素增高，则称为病理性黄疸。产生病理性黄疸的原因有新生儿溶血病、病毒感染及遗传代谢性疾病等。

（1）减少胆红素生成的药物

1）丙种球蛋白（gamma globulin）：与抗体相结合，减少抗原-抗体反应，抑制新生儿血型不合溶血病。用法为 1g/kg 静脉滴注，单次使用。

2）血红素加氧酶抑制药：金属卟啉类药物与血红素的结构相似，能竞争性抑制血红素加氧酶的活性，减少胆红素生成。目前国外文献报道治疗新生儿病理性黄疸的药物有锡-原卟啉（Sn-protoporphyrin，SnPP）和锡-中卟啉（Sn-mesoporphyrin，SnMP）。SnPP 的 $t_{1/2}$ 为 7h，血红素加氧酶抑制时间可持续 7 天，降低血清胆红素的作用可持续 10～14 天，副作用主要是皮肤光敏反应。SnMP 是由 SnPP 的卟啉环 C_2 及 C_4 位的乙烯基还原成烷基而来的，其抑制血红素加氧酶的作用强度是 SnPP 的 5～10 倍，血红素加氧酶抑制作用可持续 8 天，血浆半衰期及组织分布与 SnPP 相似，光敏作用较 SnPP 低。

（2）白蛋白（albumin）：提供非结合胆红素结合位点，减少游离的非结合胆红素浓度，预防胆红素脑病。每 1g 白蛋白能与 16g 胆红素结合。用法为 1g/kg 静脉滴注，单次使用。

（3）肝药酶诱导药物：能诱导肝脏微粒体尿苷二磷酸葡萄糖醛酸转移酶活性，促进结合胆红素与葡萄糖醛酸结合，增加胆红素排泄，降低血浆非结合胆红素水平。

1）苯巴比妥（phenobarbital）：3～5mg/（kg·d），分 2～3 次口服，疗程为 3～5 天。

2）尼可刹米（nikethamide）：100mg/（kg·d），分 3 次口服，疗程 3～5 天。

（4）减少胆红素肠肝循环的药物：药用炭（medicinal charcoal）及琼脂（agar）能吸收肠道内的胆红素，减少胆红素肠肝循环。用法为口服，10% 药用炭溶液 5ml/次，每 2h1 次；琼脂 125～250mg/次，每 4h 1 次。

5. 新生儿败血症　新生儿败血症（septicemia of newborn）为新生儿感染性疾病中的常见重症，发病率为 1%～10%，治疗棘手，易致严重并发症，预后不良，病死率较高。根据发病时间，可分为早发败血症和晚发败血症。应力争在用抗菌药物前采集血标本，进行病原菌培养及药物敏感试验，明确感染病原菌，及早进行目标病原菌治疗。无培养结果前的经验性药物治疗，首选广谱抗菌药物组合，用氨苄西林（或青霉素）联用第三代头孢菌素作为一线抗菌药物组合。西方国家常使用氨苄西林联用氨基糖苷类，但需对氨基糖苷类进行血药浓度监测，谨防发生耳毒性和肾毒性的可能。我国有关部门已明确规定 6 岁以下儿童禁用氨基糖苷类，若药敏试验提示病原菌仅对此类药物敏感，并取得家长的知情同意，可考虑选用。对于晚发败血症，得到血培养结果前，经验性选用苯唑西林（或针对表皮葡萄球菌选用萘夫西林或万古霉素）联用第三代头孢。如怀疑铜绿假单胞菌感染，可考虑头孢他啶。一旦细菌培养阳性，根据前期经验治疗效果及细菌药敏结果进行恰当的目标性抗病原治疗。若为支原体衣原体感染，可给予大环内酯类药物治疗。

三、婴幼儿期的用药特点

婴幼儿期的儿童体格发育显著加快，各器官功能渐趋完善。要密切注意有些药物通过不同机制影响儿童发育，如四环素类药物、类固醇、某些含激素的制剂等。还须警惕中枢抑制性药物对智力的损害。婴幼儿对药物的毒性反应或过敏反应可以是明显或不明显的，特别是中枢神经系统的毒性。例如氨基糖苷类药物在婴幼儿体内很难反映出药物早期中毒的指征，一旦听觉神经受损，会致耳聋而残疾。使用这类药品要严格掌握指征,必要时进行血药浓度监测。

(一)婴幼儿的药动学特点

1. 婴幼儿的药物吸收　婴幼儿对药物的吸收与成人不尽相同。婴幼儿胃内酸度仍低于成人,3 岁左右才达成人胃液的 pH 水平。因此,对苯巴比妥、苯妥英钠、利福平等弱酸性药物口服吸收减少,相反的是弱碱性药物、青霉素类等吸收增加。胃容积 1 岁时已达 40ml/kg 左右,但仍小于成人。到 6~8 个月胃肠出现蠕动,胃排空时间较新生儿缩短,十二指肠的药物吸收速度快于新生儿。

2. 婴幼儿的药物分布　婴幼儿期的体液总量高于成人,初生时约为 80%,1 岁时降为 70%,仍高于成人的 55%~60%。细胞外液新生儿期为 45%,6 个月时为 42%,1 岁时为 35%,均高于成人的 20%,水溶性药物在细胞外液浓度被稀释。婴幼儿脂肪含量随年龄增长而有所增加,幼儿脂溶性药物分布容积较新生儿期大。婴幼儿体液调节功能较差,细胞外液比重又大,故其水和电解质代谢易受疾病和外界影响。需注意脱水可影响药物的分布和血药浓度。婴幼儿血脑屏障功能仍较差,某些药物可进入脑脊液。如服用吡哌酸可致良性颅内压增高。在经脑室腹膜分流术的儿童患者中得到的药动学资料显示,给予单剂或多剂利奈唑胺后脑脊液中的药物浓度差异较大,且未能持续获得或维持脑脊液的治疗浓度。因此,不推荐利奈唑胺经验性地用于儿童患者的中枢神经系统感染。

3. 婴幼儿的药物代谢　婴幼儿期药物代谢的主要酶系肝线粒体酶、葡萄糖醛酸转移酶等的活性已趋成熟。特别是使药物和葡萄糖醛酸结合的酶活性,其在新生儿期较缺乏,但在婴幼儿期已达成人水平。由于婴幼儿期肝脏的相对重量增加(新生儿肝脏重量约占体重的 3.6%,6 个月为 3.9%,1 岁时达到 4%,约为成人的 2 倍),婴幼儿药物的肝脏代谢速率高于新生儿,亦高于成人,使得很多以肝脏为主要代谢途径的药物 $t_{1/2}$ 短于成人。如磺溴酞半衰期新生儿为 9.6 分钟,幼儿为 5.5min,又如卡那霉素等半衰期均短于成人。

4. 婴幼儿的药物排泄　婴幼儿期肾小球滤过率和肾血流量迅速增加,6~12 个月可超过成人值,肾小管排泌能力在 7 个月~1 岁时已接近成人水平。肾脏占全身的比例,婴幼儿期约为 0.74%,高于成人的 0.42%。再由于肾脏指数较成人高,故一些经肾排泄的药物总消除率较成人高。

(二)婴幼儿期主要器官系统用药的特点

1. 中枢神经系统药物　吗啡、哌替啶等药物易引起婴幼儿呼吸抑制等中毒现象,应禁用。但对镇静药的耐受性较大,镇静药的应用,有利于因婴幼儿神经系统发育尚未成熟而患病时发生烦躁不安、惊厥的治疗和康复,其次对抗惊厥药或洋地黄毒苷等的耐受性亦较大,不过敏感性可随年龄增长而增强,故应用剂量应随年龄适当调整。相反,氨茶碱虽非中枢兴奋药,但婴幼儿应用后可出现兴奋作用,故使用时应谨慎。

2. 呼吸系统药物　婴幼儿的气道较狭窄,呼吸道发生炎症时黏膜肿胀,渗出物多。又因尚不会咳痰,而往往易发生气道阻塞性呼吸困难,治疗时应以消炎祛痰为主,不宜使用可待因等中枢性镇咳药,以防加重气道阻塞和呼吸困难。氨茶碱虽可用于婴幼儿哮喘治疗,但其治疗指数较小,且应注意其中枢兴奋的不良反应。

3. 消化系统药物　婴幼儿腹泻时不宜过早使用止泻药,以免使肠毒素吸收加快而加重全身中毒,宜口服补液防止脱水和电解质紊乱,亦可使用调整肠道微生态的制剂。若发生便秘,不宜使用导泻药,尤其是剧烈泻药,应以调整饮食为主,以免腹泻不止而导致脱水。

四、学龄前期、学龄期及青春期的用药特点

学龄前期和学龄期儿童的生理特点是体格发育较前缓慢,青春期由于内分泌的改变,生长发育再次加快,第二性征开始出现。由于正处于生长发育的特殊阶段,学龄前期和学龄期儿童对影响神经、骨骼发育和内分泌的药物特别敏感。故对以下几类药物的应用应特别引起重视。

1. 中枢神经系统药物　儿童长期服用中枢神经抑制药可影响神经系统发育而造成中枢神经的损害,应注意观察疗效及不良反应。如抗癫痫药物的使用,约 80% 的癫痫患者于儿童期起病,其治疗

过程是一个长期的给药过程。而抗癫痫药物的血药浓度与其不良反应的发生密切相关,药量不足或超量都可能造成症状不能控制,特别是超量还可能导致症状频繁发作或加重,对儿童身心造成伤害。

2. **抗细菌感染药物**　儿童易患细菌感染性疾病,抗菌药物的使用是必要的,但应防止不合理使用,否则将造成严重不良后果。如长期应用强效抗菌药,易引起肠道菌群失调的微生态紊乱,耐药菌的形成和真菌的二重感染;喹诺酮类药物可能影响软骨发育;四环素类药物(四环素、米诺环素、多西环素、替加环素等)能与钙络合沉积于骨与牙齿中,影响骨骼发育,使牙齿黄染;氯霉素易致造血功能抑制,应勤查血常规,发现白细胞计数下降应停用;链霉素、庆大霉素、卡那霉素等氨基糖苷类药物可引起永久性耳聋和急性肾衰竭。儿童抗菌药物的选用应谨慎,权衡利弊,确需超说明书用药时应充分知情同意。

3. **解热镇痛药**　儿童急性感染时多伴有发热、高热,易引起惊厥,过去常用的解热镇痛药是阿司匹林,但易引起急性脑病并发肝脏脂肪变性综合征(Reye syndrome);安乃近滴鼻虽方便有效,但可致再生障碍性贫血和暴发性紫癜;故对乙酰氨基酚被推荐为儿科的首选解热药。

4. **激素类药物**　肾上腺皮质激素在儿科的应用较为广泛,常单独应用于过敏性疾病及哮喘发作的治疗,且常与抗菌药物联合用于急性重症感染,在白血病、肾病综合征等疾病的治疗中,糖皮质激素的疗程需数周至数月。长期应用肾上腺皮质激素可抑制骨骼生长、影响体格发育和引起难愈性骨质疏松,也影响水、盐等物质代谢,增高血压,引发库欣综合征,降低免疫力,甚至造成肾上腺皮质功能不全或萎缩,故应严密观察和控制长期用药。儿童不宜长期使用雄激素,可致骨骼过早闭合,影响生长发育,甚至可使男童性早熟,女童男性化,切勿滥用。

第二节 ｜ 新生儿及儿童用药注意事项

儿科临床强调综合疗法,药物治疗是综合疗法中最关键的一环。小儿是一个特殊群体,安全、有效、经济、适当地合理用药对我国广大新生儿及儿童的健康成长至关重要。除根据病情选择药物外,应根据药物疗效、毒副作用、药动学特征等选择,故在新生儿及儿童用药的过程中,需特别注意以下内容。

一、及早明确诊断有助于合理用药,并避免药物毒性

疾病是一个复杂的过程,查明病因是诊断疾病的关键,应根据病史、体检及实验室检查结果归纳分析,综合判断,做出明确诊断。如对感染性疾病应尽早做出病原学诊断,才有利于抗感染药物的正确合理选用;避免药物毒性同样重要,如喹诺酮类药物如左氧氟沙星等可影响儿童软骨发育,故该类药物需避免用于 18 岁以下未成年人。另外应依据病情,选药需有针对性,如肺炎并发急性心力衰竭,应选速效强心药注射用毛花苷 C,而慢性充血性心力衰竭则选地高辛;还应尽量选择有效且价廉易得的药物,切记:老药不等于无效,贵药不等于好药;同时,治疗考虑应全面,除药物治疗外,不要忽视营养支持疗法、心理行为矫治、感染病灶清除等。

二、选择适宜的药物剂型及给药途径

药物剂型和给药途径直接影响新生儿及儿童的药物生物利用度和体内过程,从而影响疗效,应予以重视。

1. **口服**　轻、中度病症及年长儿童尽量采用口服给药,口服的药物剂型较多,但对儿童来说,溶液剂优于片剂、粉剂,果味溶液更适于儿童,如地高辛醑剂(溶液);糖浆剂口感好,易吸收,如氯雷他定糖浆、西替利嗪滴剂、地氯雷他定干混悬剂,适用于儿童荨麻疹及其他过敏性疾病,含糖颗粒剂儿童适宜,糖衣片年长儿可吞服,以减少对胃黏膜的刺激。

2. **注射**　新生儿及危重病患儿大多采用静脉注射或静脉滴注,静脉给药作用迅速,疗效确实可

靠,静脉滴注给药使败血症、细菌性脑膜炎、感染性心内膜炎等重症治愈率大大提高。但并不是所有的药物或所有的疾病都能够或需要静脉给药,如安乃近,维生素 B_1、B_{12} 等不宜静脉注射。内眼疾患,因眼-血屏障作用,静脉给药也难以奏效,常常需要眼内注射给药。儿童肌肉血管丰富,肌内注射有利于药物吸收,但对组织有刺激性或过酸过碱的药物不宜作肌内注射,如氯化钙、磺胺嘧啶钠等;青霉素钾因肌内注射疼痛而应避免肌内注射。儿童用药中,皮下注射少用,但预防注射仍采用。糖尿病患儿的胰岛素治疗可在腹部和大腿内外侧有序地进行皮下注射。

3. 其他途径 哮喘治疗,可经呼吸道吸入给药;化脓性结膜炎、中耳炎、鼻炎可加用抗菌滴眼液、滴耳液和滴鼻液;口腔溃疡、咽炎可用消毒漱口液漱口或口含片;胸腔、心包腔、腹腔、关节腔等的厚壁化脓性积液,可在穿刺引流后局部加用抗菌药。婴幼儿和新生儿的皮肤角质层薄,局部经皮给药或使用外用制剂时,因大面积经皮吸收而可能引发全身中毒,使用需谨慎。

三、注意给药时间和间隔

给药时间的确定,应考虑药物的性质及作用,机体的消化吸收功能,尤其是生物钟等诸多因素。通常的给药时间为:①药物作用具有时辰特点的如肾上腺皮质激素,应在早晨 8 点钟服药,以减轻药源性肾上腺皮质功能减退;②抗酸药、健胃药、胃黏膜保护药、收敛止泻药、利胆药与肠溶片、胶囊剂等,宜在进餐前 30min 服药;③胃蛋白酶、酵母等消化药应于进餐前后片刻服用;④水杨酸类、奎尼丁、铁剂等具胃肠道刺激性且吸收缓慢的维生素类药物,宜在进餐后 15~30min 服用;⑤驱肠虫药宜于清晨空腹服用;⑥催眠药、抗肿瘤药、缓泻药及抗过敏药等一般于睡前用药。

关于给药间隔,一般根据药物的消除半衰期确定。如磺胺多辛的半衰期为 150h,每周仅给药 1 次。抗生素如青霉素为繁殖期时间依赖性杀菌药,半衰期 30min,一次给药杀灭正处生长繁殖期的细菌后,待静止期的细菌进入繁殖时再次给药,可更好地发挥其作用,故其给药间隔为 4~6h。又如静止期浓度依赖性杀菌剂庆大霉素,半衰期为 2h,但因其有效血药浓度可维持 8h,且具备抗生素后效应,故其给药间隔为每 24h 一次。另外,给药间隔的确定还应结合患儿的身体状况如肝、肾功能等进行综合考虑。

四、严格掌握给药剂量

小儿用药不同于成人,有其独立的用药范围及水平。有的根据病情剂量有所不同,肝、肾功能受损时应根据受损程度调整剂量。临床上有许多方法来计算儿童的用药量,如根据年龄或体表面积来计算,具体可参考以下计算方法。

(一)已知千克体重剂量的药物

许多儿科常用药物的儿童与新生儿千克体重剂量是已知的,对于这类药剂量的计算,以千克体重剂量乘以体重数即可,这种方法比较方便、实用,是目前最常用的方法。但需注意有些药物用途或给药途径不同,千克体重剂量可能不同,需根据用药目的、给药途径选择相应的千克体重剂量。有些药物的千克体重剂量可在一定范围内选择,一般情况选择中间平均值计算所需剂量。对于年长儿,特别是学龄儿童,计算的剂量往往稍偏高,可采用千克体重剂量偏下或下限值。有时算得的剂量可能比成人剂量还大,实际给药时不得超过成人剂量。幼儿按千克体重剂量计算所得的结果往往稍微偏低,可采用千克体重剂量偏上或上限计算。

此外,还需结合临床经验或病情适当增减,例如营养不良,对药物敏感性增加,应酌情减量。Ⅰ度营养不良者减 15%~25%,Ⅱ度则减 25%~40%。有时尚需考虑小儿的配合情况,溅洒等实际问题,量取误差,考虑实际上能达到的用量。

(二)根据成人剂量折算

新药或缺乏儿童或新生儿千克体重剂量资料的药物,一般根据成人剂量折算。主要方法有:

1. 根据体重计算 即小儿剂量 = 成人剂量/70kg× 小儿体重(kg),此法简单易记,但可能对年幼儿偏小,年长儿或体重过重儿偏大,虽可用标准体重计算,但对特殊体型应相应增减。

2. 根据体表面积计算 即小儿剂量 = 成人剂量 × 小儿体表面积(m²)/1.73m²,小儿体表面积 = 体重 ×0.035+0.1,10 岁以上儿童,体重每增加 5kg,相应增加 0.1m² 体表面积。此法计算比较合理和较为精确。

3. 按年龄折算 1 岁以内用量 =0.01×(月龄 +3)× 成人剂量,1 岁以上用量 =0.05×(年龄 +2)× 成人剂量。

但许多药物对不同患儿有很大的个体差异,所以除按上述方法获得儿童用剂量外,还要注意药物的个体化,最好是进行血药浓度的监测。

五、重视用药的依从性

依从性是患儿对治疗药物接受的程度。患儿往往因不能自觉克服用药中出现的异常口感或注射疼痛而拒绝治疗,如何提高用药的依从性,是儿科医务工作者十分关注的问题。

保证疗效的前提下减少给药次数和缩短疗程可提高依从性。研究表明,每天服药 1 次,依从性可达 75%,每天服药 4 次,依从性仅 42%;3~5 天为一疗程,依从性为 51%,7 天为 1 疗程时,依从性仅为 20%。因此,可选用一些半衰期相对较长或长效、缓释、控释制剂,如下呼吸道感染推荐应用阿奇霉素就在于其半衰期长达 68h,采用每天给药 1 次,3 天为一疗程,可提高依从性。

生产适合儿科使用的药物剂型和规格,是提高依从性一直需要关注的问题。如多生产能口服的制剂替代只能注射的制剂,且为解决喂药困难而生产糖浆剂、含糖颗粒剂并加一些口感好的果味香料,使患儿乐于接受。同时,注意针对不同年龄生产与年龄相适应规格的滴剂、混悬剂、咀嚼片或泡腾片,还可附带配制计量杯和特殊防护装置,这不仅可保证每次用药的准确,且可避免浪费和提高用药安全性。

(何金汗)

思考题

1. 新生儿用药应考虑哪些主要特点?
2. 新生儿惊厥的合理用药原则是什么?
3. 婴幼儿与年长儿用药特点的主要异同有哪些?
4. 儿童用药的剂量应如何掌握?

思考题解题思路

本章目标测试

本章思维导图

第九章 | 老年人用药

世界人口正在面临着老龄化,我国人口的老龄化更显突出。随着老年人的增龄,机体各组织器官的生理功能和生化反应等都逐渐发生变化,造成老年人对治疗药物的体内过程和药物作用发生着相应的改变。本章从老年人的生理特点出发,分析药物在老年机体内药动学和药效学的特点及其规律,提出老年人合理用药的原则与安全用药的对策。

第一节 | 概 述

世界上许多国家正在经历人口老龄化(population aging),又称社会老龄化。世界卫生组织(WHO)将老年的年龄标准定为欧、美发达国家≥65岁,亚太地区≥60岁。对老龄化国家或地区的划分标准为:发达国家65岁以上人口占总人口的7%及以上,发展中国家60岁以上人口占总人口的10%及以上。据报道,全球2010年65岁以上老年人占11%,2050年将达到22%,2100年将达32%。60岁以上老年人分期见表9-1。

表9-1 60岁以上老年人分期

老年分期	亚太地区年龄	欧美国家年龄	英文名称
年轻老年人	60～74岁	65～74岁	young aged
老年人	75～80岁	75～80岁	aged
高龄老人	80～90岁	80～90岁	the oldest old
长寿老人	90～100岁	90～100岁	the longeveous
百岁老人	100岁以上	100岁以上	centenarian

我国自1982年起沿用此标准至今。2020年第七次全国人口普查显示60岁及以上的人口为26 401万人,占总人口的18.70%(其中,65岁及以上的人口为19 063万,占总人口的13.50%),标志着我国已经进入人口老龄化社会。最新数据显示2015年我国公民平均寿命已达到75.6岁,到2050年的预测数据显示我国公民平均寿命将达到80岁。随着年龄的增长,这一人群患病、致残、死亡的发生概率显著增加,这主要取决于个体遗传潜质的逐渐显现,机体免疫系统防御能力的下降,个体成长过程中身体因素、社会因素、环境因素、心理和行为等因素累积效应的综合体现。

我国现代老年医学在20世纪50年代中期兴起并逐渐发展成熟,在2013年,由中华医学会老年医学分会和《中华老年医学杂志》编辑部共同拟定了《中国健康老年人标准(2013)》,其中对老年人重要脏器功能、认知功能、社会家庭功能、日常生活功能及营养状态等方面做出了明确的规定。健康老龄化(healthy aging)是我国面对人口老龄化的挑战提出的一项战略目标和对策,这一倡议与WHO积极老龄化(active aging)的理念相吻合,正在指导和规划老年人健康的综合评估以及老年人临床合理用药。此外,成功老化(successful aging)这一概念进一步提出怎样帮助老年人实现成功老化已成为老年医学研究的热点新课题。成功老化,是每个人在面对老化时的期望和理想。现在明确指出成功老化必须同时具备三大重要因素:避免疾病与其造成之身心障碍;高度的认知与身体功能良好;积极参与生活。

第二节 ｜ 老年人生理、生化功能的变化

人体的衰老（senescence）与其他生物体一样是自然界中的一个普遍现象,具有绝对的时间依赖性,从细胞、组织、器官到整个机体都是由一些轻度、微小的变化长期积累渐进形成的不可逆转的内在变化。这些变化以组织结构退行性变化和生理、生化功能的减退为特征。外界的各种因素可催化和促进衰老的发展。衰老本身并不导致疾病,但它增加了患病的概率,而且一旦发病将加重疾病所产生的负面影响。

一、神经系统的变化

在人体衰老的过程中,中枢神经系统的神经细胞再生能力逐步丧失,随着老化细胞数目减少,脑重量随年龄增长而减轻,女性更甚,在大脑皮质的额叶和颞叶萎缩显著,表现为60岁以后脑重量开始明显减少,70岁、80岁、90岁脑重量减少分别为5%,10%,20%。老年人常见动脉粥样硬化,脑血管阻力增加,发生脑血流减少、脑供血不足,甚至脑血管破裂或硬化,可导致运动敏捷性差,适应能力低和易发生意外事故等功能性减退。血脑屏障随年龄增长退化,通透性增加,而易发生神经系统感染性疾病。脊髓重量随年龄增长减轻,周围自主神经传递速度减慢,深部腱反射减弱或消失。触、温及振动感觉的阈值明显升高。由于锥体系统、小脑等功能减退,表现出步态、姿势和平衡改变等运动功能失调;由于感受器与大脑神经元数目减少及敏感性下降,随着年龄的增长易出现感觉功能下降,如听力、视力、嗅觉、味觉、触觉、压感、痛感、冷热感等明显下降。认知能力减退,主要是学习、记忆功能下降,甚或出现压抑、失眠、焦虑不安等精神情绪反应。

二、内分泌系统的变化

在内分泌系统中,随着年龄增长下丘脑重量减轻,供血下降,导致各种促激素释放激素分泌下降或功能减低,接受下丘脑调节的垂体及下属靶腺体功能减低,从而促进衰老的发生和发展。在衰老过程中,激素的改变表现在性别上有明显差异,对药物调节具有昼夜规律性。老年人的松果体逐渐退化,褪黑激素分泌量下降,导致睡眠减少、内分泌失调等状况。鉴于老年人激素的合成、转运、代谢及组织对其的敏感性等均发生减弱的变化,故老年人易患高血压、糖尿病、甲状腺功能减退等疾病。

三、免疫系统的变化

老年人细胞免疫功能及体液免疫功能都有所下降,而对自身组织抗原产生免疫反应增强。因此老年人易罹患严重感染性疾病、免疫性疾病及肿瘤等。

四、呼吸系统的变化

老年人上呼吸道老化,小气管分泌亢进,气道阻力加大,加上肺泡数量减少、弹性下降,肺活量下降(约为青年人的75%),残气量增加(约增加50%),肺通气与换气功能减退,肺功能储备下降,对CO_2敏感性下降,易致胸闷、疲劳嗜睡,咳嗽效力下降,痰液不易咳出,易发生呼吸系统感染和应激状态下的缺氧。

五、心血管系统的变化

年龄因素在心脑血管疾病中是重要因素。随着年龄增长,循环系统的外周阻力增加,动脉压增高,循环周期时间延长,血液供应不足。心功能下降,心脏充盈受限,心肌收缩期延长,收缩力与顺应性减退,心输出量和搏出量下降,故全身各器官血流分布减少,尤其冠状动脉、大脑、肝、肾等主要脏器血流减少,此外老年人心脏储备功能减低,较大强度的运动等应激时易发生心力衰竭和心肌缺血。收

缩压升高,舒张压略有降低,脉压增大,压力感受器因动脉粥样硬化而敏感性下降,反射调节能力降低而易致直立性低血压。此外,老年人心脏对各种应激反应,如缺血、缺氧、儿茶酚胺的反应也明显下降,心肌松弛时间减慢。老年人心血管的 α 受体也有相应的改变,β 受体数量也下降。

六、消化系统的变化

老年人牙齿部分或全部脱落,牙龈萎缩,味蕾减少,味觉减退,唾液腺萎缩而分泌唾液减少等,使食物咀嚼消化功能下降。"老年性食管"造成吞咽困难。胃酸缺乏,胃液 pH 因胃黏膜逐渐萎缩而不断上升,与之相伴随的生理特征为黏膜屏障受损,吸收消化功能减退,药物的溶解、吸收、胃内停留、变化都与青年人明显不同。胃腺多种细胞分泌功能减弱,胃酸、胃蛋白酶分泌减少,胃排空时间延长。小肠有效吸收面积和能力下降,如钙、铁的吸收显著减少,容易发生乳酸不耐受。结肠黏膜与肠平滑肌、肛提肌等收缩能力减弱,易致便秘。肝脏有强大的代偿功能,尽管肝脏萎缩,重量下降,但是老年人的肝功能大多在正常范围内,但肝脏合成白蛋白能力下降,血流下降。

七、泌尿系统的变化

老年人肾脏在组织结构和功能上都有明显的变化。年龄的老化,肾实质肾单位的数目,肾小球面积,肾小管长度和容量都相应下降,肾小球滤过率和肾小管的排泄功能均下降,再吸收作用也有一定减退,导致肌酐清除率和尿比重下降。膀胱肌肉收缩无力,残余尿增多,易出现尿频、尿急、尿外溢,甚至尿失禁。

八、血液系统的变化

造血干细胞的自我更新能力降低,造血能力下降,造血储备能力明显减退。血细胞中,粒细胞对细菌的吞噬和杀伤作用减低,血小板的黏附和聚集功能亢进。血液黏稠度增加,凝血因子增多,血小板聚集和黏附分子活性增高,血液常处于高凝状态,容易形成血栓。

第三节 │ 老年人药动学与药效学特点

如前所述,老年人机体各组织、器官的退行性变化将影响药物在体内的吸收、分布、代谢和排泄。老年人药动学的特点主要表现为被动转运吸收的药物不变,主动转运吸收的药物吸收减少,药物代谢能力减弱,药物排泄功能降低,最终导致药物消除半衰期延长,血药浓度有不同程度的增高。

一、老年人的药动学特点

老年人药动学的各方面都受到衰老的影响。吸收的改变通常不是主要的临床问题,但是可以观察到药物在分布、代谢和排泄等方面存在显著改变(表 9-2)。

表 9-2　老年人药动学的改变

	改变	临床意义
吸收	通常不改变	很小
分布	疏水性药物 ↑	$t_{1/2}$ ↑
	亲水性药物 ↓	血浆浓度 ↑
	白蛋白 ↓	游离药物浓度 ↑
代谢	肝脏血流量 ↓	$t_{1/2}$ ↑
	肝脏质量 ↓	
排泄	肾小球滤过率 ↓	$t_{1/2}$ ↑

(一) 药物的吸收

老年人常有的烦闷和抑郁等精神状态会导致胃肠功能紊乱和生理功能明显改变,进而影响药物的吸收。被动转运的药物吸收不受影响,经主动吸收的药物吸收降低。老年人唾液分泌减少,口腔黏膜吸收能力降低,舌下给药吸收较差;食管蠕动缓慢,药物在食管中停留时间延长;胃酸分泌减少,弱酸性药物的吸收减少;在胃酸性环境水解而生效的前体药物生物利用度下降。消化道黏膜的吸收面积下降,肠内液体量也相应减少,使一些不易溶解的药物在胃内需要更长的时间才能达到"准吸收态"。但是尽管如此,最终药物的总吸收率或生物利用度未必有太大差别。如对乙酰氨基酚片、阿司匹林肠溶片,老年人与青年人的吸收未发现有明显差别,只是在达到血药浓度最高水平(C_{max})和达峰时间(T_{max})中存在差别。肠蠕动减弱,药物在肠内吸收增加,也易发生不良反应。由于心脏、肝、胃肠血流量减少,使药物吸收速率和程度显著降低,而某些药物的首过效应降低,并且吸收增加的血药浓度较年轻人高,故应降低起始给药量,肌内、皮下注射给药,由于血流减少,药物的吸收速率下降,不适于治疗急危重症。

(二) 药物的分布

老年人机体水分绝对量与相对量均下降,骨骼肌、肝、肾、脑等精瘦组织重量减少,脂肪组织增加,使水溶性药物易集中于中央室,分布容积变小,而具有较高的血药浓度峰值与较强的药理效应,故应降低负荷剂量。而脂溶性药物等更易分布于周围脂肪组织,分布容积增大,药物在体内蓄积,消除半衰期延长,药理效应持久,不良反应亦可能增加。此外,老年人的应激能力差,对血液 pH 不能很好维持,也造成了水溶性药物的分布容积变少,脂溶性的药物分布容积增加。

老年人血浆蛋白含量减少,造成高蛋白结合率的药物游离型增加,表观分布容积增大,药理效应增强。血浆蛋白主要与弱酸性和中性药物结合,弱碱性药物是与血浆中 α_1-酸性糖蛋白(AGP)结合,老年人尤其患急性病时,其血浆中 AGP 水平较高,如弱碱性药物利多卡因在心肌梗死时与 AGP 结合率增加,游离型药物减少,但急性期后,血浆 AGP 水平下降而利多卡因结合减少,游离型增加,同等应用剂量可出现中毒现象(表 9-3)。

(三) 药物的代谢

老年人的肝组织中,细胞色素氧化酶(CYP450)仍然保持相应的活性,肝脏重量减轻,肝细胞数减少,肝血流量减少,导致肝摄取率和消除率降低。因此,应谨慎使用首过效应显著的口服药物(如普萘洛尔、维拉帕米),因为肝血流量的减少可能会降低老年人的首过效应并增加药物浓度,使生物利用度增加,老年人用量宜为青年人的 1/2 或 1/3。即使是同龄老年人,其肝药酶的活性个体差异甚大,不能以肝功能测定来预知老年肝脏代谢药物的能力,肝功能正常并不能提示其代谢能力正常(表 9-4)。

表 9-3　老年人药代动力学的具体改变

过程	随年龄的改变
胃肠道的吸收	—
药物的分布	
中央房室容积	—或↓
外周房室容积	
亲脂药物	↑↑
亲水药物	↓↓
血浆蛋白结合	
与白蛋白的结合	↓
与 α_1 酸性糖蛋白的结合	—或↑
药物的清除	
肾清除	↓↓
肝脏代谢	
Ⅰ相反应	
CYP3A	↓
CYP1A2	—或↓
CYP2D6	—或↓
CYP2C9	—或↓
CYP2C19	—或↓
CYP2E1	—或↓
Ⅱ相反应	
葡萄糖醛酸苷化	—
硫酸化	—
乙酰化	—

表 9-4 不同年龄对药物代谢的影响

影响因素	年轻人（20～30岁）	老年人（60～80岁）
体液(占体重)/%	61	53
体脂(占体重)/%	26～33(女) 18～20(男)	38～45(女) 36～38(男)
血浆白蛋白/(g·L⁻¹)	47	38
肾重量/%	100	80
肾小球滤过率(或肌酐清除率)		(20～90岁) 35%(平均下降)
肝血清(年轻人)%	100	55～60

(四)药物的排泄

肾脏是药物排泄的主要器官,但老年人肾脏重量降低,肾小球数目减少,故肾小球表面积减少,近曲小管长度以及容量均下降。肾血流量减少,肾小球滤过率下降,肾小管排泄及再吸收功能下降,因此应用主要经肾排泄的药物时应注意减量。因为老年人骨骼肌萎缩,内源性肌酐生成减少,因此,即使肌酐清除率已下降,血清肌酐浓度仍在正常范围。此外,老年人肝胆功能也随年龄增长而下降,使用主要经肝胆系统排泄的药物也应注意药物是否蓄积。老年人用药时,最好需要监测血药浓度(表 9-5)。

表 9-5 在老年人体内清除率降低的一些药物

清除途径	代谢药物
肾脏	所有的氨基糖苷类、万古霉素、地高辛、普鲁卡因胺、锂盐、索他洛尔、阿替洛尔、多非利特、西咪替丁
单一-I相代谢反应途径	阿普唑仑、咪达唑仑
CYP3A	三唑仑、维拉帕米、二氢吡啶钙通道阻滞药、利多卡因
CYP2C	地西泮、苯妥英、塞来昔布
CYP1A2	茶碱
多重I相代谢反应途径	丙米嗪、地昔帕明、曲唑酮、氟西泮、环己烯巴比妥

二、老年人的药效学特点

由于药物作用的靶器官、靶组织的功能,靶细胞、受体的数目及与药物亲和力的改变,使老年人对药物的效应发生变化,药动学的改变亦进一步影响老年人对药物的反应性(表 9-6)。

表 9-6 老年患者药效学改变

药物	药理作用	老年性药效改变
抗精神病药物	镇静、锥体外系症状	增强
苯二氮䓬类	镇静、姿势摇摆	增强
β 受体激动药	扩张支气管	减弱
β 受体拮抗药	抗高血压	减弱
维生素 K 拮抗药	抗凝血效应	增强
呋塞米	速效利尿	减弱
吗啡	镇痛,镇静	增强
丙泊酚	麻醉效应	增强
维拉帕米	抗高血压	增强

（一）神经系统变化对药效学的影响

神经组织发育较迟，老年人中枢神经系统的高级神经功能衰退较早，且无再生能力，对中枢抑制药物反应敏感，许多药物可造成机体的损害。对中枢抑制药的反应增强易引起不良反应；吗啡的镇痛作用时间老年人显著长于年轻人，更易发生呼吸抑制，地西泮引起醒后困倦或定位不准及尿失禁、活动减少等。中枢性降压药利血平或氯丙嗪、抗组胺药及皮质激素等引起明显的精神抑郁和自杀倾向。

（二）心血管系统变化对药效学的影响

老年人心脏对缺氧，高浓度 CO_2，儿茶酚胺等的刺激及反应明显减弱；对 β 受体激动药和 β 受体拮抗药的反应性均减弱，并且由于减压反射的敏感性降低，使得对血压升降的调节反射不够迅速灵敏，对升压药和降压药的反应均较激烈，对作用稍强的降压药常易发生直立性低血压，心率也较易波动。另外，吩噻嗪类抗精神病药、β 受体拮抗药、亚硝酸盐类血管扩张药、左旋多巴、普鲁卡因胺、利尿药、三环类抗抑郁药、抗高血压药及苯二氮䓬类镇静催眠药等多种药物，在老年人引起直立性低血压的发生率及程度均较年轻人为高。另外，使用升压药时应考虑老年人动脉硬化的潜在危险。又因老年人肝合成凝血因子能力减退以及血管发生退行性病变导致止血反应减弱，故对肝素和口服抗凝血药物非常敏感，一般治疗量即可引起持久性凝血障碍，并有自发性内出血危险。老年人心脏传导系统功能下降，窦房结退行性变化明显，对抗心律失常药物的敏感性增加，容易引起窦性停搏，甚至发生阿-斯综合征。

（三）内分泌系统变化对药效学的影响

老年人用糖皮质激素对葡萄糖代谢的抑制作用是年轻人的 $1/5\sim1/3$，而对糖皮质激素促进蛋白异化作用的敏感性增高，易致骨质疏松或自然骨折。老年人耐受胰岛素和葡萄糖的耐受能力均有所下降，大脑耐低血糖能力也较差，故应用胰岛素时易引起低血糖反应或昏迷。

老年人性激素分泌减少，可出现各种生物学反应的变化，因此更年期后适当补充性激素既可缓解机体的不适症状，也可预防骨质疏松，但是如果长期大量应用则会引起新的平衡紊乱，包括雌激素可引起子宫内膜和乳腺癌变，而雄激素可引起前列腺肥大或癌变等。

（四）免疫系统变化对药效学的影响

T 细胞功能降低，B 细胞功能亦降低，尤其是依赖辅助性 T 细胞的抗原反应有较大减弱。因此，老年人易患严重感染性疾病，同时老年人自身免疫抗体易于产生，则自身免疫性疾病和肿瘤等的发生较为常见。

由于老年人细胞免疫和体液免疫功能降低，当病情严重和全身状况不良时，常伴有防御功能的严重损害或完全消失，有可能导致抗菌药物治疗的失败，故一般主张当肝、肾功能正常时，抗菌药物的剂量可稍增加或疗程适当延长以防感染复发。但应注意，老年人药物变态反应发生率并不因免疫功能下降而降低，特别是骨髓抑制、过敏性肝炎、间质性肾炎等的发生率并不低于年轻人。

（五）体液和电解质对药效学的影响

老年人对体液及电解质内环境稳定的调节功能下降，口渴感减弱，常伴有液体摄入不足，加之肾脏浓缩尿液的功能下降，机体对醛固酮和抗利尿激素反应不敏感，因此老年人尽管在摄入与年轻人等同的液体量时也可能发生脱水。强烈的利尿药或导泻药的效应和呕吐腹泻一样易致低钠、低氯和高钾血症，严重时可发生休克。当服用血管转化酶抑制药时高钾血症的发生率明显增加。老年人除心血管及胃肠系统外，排尿反射也易受药物影响。老年人服用抗胆碱药阿托品易致尿潴留及尿失禁。

第四节 │ 老年人安全合理用药对策

由于老年人生理生化变化特点，导致药物在体内的药动学和药效学明显有别于年轻人。为了达到安全、有效、合理的药物治疗目的，老年人应遵循以下用药原则。

一、选药原则

（一）需有明确的用药指征

以改善老年人生活质量为目标，明确治疗目的、权衡药物潜在的危险与治疗益处后，选择恰当的药物。首先应了解老年患者的病史、用药史、家族遗传史，特别关注前期所用药物种类、剂量、用法、疗程、不良反应、目前用药情况，据此分析病情，做出及时、正确的诊断，明确用药指征，再选择疗效肯定、能缓解症状、纠正病理过程或消除病因的药物。

（二）选用最熟悉的药物

在允许的条件下，优先选用最熟悉的药物，以避免新药在临床使用初期出现尚未观测到的不良反应。同时使用最熟悉的药物可减轻老年人的经济压力。

（三）避免应用不适于老年患者的药物

每一种药物都有其治疗作用和副作用，用药的基本原则是其治疗作用大于副作用，确保用药对老年人有益。若所使用的药物尽管具有减轻症状的作用，但也会给患者带来不良反应或严重的毒副作用，例如，轻者导致过度镇静、食欲减退、口干、便秘、视物模糊和尿失禁等，重者引发跌倒、骨折、急性意识障碍、尿潴留、直立性低血压、晕厥等，尤其是治疗指数低、首过消除显著、主要经肾排泄以及作用于中枢神经系统的药物应慎用，若有更安全的药物替代，这些药物应列为禁用或慎用药物（表 9-7）。因此，同类药物应按照不良反应发生率和严重程度进行选择。

表 9-7　老年人禁用和控制使用的部分药物

	药物
禁用药物	长效苯二氮䓬类、短效巴比妥类、阿米替林、抗抑郁抗精神病药复方、吲哚美辛、保泰松、氯磺丙脲、丙氧氨酚、双嘧达莫、肌松药、颠茄和莨菪碱、止血药、氨基糖苷类和多黏菌素类抗生素、万古霉素、四环素、利福平、洋地黄毒苷等
控制剂量药物	氟哌啶醇、甲硫哒嗪、地高辛、西咪替丁、雷尼替丁、铁制剂等
控制疗程药物	伪麻黄碱、H_2 受体拮抗药、口服抗菌药物、奥沙西泮、三唑仑、艾司唑仑

（四）选择合适的药物剂型

老年患者宜选用颗粒剂、口服液或喷雾剂，病情急者可静脉注射或静脉滴注给药，不宜使用控、缓释制剂。严重疼痛患者可选择止痛药透皮贴剂。老年习惯性便秘者可用肛门栓剂。

（五）慎用滋补药或抗衰老药

切忌盲目使用滋补药及抗衰老药，谨慎使用维生素类药物，因为维持正常生理代谢所需的维生素量很微小，如维生素 C 仅需 50～75mg/d，维生素 B_6 仅需 1～2mg/d，且一般从每日的饮食中即可满足需求，若超量应用维生素 C 则产生的大量草酸盐结晶有导致泌尿系统结石的可能。因此，只有在某种维生素缺乏或疾病治疗需要时才给予补充，一旦纠正即减量或停药。滋补药中也有中药、藏药、蒙药，由于这些药物作用机制复杂，很多尚不明确，可能存在与其他同服药物的相互作用，应慎用。

二、用药准确合理

（一）避免多重用药

老年患者大多同时患有多种疾病，需要接受多重用药（polypharmacy）。在药物选择过程中要全面考虑，如无充分理由不可轻易使用药物，应抓住主要矛盾，减少药物合用的种类，优先选择有双重疗效的药物，将药物种类控制在不超过 5 种。此外，投药前要确切了解肝、肾功能和精神方面的情况，对有肾功能障碍者不宜选用四环素类、氨基糖苷类、氨苄西林等。能使隐性病明显化的药物应慎用，如类固醇药物可使血糖升高、糖尿病恶化、肺结核复发。选用降压药时不仅要考虑到降压效果，还要考虑降压药的副作用，努力做到合理选择药物。老年患者不是所有的病症都需要靠药物来解决，无须用药时坚决不用,如失眠、抑郁等可先通过调整生活习惯、丰富生活内容和加强人际交流得以改善,对可用可不用的药亦以不用为好。

(二) 个体化给药剂量

由于老年人肝、肾功能减退,服药后药动学发生变化,药物在体内蓄积引发不良反应的发生率增加,这种剂量依赖型的不良反应在老年人中非常常见。此外,老年人服药后药效的个体差异明显,尤其是高龄人群。鉴于安全性,建议老年人采取小剂量原则,根据服药后的疗效和耐受性逐渐调整剂量。50 岁以上的患者,除主要心肺、肝和肾功能外,一般年龄每增 1 岁,药物剂量应减少 1%。剂量调整以"低起点、缓增量",以获最大疗效和使不良反应降至最小为准,摸索老年人个体的最佳剂量,即老年人的给药方案宜个体化,并在有条件时,对治疗指数小且毒性大(如地高辛)、具非线性动力学的苯妥英钠或多药联合应用时及有心脏、肝、肾疾病患者,进行治疗药物血药浓度监测。

(三) 及时停药

老年人随着年龄的增长,机体的重要脏器发生改变,同时疾病也在不断进展,原有的药物可能不再适合当前的状态,需及时停药进行调整。以下是老年人几种常见的需要及时停药的情况:①出现新的症状,考虑为不良反应时停药,选用其他可替代药物;②需满足特定疗程治疗的疾病,在疗程结束后停药;③对症治疗药物在症状消失或效果不明显时停药。

(四) 选择最佳给药时间

一般对消化道有刺激性的药物,例如四环素类抗生素、铁剂等应选择饭后口服给药,而健胃药、利胆药、驱肠虫药、盐类泻药和胃肠解痉药等宜在饭前口服给药。注意选择用药是根据疾病、药动学、药效学的昼夜节律,选择最合适的用药时间,如老年糖尿病患者的胰岛素治疗,上午 10 点用药较下午用药的降血糖作用更强。长期应用皮质激素而病情控制后,宜将 2 天的给药总量于隔日 6~8 点钟一并给予,既可填补皮质激素每日分泌高峰后出现的低谷期,又对皮质功能的抑制较小且疗效好,库欣综合征(Cushing syndrome)等不良反应亦较少。老年收缩期高血压患者昼夜间血压波动幅度很大,夜间血压可有显著性下降,因此应避免睡前给药及使用长效降压药。此外,阿司匹林早餐后用药血药浓度高,半衰期长,疗效好,而铁剂晚 7 点时吸收率最大,故晚餐后服用较为合理;利尿药宜上午使用,以免晚上使用后夜尿频繁影响睡眠及休息。

(五) 嗜好控制

老年患者用药期间应控制烟、酒、茶等嗜好及注意日常饮食。吸烟可使食欲减退,延迟胃排空时间,影响口服药物吸收;吸烟减少糖尿病患者胰岛素皮下吸收,为达到有效降糖,其用药剂量比不吸烟患者多增加 15%~30% 的用量;烟油中含有大量的多环芳香烃类化合物,可诱导肝微粒体药酶系统如 CYP1A1、CYP1A2、CYP2E1、CYP2D6 和 CYP3A4,增强地西泮、尼可刹米、咖啡因、茶碱等的代谢,使血药浓度下降。故老年人在使用麻醉药、镇静药、镇痛药、解热镇痛药期间应戒烟。吸烟可降低抗高血压药物以及抗心绞痛药物的作用,也可影响降血脂药物的效果。

酒亦是肝药酶,可诱导产生一系列相互作用(表 9-8)。例如 CYP2E1 的诱导物可加速戊巴比妥、华法林、安乃近、甲苯磺丁脲等的代谢,还可与灰黄霉素、环丝氨酸、阿司匹林、中枢抑制药、β 受体拮抗药等发生相互作用;使用甲硝唑、替硝唑、头孢曲松、头孢哌酮期间及前后一周应禁止饮酒,以免诱发表现为面部潮红、头晕头痛、恶心呕吐、胃痛腹痛、嗜睡、血压下降、幻觉等"双硫仑样反应";使用苯乙双胍、格列本脲、甲苯磺丁脲、氯丙嗪、呋喃唑酮期间也应戒酒。此外,酒对中枢神经系统有镇静麻醉作用,与中枢抑制药如苯巴比妥、苯二氮䓬类及三环类抗抑郁药氯丙嗪等合用时,会加强药效、加剧中枢神经系统的抑制。

(六) 提高用药依从性

老年患者往往记忆力下降,注意力不集中,更因老年人处于痴呆、抑郁症或独居孤寡或由于患多种疾病,需用多种药物治疗等复杂情况,常常发生误用药物或过量、忘用药物等不遵医嘱的用药情况。

表 9-8　饮酒引起的药物相互作用

药物	相互作用
拉氧头孢	双硫仑反应
头孢孟多	双硫仑反应
灰黄霉素	双硫仑反应
β 受体拮抗药	增强乙醇的作用
中枢抑制药	增强乙醇的作用
阿司匹林	胃肠出血增多
格鲁米特	运动技巧损害增多,车祸增多
三环类抗抑郁药	精神及运动技巧损害增多,车祸增多

因此,为使老年患者获得较佳药物治疗效果,应尽量提高其依从性,为此应尽量简化治疗方案,用药简单,尽量减少用药次数和合并用药,详细解释处方用药的目的、剂量及用法,酌情给予文字或图示说明用法用量,必要时在社区医疗保健监控下用药。对老年性痴呆、抑郁症或独居的老人用药,家属或亲友应进行监督检查,尽量让老年人的用药做到准确合理。

(唐　漫)

思考题

1. 老年人药动学的主要变化有哪些?
2. 老年人药效学较年轻人有何特点?
3. 老年人合理安全用药应掌握哪些原则?

思考题解题思路

本章目标测试

本章思维导图

第十章 | 不同性别的临床用药差异

自 20 世纪 80 年代以来,随着药物研发的深入,人们越来越关注年龄、性别和种族等因素引起的不同个体对药物反应的差异,深入分析并研究这些差异产生的原因对临床药物治疗非常重要。美国食品药品监督管理局(FDA)制定了指南和法规,要求在新药获得上市批准之前必须进行与药物安全性、有效性及治疗反应个体差异相关的生物学基础研究。因此,研究并关注药物的性别差异对于提高临床用药的安全性和有效性、避免和减少药品不良反应具有重要意义。本章主要探讨不同性别之间的药动学差异和药效学差异,以及目前已知的导致药物作用出现性别差异的因素、机制和基于性别的药物治疗反应。

第一节 | 药动学差异

众多药物临床试验和动物实验研究显示,性别对药动学方面有明显影响,男性和女性在药物的吸收、分布、代谢和排泄等环节均存在显著差异(表 10-1)。

表 10-1　药动学的性别差异

	女性	男性
吸收	胃酸分泌少;胃肠排空时间长	—
分布	体重轻;血管内体积小;肌肉量少;脂肪组织多	—
代谢	CYP2D6、CYP3A 的活性高	CYP1A、CYP2E1 的活性高;P 糖蛋白量多
排泄	肾小球滤过率低	—

一、性别对药物吸收和生物利用度的影响

口服药物在胃肠道的吸收速率与药物的脂溶性、吸收部位的 pH、胃肠通过时间、药物的解离度和分子量等因素有关。与男性相比,女性的胃排空时间比较长且胃酸分泌量较少,胃液的酸性比男性弱。pH 环境不同会影响弱酸性或弱碱性药物在胃肠道中的解离度,吸收部位的 pH 高可降低弱碱性药物的解离度而使其吸收增加,弱酸性药物的吸收则减少。由于大多数抗抑郁药是弱碱性药物,同时女性的胃液 pH 较高及胃排空时间延长,因此女性患者口服给药吸收会增加。此外,女性和男性的胆汁酸成分与浓度不同,女性的鹅脱氧胆酸浓度较高、胆酸浓度较低,而男性则相反,这可能会影响脂类药物在男、女性体内的消化吸收并引起相关差异。

生物利用度反映药物在体内的吸收速率和吸收程度,药物的生物利用度取决于其本身的理化性质、组成、给药途径、吸收器官、肝肠首过代谢和药物载体等因素。口服是临床上最常用的给药方式,口服药物后,男性和女性的生物利用度会有所不同。一般认为,由性别差异引起的生物利用度不同与给药途径、药物载体和肝肠首过代谢及药物代谢酶等因素有关。胃肠道上有丰富的代谢酶,男、女性体内这些酶的活性和含量有所不同,使得不同性别个体的药物生物利用度不同。由于女性肠道内的酯酶含量较男性低,女性服用阿司匹林的血药浓度较男性高,但阿司匹林的生物利用度并无明显的性别差异。同样,维拉帕米为 CYP3A 和 P 糖蛋白的底物,口服生物利用度女性较男性高。尽管肠中的 P 糖蛋白活性可能存在性别差异,但有资料显示,P 糖蛋白的底物弗克芬得(Fexofenadine)的药-时曲

线并无明显的性别差异。另外,食物对药物的吸收也会产生一定影响。男性进食脂肪含量高的食物后服用环孢素,其生物利用度增高,而女性则相反。这可能与皮下脂肪含量不同有关。此外,男性胃肠中的乙醇脱氢酶活性高于女性,由此男性体内的乙醇降解速率更快。

二、性别对药物分布的影响

药物的分布取决于机体组成,受体重、血浆容量和血浆蛋白结合率等因素的影响。通常,男性的体重较重、体重指数较大、器官体积和血流量大,而女性的体重较轻。研究表明,当用药剂量以体重进行校正后,性别差异对一些药物药动学的影响随即消失,表明药物在体内分布中的差异可能是由于体重不同导致的。女性的脂肪储量比男性高,高脂溶性药物在女性体内的分布容积较大。女性服用高脂溶性药物如地西泮、曲唑酮、舒芬太尼等精神类药物的 $t_{1/2}$ 较长,在体内的分布容积及总清除率都较同龄的男性高。高水溶性药物在女性体内的分布容积较小,因此亲水性药物如他汀类药物的血浆清除率比男性快。血浆蛋白结合率也是影响药物分布的重要因素之一,其中与药物结合有关的蛋白有3种,即白蛋白、α-球蛋白和 $α_1$-酸性糖蛋白。白蛋白在血浆中的含量最多,占血浆总蛋白的60%,是与药物结合的主要蛋白,但性别对其影响不大。受雌激素影响, $α_1$-酸性糖蛋白在肝脏发生糖基化进而使血浆中该蛋白的浓度下降。因此,女性体内这种蛋白的血浆浓度往往低于男性。另外,在月经周期,水和电解质平衡发生变化,这会改变血浆药物浓度。对孕妇的药动学研究发现,由于血容量增加,导致血液相对稀释,引起血浆白蛋白浓度降低,药物与蛋白的结合率下降,使得血浆中的游离药物浓度升高。此外,药物转运体P糖蛋白的水平也存在性别差异,女性肝脏中的P糖蛋白含量较低,因此酶解底物如长春新碱和多柔比星的浓度会增高。

大多数人认为可通过体型来调整男性与女性患者的给药剂量,特别是在调整化疗药物、治疗指数较窄及安全系数小的药物的负荷剂量或首次给药剂量时,体型应作为重要的考虑因素。该类药物包括抗凝血药、氨基糖苷类抗生素、溶血栓药、抗心律失常药和镇静催眠药等。

三、性别对药物代谢的影响

早在60多年前,实验就观察到雌性大鼠对巴比妥类药物比雄性大鼠更为敏感,用药后的睡眠持续时间更长。进一步研究发现,该类药物在雌性大鼠体内的代谢较雄性慢,使血药浓度高于雄性大鼠。这种药效的不同源于其体内代谢存在性别差异。由于酶的活性和种类具有明显的种属差异,如CYP3A4是人体中含量最丰富的酶,但是在大鼠体内并不存在,因此动物体内CYP450酶活性的差异不能等同于人CYP450酶活性的差异。

药物代谢的性别差异已成为人们日益关注的研究热点。研究表明,药物代谢的性别差异是药物体内过程、药物效应及毒性反应存在性别差异的主要原因之一。了解药物代谢的性别差异,对指导临床合理用药及新药的筛选和开发具有重要意义。引起药物代谢性别差异的关键因素是药物代谢酶。酶的性别差异,特别是CYP450酶的性别差异是引起药物在体内代谢不同的主要因素。大多数药物在肝脏中代谢,其代谢主要有Ⅰ相和Ⅱ相两步反应。

(一)Ⅰ相代谢反应

在Ⅰ相代谢反应中,药物经过氧化、还原或水解反应,使其代谢为极性更高的化合物,以便排出体外。参与Ⅰ相反应的酶系较为复杂,主要是CYP450酶、黄素单氧化酶、环氧化物水解酶和酯酶,其中以CYP450酶最为重要,其中研究最为广泛且为药物代谢过程中最常见的代谢酶是CYP3A。有文献报道,女性的CYP3A活性更强,其性别差异为40%~50%,这种差异可能是由月经周期的激素变化引起的。CYP3A4是人体内含量最丰富的酶,约占人肝脏CYP450总含量的30%、占肠道CYP450总含量的70%,参与50%以上的药物代谢。红霉素、维拉帕米、甲泼尼龙、泼尼松龙、硝苯地平、环孢素、替拉扎特、地尔硫䓬、依巴斯汀、西立伐他汀和他克莫司等药物给药后,药动学数据显示女性体内的清除率高于男性,即使经过体重等生理因素校正后差异仍然存在。这些药物的肝脏代谢均主要由

CYP3A4介导,体内外研究表明CYP3A4底物的代谢具有明显的性别差异,女性的CYP3A4活性比男性高,故女性体内的代谢快于男性。由CYP3A4代谢引起的性别差异是影响药动学的重要因素,进而影响药物的药效学和毒理学。

CYP1A2也是一种重要的CYP酶,约占体内CYP450酶总量的13%。咖啡因是CYP1A2的一种常见探针药物。CYP1A2在男性体内的活性高于女性,该同工酶可氧化茶碱、氯氮平、奥氮平、他克林和昂丹司琼等药物,这些药物在女性体内的停留时间更长,清除率低于男性。吸烟对男性体内CYP1A2活性的诱导作用大于女性。类固醇激素能抑制CYP1A2酶的活性,女性在口服避孕药后,CYP1A2的底物如抗精神病药奥氮平、氯氮平、度洛西汀等会在体内蓄积。

CYP2C9代谢药物如S-华法林、苯妥英、甲苯磺丁脲和酮洛芬仍未见关于性别差异的报道。

(二)Ⅱ相代谢反应

Ⅱ相代谢反应一般是在Ⅰ相代谢反应基础上发生的,主要是结合反应,包括硫酸化、葡萄糖醛酸化、乙酰化、甲基化及与谷胱甘肽结合反应等,由磺基转移酶、葡萄糖醛酸转移酶、N-乙酰转移酶等催化。大部分研究显示,Ⅱ相代谢反应有种族差异,但也有研究证实其有性别差异。男性肝细胞、红细胞中的巯嘌呤甲基转移酶活性较女性高,用巯嘌呤治疗白血病时,产生相同效应所需的剂量男性较女性高。氟尿嘧啶的体内清除率女性显著低于男性,毒性反应高于男性。对于类似于替马西泮、奥沙西泮这类只经结合反应代谢过程的药物,其清除率一般男性都高于女性;而对于既有氧化又有结合反应代谢的药物,确认性别是否影响结合反应是比较困难的。

四、性别对药物排泄的影响

无论是母药还是其代谢物,肾脏是机体清除及排泄药物的主要器官。肾脏排泄包括肾小球滤过、肾小管分泌和肾小管重吸收3个过程,性别差异对这3个过程均会产生影响。经体表面积校正后,与女性相比,男性的肾脏清除较快,肾小球滤过率始终保持较高的水平。因此,某些经肾脏清除的药物需考虑性别差异的因素。例如抗精神病药氯氮平和氯丙嗪主要经肾脏排泄,女性的清除率较男性低。一些抗高血压药如钙通道阻滞药、β受体拮抗药等在女性体内的清除率亦较低,在体内的停留时间较长,使药效增强,但也会使女性发生药品不良反应增多。临床研究发现,氨基糖苷类、头孢菌素类、氟喹诺酮类抗菌药物及地高辛等药物的肾清除率女性较男性低。此外,性别差异对利尿药的肾清除率也有明显影响,如托拉塞米、呋塞米等在女性体内的清除率较低,使女性的不良反应发生率增加,女性在住院患者中由利尿药引起的不良反应占大多数。因此,对于治疗指数窄、安全系数低、有浓度依赖性毒副作用并通过肾脏排泄的药物,需要根据性别因素来调整给药剂量,女性使用这些药物时要适当减少剂量。

通常用内生肌酐清除率代表肾小球滤过率和药物在肾脏的排泄率。由于男性肌肉发达、体型高大,所以男性的内生肌酐清除率通常比女性高。尽管女性的内生肌酐清除率会随着月经周期而发生变化,但是目前对这种变化的临床意义还不清楚。但如果进行体重方面的校准,肾脏排泄方面的性别差异就很小。

五、月经周期和更年期对药动学的影响

月经周期的卵泡期、排卵期和黄体期伴有显著的激素水平变化,可能导致在月经周期的各阶段给药的药动学差异。有研究表明,某些药物的清除率在排卵期较高,而在月经周期的黄体期则较低。例如在排卵期甲喹酮的清除率增加2倍,在黄体期对乙酰氨基酚、咖啡因和茶碱的清除率则有所下降,但这些变化并不具有临床意义。

绝经期女性体内的雌激素和孕酮的血浆水平明显降低,因此会影响药动学过程。许多药物的清除率在绝经后妇女中显著下降,而在相应年龄的男性中没有发现下降。与绝经前妇女相比,绝经后妇女的药物清除率及肠道CYP3A4含量均降低。

第二节 | 药效学差异

关注性别因素对药效学的影响具有一定的临床意义,学术界越来越重视疾病的发生、发展及临床表现等方面的性别差异,以及药物临床应用中的性别差异,以指导临床合理用药。导致药物疗效存在性别差异的原因很复杂,包括从性激素、器官生理到心理和社会文化因素等诸多方面。心血管药物、镇痛药、免疫抑制药、抗抑郁药等存在明显的性别所致的疗效和不良反应方面的差异。

一、心血管系统疾病用药

妇女生理方面的某些特殊性,如月经来潮、妊娠、哺乳及绝经等明显影响着心血管疾病与药物疗效的评定。由于女性和男性存在生理上的差异,从而使心血管疾病的临床表现具有性别特异性。因此,有理由认为心血管疾病治疗药物的药理学和药动学的特点也存在性别特异性,但现有的临床试验数据几乎全是在男性身上得到的,由此来推断女性患者群体是不恰当的。在药物安全性和有效性试验中应注重同时纳入男性和女性患者。包括辛伐他汀、阿托伐他汀、洛伐他汀、肝素、依诺肝素和索他洛尔在内的心血管药物的药品说明书,已提出给药方案应视性别情况而定,这对指导女性患者药物初始给药剂量或维持剂量的调整有重要价值。

(一) 他汀类药物

胆固醇、低密度脂蛋白胆固醇(low density lipoprotein cholesterol,LDL-C)含量增高是引起心血管疾病的主要原因之一。羟甲基戊二酸单酰辅酶 A(hydroxy-methylglutaryl coenzyme A,HMG-CoA)还原酶是肝细胞合成胆固醇的限速酶,他汀类药物的化学结构与 HMG-CoA 相似,可竞争性地抑制 HMG-CoA 还原酶,减少内源性胆固醇合成和血液循环中的 LDL-C 水平。他汀类药物还具有改善内皮功能、提高血管内皮对扩血管物质的反应、减少动脉硬化过程中的炎症反应及稳定动脉粥样硬化斑块等作用。

许多临床研究报道他汀类药物可预防女性心血管疾病的发生。该类药物的疗效在男、女性别之间的差异可能与心血管疾病风险分层及心血管用药指南对女性患者指导不足有关。美国心脏病学会/美国心脏协会发布的指南中,在开始和维持他汀类药物治疗的风险分层中并没有区分男性和女性。有报道指出与男性相比,女性的代谢慢、体重及体脂率低,这些因素使女性易出现肌痛、糖尿病等不良反应,这些不良反应在体重较轻的老龄女性患者中更易发生。然而,因他汀类药物的药效远远大于其不良反应,临床医师仍建议患有心血管疾病的女性患者使用他汀类药物。推荐应用他汀类药物对妇女的心血管事件进行二级预防,可显著降低心肌梗死、不稳定型心绞痛、心力衰竭和死亡的发生率。

(二) β 受体拮抗药

β 受体拮抗药广泛应用于心血管疾病的治疗,如高血压、心力衰竭、心绞痛、心律失常和心肌梗死等。这类药物可拮抗交感神经释放的内源性儿茶酚胺类递质与心脏、肾和平滑肌等器官上的 β 受体结合。β 受体分为 $β_1$、$β_2$ 和 $β_3$ 3 种亚型,其中 $β_1$ 受体是 β 受体拮抗药作用的主要受体。激动心脏的 $β_1$ 受体可提高心率和心肌收缩力,激动肾脏的 $β_1$ 受体可促进肾素分泌。因此,β 受体拮抗药可减慢心率、降低心肌收缩力并减少肾素分泌,从而降低血压。有研究表明,β 受体拮抗药的药动学具有性别差异,对男性和女性患者的作用机制有所不同。一项对每日 2 次口服美托洛尔的健康志愿者的研究显示,β 受体拮抗药的半衰期及清除时间不存在性别差异。但与男性试验组相比,女性在运动中的心率和收缩压下降幅度更大,这可能与女性患者对美托洛尔的吸收率较高,使血药浓度增高有关。有报道指出,尽管 β 受体拮抗药的血药浓度有所提高,但美托洛尔在女性慢性稳定型心绞痛患者中的抗心肌缺血作用并没有比男性患者更强。此外,大型临床试验中的性别比例不均衡,女性的比例较低,导致数据分析结果不能为 β 受体拮抗药应用于女性心肌梗死后的心力衰竭患者提供充分的证据。

关于女性使用 β 受体拮抗药的疗效优于男性的机制尚不清楚。有研究表明,雌激素可使交感神经系统活性下降,体内的雌激素水平降低可使 $β_1$ 受体的活性上调,但与药物结合的能力不变。选择性 $β_1$ 受体拮抗药美托洛尔和非选择性的普萘洛尔在体内经 CYP2D6 代谢,由于该酶的活性男性高于女性,故男性的消除速率较快。美托洛尔的血药浓度女性显著高于男性,最大可为男性的 2 倍;普萘洛尔的血药浓度在女性中高出男性近 80%。

(三) 血管紧张素转化酶抑制药

一项汇总 30 项临床研究的分析资料显示,血管紧张素转化酶抑制药(angiotensin converting enzyme inhibitor,ACEI)可减少 37% 的男性病死率与再住院率,而对女性只有 22%,显示 ACEI 对女性的疗效较男性差。ACEI 最常见的不良反应咳嗽在女性中的发病率高于男性,但目前血管神经性水肿和荨麻疹的发生尚没有性别差异统计。不同的 ACEI 在降血压疗效方面未发现性别差异。ACEI 临床试验中的性别差异与雌激素在肾素 - 血管紧张素 - 醛固酮系统(renin-angiotensin-aldosterone system,RAAS)中的特殊作用可能有关。有研究显示,绝经期前的血管紧张素转化酶(ACE)活性低于绝经期后,雌激素可以提高血浆中的血管紧张素 II 水平,并通过负反馈调节持续降低 ACE、肾素及血管紧张素 I 受体的表达水平。雌激素对心血管的保护作用可能与 RAAS 受抑制有关。

(四) 钙通道阻滞药

钙通道阻滞药(calcium channel blocker,CCB)临床主要用于高血压、心绞痛和室上性快速型心律失常。在动脉平滑肌细胞中,CCB 阻滞电压门控 L 型钙通道,减少 Ca^{2+} 内流,从而使血管舒张。在窦房结和房室结中,CCB 可减慢 Ca^{2+} 依赖的去极化,降低窦房结自律性,减慢房室传导。已有相关报道指出,包括氨氯地平和维拉帕米在内的几种钙通道阻滞药的药动学特性均存在性别差异。与男性相比,女性的氨氯地平血药浓度更高,口服维拉帕米的消除速率也更快。这种性别差异与女性的体重较男性低,以及与钙通道阻滞药代谢有关的 CYP3A4 活性女性较男性高、P-gp 活性低于男性等有关。

一项为期 18 周的前瞻性研究表明,与所有年龄组的高血压男性治疗组相比,氨氯地平对女性患者的降血压作用更强。然而,女性与男性相比,氨氯地平降血压作用的增强同时伴随着外周性水肿发生率的增加。这一研究结果可能在一定程度上否定钙通道阻滞药对女性心血管患者的有益作用。

(五) 洋地黄类制剂——地高辛

地高辛是具有正性肌力和副交感神经活性的强心苷类药物,可通过减慢房室传导、减慢心室率来治疗心力衰竭。地高辛在男性和女性患者体内的药动学特征不同,主要表现在表观分布容积和肾清除率不同。女性使用地高辛时,尽管用药剂量较小,但其血药浓度仍高于男性,心律失常的发生率较高。女性红细胞内的 Na^+ 水平与钠泵活性均低于男性,心力衰竭的女性患者骨骼肌细胞的钠泵数目也较少,由此推测心肌细胞膜上钠泵的活性较低,可能与女性应用洋地黄类发生致死性心律失常较多有关。研究表明,用地高辛治疗心力衰竭的女性患者其死亡率明显高于服用安慰剂的患者;且与接受地高辛治疗的男性相比,这些女性患者的死亡率也高出 5.8%。地高辛治疗的血药浓度为 0.8~2ng/ml。然而,美国心脏病学会基金会 / 美国心脏协会(ACCF/AHA)指南建议地高辛血药浓度降低为 0.5~0.9ng/ml,以降低心力衰竭患者的死亡率。虽然研究数据局限于女性患者,但指南仍建议临床医师在应用地高辛治疗心力衰竭时,控制地高辛的血药浓度至 0.5~0.9ng/ml,尤其治疗女性患者时更应注意。

(六) 抗心律失常药

儿童期的 Q-T 间期没有明显的性别差异,进入青春期后随着雄激素水平提高,女性的 Q-T 间期逐渐延长。长 Q-T 间期综合征多见于女性,可增加抗心律失常药、抗精神病药、抗生素(如红霉素)的副作用。I 类与 III 类抗心律失常药可导致 Q-T 间期延长,使女性的尖端扭转型室性心动过速发生率升高,雌激素对离子通道的修饰作用可能起重要作用。心肌细胞上是否存在钾通道的性别差异、是否与延长 Q-T 间期的药物副作用有关是目前研究的热点之一。有一些证据表明,使用可延长 Q-T 间期的药物,女性的血药浓度高出男性30%左右,可能与女性的体重指数及心输出量较男性低有关。在健康人群中使用Ⅲ类抗心律失常药,女性的Q-T间期延长比男性明显,在排卵期与月经期尤其显著。

(七)抗血小板药

血小板在动脉粥样硬化的发病机制中至关重要,阿司匹林和氯吡格雷是临床上非常常用的抗血小板药物。阿司匹林通过抑制COX-1减少前列环素(PGI_2)和血栓素(TXA_2)合成,达到抑制血小板聚集和抗凝的作用。研究表明,在兼有脑卒中风险的男性患者中,阿司匹林可显著降低心肌梗死的发生率,同时不增加脑卒中的风险;与之相反,在女性患者中,阿司匹林对心肌梗死的一级预防效果不明显,但对预防脑卒中的发生疗效显著。阿司匹林在男性和女性患者中应用效果差异的原因可能是无包衣的阿司匹林在女性体内吸收变快,表观分布容积更大,水解更快,使其药效减弱。另外,阿司匹林的性别差异效应可能还与男性和女性的血小板功能与疾病发病机制不同有关。最近的一项研究报道显示,稳定型缺血性心脏病患者进行应激治疗时出现性别特异性反应。研究人员指出男性更有可能通过血压升高来应对压力,而女性在血清素或肾上腺素的药理学应激反应及相应的心理压力刺激下更易出现血小板聚集。

血小板膜糖蛋白(GP)的基因多态性与心血管事件的发生率增加密切相关。关于这些遗传多态性的性别分布尚未明确。有研究指出,与携带纯合子的 *GPⅠbαKozak-5T* 等位基因的女性相比,携带至少1个 *GPⅠbαKozak-5C* 等位基因的女性患心血管疾病的风险更高。也有报道指出,与携带纯合子的 *GPⅠbαKozak-5T* 等位基因的女性相比,携带至少1个 *GPⅠbαKozak-5C* 等位基因的女性应用激素替代疗法可降低心血管疾病的发生率。这一发现可能与雌激素降低女性的血小板活性有关。目前,阿司匹林被推荐用于女性心血管事件的二级预防。

(八)抗血栓药

动脉粥样硬化及血栓形成是不稳定型心绞痛、心肌梗死和心血管疾病致死的主要原因。从药理学机制入手,抗凝和纤溶2种方法可减少心血管病患者的血栓形成。抗凝血药可抑制血栓形成,纤溶药可以溶解已经形成的血栓凝块。这2种药物均可在一定程度上降低男性和女性的心肌梗死与心血管死亡发生率,然而在女性患者中存在出血风险。在一项增加出血风险的研究中,与男性患者相比,接受急性心肌梗死肝素抗凝治疗的女性患者的活化部分凝血活酶时间(activated partial thromboplastin time,APTT)略有延长。2项双盲对照试验报道,与男性患者溶栓治疗相比,使用肝素联合链激酶和/或阿替普酶的女性急性心肌梗死患者进行溶栓治疗时,其致命性和非致命性并发症的发生风险更高。其他研究同样指出,女性在急性心肌梗死纤溶治疗后出血的发生率较男性高。

众多研究结果表明,应将性别作为开具处方时考虑的因素,越来越多的研究报道正在加深我们对心血管药物应用时性别差异的理解(表10-2)。

表10-2　心血管药物的治疗作用和不良反应的性别差异

药物	性别差异
他汀类	对体重较轻的老年女性的副作用增加
抗血小板药	对女性心肌梗死的一级预防无效;对预防女性脑卒中的发生疗效显著
抗血栓药	增加女性的出血风险
地高辛	增加女性的死亡率
β受体拮抗药	降低女性在运动中的心率和收缩压
抗心律失常药	增加女性Q-T间期延长和尖端扭转型室性心动过速的风险
钙通道阻滞药	女性的血压降低明显、水肿的发生率增加
ACEI	增加女性咳嗽的发生率
利尿药	增加女性的低钠血症风险

二、阿片类镇痛药

男性和女性对疼痛的反应方式是不同的,女性比男性更容易感觉疼痛。研究显示,女性具有更低的疼痛阈值。在一般的手术镇痛中,即使不存在药动学方面的差异,且手术类型、体重、年龄均进行校正,女性报道的疼痛强度也更高,需要比男性多30%以上剂量的镇痛药才能达到同样的镇痛效果。还有研究发现,某些药物只对女性有效,例如分娩时的女性需要使用纳布啡而不是吗啡,而男性在疼痛时的有效选择正好相反。男、女性的疼痛反应差异可能与大脑神经递质及受体受到激素水平的调节有关。

阿片类药物具有多种药理作用,是临床用于治疗中至重度疼痛的最有效药物。在服用阿片类药物后,女性总体上比男性出现更多的副作用,如恶心、呕吐等。在给予镇痛剂量的吗啡后,与男性相比,女性出现呼吸抑制更为严重。阿片类药物的短期和长期效应也有性别差异,譬如女性在术后早期需要更多的阿片类药物,而男性则是在经过初始的恢复期之后需求更多的阿片类药物来镇痛。女性对 κ 受体部分激动剂纳布啡、布托啡诺、喷他佐辛等表现出更强的镇痛反应;而服用纳布啡的男性则不出现镇痛反应,并且可以被低剂量的吗啡翻转。研究发现,纳布啡可激动 κ 受体、拮抗 μ 受体,此类药物可能只对女性发挥镇痛作用,它作用于 2 个以上不同的可变黑皮质素受体 1 的等位基因。

过去对疼痛相关的药物临床试验大多使用男性受试者,这使得药物毒性、副作用、药动学和药效学方面关于性别差异的资料很少,尤其是没有专门设计的试验来观察性别特异性引起的生理现象,如激素相互作用及月经周期对药物疗效的影响。有的研究由于样本量太少,不足以发现有统计学意义的差异和解释结果冲突的问题。另外,不同物种之间也存在药动学和药效学差异,因此动物实验也不是理想的模型。近年来,来自国际疼痛学会性别研究组的报告一致认为,在疼痛和镇痛方面肯定是有性别差异的,他们建议药物试验应该既包含男性受试者,也包含女性受试者,应设置足够大的样本量以发现性别因素的影响。

三、抗精神病药

研究抗精神病药氯氮平的疗效和不良反应方面的性别差异,发现口服高或低剂量的氯氮平,其血药浓度存在显著的性别差异。男、女性服用同等剂量时,女性的血药浓度显著比男性高,特别是在高剂量时这种性别差异更明显。在疗效方面未发现性别差异,高、低剂量时都是如此。男性患者低剂量与高剂量之间的疗效和不良反应也无显著性差异,但女性的不良反应明显比男性严重,特别是在高剂量时这种差异更明显,而且女性患者在剂量不同时其血药浓度及不良反应也有明显不同。因此,建议女性患者应采用低剂量,剂量高时可引起血药浓度过高、不良反应加重。服用氯氮平时,女性的血药浓度高于男性,其可能与多种因素有关:一是氯氮平的吸收速率与性别有关,女性多偏向快速吸收型,男性多偏向慢速吸收型;二是由于药物分布的影响,通常女性的体脂高于男性,而脂肪组织与该药物有亲和力,使女性的分布容积大于男性,药物的消除半衰期延长、稳态血药浓度增高;三是在药物代谢方面存在性别差异,氯氮平主要在肝脏经 CYP1A2 进行氧化代谢,该酶的活性存在明显性别差异,这也是女性血药浓度高于男性的原因之一。此外,女性的月经期等生理现象,使得雌激素对神经递质及药物代谢酶活性的影响,有可能也是女性血药浓度和不良反应高于男性的原因。

四、抗抑郁药

流行病学研究显示,女性患有抑郁症的比例为男性的 2 倍,且表现出较多的不典型和焦虑症状。这与社会活动中女性群体表现出更多的 “多愁善感” 现象相一致。

在抗抑郁药的临床试验中,某些抗抑郁药在女性群体中更有效。大多数抗抑郁药存在一定程度的药动学性别差异。女性比男性对抗抑郁药有更多的暴露,如在女性体内的 $C_{\max}$、AUC 和 $t_{1/2}$ 较大,这可能引起对抗抑郁药的反应和不良反应发生率不同。另外,抗抑郁药的吸收、分布、代谢、排泄均在一定程度上受到性激素的影响。因此,在抗抑郁药治疗中,应该考虑女性特有的月经周期及是否同时服用避孕药或激素替代治疗。例如受月经周期影响,一些女性体内水平衡的波动会导致不良反应加剧或较低的治疗水平,而且女性的激素环境会随着青春期、初潮到老年、绝经而变化。一般情况下女性应接受较低剂量的抗抑郁药,只有在基因多态性和激素显著改变对抗抑郁药的暴露影响治疗的成功性时才适度增加剂量。因为许多研究是采用体重校正后的药动学进行比较的,如果我们不了解抗抑郁药的代谢和药效之间的联系,就很难决定药动学参数的差异是否有临床意义。对抗抑郁药的药动学/药效学的性别差异的深入研究,不仅有利于加深对抗抑郁药药理学的了解,同时对于临床合理应用抗抑郁药、提高药物疗效和安全性及减少不良反应均具有重要的指导意义。

五、免疫抑制药

虽然女性比男性更容易患自身免疫性疾病,但对这些疾病患者进行免疫抑制治疗的性别分析研究很少。心脏移植术后女性的器官排斥反应发生率高于男性,这表明免疫抑制药的药效学和药动学可能存在性别差异,但也可能涉及其他因素。环孢素、泼尼松龙和甲泼尼龙经常作为免疫抑制药给予这些患者,这些药物可被 CYP3A4 代谢,而 CYP3A4 在女性中比在男性中更活跃。

在健康志愿者中使用甲泼尼龙的药动学和药效学研究中发现,虽然女性比男性更快地清除药物,但她们比男性产生更为敏感的抑制内源性皮质醇,皮质醇抑制的 IC_{50} 比男性低 17 倍。

第三节 | 不良反应差异

研究表明,不仅是药效,药物的副作用也存在性别差异。调查发现,女性比男性更易发生药物的副作用和并发症,女性的药物副作用发生率比男性高出 2 倍,女性在围手术期镇痛药使用方面也报告有更多的不良反应。另外,女性使用的药物种类较男性多,因而导致更多的药物相互作用和治疗依赖问题。尤其要强调的是,外源性激素如避孕药会与其他类药物发生明显的药动学相互作用。

在大量的临床用药实践中观察到,由于女性群体的平均体重较男性群体低 10~20kg,即使没有性别差异,按照相同剂量给药时,女性体内的药物浓度也会更高,出现不良事件的概率会更大。有资料显示,在美国退市的 10 个药物中,女性出现心脏方面严重不良事件(如尖端扭转型室性心动过速)的比例明显高于男性。临床试验中提示女性比男性出现药物副作用和不良反应的概率更大。产生这一现象的原因不是十分清楚,可能与药动学、免疫因素及激素水平的性别差异有关,也可能与女性的合并用药有关。女性出现严重不良事件的比例也较高,常见的与女性相关的不良反应有医源性 Q-T 间期延长、噻唑烷二酮诱导的骨折、医源性系统性红斑狼疮等。抗高血压药的不良反应也呈现某些性别特点,同样服用利尿药,女性更易发生低钠血症和低钾血症,男性更易发生痛风。在分别服用 CCB 或 ACEI 的患者中,女性更易发生踝部水肿或咳嗽。有资料表明,抗高血压药对性功能的不利影响女性少于男性(以性交频率为主要指标)。另外,还发现在医疗器械的临床研究中也出现性别方面的差异,如心力衰竭患者的心室辅助装置、用于心律失常的心脏起搏器、髋关节置换等均出现不良反应方面的性别差异,表现为女性患者的不良反应发生率更高。

从临床试验和性别差异获得的知识,可以引导医师对不同性别患者的给药剂量和时间间隔做出调整,甚至可以考虑通过不同的药物达到同样的目的。目前很多药物如异丙酚和雷米芬太尼都有性别相关的数据,包括患者的身高、体重、年龄等。期望未来能够有针对个体的药物治疗措施,力求制定一个将性别、生理学和药理学变量都包含在内的给药标准。

人们正在逐渐认识到性别差异在新药研发、剂量确定及临床评价等方面的重要性,1993 年由美国国立卫生研究院(NIH)出台的康复法案就要求所有临床试验过程都必须包含女性受试者。但是目前临床试验中女性受试者的数量远低于法案要求,并且要求孕妇、产妇及育龄妇女参与 I 期临床试验仍涉及安全、法律和伦理道德等诸多问题。

第四节 │ 其他差异

一、生理学差异的影响

男性和女性在器官生理与身体结构上的差异会影响药物的药动学和药效学,从而改变药物疗效和副作用。例如心血管系统会部分地受到激素水平的影响,因此女性的血压普遍比男性低。有研究发现,血压与疼痛敏感性呈负相关,痛阈和耐受阈存在显著的性别差异。这就意味着不同性别受试者的基线测量值会有所不同,从而影响药理学结果。此外,与男性相比,女性的每分通气量更高而潮气量更低,这可能是通气刺激物孕酮分泌的结果。由于呼吸频率和深度会影响呼吸道功能,因此上述差异可能会影响药物经呼吸道的吸收及对呼吸系统所产生的副作用。从生理方面来看,与药物作用相关的性别差异主要体现在以下几方面。

1. **身高、体重和脂肪含量的差异**　统计数据显示,我国成年男性和女性的平均身高分别约为166cm 和 155cm,相差约 10cm;成年男性和女性的平均体重分别约为 65kg 和 55kg,相差约 10kg。身高和体重的差异可以导致器官大小比例的差异。在脂肪含量方面,女性具有更高的单位脂肪含量。

2. **生存期的差异**　《2021 年世界卫生统计报告》发布的有关我国人均预期寿命的数据显示,男性和女性的平均寿命分别为 74.7 岁和 80.5 岁。全球范围内女性预期寿命均超过男性,在发达国家尤其如此。究其原因,主要是因为两性对待卫生保健的态度不同,在面临同样疾病时,男性往往比女性更少去求医问药。生存期的差异还提示在疾病发生的机制方面可能存在性别差异。在导致死亡的40 个主要原因中,有 33 个会导致男性预期寿命低于女性,包括缺血性心脏病、道路伤害、肺癌、慢性阻塞性肺疾病、脑卒中、肝硬化、肺结核、前列腺癌和人际暴力。而女性最常见减少寿命的原因是乳腺癌、孕产妇疾病和宫颈癌。

3. **肾清除率的差异**　肾清除率主要依赖于肾小球滤过率,其大小与体重呈一定的比例关系。因此,某种程度上在肾小球滤过率之间的性别差异可以归结于体重的差异所致。

4. **激素水平**　女性在月经周期、妊娠期及更年期后会伴随体内激素水平的变化。激素变化引起生理改变,从而影响药物作用。如在月经周期中,雌二醇和孕激素水平升高可导致水钠潴留增加,影响药物在体内的分布。

5. **其他方面的差异**　如大脑功能、心脏器官中的离子通道、能量和骨代谢、免疫响应等方面均存在性别差异。

二、外来因素的影响

导致明显性别差异的外来因素包括男性和女性在吸烟、使用草药和膳食补充剂等方面的差异。

1. **吸烟的差异**　吸烟会增加 CYP1A2 的活性,从而增加咖啡因和茶碱的清除率。奥氮平也是被CYP1A2 代谢的药物,它在非吸烟者中的清除率低于吸烟者,如在女性中低于男性。该酶也受年龄的影响,65 岁以上老年人的 CYP1A2 活性低于 65 岁以下的人群。因此,年龄、吸烟状况和性别的综合影响可能会导致该药显著的药效学差异。

2. **使用草药和膳食补充剂的差异**　通常女性比男性更频繁地使用药物,包括草药和膳食补充剂等。随着越来越多的患者将这些替代疗法与传统药物治疗相结合,药物与营养素的相互作用变得越来越重要。例如圣约翰草中含有大量具有生物活性的化合物。据报道,圣约翰草诱导 CYP1A2,使得这种同工酶代谢的药物如茶碱和奥氮平的血药浓度可降低。研究表明,圣约翰草还能诱导肝脏和肠道的 CYP3A4 和 P-gp,并可能通过其对这些途径的影响引发临床上重要的药物相互作用,如圣约翰草增加茚地那韦的清除率。茚地那韦是一种由 CYP3A4 代谢的蛋白酶抑制药,其与圣约翰草同时使用可能会影响机体对这种药物的治疗反应。同时使用圣约翰草也可降低环孢素的血药浓度,因为环孢素是 CYP3A4 和 P-gp 的底物。有报道器官移植患者出现移植物排斥反应是由于与圣约翰草的相互作用导致环孢素水平降低。由于性激素被 CYP3A4 代谢,可以预期服用圣约翰草的患者口服避孕药的血药浓度也会降低。据报道,服用圣约翰草和口服避孕药的女性会发生突然出血。根据这些调查结果,有关同时使用口服避孕药和圣约翰草的信息出现在 FDA 批准的这些药品说明书中,应注意患者有降低疗效的可能。

(夏春华)

思考题

1. 为什么要关注临床用药的性别差异?

2. 性别差异对药动学可产生哪些影响?

3. 以心血管药物为例,试述不同性别患者用药后的药效学差异及产生原因。

思考题解题思路　　　　本章目标测试　　　　本章思维导图

第十一章 | 不同病理状态临床合理用药

病理状态下,药物不仅在体内的吸收、分布、代谢和排泄可能发生改变,还可能因为靶细胞上所作用的受体等发生异常而引发药效学改变。此外,病理过程的轻重程度、发作早晚及不同阶段等因素对药物的影响也不同,故用药前必须认真考虑患者的病理状态,制订合理的用药方案,以获得满意的药物治疗效果。

第一节 | 不同病理状态下的临床药动学变化

一、肝功能异常时人体临床药动学

当机体肝功能异常时,对药物的处置过程会发生改变,尤其对在肝脏消除的药物影响最明显。肝脏疾病涉及复杂的病理生理学紊乱,包括血浆蛋白含量减少、肝血流量下降、生物转化功能障碍、胆汁分泌量减少,这一系列改变会影响机体对药物的吸收、分布、代谢和排泄过程。

(一)对药物吸收的影响

肝功能异常时胆汁分泌下降,造成脂肪乳化受阻,脂溶性维生素(A、D、E、K)和脂溶性较高的药物,如地高辛、地西泮及无机盐(铁、钙等)吸收减少,而对水溶性好的药物无明显影响。低蛋白血症导致药物与血浆蛋白结合率降低,血中游离药物浓度升高,药物在肠道内透过肠黏膜入血的浓度梯度下降,吸收减少。另外,其他脏器的功能受损也会影响药物的吸收。肝功能严重不全时,由于门静脉高压患者常常出现小肠黏膜水肿或结肠异常,可减慢药物经肠道的吸收速率。严重肝功能不全时,当门体侧支循环开放时,自肠道吸收的药物绕过肝脏直接进入体循环,导致药物在肝脏的首过效应消失,药物的生物利用度增加,血药浓度上升,药效增强,易发生不良反应(表 11-1)。

表 11-1 部分药物在严重肝功能不全时生物利用度(F)的变化

药物	正常人 F	严重肝功能不全患者 F	生物利用度变化(倍)
喷他佐辛	0.20	0.70	3.5
维拉帕米	0.22	0.30	1.4
拉贝洛尔	0.33	0.63	1.9
利多卡因	0.33	0.65	2.0
普萘洛尔	0.38	0.45	1.2
哌替啶	0.48	0.87	1.8
美托洛尔	0.50	0.84	1.7

(二)对药物分布的影响

药物吸收进入血液后,均会不同程度地与血浆蛋白结合,当患者有急性肝炎或肝硬化时,血浆蛋白合成减少或内源性抑制物蓄积,如血浆游离脂肪酸、胆红素、尿素等,与弱酸性药物竞争血浆白蛋白的结合率下降,游离型药物浓度升高,药物的表观分布容积(apparent volume of distribution,V_d)增大,如甲苯磺丁脲的游离型增加 115%,苯妥英钠增加 40%,奎尼丁增加 300%,保泰松增加 400%。

（三）对药物代谢的影响

药物在体内发生化学结构改变，即药物代谢，这一过程通常是在体内一系列酶系的作用下完成的。药物代谢可分为Ⅰ相和Ⅱ相反应，参与Ⅰ相反应的酶系主要是在 CYP 酶催化下进行，通过在底物上引进一个极性功能团如—NH$_2$、—OH、—SH、—COOH 等，增加水溶性，有利于排泄或进行Ⅱ相结合反应。CYP 酶在肝脏中含量最高，急性肝病时 CYP 几乎不发生变化或发生轻度变化，而慢性肝病时 CYP 发生明显改变。据报道，肝硬化时 CYP 的总量及 CYP1A2、CYP3A、CYP2C19 含量明显降低，在胆汁淤积型肝硬化患者中 CYP2C19 的含量也明显降低。肝硬化时，除了 CYP 的含量减少外，其活性也明显下降，据报道 CYP2D6、CYP2E1、CYP3A4 的活性均明显降低。

肝硬化及慢性肝病时，肝脏代谢能力下降，CYP 含量和活性的下降导致药物的肝清除率（hepatic clearances of drugs，CL_H）下降，下降程度与肝病严重程度有关。CL_H 可定义为单位时间内灌注肝脏且被清除了的药物的血液容积，或单位时间内肝清除药物的总量与当时血浆药物浓度的比值。利用生理学药物代谢动力学模型，药物的 CL_H 公式为：

$$CL_H = Q \times E = Q \times f_u \times CL_{int} / (Q + f_u \times CL_{int}) \tag{11-1}$$

其中 Q 为肝血流量、E 为被肝脏摄取的药物与进入肝脏药物总量的比例分数（肝摄取比）、f_u 是血浆游离药物浓度与总药物浓度的比例分数、CL_{int} 为内在清除率（intrinsic clearance）。CL_{int} 反映了肝脏药物代谢、排泄的能力，其定义为药物在清除脏器中的清除速度与从该脏器流出血液中游离药物浓度的比值。由式（11-1）可知，药物的肝清除率与 Q、f_u 和 CL_{int} 有关。在肝脏疾病情况下，若能掌握这 3 种因素的变化动向，便可在一定程度上计算 CL_H 的变化。当 $f_u \times CL_{int} \gg Q$ 时，$CL_H = Q$，即药物的肝清除率与肝血流量相等。符合这种条件的药物被称为肝血流限速药物（flow-limited drug）；当 $f_u \times CL_{int} \ll Q$ 时，$CL_H = f_u \times CL_{int}$，符合这种条件的药物被称为肝代谢活性限速药物（capacity-limited drug）。此时药物的肝清除率受肝药物代谢酶和血浆游离药物比例分数的影响。当血浆蛋白结合率＞90% 时，肝代谢活性限速药物的蛋白结合变化对药物的肝清除率有很大影响。这类药物被称为蛋白结合敏感型药物（protein-binding sensitive drug）。

进入肝脏的药量为血流量（Q）与进入肝脏时的血药浓度（C_A）之乘积，肝脏摄取药物的速度为 $Q(C_A - C_V)$，C_V 是离开肝脏时的血药浓度。如果将进入肝脏的药物量设定为 1，肝摄取比为 E，则从肝脏清除药物的百分比为（1–E）。E 的定义及它与肝清除率的关系，可用式（11-2）和式（11-3）表示：

$$E = Q(C_A - C_V)/(Q \times C_A) = (C_A - C_V)/C_A \tag{11-2}$$

$$CL_H = Q \times E = Q(C_A - C_V)/C_A \tag{11-3}$$

根据式（11-1），E 也可以表示为

$$E = f_u \times CL_{int}/(Q + f_u \times CL_{int}) \tag{11-4}$$

如果药物仅从肝脏清除，则药物的生物利用度（F）与 E 的关系为：

$$F = 1 - E \tag{11-5}$$

当 $C_A = C_V$，则表明肝脏几乎没有摄取药物，根据式（11-3），$CL_H = 0$；当 $C_V \ll C_A$，$C_V = 0$，则表明药物几乎均被肝脏摄取，此时根据式（11-2）和式（11-3），$E = 1$，$CL_H = Q$。

根据 E 值的高低，经肝清除的药物可以分为低摄取比和高摄取比两类。一般认为，$E < 0.3$ 为低摄取比药物、$E > 0.5$ 为高摄取比药物。低摄取比药物的 CL_{int} 也较低，即肝脏代谢这类药物的能力较低，受肝血流影响较小，口服后首过效应不明显，生物利用度较高，通常具有较长的 $t_{1/2}$。这类药物在肝脏的清除过程受血浆蛋白结合率、肝药酶诱导剂和抑制药、患者年龄、营养状况和病理因素的影响。高摄取比药物的 CL_{int} 较高，即肝脏代谢这类药物的能力较强，受肝血流影响较大，口服后首过效应明显，生物利用度较低，通常具有较短的 $t_{1/2}$。常见的低摄取比和高摄取比药物如表 11-2 所示。

表 11-2　常见的低摄取比和高摄取比药物

低摄取比（<0.3）	高摄取比（>0.5）
卡马西平、萘普生、硝西泮、普鲁卡因胺、氯丙嗪、地西泮、克林霉素、保泰松、洋地黄毒苷、呋塞米、茶碱、异烟肼、林可霉素、华法林、苯巴比妥、水杨酸、丙磺舒、灰黄霉素、奎尼丁、泼尼松龙、甲苯磺丁脲、苯妥英钠、西咪替丁、对乙酰氨基酚、异戊巴比妥、氯霉素、奥沙西泮	可卡因、地昔帕明、哌替啶、尼古丁、去氧肾上腺素、吗啡、拉贝洛尔、利多卡因、美托洛尔、硝酸甘油、去甲替林、普萘洛尔、喷他佐辛、维拉帕米、异丙肾上腺素、丙米嗪、阿普洛尔、阿糖胞苷、氢化可的松

慢性肝脏疾病时,低摄取比和高摄取比药物的 CL_H 因肝血流的下降、CYP 低下等因素而出现 CL_H 不同程度的降低,通常情况下对高摄取比药物的影响比较大。由于 $t_{1/2}=0.693V_d/CL_H$,当肝功能不全时,药物 V_d 增大,CL_H 下降,故药物的 $t_{1/2}$ 延长(表 11-3),加大了药物中毒的危险性。在晚期肝硬化或急性肝衰竭等肝病终末期,可发生功能性肾衰竭称为肝肾综合征(hepatorenal syndrome,HRS),此时肝、肾两大药物的清除器官均出现障碍,可导致药物清除半衰期严重受阻,$t_{1/2}$ 明显延长。例如在肝、肾功能正常时,羧苄西林的 $t_{1/2}$ 为 1h,而肝肾综合征发生时 $t_{1/2}$ 可延长至 24h。

表 11-3　肝脏疾病对药物半衰期的影响

药物	给药途径	半衰期（平均值 ± 标准差,h）	肝病种类	病态半衰期（平均值 ± 标准差,h）
镇痛药				
哌替啶	静脉注射	3.4±0.8	急性病毒性肝炎	7.0±2.7
			肝硬化	7.0±0.9
对乙酰氨基酚	口服	2.0	肝硬化	3.3
心血管药				
氨茶碱	口服	1.4	肝硬化	6.7
利多卡因	静脉注射	1.8	慢性酒精性肝病	4.9
普萘洛尔	静脉注射	2.9±0.6	轻度慢性肝病	9.8±5.1
			重度慢性肝病	22.7±9.0
茶碱	静脉注射	9.2±1.5	肝硬化	30.0±17.8
镇静催眠药				
异戊巴比妥	静脉注射	21.1±1.3	慢性肝病	39.4±6.6
地西泮	口服	32.7±8.9	急性病毒性肝炎	74.5±27.5
	静脉注射	38.0±20.2	肝炎	90.0±63.6
抗惊厥药				
苯巴比妥	口服	80.0±3.0	肝硬化	130.0±15.0
皮质激素类				
氢化可的松	静脉注射	1.6	肝硬化	5.3
泼尼松龙	静脉注射	2.9	急性肝细胞病变	4.2
抗生素				
氨苄西林	静脉注射	1.3±0.2	肝硬化	1.9±0.6
氯霉素	静脉注射	2.3	肝硬化	4.1
林可霉素	静脉注射	3.4±0.5	肝硬化	4.5±0.9
			急性肝炎及肝硬化	6.4
异烟肼	口服	3.2±0.1	慢性肝病	6.7±0.3
萘夫西林	静脉注射	1.0	肝硬化	1.4
利福平	口服	2.8±0.2	慢性肝病	5.4±0.6

(四) 对药物排泄的影响

肝脏疾病尤其是肝硬化时,药物进入肝细胞减少,或因肝细胞贮存及代谢药物能力降低,也可能因药物经肝细胞主动转运到胆汁的过程发生障碍,致使从胆汁中排泄的药物部分或者全部受阻。例如胆汁淤积的患者,螺内酯的胆汁排出量比正常人低。

肝硬化时常伴有肾功能的降低,因此有些药物的肾清除率亦下降,尤其是肝肾综合征患者,此时肌酐清除率常常不能很好地反映药物的肾清除率,临床上在选药和制订给药方案时应特别注意。

二、肾功能异常时人体临床药动学

肾脏在药物的代谢和清除中起着极其重要的作用。肾功能异常时,肾小球滤过率、肾血流量、肾小管分泌及肾小管重吸收等功能发生变化,从而导致药物代谢动力学过程的变化。

(一) 对药物吸收的影响

肾衰竭患者常伴有恶心、呕吐、腹泻等胃肠道功能紊乱,可影响药物吸收。尿毒症患者胃内尿素经脲酶转化导致氨的含量升高,使得胃内 pH 升高,降低弱酸性药物的吸收。肾功能不全引起低蛋白血症,使药物与血浆蛋白结合率降低,血中游离药物浓度升高,降低了肠腔内外药物浓度梯度,导致药物在胃肠道的吸收受阻。

(二) 对药物分布的影响

弱酸性药物主要与血浆白蛋白结合,肾功能障碍时大多数弱酸性药物与血浆白蛋白结合率降低(表 11-4),游离型药物浓度升高,V_d 增大。原因有以下几种:①肾功能障碍时导致蛋白合成功能下降,产生低蛋白血症,使蛋白数量减少,药物的蛋白结合位点数下降。②诱发尿毒症的内源性物质(如脂肪酸、芳香氨基酸、肽类等)以及某些药物代谢产物蓄积,从而竞争药物与白蛋白的结合部位。③尿毒症时药物的白蛋白结合部位发生结构或构型改变,与药物的亲和力降低。由于药物与血浆蛋白结合率降低,理论上血中游离药物浓度应升高。但实际上,游离药物的增加使药物的消除和向血管外的分布也相应增加,游离型与结合型药物间的平衡会重新建立,最终的净效应是:结合型药物浓度减少而游离型药物浓度基本不变。

表 11-4　肾功能正常及肾功能低下时酸性药物的蛋白结合率(%)

药物	肾功能正常	肾功能低下
苄星青霉素	66	44
头孢唑林	85	69
氯贝丁酯	97	91
氯唑西林	95	80
双氯西林	97	91
氟氯西林	94	92
呋塞米	96	94
吲哚美辛	90	90
美托拉宗	95	90
萘普生	99.8	99.2
戊巴比妥	66	59
苯妥英	88	74
吡咯他尼	94	88
水杨酸	87	74
磺胺甲噁唑	66	42
华法林	99	98

碱性药物主要与 α_1 酸性糖蛋白结合。肾功能障碍时,弱碱性药物与血浆 α_1 酸性糖蛋白结合率正常(如普萘洛尔、筒箭毒碱等)或轻度降低(如地西泮、吗啡等)。主要原因是 α_1 酸性糖蛋白在肾功能不全患者血中的浓度并不降低。

肾功能不全时,一些药物的 V_d 会发生改变。例如,地高辛的分布容积随着肾功能不全的加重而降低,并与患者肌酐清除率的降低相平行。

在肾病伴随酸中毒时,水杨酸和苯巴比妥通过脂溶扩散,易分布到中枢神经组织,增加两药的中枢毒性。这与肾脏疾病引起体液的 pH 改变有关,影响药物的解离与脂溶扩散有关。

(三) 对药物代谢的影响

肾脏是仅次于肝脏的药物代谢器官,其代谢能力约为肝脏的 15%。现已证明肾脏内含有多种 CYP 同工酶如 CYP1A1、CYP3A4、CYP2E1、CYP2C9 等,以及能进行 II 相结合反应。慢性肾功能不全对肾脏内药物代谢酶活性产生一定的影响,通常表现为抑制代谢酶系,与正常人相比,酶活性可降低 26%～71%。在药物代谢酶系中,CYP 同工酶下调较为常见,可导致通过 CYP 参与的药物代谢减少,如晚期肾病患者和长期接受抗高血压治疗的肾衰竭患者,CYP3A4 和 CYP2C9 活性显著低下,因此这些患者在使用经 CYP3A4 和 CYP2C9 代谢的药物时应减少剂量。终末期肾病可抑制 N-乙酰转移酶,机体对多种药物的乙酰化减慢,如异烟肼、氢化可的松、奎尼丁和普鲁卡因胺等(表 11-5)。

表 11-5 肾功能不全对药物代谢的影响

代谢反应	代表药物	肾脏疾病时代谢速率
氧化	苯妥英钠	正常或加快
还原	氢化可的松	减慢
水解		
血浆酯酶	普鲁卡因	减慢
血浆肽酶	血管紧张素	正常
组织肽酶	胰岛素	减慢
脱氢肽酶	伊米配能	减慢
结合		
葡萄糖醛酸结合	氢化可的松	正常
乙酰化	普鲁卡因胺	减慢
甘氨酸结合	对氨基水杨酸	减慢
O-甲基化	甲基多巴	正常
硫酸结合	对乙酰氨基酚	正常

(四) 对药物排泄的影响

药物从肾脏排泄一般有两种形式,一是以原形药物排泄,另一种是经过代谢后变成极性高、水溶性强的代谢产物后经肾脏排泄。由于药物的排泄还有肾外途径,肾功能不全对药物排泄的影响取决于两个因素,首先是药物以原形经肾脏排泄的比例。一般来说,经肾脏排泄比例高的药物,在肾功能不全时对药物排泄的影响较大,而经肾脏排泄比例低的药物,其排泄的程度受影响较小。其次是肾功能受损的程度,一般通过清除率的下降程度进行评估。药物经肾脏的净排泄量 = 药物的肾小球滤过量+肾小管分泌量−肾小管重吸收量,肾功能不全时滤过、分泌和重吸收这三个过程任一环节的变化,都将影响药物的肾消除(表 11-6)。

1. 肾小球滤过率的改变　急性肾小球肾炎及肾严重缺血时,肾小球滤过率(glomerular filtration rate,GFR)明显降低,这将直接影响主要经肾小球滤过的药物,使血药浓度升高,疗效增加。血浆蛋白结合率高的药物如苯妥英钠、氯贝丁酯等,虽然主要经肝脏代谢后由肾排泄,但肾病综合征时大量

表 11-6　肾功能不全时半衰期延长的部分药物

药物	半衰期/h	
	肾功能正常者	肾功能不全者
阿莫西林	1.0	12.5
头孢呋辛	1.6	14.0
庆大霉素	2.7	42.0
红霉素	1.8	3.2
四环素	6.0	65.0
环丙沙星	4.6	8.0
氧氟沙星	5.5	32.5
氟康唑	25.0	125.0
地高辛	30.0	85.0
依那普利	24.0	40.0
阿替洛尔	6.0	15.0

蛋白的丢失,导致游离型药物增加,经肾小球滤过排出的速度相应加快。肾病综合征时可导致肾小球滤过膜完整性被破坏,无论结合型或游离型药物均可滤除。肾脏血流速率的变化一般对 GFR 影响不大,但当肾脏严重缺血时 GFR 会明显降低从而降低药物的排泄。

2. 肾小管分泌功能改变　肾小管可主动分泌药物,这种主动分泌不受药物与血浆蛋白结合的限制。轻、中度肾衰竭时,这种竞争所致的有机酸排泄减少可能比功能性肾单位减少更为重要。弱酸性和弱碱性药物的分泌载体不同,但各自分泌载体都缺乏底物特异性,即各种有机酸均可通过弱酸分泌载体排入肾小管腔,相互可发生竞争性抑制。患者肾功能不全时体内酸性代谢产物增加,与酸性药物竞争分泌载体,从而使药物从肾小管分泌减少,导致药物血浆消除半衰期延长。这类药物包括头孢菌素、噻嗪类利尿药、呋塞米、螺内酯、磺胺药、磺酰脲类、非甾体抗炎免疫药、水杨酸盐、对氨基马尿酸、青霉素等。

3. 肾小管重吸收功能改变　肾小管重吸收主要按简单扩散方式进行,受尿液 pH 及尿流速度的影响较大。肾功能不全时体内酸性代谢产物增加,尿液 pH 下降,解离型的弱酸性药物减少,重吸收增加,药物的消除半衰期延长;解离型的弱碱性药物增多,重吸收减少,排泄增多,药物的消除半衰期缩短。

肾功能不全时,肾小球和肾小管功能并不是平行减退的,即便在 GFR 降低程度相同的肾脏疾病患者中,可因为肾小管功能状态的不同,对药物排泄的影响仍会有差异。因此在为肾功能不全患者制订药物治疗方案时,应同时考察肾小球和肾小管的功能受损情况,正确评估患者对药物的排泄,及时调整给药剂量或时间间隔。

三、循环功能异常时人体临床药动学

(一)对药物吸收的影响

严重心功能不全或者外周循环衰竭(休克、肾衰竭等)时,由于淤血、肠黏膜水肿、胃排空速度减慢、肠管蠕动运动减弱和胃肠道分泌液的减少,可致皮下注射、肌内注射和口服给药吸收差,生物利用度较低,必须通过静脉给药,以保证血药浓度和治疗作用;经治疗后,血液循环得到改善,上述途径给药的吸收可能加速,滞留于给药局部的药物吸收加快,致使血药浓度过高,药效增强,易引发不良反应。

(二)对药物分布的影响

理论上,严重心功能不全时水肿可引起组织液增加,肝脏淤血导致肝功能下降而使白蛋白合成减少,血浆蛋白结合率下降,游离型药物浓度增大,V_d 增大。

但是在临床患者中,心血管疾病引起体内血流的改变,可影响药物在各系统和各脏器的组织分布,特别是影响靶细胞作用部位的药物分布,通常由于组织灌流量下降,一般药物的 V_d 减少。如心力衰竭时,肾脏和肝脏的血流量减少 30%~50%,这种改变进而影响药物的代谢和排泄;高血压引起脑部小动脉痉挛时,脑血流量减少,药物在脑内的分布相应减少,影响药物的疗效。

(三) 对药物代谢的影响

心力衰竭时由于肝淤血,低氧血症以及营养不良导致肝细胞 CYP 活性下降,主要是 CYP2C19 和 CYP1A2 活性显著下降,肝脏清除率降低。此外,充血性心力衰竭时也可由于心输出量下降导致肝血流量减少,从而使肝血流限速药物在肝脏的代谢受到抑制。

充血性心力衰竭导致的肝血流量减少使高摄取比的药物消除下降;静脉压升高使肝细胞萎缩、肝血窦水肿、药物肝脏清除率下降,从而导致低摄取比的药物消除也减少。由此可见,充血性心力衰竭导致药物清除率降低,使药物在体内蓄积,严重者可发生药物中毒。

(四) 对药物排泄的影响

在充血性心力衰竭初期,由于代偿功能未被破坏,心输出量的减少和肾血流量的低下对肾小球滤过率影响不大。随着病情的加剧,肾局部的肾素、血管紧张素被激活,使肾小球输出小动脉的收缩程度大于输入小动脉,导致肾小球高压、肾小球滤过率明显减少而使药物的排泄降低。

四、甲状腺功能异常时人体临床药动学

(一) 对药物吸收的影响

胃排空的时间影响药物在小肠的吸收。甲状腺功能亢进的个体胃排空增快,有利于普萘洛尔、对乙酰氨基酚等药物在小肠的被动吸收,但不利于在小肠主动吸收的药物,如维生素 B_{12} 和氟尿嘧啶等。此外,肠蠕动加快影响药物的吸收速率。甲状腺功能减退时消化道运动减弱,导致在小肠被动吸收药物的吸收速度下降。

(二) 对药物分布的影响

甲状腺功能亢进时 V_d 的变化主要有两方面:一是 V_d 增大,如普萘洛尔。对 V_d 增大的解释可能是由于甲状腺功能亢进时血浆白蛋白及 α_1-酸性糖蛋白水平降低,导致药物的血浆蛋白结合率下降,游离型药物增加,V_d 增大。二是 V_d 不变,如苯妥英钠、茶碱及丙硫氧嘧啶的 V_d 在甲状腺功能亢进时未发现有明显变化。三是甲状腺功能减退时某些药物的 V_d 可减少,如地高辛,由于 V_d 的减少可导致血药浓度增高,因此在用药时应加以注意。

(三) 对药物代谢的影响

甲状腺功能亢进时甲状腺素对 CYP 等有诱导作用,致使肝脏 CYP 酶活性及葡萄糖醛酸转移酶活性明显增加,导致药物的氧化反应及结合反应增强。如甲状腺功能亢进时,奥沙西泮及对乙酰氨基酚的葡萄糖醛酸结合物分别增加约 65% 及 24%。由于肝药酶活性增加,使药物代谢速度加快而导致某些药物的清除率加大、半衰期缩短。例如,地高辛、甲苯磺丁脲、茶碱及丙硫氧嘧啶的半衰期均有不同程度的缩短。甲状腺功能亢进时,肝、肾的血流速度有不同程度增加。因此,甲状腺功能亢进时肝血流依赖性药物如利多卡因、普萘洛尔等药物的肝清除率增大。甲状腺功能减退时,很多药物的代谢速度减慢、清除率降低、半衰期延长,其原因与肝药酶活性下降,肝、肾血流量降低有关。如普萘洛尔、丙硫氧嘧啶等药物的半衰期在甲状腺功能减退时可延长。

(四) 对药物排泄的影响

甲状腺功能亢进时地高辛在尿中排泄率增加而血浆中药物浓度明显下降。有人认为这主要是甲状腺功能亢进使地高辛的肾小管分泌亢进所致。但是很多药物在甲状腺功能亢进时经肾排泄加快被认为是肾小球滤过率增大及肾血流量增加所致。与甲状腺功能亢进相反,甲状腺功能减退时某些药物(如地高辛和普萘洛尔)的尿中排泄率降低。

五、胰岛功能异常时人体临床药动学

（一）对药物吸收的影响

糖尿病时血浆蛋白含量下降,同时又出现血浆蛋白的糖基化和内源性结合抑制物蓄积,例如游离脂肪酸增加,使得一些药物与血浆蛋白结合减少,血中游离药物浓度升高,降低了肠腔内外药物浓度梯度,导致药物在胃肠道的吸收受阻。糖尿病患者服用地西泮后产生的血浆蛋白低下可因使用活性炭除去游离脂肪酸后而缓解,说明游离脂肪酸是导致药物血浆蛋白结合率降低的原因之一。

（二）对药物分布的影响

糖尿病时一些药物与血浆蛋白结合率下降,如苯妥英钠、地西泮、华法林、利多卡因,游离型药物增加,V_d增大。

（三）对药物代谢的影响

糖尿病患者的药物代谢情况受糖尿病亚型、是否经过治疗、治疗的有效性、年龄及性别等因素的影响。1 型糖尿病对药物代谢的影响主要集中于 CYP1A2 活性的增加。

2 型糖尿病患者的 CYP3A4 活性下降,在使用主要经 CYP3A4 代谢的药物如尼索地平和利多卡因等药物时血浆清除率显著降低。

（四）对药物排泄的影响

由于糖尿病患者的血浆药物蛋白结合率下降,游离型增加,使蛋白结合率高的药物肾清除率增加。此外,由于糖尿病患者的尿流量增加,尿趋向于酸性,使弱碱性药物的尿排泄增加,弱酸性药物的尿排泄减少。糖尿病患者的药动学改变比较复杂,应根据患者的具体情况和药物特点来调整给药剂量和给药间隔。必要时应进行治疗药物监测。

第二节　不同病理状态下的临床药效学变化

药物在体内主要是通过与靶点结合而产生药理效应。药物靶点包括受体、酶、离子通道、转运体等生物大分子。不同病理状态可引起靶点数目和功能的改变,也可引起靶点结合后效应机制的改变,从而影响临床用药效果。目前大多数药物的靶点为靶细胞上的受体,不同病理状态可通过影响病变组织、器官的受体和非病变组织、器官的受体,来改变药物的临床疗效。

一、肝功能异常时人体临床药效学

肝功能不全时可引起药物效应发生改变,引起机体对药物的敏感性增高或降低。肝硬化时,由于门体侧支循环分流导致药物首过消除减少,生物利用度增加,使药理作用增强。药物的血浆蛋白结合率降低及高胆红素血症可使游离型药物的血浆浓度升高,使药物增强疗效。肝细胞受损时 CYP450酶活性降低或含量减少及肝血流量减少可导致肝清除率下降,延长药物疗效。

（一）受体数量的改变

肝硬化时,β 受体激动药和拮抗药的作用均减弱,如异丙肾上腺素加快心率的作用减弱等。其原因是患者的 β 受体密度降低,从而使患者对药物的疗效降低。

（二）受体敏感性的改变

严重肝功能不全患者体内氨、甲硫醇及短链脂肪酸等代谢异常,使脑代谢处于非正常状态,大脑神经细胞抑制性受体如 γ- 氨基丁酸（GABA）受体对药物的敏感性增强,使中枢神经系统对临床常用的镇静催眠药、镇痛药和麻醉药的敏感性增强,甚至可诱发肝性脑病。如慢性肝病患者,尤其是肝性脑病患者,在用氯丙嗪和地西泮镇静时,使用常规剂量可产生木僵和脑电波减慢现象,这类患者宜选用奥沙西泮或劳拉西泮,但仍需谨慎,宜从小剂量开始。肝功能异常时,对口服抗凝药的敏感性增加,是由于肝病时依赖于维生素 K 的凝血因子合成减少以及胆道阻塞引起维生素 K 吸收受损,其作用增

强,故应慎重使用口服抗凝药。

(三) 受体后效应机制的改变

药物作用于受体后,经过一连串的生化过程最终引发效应器官的功能变化,称为受体后效应机制。肝硬化患者出现的腹水在给予利尿药,特别是祥利尿药时反应性下降,即使加大剂量其反应性也不会增强。其反应性下降的原因:①肝硬化腹水加重钠潴留;②肝硬化伴有肾功能减退,受损的肾小管可影响祥利尿药的作用效果。由于肝硬化患者常伴有醛固酮增高症,而螺内酯的疗效不依赖于肾小球滤过,因而螺内酯应是此类临床利尿疗法的首选药物。当使用螺内酯治疗不能产生有效的利尿效果时,可辅助少量多次使用祥利尿药。

二、肾功能异常时人体临床药效学

肾功能不全患者对中枢神经抑制药敏感,如镇静催眠药和麻醉性镇痛药。肾衰竭时主要引起水电解质紊乱,任何原因引起血容量减少,尤其是利尿药治疗后,导致患者对降压药物的敏感性增强,尤其是受体拮抗药(如 α 受体拮抗药)、血管紧张素转化酶抑制药和血管紧张素 II 受体拮抗药等较为敏感。尿毒症时,机体内各种生物膜的电位及平衡机制改变,以致改变机体对药物的敏感性。由于凝血机制改变使得机体对抗凝药更加敏感,使用阿司匹林和其他非甾体抗炎免疫药更易引起胃肠出血。肾功能不全常导致高钾血症,保钾利尿药、补钾和血管紧张素转化酶抑制药对高钾血症的发生有相加作用。因胆碱酯酶活性下降,对胆碱酯酶抑制药(如新斯的明)会更加敏感。

三、循环功能异常时人体临床药效学

(一) 受体数量的改变

研究表明,高血压患者体内的 β 受体长期被高浓度的内源性儿茶酚胺激活,使受体后效应增强,抑制了 β 受体蛋白的转录与合成,β 受体数量下调,若此时应用 β 受体拮抗药(如普萘洛尔)治疗原发性高血压,因 β 受体数量已经减少,药物拮抗作用增强,表现为心率减慢作用显著,甚至出现心动过缓;而在儿茶酚胺水平正常的高血压患者中,减慢心率的作用就不明显。故在应用内源性配体的受体拮抗药时需要考虑内源性配体的浓度对体内受体的影响,用药剂量要进行调整。

心力衰竭患者心肌内强心苷受体数量增加,可解释一些心力衰竭患者给予强心苷时其血药浓度虽未达中毒水平,但因心肌中受体结合强心苷过多而出现中毒症状。

(二) 受体敏感性的改变

心脏的功能受多种神经、体液、电解质等因素调控,器质性心脏病使心脏对许多药物的敏感性发生变化。对心脏收缩功能不全的患者,使用具有负性肌力作用的药物,剂量掌握不好很可能会损伤心脏功能,如丙吡胺、β 受体拮抗药和钙通道阻滞药,它们能直接减弱心肌收缩力。对窦房结功能低下的患者应避免使用抑制心脏自律性的药物,如地高辛、β 受体拮抗药、维拉帕米、奎尼丁、普鲁卡因胺和丙吡胺。地高辛的心脏毒性会被低钾血症和高钾血症所增强,故而在使用地高辛时注意检测电解质浓度,及时纠正钾离子失衡。

心脏疾病还会改变对其他系统药物的敏感性,使心脏兴奋性增加。尤其是心肌梗死后使用常规剂量的氨茶碱、左旋多巴、β_2 受体激动药和三环类抗抑郁药等,都可能引发室性期前收缩和心动过速。

对药物敏感性的显著改变也可能会由治疗的终止而诱发。比较典型的例子是冠状动脉疾病患者长时间使用 β 受体拮抗药治疗,停药后会持续数日对肾上腺素刺激有高敏性,此类患者必须缓慢地减少 β 受体拮抗药的治疗剂量,并在停药后数日内避免锻炼,降低诱发心绞痛、心律失常和心肌梗死的机会。

(三) 受体后效应机制的改变

病理状态引发受体后效应机制改变比较典型的例子是病理因素抑制强心苷受体后效应机制。强心苷正性肌力作用的受体后效应是通过 Na^+-K^+-ATP 酶和 Na^+-Ca^{2+} 双向交换机制使胞内 Ca^{2+} 浓度增高,增加心肌收缩力。心力衰竭发生的机制复杂多样,强心苷对不同病因所致的心力衰竭不仅疗效不同,而且对有些病因引起的心力衰竭易发生毒性反应。

在体内条件下,治疗量地高辛抑制 Na^+-K^+-ATP 酶活性约 20%,但不同病因所致的心力衰竭,其 Na^+-K^+-ATP 酶受体后效应机制受到抑制或损害的程度不一致,强心苷的疗效也不一样。对于甲状腺功能亢进、严重贫血、肺源性心脏病、风湿活动期等引起的心力衰竭,由于存在心肌缺氧和/或能量代谢障碍,使 Na^+-K^+-ATP 酶后效应机制受到严重影响,因而应用强心苷治疗疗效较差,易引发毒性反应。而高血压、心脏瓣膜病、先天性心脏病等心脏长期负荷过重引起的心力衰竭,强心苷受体后效应机制没有受损,应用强心苷治疗疗效较好。

电解质紊乱引起的低钾血症,使心肌细胞 Na^+-K^+-ATP 酶活性受到抑制,易促发强心苷毒性反应。尤其在心力衰竭治疗中常用噻嗪类及高效利尿药,大量利尿可引起低钾,从而加重强心苷对心脏的毒性作用,心肌缺血时使用强心苷易导致心律失常,这是心肌缺血抑制 Na^+-K^+-ATP 酶及其后效应机制的综合结果。

四、甲状腺功能异常时人体临床药效学

甲状腺功能亢进患者 β 受体数量成倍增加,所以甲状腺功能亢进患者的心脏对儿茶酚胺的敏感性增强,导致甲状腺功能亢进患者心动过速、心肌收缩力增强、骨骼肌震颤、糖和脂肪分解增强等症状与交感神经功能亢进的表现相似。临床上抗甲状腺药合用 β 受体拮抗药可以很快控制症状。甲状腺功能减退患者 β 受体数量可明显减少,产生肾上腺素能神经兴奋减弱的症状。

五、胰岛功能异常时人体临床药效学

当糖尿病患者血中的胰岛素水平上升时,靶细胞上与胰岛素特异性结合的部位明显减少;当限制食物摄取,使血中胰岛素水平下降,则与胰岛素结合部位数量增加。如肥胖的 2 型糖尿病患者由于脂肪细胞膜上的受体数量下调,临床上对胰岛素不敏感,这也是 2 型糖尿病发病的主要致病因素。糖尿病患者常因感染、创伤、手术或酮症酸中毒等并发症引起急性胰岛素抵抗,慢性胰岛素抵抗与胰岛素的抗体产生有关。临床上应准确使用胰岛素剂量,避免人为造成高胰岛素血症而影响疗效。

第三节 │ 不同病理状态下的用药原则

不同病理状态下,患者的临床用药需要考虑药动学与药效学改变的特点,合理选择药物,设计方案,以达到疗效最大、不良反应风险最小的目的。

一、肝功能异常状态下的用药原则

(一)临床用药原则

1. 禁用或慎用损害肝脏的药物(表 11-7),避免肝功能的进一步损害。如对乙酰氨基酚过量时引起肝细胞坏死;口服避孕药导致肝损害。如果必须应用有肝毒性的药物时,例如抗结核药物,应严密实施肝功能监护。必须应用主要经肝脏清除的药物时,应根据肝功能、药物在体内消除过程的特点进行必要的剂量调整。

2. 慎用经肝脏代谢且不良反应多的药物,改用主要经肾脏消除的药物。

3. 禁用或慎用可诱发肝性脑病的药物。如中枢抑制药可能会发生深度中枢抑制,如 GABA 受体随肝病严重程度而增加;长期大量应用呋塞米、噻嗪类利尿药可通过降低血钾诱发肝性脑病。

4. 禁用或慎用经肝脏代谢活化后方起效的前体药物。前体药物需经过肝脏代谢之后才具有药理活性,当肝功能不全时,肝脏的代谢作用减弱,使前体药物的活性减弱,应避免使用。泼尼松和可的松必须在肝脏代谢为泼尼松龙和氢化可的松才能起效;环磷酰胺必须在肝脏代谢为磷酰胺氮芥才有抗肿瘤作用。

表 11-7　肝功能不全患者控制使用的药物

控制状况	药物	备注
禁用	镇痛药:吗啡、芬太尼、哌替啶、可待因	尤其是肝性脑病先兆时如烦躁、不安、躁动
	抗菌药物:依托红霉素、异烟肼、利福霉素、磺胺类、两性霉素 B、灰黄霉素	损伤肝脏,尤其禁用于胆汁淤积患者
	解热镇痛药:阿司匹林、对乙酰氨基酚、吲哚美辛等	严重肝脏疾病患者禁用
	抗肿瘤药:氟尿嘧啶、丝裂霉素等	
慎用	镇静药:异丙嗪、地西泮	不宜久用,肝性脑病先兆时禁用
	抗菌药物:头孢菌素、红霉素、羧苄西林	
	口服降糖药:氯磺丙脲、甲苯磺丁脲	
	口服避孕药:甾体性激素	胆汁淤积患者禁用口服避孕药
	利尿药:噻嗪类、呋塞米、依他尼酸	特别慎用于腹水、体液过量或脱水患者
	解热镇痛药:保泰松	

5. 评价应用药物的效益和风险,如用药的风险大于效益,则不要使用该药。

6. 必须使用有效血药浓度范围窄、毒性大的药物或对肝脏有毒性的药物时,应进行血药浓度监测及严密的肝功能监测。评估该药物的利弊,若弊大于利,则不应使用该药。

(二)剂量调整方案

1. 不需要调整或稍加调整

(1)轻度肝脏疾病。

(2)主要由肾脏消除的药物并且肾功能正常。

(3)药物主要在肝外代谢。

(4)由肝药酶代谢,但短期使用。

(5)短期静脉给药,且药物代谢不受血流和酶的影响。

(6)尚未发生药物敏感性的改变。

2. 剂量需下调约 25%

(1)约有 40% 的药物通过肝脏消除,但肾功能正常。

(2)静脉给药,药物代谢受血流影响,但药物的蛋白结合率并没有改变。

(3)药物代谢受血流和酶的影响,但短期口服给药。

(4)由肝药酶代谢的药物,药物的安全范围较大。

(5)患者伴有黄疸、腹水、低蛋白血症等。

3. 剂量下调超过 25%

(1)药物代谢明显受肝病影响(表 11-8)和长期用药。

(2)安全范围小,血浆蛋白结合率明显改变。

(3)受血流的影响并口服给药。

(4)药物从肾脏排出,但伴有严重肾功能不全者。

(5)由于肝脏疾病,药物的敏感性发生改变者。

总之,对肝病患者用药必须仔细衡量利弊,并结合用药经验和血药浓度监测来调整用药。肝功能不全患者用药通常要调整首次剂量。口服给药时,高摄取率的药物剂量调整为常用量的 10%～50%,低摄取率的药物剂量调整为常用量的 50%;肠外给药时首次剂量调整为常用量的 50%,若患者伴有黄疸、低蛋白血症、腹水等,则首次剂量为常用量的 25%。

表 11-8　中度肝硬化患者剂量下调超过 25% 的药物

药物	正常人 F/%	肝硬化患者 F/%	清除率/%	游离药物 /%
吗啡	47	100	50	
哌替啶	47	91	46	
喷他佐辛	17	71	50	
普罗帕酮	21	75	24	213
维拉帕米	22	52	51	无变化
硝苯地平	51	91	60	93
尼莫地平	40	54	34	43
尼索地平	4	15	42	
氯沙坦	33	66	50	
奥美拉唑	56	98	80	
他克莫司	27	36	72	

二、肾功能异常状态下的用药原则

(一) 临床用药原则

1. 禁用或慎用对肾脏有损害的药物,避免肾功能的进一步损害。如一些有直接肾损害的药物,包括各种重金属盐、造影剂、头孢噻啶、顺铂、水杨酸盐、氨基糖苷类抗菌药物、两性霉素 B、多黏菌素、多西环素、对乙酰氨基酸等;易引起肾免疫损害的药物如肼屈嗪、普鲁卡因、异烟肼、吲哚美辛、青霉素、头孢噻吩和苯唑西林等。

2. 避免选用毒性较大或长期使用有可能产生毒性的药物,仅在有明确用药指征时选择使用那些在较低浓度即可生效或毒性较低的药物。如强效利尿药中呋塞米毒性较依他尼酸低,尤其在肾衰竭时使用,增加剂量一般效应增强而不良反应较少增加。

3. 尽量选择不以肾脏排泄为主的药物,若选用经肾脏外途径代谢和排泄的药物,则需要调整剂量。如药物及其代谢产物主要经肾脏途径排泄,则需要调整剂量。一般以原形经肾脏排泄的比例在 40% 以上的药物,肾功能不全时将导致药物蓄积。应根据肾功能损害的程度,尽量选用治疗效果容易判断或毒副作用易辨认的药物,并尽量缩短疗程。

4. 必须使用治疗窗窄、毒性大、代谢产物易蓄积、具有肾毒性的药物时应进行血药浓度监测,根据监测结果调整给药剂量。

(二) 剂量调整

肾功能不全时,主要经肾排泄的药物消除能力降低,半衰期延长,如仍按常规给药,易造成蓄积而产生毒性反应。故而给药方案需要调整,调整的原则是改变给药间隔时间或维持量,对负荷量一般不作调整。公式如下:

$$X_r = X_0 \cdot \frac{K_r}{K} \tag{11-6}$$

$$\tau_r = \tau \cdot \frac{K}{K_r} \tag{11-7}$$

式(11-6)、式(11-7)中,τ、K 分别为正常人的给药间隔时间和消除速率常数,其中 K 值可由文献查到。X_r、τ_r、K_r 分别为肾功能不全患者应用的剂量、给药间隔时间和消除速率常数,其中 K_r 值可由患者测得或通过测定患者肌酐清除率后，按式（11-8）间接推算出。

$$K_r = K' + \alpha \cdot CL_{cr} \qquad (11\text{-}8)$$

式（11-8）中 α 为比例常数，CL_{cr} 为内源性肌酐清除率，K' 为肾外清除速率常数。为方便计算，可将式（11-8）等号前后均扩大 100 倍，$100K'$ 和 100α 均可由表 11-9 中查到，见式（11-9）：

$$100K_r = 100K' + 100\alpha \cdot CL_{cr} \qquad (11\text{-}9)$$

表 11-9　肾功能减退患者剂量调整表

药物	患者 $K\%/(h^{-1})$		正常人 $K\%/(h^{-1})$	$t_{1/2}$/h
	$100K'$	100α		
α-乙酰地高辛	1.0	0.02	3	23
氨苄西林	1.1	0.59	70	1.0
羧苄西林	6.0	0.54	60	1.2
头孢氨苄	3.0	0.67	70	1.0
头孢噻啶	3.0	0.37	40	1.7
头孢噻吩	6.0	1.34	140	0.5
氯霉素	20.0	0.10	30	2.3
金霉素	8.0	0.04	12	5.8
黏菌素	8.0	0.23	31.4	2.2
洋地黄毒苷	0.3	0.001	0.7	170
地高辛	0.8	0.009	1.0	40.8
多西环素	3.0	0.00	3	23.0
红霉素	13.0	0.37	50	1.4
5-氟胞嘧啶	0.7	0.243	25	2.8
庆大霉素	2.0	0.28	30	2.3
异烟肼（快速）	34.0	0.19	53	1.3
异烟肼（慢速）	12.0	0.11	23	3.0
卡那霉素	1.0	0.24	25	2.75
林可霉素	6.0	0.09	15	4.6
甲氧西林	17.0	1.23	140	0.5
苯唑西林	35.0	1.05	140	0.5
青霉素	3.0	1.37	140	0.5
多黏菌素 B	2.0	0.14	16	4.3
吡甲四环素	2.0	0.04	6	11.6
链霉素	1.0	0.26	27	2.6
毒毛花苷 G	1.2	0.038	5	14
磺胺嘧啶	3.0	0.05	8	8.7
磺胺甲噁唑	7.0	0	7	9.9

续表

药物	患者 $K\%/(\mathrm{h}^{-1})$		正常人 $K\%/(\mathrm{h}^{-1})$	$t_{1/2}/\mathrm{h}$
	$100K'$	100α		
4-磺胺二甲嘧啶（儿童）	1.0	0.14	15	4.6
四环素	0.8	0.072	8	8.7
甲砜霉素	2.0	0.24	26	2.7
甲氧苄啶	2.0	0.04	6	12.0
万古霉素	0.3	0.117	12	5.8

注：K，正常人消除速率常数；K_r，肾功能减退患者消除速率常数；K'，肾外途径消除速率常数；CL_{cr}，内源性肌酐清除率；α，比例常数。

三、循环功能异常状态下的用药原则

循环障碍性疾病主要包括休克、恶性高血压和充血性心力衰竭等，这些疾病的共同特点是组织灌注减少，从而影响药物疗效。

循环障碍性疾病状态下的临床用药原则如下：

1. 出现周围循环衰竭时（心力衰竭、休克等），口服、皮下或肌内注射给药吸收差，紧急用药时必须静脉注射，但是需要控制静脉注射速度。

2. 严重心力衰竭时，由于血液循环障碍，各组织器官的血流量减少，一般药物的 V_d 下降。如利多卡因、普鲁卡因胺和奎尼丁等药物的 V_d 明显减小，较小的分布容积使心脏、肝、肾和脑等主要器官的血药浓度明显升高。另外，心力衰竭、休克患者的肝肾血流量减少，也使一些药物经肝脏代谢作用减弱，半衰期可能延长，易发生毒性反应；药物经胆汁排泄量减少；经肾排泄的药物排泄速度减慢，容易在体内蓄积，易发生不良反应。使用这类药物时应注意调整药物剂量。

3. 心力衰竭患者在使用具有负性肌力作用的药物时必须非常谨慎，即使较低的剂量也会损害心功能。心力衰竭治疗中使用噻嗪类及高效利尿药易引起低钾血症，要注意补钾，防止因为低血钾加重地高辛对心脏的毒性作用。

4. 心力衰竭的治疗是要呈现个体化原则，在伴有感染、贫血、电解质紊乱、高血压和心律失常等因素时，应立即去除原发疾病和诱发因素。减少体力劳动和精神应激，是减轻衰竭心脏负荷的基本措施。严重心力衰竭患者应卧床休息，待心功能改善后适当下床活动，以逐步增强体质。高血压患者并发心力衰竭时，使用降压药物有效控制血压，也是减轻心脏负荷的有效措施。另外，适当限制饮食中钠盐摄入量可进一步减轻心脏的负荷。

四、甲状腺功能异常状态下的用药原则

甲状腺功能异常的治疗原则在于控制症状，使血清中甲状腺激素水平恢复正常，促进免疫监护的正常化。

（一）甲状腺功能亢进时的临床用药原则

1. 甲状腺功能亢进用药剂量应呈现个体化，根据病情、治疗反应及甲状腺功能检查结果随时调整。

2. 放射性碘治疗前 2～4 天应停用抗甲状腺药物，以减少对放射性碘摄取的干扰。甲状腺功能亢进手术前 7～10 天应加用碘化物，以减轻甲状腺充血，便于手术。

3. 由于停药后甲状腺功能亢进复发率高达 50%，因此建议药物治疗至少维持 1～2 年，个别可达 3～4 年，儿童和青少年的甲状腺功能亢进服药时间应比成年人更长。

（二）甲状腺功能减退时的临床用药原则

1. 甲状腺功能减退时，饮食以高维生素、高蛋白、高热量为主，鼓励患者多吃水果、新鲜蔬菜等，

有利于病情缓解。患者常有畏寒温,应加强保暖措施,如加厚被褥、保持较高室温等。

2. 鼓励患者适当活动,进行腹部按摩以刺激增加肠蠕动,促进排便。甲状腺素替代治疗是基本疗法,需要终身服用。

（唐　漫）

思考题

1. 肝功能异常对药动学及药效学有哪些影响?

2. 肾功能异常对药动学及药效学有哪些影响?

3. 简述不同病理条件下的用药原则。

思考题解题思路

本章目标测试

本章思维导图

第十二章 | 治疗药物监测和个体化给药

治疗药物监测(therapeutic drug monitoring,TDM)开始于20世纪50年代末60年代初的药物治疗研究,20世纪70年代中期在欧美兴起;1979年,随着国际治疗药物监测及毒理学会官方杂志 Therapeutic Drug Monitoring 的创刊,个体化药学基础及临床领域的研究和实践统称为TDM,并逐渐被业内接受;20世纪80年代,随着药物个体化治疗深入广泛的开展,TDM逐渐发展为一门多领域交融的学科。国内TDM工作开始于20世纪80年代初,已逐渐在各级医院应用,对增加治疗效果、防止或减轻药物的不良反应起到积极的作用。比如,既往临床研究证实,采用TDM进行个体化治疗,小儿癫痫完全控制率可由经验治疗的39.2%提高到78.9%;老年心力衰竭患者使用地高辛的中毒发生率达44%,经TDM及调整给药方案后,中毒率已控制在5%以下。通过TDM检测结果,临床对治疗方法及时调整,使药物浓度处在有效范围内,提高疗效和防范药物严重毒性反应发生。

第一节 | 治疗药物监测的概述

一、治疗药物监测的基本概论

(一)基本概念

治疗药物监测(TDM)是在药动学原理的指导下,应用灵敏、快速的分析技术,测定血液或其他体液中药物浓度,分析药物浓度与疗效及毒性间的关系,据此设计或调整给药方案。TDM是一门研究个体化药物治疗机制、技术和方法,并将研究结果转化应用于临床治疗的药学临床学科。主要涉及药理学、药剂学、药物分析学、生物化学与分子生物学、流行病与卫生统计学等多门二级学科。TDM工作内容包括但不限于体内药物(及其代谢物、药理标志物)分析、基因检测、报告出具、结果解读、定量计算和结果干预等方面。临床医师和临床药师可根据TDM结果科学合理地制订和调整患者的给药方案,并且还可以通过监测药物相互作用,提高患者的服药依从性,从而保证药物治疗的有效性和安全性。

(二)血药浓度和药物效应

药物进入人体后,通过与其靶部位上的受体等发生相互作用而产生药理效应(或毒副反应)。对大多数药物而言,药理效应的大小及维持时间的长短取决于药物在靶部位活性药物浓度的高低。然而,直接测定靶器官以及受体部位的浓度在技术上有难度,不易做到。通常,药物借助血流分布到达靶部位,当药物分布在人体内达到平衡时,血液中的药物浓度与靶部位的药物浓度维持动态平衡。因此在大多数情况下,测定血药浓度可间接地反映药物在靶部位的浓度。

大量临床药理学研究结果表明:血药浓度与疗效的相关性远高于药物剂量与疗效的相关性。尽管在用药剂量上不同的个体间存在很大差异,但产生相同药理作用时的血药浓度却极为相近。因此将血药浓度作为一个指标来指导临床用药具有重要的意义。

(三)适用范围

TDM具有重要的临床价值,但不适用于所有药物,如血药浓度和疗效相关性不好的药物、药物本身具有客观而简便的药效指标。一般来说,符合下列情况可进行TDM:①治疗指数低的药物,这类药物的治疗剂量与中毒剂量相近,有效血药浓度的范围相对较窄,易发生毒副作用。②具有非线性动力学特征的药物,此类药物以非线性的方式在体内吸收、分布和消除,当剂量和浓度较高时,其药时曲线下面积（area under curve，AUC）和峰浓度（C_{max}）等不再与剂量成正比变化，易发生蓄积中毒反应。③药物不良反应与疾病症状或治疗作用相似，不易辨别。④处于特殊病理生理状态，如肝、肾、心功能不全的患者。⑤合并服用可与其发生相互作用的药物或食物。⑥需要长期用药的患者，可能会出现因为产生耐药性、依从性差或其他不明原因所引起的药效改变。⑦怀疑存在药物滥用等。

二、治疗药物监测的技术与方法

（一）药物浓度检测技术

1. 色谱分析法　利用被分离物质与混合物中其他物质在不同相中的分配系数不同，使保留在固定相中的不同成分以不同的速度被流动相洗脱出来，实现代谢成分的分离。根据分离方式的不同，可以分为薄层色谱法、气相色谱法、高效液相色谱法等，其中常用的为高效液相色谱法和高效液相色谱-质谱联用技术。

高效液相色谱法（high performance liquid chromatography，HPLC）是将待测成分与其他物质进行分离然后进入检测器进行测定的方法。其具有分离性能高、分离模式多样、检测灵敏度高、操作自动化程度高、与多种技术（如质谱、核磁共振波谱等）均实现联用等特点。

高效液相-质谱联用技术（high performance liquid chromatography-mass spectrometry，HPLC-MS）是指将 HPLC 作为分离手段，以 MS 作为检测系统的分析技术，待测成分在 HPLC 与 MS 的接口处离子化，由质量分析器根据待测成分的质荷比特征进行分离分析和定量。HPLC-MS 对待测成分的热稳定性要求较低，使用范围更为广泛，具有专属性强、灵敏度高等优势，特别适合具有复杂基质的体内生物样本分析。

2. 免疫分析法　是指以特异性抗原-抗体反应为基础的分析方法，包括放射免疫法、酶免疫法、荧光免疫法和荧光偏振免疫法等。免疫分析法一般都采用竞争性免疫分析，即用标记药物与样品中待测药物竞争，形成的标记抗原-抗体复合物的量与样品中待测药物的量呈负相关，这一关系成为定量测定药物浓度的基础。免疫法通常使用商品试剂盒，具有灵敏度较高、所需样品量少、样品不需预处理、操作方便等优点。

3. 其他检测方法

（1）光谱分析法：是指利用物质受辐射能作用时内部发生量子化的能级跃迁，通过测量由此产生的发射、吸收或散射、辐射的波长和强度进行定性、定量分析的方法。常见的方法包括紫外-可见光分光光度法、荧光分光光度法、红外分光光度法等。光谱法的灵敏度要低于色谱法和免疫法，且特异性差，易受结构相似物的干扰，但其中一些方法的仪器价格较为低廉，操作简单易行。

（2）生物学方法：是指以药物特异的生物活性作为定量指标对药物进行定量的方法。常见的包括微生物法、纤维蛋白-凝胶法、酶联纤维蛋白法等。此类方法可反映药物浓度与疗效间的关系，具有样本量小、灵敏度高等特点，但同样存在适用范围窄、专属性差、实验周期长等不足，应用并不广泛。

（二）药物基因组学检测

常用于药物基因组学检测的方法包括实时荧光 PCR 法、荧光原位杂交法、Sanger 测序法、基因芯片法、高通量测序法、核酸质谱技术等。在用于药物代谢酶和药物作用靶点基因检测时，不同的技术方法都具有各自的优缺点，适用于不同的检测目标和应用场景。

（三）药动学/药效学模型

1. 房室模型　房室模型是药动学领域最经典的一种模型分析方法，属于基于经验的模型。它将整个机体视为一个系统，按药物在体内的转运速率将机体划分为若干个房室。根据假设房室的数量，常用的基础模型主要为一室、二室和三室模型。常用的描述各房室内药物变化的药动学参数为清除率（clearance，CL）、表观分布容积（V_d）以及吸收速率常数（K_a）等。

2. 非房室模型　经典房室模型理论存在比较严格的前提假设，在实际工作中数据和房室模型经典理论有时并不能完全吻合。与经典房室模型相比，非房室模型适用于任何房室，仅假设药物末端以单指数消除。其采用了概率论和统计矩方法作为理论基础,对数据进行解析,包括零阶矩、一阶矩和二阶矩,体现了平均值、标准差等概念。统计矩的公式使用和经典房室模型相比简单得多,但不能提供血药浓度-时间曲线的细节,只能提供总体参数。

3. **药动学-药效学模型**　在药动学模型的基础上加入药效学过程即为药动学/药效学(PK/PD)模型,揭示血药浓度或药物暴露量与效应之间的内在联系,并可定量地反映药物暴露量与效应之间的关系,通过药动学和药效学参数来反映药物的效应在体内动态变化的规律性,常用的模型包括药动-药效链式模型、间接效应模型等。

4. **群体药动学模型**　群体药动学(population pharmacokinetics,PPK)是将经典的药动学理论与统计模型结合起来,分析药动学特性中存在的变异性情况,研究药物体内过程的群体规律和药动学参数的统计学分布及其影响因素。群体药动学的基本原理和应用详见本章第三节。

5. **生理药动学模型**　生理药动学模型是基于机制的模型,它是对组织器官内实际情况进行模拟,如向组织中的转运、血流量、蛋白结合等,它将每个相应的组织器官单独作为一个房室看待,房室间借助血液循环连接,使建立的模型尽量符合机体药动学的规律。生理药动学模型还可以进一步与药效学过程相关联,有助于分析药物的定量作用机制。

6. **常用软件**　药动学分析包含大量复杂的数学计算过程,因此需要借助软件进行数据分析和结果估算。可进行传统药动学房室模型和非房室模型分析的软件较多,包括 Phoenix WinNonlin、Kinetica、DAS 等;在群体药动学分析中,基于非线性混合效应模型算法的 NONMEM 软件是目前国际上公认的"金标准";建立生理药动学模型的软件包括 Simcyp、GastroPlus 等。

(四)人工智能技术

人工智能(artificial intelligence,AI)技术为个体化给药发展带来新的契机。通过使用 AI 建模技术,结合疾病进程、药物与患者特征,为患者出具最佳的个体化药物治疗方案。在个体化精准用药领域,目前已有多种 AI 算法应用于华法林、万古霉素、他克莫司、霉酚酸等窄治疗窗药物的个体化应用模型构建,均展现了良好的预测性能和临床应用潜力。

三、个体化给药方案设计

药物剂量和所产生的药理效应存在很大的个体差异,因此,理想的给药方案应当是根据每位患者的具体情况量身定制。借助 TDM 手段,通过测定体液中(主要是血液)药物浓度,计算出各种药动学参数;甚至需要借助分子生物学手段分析患者参与药物代谢和药物效应的基因表型特点,以设计出针对患者个人的给药方案,这种方式称为个体化给药。

(一)治疗参考浓度范围

治疗参考浓度范围(therapeutic reference range,TRR),又称"治疗窗"或"治疗范围",是患者在用药安全的前提下所能达到最佳疗效时的血药浓度范围,是指导药物治疗的一个基本目标浓度范围。治疗范围是一个指导性的基于群体的范围,并不一定适用于所有患者,患者个体有可能会在治疗参考浓度范围以外的浓度下获得最佳治疗效果。所以,测定患者理想药物治疗效果时的血药浓度很有必要,这个血药浓度可作为该患者的最佳血药浓度。当出现症状加重、复发或有不良反应等情况时,血药浓度可用于判断是发生了依从性问题还是发生了药动学改变,并可用于临床反应的解释。

(二)影响血药浓度的因素

1. **体内因素**

(1)年龄、体重、身高、性别:药物在人体内的动力学性质存在非常明显的年龄差异,这些差异通过一些重要的参数如 V_d、$t_{1/2}$、CL、AUC 等表现出来。体重和身高与计算药物剂量、分布容积、清除率等参数有关。男性和女性在受体密度、组织分布、代谢酶活性及药物敏感性方面均存在差异。

(2)营养状态:营养不良者体重轻,血浆蛋白含量低,会影响药物的分布和与血浆蛋白的结合量,使血药浓度增加。严重营养不良者肝药酶含量较少,药物灭活慢,因而可显示更强的药理作用;且严重营养不良者免疫功能、代偿调节能力降低,可能影响药效并引发较多的不良反应。

（3）疾病因素:疾病可使机体生理状态发生一系列改变,这些改变一方面可使药物在体内的吸收、分布、代谢和排泄等发生变化,导致药动学改变;另一方面会使某些组织器官的受体数目和功能发生改变,改变机体对相应药物的敏感性,导致药效学改变。

（4）基因多态性:药物代谢酶、药物转运体和药物作用受体或靶点等3方面的基因多态性可能导致药效或不良反应的个体差异。目前与药物反应相关的基因多态性研究主要集中在药物代谢酶,CYP450酶基因多态性是造成不同个体药物代谢差异的主要来源。

2. 药物因素

（1）给药方案:包括给药剂量、给药途径、给药时间和给药间隔。在治疗量范围内,随剂量的增加药物作用逐渐增强,但某些药物可能会发生药效性质的改变。给药途径不同则体内过程不同,药物效应出现的时间、强弱不同。给药时间取决于药物性质、病情需要的起效时间、机体的昼夜节律变化等方面。连续用药时须考虑间隔时间,以发挥最佳疗效,减少不良反应。

（2）药物剂型:同一药物的不同剂型吸收速率和分布的范围可以不同,从而影响药物起效时间、作用强度和维持时间等。通常,吸收快的剂型药物峰浓度较高,单位时间内排出较多,故维持时间较短;而吸收慢的剂型因药物峰浓度较低而影响药效。

（3）药物相互作用:药物相互作用是指一种药物引起其他药物的体内代谢或药效发生改变。其中代谢相互作用主要由药物代谢酶及转运体介导,可发生在药物吸收、分布、代谢和排泄的各环节。药物相互作用可以分为对临床有益和不利的两种。有益的相互作用可因提高疗效、减少不良反应、节约治疗成本而被临床积极应用;不利的药物相互作用可导致疗效降低,无效甚至发生不良反应。

3. 其他因素

（1）生活习惯:患者的一些嗜好亦可能与药物发生相互作用。比如,环孢素A（CsA）是亲脂性分子,当与某些脂溶性食物同服时,CsA的C_{max}、谷浓度（C_{min}）、AUC均会升高。

（2）患者依从性:部分患者由于不按医嘱服药导致治疗失败。尤其是老年患者,当出现给药方案复杂、用药不方便、自身记忆力下降等情况时,都会造成依从性差。

（三）个体化给药方案设计

1. 一般流程　个体化给药的工作内容主要包括检测、定量计算、临床干预三部分。在实施TDM后,通过查阅文献或者参考患者以往的数据以获得必要的药动学参数,根据相应的模型公式来设计给药方案及剂量调整。个体化给药的一般流程如下:

（1）根据诊断结果、患者的个体化因素,选择恰当的药物及给药途径。

（2）拟定初始给药方案,结合患者实际情况,确定所用药物的浓度范围,并通过现有人群的药动学参数,估算保持在治疗浓度范围内的给药剂量和间隔。

（3）临床用药。

（4）观察患者按初始方案用药的临床效果,使用定量指标监测疗效和不良反应。必要时,按一定时间间隔测定稳态血药浓度。

（5）根据血药浓度-时间的数据,求出个体化药动学参数。以此参数和临床结果为依据,结合临床经验和文献资料对初始给药方案进行修订、调整。

（6）按调整后的方案给药,随时观察、随时监测,必要时重复进行步骤（4）、步骤（5）,即反复调整给药方案,直至获得满意效果。

上述过程可简述为:治疗决策→处方及初剂量设计→调剂、用药→观察→采样→血药浓度监测→药动学处理→按患者个体化特点调整给药方案。

2. 利用血药浓度调整给药方案　要实现个体化给药,需根据患者个体药动学参数值来设计给药方案。通常是在给药后采集一系列血样,测定血药浓度并据此拟合相应的房室模型及算出药动学参数。求得的参数较全面而准确,但费时费力,不便采用。因此,常采用以下方法来估算血药浓度。

（1）稳态一点法：对于多次用药，当血药浓度达到稳态水平时，采血测定血药浓度，若此浓度与目标浓度相差较大，可根据式（12-1）对原给药方案进行调整。

$$D'=D\times C'/C \tag{12-1}$$

式（12-1）中，D' 为校正剂量，D 为原剂量，C' 为目标浓度，C 为测得浓度。

注意：①使用该公式的条件是血药浓度与剂量呈线性关系，属于一级消除动力学的药物。②采血必须在血药浓度达到稳态后进行，通常在下一次给药前采血。此方法简便易行，缺点是对于半衰期长的药物需耗费较长的时间。

（2）重复一点法（repeated one-point method）：先后给予患者两次试验剂量，每次给药后采血一次，采血时间须在消除相的同一时间；准确测定两次血样的浓度，即可求算出与给药方案相关的两个重要参数：消除速率常数（K）和表观分布容积（V_d）。K 和 V_d 按下述公式求算。

$$K=\ln\left[C_1/(C_2-C_1)\right]/\tau \tag{12-2}$$
$$V_d=D\cdot e^{-K\tau}/C_1 \tag{12-3}$$

式中，C_1 和 C_2 分别为第一次和第二次所测血药浓度值，D 为试验剂量，τ 为给药间隔时间。

此法适用于一些药动学参数与正常值或群体参数偏离较大的患者。需注意：①该方法只适合于第一、二次给予试验剂量，而不能在血药浓度达稳态时使用。②血管外给药时，应注意在消除相时采样。③血样测定务求准确，否则计算的参数误差较大。④由于本方法的计算中引入了消除速率常数 K 和表观分布容积 V_d 两个药动学参数，当患者有肥胖、水肿、心肌梗死、肝肾功能不全和低蛋白血症等时，V_d 可有较大的变化；而肝肾功能不全时还会引起 K 的变化，这些都会影响计算的结果。

稳态一点法和重复一点法虽然简便，但对样本采集时间、患者的身体状况等因素有较高的要求，因而应用常受到限制。

第二节 | 治疗药物监测的实践

一、治疗药物监测的实施流程

TDM 流程包括申请、样本采集和运输、样本接收和保存、样本检测、数据处理和分析、报告、签发。正确采集样本并交给物流人员，物流人员在正确的运输条件下转交给检测人员；检测人员处理样本、检测样本、按照标准操作规程（standard operating procedure，SOP）对样本进行保存；检测人员对测得的数据进行分析判断，必要时采用药动学公式或软件进行处理，给出药动学参数，或提供给药方案是否需要调整的建议，为下一步治疗提供依据（图 12-1）。

（一）申请

临床医师和临床药师根据患者的患病情况和药物使用情况，对有监测指征的患者提出建议，并对相应的检测科室提出申请。其医嘱申请单应包括以下内容：患者的基本信息（姓名、性别、年龄、科室、就诊号等）、临床信息（诊断、症状、病史等）、用药信息（药物名称、剂量、频次、疗程等）、申请监测的项目及样本类型、申请时间、样本采集时间及注意事项。

（二）样本采集及处理

实验室应制定 SOP，规定样本类型、样本采集部位、采集时间、采集容器、采集量和处理方法等。

按照 SOP 要求进行样本运输。院内转运要求样本转运箱正规、密封良好、有生物安全标识。对于涉及高致病性的病原微生物样本应使用专用转运箱，转运箱应定期清洁消毒。

接收样本时，应核查样本状态（如采样管类型、采样时间、样本唯一性标识、外观、性状、数量等）和保存条件是否符合要求，并填写样本接收记录；对不符合要求的样本应拒收并填写样本拒收记录。

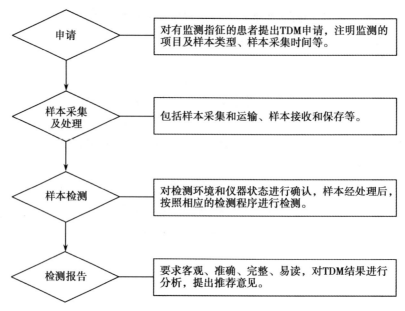

图 12-1　治疗药物监测的实施流程图

样本应有专门的保存设施,对于反复冻融不稳定的样本,建议提前分装好后储存。储存温度和时间应当符合相应 SOP 的要求。明确存在感染性的样本应当密封包装,加注生物危害标识,放置于相应级别的保存设施中。

(三) 样本检测

对检测环境和仪器状态进行确认,确保环境温度、湿度、光线等满足实验要求,仪器各项指标正常,处于运行良好的状态。

对于大多数药物而言,生物样本的分析通常有两步:样本的前处理和对最终提取物的仪器分析。样本的前处理是在不破坏目标药物化学结构的前提下,用适当的方法尽量减少干扰组分,浓缩纯化待测物(药物或代谢物),以提高检测的灵敏度及特异性,并减少对仪器的损害、延长使用期限。样本经前处理后,按照相应的检测程序进行检测。

(四) 检测报告

报告应客观、准确、完整、易读,并能真实地反映检测结果的全部信息。具体格式和内容包括以下几方面。

1. **临床资料**　标题;实验室名称、地址;患者信息;报告的唯一标识(检测编号或条形码);样本采集时间;接收样本的时间。

2. **项目及结果**　项目、结果、单位、参考区间(有效浓度范围);必要时应提供原始结果和修正后的结果。

3. **结果分析**　根据所得到的目标药物浓度是否在有效浓度范围内,结合患者临床症状,给予药物调整的建议。

4. **操作信息**　报告发布日期和时间;申请检测的医师、采样人、检测者签字、审核者签字。

5. **其他**　如遇急诊或其他危急值的结果时,应按急诊样本应急处理和危急值结果报告要求及时电话报告,以免影响治疗。

二、治疗药物监测的质量控制

(一) 概述

TDM 结果是为临床判断分析及制订个体化给药方案提供参考,因此应确保数据的准确性,需全程化质量控制。TDM 的全流程质量控制涉及多个环节,可概括为分析前质量保证、分析中质量保证和分析后质量保证,需要医师、护士、工勤、患者、检测人员5方面的配合,以及仪器、试剂、报告传输系统等硬软件的支撑。

广义的TDM质量控制包括正确的给药时间、正确的采样时间、严格的样本储存运输管理、实验人员的正确操作、实验环境的控制、仪器设备的管理和维护、测定方法的考察、实验结果的控制等。狭义的TDM质量控制主要包括室内质量控制(internal quality control,IQC)和室间质量评价(external quality assessment,EQA)。TDM实验室应参加TDM专业组织或政府授权相关质量管理机构的质量评价活动,并达到要求。开展TDM应制定相关技术指导文件、质量控制方案和临床干预指南(或临床路径)。

(二)室内质量控制和室间质量评价

1. 室内质量控制　质控品又称质控样本,应均一、稳定,建议使用获得医疗器械注册证的市售质控品或由中国计量科学研究院、中国食品药品检定研究院等有资质单位提供的产品。如果没有商品化质控品,实验室可以自制质控品,并建立SOP对其配制和质量控制进行要求。

通过分析质控品的测定值与靶值间的差异来判断测定结果。各实验室可根据检测项目特点和项目运行情况选择室内质控方法,确定质控规则。常用的质控规则包括单规则、多规则、西格玛规则等。

TDM的质量控制须对所选择的方法进行效能指标的认证,包括准确度、精密度、专属性、检测限、线性范围、重现性、稳定性等。但并非所有分析方法都必须进行全面认证,应根据应用目的不同而有所选择。即使是已有文献报道,由于各自实验条件不完全相同,使用前均应重复方法学认证。

2. 室间质量评价　参加国家、省、市级卫生健康委药学质控机构/临床检验中心或各学(协)会TDM行业组织的室间质量评价,包括常规室间质量评价(EQA)和能力验证(proficiency testing,PT)等。其中,国家卫生健康委临床检验中心室间质量评价是国内室间质量评价的最高标准。对于没有EQA的检测项目,可与外部实验室进行相同或相近方法的比对,但在比对时应当充分考虑两种方法检测性能的差异。

三、治疗药物监测的检测要求及方法

TDM实验室须具备一定的基本条件,在人员、设施设备、环境、制度、试剂和耗材等方面有所要求。TDM实验室需配备合适数量的专业技术人员和管理人员,并定期进行继续教育、培训和考核;应配备检测项目所需的实验设备、试剂和耗材等,并建立完善的管理制度。

(一)基本条件

1. 人员管理　实验室应设有质量控制负责人和/或质控员,其应参加过政府与TDM相关组织的培训,并达到要求。所有工作人员必须经过生物安全培训并取得培训合格证书。检测人员应进行岗前培训,考核合格后上岗,并在工作中接受继续教育。

2. 设施设备及环境要求　具备适合临床样本分析的2级及以上生物安全防护条件和应急、急救设施。配备完善的实验设施,并处于良好运行状态,具备保存样本的设备和设施。仪器应有明显的运行状态标识并指定专人负责管理,具有使用、维护及维修记录。对生成数据的仪器和关键设备要定期检定、校准、验证。具备适合样本处理、仪器运转和人员健康的实验室环境,定期对环境进行消毒。有完整的实验室功能分区且布局合理,洁净区与污染区分离。不同功能区域需明确温湿度要求且定期登记,应有温湿度失控时的处理措施并记录。

3. 制度　须结合实际情况建立实验室管理制度,制定并实施一整套符合法规要求、技术规范和覆盖TDM全过程的SOP。SOP应包含但不限于:人员管理、样本管理、仪器设备管理、试剂和材料管理、检测方法的建立、验证和质量评价、分析项目管理、检测报告的管理。

4. 试剂、耗材和其他要求　应由专人专柜管理,具备安全标识,建立SOP,并有准确的入库登记、保存、使用和有效期记录。应制定有毒有害物质、易制毒和管制物质储存、使用和处理的SOP。纯度、级别、规格和来源应符合实验要求,可溯源,且在有效期内。市售的试剂盒和质控品,应具备医疗器械注册证或是由有资质单位提供的产品,且在有效期内。采用色谱法分析时,应科学论证对照标准物质的适用性,确认分析证书内容的完整性并留存。

(二) 样本种类及处理方法

1. **样本种类**　TDM 所采用的样本种类广泛,包括血液、尿液、脑脊液、组织、乳汁、泪液、粪便等。

血浆为全血加入抗凝剂后离心所得的淡黄色上清液,而血清则是血液在纤维蛋白原等成分的作用下凝结后析出的淡黄色液体。使用抗凝管采集血样,或在采集的血液中加入抗凝剂,但不进行离心,保持血浆和血细胞处于轻微摇动即可混匀的状态,这样的样本为全血样本。

当待测药物在体内代谢排泄迅速,以原形或代谢产物大量存在于尿液中,而又在血液中难以进行定量的时候,可以考虑以尿液作为治疗药物监测样本。

血液和脑组织之间存在血脑屏障,作用于脑组织的药物需在脑细胞外液达到一定浓度,但血脑屏障的存在导致部分药物在血液和脑脊液中的浓度存在巨大差异。脑脊液样本需专业人员采集且具有很强的侵入性,并非 TDM 的常规样本。

2. **样本处理**　除少数情况下样本可以简单离心后直接测定,绝大多数样本在测定前需经过前处理。常见的前处理方法包括蛋白沉淀法、萃取法、水解法、衍生化等。

(三) 方法的选择、建立与验证

1. **方法的选择与建立**　应选择或建立准确适宜的测定方法,并充分验证方法是否可靠。常用的方法包括:①色谱法,如气相色谱法、高效液相色谱法、色谱-质谱联用技术等。②免疫分析法,如酶免疫分析法、荧光免疫分析法等。免疫分析法主要依托商品化的自动化系统和试剂盒,根据流程规范操作即可,通常不需要建立新的测定方法;色谱法则需对色谱条件和检测条件进行选择与优化。

色谱技术用于 TDM 的方法建立阶段,首先应获取目标分析物的基本信息以建立符合 TDM 临床需求的检测方法,考虑包含但不限于:①所选择的检测样本中包含的分析物浓度或相关的药动学参数是否可以作为个体化给药的参考指标。②样本采集、运输、使用和保存的过程对目标分析物的理化性质及其在生物基质中的稳定性的影响。③采血管中抗凝剂、促凝剂的存在,样本中药物代谢物、合并使用药物的存在,以及溶血和高脂血症等情况的发生对检测结果准确性的影响。④色谱分析仪器所配置的检测器是否与目标分析物的理化特性相适应,并能够达到与样本中目标分析物浓度水平相匹配的检测灵敏度要求。⑤方法的检测线性范围是否能够覆盖治疗窗范围。⑥样本的前处理过程应考虑目标分析物在样本中的存在形式和分布状态,如游离型或结合型、血浆蛋白结合率等。

2. **方法的验证**　色谱法推荐参考《中华人民共和国药典》(2020 年版四部)《9012 生物样品定量分析方法验证指导原则》。对于已有国家和行业标准方法的项目,可以直接进行方法转移和方法学验证。对于尚无国家和行业标准方法的项目,需要实验室自行建立分析方法并验证。

(1) 方法学验证内容

1) 选择性:该分析方法应能够区分目标分析物和内标与基质的内源性组分或样本中其他组分。

2) 标准曲线:应在指定的浓度范围内评价仪器对分析物的响应,获得标准曲线。通过加入已知浓度的分析物(和内标)到空白基质中,制备各浓度的校正标样,其基质应该与目标试验样本基质相同。

3) 准确度:该方法测得值与分析物标示浓度的接近程度。

4) 精密度:分析物重复测定的接近程度,定义为测量值的相对标准差(变异系数)。

5) 残留:应在方法建立中考察残留并使之最小,如果残留不可避免,应考虑特殊措施,在方法验证时检验并在样本分析时应用这些措施,以确保不影响准确度和精密度。

6) 基质效应:当采用质谱方法时,应该考察基质效应。

7) 提取回收率:评价样本的前处理方法从生物基质中提取待测成分的能力。

8) 稀释可靠性:样本稀释不应影响准确度和精密度。通过向基质中加入分析物至高于定量上限浓度,并用空白基质稀释该样本,来证明稀释的可靠性。

9）稳定性：确保样品制备、处理和分析过程中的每一步骤以及储存条件不会影响待测物的浓度。包括冻融稳定性、前处理稳定性（短期稳定性）、长期稳定性、处理后样本中的待测物稳定性、储备液和工作液中待测物与内标稳定性、全血稳定性。

（2）国家和行业标准方法以及市售试剂盒厂家方法：该类方法在实验室初次引用时应进行完整的方法学验证，包括但不限于特异性（选择性）、标准曲线、残留效应、定量下限、准确度、精密度、稀释可靠性、提取回收率、基质效应、稳定性和正确度验证。

（3）实验室自建项目（laboratory developed test，LDT）：为了确保 TDM 结果的准确性，在建立分析方法后，要从专属性、标准曲线和定量范围、精密度与准确度、稳定性、提取回收率、基质效应等方面对方法进行充分的验证。除此之外，还应重点考察以下因素，以确认其能达到预期临床用途：①使用参考方法或校准品进行校准或评估偏倚和精密度。②对影响结果的因素进行系统性的评价。③通过改变控制参数评估方法的耐用性，如柱温箱温度、进样体积等。④与其他已验证的方法进行结果比对。⑤实验室间比对。⑥测量结果不确定度的评估。

（4）实验记录与数据管理：实验记录主要包括但不限于实验原始记录、仪器工作站内存储的各类数据以及仪器打印报告等。原始记录内容应当及时、完整、准确、清晰、可溯源。内容更改时，应有改动原因、签名和时间。原始记录应于实验当日完成。仪器工作站内所有数据不得更改。每个月或规定时间对原始数据进行备份并存档保存。保存记录的媒介（如硬盘等），应注意防潮、防压、防光及防磁等，避免内容丢失。

四、个体化给药方案解读

结合患者个体情况，分析与解读检测结果，实施定量计算，为临床干预提供建议，最终实现个体化给药。基本流程包括：

1. 患者信息重整　解读前应对患者信息进行整理，包括基本信息、监测目的、待测物、检测结果、现有治疗方案、临床特殊诊疗操作、患者依从性评估、临床疗效与安全性评估、其他情况（如合并用药、肝肾功能、生活饮食特征等）。

2. 监测结果分析　排除因给药方式及时间不适宜、采样方式及时间不适宜、样本保存与转运不当、实验室检测等因素导致的检测结果异常后，利用药动学、药效学、临床药物治疗学、遗传药理学等知识，结合不同的检测方法，综合分析产生该结果的原因；同时评估该结果对药物治疗效果、安全性及用药依从性等方面的影响。监测结果分析应包括但不限于：阐述监测指征与监测目的、分析原因、结果评价。

3. 提出推荐意见　应依据监测结果分析提出推荐意见，为临床医师确定药物治疗方案、药师实施药物治疗管理及患者自我管理提供参考。

第三节 ｜ 群体药动学和个体化给药

群体药动学（population pharmacokinetics，PPK）是将药动学基本原理与统计学方法相结合，定量描述药物体内过程的群体平均动力学、个体间差异和残差（包括体内差异、模型误设和测量误差）。除了患者的血药浓度数据，群体药动学同时也收集了患者的个体化资料甚至药物基因组特点，以此为依据制订的个体化给药方案针对性强，可大大提高用药的安全性和有效性。

一、群体药动学的基本原理

1. 群体药动学分析的依据

（1）群体典型值：其中群体值指药动学参数的平均值，典型值为有代表性的、能表征群体特征（或某一亚群特征）的参数。

（2）固定效应（fixed effect）：又称确定性变异，指个体的生理和病理因素（如性别、年龄、身高、体重、种族、肝肾等主要脏器功能、疾病状况及用药史、合并用药、吸烟和饮酒等）对药物体内过程的影响，属于可衡量、可测定的因素。固定效应通过固定效应模型估算。

（3）随机效应（random effect）：又称随机性变异或残差，是不同患者间和因不同实验者、不同实验方法造成的患者自身随时间而产生的变异，主要分为个体间变异（between-subject variability，BSV）和个体内变异（within-subject variability，WSV）。此法将数据处理过程中的误差（亦即偶然误差）如测定误差和计算误差等，作为药动学参数变异的随机效应。随机效应利用统计学模型估算。

2. 数据的收集与整理 群体药动学分析通常需要两类数据：①动力学数据由给药方案数据和浓度-时间数据构成，前者包括剂量、给药途径、剂量间隔等，后者包括血药浓度测定值及取样时间等。②人口学数据即影响因素数据，如年龄、体重、身高、性别、种族、肝肾等主要脏器功能、疾病状况、用药史、合并用药、吸烟和饮酒、生化及血液学指标等。以上两类数据的整理、归类、收集与储存可通过特定设计的临床药动学/临床药效学数据库进行。

3. 模型建立 在获取各类数据后，需要建立群体药动学模型，一般分为以下3类：

（1）基础药动学模型：即传统的药动学模型，如房室模型、非线性模型和生理模型等，其通式为：

$$Y_{ij}=f(X_{ij}, \Phi_i) \tag{12-4}$$

式中，Y_{ij}是第 i 个个体第 j 个时间点的观察值，X_{ij}是该个体 j 时间的已知变量（时间点、给药途径、剂量等），Φ_i为该个体的药动学参数，f为模型表达式。

（2）固定效应模型：用于估算固定效应，在群体标准值的基础上，将各种固定效应和固定效应参数考虑进去，对群体典型值（P_{pop}）进行拟合与量化。常用的拟合手段有以下4种：

线性模型 $\qquad\qquad\qquad\qquad P_{pop}=\theta_1+\theta_2 \cdot Var_j \tag{12-5}$

乘法模型 $\qquad\qquad\qquad\qquad P_{pop}=\theta_1 \cdot Var_j^{\theta_2} \tag{12-6}$

饱和模型 $\qquad\qquad\qquad\qquad P_{pop}=\theta_1+[\theta_2 \cdot Var_j/(\theta_3+Var_j)] \tag{12-7}$

指示变量模型 $\qquad\qquad\qquad P_{pop}=\theta_1+\theta_2 \cdot Flag_i \tag{12-8}$

上式中，P_{pop}为群体典型值，θ_1为群体标准值，在不考虑固定效应影响的情况下，$\theta_1=P_{pop}$，Var_j为固定效应，θ_2和θ_3为固定效应参数，$Flag_i$为指示变量只有 0 或 1 两种情况（如是否为心力衰竭患者）。

（3）随机效应模型：又称统计学模型，用于估算随机效应。对个体间随机效应的估算常用的模型有以下几种：

加法模型 $\qquad\qquad\qquad\qquad P_i=P_{pop}+\eta_i \tag{12-9}$

比例模型 $\qquad\qquad\qquad\qquad P_i=P_{pop}(1+\eta_i) \tag{12-10}$

对数加法模型 $\qquad\qquad\qquad \ln P_i=\ln P_{pop}+\eta_i \tag{12-11}$

乘方模型 $\qquad\qquad\qquad\qquad P_i=P_{pop}+P_{pop}^k \cdot \eta_i \tag{12-12}$

其中 P_i为某一个体参数真值，P_{pop}为参数群体典型值，η_i服从均数为 0、方差为 ω^2 的正态分布，k为随机效应参数，当 $k=0$ 时，乘方模型转为加法模型，当 $k=1$ 时，乘方模型转为比例模型。

对残留随机效应（即个体内/实验间的随机效应与残留误差之和）的统计学描述主要有以下几种：

加和型误差 $\qquad\qquad\qquad Obs_{ij}=Pred_{ij}+\varepsilon_{ij} \tag{12-13}$

比例型误差 $\qquad\qquad\qquad Obs_{ij}=Pred_{ij} \cdot (1+\varepsilon_{ij}) \tag{12-14}$

对数加法型误差 $\qquad\qquad \ln Obs_{ij}=\ln Pred_{ij}+\varepsilon_{ij} \tag{12-15}$

乘方型误差 $\qquad\qquad\qquad Obs_{ij}=Pred_{ij}+Pred_{ij}^k \cdot \varepsilon_{ij} \tag{12-16}$

其中 Obs_{ij} 为第 i 个个体第 j 个时间点的观测值，$Pred_{ij}$ 为该观测值的模型预测值。ε_{ij} 服从均数为 0、方差为 σ^2 的正态分布。

4. 数据分析方法 群体分析法有多种，常用的有以下 3 种：

（1）单纯聚集法：将所有个体同一时间点的浓度数据先计算其平均值，然后将平均血药浓度-时间数据拟合到适当的动力学模型，从而求得参数。该法简单，但精确度较差。

（2）二阶段法：又称两步法。首先根据不同个体的血药浓度-时间数据拟合适当的动力学模型，求出相应个体的药动学参数；再根据上述个体药动学参数的平均值、方差和协方差，估算受试者的群体参数。在适用的情况下，两步法能对人群特征进行足够的估计。这种方法采样次数多，费用大，对零散数据处理能力较差，且该法必须对所有的个体应用相同模型进行拟合。

（3）非线性混合效应模型（nonlinear mixed effect model，NONMEM）法：此法采用了参数法估算群体参数，将传统的药动学模型和群体模型相结合，评价固定效应与随机效应相结合的混合效应。该法的理念是：每个药动学参数均可表示为群体平均值和偏差，任何个体的药动学参数可设定为来自群体的分布状态，因此可以用群体均数和个体间差异进行描述和分析。NONMEM 法根据统计学模型来处理病例的特征信息（如年龄、体重、身高、化验值等）、观测值（如血药浓度等）以及可能的误差，利用计算机初步推算个体化给药方案，并预测可能达到的血药浓度，然后根据实测血药浓度，对比修正个体药动学参数，通过反复反馈修正，直至达到需要的血药浓度。由于该法综合考虑了固定效应与随机效应，对确定性变异、个体间差异和个体内变异造成的各种误差的估计比传统方法更精确可信，可用于常规数据、少量数据以及不均衡数据的分析；加之该法采样次数少、患者容易接受，是目前公认的群体药动学的最佳研究方法。需注意的是，由于数据库的建立需要一个较大的患者群体，对少量数据的处理能力仍然较差；加之由于兼容各种数据，如果在模型建立时引入了可靠性差甚至错误的数据，将导致结论出现偏差。

5. Bayesian 反馈法调整给药方案 Bayesian 反馈法是以群体药动学参数为基础，将患者的血药浓度与已知的群体药动学参数信息相结合，估算出个体的药动学参数。此法优点是采样点少、获得的个体药动学参数准确性高；由于可同时考虑心脏、肝、肾功能的影响，对于药动学参数偏离群体值的个体，如老年人、婴幼儿、孕妇、心力衰竭或肝、肾功能不全患者尤为适用。具体步骤如下：①根据大量患者 1～4 点血药浓度数据，建立群体数据库，此数据库应有代表性，如包括各种年龄、体重、心脏、肾、肝功能；另外数据库应包括各个时段如吸收相、分布相、消除相，以囊括各时相信息。②使用群体药动学计算机程序，如 NONMEM 法估算出群体药动学参数。③取患者 1～2 个反馈血药浓度点，将相应血药浓度和时间输入 Bayesian 反馈程序，即可得到该个体患者准确的药动学参数。④应用该个体的药动学参数重新调整给药剂量，如此反复，直到达到最佳剂量。

二、群体药动学在个体化给药中的应用

由于群体药动学不仅收集了大量用药患者的血药浓度数据，同时也收集了患者的各种相关信息，使得定量分析药动学参数及其影响因素更为简便科学。NONMEM 法已用于多种治疗药物监测并估算其群体参数值，如苯妥英钠、茶碱、地高辛、华法林、环孢素、万古霉素等。在 NONMEM 数据库的基础上，通常使用 Bayesian 反馈法进行个体化给药方案的优化。例如，临床常使用吗替麦考酚酯（mycophenolate mofetil，MMF）用于器官移植术后的排斥反应。该药的药动学个体间和个体内变异大、治疗范围窄，体内浓度过低可能发生急性排斥，浓度过高又增加不良反应如白细胞减少或感染的风险，需进行 TDM。研究发现通过 Bayesian 反馈法调整 MMF 的用药剂量能显著改善患者预后。该研究纳入法国 11 个研究中心 137 名接受 MMF 四联疗法的肾移植术后患者，随机分为 Bayesian 干预组和对照组。2 组患者给予相同的初始 MMF 剂量，于服药后第 7 天、14 天，第 1 个月、3 个月、6 个月和 12 个月时监测血药浓度。干预组采用 Bayesian 反馈法结合 TDM，通过估算 AUC_{12h} 进行剂量调整；对照组采用医生的临床经验根据血药浓度调整用药剂量。主要终点为治疗失败（急性排斥、中断 MMF

治疗、患者死亡等）。结果显示：Bayesian 反馈法能显著降低治疗失败率（29.2% vs 47.7%，$P=0.03$）和急性排斥的发生率（12.3% vs 30.7%，$P=0.01$）。

（王永庆）

思考题

1. 什么是 TDM？TDM 的意义是什么？哪些药物需要进行 TDM？

2. 什么是个体化给药？如何做到个体化给药？

3. 如何对 TDM 进行全流程质量保证？

4. Bayesian 反馈法如何进行个体化给药方案的优化？有哪些优点？

思考题解题思路

本章目标测试

本章思维导图

第十三章 遗传药理学与个体化用药

现代医学研究证明,某些人群发生的药物严重毒副作用或者治疗失败与遗传背景有关,遗传基因不同可能导致药物反应的差异,进而增加医疗费用、患者痛苦甚至死亡的风险,而研究这些问题的学科即被定义为遗传药理学。遗传药理学研究可以利用现代科技手段预测可能的用药结果,为患者提供更为安全、有效、经济的药物治疗方案。本章将阐述遗传药理学的历史、研究范畴,并重点探讨遗传药理学在心脑血管疾病、代谢性疾病、恶性肿瘤和感染性疾病四大领域的具体应用。

第一节 遗传药理学历史

首个关于遗传药理类性状的案例是古希腊哲学家毕达哥拉斯描述的蚕豆病,即特定地中海人群吃蚕豆后出现红细胞性溶血。后被证实是因葡萄糖-6-磷酸脱氢酶(G-6-PD)缺陷所致,该酶活性缺陷在世界范围内广泛存在,受影响人群高达 6 亿。目前全世界发现的 *G-6-PD* 遗传变异已达 140 种以上,大多数为罕见变异且临床影响程度各异,这些变异造成的酶活性缺陷对某些上市药物(如排尿酸药拉布立酶等)存在重要影响,美国食品药品监督管理局(FDA)已在该药说明书中提出警告。抗疟疾的联合制剂氯丙胍-氨苯砜(lapdap)便是由于非洲患者 G-6-PD 缺陷导致严重溶血而被退市。

1950—1980 年期间的系列研究主要围绕药物代谢酶表型活性进行,通常借助探针药的代谢率判断某种药物代谢酶活性缺陷或降低,如Ⅱ相酶 *N*-乙酰化代谢快慢的评价方法,又如异喹胍羟基化代谢常用于评价 CYP2D6 酶的活性。表型评价目前仍是药物代谢酶活性的重要研究工具,如借助鸡尾酒法(cocktail)同时研究多种药物代谢酶体内活性表型和基因型之间的关联。

随着分子生物学技术的发展,遗传药理学由表型研究阶段直接进入检测致病或致效应基因核苷酸替换和单碱基变异研究阶段(图 13-1)。针对异喹胍羟化酶或 *CYP2D6* 基因多态性的研究中发现了超过 80 个 *CYP2D6* 基因变异,部分变异可导致 *CYP2D6* 活性降低甚至丧失,也有部分变异导致该基因扩增为 3~13 个拷贝野生型基因,形成以酶活性大大增高为特征的超快代谢表型(UM),UM 以非洲埃塞俄比亚人最为常见。CYP2D6 代谢约 25% 的临床常用药物,其慢代谢者通常面临药物不良反

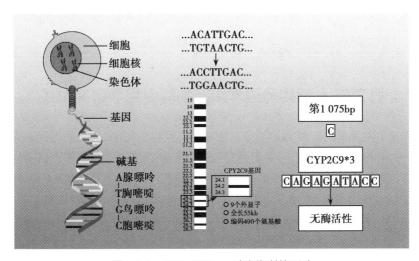

图 13-1 *CYP2C9**3 对酶代谢的影响

应高风险(如美托洛尔引起的心动过缓)或治疗失败(如可待因不能代谢为活性代谢产物导致镇痛效果不佳,他莫昔芬不能代谢为活性代谢产物导致肿瘤复发)的情况。

在人类基因组计划完成之前,基于聚合酶链反应(polymerase chain reaction,PCR)技术的分子检测手段可同时检测代谢酶、转运体和受体等多个基因,但绝大多数研究仍局限于单个基因或单个多态性位点。随着 2003 年人类基因组计划的完成和药物基因组学的兴起,研究者们拥有了新一代基因分型和测序技术对人类全基因组进行检测,海量遗传信息的解析和大数据的应用使药物基因组学研究进一步加速和深入(药物基因组学发展的里程碑事件见表 13-1)。

表 13-1　药物基因组学发展的里程碑事件

时间	人物	事件
510BC	Pythagoras	发现食用蚕豆造成溶血风险,后被证实为 G-6-PD 缺陷
1866	Mendel	建立遗传法则
1906	Garrod	发现先天性代谢异常
1932	Snyder	描述"苯硫脲味盲"为一种常染色体隐性特征
1956	Alving 等	发现 G-6-PD 缺陷
1957	Motulsky	深入阐述遗传性代谢缺陷可解释药物反应个体差异
1957	Kalow 和 Genest	发现血清胆碱酯酶缺乏症
1959	Vogel	提出"遗传药理学"
1960	Price Evans	发现乙酰化多态性
1962	Kalow	提出遗传药理学即药物反应的遗传性
1977/1979	Mahgoub 和 Eichelbaum 等	发现异喹胍羟化酶多态性
1988	Gonzalez 等	发现异喹胍羟化酶即 *CYP2D6* 基因缺陷
1988—2000	—	发现多种药物 I 相、II 相代谢酶、转运体基因多态性
2001—2003	人类基因组计划	人类基因组序列草图完成
2005	HapMap 计划	人类基因组序列变异草图完成
2006	Reddon 等	人类拷贝数变异草图完成
2007	国际病例对照研究协作组	7 种疾病的 14 000 例全基因组关联分析完成
2012	千人基因组计划	基于群体基因组测序的人类基因组变异草图完成
2015	十万人基因组计划	解析广泛的疾病和病症涉及的罕见遗传变异
2015	奥巴马	提出"精准医学"计划,进入药物多组学阶段
2022	T2T 联盟	首次绘制出完整人类基因组图谱

第二节 | 遗传药理学和药物基因组学研究概述

传统遗传药理学主要聚焦于两类基因多态性对药物反应的作用,一类是药代动力学基因变异对药物吸收、分布、代谢和排泄的影响,另一类是药效动力学基因变异对药物靶点敏感性或药物作用生物学通路的影响。目前药物基因组学研究主要针对遗传自父母亲的基因组 DNA 变异,肿瘤研究则同时研究基因组 DNA 变异和体细胞 DNA 变异对治疗效应的影响,感染性疾病中基因组 DNA 变异和病原微生物 DNA 变异可影响抗生素的敏感性。

迄今为止,说明书中带药物基因组学标签的药物约占 15%,其中胚系药物相关基因检测具有临床可行性的约占 7%(表 13-2),在临床药物基因组学实施联盟(CPIC)指南里属于要求(A 类)和推荐

（B 类）进行基因检测以指导相关药物处方的调整,约占美国全部处方量的 18%。目前最具有显著临床意义的生殖系基因约 16 个,对于这部分具有临床价值的药物相关基因而言,基因检测能有效提高药物的安全性或有效性。

表 13-2　胚系基因变异与药物反应

组织或系统	基因位点	药物/药物反应表型
血液		
红细胞	G-6-PD	伯氨喹致溶血
中性粒细胞	TPMT*2 等	巯嘌呤致中性粒细胞减少症
	UGT1A1*28	伊立替康致中性粒细胞减少症
血小板	CYP2C19*2	氯吡格雷相关支架血栓
凝血系统	CYP2C9*2,*3,VKORC1	华法林剂量预测
中枢和外周神经		
CNS 抑制	CYP2D6*N	可待因关联的镇静和呼吸系统抑制
麻醉	丁酰胆碱酯酶	呼吸暂停延长
外周神经	NAT2	异烟肼致外周神经毒性
药物过敏反应	HLA-B*57:01	阿巴卡韦致过敏
	HLA-B*15:02	卡马西平致 SJS/TEN
	HLA-A*31:01	卡马西平致皮肤过敏
	HLA-B*58:01	别嘌呤醇致严重皮肤过敏
	HLA-B*57:01	氟氯西林
药物肝毒性	HLA-DRB1*15:01-DQB1*06:02	阿莫西林-克拉维酸
	HLA-DRB1*15:01-DQB1*06:02	罗美昔布
	HLA-DRB1*07-DQA1*02	西美加群
	HLA-DQA1*02:01	拉帕替尼
	HLA-B*35:02	米诺环素
	HLA-B*35:01	何首乌
感染		
HIV-感染	CCR5	马拉维诺疗效
HCV 感染	IL28B	α 干扰素疗效
肌肉		
全身麻醉药	兰尼碱受体	恶性高热
他汀类	SLCO1B1	横纹肌溶解

　　肿瘤组织体细胞突变是遗传药理学和药物基因组学最重要的特殊领域,体细胞突变类型决定了对何种抗肿瘤治疗敏感(表 13-3)。科学家早在人类基因组计划实现之前就认识到,肿瘤组织相对于正常组织而言存在特定基因组异常。

　　基因组学技术的发展,使研究者对患者特定药物反应表型(如毒副反应或疗效指标)的研究从候选基因研究进入到"零假设"的全基因组关联分析阶段。某分子标志物和药物反应表型之间的显著关联进入临床转化时,通常患者要求临床医生直接告知风险基因型发生时的有效替代方案,如指导具体药物处方的算法(如剂量公式)或者直接提供电子化的临床决策支持系统(clinical decision support system,CDSS),这些配套系统或指导可有效帮助医生完成药物基因组学的临床转化。

表 13-3 肿瘤体细胞突变与药物反应

变异基因	变异位点	作用靶点	相关药物	疾病
AKT mut	Glu17Lys	mTOR	西罗莫司 依维莫司	肾细胞癌
BCR-ABL	t(9;22)(q34.1;q11.21)	ABL	伊马替尼 达沙替尼	慢性粒细胞白血病,Ph⁺急性淋巴细胞白血病
BCR-ABL	p.Val299Leu	ABL	博舒替尼 尼洛替尼	伊马替尼耐药的 CML
BCR-ABL	p.Thr135Ile	ABL	帕纳替尼	慢性粒细胞白血病,Ph⁺急性淋巴细胞白血病
BCR-ABL	t(9;22)(q34.1;q11.21)	SRC	达沙替尼	慢性粒细胞白血病,Ph⁺急性淋巴细胞白血病
BRAC1/2	多个变异	PARP	奥拉帕尼	卵巢癌
BRAF	p.Val600Glu,p.Val600Lys,p.Val600Asp	BRAF	达拉非尼 维罗非尼	黑色素瘤
BRAF	p.Val600Glu,p.Val600Lys,p.Val600Asp	MEK	曲美替尼	黑色素瘤
EGFR	p.Glu746_Ala750del,p.Leu858Arg	EGFR	阿法替尼 厄洛替尼	非小细胞肺癌
EGFR	p.Glu746_Ala750del,p.Leu858Arg	EGFR	吉非替尼	非小细胞肺癌
EGFR 和 *KRAS*	*EGFR* 突变和 *KRAS* 野生型	EGFR	西妥昔单抗 帕尼单抗	结直肠癌
EML-ALK	inv(2)(p21p23)	ALK	克唑替尼	非小细胞肺癌
FLT3 CNV	p.D600_L601insFREYEYD,p.Asp835Tyr	FTL3	舒尼替尼 索拉非尼	急性粒细胞白血病
HER2	基因扩增	ERBB2	曲妥珠单抗 拉帕替尼	乳腺癌
KIT	p.Trp557_Lys558del,p.Asp579del,p.Val559Asp	KIT	伊马替尼 舒尼替尼	肾细胞癌 胃肠道间质瘤
PDGFR	p.Asp842Val	PDGFR	伊马替尼 舒尼替尼	肾细胞癌 胃肠道间质瘤 胰腺癌
PI3K	*PIK3CA* p.Glu542Lys,p.Glu545Lys;p.His1047Arg,p.His1047Leu	PI3K	艾德拉尼	慢性淋巴细胞白血病,非霍奇金淋巴瘤
RARA	t(15;17)(q24;q21)	RARA	维 A 酸 阿维 A 酸	急性早幼粒细胞白血病,皮肤 T 细胞淋巴瘤,卡波西肉瘤
RARA	t(15;17)(q24;q21)	RARA	三氧化二砷	急性早幼粒细胞白血病
SMO	p.Trp535Leu,p.Arg199Trp,p.Arg562Gln	Smoothen	维莫德吉	基底细胞癌
VHL	多个变异	VEGFR	索拉非尼	肝癌,甲状腺癌,肾细胞癌
VEGF	N/A	VEGF	阿柏西普	结肠癌

第三节 | 心脑血管疾病与遗传药理学

目前关于心脑血管药物个体化治疗相关的基因多态性研究,主要集中在抗血小板、抗凝、降脂、降压、抗心绞痛、抗 H 型高血压用药治疗等方面。

一、抗血小板药物

氯吡格雷和阿司匹林通过不同机制抗血小板聚集,机体对这两类药的抵抗与遗传因素有关。已有研究发现,11 个基因上的 50 多个位点与阿司匹林应答相关,但目前阿司匹林抵抗的药物基因组学的研究相对较少,不同的基因多态性与之是否具有相关性还存在许多争论。目前国内开展较多的是 GPIIIa P1A1/A2、PAI-1 4G/5G 和 PEAR1 基因多态性以评判阿司匹林的抗性。氯吡格雷是一种新型噻吩吡啶类的抗血小板药物,作为药物前体本身并无活性,主要被细胞色素 P450 氧化为有效的活性代谢物,与血小板膜表面 P2Y12 受体结合,抑制血小板聚集。目前已确定 CYP2C19 基因与氯吡格雷的代谢和药理学作用相关。在发现的 CYP2C19 基因 35 个多态性位点(CYP2C19*1~*35)中,CYP2C19*2、*3 及 *17 与氯吡格雷抵抗密切相关,可能造成不良心血管事件。另外有多项研究报道,氯吡格雷的个体化差异和 CYP3A4,CYP3A5,ABCB1,P2Y12 和 PON1 基因多态性相关。

二、抗凝药

华法林是经典的口服抗凝药,在患者需要长期抗凝治疗中占有非常重要的地位。华法林的用量差异与其靶蛋白维生素 K 环氧化物还原酶复合物 1 基因(VKORC1)、CYP4F2、CYP2C、GGCX、EPHX1、CALU 和 CYP2C9 基因的变异有关。美国 FDA 于 2007 年首次批准了华法林的基因组学检测方法,用于判断其用量及敏感性;在 2010 年因为剂量的基因特异性修改了华法林的药物说明书,建议在开具华法林处方前对 CYP2C9、VKORC1 进行基因检测,针对不同的基因类型进行药物剂量调整。基于多元线性回归模型的华法林个体化剂量预测"湘雅模型"(n=1 617)是国内关于华法林精准用药最成功的研究模型,可解释约 56.2% 的华法林剂量个体差异,预测准确度为 62.4%。

Dose(mg/day)=0.38+0.3(femal)−0.01(age)+0.72(MHVR)−0.35(hypertension)+0.61(DM2)−0.48(Amiodarone)+1.14(BSA)+0.38(rs2304429_AA)+0.69(CYP2C9*1*1)+0.22(rs3826041_CC)−0.96(rs72800847_GA)−0.76(rs72800847_AA)+1.38(VKORC1-1639GA)+1.78(VKORC1-1639AA)+0.26(rs10517_TT)+0.29(rs2108622_CT)

三、降脂类药物

他汀类药物是羟甲基戊二酸单酰辅酶 A(HMG-CoA)还原酶抑制药。CYP 家族中的 CYP3A4、CYP2D6、CYP2C8 和 CYP2C9 等均参与他汀类药物的代谢。此外,有机阴离子转运蛋白 1B1(SLCO1B1)、APOB、PCSK9 和 HMGCR 的多态性也影响他汀类药物的疗效。美国 FDA 已将 SLCO1B1 基因 T521C 基因变异与 5 种他汀类药物的每日最高剂量做出规定,并写进药品说明书。

四、抗高血压药物基因组学

临床上常用的抗高血压药物包括利尿药、β 受体拮抗药、血管紧张素转化酶抑制药、血管紧张素 II 受体拮抗药和钙通道阻滞药等。多项研究已经证实高血压药物基因组学相关的候选基因 ADD1、GNB3、WNK、NEDD4L、NPPA、CYP2D6、CYP2C9、CYP3A5、ADRB1、ACE、AGT、AGTR1、CYP11B2、CACNA1D 和 CACNA1C 等能够影响降压药的疗效。如服用不同剂量美托洛尔后,Gly389 纯合子与 Arg389 纯合子健康受试者的心血管反应存在显著性差异,表现为 Arg389 纯合子受试者静息心率、运动心率及收缩压的降低均显著高于 Gly389 型受试者。进一步的临床试验发现，$β_1$ 受体拮抗药抗高血压的治疗效果与 $β_1$ 肾上腺素受体 Ser49Gly 及 Gly389Arg 多态性突变的单倍型相关，美托洛尔对携带不同单倍型的高血压患者的疗效存在基因剂量效应。

五、硝酸酯类

硝酸酯类药物作为最古老的心血管药物之一，临床应用已有 140 余年历史。它通过舒张血管平滑肌和缓解动脉血管痉挛，能有效防止心绞痛发作。线粒体乙醛脱氢酶 2（aldehyde dehydrogenase 2，ALDH2）基因多态 Glu504Lys 影响硝酸甘油的生物活性。

六、H 型高血压药物基因组学

H 型高血压是伴有血浆同型半胱氨酸（homocysteine，Hcy）升高的高血压。高血压和高同型半胱氨酸血症易导致心脑血管事件，尤其增大脑卒中发病风险。有研究表明，导致血浆 Hcy 水平升高的主要原因是叶酸缺乏和/或 Hcy/叶酸代谢途径中关键酶的缺陷或基因突变。大量研究证实，亚甲基四氢叶酸还原酶和甲硫氨酸合成酶还原酶编码基因（*MTHFR*、*MTRR*）的遗传变异显著影响上述叶酸代谢酶的活性，导致低叶酸血症和高同型半胱氨酸血症，从而导致 H 型高血压患者的严重心脑血管疾病发生风险升高。

第四节 | 代谢性疾病与遗传药理学

据中华医学会糖尿病学分会第十六次全国学术会议公布的《中国 2 型糖尿病患者心血管疾病危险因素——血压、血脂、血糖的全国性评估研究》的结果显示，糖尿病患者中糖化血红蛋白（HbA1c）达标率（<7%）仅有 47.7%，有 50% 以上的糖尿病患者 HbA1c 未达标。若以<6.5% 作为达标标准，达标率则更低，仅有 30.7%。而血压、血脂、血糖水平同时控制达标的患者比例更是低至 5.6%。造成上述血糖控制不佳的原因之一，可能是医生在治疗过程中忽视了患者遗传背景对于相同治疗方案会存在不同的反应。

一、磺酰脲类

β 细胞膜上的 K_{ATP} 是参与胰岛素分泌和正常糖调节的重要结构，K_{ATP} 的两种亚单位中，Kir6.2 亚单位是由 *KCNJ11* 基因编码。当 *KCNJ11* 基因发生突变时，K_{ATP} 通道对 ATP 的敏感性下降，不能正常关闭，造成胰岛素分泌的减少。磺酰脲类药物能与磺脲类药物受体 1（SUR1）结合，以不依赖 ATP 的方式关闭 K_{ATP} 通道，促进胰岛素分泌，从而有效地降低 *KCNJ11* 基因突变糖尿病患者的血糖。Pearson 等选取 49 名胰岛素治疗的 *KCNJ11* 基因突变糖尿病患者，在换用格列本脲治疗后，有 44 例患者成功取代皮下胰岛素注射，且在短期内血糖控制良好。近年研究发现，由 *KCNJ11* 基因突变引起的新生儿糖尿病患者，用磺酰脲类药物可促使自身胰岛 β 细胞分泌胰岛素，因而可停用外源胰岛素，仅单用磺酰脲类药物就能充分控制血糖水平。

二、罗格列酮

PAX 蛋白家族是一组转录因子，在胚胎发育及组织器官生成的过程中发挥重要作用。*PAX4* 基因上的突变及多态性被证明与多个人群糖尿病的发生相关。药物基因组学研究发现 *PAX4* 基因多态性与口服降糖药的疗效相关。Chen M 等发现 *PAX4* 基因 rs6467136 位点能够影响口服降糖药罗格列酮的疗效。由于 *PAX4* 基因可能与胰岛 β 细胞功能相关，研究者根据精氨酸刺激实验结果将研究对象分为胰岛 β 细胞功能低下组和正常组。在胰岛 β 细胞功能低下组，rs6467136 GA+AA 基因型患者的空腹血糖及 2h 血糖达标率均显著高于 GG 纯合子个体，GA+AA 基因型患者的稳态模型评估的胰岛素抵抗指数（homeostasis model assessment of insulin resistance，HOMA-IR）的改善也较 GG 纯合子个体显著。因此证实 *PAX4* 基因 rs6467136 位点能够影响罗格列酮的疗效。

三、瑞格列奈

KCNQ1 基因是首次以东亚人群为对象确定的 2 型糖尿病易感位点，*KCNQ1* 还被发现能够影响口服降糖药的疗效。Yu W 等选取新诊断的 2 型糖尿病患者并随机分配到瑞格列奈治疗组和罗格列酮治疗组，测量治疗前后人体基本参数及糖脂代谢相关指标。对该基因 rs2237892、rs2237895 和 rs2237897 位点进行基因型分型。结果发现，在瑞格列奈治疗组中，rs2237892 位点 TT 纯合子 2h 血糖均值低于其余基因型患者，且 2h 血糖达标率显著优于其余基因型患者；rs2237892 T 等位基因、rs2237895 A 等位基因均与空腹胰岛素水平及 HOMA-IR 的下降相关。该研究表明，在中国人 2 型糖尿病个体中，*KCNQ1* 基因多态性与瑞格列奈的疗效相关。

四、二甲双胍

二甲双胍是降糖治疗的一线用药，也是目前全球应用最为广泛的降糖药物，不仅能够用于 2 型糖尿病的血糖控制，还能够延缓糖尿病前期到糖尿病的进展。二甲双胍在人体内不经肝脏和肾脏所代谢，而直接经尿液排出体外。二甲双胍在不同部位被不同的转运体所转运，在小肠上皮细胞被 plasma monoamine transporter（PMAT；SLC29A4）和 organic cation transporter 3（OCT3；SLC22A3）转运吸收，然后被 OCT1（SLC22A1）转运到血液中后经 OCT 家族的其他成员转运到不同的靶组织中去。在发挥作用之后在靶组织中被 multi-antimicrobial extrusion protein 1（MATE1；SLC47A1）转运出去，在肾脏中经 MATE1 和 MATE2（SLC47A2）排泄到尿液中去。因此参与二甲双胍转运的 *OCT* 及 *META* 相关基因的多态性则可以影响二甲双胍在体内的药物浓度，进而影响不同个体的药物疗效。Shu 等发现 *OCT1* 存在错义突变的细胞转运到细胞内的二甲双胍减少，带有 *OCT1* 基因 R61C、G401S、420del 或 G465R 突变的个体将二甲双胍转运到细胞内的能力下降。突变携带者的二甲双胍血药浓度、血清药物峰值均较野生型个体较高。将该体外研究的结果转化到临床研究中，研究者们发现携带有这些 *OCT1* 多态性纯合突变的健康人口服二甲双胍后的药动学减弱，对药物的反应也较差。OCT2 主要介导二甲双胍向肾小管上皮细胞的转运，MATE1 和 MATE2 主要负责将二甲双胍分泌到尿液中去。研究表明，*OCT2* 基因上的错义突变（A270S，rs316019）能够影响正常人的二甲双胍肾脏清除率。有一个位于 *SLC47A1*（*MATE1*）基因启动子区域的常见变异 -266T＞C（rs2252281），该位点 -266C 等位基因破坏增强子元件并产生阻遏物结合位点，这可能导致肝细胞中 MATE1 表达降低和二甲双胍水平升高。携带 C 等位基因的个体在口服二甲双胍后血糖下降更明显。同样的，位于 *SLC47A2*（*MATE2*）基因启动子区域的多态性位点 rs12943590 也被证明与二甲双胍降糖疗效相关。

第五节 | 恶性肿瘤与遗传药理学

恶性肿瘤治疗药物可分为小分子类药物、抗体类药物以及传统化疗类药物。根据作用方式可分为靶向和非靶向两类。靶向类药物主要通过识别肿瘤中表达异常的基因，染色体结构变异引发的融合基因，发生体细胞突变的基因发挥疗效。随着高通量测序技术的大规模使用，越来越多肿瘤生物学功能调控的关键基因及其突变被发现，对肿瘤患者的个体化治疗产生显著影响。

一、EGFR 小分子抑制药

EGFR 与恶性肿瘤的发生发展密切相关，其信号转导途径在调节肿瘤细胞生长、存活、损伤修复、新生血管生成以及肿瘤细胞侵袭/转移中均发挥重要的作用。EGFR 或其家族成员的基因突变、扩增或失调涉及约 30% 的上皮起源的肿瘤，目前已在多种恶性肿瘤中发现导致 EGFR 表达上调或过度激活的突变。*EGFR* 基因突变主要发生在其 18、19、20 和 21 号外显子,编码 EGFR 蛋白酪氨酸激酶活性的区域大部分位于上述外显子内。*EGFR* 常见突变主要包括 19 号外显子的缺失突变(45%),以及 21 号外显子 L858R 位点的突变(40%~45%),这两种突变占所有 *EGFR* 突变的 85%~90%;除 19 与 21 号外显子外,其他的突变发生概率较低,为罕见突变;而在胶质母细胞瘤中常观察到一种特异性的突变型,称为 *EGFRv*Ⅲ。这些涉及 *EGFR* 的体细胞突变导致其激酶活性组成型激活,从而产生不受控制的细胞分裂。

小分子受体特异性酪氨酸激酶抑制药(TKI)主要作用于 *EGFR* 的胞内区,特异性抑制其酪氨酸激酶活性使其无法活化,从而阻断下游信号通路激活,达到抑制肿瘤细胞生长、增殖及迁移的目的。患者被分为 *EGFR* 阳性和 *EGFR* 阴性,*EGFR* 阳性患者的反应率为 60%,超过常规化疗的疗效。然而随着药物的持续使用,日益凸显的耐药性成为不可回避的问题。T790M 突变是引起 EGFR-TKI 治疗耐药的最常见诱因,50% 以上的临床耐药患者具有 *EGFR* T790M 突变,该突变能通过引起 *EGFR* 空间构象改变,增加 *EGFR* 对 ATP 的亲和力并削弱 EGFR-TKI 药物对 EGFR 酶活性区的结合能力,使患者对 EGFR-TKI 治疗产生抵抗。而针对这些耐药突变又衍生出了多种新型 EGFR-TKI 类药物,到目前为止,全球已经上市三代靶向 *EGFR* 突变的小分子 TKI 药物。

二、EGFR 单克隆抗体

抗 EGFR 的单克隆抗体也是常见的 EGFR 靶向药物,如单克隆抗体抑制药西妥昔单抗(cetuximab)和帕尼单抗(panitumumab),前者是 IgG_1 型,后者为 IgG_2 型。与天然的配体如 EGF、TGF-α 相比,单克隆抗体在与 EGFR 结合时具有更高的亲和力,能同天然配体竞争性结合 EGFR,从而抑制配体激活的 EGFR 的酪氨酸激酶活性,同时促进 EGFR 的内吞和降解,最终起到抗肿瘤的效应。Ras 是 Ras 超家族蛋白质的原型成员,Ras 经上游信号激活后,通过信号转导并激活其下游多条信号通路,控制诸如肌动蛋白细胞骨架完整性、细胞增殖、细胞分化、细胞黏附、细胞凋亡和细胞迁移等过程;另一种 Ras 激活的信号通路是 PI3K/AKT/mTOR 通路,其刺激蛋白质合成和细胞生长,并抑制细胞凋亡。人类中有 3 种 *Ras* 基因(*H-Ras*,*K-Ras* 和 *N-Ras*),是人类癌症中最常见的癌基因;永久激活 Ras 的突变发现于所有人类肿瘤的 20%~25%,特定类型的癌症(如胰腺癌)中高达 90%。*Ras* 点突变是人类原癌基因最常见的异常,在多数恶性肿瘤中均发现有 *Ras* 点突变的现象。*Ras* 的突变还可导致肿瘤细胞对其他分子靶向药物的治疗发生抵抗,如在结直肠癌患者中,有 *K-Ras* 突变者不能从西妥昔单抗和帕尼单抗等 EGFR 靶向的治疗中获益,反而徒增不良反应的风险和治疗费用,只有野生型 *K-Ras* 的患者才可能从 EGFR 靶向药物中获益。

B-Raf 蛋白(由癌基因 *BRAF* 编码)作为 Ras 的重要下游,是生长信号转导蛋白激酶 Raf 家族的成员,该蛋白质在调节 RAS/RAF/MEK/ERK/MAPK 通路中发挥重要作用。大约 90% 的 *BRAF* 基因突变发生在其 15 号外显子的 1 799 位核苷酸上(即 V600E),V600E 突变可模拟 B-Raf 蛋白 T598 和 S601 两个位点的磷酸化过程而使其异常激活。另有约 66% 的恶性黑色素瘤和 15% 的结肠癌中 *BRAF* 基因存在体细胞错义突变。由于组成型激活的 *B-Raf* 突变体可过度激活下游信号通路、加速细胞生长从而导致癌症进展,因此 B-Raf 抑制药已被开发用于癌症治疗。维罗非尼(vemurafenib)是一种选择性 B-Raf 抑制药,适用于具有 V600E *BRAF* 突变的黑色素瘤患者,可通过阻断 B-Raf/MEK/ERK 通路,引起黑色素瘤细胞发生细胞凋亡。

三、HER2 单克隆抗体

人表皮生长因子受体 2(human epidermal growth factor receptor-2,HER2,ERBB2)是人表皮生长因子受体(HER/EGFR/ERBB)家族成员,与 EGFR 有着相似的结构,具有酪氨酸激酶活性。HER2 是单克隆抗体曲妥珠单抗(trastuzumab)的靶标。曲妥珠单抗仅在 HER2 过度表达的癌症中有效。对于接受化疗的所有 HER2 阳性乳腺癌患者,建议使用曲妥珠单抗治疗 1 年。另外 FDA 批准了另一种抑制 HER2 和 HER3 受体二聚化的单克隆抗体帕妥珠单抗(pertuzumab),于 2012 年 6 月起可与曲妥珠单抗组合使用。

四、VEGF 单克隆抗体

血管内皮生长因子(vascular endothelial growth factor,VEGF)又称血管通透因子(vascular permeability factor,VPF),是血管生成过程中最重要的诱导因子,它可以刺激内皮细胞的存活和增殖,导致新血管的形成。肿瘤细胞分泌的 VEGF 具有自分泌功能,促进去分化和上皮-间充质转化表型,从而增强肿瘤的侵袭和生存,并可促进癌症干细胞的功能。因此,VEGF 及其相关信号通路是癌细胞生长和扩散的重要因素。目前,靶向血管生成已成为肿瘤药物研究的热点,尤其是抗 VEGF 及其受体 VEGFR。目前临床上抗 VEGF 的治疗方式包括抗 VEGF 单克隆抗体、可溶性 VEGF 受体以及抑制 VEGF 相关信号通路等。贝伐珠单抗(bevacizumab)是美国第一个获得批准上市的抑制肿瘤血管生成药,其可抑制 VEGF 与内皮细胞表面的受体(Flt-1 和 KDR)结合,主要用于晚期结直肠癌的一线治疗,贝伐珠单抗联合卡铂和紫杉醇也可用于晚期非鳞状上皮细胞癌、非小细胞肺癌的初始治疗。

五、EML4-ALK 和 BCR-ABL 融合基因

通过基因融合激活的激酶代表与造血恶性肿瘤和实体瘤相关的一类重要癌基因。它们通过易位或其他染色体重排产生,其蛋白质产物通常代表了癌症药物发展的理想靶标。如 2007 年,一个具有里程碑意义的研究是发现了肺癌中第一个体细胞癌基因易位,其涉及两个基因的融合——EML4(棘皮动物微管相关蛋白样 4)和 ALK(间变性淋巴瘤激酶)。EML4-ALK 融合基因表达于 4%~6% 肺腺癌中的发现,促进了非小细胞肺癌(NSCLC)个体化治疗的一次重大临床发展。第一次临床研究使用的是克唑替尼(crizotinib),一种口服的选择性 ALK/MET/ROS ATP 竞争性 TKI,并在晚期实体瘤患者中评估了其疗效。EML4-ALK 融合基因阳性的 NSCLC 患者对治疗表现出明显的反应,随即临床试验被扩大并成为重点试验(PROFILE 1001),主要针对 EML4-ALK 融合基因阳性的 NSCLC 患者。在这些试验的基础上,2011 年克唑替尼被 FDA 批准为晚期 EML4-ALK 融合基因阳性 NSCLC 患者的一线治疗药物。进一步的临床研究比较了在经历过一轮铂类化疗的患者(PROFILE 1007)中克唑替尼和化疗药物(多西他赛或培美曲塞)的疗效,结果表明克唑替尼在无进展生存期方面和总体反应率方面表现更好。

BCR-ABL 融合基因是一种抗细胞凋亡的基因,具有高度酪氨酸激酶活性,使细胞过度增殖而使细胞调控发生紊乱。慢性粒细胞白血病(chronic myelogenous leukemia,CML)是一种发生于造血干细胞的血液系统恶性克隆增生性疾病,在受累的细胞系中可找到 Ph 标记染色体和/或 BCR-ABL 基因重排。费城染色体指 9 号染色体长臂(9q34)上的原癌基因 ABL 转位至 22 号染色体(22q11)上的 BCR 基因重新组合成融合基因 BCR-ABL,见于 90% 的 CML、部分急性淋巴细胞白血病及少数急性髓细胞性白血病。伊马替尼是一种新型的蛋白酪氨酸激酶抑制药,它可以选择性地阻断 ATP 与 ABL 激酶结合位点,有效地抑制 BCR-ABL 激酶底物中酪氨酸残基的磷酸化,使该酶失活,进而阻止了一系列的信号转导。

六、微卫星不稳定性与肿瘤耐药

微卫星是指 DNA 基因组中小于 10 个核苷酸的简单重复序列,一般为 2~6 个碱基重复。微卫星不稳定性(microsatellite instability,MSI)是指由于基因复制错误引起基因组中重复序列次数的增加或丢失,导致微卫星片段长度发生了缩短或延长。目前认为,由于细胞错配修复系统功能受损,不能及时发现微卫星序列在复制过程中的错误,导致微卫星序列重复掺入或缺失,引起微卫星序列长度发生改变,从而表现出 MSI。Bethesda 标准认定 2 个或 2 个以上的检测位点不稳定称为高度微卫星不稳定(MSI-H),1 个检测位点不稳定称为低度微卫星不稳定(MSI-L),无检测位点不稳定称为微卫星稳

定（MSS）。对Ⅱ～Ⅲ期结直肠癌行根治术后患者进行的研究发现，MSI-H 患者不能从以 5-氟尿嘧啶（5-FU）为基础的术后辅助化疗中获得更佳的无复发生存期，而 MSS 患者可从 5-FU 为基础的辅助化疗中获益。因此从 2011 年开始，美国国立综合癌症网络（NCCN）指南便明确推荐Ⅱ期患者应行错配修复缺陷（dMMR）检查，用于指导临床化疗。

七、化疗耐药或毒性

巯嘌呤是广泛用于治疗白血病和自身免疫疾病的抗肿瘤药和免疫抑制药。巯嘌呤的剂量限制性毒性包括造血、肝和胃肠道毒性，使得一些患者不得不中断治疗。目前已有较多研究致力于探索巯嘌呤的毒副作用。最为广泛认知的是巯嘌呤甲基转移酶（TPMT），TPMT 催化硫代嘌呤药物如 6-巯基嘌呤（6-MP），硫鸟嘌呤和硫唑嘌呤（AZA）的 S-甲基化。这些药物用于治疗诸如急性淋巴细胞白血病、炎症性肠病、类风湿关节炎和器官移植排斥的病症。迄今为止，共有 18 个已知的 *TPMT* 突变等位基因，*TPMT* 基因表现出显著的遗传多态性。当用 6-巯基嘌呤标准剂量进行治疗时，其对体内 TPMT 活性先天较低的患者的毒性作用（如骨髓抑制）的风险大大增加。

他莫昔芬（tamoxifen，TAM）是一种广泛应用于治疗雌激素依赖的恶性肿瘤的药物，其具有与雌激素相似的结构，能与雌二醇竞争雌激素受体，从而达到抵抗雌激素的作用。近年来，药物代谢组学研究发现，TAM 主要通过 CYP3A4/5、CYP2D6 等限速酶作用，转化为具有活性的代谢产物 endoxifen。不同的限速酶表型可能对 TAM 的疗效和不良反应存在差异。CYP2D6 是他莫昔芬体内代谢的关键酶，有 100 多种变异等位基因，是导致 CYP2D6 的酶活性出现个体差异，进而产生对药物敏感性显著差异的重要因素。对不同基因型导致的酶活性差异进行分型，由弱到强依次为：弱代谢型（相关的等位基因为：*3/*4/*5/*6），中间代谢型，正常代谢型和极快代谢型。弱代谢型等位基因酶活性完全丧失，而极快代谢型等位基因酶活性最高。对中国和日本人群的研究显示，用他莫昔芬治疗携带 *CYP2D6*10 基因型的乳腺癌患者并未取得良好的治疗效果。有研究者检测了 618 例服用 TAM 患者的 33 对 CYP2D6 等位基因（CYP2D6 *4/*5/*10 等），研究结果显示 CYP2D6 基因中只要发生了等位基因的变异，患者的无病生存时间即会更短。另有研究使用 TAM 来治疗 ER 阳性的晚期乳腺癌患者，发现 CYP2D6 野生型有更好的生存率。美国 FDA 建议 ER 阳性的乳腺癌患者在接受 TAM 治疗前进行 CYP2D6 基因型检测，以确保药物的疗效；临床药物基因组学实施联盟（CPIC）则于 2018 年发布了 CYP2D6 和他莫昔芬治疗的指南。然而，CYP2D6 基因型对 TAM 疗效及患者预后的影响并不确定。在 2010 年圣安东尼奥乳腺癌研讨会的报告中显示：CYP2D6 纯合子的表型（PM）或杂合子表型（IM）（图 13-2）与 CYP2D6 野生型在乳腺癌的事件风险相关性中没有统计学意义。因此 2011 年美国临床肿瘤学会（ASCO）不推荐常规使用 CYP2D6 的基因分型作为 TAM 治疗策略的指标。既往 ATAC、BIG 1-98、ABCSG-8 等研究也得到不同的结果，可见不同指南对 CYP2D6 基因型的推荐也并不统一。

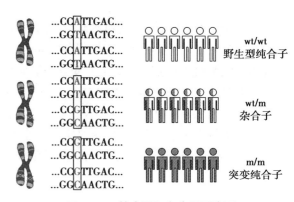

图 13-2 纯合子和杂合子示意图

第六节 │ 感染性疾病与遗传药理学

感染性疾病指由于病原生物侵入人体所导致的疾病，包括传染病和非传染性感染性疾病。抗病原生物药的使用极大降低了感染性疾病的发病率和死亡率，按照作用靶点的不同可以分为抗病原微生物药和抗寄生虫病药两大类，前者又可以分为抗菌药、抗真菌药和抗病毒药。抗病原生物药主要通过干扰病原生物体的生物代谢过程影响其结构和功能,使它们失去生长和繁殖能力而发挥治疗疾病的作用,因此该类药物的疗效和毒副反应的发生是机体、药物和病原生物体三者之间相互作用的结果。临床观察发现抗病原生物药的疗效和毒副反应存在显著个体差异,有些药物甚至因此停止研发或者退市。药物基因组学研究可以对它们的疗效和毒副反应进行有效预测,从而提高药物的有效性和安全性,在结核病、艾滋病、病毒性肝炎、疟疾等全球重大传染病的防治中发挥重要作用。

一、*HLA* 基因多态性与阿莫西林-克拉维酸和氟氯西林毒副反应

药源性肝损伤是临床使用某些药物导致的一类较为严重而特异的不良反应。这些药物的结构和功能各不相同,阿莫西林-克拉维酸和氟氯西林是它们中的成员。胆汁淤积型肝炎是氟氯西林所致肝损伤的主要形式,在长时间用药、女性和老年患者中更为常见,其发生率约为 8.5/10 万。在一项基于英国人的全基因组关联分析(genome-wide association study,GWAS)研究中,研究者发现 SNP rs2395029 与氟氯西林所致肝损伤显著相关,该位点与 *HLA-B**57:01 呈完全连锁。进一步针对 *HLA* 的分型结果表明 *HLA-B**57:01 与肝损伤相关性的 OR 值达到 80.6,*P* 值为 9×10^{-19},并且该结果得到了其他患者的重复。由此可见 *HLA-B**57:01 可以预测氟氯西林所致肝损伤的发生,有此突变的患者毒副反应发生率显著高于其他患者。阿莫西林-克拉维酸所致肝损伤与氟氯西林类似,主要类型也是胆汁淤积型肝炎,但毒副反应易感位点为 *HLA-DRB1**15:01。有两项研究都发现与阿莫西林-克拉维酸所致肝损伤关系最为密切的变异为 *DRB1**15:01-*DQB1**06:02 单倍型,此外还发现新的易感位点 *HLA-A**02:01。随后的研究发现其他毒副反应发生的易感位点还包括 *HLA-DRB1**07、*HLA-A**30:02、*HLA-B**18:01。以上研究表明 *HLA* I 和 II 类分子遗传变异可以用于预测阿莫西林-克拉维酸所致肝损伤的发生,其中 *HLA-DRB1**15:01 最为明确。

二、mtDNA 12S rRNA 基因多态性与氨基糖苷类抗生素毒副反应

研究表明患者线粒体 DNA 12S rRNA 区域变异对氨基糖苷类抗生素的耳毒性非常敏感,可以用于预测它的发生。线粒体是为细胞提供能量的细胞器,mtDNA 是线粒体的独立遗传物质,是 DNA 在细胞内存在的特殊形式。mtDNA 于 1963 年被首次发现,呈环状双链结构,没有组蛋白包裹。人体 mtDNA 长 16 596bp,有 37 个基因,编码 2 种 rRNA(12S rRNA 和 16S rRNA)、22 种 tRNA 和 13 种多肽。其编码的蛋白主要为 ATP 合酶亚基、细胞色素氧化酶亚基、NAPDH 还原酶亚基。线粒体 DNA 通过母系遗传并且不发生重组,因此发生的突变会逐步积累。已有大量研究表明 mtDNA 突变与听力障碍有关,特别是 12S rRNA 区域突变与氨基糖苷类抗生素所致耳毒性的关系已非常明确。最早报道的突变是 A1555G,该发现来自一个阿拉伯-以色列人耳聋家系,家系中所有的患者都有 12S rRNA A1555G 突变,而正常人没有,该突变被广泛报道和证实。随后大量研究开始报道与氨基糖苷类抗生素耳毒性有关的其他线粒体突变,在一个中国患者家系的研究中通过测序发现了 12S rRNA C1494T,该结果很快在其他中国家系和 3 个西班牙家系中被证明。T1095C 是另外一个广泛报道的突变位点,该突变也是首次在中国患者中被发现,并随后在意大利患者中得到了验证。除此之外,961 位突变也与氨基糖苷类抗生素耳毒性有关,该位点有多种突变形式主要包括 961insC,T961G,T961C 等。目前所有的突变中以 A1555G 最为重要,一项研究筛查了 128 名使用氨基糖苷类抗生素发生耳毒性的中国儿童患者 12S rRNA 基因,发现 A1555G 占总数的约 13%,961 位突变约占 1.7%,其次还发现了 A827G、T1005C、A1116G 等突变。以上研究表明线粒体 12S rRNA 的突变与氨基糖苷类抗生素耳毒性发生密切相关,有以上突变的患者应该不能用药,而无突变患者可以常规使用。

三、*NAT2* 基因多态性与异烟肼毒副反应

NAT 是参与乙酰化反应的 II 相代谢酶,有 NAT1 和 NAT2 两种亚型,二者结构相似但由独立基

因编码。NAT1分布于人体多数组织,而NAT2主要分布于肝脏和肠道,参与异烟肼等多种药物的乙酰化代谢反应,所以与异烟肼所致肝毒性相关的遗传因素主要来源于NAT2基因的变异。NAT1和NAT2基因均定位于染色体8p22,二者同源性为87.5%。两个基因的开放阅读框(open reading frame,ORF)均长873个碱基,编码290个氨基酸,蛋白分子量约30kD。NAT2基因变异非常复杂,存在显著的种族差异,至今已发现约90个不同类型的变异,绝大部分是SNP,它们之间可以形成不同的单倍型,野生型的命名为NAT2*4。这些变异可以影响NAT2蛋白的稳定性和对底物的亲和力,从而改变酶的代谢活性。按照乙酰化活性,NAT2基因型可以对应为3种表型:快代谢者(2个快代谢等位基因)、中等代谢者(1个快和1个慢代谢等位基因)和慢代谢者(2个慢代谢等位基因)。NAT2慢代谢者对异烟肼的清除率下降,增加了患者暴露于药物的时间,从而增加了肝毒性的发生,大量的临床研究表明了这一点。检测NAT2不同表型结核病患者服药后血浆中异烟肼及其代谢产物水平,发现快代谢者中异烟肼浓度最低,其次是中等代谢者和慢代谢者,三者呈梯度递增并均有显著差异。而异烟肼代谢产物(乙酰异烟肼、乙酰肼)则在快代谢型患者中最高,其次是中等代谢者和慢代谢者,三者也呈梯度递增并均有显著差异。因此,按照NAT2基因型指导给药可以有效避免药物导致的不良反应并提高疗效。基于以上研究成果,美国FDA对异烟肼进行了药物基因组学标记,明确指出慢代谢型患者使用异烟肼时血药浓度会升高,并且发生肝毒性的可能性会增加。

四、HLA-B*57:01基因多态性与阿巴卡韦毒副反应

阿巴卡韦属于核苷类逆转录酶抑制药(NRTIs),它通过竞争性抑制病毒逆转录酶,抑制HIV病毒RNA逆转录为DNA而发挥治疗作用。有5%~8%的患者在使用阿巴卡韦的前6周中发生超敏反应,其症状主要包括发热、皮疹、胃肠道症状(腹泻、呕吐、腹痛)、咳嗽、呼吸困难等。如果不停药这些症状会随着药物的继续使用而加重,因此一旦怀疑超敏反应的发生应立即终止用药。目前已经有明确的证据表明HLA-B*57:01突变与阿巴卡韦所致超敏反应密切相关,该现象最早在2002年就被两项独立的病例-对照研究所发现。而在一项前瞻性、双盲、随机、多中心临床试验中(PREDICT-1),研究者将多个国家的HIV-1病毒感染者随机分为两组,试验组进行HLA-B*57:01基因型指导用药,对照组进行常规给药。结果发现根据基因型指导用药组没有患者发生免疫学证实的超敏反应,而常规给药组发生率为2.7%,阴性预测值为100%,阳性预测值为47.9%。根据以上研究结果,美国FDA对阿巴卡韦进行了遗传药理学标记,建议所有患者在用药前均需进行HLA-B*57:01的基因型检测(包括以前使用未发生超敏反应又重新使用的患者),对于突变患者应该换用其他药物而禁止使用阿巴卡韦。

五、CYP2B6基因多态性与依非韦伦疗效

依非韦伦属于非核苷类逆转录酶抑制药(NNRTIs),它是HIV-1逆转录酶的非竞争性抑制药,目前是治疗艾滋病的一线药物,常作为NNRTIs的首选药物。依非韦伦在体内主要通过CYP2B6、CYP2A6代谢,其产物分别为8-和7-羟基依非韦伦,前者占约92%,后者占约7%。这些羟基化的代谢产物失去了抗病毒活性,被UGT酶进一步代谢后通过尿液和粪便排出体外。依非韦伦的血药浓度与其疗效和毒副反应密切相关,<1μg/ml会导致治疗失败,而>4μg/ml会增加神经精神方面的毒副反应。CYP2B6的活性可以影响依非韦伦的药代动力学,从而与其疗效和毒副反应相关,大量研究已经证明了这一点。

CYP2B6主要表达于肝脏,定位于染色体19q13.2。传统观点一直认为CYP2B6在药物代谢方面的作用有限,但随着近年来研究的深入,越来越多的底物被发现,CYP2B6及其基因多态在药物基因组学中的作用也开始受到重视。事实上,CYP2B6占肝脏所有CYP酶的2%~10%,可以代谢约8%的已上市药物,其中的重要药物包括环磷酰胺、奈韦拉平、依非韦伦、青蒿素等。CYP2B6基因呈现显著的多态性,目前已发现超过60个突变等位基因,它们在不同种族人群中存在显著差异,这些多态性之

间可以形成单倍型。

已知与依非韦伦药代动力学关系最为明确的多态位点是 *CYP2B6* G516T,该位点可以导致异常的 mRNA 剪切从而使酶表达量下降 50%~75%。研究表明 T 等位基因患者可以将药物的血浆半衰期延长至 48h、使血浆清除率下降 54%、曲线下面积(*AUC*)增加 4.2 倍。因此,TT 基因型患者停药后由于血浆中持续性低剂量依非韦伦的存在可以导致病毒对药物产生耐药,而 GG 基因型的患者血浆中的药物浓度则可能低于治疗剂量。类似的,*6 等位基因也可以导致 CYP2B6 表达的下降从而使药物代谢率降低,增加依非韦伦的血药浓度。此外,其他引起 CYP2B6 活性下降的突变也可以影响依非韦伦的代谢,*18(T983C)是一个无效等位基因,它的突变可以导致增加血药浓度。*16 等位基因含有 A785G 和 T983C 两个突变,该等位基因可以导致依非韦伦血药浓度增加 3 倍。这些研究均表明 CYP2B6 弱代谢者可以显著增加依非韦伦的血药浓度,可以用于指导其个体化治疗。

六、*CYP2B6* 和 *HLA* 基因多态性与奈韦拉平疗效和毒副反应

奈韦拉平也属于 NNRTIs,是 1996 年上市的第一个针对 HIV-1 的 NNRTIs。奈韦拉平属于人工合成药物,可以在体内直接、特异地与 HIV 病毒逆转录酶催化中心结合,使蛋白构象发生变化而失去活性。奈韦拉平进入体内后主要通过 CYP3A4 和 CYP2B6 代谢,它分别被两个酶代谢为 2-羟基奈韦拉平和 3-羟基奈韦拉平,还有少部分的 8-羟基奈韦拉平和 12-羟基奈韦拉平。羟基化产物被 UGT 酶葡萄糖醛酸化后通过尿液排出体外,2-、3-、12-羟基奈韦拉平占所有代谢产物的 68%,因此 CYP3A4 和 CYP2B6 酶活性对于奈韦拉平的药代动力学有显著影响。目前研究较为充分的是 *CYP2B6* G516T,很多研究表明它可以影响奈韦拉平的药代动力学过程,该突变可以使血药浓度 *AUC* 增加 1.8 倍,使药物的清除率下降 30%~37%。该位点的突变频率存在一定的种族差异,在中国人群中的频率约为 30%。此外,也有研究报道 T983C 和 A785G 可以影响奈韦拉平的药物清除率。但目前关于 *CYP2B6* 基因多态性对奈韦拉平代谢的影响还存在一定的争议,尚不能用来指导药物的个体化治疗。奈韦拉平药物使用过程中同样也会发生超敏反应,其出现与药物使用剂量无关,主要表现为肝毒性、发热、皮疹等,严重者会致命。研究表明 *HLA-DRB1*01:01 可以显著增加奈韦拉平超敏反应和肝毒性的风险。此外,*HLA* I 类分子突变也与其皮肤不良反应相关,目前已知的包括 *HLA-Cw*04:01、*HLA-Cw*08、*HLA-B*35:05。研究还表明 *CYP2B6* 多态性与 *HLA* 分子突变有协同作用,同时存在 *HLA-Cw*04 和 *CYP2B6* G516T 的患者皮肤不良反应的发生率显著上升。

七、*IL28B* 基因多态性与干扰素/利巴韦林疗效

IL28B 又称为 *IFNL3*,编码 Ⅲ 型干扰素 IFNλ3,该型干扰素正常情况下在体内各组织表达水平很低,但它可以被病毒感染所激活,刺激免疫系统发挥抗病毒活性,研究表明它可以抑制丙型肝炎病毒(HCV)复制。*IL28B* 基因多态是目前已知预测 1 型丙型肝炎初治疗效的最强因子,大量研究证实了它们与 PEG-IFNα/利巴韦林疗效密切相关。4 个相互独立的 GWAS 研究均表明了 *IL28B* 基因多态与 PEG-IFNα/利巴韦林对丙型肝炎病毒的清除率显著相关,该结果也被大量的其他研究所证实。其中研究最为充分的是 rs12979860 和 rs8099917 多态,它们相邻并有强连锁。研究表明 rs12979860 CC 和 rs8099917 TT 基因型 1 型丙型肝炎患者接受 PEG-IFNα/利巴韦林治疗后对病毒的 SVR 上升 2 倍。rs12979860 的突变频率存在显著种族差异,可以用来解释不同种族丙型肝炎患者的疗效差异。其中疗效较好的 CC 基因型在中国人群中比例高达 85%,其他种族显著低于该频率,比如在非洲裔美国人中只有 15%。

(张　伟)

思考题

1. 简述遗传药理学的研究目的及其意义。

2. 胚系基因变异与药物反应有哪些?

3. G-6-PD 缺陷引起的药物性溶血的机制是什么? 其预防手段有哪些?

4. 与肿瘤领域的单位点变异相比,心脑血管疾病、代谢性疾病这些疾病的多基因位点变异对临床合理用药有何提示作用?

思考题解题思路

本章目标测试

本章思维导图

第十四章 | 时辰药理学与临床合理用药

多年以来，我们已经知道包括人类在内的各种生命体体内存在一种生物钟，能帮我们预知并适应每一天的周期规律。但这种生物钟是如何运作的呢？Jeffrey C. Hall，Michael Rosbash 和 Michael W. Young 三位科学家因为发现了调控生物昼夜节律的分子机制，获得了 2017 年诺贝尔生理学或医学奖。

第一节 | 概　述

一、生物节律

（一）生物节律的定义

生物节律（biological rhythms）又称生物钟（biological clock），是生物生命活动的内在节律性，具有遗传性。生物节律的主要功能是在不同的时间对生物体进行生理调节，以提高机体对环境的适应性，增加生物生存繁衍的概率。

（二）生物节律的分类

根据生物节律变化的周期不同，可分为 3 类：

1. **超日节律**（ultradian rhythm）　是指短于 24h 的生物节律，如间歇性激素分泌、人类异相睡眠等。

2. **昼夜节律**（circadian rhythm）　也被称为近日节律、日节律，是指节律周期在 24h 左右的生物节律，是目前研究较多的生物节律。

3. **亚日节律**（infradian rhythm）　是指节律周期长于昼夜节律的生物节律，如雌性动物的生殖周期、周节律、月节律、季节节律等。

二、时辰药理学

（一）时辰药理学的产生

时辰药理学（chronopharmacology）又称时间药理学，是自 20 世纪 50 年代开始研究的一门交叉、边缘学科。传统药理学研究通常排除时间对药物作用的影响。但近年来证据表明，将用药时间与体内生理节律同步可优化治疗效果。例如，调整奥沙利铂在一天中的给药时间可减少其脱靶副作用；利用体内生物钟对酪氨酸激酶抑制药体内代谢的日间变动可增强药效；短效他汀类药物夜间服药可更好地抑制胆固醇合成限速酶的夜间高峰等。将生物节律与药理学相结合，研究药物与生物内源性周期节律变化的关系，就产生了新的学科——时辰药理学。

（二）时辰药理学的研究内容

时辰药理学的研究内容主要可分为两大类：①研究机体生物节律对药物体内过程的影响，即时辰药动学；②研究机体生物节律对药物效用的影响，即时辰药效学。用时辰药理学的原理制订最佳给药方案，可以增加药物疗效、降低药物毒副作用。时辰药理学的发展对临床药物治疗方案的制订具有一定的指导意义。

第二节 | 人体昼夜节律

一、人体生理昼夜节律概述

(一) 昼夜节律

昼夜(circadian)一词来源于拉丁语"circa diem",即大约一天。在白天活动的动物被称为昼行动物,在夜间活动的动物被称为夜行动物。当被置于持续的黑暗中,昼行和夜行物种的行为与生理均表现出近24小时的周期性,这被认为是内源性昼夜节律的标志。

在判断某一生命活动是否存在昼夜节律时,一般需要在24h中取若干个间隔相等的时间点,通过检测生命活动在各时间点的波动值并分析各检测值的余弦函数变化规律,来确定生命活动是否存在昼夜节律性。

(二) 昼夜节律的时相

昼夜节律的时间常用时相来表示。以24h为周期的昼夜节律可分为各12h的活动相和休息相。活动相和休息相又可进一步分为早期、中期和晚期3个时相(每个时相4h)。

对人类来说,活动相对应为白天,休息相对应为夜间。需要注意的是,医学研究常以鼠类用作研究对象。一般认为从鼠类中获得的实验结果在一定程度上能外推到人类。但由于鼠类是夜行动物,其休息相和活动相的物理时间与人类相反。因此在使用鼠类进行时辰药理学研究时不采用时钟时间,而是以灯亮后多少小时(hours after light on,HALO)或人为控制的实验室时间(zeitgeber time,ZT)(授时时间)来界定鼠类的昼夜节律时相。

(三) 昼夜节律的形成机制

1. **人体的生物钟网络** 生物钟几乎存在于所有的人体组织中。昼夜节律不仅导致生物整体行为活动的节律变化,也导致细胞及分子水平的节律改变。不同组织、细胞中的生物钟组成了人体的生物钟网络(图14-1)。按照生物钟所在的位置,可分为中枢生物钟和外周生物钟。

(1)中枢生物钟:位于大脑中的下丘脑视交叉上核(suprachiasmatic nucleus,SCN)。SCN中的中央起搏神经元主要受地球明暗周期的影响。中央起搏神经元可以调节众多的人体生理过程、重置脑区内其他细胞的自主生物钟、驱动外周生物钟的昼夜节律,被认为是人体生物钟网络的主节点。

(2)外周生物钟:存在于SCN以外的组织和细胞中。外周生物钟接收来自中枢生物钟的神经和激素信号,并与中枢生物钟相互同步、保持一致。外周生物钟也可以接收外周组织器官的信号(如肝脏生物钟也直接受到摄食模式的影响),并在与中枢生物钟不同步的情况下自主发挥功能。

2. **昼夜节律调控的分子机制** 在分子水平上,几乎所有的人体细胞都存在生物钟基因。目前已发现的生物钟基因包括 *Clock*、*Bmal1*、*Per1*、*Per2*、*Per3*、*Dec1*、*Dec2*、*Cry1*、*Cry2*、*Tim*、*Rorα*、*Npas2*、*Rev-erb α/β* 等。哺乳动物的生物钟调控由若干分子环路组成(图14-2),包括一组由生物钟基因构成的延迟转录-翻译反馈回路(time-delayed transcription-translation feedback loop,TTFL)。TTFL被认为是昼夜节律调控的初级回路。BMAL1和CLOCK构成TTFL的激活臂,PER和CRY构成TTFL的抑制臂。TTFL与REV-ERB组成次级昼夜节律调控回路。这些回路通过染色质构象、组蛋白乙酰化、RNA聚合酶II结合、蛋白质翻译等过程精准时空调控体内众多基因的节律周期,是生命活动具有昼夜节律的分子基础。

二、人体昼夜节律与疾病概述

(一) 昼夜节律对疾病的影响

人群中,许多病理事件发生在一天中的特定时间,这表明昼夜节律与疾病促发相关(图14-3)。比如高血压患者常有显著的早晨血压上升现象,脑血管意外及心肌梗死的发生率也以早晨为高。一般

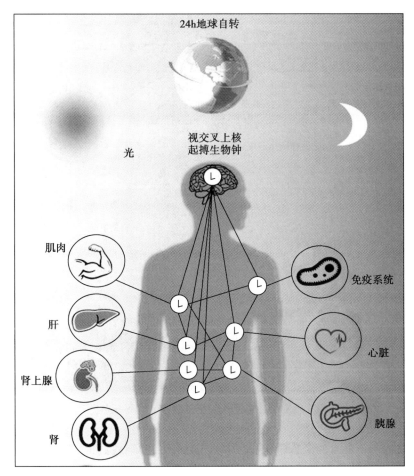

图 14-1　人体的生物钟网络

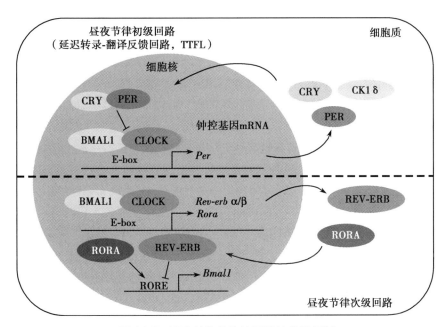

图 14-2　昼夜节律生物钟调控的分子机制

注:CRY,隐花色素蛋白;PER,周期蛋白;*Per*,周期基因;CLOCK,昼夜节律运动输出周期故
障蛋白;BMAL1,脑和肌肉芳香烃受体核转运样蛋白 1,*Bmal1*:脑和肌肉芳香烃受体核转运样
蛋白 1 基因;CK1 δ:酪蛋白激酶 1δ;E-box:参与昼夜节律调节的转录调控元件;REV-ERB:孤
儿核受体;*Rev-erb* α/β:孤儿核受体 α/β 基因;RORA:视磺酸受体相关的孤儿受体;RORE:视
黄酸相关孤儿受体反应元件;*Rorα*:视黄酸相关孤儿受体 α 基因。

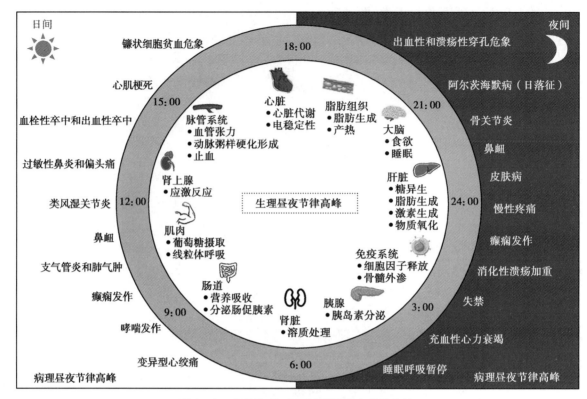

图 14-3　人体生理、病理过程的昼夜节律高峰

认为这些心脑血管意外与早晨人体交感神经系统活动亢进有关。在心肌细胞生物钟被破坏的啮齿类动物中，心肌代谢的昼夜波动消失。

(二) 疾病的昼夜节律

人体的昼夜节律不仅存在于生理过程，也存在于病理过程，即疾病也存在一定的昼夜节律性。比如哮喘、痛风多在夜间发作，类风湿关节炎的"晨僵"等都呈现了昼夜节律的特点。

(三) 昼夜节律紊乱与疾病

昼夜节律紊乱（circadian misalignment）又称昼夜节律失调，是指生物钟与行为和环境周期之间的失调，也就是体内生物钟和外部地球物理时钟之间的不同步。昼夜节律紊乱会导致时差反应、睡眠相位综合征和代谢综合征等病理状态。

1. **时差反应**　是中枢生物钟基因的节律性表达无法迅速适应快速旅行引起的生物钟相位变化。时差反应通常表现为疲倦、易怒、智力减退、睡眠紊乱和胃肠道反应等短暂症状。而长期的昼夜循环和工作时间的不同步，比如 24h 轮班工作，则可能导致慢性时差反应，表现为一种被称为轮班工作障碍的时差反应相关疾病，会对健康产生更深远的影响。

2. **睡眠相位综合征**　是睡眠-觉醒周期相对于明暗周期提前或延迟的情况。家族形式的睡眠相位前移和睡眠相位后移与中枢生物钟基因多态性相关。人类 *Per2*、*Per3*、*Cry2*、*Tim* 基因和 CK1δ 激酶的改变与睡眠相位前移有关，而睡眠相位后移主要与 *Cry1*、*Per2* 和 *Per3* 基因有关。目前，这些研究数据是表明生物钟紊乱与人类疾病有关的最直接证据。

3. **代谢综合征**　症状主要包括高血糖、高胆固醇和肥胖，可导致糖尿病、心脏病和脑卒中。流行病学研究发现，轮班工作是代谢综合征的重要危险因素，食物摄入时序被认为是这种关系的基础机制。这些发现也在动物研究中得到了验证，即喂食高脂肪食物并允许随意进食的小鼠会出现代谢综合征，而限定进食时间的小鼠则不会。

总的来说，昼夜节律紊乱的主要原因可归纳为环境破坏和遗传因素。环境破坏主要与光照和饮食时间有关。人工照明、轮班工作和乘飞机旅行使得人在一天中不正确的时间接受光照，从而改变起搏神经元和外周生物钟的时相。睡眠和饮食时间不规律可使代谢器官的生物钟失调,导致肥胖和糖尿病。遗传因素主要指生物钟相关基因的多态性。

第三节 | 时辰药动学

时辰药动学是研究机体生物节律对药物体内过程影响的学科。药物代谢动力学的研究对象,即药物的吸收、分布、代谢或生物转化和排泄,均有自身节律性。时辰药动学研究的节律变化主要是昼夜节律,其次为月节律和年节律。

时辰药动学研究的主要参数包括:峰浓度(C_{max})、谷浓度(C_{min})、达峰时间(T_{max})、半衰期($t_{1/2}$)、消除速率常数、吸收速率常数、表观分布容积(V_d)、浓度-时间曲线下面积(AUC)和生物利用度等。

一、昼夜节律对药物吸收的影响

(一)昼夜节律影响药物吸收的机制

药物的吸收机制包括被动扩散、主动转运和胞饮等。

口服药物的吸收受药物理化性质、胃肠道生物膜面积与结构、胃排空速度、胃内 pH 及胃肠血流量的影响。其中,胃排空、胃内 pH、胃血流量等均存在昼夜节律性,可导致药物吸收的时间差异。比如有些口服药物,早晨服用的 C_{max} 要比晚上服用的高,T_{max} 与晚上相比有缩短的倾向,这主要是因为多数药物的解离与胃内 pH 密切相关,而人体的胃酸分泌受到进食和昼夜节律的影响。日间胃肠道的排空及蠕动频率较高,同时胃肠道的血流量亦会在白天出现明显增加,这些因素都促进了药物的吸收。人体对多种脂溶性药物,在清晨吸收较快,傍晚吸收较慢。

除口服外,肌内注射、透皮给药、眼部外用药的吸收也受机体自身昼夜节律的影响。

(二)昼夜节律对药物吸收的影响举例

抗抑郁药阿米替林(amitriptyline)50mg 一次口服时,对比 9:00 和 21:00 给药的药动学参数:吸收相血药浓度 9:00 给药组较高,但是消除相 $t_{1/2}$ 及 AUC 没有差异。阿米替林导致末梢抗胆碱能不良反应(如镇静、唾液分泌量减少等),9:00 给药时较强,与吸收相血药浓度差异一致。由于阿米替林首过效应不明显,可认为吸收相血药浓度主要反映口服给药时消化道的吸收速度。结合三环类抗抑郁药 $t_{1/2}$ 比较长和夜间不良反应较轻的特点,可推荐一日 1 次睡前服药,比常用的一日 3 次给药方案更为合理。

二、昼夜节律对药物分布的影响

(一)昼夜节律影响药物分布的机制

药物分布受多种因素影响,主要包括血浆及组织蛋白结合率、药物穿过细胞膜的分配系数等。药物进入血液循环后,部分与血浆蛋白结合形成复合物而暂时失去活性。只有当药物与血浆蛋白解离、成为游离型药物,才能发挥药理作用。影响药物与血浆蛋白结合的因素有温度、血液 pH、药物的理化性质及血浆蛋白浓度等。血浆蛋白浓度具有昼夜节律性,健康成人的血浆蛋白浓度峰值在 16:00,谷值在 4:00;老年人的血浆蛋白浓度峰值在 8:00,谷值仍在 4:00。因而,对于血浆蛋白结合率高(>85%)且表观分布容积较小的药物,其药动学和药效学也可能因此产生昼夜节律性差异。

(二)昼夜节律对药物分布的影响举例

健康人一次口服地西泮(diazepam),其药动学因早晚给药时间不同而异。9:00 给药较 21:00 给药,C_{max} 明显高且 T_{max} 明显短,但 $t_{1/2}$ 及 $AUC_{0 \to \infty}$ 无差别。空腹口服给药时,因给药时间不同造成的药动学差别并不消失。研究显示,静脉注射 5mg 地西泮 4h 后地西泮血药浓度,9:00 给药显著高于 21:00 给药,同时血浆蛋白结合率也是 9:00 给药较高,表明 C_{max} 的变化与其血浆蛋白结合率变化有关,即与血浆中蛋白含量的昼夜节律性相关(图14-4)。静脉注射地西泮4h后,其主要代谢产物去甲地西泮的血药浓度很低(可忽略不计),但此时其血浆蛋白结合率高达约99%,稍有变化都会明显影响其体内分布、药效。据此可以认为,地西泮早晨给药中枢神经镇静作用强,不是由于地西泮对中枢神经的药效有昼夜节律性,而是其药动学有早晚差异。

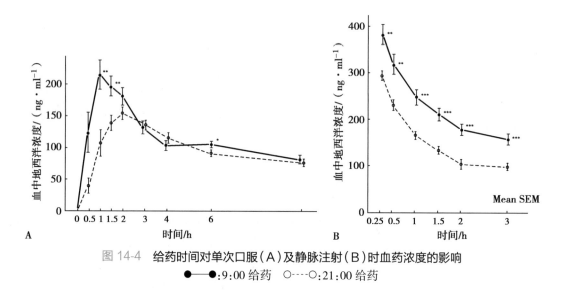

图 14-4 给药时间对单次口服(A)及静脉注射(B)时血药浓度的影响
●——●:9:00 给药　○----○:21:00 给药

(三)昼夜节律与血脑屏障

1. **血脑屏障**(blood-brain barrier,BBB) 是指脑毛细血管壁与神经胶质细胞形成的血浆与脑细胞之间的屏障和由脉络丛形成的血浆和脑脊液之间的屏障,主要由周细胞、脑毛细管内皮细胞、基膜、星形胶质细胞足突和脑血管内皮细胞间的紧密连接组成,能帮助大脑抵御血液中外来病原体和毒素的侵害。BBB 也能够阻止许多治疗大脑疾病的药物通过。

2. **血脑屏障昼夜节律与药物分布** 近年研究发现,BBB 的通透性具有昼夜节律性。在夜间,间隙连接中的镁离子浓度降低,神经周围胶质细胞外排减少,使得物质较容易进入大脑,表现为 BBB 的通透性在夜间升高。因此,夜间给予抗癫痫药物苯妥英对治疗果蝇癫痫模型更有效。

三、昼夜节律对药物代谢的影响

大多数药物主要通过肝代谢。药物的肝清除率主要与肝血流量和肝药酶活性有关。

1. **肝血流量** 肝的血流量变化存在明显的昼夜节律。肝血流量的峰值为早晨 8:00。肝血流量大可以使得药物口服后代谢较快。

2. **肝药酶活性** 肝代谢酶的活性存在昼夜节律变化。鼠实验研究发现,肝药酶 CYP450 总量、NADPH- 细胞色素 C 还原酶和二甲基亚硝胺脱甲基酶活性在 21:00~0:00 最高,6:00 最低;鼠肝中的环己巴比妥氧化酶活性在 22:00 最高。酶活性的节律变化多与肾上腺皮质激素的昼夜节律变化相关。在切除肾上腺或给予外源性皮质激素使体内皮质激素水平维持恒定的动物中,上述节律消失。药物在肝脏的羟化反应也存在昼夜变化。

四、昼夜节律对药物排泄的影响

许多药物及其代谢物都由肾排泄。肾排泄率因受到肾血流量、肾小球滤过率和尿液 pH 的节律变化而有明显的昼夜节律性。

1. **肾血流量和肾小球滤过率** 肾血流量和肾小球滤过率均在机体活动期处于较高水平。因此,人体白天的肾排泄率较高,而啮齿类动物夜间的肾排泄率较高。

2. **药物的理化性质** ①亲水性:亲水性药物主要以原形经肾脏排泄,因此亲水性药物的肾排泄率在动物的活动期较高。②离子化程度:离子化程度高的药物排泄速度较快。

3. 尿液 pH 药物的离子化程度与尿液的 pH 有关。尿液 pH 的节律性变化会对药物的排泄产生影响。按照昼夜节律,早晨尿液的 pH 多低于傍晚。尿液 pH 的生理节律对酸性药物的排泄影响较为明显,如水杨酸、阿司匹林等傍晚给药较早晨给药排泄快。

第四节 │ 时辰药效学

时辰药效学是研究机体生物节律对药物效用影响的学科。药物的疗效、不良反应不仅取决于理化性质、剂量及药动学,也取决于机体功能状态和靶器官对药物的反应性。许多靶组织、靶器官对药物的反应都具有时间节律依赖性,导致多数药物的疗效可因用药时间不同而异。

一、药物疗效的昼夜节律

传统量效观点认为,药物强度在一定范围内与剂量大小成正比关系。但时辰药效学证明,同剂量下药物疗效强度存在昼夜节律性差异。

1. 洋地黄 夜间用药的机体敏感性较白昼给药要高约 40 倍。

2. 普萘洛尔 8 例志愿者口服 80mg 普萘洛尔(propranolol),测定其短时间内持续脉搏减少及血压下降值,14:00 用药时药效最强。血药浓度值表明,14:00 用药时 C_{max} 与 AUC 值最高,2:00 最小。

3. 青霉素皮试 在不同时间对 5 例过敏性体质患者进行青霉素皮试,结果表明皮试反应峰值时间在 23:32,因此进行皮试时也应考虑时间节律性。

4. 短效他汀类降脂药 羟甲基戊二酸单酰辅酶 A(hydroxy-methylglutaryl coenzyme A,HMG-CoA)还原酶抑制药(他汀类)在抑制肝脏合成胆固醇限速酶活性的同时,增加肝脏低密度脂蛋白(low density lipoprotein,LDL)受体活性,促进 LDL-胆固醇代谢,使血清 LDL 大量被摄入肝脏,从而降低血清胆固醇水平。胆固醇的合成有昼夜节律性,夜间合成增加。双盲法比较早晨和晚上短半衰期的他汀类药物单次给药方式,可见晚间给药降低血清胆固醇作用强,因此晚饭后服药是合理的。

现已证实,几乎各类药物的药效都有不同程度的昼夜节律性差异(表 14-1)。

表 14-1 药效具有昼夜节律性差异的药物举例

中枢神经系统药物	麻醉及镇痛药物	传出神经系统药物	化疗药物	激素类药物	其他药物
戊巴比妥	利多卡因	普萘洛尔	环磷酰胺	地塞米松	乙醇
环己巴比妥	吗啡	阿托品	氟尿嘧啶	甲泼尼龙	组胺
苯巴比妥	阿扑吗啡	东莨菪碱	阿糖胞苷	促肾上腺皮质激素(ACTH)	吲哚美辛
氯丙嗪	甲哌卡因	胰岛素			
氟哌啶醇					

二、药物毒性的昼夜节律

许多常用药物的毒性都有昼夜节律性。不仅药物的急性毒性有昼夜节律性差异,药物的亚急性及慢性毒性也存在昼夜节律性差异。

1. 尼可刹米 给小鼠皮下注射相同剂量的尼可刹米(nikethamide),LD_{50} 因用药时间不同而变化:14:00 给药组死亡率为 67%,2:00 给药组死亡率仅为 33%,相差 2 倍之多。

2. 氨茶碱 给小鼠注射 LD_{50} 剂量 125mg/kg 的氨茶碱,12:00 给药组死亡率为 63%,16:00 给药组死亡率 75%,而 24:00 及 4:00 给药组死亡率仅为 10%,相差 7 倍。

第五节 ｜ 时辰药理学的临床应用

传统用药方案一般将全天的剂量等量分成几次服用来降低毒性。时辰药理学可根据药物作用的时间节律来选择最佳给药时间,因此它较之传统用药方案考量的维度更多,而不拘泥于增加一日的给药次数。近年来许多疾病治疗已将时辰药理学纳入药物方案制订的考量因素,并取得了良好的效果。

应用时辰药理学理论,通过改变给药时间提高疗效、减少药品不良反应的治疗方法称为时辰治疗(chronotherapy),这一研究领域称为时辰治疗学(chronotherapeutics)。

一、激素与时辰药理学

(一)糖皮质激素的时辰治疗

1. 糖皮质激素早晨顿服方案　给予健康志愿者曲安奈德(triamcinolone acetonide)8mg/d,观察血浆及尿中 17-羟皮质类固醇(17-hydroxycorticosteroid,17-OHCS)的昼夜节律变化。一组在 8:00 一次性给予全天剂量 8mg,另一组分别于 8:00、13:00、18:00、24:00 各给予 2mg/次,连用 8 天。结果表明,一次性给药组对 17-OHCS 浓度无明显影响,多次用药组则明显干扰了 17-OHCS 的节律。

此后,很多研究者对健康志愿者和患者进行了各种皮质激素使用的研究(地塞米松、甲泼尼龙、皮质醇等),都证明了将全天剂量在皮质激素分泌峰值(8:00)左右一次给药,对下丘脑-垂体-肾上腺素轴抑制的副作用低于等量多次用药。故目前临床上对于需要长期使用糖皮质激素的患者,多采用早晨顿服的给药方案。

2. 糖皮质激素一日两次方案　研究者对两组接受泼尼松龙治疗的患者进行为期 6 个月的随访。第一组按常规剂量每日 1 次于中午前给药;第二组于每日 8:00 和 15:00 给药。停药当天测定血浆皮质激素结合球蛋白的昼夜节律变化。结果是后者给药效果更好,副作用更小。许多学者分别从不同角度试验证明,皮质激素按一日剂量分 2 次用药(午前一次占全天量的 2/3～3/4),此方案不仅优于传统的等量多次用药,也优于一日 1 次用药。

(二)胰岛素的时辰治疗

糖尿病患者的空腹血糖、尿糖都有昼夜节律(非糖尿病患者无此节律),它与氢化可的松的节律相似,在早晨有一峰值。胰岛素的降糖作用,无论对正常人或糖尿病患者都有昼夜节律,即上午(峰值时为 10:00)的作用较下午强。尽管如此,糖尿病患者早晨需要胰岛素的量还要更多一些,因糖尿病患者中致糖尿病因子的昼夜节律在早晨也有一峰值,而且其作用增强的程度较胰岛素早晨所增强的降糖作用程度更大。糖尿病患者尿钾排泄较多,其昼夜节律的峰值较正常人约延迟 2h,有视网膜病变的并发症患者还要再延迟 2h。在用胰岛素控制住血糖 4～5 天后,此昼夜节律方能恢复正常。因此有人主张用胰岛素控制住血糖后继续用药观察,以节律正常(euchronism)作为控制的指标。目前临床使用的胰岛素自控给药装置可按血糖的昼夜节律定量给药,尤其适用于病情复杂的难治性糖尿病患者。

二、心血管系统疾病与时辰药理学

(一)高血压的时辰治疗

人的血压有昼夜波动。血压曲线呈双峰形,其规律是:8:00～9:00 主峰,17:00～18:00 次峰,2:00～3:00 为低谷。观察药物对清晨至中午前急剧增高的血压和心率的影响是各类降压药的研究重点之一。各种常用降压药均有昼夜药效差异。β 受体拮抗药对白昼血压和心率的作用较夜间要明显得多,但对凌晨血压的升高、心率加快作用不佳,故此类药对防治卒中、栓塞的作用并不理想。二氢吡啶类钙通道阻滞药对降压和心率的作用也基本如此。因此,降压药的时辰药效学对临床合理用药具有重大意义。

（二）心绞痛的时辰治疗

心绞痛的发作有昼夜节律性,各类心绞痛药物的疗效也有昼夜节律性差异。硝酸甘油（nitroglycerin）在 6:00 给药可有效地预防患者的运动性心绞痛发作及心电图异常;但 15:00 给药效果却很差,考虑运动性冠脉供血不足与运动时间有关。硝酸甘油扩张冠脉的作用早晨强而下午弱,地尔硫草（diltiazem）也有类似作用。但普萘洛尔作用却相反,它可加重早晨的病情。

近年的研究证明,治疗心血管疾病时,力求维持血药浓度不变的传统观念并不一定正确。对于许多心血管药物,其疗效、毒副反应除了与其药动学有关外,更与机体反应性的昼夜节律有重要关系。

三、哮喘的治疗与时辰药理学

（一）哮喘发作的昼夜节律

哮喘、支气管炎和肺气肿患者的呼吸困难症状在 23:00～5:00 最严重,发作也多见于凌晨。其原因包括:①夜间过敏患者呼吸道对抗原敏感性增高;②夜间呼吸道对乙酰胆碱和组胺敏感性增高;③夜间血中糖皮质激素水平下降;④夜间血中肾上腺素水平下降;⑤夜间呼吸道交感神经张力下降等。

（二）哮喘的时辰治疗

1. **选择性 β_2 受体激动药** β_2 受体激动药模拟肾上腺素放松支气管平滑肌。血浆肾上腺素水平存在昼夜节律,16:00 最高,4:00 最低（与 FEV_1 下降一致）。在 7:00 和 22:00 分别给夜间哮喘患者口服 1 次班布特罗（bambuterol）,结果显示班布特罗水解成有效成分特布他林 24h 平均血药浓度和 C_{max} 都是夜间给药组较高,且晚上给药使早晨 7:00 的肺通气功能（呼气流量峰值、用力呼气量）明显增高。因此研究者认为晚上给药更有优势。

2. **糖皮质激素** 口服甲泼尼龙（methylprednisolone）,15:00 给药疗效最好,以下依次为 19:00、7:00、3:00。但 15:00 又是该药副作用最强的时间。因此可认为清晨到午前用药可使获益最佳。

3. **氨茶碱** 儿童哮喘患者接受氨茶碱缓释剂治疗,8:00 给药者（上午组）血药浓度明显高于 0:00 给药者（晚上组）,服药 4h 后的达峰浓度人数分别为 84% 和 4%。上午组用药 8h 后 49% 患者达血药浓度谷值,晚上组用药 4h 后即有 90% 患者达谷值。多次类似观察均得同样效果。可见给药时间不同,可能因血药浓度差异显著影响氨茶碱缓释剂的疗效。

四、消化系统用药与时辰药理学

（一）抑酸剂的时辰治疗

1. **质子泵抑制药（proton pump inhibitor,PPI）** 是目前最常用抑酸药物。PPI 通过不可逆地抑制胃壁细胞上活化的质子泵,减少胃酸分泌。由于质子泵的循环再生主要在夜间完成,再加上质子泵活化需要进食刺激,因此早餐前服用 PPI 可使约 75% 的质子泵在活化状态被抑制,相较夜间服药能更有效地减少全天的胃酸分泌。

2. **H_2 受体拮抗药** 部分患者存在"夜间酸突破（nocturnal acid breakthrough,NAB）"现象,即在应用 PPI 的情况下,夜间 22:00 至次日 8:00,胃内 pH<4 的时间持续超过 60min。NAB 的原因可能是在睡眠时人体的迷走神经兴奋,胃酸分泌增多,而质子泵处于更新阶段,同时由于缺少食物的刺激,处于活化状态的质子泵相对减少,导致 PPI 的作用减弱。由于夜间组胺对胃酸基础分泌的作用较强,因此 H_2 受体拮抗药对于夜间胃酸分泌高峰的抑制作用更好,睡前加用 H_2 受体拮抗药能较好地控制 NAB 的发生。

（二）脂肪肝的时辰治疗

肝脏内稳态受到昼夜节律生物钟的强烈影响。生物钟的破坏与非酒精性脂肪性肝病（non-alcoholic fatty liver disease,NAFLD）等代谢功能障碍疾病的发生机制密切相关。NAFLD 包括非酒精性脂肪肝（NAFLD 的无进展期）和非酒精性脂肪性肝炎（non-alcoholic steatohepatitis,NSAH）（NAFLD 的进展期）。

目前许多 NASH 候选药物的特异性靶点,如 FXR、FGFR、PPAR、GLP-1 和 THR-β 信号转导通路等均受到昼夜节律的影响。面对当前 NASH 药物临床研究结果不理想的情况,有学者认为应将用药时间纳入此类药物研究的考虑因素中,以减少肝脏昼夜节律对研究结局偏倚的影响。

五、抗肿瘤药物与时辰药理学

昼夜节律对肿瘤药物治疗的影响来自肿瘤生长的生物节律性和昼夜节律对抗肿瘤药物作用的影响。

(一)肿瘤生长的生物节律

健康机体和恶性肿瘤的生物节律不尽相同。对肿瘤模型鼠的研究发现,缓慢生长和分化良好的肿瘤一般仍维持近似 24h 的昼夜节律,但振幅和时相有所改变。而快速增殖或病情进展迅速的肿瘤则表现为 12h 甚至 8h 为周期的超日节律。由于恶性肿瘤生物节律的特殊性,因此根据肿瘤的生物节律特点调整用药可提高抗肿瘤药的疗效以及降低药物毒副作用。

(二)昼夜节律对抗肿瘤药物作用的影响

昼夜节律对肿瘤化疗药物的影响主要表现在药物代谢酶活性和实体肿瘤血流量的时辰变化。

1. 二氢嘧啶脱氢酶(dihydropyrimidine dehydrogenase,DPD)　是 5-氟尿嘧啶(5-fluorouracil,5-FU)代谢的关键酶。无论健康人还是癌症患者,其活性变化具有昼夜节律性。休息相 DPD 活性显著高于活动相:0:00 到 10:00 该酶活性较其他时间增高 40% 以上,4:00 左右达到活性峰值,昼夜波动振幅达 3 倍。

2. 胸苷酸合成酶(thymidylate synthase,TS)　是氟尿嘧啶和甲氨蝶呤(methotrexate,MTX)的作用靶点,也是导致药物不良反应的关键靶点。TS 活性具有昼夜节律性,人体正常细胞的 TS 活性在休息相明显低于活动相,其低谷在 0:00~4:00。

3. 实体瘤的血流量　肿瘤和正常器官的血流量具有昼夜节律性,休息相实体瘤的血流量显著高于活动相。在休息相中期(峰值约在灯亮后 17 小时,即 HALO 17),肿瘤的血流量最高,而肝、肺和肾等正常器官血流量与肿瘤血流量的昼夜节律变化大致相反。肿瘤和正常器官血流量的昼夜节律变化可影响药物的局部浓度,从而影响昼夜不同时间给药的疗效和不良反应。

(三)时辰化疗

20 世纪 70 年代,时辰化疗(chronochemotherapy),即肿瘤化疗药物的时辰疗法,首次被证实有益,且对多种肿瘤具有良好效果。此后,实验动物研究发现,结合时辰药理学调整用药后,30 种以上的药物毒副作用可降低 50% 以上。

1. 抗代谢类　已知具有时辰药理学特点的抗代谢类化疗药包括 5-FU、MTX、氟脱氧尿苷(fluorodeoxyuridine)、阿糖胞苷(cytosine arabinoside)、巯嘌呤(mercaptopurine)等。机体对上述药物的耐受性在傍晚或夜间睡眠期最佳。

(1)5-FU:对胃癌患者的研究发现,5-FU 血药浓度在个体间及个体内的波动都很大,用不恒定速度持续输注并将其流速峰值定在 4:00,可使患者耐受较高剂量而毒性较低。

(2)MTX:6:00 给药毒性最大,24:00 给药毒性最小,但 24:00 给药药效也最低。这可能与 MTX 的 C_{max}、$t_{1/2}$ 和 AUC 的昼夜节律有关。因此选择在 12:00~20:00 给药为宜。

(3)阿糖胞苷:大鼠静脉注射阿糖胞苷的研究发现,相同剂量的阿糖胞苷,在休息相给药毒性最小,而在活动相中期给药毒性最大。

2. 抗生素类　具有时辰药理学特性的抗生素类化疗药有多柔比星(doxorubicin)、柔红霉素(rubomycin)、博来霉素(bleomycin)等。

多柔比星一般在早晨给药毒性较低而疗效较高。两项独立的 III 期临床研究结果显示,上午给予多柔比星能使卵巢癌患者的 5 年生存率提高 30%。在晚期子宫内膜患者中进行的研究显示,6:00 给予吡柔比星或多柔比星,然后 18:00 给予顺铂,治疗的客观反应率可达近 60%。对艾氏腹水瘤小鼠,19:00给予多柔比星,小鼠的存活时间长且毒性小。柔红霉素对小鼠的毒性具有显著的昼夜节律,且给药剂量不同会引起毒性昼夜节律的位相改变。

3. 其他　植物药类化疗药长春瑞滨(vinorelbine)、依托泊苷(etoposide)、多西他赛(docetaxel)、三尖杉酯碱(harringtonine)等及铂类化疗药顺铂(cisplatin)、卡铂(carboplatin)、奥沙利铂(oxaliplatin)均存在时辰药理学特性。

4. 血脑屏障与时辰化疗　既往认为,由于存在血脑屏障,化疗对于脑肿瘤的疗效较差。前文已述,血脑屏障的通透性会在夜间提高。在24h内取4个时间点对荷瘤小鼠测定发现,休息相的中期(ZT 10)小鼠脑内紫杉醇浓度最高,活动相(ZT 0)浓度最低。临床研究中也报道了类似的结果。一项对166例胶质母细胞瘤患者的回顾性研究比较了早晨和晚上接受替莫唑胺(temozolomide,TMZ)输液的患者。虽然在总的患者人群中未观察到不同输注时间带来的生存期差异,但在DNA修复蛋白O^6-甲基鸟嘌呤-DNA甲基转移酶(O^6-methylguanine-DNA methyltransferase,MGMT)甲基化(MGMT是一种受时间调节的蛋白,在TMZ诱导的DNA损伤修复中起关键作用)的患者中,早晨输液可使总生存期延长6个月。这些研究提示时辰化疗在原发性和转移性脑瘤中有一定的应用前景。

虽然目前的研究已经证实时辰化疗在结直肠癌、肺癌、乳腺癌、卵巢癌、膀胱癌和胶质母细胞瘤等多种实体瘤中的益处,但实际的临床应用仍较少。其他抗肿瘤药物(如抗肿瘤激素、小分子靶向药物、抗血管药物、肿瘤免疫治疗药物等)在实体瘤中的时辰药理学研究仍非常缺乏。时辰药理学在抗肿瘤药物中的应用价值有待进一步的研究证实。

六、时辰药理学与治疗药物监测

(一)昼夜节律影响治疗药物监测的机制

1. 治疗药物监测(therapeutic drug monitoring,TDM)　TDM是一门新兴的临床药学亚专科。真实世界的患者常具有影响治疗效果的个体因素,如患者的年龄、性别、伴随疾病、特殊生理状况(如妊娠、哺乳、高龄等)、多种药物治疗(药物相互作用风险增加)、不同的药物基因型等。这些因素导致部分患者即使接受相同的药物治疗方案也可能产生不同的临床治疗效果。TDM通过测定患者体内的药物暴露、药理标志物或药效指标,利用定量药理模型,以药物治疗窗为基准,制订适合患者的个体化给药方案。TDM的核心是个体化药物治疗。

2. 昼夜节律与TDM　根据时辰药理学假说,部分药物的体内浓度可随昼夜节律发生变化。因此,在一天中不同时间收集的样本药物浓度可能会有所不同,所以在设计TDM采样时间点时要考虑到时辰药理学的因素。

(二)昼夜节律对TDM的影响举例

1. 丙戊酸　抗癫痫药丙戊酸(valproic acid)的尿液浓度具有昼夜节律变化:最大值出现在2:00至6:00,最低点出现在下午和晚上。有研究对6名健康志愿者血浆中丙戊酸钠浓度的每日波动进行了评估,这些志愿者每天9:00或18:00服用300mg丙戊酸钠,持续6天。早晨给药时,T_{max}减少、一级吸收速率常数和血药峰谷浓度差值增加。因此,作者认为在进行丙戊酸TDM时需要考虑抽血时间的影响。

2. 地高辛　TDM常规覆盖的药物,血药浓度存在昼夜节律变化。

(1)充血性心力衰竭:一项10例患者的研究显示,7:00给药,T_{max}为1h;16:00给药,T_{max}延长至2h;下午给药时地高辛的平均血药浓度和AUC值均高于早晨给药。

(2)健康人:健康志愿者中也证实了与心力衰竭患者类似的昼夜节律。每天8:00或20:00给予0.25mg地高辛,每次给药后48h采集血样,可见早晨给药导致T_{max}缩短、C_{max}上升、地高辛血药浓度波动大于晚上给药。

3. 移植抗排斥药物　移植术后使用的免疫抑制药是TDM监测的重点药物。

(1)吗替麦考酚酯:注射吗替麦考酚酯,C_{max}值在7:00最高、19:00最低。平均血浆清除率在

19:00 最高、7:00 最低。该药物骨髓和消化道毒性最强的时间与药物的最低血浆清除率、最高 C_{max} 和 AUC_{0-24h} 的时间相对应,因此考虑吗替麦考酚酯代谢的昼夜节律变化可部分解释其药物耐受性的昼夜差别。

（2）他克莫司:24h 内对每天 2 次接受他克莫司治疗的肾移植患者血液中他克莫司的浓度进行 17 次检测发现,他克莫司夜间给药 AUC_{12-24h} 及 C_{max} 均显著低于早晨给药。

（3）环孢素:早晨口服给药的患者血液中的药物浓度（C_{min} 和 C_{max}）高于晚上给药。肝移植患者在早晨或晚上每小时静脉输注 140～150mg 环孢素后,晚上给药环孢素 C_{min} 较低。与白天相比,夜间环孢素清除率增加。另一项在肝移植受体术后 2 周内开展的临床研究也证实了环孢素上午给药血药浓度较高的趋势。患者每 12h 口服一次环孢素微乳,早晚给药 2h 后采集血样（C_{max}）。早晨环孢素 C_{max} 明显高于晚上,而平均稳态血药浓度和 AUC 无显著差异。

据此,有研究者建议环孢素和他克莫司的 C_{max} 在早晨给药 2h 后测定,而在夜间采集测得的 C_{max} 则需要设定较低的目标浓度。目前尚不清楚是否应提高环孢素和他克莫司的夜间剂量,以保持最佳的免疫抑制效果。

多种常见的 TDM 药物存在时辰药动学昼夜节律性。因此,在设计规范的 TDM 方案时应考虑时辰药理学的影响,并在解释结果时考虑到这些差异。

（戴海斌）

思考题

1. 什么是人体的昼夜节律？其调控机制是什么？

2. 昼夜节律对疾病有哪三方面的影响？

3. 试述机体昼夜节律性对药物吸收、分布、代谢、排泄的影响,并举例说明。

4. 根据时辰药理学的观点,举例说明其对临床药物方案制订的影响。

思考题解题思路

本章目标测试

本章思维导图

第十五章 | 现代医学模式与临床药理学

临床药理学是以药理学与临床医学为基础,以促进医药结合及基础与临床结合,指导临床合理用药,提高治疗水平,推动医学与药理学发展为目的。医学模式的进步与临床药理学的发展相辅相成,现代医学模式主要包括循证医学、转化医学和精准医学。

第一节 | 现代医学模式

医学先后经历了"神道医学"模式阶段、经验医学模式阶段和现代理性生物医学模式阶段。现代医学模式主要包括循证医学、转化医学和精准医学。循证医学(evidence-based medicine,EBM)是一种以严谨的科学方法,基于最新的医学证据,辅以临床医生的经验和患者的价值观,来制订最佳医疗决策的方法。循证医学的提出,是对传统经验医学的一种革命性挑战。转化医学(translational medicine)强调临床实践与基础研究的互动,以临床问题为导向的基础研究和以基础研究结果为依据的临床转化应用,这改变了传统经验医学中基础研究与临床应用的孤立性。精准医学(precision medicine)则是对循证医学和转化医学两种现代医学模式的继承与发扬,既继承了转化医学的临床问题导向和强调临床应用,又避免了传统循证医学的千篇一律,追求针对每位患者正确选择和精确应用适宜的诊疗方法,实现医源性损害最小化、医疗耗费最低化以及病患获益最大化。

循证医学意为"遵循证据的医学",又称实证医学,是一种强调应用完善设计与执行的研究(证据)将决策最佳化的医学诊疗方法。循证医学主要方法之一是对随机对照试验(randomized controlled trial,RCT)的结果进行系统评价,经过荟萃分析(meta-analysis),筛选出安全、有效和适用的方法。循证医学是评价临床药物疗效科学、公正的方法。通过循证医学研究,临床医生对患者进行药物治疗时可以坚持科学的态度,有证可循,从而充分保证临床用药方案更加高效安全和经济合理。而以往评价药物的治疗效果多以经验和推论为基础,即根据某一药物用药前后对某些临床指标(如血压、血液生化指标等)的作用来评价其对疾病的疗效。

转化医学是国际医学界近年来兴起的一种崭新的医学研究模式。长期以来,医学研究中存在基础研究和临床研究严重脱节的现象。尽管各国政府每年批拨大量经费用于医学研究,但居民的健康和疾病防治仍然不尽如人意。原因之一是很多基础研究脱离临床实际,其成果在短期内很难应用于临床。转化医学是循证医学的延伸,在基础和临床研究之间架起桥梁,极大地促进了医学的发展。转化医学的目的是促进基础医学研究的成果向临床实际应用的转化,同时根据临床医学的要求提出前瞻性的应用基础研究方向,其基本特征是多学科交叉合作。转化医学理念的提出为临床药理学的发展提供了新的契机,能够打破传统药理学研究中基础研究和临床应用之间的鸿沟,为新药研发及开发新的药物治疗方法开辟新途径。

精准医学是从分子生物学层面考虑疾病的发生、发展以及相应干预措施,依据驱动因子(molecular driver)将疾病重新分类,以驱动因子为靶向,寻找并验证治疗手段。不同于原有的"一刀切"的治疗方法,在这种模式下,精准医学的检查会深入到最微小的分子和基因组信息,医疗人员则会根据患者这些信息的细微不同对诊疗手段进行适当的调整和改变。精准医学的实现过程,需要依靠循证医学的手段,基于系统生物学多组学的理念,借助大样本大数据体系对疾病的分子机制进行阐述和对患者进行分型,并开发相应的靶向治疗措施,对相应措施进行个体化的应用。此外,实现精准医学还需要将临床与基础研究联系起来。总而言之,循证医学是现代医学体系的手段,转化医学是现代医学体系的路径,而精准医学是现代医学体系的最高目标。

第二节 │ 循证医学

一、循证医学的概念

循证医学是指临床医生针对个体患者,在充分收集病史、体检及必要的实验室和影像学检查基础上,结合自身的专业理论知识与临床技能,围绕患者的主要临床问题(如病因、诊断、治疗、预后及康复等),检索、查找、评价当前最新、最佳的研究证据,进一步结合患者的实际意愿与临床医疗环境,形成科学、适用的诊治决策,并在患者的配合下付诸实施,最后分析并评价其效果。为追求最佳诊治效果,循证医学对个体患者的诊治决策是建立在当前最新、最佳的证据基础之上,故称之为“基于证据的临床医学”,这样就有别于传统意义的临床医学模式。

自 20 世纪 90 年代以来,循证医学在我国逐渐得到推广和应用,但这其中也会出现一些概念上的偏差,如将 Cochrane 系统综述(systematic review)或大型多中心随机对照试验直接等同于“循证医学”,或将循证医学称为临床科研方法学等。这些概念上的误区难免会造成一些误导,应引以为戒。作为一类基础的医学模式,循证医学也深刻地影响着临床药理学的理论与实践。不论是新药临床试验的“双盲试验”还是“设置对照组”,都深深渗透着“循证”的思想。

二、循证医学的发展简史

严格来讲,循证医学的理念并非是在现今才有的。公元前 460—公元前 370 年,古希腊医生 Hippocrates 最早在其著述中提出“不仅要依靠合理的理论,还要依靠综合推理的经验”,首次将观察性试验引入医学领域。David L Sackett 将循证医学思想上溯至 1789 年后法国的巴黎学派,以 Pierre Louis 为代表的医生的做法:即反对仅仅依据中世纪以来的古典理论就对患者做出决策。Louis 认为对诊断而言重要的是对患者个体情况无遗漏的观察,并首次应用“数值方法”,将统计学观念引入临床医学。在一定程度上,过去人们的做法也是“循证”的,只不过在即时采用最新和最佳的证据方面有所不足。因此,对于现阶段人们应用的临床医疗决策过程,不应都认为是“临床经验医学”。

循证医学的产生是历史发展的必然结果(表 15-1)。据统计,在全球范围内已拥有生物医学杂志 3 万余种,每年发表的论著达 300 余万篇,加上灰色文献资料更是难以计数。而其中又存在良莠不齐、精华与糟粕共存的问题,这无疑是对临床医生的巨大挑战。因此,不断学习、及时更新自己的知识,对临床医生来讲是极其重要的。

循证医学在中国的发展历程基本与国际同步。我国最早于 1996 年在国家卫生部的支持与领导下,在原华西医科大学附属第一医院(现四川大学华西医院)正式成立了中国循证医学中心即中国 Cochrane 中心,相继开展了循证医学国际协作研究与普训工作,陆续创刊了两种全国性的循证医学杂志,并率先在医学院校开设循证医学课程,编辑出版了循证医学专著以及五年制、八年制循证医学规划教材,对推动临床医学实践、提高医学水平产生了良好效果。

总之,人们对循证医学投以极大的关注,循证医学随着时代前进的步伐日臻完善,也将为临床决策的科学性和临床医学的现代化做出更大贡献。

三、循证医学的内容

(一)临床流行病学是实践循证医学的方法学基础

20 世纪 30 年代,John R.Paul 首次提出了临床流行病学的概念,后经几十年的发展,特别是从 20 世纪 60 年代后,著名内科医师 Alvan R Feinstein,David L Sackett 等创造性地将流行病学和医学统计

表 15-1 循证医学的发展历程

时间	主要完成者	里程碑事件
1972	Archie Cochrane	专著 "Effectiveness and Effciency: Random Reflections on Health Care" 中指出："由于资源终将有限,因此应该使用已被证明的、有明显效果的医疗保健措施"
1976	Glass	首次提出 "meta 分析" 一词及其统计学分析方法
20 世纪 80 年代初期	David L Sackett 等	举办了 "如何阅读医学文献的学习班";指导医生联系患者的临床实际问题,检索与评价医学文献,并将所获得的新近成果应用于自己的临床实践
1992	Gordon Guyatt 等	在《美国医学会杂志》(Journal of the American Medical Association, JAMA)等杂志上发表系列总结性文献;并冠以 "循证医学" 一词
1992	Haynes 和 David L Sackett 发起	美国内科医师学会 (American College of Physicians) 组织了一个杂志俱乐部 (Journal Club),即 ACPJC
1993	Chalmers	Cochrane 协作网 (Cochrane Collaboration) 成立
1994	David L Sackett	组建循证医学中心 (Evidence-based Medicine Center)
1997	David L Sackett	出版第一本循证医学专著
2003	—	Evidence-based Health Care Teachers and Developers conference 会议的代表编写了关于循证实践的西西里声明
2019	WHO	WHO 宣布的重要改革方案中明确指出,WHO 的规范和标准必须基于最好的证据,利用证据推动医学变革

学原理及方法有机地与临床医学的研究和实践结合起来,并进一步拓展到与临床医学相关的卫生经济学和社会医学等领域,极大丰富和发展了临床研究的方法学。在临床研究实践中,提高了对疾病的发生、发展和转归的整体规律的宏观认识,深化了对疾病诊断、治疗和防治方法的科学观,有效地提升了临床医学研究和实践的水平,为现代临床流行病学打下了坚实的基础。流行病学的研究方法包括:描述性研究(descriptive study)、横断面研究(cross-sectional study)、个案调查(case investigation)、病例报告(case report)、队列研究(cohort study)、病例对照研究(case-control study)、生态学研究(ecological study)、实验性研究(experimental study)等。

20 世纪 80 年代,临床流行病学得到迅速发展,在美国洛克菲勒基金会的支持下,1982 年建立了国际临床流行病学网(International Clinical Epidemiology Network,INCLEN),其宗旨是:"在最可靠的临床依据和最有效地使用卫生资源的基础上,促进临床医学实践,从而致力于改善人类健康。" 1983 年我国华西医科大学、上海医科大学、广州中医学院建立了三个临床流行病学 "设计、测量、评价(design,measurement and evaluation,DME)" 的国家培训中心。面向临床医学本科生和研究生相继开设了临床流行病学课程,并积极推动其他医学院校建立临床流行病学教研室(或教研组)以及开展教学和研究工作。近几十年来,临床流行病学的蓬勃发展直接推动了各临床学科的科学水平提高,尤其是在加强国际卫生研究能力、对重大国际卫生问题的合作研究、促进发展中国家人民的健康水平、卫生资源的合理利用以及为世界卫生组织和各国政府的卫生决策等方面均作出了非凡的贡献或发挥了重要影响。鉴于临床流行病学的发展促进了临床研究成果的产生,而新的研究成果或称最佳证据(best evidence)应适时地应用于临床实践,方可产生科学与实用价值,从而促进临床医学水平和质量的提高,而且在 20 世纪 90 年代,在临床流行病学方法的支撑下催生了循证医学。

(二)临床流行病学和循证医学均是以临床医学为主体的多学科交叉协作

临床流行病学和循证医学的学科主体都是临床医学,旨在解决临床科研与临床实践问题。临床医生面对的诊治对象是个体,过去由于缺乏群体观念,临床研究常常变成了个体案例的累加与总结分析,这些经验性的临床研究往往蕴藏了大量的偏倚、混杂和机遇因素,所得出的研究结果或结论往往偏离于客观的真实性;现在,临床医学的研究是以临床为基础,强调群体观和定量化观点,同时借鉴和采用了大量有关流行病学、医学统计学、卫生经济学及其他基础医学的原理和方法,创新和发展了新型、科学和实用的临床研究方法(如临床流行病学),应用这些原理和方法,既有利于创新临床研究,又有助于临床实践,促进临床研究成果转化,服务于临床诊治实践。

(三) 循证医学与临床流行病学的对象是患者及其群体

临床流行病学的研究对象是以医院为基础的患者及其相应的患病群体,这种特定疾病的患者群体性乃为"流行病学"的特征。这种群体性的特征已不再局限于医院病患,即从医院的患病个体扩展至社会的特定患病人群,将医院内特定疾病的患者诊治和社区人群特定疾病的诊治研究相互结合,从而跨越了医院或社区人群的界限,无疑对疾病的早期发现与防治以及对疾病发生、发展和转归规律的认识更为系统、全面和深入。因此,临床流行病学及循证医学对临床医学的发展有重要的价值和意义。

四、循证医学的实践

循证医学实践的基础由四大要素组成:医生、患者、最佳研究证据和医疗环境。

(一) 医生

医生指的是高素质的临床医生,系循证医学实践的主体。作为循证医学的实践者,医生首先要具备良好的医学理论基础与过硬的临床经验和技能,同时还要有不断进取和创新精神以及全心全意为患者服务的意识,才可能去发现患者的临床问题,并充分应用自己的专业能力去解决患者的问题,促进循证医学实践以提高自己的临床学术水平。

(二) 患者

患者系循证医学实践服务的对象和载体。实践循证医学,务必要取得患者的合作,对诊疗方案具备良好的依从性。为此,临床医生应关心体贴患者,构建良好的医患关系,否则任何有效的方法与措施若无患者的配合,都难以成功。在个体患者的临床决策过程中如何有效融合患者价值观与意愿,是循证个体化实践及医学未来发展所面临的重大挑战。

(三) 最佳研究证据

最佳研究证据乃为实践循证医学的"武器",也是解决患者临床问题的必要手段。最佳研究证据必然是来源于现代临床医学的研究成果,而这种证据的获取,则依赖于应用科学的方法去检索、分析与评价,结合具体的临床问题择优采用。

(四) 医疗环境

循证医学实践都要在具体的医疗环境下推行。不同地区、不同级别的医院,其设备、技术条件和医务人员的水平各异,即使某一最佳措施和方法对某疾病有确切的疗效,但当医疗环境或技术条件受限时也是难以实现的。因此,实践循证医学不能脱离具体的医疗环境。

在我国,随着医疗制度改革的不断深入,国家对人民卫生事业的关注与资源投入,各级医疗卫生机构的软硬件条件均得以不断改善。因此,医疗环境的改进与提高为实践循证医学创造了很好的硬件基础,关键是如何利用良好的医疗条件去全心全意地真正为患者服务。

上述四大要素既是实践循证医学的基础,又是一个临床患者科学诊治复杂的系统工程。这里还必须强调的是:要真正地实践循证医学,应掌握必要的临床流行病学的知识、理论与方法学,否则难以真实地甄别、分析和评价最佳证据。由于循证医学的理论和标准及方法学源于临床流行病学,因此,循证医学实为临床流行病学在临床实践中的具体应用。

参与循证医学实践可分为两种形式:一是循证医学最佳证据的提供者(donor),二是作为最佳证据的应用者(user)。角色不同,要求也不一样。如最佳证据的提供者,往往是由颇具学术造诣的临床流行病学家、各专业的临床学家、临床统计学家、卫生经济学家和社会医学家以及医学信息工作者组成,共同协作,根据临床医学实践中存在的某些问题,从全球生物医学文献中去收集、分析、评价,进而综合出最佳的研究成果(证据),为临床医生实践循证医学提供证据[当前最佳临床证据资源包括《BMJ临床证据》(*BMJ Clinical Evidence*)和《考克兰图书馆》(*The Cochrane Library*)等]。因此,最佳证据提供者成为循证实践的关键所在,没有他(她)们的辛勤工作和无私奉献就不可能做到循证医学实践。

最佳证据的应用者,即为最佳证据的用户,既包括从事临床医学的医务人员,又包括医疗管理者和卫生政策决策者等。为了实现患者诊治决策、卫生管理和政策决策的科学化这一共同目标,应联系各自的实际问题,去寻找、认识、理解和应用最佳、最新的科学证据,做到理论联系实践,方能取得最好的结果。

无论是证据的提供者还是应用者,除了都具有临床的业务基础之外,也要具有相关学科的知识和学术基础,两者只是要求的程度有所不同而已。当然,证据的提供者本身也可以是应用者,而应用者本身也可成为证据提供者。

循证医学实践有着强烈的临床性,其使用最现代化的科技信息手段,发掘与评价当今医学研究产出的最佳成果,指导临床医疗实践,促使其永葆国际一流水平,以最有效地服务于患者,保障人民的健康,同时也培养高素质的临床医务人员,促进临床医学发展。从实践循证医学的本身,其目的如下:

1. **加强临床医生的临床训练,提高专业能力,紧跟先进水平**　循证医学要求临床医生要具有过硬的临床能力、敬业和创新上进精神,同时要有高尚的道德情操,并以患者为中心和尊重患者本身价值取向的服务热情。通过具体的EBM实践,提高医学教育水平并培训高素质的临床医生。

2. **弄清疾病的病因和发病的危险因素**　弄清有关疾病的病因或危险因素的证据,有利于指导健康者预防发病的一级预防;对于已发病而无并发症的患者,也有利于作好预防并发症的二级预防;对于有并发症的患者,也有利于指导三级预防以达到降低病死率或病残率的目的。

3. **提高疾病早期的正确诊断率**　循证医学的特点,是要针对严重危害人类健康或预后较差的疾病,掌握与综合应用诊断性试验的证据,力争做出早期正确的诊断,为有效的治疗决策提供可靠的诊断依据。

4. **帮助临床医生为患者选择最真实可靠、具有临床价值并且实用的诊疗方案**　此外还能指导临床合理用药,以避免药物的不良反应。

5. **改善患者预后**　分析和应用改善患者预后的有利因素,有效地控制和消除不利于预后的因素,以改善患者预后和提高其生存质量。

此外,循证医学实践对临床医学等学科发展也具有重要的作用和价值。

第三节 │ 转化医学

一、转化医学的概念

转化医学是医学研究的一个分支,试图在基础研究与临床医疗之间建立更直接的联系,从而实现临床与基础研究的相互反馈和相互促进,即"从基础到临床(bench to bedside)"和"从临床到基础(bedside to bench)"。广义上的转化医学指从患者出发,开发和应用新的技术,强调的是患者的早期检查和疾病的早期评估。转化医学为解决基础研究与临床问题之间的脱节、降低疾病谱的转变造成的医疗成本增加、解析基础科学研究积累大量数据的意义、整合基础研究与药物开发及医学实践发挥了重要的作用。从多组学的角度发现临床疾病分型与治疗的分子标志物(biomarker)以及将这些分子标志物向临床转化,是转化医学的重要研究目的。此外,转化医学研究成果也对新药的研发起到了重要的推动作用。

二、转化医学的发展简史

转化医学的提出源自 20 世纪 90 年代的"转化研究（translational study or translational research）"。其时代背景是生物医学研究面临的基础研究与解决临床问题之间的脱节问题，比如在肿瘤研究领域，大量的分子生物学研究成果被发表，但是肿瘤的疗效进展和真正在临床得到应用的研究并未同步增加。生物医学研究手段的迅速发展，使我们对疾病本质的认知、防御和治疗手段均有很大改变。Engel 于 1977 年在 *Science* 发表"需要新的医学模式：对生物医学的挑战"文章，医学在新的医学模式下被定义为处理健康相关问题的科学，以治疗和预防疾病、提高人体自身素质为目的。1992 年，Choi 在 *Science* 杂志率先提出"从实验室到临床（bench to bedside）"（B-to-B，B2B）概念，倡导把实验室的生物医学研究成果向临床应用诊疗方法和技术转化。1996 年，Geraghty 在 *Lancet* 发表文章，首次提出"转化医学（translational medicine）"名称。"转化医学"是 21 世纪医学发展的必由之路，自 2003 年由美国国立卫生研究院（NIH）正式提出后，转化医学在生命科学的各领域得到蓬勃发展，大量有益于人类健康的研究成果在临床得到转化。

三、转化医学的内容

转化医学旨在发现与验证人体的药物靶标，以期开发新的临床治疗手段；进行人体生物标志物有效性和安全性的早期评价，以便早期诊断某些疾病以及进行疾病的临床分子分型。

高通量的组学技术使得生物标志物的发现从以前的临床实践观察的副产物加速为一个大规模的系统过程。然而，尽管已经有高达 15 万篇文献报道了数千个公认的生物标志物，但真正经过临床验证的生物标志物数量不超过 100 个。因此，从研究到临床的这个过程仍然存在挑战。为了解决这一问题，美国国家癌症研究所肿瘤防治部成立了早期检测研究网络（EDRN），他们制定了一个由 5 个不同阶段组成的模型，用于开发和测试疾病生物标志物。然而在日常临床实践中，这种模型需要与一些特定步骤和考量相结合，以实现生物标志物的实用化。最终形成了生物标志物从发现到临床应用的 6 个阶段：发现、表征、验证、标准化、临床关联和临床应用。

针对新的生物标志物的发现，应该建立在对特定疾病及其病理生理机制以及临床需求的深入了解基础上。生物标志物的寻找应该着眼于可能作为筛选、诊断、预测和治疗监测靶点的候选物。在临床基因组学和蛋白组学方面，有两种主要方法：一是基于组学方法，在传统研究中一次确定一个候选靶点；二是在创新研究中，基于蛋白质组/基因组模式诊断或蛋白质组/基因组分析。后者相比前者能够发现更高水平的异常信号。虽然前者很难找到单一有意义的生物标志物，但可能具有生物级联放大效应。这两种方法在生物标志物的发现过程中相辅相成。

为了了解和开发一种新的单一生物标志物并建立可靠的检测体系，我们需要深入了解该生物标志物的分子/生化特性。在后基因组时代，研究翻译后修饰（包括磷酸化、糖基化、乙酰化、氧化）变得越来越重要，因为翻译后修饰与疾病的发病机制相关，并且可以成为有效的治疗靶标。对于某些生物标志物，了解其不同分子形式使我们能够更好地阐明其性质，并开发出不同且更具体的（免疫）分析方法［例如人绒毛膜促性腺激素（HCG）和前列腺特异性抗原（PSA）］。因此，准确地表征每种新生物标志物的性质是进入下一开发阶段的关键前提。

验证生物标志物是一个具有挑战性的过程，需要多中心临床研究。初始验证过程旨在用一种研究方法或技术对患者群体和参照群体（即"对照组"）的临床表现（特别是敏感性和特异性）进行初步评估。测试研究（test research）则侧重于量化其灵敏度、特异度、似然比或受试者工作特征曲线（ROC）下面积。

由于 FDA 和欧洲类似的管理机构等要求的评估与监管制度日趋复杂，从事生物标志物的发现和初始验证的研究组织很少有足够的资源与技术来开发原型分析仪设备或试剂，或进行商业化；这些步骤通常需要依赖于体外诊断（IVD）产业的支持。对于新开发的临床检测方法，可靠性评估必须考虑其分析性能。

一种方法或技术确定可行后，不同实验室间的结果应具有可比性。为了有效评估在实际世界中而不仅仅是在选择患者中的临床表现，应进行回顾性和前瞻性研究。此外，还应当评价这一诊断的风险-收益情况以及经济可行性。最后，在转化到临床实践前，类似于伦理问题等很多细节也应当被考量进去。

四、转化医学的实践

转化医学的实践步骤可以分为 4 个阶段和 4 个环节：

1. **第一阶段是从模型到人的转化**（translation to human）　生理学、病理生理学和药理学等基础学科的研究成果，通常主要针对细胞模型和实验动物模型进行。然而，为了克服不同物种之间的差异，这些研究成果必须经过人群（即健康志愿者）试验，以探讨与人类病理生理过程相关的知识在临床上的潜在意义和可能的应用前景。该阶段对应理论科学研究环节和临床前期（Ⅰ期临床研究）研究环节。

2. **第二阶段是从健康志愿者到患者的转化**（translation to patient）　由于患者的生理病理特征与健康志愿者存在差异，临床前研究阶段在健康志愿者中获得的成果需要在患者中进行相应的研究，从而为临床实践提供依据。健康志愿者研究是在相对严格控制的环境中进行的，而患者层面的研究则是在更加复杂的环境中进行，以探索和优化生物医学基础研究成果在临床应用中的方式，最终形成相应的指导方案。其对应环节包括临床研究环节的Ⅱ期和Ⅲ期临床研究。

3. **第三阶段是从研究成果向医学实践的转化**（translation to practice）　以前期阶段研究中应用方式和有效使用方法探索得到的知识为依据，在实际工作中开展并累积认识。其对应环节包括临床实践（Ⅳ期临床研究和健康服务研究）环节，是在患者或易感群体中的转化应用。

4. **第四阶段是从疾病诊疗向人群健康的转化**（translation to population health）　这个阶段强调医学不仅仅是关注疾病的诊治，还要分析影响人群健康的因素，并研究提高人群健康的综合方法。其目标是提高人类整体健康水平和生活质量，开展大规模的公共卫生问题研究并将其应用于实际。例如，在过去的百年中，美国人均寿命延长了约 30 年，仅有 5 年归功于临床医学，而预防医学及公共卫生体系则为其贡献了 25 年的提升。

肿瘤治疗是一类重大公共卫生问题，也是基础研究领域的持续热点。新的肿瘤基础研究成果向诊疗应用转化以及临床发现的问题和现象向基础的反馈是转化医学的典型代表（图 15-1）。

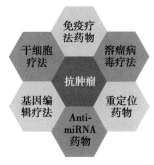

图 15-1　肿瘤治疗的新趋势

精准医学是一种通过运用新的基因组学技术，如二代测序技术（NGS），将分子和临床信息有机结合的方法。它的目标是利用患者独特的遗传图谱，为他们制订个体化治疗方案，使药物使用更合理，剂量更准确，从而使患者获得最大的疗效，最小化的副作用风险。癌症靶向治疗是精准医学的核心，在当前的抗肿瘤药物开发中扮演着不可或缺的角色。不同于传统的化疗影响所有快速复制的细胞，癌症靶向治疗有针对性地影响肿瘤细胞特有的分子通路。癌症靶向治疗药物大致分为小分子药物和单克隆抗体。小分子抗肿瘤药穿过细胞膜与细胞内药物靶标相互作用，而单克隆抗体则是针对细胞表面的特定抗原。例如，曲妥珠单抗是一种治疗 HER2 相关乳腺癌的单克隆抗体，意味着它只对 HER2 蛋白在肿瘤细胞中过度表达的患者有益。其他成功的基于特定遗传标记的靶向治疗范例，包括慢性粒细胞白血病（CML）患者携带 *BCR-ABL* 突变使用伊马替尼和黑色素瘤或甲状腺癌患者有 *BRAF* V600E 突变使用维莫非尼治疗。精准医学的实施需要将分子诊断整合到抗肿瘤药物开发的过程中。目前约有 35% 的经 FDA 批准的抗肿瘤药物已建立了药物基因组学生物标志物，并规定了基因检测作为其使用的一部分，被纳入了 FDA 批准的药物标签。

20 世纪 90 年代末,肿瘤干细胞(cancer stem cell,CSC)的发现引发了对该肿瘤细胞亚群的广泛研究。肿瘤干细胞也被称为肿瘤起始细胞(TIC),具有自我更新和驱动的特性。它们在肿瘤的发生、维持、转移和复发过程中扮演着重要的角色。因此,人们致力于破译肿瘤干细胞在癌症发病机制中的功能,并将这些发现应用于抗肿瘤药物的研发。迄今为止,肿瘤干细胞已在多种实体瘤中被发现,如乳腺癌、肺癌和脑癌。靶向细胞的表面标志物(包括 CD133、CD90、CD33 和 PKA 等)、关键途径(如 Notch、Hedgehog、Wnt 和 NF-κB 信号通路等)和转运体(包括 ABC 转运蛋白等),都能够在肿瘤干细胞中被检测到。当前,肿瘤干细胞研究在抗肿瘤药物开发领域仍处于早期阶段。我们对于肿瘤干细胞如何促进肿瘤的生长和进展机制尚未完全理解,因此需要继续努力来揭示相关的生物学本质。

药物重定位是一种近年来备受关注的方法,用于发现现有药物的新用途。通过整合不同的生物学、化学和基因组学数据,药物重定位可以快速验证假设并产生临床验证候选药物。非癌症治疗药物在治疗肿瘤方面的成功,使药物重定位成为抗肿瘤药物开发的有力工具。鉴于肿瘤通常涉及多种症状表型和发病机制,结合多种药物治疗的药物重定位方法可能是一种具有前景的方法。已经开发并应用了多种药物重定位方法于抗肿瘤药物研发中,最初的证据来自临床前模型或人群对照研究(表 15-2)。

表 15-2　重定位药物抗肿瘤研究举例

药物	原治疗领域	新的抗肿瘤类型
吡格列酮	2 型糖尿病	多种类型
夫拉平度	急性髓系白血病	胶质母细胞瘤
西罗莫司	淋巴管平滑肌瘤病	胰腺癌
二氟尼柳	抗炎药	白血病
氯喹	抗疟药	多种类型
JQ1-罗米地辛联合用药	皮肤 T 细胞淋巴瘤和其他外周 T 细胞淋巴瘤	Ⅱ型睾丸生殖细胞癌
二甲双胍	2 型糖尿病	多种类型
他汀类药物	降脂药	多种类型
阿司匹林	解热镇痛药	多种类型
双硫仑	戒酒药	多种类型

第四节 | 精准医学

一、精准医学的概念

精准医学是一种全新的医疗模式,旨在根据患者在基因、环境和生活方式方面的特异性,制订个性化的精准诊断、精准治疗和精准预防方案。它具有颠覆性的作用,可以从根本上减少因为错误诊断和治疗而导致的患者伤害和医疗资源浪费,降低社会医疗成本,缓解医患矛盾,并带来巨大的社会和经济效益。几乎所有疾病,包括肿瘤、心脑血管疾病、代谢性疾病和神经系统疾病,都涉及复杂的生物学过程,受到外界环境、个体生活习惯和基因等多种因素的相互影响。因此,疾病的预防和治疗必须考虑人体基因差异和外界环境的影响,以个体为核心制订精准的诊疗方案,而不是仅仅以群体为基础。

精准医学是一种基于整合各类组学、医疗和健康等生物医学大数据,并通过数据整合和关联性分析,寻找适合个体化需求的早期诊断、疾病分类、预后预测、个性化治疗和疗效监控的新方法。它为制订个性化临床决策提供了依据。随着高通量生物技术和信息技术的快速发展,疾病的定量信息描述变得更加全面,使生命科学在某种程度上成为信息科学,从而使基于生物医学大数据综合利用的精准医学研究成为可能。

二、精准医学的发展简史

精准医学是个性化医疗的延伸,是在互联网技术迅猛发展、大数据基础基本具备以及基因测序逐渐普及的时代大背景下产生的崭新医疗模式,精准医学研究将促使医学进入智能时代,产生颠覆式医学创新。

哈佛大学商学院商业战略家 Clayton Christensen 在 2008 年首次提出"精准医学(precision medicine)"一词。其意义是分子诊断方法的发展使得医生能够不用像过往一样依赖于直觉和经验便可以做出诊断。然而,当时这个概念并没有引起太多关注。直到美国国立卫生研究院下属的"发展新疾病分类法框架委员会"发布了里程碑式的文件《迈向精准医学:构建生物医学研究知识网络和新的疾病分类体系》,精准医学才开始被重新定义。在这个文件中,"精准医学"取代了"个体化医学",其中的精准包含"精密"和"准确"两个含义。

目前,精准医学研究已经成为各国科研和医疗机构以及商业界高度关注并大力投入的重要研究领域,因为这不仅是一种科学的前沿,更孕育着巨大的社会价值和产业价值。发达国家政府、机构及企业早已实施了大规模人类基因测序计划,如 HapMap 计划、千人基因组计划、ENCODE 计划、肿瘤基因图谱(TCGA)计划、国际癌症基因组联盟(ICGC)计划等,希望借此推动临床诊疗方法、创新药物研究的转型发展,抢占巨大生物医疗市场的份额。2015 年 1 月,时任美国总统奥巴马在其国情咨文中正式宣布启动美国精准医学研究计划,标志着精准医学研究已经上升为国家战略,成为新一轮国家科技实力竞争的战略制高点。

三、精准医学的内容

精准医学是基于大样本研究得到的疾病分子机制的知识体系,利用生物医学特别是组学数据,根据患者在基因型、表型、环境和生活方式等方面的特异性,应用现代遗传学、分子影像学、生物信息学和临床医学等方法,制订个性化的精准预防、精准诊断和精准治疗方案,即个体化医学。精准医学整合了现代医学科技的知识和技术,代表了医学科学发展的趋势,也指明了临床实践的发展方向。精准医学研究涉及大型人群队列、生命组学、微生物组学、个性化治疗、生物医学大数据等方面。精准医学研究的内容主要有以下几点:

1. **测序技术**　测序技术的进步和组学研究进展为精准医学提供了关键技术和科学基础;测序技术的快速发展加速了对生命过程和疾病发生机制的认识。

2. **大规模人群队列研究**　大规模人群队列研究和海量临床样本为精准医疗体系的建立奠定基础。

3. **生物大数据技术**　组学研究产生的海量数据引领生物医学研究进入大数据时代;精准医学研究需要大数据技术的支持。

4. **个体化治疗**　个体化治疗技术开发与临床方案制订是精准医学理念的具体体现。

我国从"九五"开始布局以群体和疾病为主要对象的中国人类基因组计划,"十五""十一五""十二五"期间全面展开,在中国人群多种复杂性疾病的遗传和基因组分析、肿瘤基因组研究、疾病分子分型与诊治标志物、重大疾病的全基因组关联分析、大型人群队列研究与生物医学数据库群构建、大样本量的遗传样本采集和生物样本库建立、新一代基因组测序技术与应用、定量蛋白质组与蛋白质测序技术与应用、高灵敏代谢组检测技术等方面进行了重点投入。近二十年来获得了大量慢病及肿瘤基因组相关信息数据;依托国家临床医学研究中心和疾病协同研究网络建立了 30 余个重点疾病的大规模患者人群队列;建立了多个前瞻性队列,达到数十万人群规模,并形成长期随访的自然人群核心队列;初步搭建了罕见病的三级疾病综合性诊疗网络和临床研究的硬件体系的平台;启动布局了生物医学大数据中心和一批超算与高性能计算中心,测序能力走在世界前列。

总体而言,我国已经初步建立了重大疾病临床标本库以及临床试验网络,获得一批针对重大疾病的易感人群筛选、预警、早期诊断、预后判断和指导个体化治疗的相关分子标志物/谱;累积了中国人群的基线数据以及疾病谱的调查资料;初步建立了具有疾病特色的临床研究队列和生物样本库等,这些工作为我国精准医学研究的实施奠定了坚实的基础。

四、精准医学的应用

精准医学研究推动预防为主的健康医学发展,医疗资源配置得到优化,极大提高了国民健康水平。当前全球医学目标已经从治疗为主转向预防为主,我国医学"十二五"规划中也将关口前移,预防为主作为核心原则。精准医疗的实施将在原有的"4P医学"(预测性、预防性、个体化和参与性)理念上加入精准化,成为"5P医学",新健康理念下的医疗精准化也得到极大提升。

精准医学研究的实施将构建新的疾病分类体系和诊疗标准。其科学内涵是面对生命复杂性的巨大挑战,整合多组学数据,利用系统生物学策略建立以个体为中心的多层级人类疾病知识整合数据库,并在此基础上形成可用于疾病精确分类的生物医学知识网络,进而发展出未来能够为每一个体提供最佳医疗护理的精准医学。精准医疗的科学内涵在不断丰富,但是都包含了建立新疾病分类体系,并提出新的诊疗方案,这意味着精准医学的实施将构建新的疾病分类体系和诊疗标准。

精准医学的发展将大大提升相关学科研究和技术水平。精准医学是集合了诸多现代医学科技发展的知识与技术体系,体现了医学科学发展趋势,也代表了临床实践发展的方向。精准医学研究的开展需要大规模人群和特定疾病队列研究、各类组学及其测序技术、生物大数据分析及其整合技术、分子影像等相关技术研发,在应用方面需要临床医学研究、检测与诊断研发、个体化治疗技术开发等。精准医学的概念提出之前呈现"碎片化",精准医学研究的实施无疑将高效整合这些学科和技术,并促进其快速发展,形成整体性解决方案,最终提高疾病的预防和诊治效率。

目前精准医学应用领域较多集中在癌症、糖尿病等多基因复杂性疾病以及罕见病。美国提出的精准医学计划强调通过百万基因组测序开发癌症和糖尿病等疾病疗法;英国开展十万基因组计划,对癌症及罕见疾病患者进行全基因组测序。精准医疗可为癌症免疫治疗存在的靶标不清、特异性差等问题提供解决路径。2010年,美国FDA批准了前列腺癌免疫治疗药sipuleucel-T用于临床。时隔3年,2013年癌症免疫疗法被 Science 评为年度十大突破成果之首。癌症免疫疗法针对人体免疫系统而非癌细胞自身,特异识别癌细胞,通过人体自身免疫系统杀死癌细胞,显示出巨大的应用潜力。全球研发机构和制药公司纷纷将癌症免疫疗法开发视为重点领域。针对CTLA-4、PD-1和PD-L1分子药物研发已经展开并进入市场,2011年,伊匹单抗(ipilimumab)获得美国FDA批准上市,用于治疗黑色素瘤;全球首款CD19 CAR-T疗法kymriah于2017年经FDA批准上市用于治疗复发或难治性急性淋巴细胞白血病(r/r ALL)。

癌症免疫治疗是精准医疗领域的一项重要的研究方向,而近年来,肠道菌群在癌症免疫治疗中的作用越来越受到关注。研究发现,肠道菌群与免疫系统的相互作用能够影响免疫治疗的疗效。因此,精准医疗的策略之一是通过分析患者的肠道菌群情况,为个体制订个性化的癌症免疫治疗方案。这种精准医疗的方法有助于提高治疗效果,并为癌症患者带来更好的生存机会和生活质量。肠道微生物组可以从4个不同的角度为个性化癌症生物学领域提供信息:抑制癌症发展、识别新疗法、优化现有疗法和癌症诊断。

2015年的一项开创性研究发现,阻断CTLA-4的治疗效果受肠道菌群组成的影响,清除肠道菌群的小鼠对抗CTLA-4单抗的反应减弱,而无菌小鼠口服拟杆菌和洋葱伯克霍尔德菌恢复了对抗CTLA-4的治疗反应。同年另一项关键研究发现肠道菌群也可以调节抗PD-1/PD-L1单抗在小鼠体内的疗效,自此相关研究层出不穷。后来 Science 发表的一项研究也揭示了肠道菌群与免疫治疗之间的关系。研究人员分析患者免疫疗法"响应者"和"不响应者"肠道细菌之间的差异,发现在响应者中,一种被称作"嗜黏蛋白艾克曼菌"的肠道菌发挥重要的作用,能够极大地影响免疫治疗的效果。近年来,研究人员在对免疫治疗有响应的患者中发现了许多高度富集的肠道菌,如鼠李糖乳杆菌、双歧杆菌等,它们都通过不同的机制增敏免疫治疗的疗效(表 15-3)。

肠道菌群通过调节先天免疫、适应性免疫及肿瘤细胞的免疫原性改善免疫治疗反应。癌症患者在接受免疫治疗之前可以根据肠道菌群的组成来选择或决定免疫治疗的方案,在未来肠道菌群也极有可能被作为精准医疗方法的一部分用于疾病诊断、预后和治疗干预。

表 15-3　部分肠道细菌增强免疫治疗疗效举例

肠道细菌	免疫治疗	癌症类型
脆弱拟杆菌	CTLA-4	黑色素瘤
双歧杆菌	CTLA-4、PD-1/PD-L1	多种癌症
直肠真杆菌	PD-1/PD-L1	黑色素瘤
鼠李糖乳杆菌	PD-1/PD-L1	结直肠癌
保加利亚乳杆菌	CTLA-4、PD-1/PD-L1	多种类型
肠球菌	PD-1/PD-L1	黑色素瘤
丁酸梭菌	PD-1/PD-L1	结直肠癌
具核梭杆菌	PD-1/PD-L1	结直肠癌
罗伊氏乳杆菌	PD-1/PD-L1	黑色素瘤
普拉梭菌	CTLA-4、PD-1/PD-L1	结直肠癌

精准医学在研究和治疗罕见病方面也具有重要应用。尽管罕见病的发病率相对较低,但种类繁多,一般病因不明,多具有明显的遗传缺陷。已知的罕见病有 6 000~7 000 种,占疾病类型的 10% 左右。近年来,罕见病已成为新药研发的热点,每年国际上新批准的罕见病药物约占新批准化学药物的 1/3 和生物药物的 2/3 左右。随着精准医学概念的提出,美国进一步加大对罕见病精准治疗药物研发的投入。一些制药业巨头纷纷收购擅长罕见病药物研发的生物科技公司,或者成立罕见病研发中心,以争夺创新制高点。

未来,随着精准医学在癌症、罕见病领域的研究和应用进一步成熟,也可以应用于其他基因复杂性疾病和病因未明的疾病,例如心血管疾病、神经系统疾病、自身免疫性疾病、呼吸系统疾病等,以寻找更加全面有效的预防方法和治疗方案。

第五节　智能医学

近年来,随着计算机性能的提升、数据量的增加和算法的创新,人工智能在各领域取得了突破性的进展,其中医疗领域是人工智能最具潜力和价值的应用场景之一。智能医学是指利用人工智能技术在医学领域中应用的一种方法。它可以通过将大量的医学数据与知识进行整合和分析,利用机器学习、自然语言处理、图像识别等技术进行数据挖掘和智能推理,从而帮助医生和患者做出更准确、快速的诊断和治疗决策,例如,IBM 的 Watson for Genomics 可以对患者的基因组数据进行分析,识别癌症相关的变异,并根据最新的文献和指南为医生提供个性化的治疗建议。

人工智能技术在药物研发中也发挥着重要作用。药物研发是一个复杂、耗时、高风险、高成本的过程,平均每开发一种新药需要 10~15 年,花费 25 亿~30 亿美元。人工智能可以通过机器学习、生物信息学、计算化学等技术,对药物的分子结构、作用机制、代谢途径、毒理学等方面进行模拟和预测,加速药物的设计、优化和评估,降低药物研发的时间和成本。

此外,在医学影像分析、健康管理、医疗信息化、医疗机器人等医疗领域都可以看到人工智能的应用场景,智能医学将是医学未来的发展方向和学术前沿,智能医学也正在改变着医疗未来!

(张 伟)

思考题

1. "临床流行病学"对"循证医学"的发展有哪些影响?

2. "转化医学"对临床药理学发展有何影响?

3. "精准医学"有哪些应用?

思考题解题思路

本章目标测试

本章思维导图

第十六章 | 药物毒性作用

药物通过消化道、呼吸道或皮肤黏膜等接触或进入机体后,在达到一定治疗条件下,作用于和疾病不相关的器官、组织、细胞和靶点,与组织细胞成分发生生物化学或物理作用,引起功能性或器质性改变,导致暂时性或持久性损害,甚至危及生命。药物对机体产生的这种有害作用,即为药物的毒性作用。药物毒性可发生在任何系统、器官或组织中,药物进入机体后直接发挥毒性作用的器官或组织称为靶器官或靶组织。常见靶器官包括心血管系统、神经系统、血液和造血系统、肝脏和肾脏等。多数情况下药物毒性产生与否取决于给药剂量,但有些药物的治疗剂量与毒性剂量很接近,在治疗时也可产生毒性反应,如氮芥类和洋地黄类药物。药物毒性可在用药期间或在停药后产生,甚至有很长的潜伏期,如药物的致癌作用。

第一节 | 药物毒性作用简介

用药时不仅要了解药理作用,也要了解其毒性作用。随着药物安全性评价新方法的建立和应用,药物的毒性机制研究越来越受到重视,已成为全面预测药物临床毒性的重要手段之一。终毒物是药物产生毒性作用的关键。终毒物(ultimate toxicant)是指直接与内源靶分子反应或引起机体微环境改变、导致机体结构或功能紊乱,进而产生毒性作用的最终化学形态。终毒物主要可分为三种,一是药物本身即为终毒物,如三氧化二砷等;二是药物本身相对无毒性,经过体内代谢活化后毒性增强,形成终毒物,如杀虫剂对硫磷转化为一种高活性的对氧磷等;三是药物经过某种代谢过程触发了内源性毒物如氧自由基等的产生。

一、药物毒性作用的分类

根据毒性发生的部位分为局部毒性和全身毒性;根据毒性损伤的恢复情况分为可逆毒性效应和不可逆毒性效应;根据毒性作用的性质分为急性毒性和慢性毒性等。

(一)按毒性作用发生的部位分类

1. **局部毒性作用**(local toxic action) 指药物引起机体直接接触部位的损伤,多表现为腐蚀和刺激作用。腐蚀性化学物主要作用于皮肤和消化道,刺激性气体和蒸气作用于呼吸道。局部毒性作用部位的细胞被广泛破坏。

2. **全身毒性作用**(systemic toxic action) 指药物经吸收后,随血液循环分布到全身而产生的毒性作用,例如青霉素引起的过敏性休克。药物吸收后产生的全身毒性作用损害的主要是血管丰富和血流量大的组织与器官,如肺、肝、肾及中枢神经系统。受损伤或发生改变的器官称为靶器官,常常表现为麻醉作用、窒息作用、组织损伤及全身病变。

(二)按毒性损伤的恢复情况分类

1. **可逆毒性效应**(reversible toxic effect) 一些药物的毒性作用在停药或减量后可逐渐减轻或消失,称为可逆毒性效应。接触的毒物浓度低、时间很短,所产生的毒性作用多是可逆性的。肝脏组织在遭受药物损伤后具有高度的再生能力,大部分损伤可以逆转。

2. **不可逆毒性效应**(irreversible toxic effect) 指停止接触药物后,引起的损伤继续存在,甚至可进一步发展的毒性作用。某些毒性作用显然是不可逆性的,如致突变、致癌、神经元损伤、肝硬化等。

某些作用尽管在停止接触后的一定时间内消失，但仍可看作是不可逆性的。如有机磷农药对胆碱酯酶的"不可逆性"抑制，由于停止接触后酶活力的恢复时间也就是该酶重新合成和补偿所需的时间，这对已受抑制的酶分子本身来说是不可逆性的，但对机体的健康来说却是可逆性的。机体接触的化学物剂量大、时间长，常产生不可逆性作用。中枢神经系统细胞为已分化细胞，一旦损伤几乎不可再生和取代，常出现不可逆毒性效应。致癌性和致畸性药物也属于不可逆毒性效应。

（三）按毒性作用的性质分类

1. **急性毒性**（acute toxicity） 指在较短的时间（<24h）内1次或多次接触化学物后，在短时期（2周）内出现的毒性效应。如各种腐蚀性化学物、许多神经性毒物、氧化磷酸化抑制药、致死合成剂等可引起急性毒性作用。

2. **慢性毒性**（chronic toxicity） 指长期甚至终身接触小剂量的化学物后缓慢产生的毒性作用。如职业接触的化学物多数表现出这种作用。

（1）免疫毒性（immune toxicity）:指药物对免疫系统的毒副作用。免疫毒性主要表现为:①免疫抑制，可使免疫系统抵抗肿瘤和感染的能力受损;②自身免疫反应;③对药物本身产生直接免疫反应，导致疗效受限或无效（如产生中和抗体）。

（2）致突变作用（mutagenecity）:指化学物使生物遗传物质（DNA）发生可遗传性的改变。例如DNA分子上单个碱基的改变、细胞染色体的畸变。

（3）致畸作用（teratogenesis）:指药物作用于胚胎，影响器官分化和发育，出现永久性的结构或功能异常，导致胎儿畸形的作用。

（4）致癌作用（carcinogenesis）:指药物引发动物和人类的恶性肿瘤，增加肿瘤发病率和死亡率的作用。药物的致癌性可以是长期用药产生的毒性，主要通过损伤遗传物质产生肿瘤，如抗肿瘤药破坏DNA的结构，可诱发新的肿瘤;也可通过非遗传物质损伤途径致癌，如干扰抑癌基因表达的信号系统。

（5）溶血效应（hemolytic action）:指给药后对红细胞的破坏作用。如红细胞内缺乏葡萄糖-6-磷酸脱氢酶的患者服用抗疟药伯氨喹后，由于不能迅速补充还原型辅酶Ⅱ（NADPH），体内的还原型谷胱甘肽急剧下降，造成红细胞膜破坏而发生溶血，并因不能将高铁血红蛋白还原为血红蛋白而引起高铁血红蛋白血症。

（6）迟发性毒性（delayed toxicity）:指在接触时不引起明显的病变，或者在急性中毒后临床上可暂时恢复，但经过一段时间后又出现一些明显的病变和临床症状，这种作用称为迟发性毒性。

（四）按毒性作用的机制分类

1. **作用于疾病靶点所产生的毒性** 通常是由于该靶点分子在其他正常的细胞和组织中也有重要的功能。当药物作用于这些正常的细胞和组织时会使这些细胞和组织从正常转为不正常，从而产生副作用或毒性。例如抗肿瘤药紫杉醇在肿瘤细胞中能够阻滞细胞有丝分裂从而抑制肿瘤细胞生长，但紫杉醇以同样的机制作用于正常生长的细胞时就会抑制正常细胞生长从而产生毒性。

2. **作用于疾病靶点之外的生物分子所产生的毒性** 一种药物往往不只作用于一个靶点，当药物作用非疾病靶点的生物分子在正常细胞和组织中也有重要功能时，药物对这些分子所产生的作用就是毒副作用。可通过改造药物结构来提高药物对疾病靶点的专一性，从而避免或减轻药物对靶点以外的生物分子产生毒副作用。

二、影响药物毒性作用的因素

毒性是药物的固有属性，机体暴露于药物后毒性表现的本质和程度与一系列因素有关。药物暴露剂量及持续时间的影响最为显著。其他因素如药物的结构也可影响药物的毒性作用。药物结构决定了其理化性质，并影响药物在体内的代谢过程，分子结构不同，药物的毒性不同。剂型和不同的给药途径等因素亦可引起个体产生不同的药动学/毒动学反应,继而影响药物疗效和毒性。此外,还包括宿主因素,如动物的种属及品系、性别及年龄、营养及内分泌状态。

三、药物毒性机制

阐明药物毒性作用机制可以估计药物引起有害作用的可能性、预测药物毒性作用的结果、建立防护或对抗毒性效应的措施、指导设计低毒性的药物等。

(一) 终毒物与靶组织

药物毒性作用的强度主要取决于终毒物在作用部位的浓度及其持续时间。终毒物与内源性靶分子(如受体、酶、DNA、大分子蛋白、脂质等)相互作用,并导致它们的结构和/或功能发生改变。靶部位的终毒物浓度取决于其在靶部位增加或减少的相对动态过程。

(二) 终毒物与靶分子的反应

药物毒性作用最初由终毒物与靶分子的反应介导,继而呈现一系列激发的生化反应,最终导致各水平的功能障碍或损伤,如靶分子本身、细胞器、细胞、组织和器官,甚至整个机体。由于是终毒物和靶分子的反应激发了毒性效应,因此必须考虑终毒物和靶分子反应的类型、靶分子的属性、毒物对靶分子的效应。

1. **终毒物与靶分子反应的类型**　终毒物可以非共价键或共价键的形式与靶分子结合,也可通过去氢作用、电子转移或酶促反应等改变靶分子。

(1) 非共价结合:药物及其活性代谢物与膜受体、细胞内受体、离子通道或某些酶相互作用。如士的宁与脊髓棘突运动神经甘氨酸受体结合、佛波醇酯与蛋白激酶 C 结合、华法林与维生素 K 环氧化物还原酶结合等。由于键能相对低,因此非共价结合通常是可逆性的。

(2) 共价结合:带有非离子或阳离子基团的亲电子药物可与机体的生物大分子(如蛋白质、核酸)中的亲核基团发生反应,形成共价加成物。药物或毒物在代谢过程中可产生自由基(如 $HO\cdot$ 和 $CCl_3\cdot$),它们能与生物大分子共价结合。共价结合具有不可逆性,能从根本上改变体内的生物大分子。

(3) 电子转移:药物可使血红蛋白上的 2 价铁离子氧化成 3 价铁离子,导致高铁血红蛋白血症、亚硝基氧化血红蛋白;而苯胺类、酚类化合物(如 5-羟基伯氨喹)能与血红蛋白共氧化,形成高铁血红蛋白和过氧化氢。

2. **靶分子的毒性效应**　药物毒性作用的靶分子通常是内源性生物大分子,如 DNA 和蛋白。但小分子物质(如膜脂质)也可作为药物毒性作用的靶分子。作为靶点的内源性分子必须具有良好的反应性和/或空间构型,与足够浓度的终毒物接触后才能进行各种反应。终毒物首先接触的靶分子通常是与其代谢有关的酶或邻近的细胞结构。如果在形成的位点找不到适当的内源性分子,其可能向邻近扩散,直至找到结合的靶点。药物引起靶分子毒性效应的类型如下:

(1) 影响靶分子的功能:受体激动药通过激活靶受体模拟内源性配体的作用。如吗啡激活阿片受体、氯贝丁酯是过氧化物酶体增殖物激活受体的激动剂。

(2) 破坏靶分子的结构:一些药物可通过交叉联结或断裂作用改变靶分子的基本结构。如氮芥类烷化剂能与细胞骨架蛋白、DNA 或 DNA 蛋白复合体形成交叉联结,破坏其结构。

(3) 形成新抗原:某些药物或其代谢产物与体内大分子的结合物有时具有抗原性,可激发免疫反应。药物-蛋白加成物激发的免疫反应可介导药源性狼疮及药源性粒细胞缺乏症。引起上述反应的药物具有典型的亲核基团,包括芳香胺类(如普鲁卡因胺、磺胺类)、肼类(如肼屈嗪、异烟肼)、巯基类(如丙硫氧嘧啶、甲巯咪唑、卡托普利)。这些药物可被活化粒细胞释放的髓过氧化物酶氧化,活性代谢物结合在细胞表面,使其具有抗原性。

(三) 细胞功能紊乱导致的毒性

药物及其代谢产物与靶分子反应可能导致细胞功能损伤,毒物与靶分子反应后,如果靶分子与细胞调节(信号转导)有关,会导致基因表达和/或暂时的细胞功能失调;如果靶分子是维持细胞内部稳定的重要分子,细胞功能就会由此丧失。

1. 基因表达失调　药物可与基因启动区域、转录因子或转录前复合物相互作用,从而影响转录。烷化剂可通过干扰信号通路和基因表达引起胸腺细胞凋亡。

2. 细胞活动失调　细胞的活动由膜受体信号分子调控,膜受体通过调节 Ca^{2+} 进入细胞质或刺激细胞内的第二信使,改变磷酸化蛋白的活性,进而改变细胞功能。药物在中毒剂量时,通过干预信号耦联环节,严重影响细胞的生命活动。例如利血平可耗竭去甲肾上腺素、5-羟色胺和多巴胺而引起多种不良反应;巴比妥类药物是抑制性 $GABA_A$ 受体的激动剂,可导致中枢抑制。

(四)修复或错误修复导致的毒性

药物及其代谢导致毒性的另一机制是不适当的修复。许多有毒物质可以改变一些大分子物质,如果它们不能被修复、修复不全或错误修复,就可以造成组织损害。修复机制可发生在分子、细胞、组织水平,其中分子水平的修复涉及蛋白、脂质和 DNA,而组织水平的修复则体现为凋亡和增生等。

第二节 | 药物对器官的毒性作用

一、药物的肝毒性

肝脏是体内药物代谢的主要器官,最容易遭受药物或毒物的损害。药物的肝毒性作用主要与药物的暴露强度、影响的细胞类型及化合物暴露的时间有关。

(一)药物引起肝损伤的机制

1. 直接毒性　指某些药物本身具有直接损伤肝细胞的能力,这些药物可能通过与肝细胞膜结合、干扰细胞内酶系统或直接引起细胞死亡等方式,导致肝细胞的结构和功能受损。例如酮康唑。

2. 代谢产物的毒性　许多药物在体内经过代谢转化,形成具有肝毒性的活性代谢产物,从而对肝细胞产生损害。例如,氯霉素在体内通过细胞色素 P450 酶系统代谢转化为具有氧化应激和氧自由基产生能力的代谢产物,可以导致细胞内的氧化损伤和脂质过氧化,从而引发肝细胞损伤。

3. 免疫反应　某些药物可以引起免疫系统的异常反应,导致肝脏发生免疫性损伤。这种损伤通常是由于药物或其代谢产物与肝脏组织中的蛋白质结合,形成免疫复合物,激活免疫细胞,引发炎症反应。如在替尼酸所致的中毒性肝炎患者血清中发现抗肝细胞微粒体抗原的自身抗体。

(二)药物引起肝损伤的类型

1. 肝细胞死亡　肝细胞死亡主要分为坏死和凋亡。肝细胞坏死的主要表现是细胞肿胀、细胞内容物漏出、核崩解、炎症细胞浸润、大量肝细胞受损等。肝细胞坏死过程可通过一些特殊肝脏酶的释放来识别,如谷丙转氨酶(GPT)、谷草转氨酶(GOT)释放进入血浆,以及通过组织病理学确认。而凋亡的主要特征是细胞染色质凝聚、核断裂、凋亡小体形成,一般缺少炎症。

目前,药物引起肝细胞死亡的可能机制包括:①肝细胞膜脂质过氧化,引起膜通透性增加;②药物及其代谢产物与生物大分子发生结合,使生物大分子功能丧失;③影响肝细胞呼吸链中酶蛋白的合成,抑制肝细胞内呼吸;④细胞膜脂质过氧化,钙稳态失调;⑤消耗谷胱甘肽等。

2. 肝脂肪变性　肝脂肪变性主要表现为肝脏脂肪含量增加,而正常人的肝脂肪含量低于 5%。肝脂肪变性在光镜下可见含有过多脂肪的肝细胞,脂肪以脂滴的形式在细胞质中呈圆形空泡。

根据脂肪空泡大小,脂肪变性分为小泡性和大泡性脂肪变性。小泡性脂肪变性主要机制是通过抑制线粒体脂肪酸 β 氧化的不同环节,使得大量脂肪小滴沉积于肝细胞内,常伴有肝衰竭。主要致病药物有非甾体抗炎免疫药、丙戊酸、四环素、阿米庚酸、噻奈普汀、阿司匹林等。而大泡性脂肪变性的机制是干扰肝内的蛋白质合成,使脂蛋白分泌减少,肝脏分泌甘油三酯受阻,使脂肪沉积于肝细胞内形成脂肪大滴。主要致病药物有糖皮质激素、甲氨蝶呤、门冬酰胺酶等。药物引起肝脂肪变性的机制涉及脂肪酸氧化减少、甘油三酯合成增加、载脂蛋白合成减少、肝外的游离脂肪酸入肝过多等其中一种或多种因素。

3. 胆汁淤积　胆汁淤积是肝脏对毒物的急性毒性反应之一,其发生频率较肝脂肪变性和肝细胞坏死低,可伴有轻微的胆道炎症和肝细胞坏死。胆汁淤积表现为胆汁形成、分泌和排泄障碍,导致血清中胆盐和胆红素含量增加。胆红素排泄障碍时,可导致黄疸和尿液颜色变化。胆汁染料如磺溴酞钠可用于评价胆汁功能。

胆汁淤积损害肝实质时,可引起肝细胞肿胀、死亡和炎症。胆汁淤积的机制可能涉及肝细胞膜功能损伤、胆管上皮细胞通透性降低,导致毒物在胆管内沉积形成胆栓,阻塞胆管等。许多药物如红霉素、氯丙嗪、口服避孕药和类固醇激素等均可引起胆汁淤积。

4. 肝窦状隙损伤　肝窦状隙是肝内的一种特殊毛细血管,位于肝窦内皮细胞与肝细胞之间,具有高渗透窗孔。肝窦状隙的功能完整性受到肝窦内皮细胞壁的损伤、阻塞或扩张的影响。例如,微囊藻素可导致肝细胞骨架变形,进而影响肝窦结构;某些药物如类固醇激素、达那唑、硫唑嘌呤等可引起肝窦扩张;双苄基异喹啉类生物碱、氯乙烯、砷等物质可导致肝窦状隙内皮细胞壁损伤,使其失去屏障功能,导致血液充满肝窦状隙,出现紫癜性肝炎。

5. 肝胆管损伤　肝胆管损伤常导致胆管酶(尤其是碱性磷酸酶)的血清水平急剧升高,同时血清胆盐和胆红素水平也升高,类似于胆汁淤积的表现。单次给予胆管损伤剂后,初始损伤表现为胆管上皮肿胀,胆管腔内出现受损的细胞碎片,并在门管区出现炎症细胞浸润。长期给予胆管损伤剂可导致类似胆管增生和胆管硬化的纤维变性。此外还存在一种胆管损伤反应,即胆管缺失综合征,也称为胆管消失综合征,该症状持续出现于使用抗生素的患者,主要致病药物包括氯丙嗪、丙米嗪、红霉素、阿莫西林等。

6. 肝纤维化与肝硬化　在各种病因(如酒精、毒物、病毒等)长期或反复刺激下,肝细胞外基质成分广泛沉积,导致肝纤维化和肝内结构重构,最终发展为肝硬化。当肝纤维化演变为肝硬化时,肝脏的残存功能已不足以完成各种重要功能。肝硬化是慢性进行性肝损伤的最终阶段,通常具有致命性和不可逆性,严重影响患者的生存。

异烟肼、甲基多巴等通过诱导肝细胞坏死最终导致肝硬化,表现为类似慢性活动性肝炎的慢性坏死性炎症损伤。酒精引起肝硬化的特点是早期表现为脂肪变性和肝大,随着病理进展,肝脏逐渐萎缩。各种原因引起的肝细胞坏死和胆汁淤积性肝损害均可发展为肝硬化,如睾酮或氯丙嗪可通过长期胆汁淤积性肝损害引起肝硬化。此外,一些药物可引起慢性坏死性肝炎,该肝损害在不同患者间表现出明显的个体差异,被认为是药物过敏所致。

7. 肝脏肿瘤　化学物诱发的肝脏肿瘤包括肝细胞癌、胆管细胞癌或高度恶性的窦状隙细胞血管肉瘤等。肝细胞癌与摄入雄激素类药物及食物中黄曲霉毒素污染有密切关系。慢性肝炎可增加黄曲霉毒素的致癌性。窦状隙细胞血管肉瘤与氯乙烯和砷的职业性暴露有关。二氧化钍能引起多种肝肿瘤,如肝细胞癌、窦状隙细胞血管瘤及胆管细胞癌等。

二、药物的肾毒性

肾脏是体内主要的排泄器官,极易受到药物毒性损伤的影响。肾脏对药物毒性易感性的原因主要包括以下几方面:首先,肾脏是药物代谢和排泄的主要器官,因此接触到的药物浓度较高,容易受到药物的直接损害。其次,肾脏具有高度分化的细胞组织,包括肾小管和肾小球等结构,这些结构对药物的毒性更为敏感。此外,肾脏具有丰富的血液供应,药物通过血液循环进入肾脏后容易与肾脏组织发生相互作用,导致毒性反应。同时,肾脏还是药物代谢酶和转运蛋白的主要表达器官,药物代谢和排泄的异常可能导致药物在肾脏中的积累和毒性反应。

药物的肾毒性作用可以表现为急性或慢性肾损害。急性肾损害通常在短时间内发生,表现为急性肾衰竭,临床上常见的症状包括尿量减少、血尿、水肿等。慢性肾损害则是指长期或反复使用某些药物导致的肾功能逐渐恶化,最终发展为慢性肾衰竭。慢性肾损害通常表现为慢性肾炎、肾小球硬化和间质纤维化等病理改变。

引起肾损害的药物包括非甾体抗炎免疫药、抗生素、利尿药、抗肿瘤药物、中药等,见表 16-1。这些药物通过不同的作用机制导致肾脏组织的直接或间接损伤。

1. 对肾脏的直接毒性 一些药物可直接损伤肾小管和肾小球结构,导致肾小管坏死、肾小球滤过率下降等。例如,非甾体抗炎免疫药在长期或高剂量使用时,可引起肾小管坏死和急性肾衰竭。

2. 影响肾脏血供 药物可以干扰肾脏的血液供应,导致肾缺血和缺氧。例如,血管紧张素转化酶抑制药可引起肾动脉狭窄,导致肾缺血和肾功能不全。

3. 免疫反应 一些药物也可以通过免疫反应引起肾脏损伤,称为药物相关性肾损害。例如,某些抗生素如青霉素和磺胺类药物可能会引发过敏反应,并导致肾小球肾炎。

表 16-1 常见的易致肾损伤的药物

引起肾损害的药物	临床表现
磺胺类、四环素类、万古霉素、林可霉素、青霉素类、氨基糖苷类、甲硝唑、非甾体抗炎免疫药、造影剂、化疗药、环孢素	肾损伤
青霉胺、碳酸锂、去甲肾上腺素、甲氧明、环磷酰胺、白消安、苯丁酸氮芥	急性肾衰竭、出血性膀胱炎
保泰松	血尿、蛋白尿
利福平	肾过敏

三、药物的神经毒性

药物的神经毒性是指药物对中枢神经系统的损害或不良影响。神经毒性是药物安全性评价的重要方面,对于药物研发、药物治疗和药物监测具有重要意义。药物的神经毒性可以通过多种机制产生,包括直接作用于神经细胞、影响神经递质的功能,以及干扰神经细胞内的信号转导等。

1. 神经细胞毒性 这类毒性由药物直接作用于神经细胞,导致细胞损伤和死亡产生。氨基糖苷类抗生素(如庆大霉素、链霉素、新霉素等)被发现具有潜在的神经毒性,可表现为神经病理学改变、神经元的损伤和功能障碍,主要影响内耳的前庭系统和听觉系统。氨基糖苷类抗生素的前庭毒性主要表现为平衡障碍和眩晕。耳毒性表现为听力损失和耳鸣等症状,具体的机制包括毛细胞及听神经损伤、氧化应激和炎症反应。苯妥英钠是一种抗癫痫药物,长期使用高剂量的苯妥英钠可导致神经元损伤,其原因在于干扰神经元的钠和钾通道功能,导致细胞内外电位的不稳定性,从而引发神经元的损伤。

2. 影响递质功能 很多天然药物和化学药物都可以干扰神经递质的合成、释放或再摄取,从而影响神经信号转导。三环类抗抑郁药如阿米替林,通过抑制去甲肾上腺素和/或 5-羟色胺的再摄取来增加这些神经递质的浓度。然而,长期使用阿米替林可能导致抗胆碱能毒性作用,如口干、便秘和心动过速等,这是由于阿米替林对乙酰胆碱受体的阻断作用。氯丙嗪是一种典型的抗精神病药物,长期高剂量使用可能导致锥体外系症状,如震颤、僵直和肌肉僵硬,原因是氯丙嗪长期阻断多巴胺 D_2 受体反而会导致受体上调、D_2 受体数目增加。

3. 神经炎症反应 某些药物的神经毒性是通过引发炎症反应,导致神经细胞的氧化损伤和炎症损伤而实现的。铂类化疗药物如顺铂和奥沙利铂可引发炎症反应,导致神经细胞的炎症损伤。这可能通过激活炎症细胞,如巨噬细胞和 T 细胞,释放炎症介质,如细胞因子和趋化因子来实现。炎症反应可以导致神经细胞的损伤和凋亡。

需要注意的是,药物的神经毒性可能是多种机制相互作用的结果,不同药物可能对神经系统产生多种不同的损伤机制,而且个体之间对药物的反应也可能存在差异。

四、药物的骨骼肌毒性

骨骼肌是人体最主要的肌肉类型,负责维持姿势、运动和代谢等重要功能。药物的骨骼肌毒性是指药物在使用过程中对骨骼肌产生的有害影响,临床上表现为肌肉损伤、疼痛、肌无力等不良反应,严重时甚至可引发横纹肌溶解伴急性肾衰竭等严重后果,也称为药物性肌病。

药物引发骨骼肌毒性的机制是多样的。各种原因导致的肌细胞膜直接损伤或能量产生障碍都会导致 Na^+-K^+-ATP 酶和 Ca^{2+} 泵功能障碍,细胞转运机制崩溃后细胞内 Na^+ 和 Ca^{2+} 浓度升高,肌细胞内高 Ca^{2+} 浓度增强了钙依赖性蛋白酶和磷脂酶的活性,这两种酶可破坏肌原纤维、细胞骨架和膜蛋白,导致大量的细胞内代谢物及细胞内肌蛋白、酶等渗入血液循环。

引发骨骼肌毒性的常见药物包括他汀类调脂药、核苷类抗病毒药物、氯喹、胺碘酮、喹诺酮类抗菌药、糖皮质激素、阿片类、抗精神病药等。下面介绍几种常见药物诱导骨骼肌病变的特点和可能的机制。

1. **他汀类药物** 辛伐他汀、阿托伐他汀等,与贝特类调脂药合用时更易引起横纹肌溶解症,同时服用环孢素、烟酸衍生物、伊曲康唑、红霉素、克拉霉素、阿奇霉素和葡萄柚汁等影响细胞色素 P450 酶系统药物的患者更易发生。他汀类药物可能通过以下机制引发骨骼肌毒性:一方面,抑制 HMG-CoA 还原酶,对横纹肌直接产生毒性作用,可能导致辅酶 Q_{10} 缺乏,进而引发细胞线粒体功能紊乱,抑制能量产生,最终导致细胞能量耗竭和死亡。另一方面,减少了胆固醇合成的中间代谢产物的合成,影响到某些重要蛋白质的合成。此外,他汀类药物可能引起细胞内钙浓度增加,导致细胞内钙超载,从而导致细胞死亡。

2. **核苷类抗病毒药物** 拉米夫定和替比夫定等,可引起肌肉骨骼系统损害,表现包括肌痛、关节痛、肌酸激酶升高、横纹肌溶解和痉挛。

3. **喹诺酮类药物** 诺氟沙星、环丙沙星、左氧氟沙星、莫西沙星等,可引起肌肉骨骼系统不良反应,表现为关节痛、跟腱炎、肌腱炎、肌腱断裂、肌无力、肌痛、横纹肌溶解等。

4. **抗精神病药** 研究发现,急性横纹肌溶解综合征的许多临床和病理学特征与恶性高热和神经阻滞剂恶性综合征相关。几乎所有的抗精神病药物均可引起,这与中枢神经系统多巴胺功能迅速降低有关。

因此,在患者持续使用能引起药源性横纹肌溶解症药物的过程中,医生和药师要注意监测患者的肌酸激酶变化以及肝、肾功能等化验指标。治疗过程中,一旦患者出现弥漫性肌肉疼痛、肌肉触痛、肌无力、关节痛等症状时,应考虑药物引起的肌肉骨骼系统损害,并立即停药或采取相应的治疗措施。

五、药物的心血管毒性

心血管系统由心脏、动静脉血管和毛细血管组成,其功能是通过心脏的收缩和血管的舒缩来循环输送氧、营养物质和代谢产物。具有心血管毒性的药物对心脏的损伤作用在短时间表现为生化改变,如心肌酶谱变化、能量代谢及离子稳态改变、心律失常等,大多可逆;长时间持续作用则会激活转录因子,引发心肌细胞的一系列细胞及分子调控,产生代偿性变化,如心肌肥厚。

药物对心血管系统的毒性作用可分为多种类型。

1. **心律失常** 表现为心脏冲动产生的频率和节律、冲动传导的次序或速度发生异常,影响心肌细胞离子通道,导致心肌电生理变化。例如,抗心律失常药奎尼丁的钠通道阻滞作用可延长心肌动作电位,延长 Q-T 间期,导致心脏复极异常。

2. 心力衰竭　药物直接或间接作用于心脏,使心肌收缩力下降、前后负荷增加,心脏输出量不能满足机体代谢需要,由此产生一系列症状和体征。代表药物为钙通道拮抗药、β 受体拮抗药、抗精神病药、皮质醇等。

3. 心肌炎与心肌病　某些药物可引起心肌损伤和炎症病变,如抗肿瘤药物多柔比星通过氧化应激和细胞凋亡诱导心肌细胞损伤。

4. 高血压或低血压　药物对血管的毒性作用主要表现为继发性高血压或低血压。如肾上腺素类药物通过激活 α_1 受体引起血管收缩,而降压药血管紧张素转化酶抑制药通过抑制血管紧张素转化酶抑制血管收缩,从而引起血压升高或降低。

5. 血管炎　血管炎是血管及血管周围有炎症细胞浸润并伴有血管损伤。代表药物有阿司匹林、青霉素及其衍生物、抗甲状腺药、磺胺等。

常用药物中,具有心血管毒性的药物包括:抗心律失常药物,如奎尼丁、普罗帕酮、胺碘酮等;肾上腺素类药物,如肾上腺素、去甲肾上腺素等;降压药物,如血管紧张素转化酶抑制药(ACEI)、血管紧张素Ⅱ受体拮抗药(ARB)等;抗肿瘤药物如多柔比星;非甾体抗炎免疫药(NSAIDs)如布洛芬、吲哚美辛等;抗精神病药物如氯丙嗪、奥氮平等。这些药物在临床中需要谨慎使用,注意剂量和疗程的选择,及时监测患者的心血管指标,密切观察潜在的心血管毒性反应。

六、药物的肺毒性

肺是呼吸系统的重要器官,负责气体交换和氧气供应。然而,一些药物可能会对肺部造成损害,导致肺功能异常甚至严重疾病。药物可直接损伤肺部细胞和组织,也可影响肺血管和血液循环功能间接损伤,还可通过免疫介导的炎症和纤维化损伤。药物的肺毒性可表现为肺炎、肺纤维化、肺水肿、肺栓塞等。

肺炎是药物肺毒性的一种表现形式。药物导致的肺炎包括间质性肺炎、过敏性肺炎、红斑狼疮样肺炎等,常见于使用免疫抑制药、抗肿瘤药和抗生素的患者。间质性肺炎是环磷酰胺较为严重的不良反应,可能的机制是环磷酰胺在体内被代谢为具有细胞毒性的代谢物,其代谢物可引发免疫系统异常激活,导致肺部组织的炎症反应和肺损伤。

在肺炎的基础上,毒物在肺组织中长期存在或反复接触时,会导致慢性肺部炎症,促进成纤维细胞增生和胶原合成,最终发展为肺纤维化。引起肺纤维化的常见药物有:胺碘酮、博来霉素、甲氨蝶呤、白消安、麦角新碱、青霉素、呋喃妥因等。博来霉素是一种广谱抗生素,通过氧自由基作用于肺上皮细胞,引起肺组织损伤及中性粒细胞、单核细胞和淋巴细胞浸润,促进成纤维细胞增生和胶原蛋白合成,干扰肺组织的正常重构过程。

肺水肿是一种严重的药物肺毒性反应,其特征是肺泡-毛细血管间隙间组织液体积聚。肺水肿会导致患者的肺部通气功能以及换气功能出现严重的障碍,出现胸闷、咳嗽、发绀、呼吸困难等症状,甚至威胁生命。常见药物如降压药(卡托普利、氢氯噻嗪、硝苯地平、维拉帕米等)和解热镇痛药(阿司匹林、对氨基水杨酸、柳氮磺吡啶等)可能导致肺血管扩张和通透性增加,引起肺水肿。

肺栓塞是药物肺毒性的一种罕见但严重的表现形式,其特征是肺动脉或其分支的血栓形成。研究表明,长期使用口服避孕药可引起凝血功能亢进,增加血液凝块的风险,导致肺栓塞。环磷酰胺、甲氨蝶呤可影响抗凝血酶Ⅲ活性,增加肺血栓形成的机会。

七、药物的致癌致畸作用

除了药物的器官毒性之外,药物还能引起特殊毒性作用,包括致癌作用和致畸作用。由于这些特殊毒性早期难以发现,且其表现可能与非药源性疾病相似,难以将其与所用药物联系起来,因此需要特别注意。

1. 致癌作用　是指长期使用某些药物,能引起机体某些器官、组织、细胞的过度繁殖,诱发形成良性或恶性肿瘤。尽管有些致癌物(如雌激素类)可能产生综合作用,但按致癌作用机制可将化学致癌物大致分为遗传毒性致癌物和非遗传毒性致癌物两类。遗传毒性致癌物是指能与 DNA 共价结合,引起遗传物质改变和 DNA 损伤的化学致癌物,例如肿瘤化疗中使用的烷化剂。大多数化学致癌物具有遗传毒性。少部分化学致癌物不影响遗传物质,主要通过遗传物质外的间接作用产生致癌性,属于非遗传毒性致癌物类别。例如二噁英及其他一些无遗传毒性的致癌物可以激活细胞内受体,引起基因表达的改变,从而导致癌症的发生。

常见具有致癌作用的药物包括抗肿瘤药物、雌激素类药物、解热镇痛药、免疫抑制药等。化学物质的致癌作用通常具有较长的潜伏期,并且与药物的剂量、接触时间有关。因此要确定肿瘤与用药的因果关系,需要进行大量、长期的监测。

2. 致畸作用　是指在妊娠期间使用药物导致胎儿发育异常或畸形的现象。这种药物引起的胎儿畸形通常是由药物对胚胎或胎儿的发育过程产生不良影响所致。需要注意的是,药物的致畸作用通常与剂量、使用时间和胎儿发育阶段有关。

胚胎发育的不同阶段对致畸药物的反应性不同,致畸药物致畸作用的物种和个体差异明显。其中器官形成期(妊娠的 3～8 周)是致畸药物作用的敏感期,该时期胎儿的肝脏还未发育完全,胎儿的药物清除机制还未成熟,极易引起胚胎结构缺损等畸形。

第三节 ｜ 药物毒性的治疗原则

随着经济与科学的迅速发展,上市药物不断增多,人类对药品的依赖日益增加,使得药物毒性作用成为威胁人类健康的重要原因。据报道,在不同国家死因排序中,中毒处于第 4 位或第 5 位,而其潜在的寿命损失排名为第 1 位,说明研究药物毒性与其治疗措施十分严峻。当前,我国临床毒理学工作者面临的任务是极其艰巨的,可谓任重而道远。

一、预防药物毒性的产生

预防药物毒性的产生,需要有关部门加强药物行政管理,对药品生产、销售等环节进行监测,在临床治疗中,进行合理用药是关键环节。安全、有效、适当、经济是合理用药的评价标准,而能正确选择合适的药物则是首要环节。

1. 充分了解药物的毒性和危险　对于临床医生,除了加强有关药品毒性知识的学习外,更要在选药时充分了解患者的既往史、家族史及靶器官的功能状态等。根据患者的实际情况进行合理选择,初步估计其对药物毒性的易感性,做出最优的药物选择。药物具有毒性作用或者患者可能对药物毒性易感,应尽量避免使用该类药物。对于特殊人群的用药选择,如老人、儿童、孕妇等,可依据患者的实际情况进行合理、适当的调整。

对于患者,在购买和使用药品的过程中勿轻信药品广告;不要盲目迷信新药。在服药过程中,需要按照规定的用法用量,遵从医嘱进行服药。若机体出现异常情况或症状,应立即停药并就诊。

2. 严格掌握药物适应证　制订合理用药方案,需要严格掌握用药指征。根据患者的机体情况,结合临床诊断,制订合理、个体化的用药方案。选药时,不仅要兼顾药物疗效好,同时要选择对肝、肾、中枢神经系统、心血管系统、免疫系统等靶器官毒性作用小的药物。

3. 用药期间严密监测靶器官功能的指标　临床用药治疗过程中,严密监测反映靶器官功能的指标,确保能第一时间监测到药物毒性的发生。严密监测肾功能、肝功能、血液系统功能和内分泌系统等指标变化;同时用药治疗过程中可考虑定期做影像学检测,若条件允许的情况下,可进一步监测患者的血药浓度,避免药物毒性的出现。

二、治疗原则

药物中毒后应立即采取有效、合理的治疗措施,减轻机体损害程度,避免后遗症,挽救患者生命。尽管中毒方式与途径各异,但药物中毒的治疗原则是相同的。药物中毒患者的最初治疗一般是在医院的急诊室,也可以发生在家庭、工作地点等其他地方。

最佳的治疗方法是对中毒患者进行系统且合理的治疗,一般采取下列步骤稳定和解救中毒患者:

1. **立即停药,清除未吸收的药物**　应早期诊断,一旦明确甚至怀疑有药物中毒的情况,应立即停药,以免病情进一步加重,并采取相应的措施阻止药物继续吸收。药物吸收的途径主要包括呼吸道、皮肤或黏膜、消化道等,采用相对应的方法尽快清除未吸收的药物。如经皮肤或黏膜给药吸收,可采取清洗皮肤和黏膜,消除药物;通过消化道给药患者,可利用催吐、洗胃等的方式清除药物。

2. **促进已吸收药物的排泄**　促进已吸收药物的排泄,常用导泻、洗肠、利尿、血液净化等方式来加速体内药物的排泄。

导泻和洗肠法可清除绝大部分胃肠道的药物,阻止其进一步吸收,是提高抢救成功率的重要治疗措施。导泻通常采用口服 15～30g 硫酸钠或硫酸镁。洗肠一般采用 1% 盐水,1% 肥皂水或清水,情况严重时可将药用炭加于洗肠液中,以吸附中毒药物使其快速排出。

情况危急时,血液净化和人工透析等也可用于已吸收药物的清除,能够使在短时间内导致心、肾等功能受损的患者预后大为改观。血液净化的主要方法有血液透析、腹膜透析、血液灌注、血液滤过和血浆置换等,可用于苯丙胺类、氨基糖苷类抗生素、异烟肼、二甲双胍、甲氨蝶呤、水杨酸盐类、茶碱等药物中毒。

3. **应用特效解毒药或拮抗药**　有些药物中毒有其特效的解毒药或拮抗药,在排毒的同时,及时积极应用特效解毒药或拮抗药也是重要的治疗措施。药物拮抗药主要包括以下 4 种类型:

(1)物理性拮抗:药用炭可物理性拮抗吸附中毒药物,牛乳或蛋白可以沉淀重金属,减少中毒药物的吸收。

(2)化学性拮抗:肝素中毒时可用鱼精蛋白对抗,使肝素的抗凝血作用失效。

(3)药理性拮抗:利用药理作用相反的药物拮抗中毒药物。如有机磷酸酯类中毒时第一时间应用胆碱酯酶复活药,同时及早联用足量阿托品;地西泮中毒,可用其特异性受体拮抗药氟马西尼进行拮抗;纳洛酮可用于急性阿片类药物中毒。

(4)中西药联合应用:中西药联合使用可减轻西药的毒性,充分发挥药物的治疗效果。如雷公藤有抑制骨髓等毒性作用,与糖皮质激素进行联用可减轻毒性作用。含麻黄类平喘药与巴比妥类药物联合应用,可减轻麻黄类药物导致的中枢神经兴奋反应。

4. **对症支持疗法**　药物中毒患者首要的治疗目标是稳定病情。首先,应该对患者生命指征及呼吸、循环系统功能进行评估,积极维持生命体征;其次,根据患者的病情和疾病史,治疗原发病和并发症,采取相应的治疗措施。比如,对于出现急性肝衰竭的患者,在保肝治疗的同时还应积极预防肝昏迷、出血等并发症;当出现严重心律失常、心力衰竭、休克等,要第一时间进行血压、心电及血流动力学监测,根据病情进行个体化治疗;如出现中枢抑制则选择应用中枢兴奋药进行对症治疗。最后,应对患者进行支持治疗,使其卧床休息,给予充分的热量、蛋白质、维生素等,同时对机体的水与电解质平衡紊乱进行纠正。

（王婷玉）

思考题

1. 药物毒性类型有哪些?

2. 药物性肝毒性的类型及机制有哪些?

3. 药物毒性的治疗原则有哪些,请举出实际应用场景。

思考题解题思路

本章目标测试

本章思维导图

第十七章 | 药品不良反应监测与药物警戒

药品具有二重性,除了对人体有益的防治疾病作用外,还可能对人体造成损害。随着世界经济的一体化,药品销售的全球化,药品不良反应监测已成为全球共同关注的热点。国际药品不良反应监测的范围已从一般的化学药品扩展到传统药物、草药、血液制品、生物制品、医疗器械及疫苗。关注的安全性工作已不拘泥于药品不良反应报告制度所要求的范围,而涉及临床可能发生的任何药源性损害,如假劣药品的使用、用药错误、药品缺乏疗效、无科学依据地扩大药品适应证、药物的急慢性中毒、药物滥用和误用等所致的潜在安全性问题,即"药物警戒"。

第一节 | 药品不良反应的基本概念和分类

一、药品不良反应的基本概念

(一) 药品不良反应

世界卫生组织(WHO)国际药物监测合作中心对药品不良反应(adverse drug reaction,ADR)的定义是:正常剂量的药品用于人体作为预防、诊断、治疗疾病或调节生理功能用途时出现的有害的和与用药目的无关的反应。该定义排除有意的或意外的过量用药及用药不当引起的反应。我国《药品不良反应报告和监测管理办法》(中华人民共和国卫生部令第 81 号)对药品不良反应的定义是:合格药品在正常用法用量下出现的与用药目的无关的有害反应。药品不良反应是药品固有特性所引起的,任何药品都有可能引起不良反应。

严重药品不良反应是指因使用药品引起以下损害情形之一的反应:①导致死亡;②危及生命;③致癌、致畸、致出生缺陷;④导致显著的或者永久的人体伤残或者器官功能的损伤;⑤导致住院或者住院时间延长;⑥导致其他重要医学事件,如不进行治疗可能出现上述所列情况的。新的药品不良反应是指药品说明书中未载明的不良反应。说明书中已有描述,但不良反应发生的性质、程度、后果或者频率与说明书描述不一致或者更严重的,按照新的药品不良反应处理。

(二) 药品不良事件

我国《药物临床试验质量管理规范》(国家食品药品监督管理局令第 3 号)对不良事件(adverse event/adverse experience,AE)的定义是:病人或临床试验受试者接受一种药品后出现的不良医学事件,但并不一定与治疗有因果关系。国际协调会议(ICH)《药物临床试验管理规范》中的定义是:在用药患者或临床研究对象中发生的任何不幸医疗事件,它不一定要与治疗有因果关系。因此,不良事件可以是与使用(研究)药物在时间上相关的任何不利的和非意求的征兆(包括异常的实验室发现)、症状或疾病,而不管其是否与药物有关。

药品不良事件(adverse drug event,ADE)和药品不良反应含义不同。一般来说,药品不良反应是指因果关系已确定的反应,而药品不良事件是指因果关系尚未确定的反应。ICH 将药品不良事件定义为在用药患者中所发生的任何不利的医学事件,它并不一定与用药有因果关系。药品不良事件包括药品标准缺陷、药品质量问题、药品不良反应、用药失误和药品滥用等。药品不良事件可揭示不合理用药及医疗系统存在的缺陷,是药物警戒关注的对象。

药品群体不良事件是指同一药品在使用过程中,在相对集中的时间、区域内,对一定数量人群的身体健康或者生命安全造成损害或者威胁,需要予以紧急处置的事件。同一药品指同一药品生产企业生产的同一药品名称、同一剂型、同一规格的药品。

(三) 药品不良反应信号

药品不良反应信号是指从发展的趋势看,有可能发展为药品不良反应的药品不良事件。它与药品不良事件相同之处为因果关系有待确定,不同之处为有可能确定为药品不良反应,但有待个例报告的积累与分析。WHO 将药品不良反应信号定义为未知的或尚未完全证明的药品与不良事件(医疗产品与不良事件)可能有因果关系的报告信息。

二、药品不良反应的分类

(一) 药品不良反应的传统分类

药品不良反应有多种分类方法,常用的是 ABC 法,这种分类是根据药品不良反应与药理作用的关系将药品不良反应分为三类:

1. A 型不良反应　A 型(augmented)不良反应是由于药品的药理作用增强所致,其特点是可以预测,通常与剂量相关,停药或减量后症状减轻或消失,一般发生率高、死亡率低。通常包括副作用、毒性反应、后遗效应、首剂效应、继发反应、戒断综合征等。例如普萘洛尔引起的心脏传导阻滞;抗胆碱能类药物引起的口干。

2. B 型不良反应　B 型(bizarre)不良反应是指与药品本身药理作用无关的异常反应,其特点是与使用剂量无关,一般难以预测,常规毒理学筛选不能发现,发生率低,死亡率高,而且时间关系明确。过敏反应、特异质反应属于此类。例如青霉素引起的过敏性休克,氟烷引致的恶性高热。

A 型不良反应和 B 型不良反应的特点比较见表 17-1。

表 17-1　A 型不良反应和 B 型不良反应特点比较

	A 型不良反应	B 型过敏反应	B 型特异质反应
剂量	高	低/正常	正常
持续时间	短	不定	不定
遗传性	否	可能	肯定
代谢酶功能	正常	正常	缺陷
皮试	−	+	−
家族性	无	无	显著
种族性	无	无	有
动物实验	易	难	难

3. C 型不良反应　C 型(chronic)不良反应是指 A 型和 B 型反应之外的异常反应。一般在长期用药后出现,其潜伏期较长,药品和不良反应之间没有明确的时间关系,难以预测。发病机制部分与致癌、致畸以及长期用药后心血管疾病、纤溶系统变化等有关,有些机制不清,尚在探讨之中。

(二) 根据药品不良反应的性质分类

1. 副作用(side effect)　是指药品按正常用法用量使用时所出现的与药品的药理活性相关,但与用药目的无关的作用。一般都较轻微,多为一过性可逆的功能变化,伴随治疗作用同时出现。副作用是药物固有的药理学作用所产生的,器官选择作用低,即作用广泛的药物副作用可能会多。当治疗利用其中的一种药理作用时,其他作用就成了副作用。随着治疗目的不同,副作用也可以转化为治疗作用。如阿托品具有抑制腺体分泌、解除平滑肌痉挛、加快心率等作用,在麻醉时利用其抑制腺体分泌作用,其松弛平滑肌、加快心率引起的腹胀、尿潴留、心悸等为副作用;在用于解痉作用时,口干与心悸为副作用。

2. 毒性作用（toxic effect） 由于患者的个体差异、病理状态或合用其他药品引起敏感性增加,在治疗时造成某种功能或器质性损害。有意或无意地过量服用药品而产生的毒性作用不属于药品不良反应。毒性作用在性质和程度上都与副作用不同,对患者的危害性也较大。药理作用较强,治疗剂量与中毒量较为接近的药品容易引起毒性反应。此外,肝、肾功能不全者,老人、儿童易发生毒性反应。少数人对药品的作用过于敏感或者自身的肝、肾功能等不正常,在常规治疗剂量范围就能出现别人过量用药时才出现的症状。过度作用（excessive effect）在定义上与毒性作用相符,指使用推荐剂量时出现过强的药理作用。

3. 后遗效应（residual effect） 是指停药后血药浓度已降至最低有效浓度以下时残存的生物效应。遗留时间可长可短、危害轻重不一。例如服用长效镇静催眠药后于次日清晨出现的宿醉现象。

4. 首剂效应（first-dose effect） 是指一些患者在初服某种药物时,由于机体对药物作用尚未适应而引起不可耐受的强烈反应。例如哌唑嗪等按常规剂量开始治疗时,常可致血压骤降。

5. 继发反应（secondary effect） 是由药品的治疗作用所引起的不良后果,又称为治疗矛盾。继发反应并不是药品本身的效应,而是药品主要作用的间接结果。如长期口服广谱抗生素导致许多敏感菌株受抑制,以致一些不敏感的细菌如耐药性葡萄球菌及白念珠菌等大量繁殖,引起葡萄球菌假膜性肠炎或白念珠菌病等继发感染,也称二重感染（superinfection）;又如噻嗪类利尿药引起的低钾血症使患者对强心苷类不耐受;青霉素引起的赫氏反应也属于继发反应。

6. 变态反应（allergic reaction） 也称过敏反应（hypersensitive reaction）,是药物不良反应中的一种特殊类型,与人的特异性过敏体质相关。药物或药物在体内的代谢产物作为抗原与机体特异抗体反应或激发致敏淋巴细胞而造成组织损伤或生理功能紊乱。该反应仅发生于少数患者身上,和药物已知作用的性质无关,和剂量无线性关系,反应性质各不相同,不易预知,一般不发生于首次用药。初次接触时需要诱导期,停止给药反应消失,化学结构相似的药物易发生交叉或不完全交叉的过敏反应,某些疾病可使药物对机体的致敏性增加。临床主要表现为皮疹、血管神经性水肿、过敏性休克、血清病综合征、哮喘等。对易致过敏的药物或过敏体质者,用药前应作过敏试验。

7. 特异质反应（idiosyncratic reaction） 也称特异性反应（idiosyncrasy）,是因先天性遗传异常,少数患者用药后发生的与药物本身药理作用无关的有害反应。这些反应与一般人群的反应不同,大多是由于机体缺乏某种酶,药物在体内代谢受阻所致。例如假性胆碱酯酶缺乏者应用琥珀胆碱后,由于延长了肌肉松弛作用而常出现呼吸暂停反应。

8. 依赖性（dependence） 药物依赖性是由药物与机体相互作用形成的一种精神状态,有时也包括身体状态,表现出一种强迫性使用或定期使用该药的行为和其他反应,目的是要体验它的精神效应,有时也是为了避免停药引起的不适,可以发生或不发生耐受性。用药者可以对一种以上药物产生依赖性。

世界卫生组织将药物依赖性分为精神依赖性和生理依赖性。精神依赖性又称心理依赖性,凡能引起令人愉快意识状态的任何药物即可引起精神依赖性,精神依赖者为得到欣快感而不得不定期或连续使用某些药物。生理依赖性也称身体依赖性,用药者反复地应用某种药物造成一种适应状态,停药后产生戒断症状,使人非常痛苦,甚至危及生命。能引起依赖性的药物常兼有精神依赖性和生理依赖性,阿片类和催眠镇痛药在反复用药过程中先产生精神依赖性,后产生生理依赖性。可卡因、苯丙胺类中枢兴奋药主要引起精神依赖性,但大剂量使用也会产生生理依赖性。少数药物如致幻剂只产生精神依赖性而无生理依赖性。

9. 戒断综合征（withdrawal syndrome） 一些药物在长期应用后,机体对药物产生适应性,若突然停药或减量过快易使机体调节功能失调而发生功能紊乱,导致病情或临床症状的一系列反跳、回升和疾病加重等,也称为撤药反应。例如停用抗高血压药出现血压反跳以及心悸、出汗等症状。

10. 特殊毒性（special toxicity） 包括致癌作用（carcinogenesis）、致畸作用（teratogenesis）和致突变作用（mutagenesis）,为药物引起的三种特殊毒性,均为药物和遗传物质或遗传物质在细胞的表达发生相互作用的结果。由于这些特殊毒性具有延迟发生的特点，在早期不易发现。而且由于其表现可能与非药源性疾病相似，很难将它与引起的药物联系起来，因此应特别引起注意。

（1）致癌作用：指化学物质诱发恶性肿瘤的作用。人类恶性肿瘤80%～85%为化学物质所致。有些药物长期服用后，可导致机体某些器官、组织及细胞的过度增生，形成良性或恶性肿瘤，这就是药物的致癌作用。致癌作用的出现往往有数年或数十年的潜伏期，且与药物剂量和用药时间有关。但因总的发生率较低，要确定与用药的因果关系往往需要进行大量、长期的监测。

（2）致畸作用：指药物影响胚胎发育而形成畸胎的作用。畸胎的发生取决于遗传因素和胚胎组织接触致畸原的数量与时间等多方面因素，以及遗传基因和致畸原等危险因素相互作用的结果。药物是重要的致畸原之一，药源性先天性畸形约占整个先天性畸形的1%。

（3）致突变作用：指药物可能引起细胞的遗传物质（DNA、染色体）异常，从而使遗传结构发生永久性改变（突变），为实验室结论，可能是致畸、致癌作用的原因，一般仅有参考价值。如果突变发生在精子或卵子等生殖细胞，即可导致遗传性缺损。这种缺损可以出现在第一代子代，也可能仅仅成为隐性性状，只有当两个具有由药物引起的突变的个体结婚后，其子代才有明显表现。因此，药物的致突变作用不是几个月或几年可以发现的。间隙期越长，越难找到致病药物，故应特别警惕。如果突变发生在体细胞（即非生殖细胞），则可使这些组织细胞产生变异而发生恶性肿瘤，例如骨骼细胞的突变可导致白血病。药物流行病学研究比实验室研究对发现药物的致突变作用有更重要的作用，它可以发现已经出现的不良反应，而实验室结果只是预测可能会出现的不良反应。

（三）基于机制的药品不良反应分类

鉴于传统分类方法的种种局限性，有些专家提出了对药品不良反应的新的分类方法。该分类法以机制为基础，包括原来无法归类的给药方法和赋形剂的继发反应，并根据不同反应的英文名称第一个字母进行排序，共有A～H和U九类。

1. A类反应（augmented reaction，扩大反应）　A类反应是药物对人体呈剂量相关的反应，它可根据药物或赋形剂的药理学作用模式来预知。这些反应仅在人体接受该制剂时发生，停药或剂量减少时则可部分或完全改善。A类反应是不良反应中最常见的类型，常由各种药动学和药效学因素决定。

2. B类反应（bugs reaction，过度反应或微生物反应）　B类反应即由促进某些微生物生长引起的不良反应。该类反应在药理学上是可预测的，但与A类反应不同的是其直接和主要的药理作用是针对微生物体而不是人体。如含糖药物引起的龋齿，抗生素引起的肠道内耐药细菌群的过度生长，广谱抗生素引起的鹅口疮等。应注意药物致免疫抑制而产生的感染不属于B类反应。

3. C类反应（chemical reaction，化学反应）　许多不良反应取决于药物或赋形剂的化学性质而不是药理学作用，它们以化学刺激为基本形式，致使大多数患者在使用某制剂时会出现相似的反应。其严重程度主要与所用药物的浓度而不是剂量有关。此类典型的不良反应包括外渗物反应、静脉炎、药物或赋形剂刺激而致的注射部位疼痛、酸碱灼烧、接触性皮炎以及局部刺激引起的胃肠黏膜损伤。这些反应不是药理学上可预知的，但了解起因药物的物理化学特性还是可以预测的。

4. D类反应（delivery reaction，给药反应）　许多不良反应是因药物特定的给药方式而引起的。这些反应不依赖于制剂成分的化学或药理性质，而是剂型的物理性质和/或给药方式所致。其共同的特点是，如果改变给药方式，不良反应即可停止发生。如植入药物周围的炎症或纤维化，注射液中微粒引起的血栓形成或血管栓塞，片剂停留在咽喉部，用干粉吸入剂后的咳嗽，注射液经微生物污染引起的感染。

5. E类反应（exit reaction，撤药反应）　通常所说的撤药反应是生理依赖的表现，它们只发生在停止给药或剂量突然减小后，该药再次使用时可使症状得到改善，反应的可能性更多与给药时程而不是与剂量有关。常见的可引起撤药反应的药物有阿片类、苯二氮䓬类、三环类抗抑郁药、β受体拮抗药、可乐定和尼古丁等。

6. F类反应（familial reaction，家族性反应）　某些不良反应仅发生在那些由遗传因子决定的代谢障碍的敏感个体中。一些较常见的家族性障碍有苯丙酮酸尿、葡萄糖-6-磷酸脱氢酶（G-6-PD）缺陷、卟啉症和镰状细胞贫血。此类反应不可与人体对某种药物代谢能力的正常差异而发生的反应相混淆。有上述代谢障碍的人群易发生的不良反应，在无此障碍的其他人群中无论剂量多大也不会发生。例如有 G-6-PD 缺陷的患者使用奎宁时可能会出现溶血,而其他个体即使奎宁用量很大也绝不会发生。

7. **G 类反应**（genotoxicity reaction,**基因毒性反应**）　一些药物能损伤基因,出现致癌、致畸等不良反应。值得注意的是,有些是潜在的致癌物或遗传毒物,有些（并非全部）致畸物在胎儿期即可导致遗传物质受损。

8. **H 类反应**（hypersensitivity reaction,**过敏反应**）　可能是继 A 类反应后最常见的不良反应。其类别很多,均涉及免疫应答的活化。它们不是药理学上可预测的,也不与剂量相关。

9. **U 类反应**（unclassified reaction,**未分类反应**）　此类不良反应机制不明,如药源性味觉障碍、辛伐他汀的肌肉反应和吸入性麻醉药物的恶心呕吐等。

三、药品不良反应发生的原因

药品不良反应是在药物与机体相互作用下出现的,其发生受许多因素影响。

（一）药物方面的因素

1. **药理作用**　药品不良反应的产生主要由药物自身的药理活性所决定。由于许多药物药理作用选择性低,在实现治疗目的的过程中,对一些非目标的系统、脏器和功能也产生影响。例如抗恶性肿瘤药在杀死肿瘤细胞的同时,也杀伤宿主功能活跃的正常细胞。此外,药物本身也具有独有的不良反应,如氨基糖苷类抗生素的耳、肾毒性,磺胺类药物的胃肠道刺激性等。

2. **药物杂质**　由于技术的原因,药物在生产过程中常残留一部分中间产物,这些中间产物虽然量有限,但可引起不良反应。如青霉素引起过敏性休克的"罪魁"就是青霉噻唑酸和青霉烯酸,青霉噻唑酸是在生产的发酵过程中由极少量青霉素降解而成;青霉烯酸则是在酸性环境中由部分青霉素分解而来。此外,由于药物本身化学稳定性差,储存过程中有效成分分解生成的有毒物质也会对机体产生不良反应。如四环素在高温条件下保存可发生降解,形成的棕色黏性物质可引起范科尼综合征,并伴有糖尿、蛋白尿以及光敏感等反应。

3. **药物的制剂工艺**　药物的制剂工艺会影响药物的吸收速率,如苯妥英钠的赋形剂为碳酸钙,碳酸钙与苯妥英钠形成可溶性复盐可减少苯妥英钠的吸收;如将赋形剂改用乳糖,由于乳糖不与苯妥英钠发生相互作用,可使苯妥英钠的吸收率增加 20%～30%。此外,药物生产过程中加入的稳定剂、着色剂以及各种内包装材料等都有可能成为诱发不良反应的因素。

4. **药物的剂量、剂型和给药途径**　A 型不良反应的发生与用药剂量有关,对于一些个体而言,尽管其用药剂量是在合理范围内,但剂量稍大一些也会发生不良反应,甚至中毒反应。同一药物不同剂型,由于生产工艺和给药途径的不同会影响药物的吸收速率,引起不同的不良反应。如氯霉素口服时引起造血系统损害,但外用时引起过敏反应较多。

5. **药物相互作用**　两种或两种以上药物联合应用时,由于药物相互作用可产生不良反应。药物相互作用导致的不良反应亦称药物不良相互作用,是影响药物不良反应发生的一个重要因素。这种不良反应是单独应用一种药物时所没有的,或者不能再用单独应用一种药物来解释,而且其发生率可随合并用药种类增多而增加,严重时可危及生命。

（二）机体方面的因素

1. **种族和民族差别**　一些药品不良反应在不同种族、民族用药者身上的情况存在差别。例如许多药物进入体内后需要经过乙酰化过程而被代谢,乙酰化过程有快型和慢型。结核病患者可根据其对抗结核药物异烟肼乙酰化速度的快慢分为异烟肼慢代谢者（PM）和快代谢者（EM）,异烟肼慢代谢者由于药物蓄积,在体内可与维生素 B_6 反应,导致维生素 B_6 缺乏性周围神经炎;而异烟肼快代谢者则易发生药物性肝炎甚至肝细胞坏死,其原因是乙酰化异烟肼在肝中可水解为异烟酸和乙酰肼,后者对肝脏有毒性作用。

2. **性别**　一般来说,女性对药品不良反应的敏感性较男性更强。例如保泰松和氯霉素引起的粒细胞缺乏症,女性的发生率为男性的3倍。氯霉素引起的再生障碍性贫血,女性发生率约为男性的2倍。但是也有不良反应男性发生率高于女性,如药物性皮炎男女发生率之比约为3:2。此外女性在月经期、妊娠期、哺乳期服用药物,发生药品不良反应的概率较平常要高。尤其在妊娠期、哺乳期还可能影响胎儿或新生儿的健康,例如吗啡可通过胎盘引起胎儿的呼吸中枢损害,可使新生儿出现戒断症状;沙丁胺醇可使胎儿心跳加快等。

3. **年龄**　婴幼儿脏器发育不全,所以较成人而言其对药物作用的敏感性更高。婴幼儿或新生儿药物代谢速度慢,肾脏排泄功能差,药物易通过血脑屏障,更易导致不良反应的发生,而且其临床表现常与成年人不同。儿童往往对中枢抑制药、影响水盐代谢和酸碱平衡的药物更易出现不良反应。老年人由于存在不同程度的脏器功能退化、药物代谢速度慢、血浆蛋白含量降低等情况,故药品不良反应的发生率一般也较高。

4. **个体差异**　不同个体对同一剂量的相同药物有不同反应,这是正常的生物学差异现象。药物代谢的个体差异是不同个体对药物反应不同的重要原因。同样剂量的药物,有的患者达不到治疗效果,而另外一些患者则出现毒性反应。发生在部分人群中的某些特异质反应受遗传控制。药物代谢遗传差异使部分患者对某些药物的代谢能力低下,从而导致药物或其毒性代谢物蓄积。这是某些患者在常用剂量情况下出现非预期毒性的原因。

5. **患者的病理状态**　患者的病理状态能影响药品不良反应的临床表现和发生率。例如脑膜炎或脑血管疾病患者,用药后容易诱发神经系统的不良反应;有中耳炎或有中耳炎病史患者,小剂量的氨基糖苷类抗生素也能引起听觉神经的损害;有潜在消化道溃疡的患者,低剂量的布洛芬也能引起消化道出血。

患者的病理状态也能影响药物的体内过程,使药物吸收、分布、代谢、排泄发生改变,进而影响药物的效应和不良反应的发生。例如便秘的患者口服药物在消化道内停留的时间长,吸收量多,容易引起不良反应;肝功能障碍时,多种药酶活性及肝的首过效应均下降,应用镇静催眠药、镇痛药、利尿药、降糖药等易发生不良反应。肾功能不良可降低一些药物的排泄,延长药物的半衰期,引起或加重药品不良反应。

(三) 其他因素

在生产、生活环境中有许多物理、化学因素不但能间接或直接影响和危害人体生理功能,而且可以影响药物在人体内的吸收、代谢和排泄,进而影响药物疗效和不良反应。饮食可能明显影响药物疗效,加重或诱发药品不良反应发生。如富含脂肪的食物能增加机体对脂溶性药物的吸收,在较短时间里达到较高的血药浓度。长时间低蛋白饮食或营养不良,可使肝微粒体酶活性下降,药物代谢减慢,容易引起不良反应。乙醇是许多药物代谢酶的诱导剂,可加速一些药物在人体内的代谢,诱发不良反应。长期大量饮酒者易发生肝硬化,导致肝药酶活性降低,产生酶抑制作用,使许多药物的不良反应增加。吸烟能使外周血管收缩,导致血压暂时升高,心率加快,从而影响药物的吸收。茶含有大量鞣酸,能与多种药物如硫酸亚铁、葡萄糖酸钙、枸橼酸铋中的金属离子结合而产生不良反应。

综上所述,药品不良反应的影响因素很多。我们要以科学、严谨的态度认识药品不良反应,积极监测和报告药品不良反应,采取必要的预防措施尽量减少药品不良反应的发生,保障患者用药安全。

第二节 | 药品不良反应报告和监测

我国的药品不良反应监测工作始于20世纪80年代,近年来取得了很大成绩,药品不良反应报告和监测体系正在逐步完善。1999年11月,国家药品监督管理局和卫生部正式颁布实施了《药品不良反应监测管理办法(试行)》,2001年2月新修订的《中华人民共和国药品管理法》对药品不良反应报告制度做出明确规定,这些都标志着我国药品不良反应报告和监测工作步入法制化的轨道。近年来,随着药品不良反应监测工作的不断推进,该办法已于 2004 年、2011 年经历两次修订和完善。新修订的《药品不良反应报告和监测管理办法》(卫生部令第 81 号)于 2011 年 7 月 1 日正式实施,将更加有力地推动我国药品不良反应监测工作向纵深发展。

一、药品不良反应报告和监测体系

国家药品不良反应监测机构在国家药品监督管理部门的领导下,负责全国药品不良反应报告和监测的技术工作。

省级药品不良反应监测机构在省药品监督管理部门领导和国家药品不良反应监测机构的业务指导下,负责本行政区域内药品不良反应报告和监测的技术工作。

设区的市级、县级药品不良反应监测机构在同级药品监督管理部门领导和上级药品不良反应监测机构的业务指导下,负责本行政区域内药品不良反应报告和监测资料的收集、核实、评价、反馈和上报;开展本行政区域内严重药品不良反应的调查和评价;协助有关部门开展药品群体不良事件调查;承担药品不良反应报告和监测的宣传、培训等工作。

二、药品不良反应报告程序

(一) 个例药品不良反应

药品生产、经营企业和医疗机构应当主动收集药品不良反应,获知或者发现药品不良反应后应当详细记录、分析和处理,填写《药品不良反应/事件报告表》并报告。药品生产、经营企业和医疗机构发现或者获知新的、严重的药品不良反应应当在 15 日内报告,其中死亡病例须立即报告;其他药品不良反应应当在 30 日内报告。有随访信息的,应当及时报告。个人发现新的或者严重的药品不良反应,可以向经治医师报告,也可以向药品生产、经营企业或者当地的药品不良反应监测机构报告,必要时提供相关的病历资料。

(二) 药品群体不良事件

药品生产、经营企业和医疗机构获知或者发现药品群体不良事件后,应当立即通过电话或者传真等方式报所在地的县级药品监督管理部门、卫生行政部门和药品不良反应监测机构,必要时可以越级报告;同时填写《药品群体不良事件基本信息表》,对每一病例还应当及时填写《药品不良反应/事件报告表》,通过国家药品不良反应监测信息网络报告。

三、药品不良反应报告范围

我国药品不良反应报告范围包括:新药监测期内的国产药品应当报告该药品的所有不良反应;其他国产药品,报告新的和严重的不良反应。进口药品自首次获准进口之日起 5 年内,报告该进口药品的所有不良反应;满 5 年的,报告新的和严重的不良反应。

四、药品不良反应监测方法

科学地开展药品不良反应监测工作,必须首先掌握药品不良反应监测方法。常见的药品不良反应监测方法有:

(一) 自愿报告制度

自愿报告制度(spontaneous reporting system,SRS)是目前被各国广泛采用的上市后监测手段,是以医生报告行医中观察到的可疑药品不良反应为基础。有些国家,除医生外,卫生保健人员、患者也能报告药品不良反应。特点是不分新药老药、不管上市时间长短、无论常见或罕见的药品不良反应都能被监测。其最大优点是费用低廉,覆盖面广,容易被管理部门接受。因此,药品不良反应自愿报告制度是药品安全监测的基石。但也有其缺点,如报告率低,漏报率高,随意性大,新药不良反应报告多、老药报告少,难以确定因果关系,无法计算不良反应的发生率等。

(二) 集中监测系统

医院集中监测是指在一定的时间(数个月或数年)、一定范围内对某一医院或某一地区所发生的药品不良反应及药品利用情况进行详细记录,来探讨药品不良反应的发生规律。这种监测既可以是患者源性或药物源性的集中监测,也可以是专科性集中监测。

医院集中监测的优点是资料详尽,数据准确可靠,能够计算出药品不良反应的相对发生率,并探讨其危险因素;缺点是由于监测局限于一定时间、一定范围,因此得出的数据代表性较差,缺乏连续性,且费用较高,其应用受到一定的限制。

(三) 记录联结

人的一生中,发生于个人的事件都有档案并储存在许多地方,如出生、死亡、婚姻、住院情况、处方等。通过一种独特方式连接起来,可能会发现与药物有关的事件,即记录联结(recorded linkage)。典型的例子是处方事件监测(prescription-event monitoring,PEM)。

处方事件监测最初是在"反应停事件"后,由英国统计学家 David Finney 于 1965 年首先提出,并于 1982 年正式开始在英国实施。其目的是对新上市药品进行主动监测,以弥补自愿报告制度的不足。其方法是收集新上市药品的若干个处方,然后要求处方医生填写问卷,回答有关患者的一系列问题,包括任何新的诊断、任何原因的就医或住院、任何可疑的药物反应或任何需要记入病历的主诉等。

处方事件监测有许多优点,如可迅速从开具处方医生处获得信息;由于该监测方法属非干预性研究,对医生处方习惯、处方药物无任何影响;对所发生的药品不良反应高度敏感;基于人群资料,无外源性选择偏倚;可监测潜伏期较长的不良反应;相对前瞻性队列研究费用较少。同时处方事件监测也有其局限性,如治疗分配无系统性随机,故随机临床研究中资料处理的统计方法不适用于该项研究;该研究的可信性取决于医生问卷的回收率。

(四) 记录应用

记录应用(recorded use)是指在一定范围内通过记录使用研究药物的每个患者的所有有关资料,以提供没有偏性的抽样人群,从而可以了解药物不良反应在不同人群(老年、孕妇、儿童等)发生的情况,计算药物不良反应发生率,寻找药物不良反应的易发因素。

第三节 | 药品不良反应因果关系评定依据及评定方法

一、药品不良反应因果关系评定依据

药品不良反应因果关系评价是药物安全性监测管理中一项十分重要而复杂的步骤。报告药品不良反应,应对不良反应发生的因果关系进行分析研究,以确定其发生是否由所用药品引起,或由疾病变化、药物使用不当等其他因素引起。因果分析主要依据以下 5 方面:

1. **时间相关性** 指用药与不良反应的出现有无合理的时间关系。详细询问患者发生不良反应前后的用药情况,确定不良反应是在用药期间发生,还是在没有使用该药前已经存在,并判断不良反应出现的时间和不同药物反应潜伏期的长短是否合理。

2. **文献合理性** 指与现有资料(药品说明书、文献报道)是否一致,即从已知的观点看因果关系的合理性。

在查核是否有类似报道时,要注意文献的来源,只有来源于专业学术刊物或出版物的资料才有一定的采信度,特别要注意在当今信息社会中,报纸、电视和网络等平面甚至立体媒体会有大量的相关报道,要去伪存真,不可直接用于学术研究和临床工作。单纯依赖说明书或者大型教科书会遗漏许多近年来新发表的资料。如果只参照刊物最新发表的病例报告,因其缺乏时间检验,可能不够确实。另外,对于文献资料较少的新药,可参考同类药物的报道。

以往若是有所用药品不良反应的报道和综述,则有因果关系存在的可能性;如果没有报道过,那么要进行更详细的研究,确定是否属新发生或新发现的不良反应,并寻找发生的可能原因及药理学基础,以便解释和确定其相关性。

3. 撤药结果　不良反应一经发生,通常停药并采取对症治疗措施。如果在停药后症状得到缓解或根除,则可认为二者间存在因果关系的可能性大。注意区分可能的 3 种情况:①未采取措施就改善,此种情况看来不像是所疑药物引起,但是应当考虑是否出现了耐受性。②采取措施后症状得以改善,应当考虑是采取这些措施的结果,还是病理变化的结果。③采取措施后未改善,因为有的不良反应是不可逆的损害。

4. 再次用药结果　不良反应症状消除后,再次用药后再次出现相同症状,停药再次消失,则以前确定的因果关系再次证实,可以认为二者间确实存在因果关系。但应注意:①对于严重的不良反应,实施再暴露用药从伦理上来说是不能被接受的。②再次用药应根据药物的动力学参数,待药物在体内完全消除后再进行,即中断用药时间必须长于该药品不良反应完全消散所需要的时间。③同时中断使用两种药物,再暴露使用其中一个药物时,如果反应结果是阴性,不能据此认为该不良反应是由另一个药物引起的。如果再次用药没有出现以前相同症状,则根据是否能用现有理论解释来确定,如果能,可以确定存在因果关系;如果不能,则怀疑或否定存在因果关系。

5. 影响因素甄别　判明反应是否与合用药物作用、患者病情进展和其他治疗措施相关。宜详细询问病史,寻找是否存在影响或干扰这种因果关系的其他因素,如饮食因素、环境因素、实验室检验等。需要注意是否由同时应用的其他药物所致,是否为几种药物的不良相互作用,是否由患者原患疾病或其他原有疾病或并发症引起,是否有其他治疗方法(放、化疗)的影响以及患者的心理作用等。

上述诸因素逐一确定后,可综合各种联系最后确定因果关系,完成报告。

二、药品不良反应因果关系评定方法

药品不良反应因果关系评价是药品不良反应监测中最关键也是最困难的问题,至今仍无统一的国际性评价标准。大体上可分为微观评价和宏观评价。

(一) 微观评价方法

目前,Karch 和 Lasagna 评定方法被各种评价方法引为基本准则,该法将因果关系的关联程度分为肯定、很可能、可能、可疑、不可能 5 级标准。

1. 肯定　用药时间顺序合理;停药后反应停止;重新用药,反应再现;与已知药品不良反应相符合。

2. 很可能　时间顺序合理;该反应与已知的药品不良反应相符合;停药后反应停止;无法用患者疾病进行合理解释。

3. 可能　时间顺序合理;与已知药品不良反应符合;患者疾病或其他治疗也可造成这样的结果。

4. 可疑　时间顺序合理;与已知药品不良反应仅有一定的相符性;不能合理地用患者疾病进行解释。

5. 不可能　不符合上述各项指标。

目前,我国国家药品不良反应监测中心所采用的因果关系评定方法即在上述方法基础上发展而来,其评价等级分为肯定、很可能、可能、可能无关、待评价和无法评价 6 个等级。

1. 肯定　用药及反应发生时间顺序合理;停药以后反应停止,或迅速减轻或好转;再次使用,反应再现;同时有文献资料佐证;并已排除原患疾病等其他混杂因素影响。

2. 很可能　无重复用药史,余同"肯定";或虽然有合并用药,但基本可排除合并用药导致反应发生的可能性。

3. 可能　用药与反应发生时间关系密切,同时有文献资料佐证;但引发不良反应的药品不止一种,或原患疾病病情进展因素不能除外。

4. **可能无关**　用药与反应发生时间相关性不密切;反应表现与已知该药不良反应不相吻合,原患疾病发展同样可能有类似的临床表现。

5. **待评价**　报表内容填写不齐全,等待补充后再评价,或因果关系难以定论,缺乏文献资料佐证。

6. **无法评价**　报表缺项太多,因果关系难以定论,资料又无法补充。

一般参照表 17-2 来进行综合判断。

表 17-2　因果关系等级评价

等级	时间合理性	是否已知	去激发	再激发	其他解释
肯定	+	+	+	+	−
很可能	+	+	+	?	−
可能	+	±	±?	?	±?
可能无关	−		±?	?	±?
待评价	需要补充材料才能评价				
无法评价	评价的必需资料无法获得				

注:+ 表示肯定;− 表示否定;± 表示难以肯定或否定;? 表示情况不明。

目前也使用计分推算法(Naranjo 法)来评定药品不良反应因果关系,按表 17-3 的问题回答计分。

表 17-3　计分推算法(Naranjo 法)评定因果关系等级

项目	是	否	不知道
1. 该反应以前是否已有报告	+1	0	0
2. 不良反应是否在使用所疑药物后出现	+2	−1	0
3. 当所疑药物停用后,使用特异对抗剂后不良反应是否改善	+1	0	0
4. 再次使用所疑药物,不良反应是否再次出现	+2	−1	0
5. 是否有其他药物之外的原因引起反应	−1	+2	0
6. 给予安慰剂后这种反应是否再次出现	−1	+1	0
7. 血液及其他体液中药物浓度是否为已知的中毒浓度	+1	0	0
8. 增大药物剂量反应是否加重,减少剂量反应是否减轻	+1	0	0
9. 患者曾用过相同或类似的药物是否也有相同或相似的反应	+1	0	0
10. 该不良反应是否有客观检查予以确认	+1	0	0

注:总分≥9 分,肯定有关;总分 5~8 分,很可能有关;总分 1~4 分,可能有关;总分≤0 分,可疑。

(二) 宏观评价方法

宏观评价又称数据集中后评价,即收到一批同类报表后,经系统研究和分析后统一评价,可产生药物警戒信号、采取措施等。一般分为三期:

1. **信号出现期**　从不良反应潜伏到发现疑问。

2. **信号加强期**　数据积累加速,对药品不良反应监测有重要意义。微弱的信号发展成强烈的疑问(或信号)。在该期的末尾,将出现对数据的基本估计,即对该药的药政管理措施(说明书的修正,用药指征的限制等)的出台或是医学刊物有关文章的发表。

3. **信号评价期**　即大量信号产生需对该产品采取相应措施的时期,即不良反应可被确认、解释与定量,也可以说是信号检验期或随访期,一般需通过深入研究,如进行药物流行病学调查,专题研究,做出结论并发布公告等。

不良反应因果关系宏观评价涉及的流行病学专业知识和数据统计分析知识较多,在相关的学科中有更加详细深入的介绍,在此不再细述。

第四节 ｜ 药物流行病学在药品不良反应监测中的应用

一、概述

药物流行病学(pharmacoepidemiology)是临床药理学与流行病学两个学科相互渗透、延伸而发展起来的新的研究领域。从 1984 年首次把药物流行病学作为一门学科提出至今,两个定义比较有代表性:一是"药物流行病学就是应用流行病学的知识、方法和推理研究药物在人群中的效应(疗效和不良反应)及其利用"(Porta 和 Hartzema,1987);二是"药物流行病学是研究人群中与药物有关的事件的分布及其决定因素,以进行有效的药物治疗"(Last,1988)。这两个定义虽然出发点和侧重点有所不同,但目的是一致的,都是通过在大量人群中研究药物的应用及效果,为安全、有效、经济地进行药物治疗提供依据。1995 年,我国专家建议将药物流行病学定义为:药物流行病学是运用流行病学的原理和方法,研究人群中药物的利用及其效应的应用科学。

药物流行病学的研究对象是人群,研究范畴主要有药物利用研究、药物有利作用研究、药物经济学研究、药物相关事件和决定因素的分析及药物安全性研究等。药物流行病学的研究目的是描述、解释、验证和控制一定时间、空间与人群中,某种药物的使用情况和效应分布及其决定因素,并据此制定相应对策,以达到合理用药的目的。

二、药物流行病学的主要研究方法

药物流行病学研究方法基本上借助于流行病学的原理和方法,主要有描述性研究、分析性研究和实验性研究。

(一)描述性研究

描述性研究是药物流行病学研究的起点。它通过描述与药物有关的事件在人群、时间和地区的频率分布特征和变动趋势,通过对比提供药物相关事件发生和变动原因的线索,为进一步的分析性研究奠定基础。

描述性研究包括病例报告、生态学研究和横断面调查等研究方法。病例报告即可疑的药品不良反应的自发报告,是识别药品不良反应的第一个线索,也是监测罕见药品不良事件的唯一手段。但其也具有一定的局限性,如没有设对照组,不能进行因果关系的确定,且易发生偏倚。生态学研究又称相关性研究,在药品不良反应调查中,该方法主要是描述某种疾病和具有某些特征者,如服用某种药物者,在不同人群、时间和地区中所占的比例,并从这两类群体数据分析某种疾病是否与服用某种药物有关,为进一步确定不良反应的原因提供研究线索。横断面调查是在特定时间对某一特定人群中药物相关事件和其他变量之间关系的研究。通过横断面研究,可以了解与药物有关事件的分布特征,为进一步的病因研究提供线索,为制订合理的药物使用策略和进行效果考核提供依据。

(二)分析性研究

分析性研究包括病例对照研究(case-control study)和队列研究(cohort study)。

病例对照研究是将研究对象按疾病的有无分为病例组和对照组,测量并比较两组对某种药物的暴露情况,进而推断该暴露与疾病的联系。病例对照研究所需样本量小、时间短、效率高。如对孕妇曾经使用己烯雌酚预防先兆流产导致子代少女阴道腺癌的病例对照研究,由于设计完善,仅用了 8 例孕妇及 32 例对照即得出正确结论,发现使用己烯雌酚预防先兆流产与子代少女发生阴道腺癌的联系。但是病例对照研究也易产生回忆偏倚和选择偏倚。

队列研究又称定群研究,是将研究对象按是否暴露于某一药物分为暴露组和非暴露组,随访其发病结局,比较两组发病率的差异,从而判断暴露与疾病是否存在因果关联及关联程度大小的研究方法。队列研究可明确暴露与疾病的时间先后关系,对暴露因素进行全面、系统的评价。与病例对照研究相比,队列研究具有资料更可靠、能够直接计算关联程度指标、检验病因假说能力强等优点;但队列研究所需样本量比病例对照研究大得多,失访率高。

(三) 实验性研究

实验性研究是按照随机分配的原则将研究对象分为实验组和对照组。实验组使用一种试验药物,对照组使用另一种已知效应的药物,或安慰剂或空白对照,对比分析两组之间药物疗效或不良反应的差别。由于可比性强,再经过数理统计,其研究结果最可信。实验性研究,尤其是随机对照试验是评价药物疗效和生物制品预防效果的根本方法,但该研究方法不能用于所有药品不良反应和药源性疾病的确证。

除了上述研究方法外,针对短暂药物暴露引起急性不良事件的分析问题,可采用病例交叉研究(case-crossover study);针对疾病严重程度带来的混杂偏倚和服药可能随时间而改变的特点,可采用病例 - 时间 - 对照研究(case-time-control study)等。

第五节 ｜ 药品不良反应与药源性疾病

药源性疾病(drug-induced disease, DID)又称药物诱发性疾病,是医源性疾病(iatrogenic disease)的主要组成部分。药源性疾病是指人们在应用药物预防、治疗和诊断疾病时,因药物本身的固有作用、药物之间的相互作用以及药物的不合理使用,而导致机体组织器官发生功能性或器质性损害,并具有一系列临床症状和体征的疾病。它不仅包括药物在正常用法情况下所产生的不良反应,而且包括由于超量、误服、错用以及不正常使用药物而引起的疾病,一般不包括药物逾量导致的急性中毒。

一、药源性疾病的分类

药源性疾病目前尚无统一的分类标准,一般常按病因学分为与剂量相关的药源性疾病和与剂量不相关的药源性疾病。

1. 与剂量相关的药源性疾病　这类疾病为药理作用增强所致,常和剂量有关,一般容易预测,发生率高,病死率低。例如抗凝血药引起的出血,氨基糖苷类抗生素引致的耳聋。

2. 与剂量不相关的药源性疾病　这类疾病与药物剂量和正常药理作用不相关,难以预测,发生率低,病死率高。例如致敏患者应用青霉素等药物会出现变态反应,临床表现为皮疹、血管神经性水肿、过敏性休克等;G-6-PD 缺乏者服用伯氨喹、磺胺、呋喃妥因等可引起溶血性贫血。

药源性疾病按病理学分为功能性药源性疾病和器质性药源性疾病。

1. 功能性药源性疾病　指药物引起器官或组织功能改变,这种变化多数是暂时性的,停药后能迅速恢复正常,无病理组织变化。如抗胆碱药物和神经节阻滞药可引起无力性肠梗阻,利血平引起心动过缓等。

2. 器质性药源性疾病　与非药源性疾病无明显差别,也无特异性,因此,鉴别诊断不能根据病理学,而主要依靠药源性疾病诊断要点。

药源性疾病也可按受损害器官分类,如消化系统药源性疾病、循环系统药源性疾病、血液系统药源性疾病等。此种分类较常用。

二、诱发药源性疾病的因素

(一) 患者因素

1. 年龄　婴幼儿肝、肾功能较差,药物代谢酶活性不足,肾的滤过及分泌功能较低,影响药物的代谢消除,加上婴幼儿的血浆蛋白结合药物的能力低,其血浆游离药物浓度较高,容易发生药源性疾病。

老年人肝、肾功能减退,导致药物代谢清除率降低,使药物血浆半衰期延长。此外,老年人用药品种多,用药时间长,所以容易发生药源性疾病。

2. **性别**　女性的生理因素与男性不同,在月经期或妊娠期对泻药和刺激性强的药物敏感,有引起月经过多、流产或早产的危险。常规剂量的避孕药和地西泮,在月经期服用则药理效应更强。另外,妇女服用的口服避孕药对其他药物代谢有时有显著影响,如可使抗抑郁药阿米替林的清除率下降、血浆半衰期延长。

3. **遗传**　药源性疾病在个体间的显著差异可能与遗传因素有关。例如日本人和因纽特人多为快乙酰化者,使用异烟肼易产生肝损害;而英国人和犹太人慢乙酰化者居多,使用异烟肼易产生周围神经炎。

4. **基础疾病**　疾病既可以改变药物的药效学,也能影响药物的药动学。慢性肝病、肾病患者由于药物的代谢和清除率降低,血浆半衰期延长,血药浓度增高,容易出现药源性疾病。

5. **过敏反应**　药品的过敏反应与药理作用无关,是人体对某种抗原物质产生的异常免疫反应,导致组织损伤或功能障碍。过敏反应可以是单一系统反应,也可以是多系统损害,表现为过敏反应综合征。其严重程度不一,可以很轻,也可以致死。抗菌药、解热镇痛药、抗癫痫药等都可引起过敏反应。

6. **不良生活方式**　如饮酒、吸烟等不良习惯可能对药源性疾病产生影响。例如饮酒可加速某些药物代谢转化,使其疗效降低,并诱发药源性疾病。口服避孕药或绝经期后激素替代疗法所致心肌梗死,在吸烟妇女中发生的危险性增加。

(二) 药物因素

1. **与药理作用有关的因素**　包括药品的本身作用、副作用、毒性反应、继发反应、后遗效应、致癌作用、致畸作用和致突变作用。

2. **药物相互作用因素**　包括药物配伍变化、药动学相互作用和药效学相互作用。详见第十九章药物相互作用。

3. **药物制剂因素**　包括制剂中的溶剂、稳定剂、赋形剂或染色剂等因素,以及药物分解产物、污染物、异物所致的药源性疾病。

4. **药物的使用**　除上述诸多因素外,药物性损害尚与药物使用不当有关。用药剂量过大,疗程过长,滴注速度过快,用药途径错误,配伍不当,重复用药,忽视用药注意事项和禁忌证等均可诱发药物性损害。例如庆大霉素的神经肌肉阻滞作用与其血药浓度有关,因此《中国药典》规定该药用于肌内注射或静脉滴注,不得静脉注射,如果直接静脉注射则易引起呼吸抑制。又如顺铂具有肾毒性,应用时患者需进行水化利尿,否则可引起急性肾衰竭。

三、药源性疾病的诊断和治疗

(一) 药源性疾病的诊断

1. **追溯用药史**　除应认真询问病情外,也应仔细了解患者的用药史,这是诊断药源性疾病所不可缺少的。

2. **确定用药时间、用药剂量和临床症状发生的关系**　药源性疾病出现的早晚因药而异。青霉素致过敏性休克在用药后几秒出现,药源性肝炎大约在用药后 1 个月出现。因而,可根据发病的时间推断诱发药源性疾病的药物。一些药源性疾病的病情随剂量而变化,剂量加大时症状加重,减少时症状减轻。因而,可根据症状随用药剂量增减而加重或减轻的规律判断致病药物。

3. **询问用药过敏史和家族史**　特异体质的患者,可能对多种药品发生不良反应,甚至家族成员也曾发生过同样反应。了解患者的用药过敏史和家族史对诊断药源性疾病有帮助。

4. **排除药物以外的因素**　只有注意排除原发病、并发症、继发症、患者的营养状况以及环境因素的影响后,才能确诊药源性疾病。

5. 致病药物的确定 应根据用药顺序确定最可疑的致病药物,然后有意识地停用最可疑药物或引起相互作用的药物。根据停药后症状的变化情况,可以确诊药源性疾病。

6. 必要的实验室检查 依据药源性疾病的临床特征检查患者的嗜酸性粒细胞计数、皮试、致敏药的免疫学检查、治疗药物监测(TDM)或激发试验等;根据病情检查患者受损器官系统及其受损程度,如体格检查、器官系统的功能检查、生化、心电图及影像学检查。

7. 流行病学调查 有些药源性疾病只能通过流行病学调查方能确诊。如霍乱患者使用庆大霉素后出现急性肾衰竭,由于霍乱本身容易导致肾衰竭,所以难以确定肾衰竭是否和庆大霉素有关。流行病学调查显示,使用过庆大霉素的患者肾衰竭的发病率是未用患者的 5 倍,从而确定了霍乱患者使用庆大霉素可导致急性肾衰竭。

(二)药源性疾病的治疗

1. 停用致病药物 致病药物是药源性疾病的起因,因此治疗首先要考虑停用致病药物。药源性疾病停药后多能自愈或缓解。但是有些药源性疾病所致的器质性损伤,停药后不一定能立即恢复,甚至是不可逆的,对器质性损伤的治疗可按相应疾病的常规方法处理。

2. 排除致病药物 停药终止了致病药物继续进入体内,排除了病因,但体内残留的致病药物仍在起作用,为了排出这部分药物可以采用输液、利尿、导泻、洗胃、催吐、吸附、血液透析等办法,加速残留药物的排出,清除病因。

3. 拮抗致病药物 有些药物的作用可被另外一些药物抵消。例如鱼精蛋白可使肝素失去抗凝活性,如果致病药物有拮抗药存在,及时使用拮抗药可治疗或缓解症状。

4. 调整治疗方案 根据患者具体情况,必须继续用药时宜权衡利弊,调整治疗方案,如延长给药间隔时间、减少给药剂量等,必要时进行 TDM。

5. 对症治疗 症状严重时应注意对症治疗。例如皮肤过敏可用抗过敏药治疗;发热则用解热镇痛药治疗;过敏性休克则应按过敏性休克抢救治疗等。

第六节 | 药物警戒

一、药物警戒定义与发展

1974 年,法国人首先创造了"药物警戒(pharmacovigilance,PV)"的概念。尽管法国开展药物安全监测比最早建立药物监测体系的欧美国家晚了 10 余年,但法国人却通过这个概念赋予药物安全以新的内涵。药物警戒可以理解为监视、守卫,时刻准备应对可能来自药物的危害。

中国作为国际药物监测合作计划的成员国,正致力于引进这一先进理念和方式,加强国际交流。2019 年新修订的《中华人民共和国药品管理法》规定国家建立药物警戒制度,这是第一次将药物警戒纳入国家法律。国家药品监督管理局组织制定了《药物警戒质量管理规范》,于 2021 年正式施行,规范和指导药品上市许可持有人和药品注册申请人的药物警戒活动,将我国的药物警戒工作水平推上新的台阶。

(一)药物警戒的概念

药物警戒是对药品不良反应及其他与用药有关的有害反应进行监测、识别、评估和控制。药物警戒所涉及的不仅是药品不良反应,还涉及与药品相关的其他问题。包括低于法定标准的药品(substandard medicines)、用药失误(medication error)、缺乏疗效的报告(lack of efficacy reports)、药品用于无充分科学依据并未经核准的适应证、急性与慢性中毒病例报告、药物相关死亡率的评价、药物滥用与误用、药物与化合物、其他药物及食物的相互作用。

根据 WHO 的指南性文件,药物警戒涉及的范围已经扩展到草药、传统药物和辅助用药、血液制品、生物制品、医疗器械以及疫苗等。

（二）药物警戒的主要工作内容

药物警戒从用药者安全出发,发现、评估、预防药品不良反应。要求可疑即报,无论药品的质量、用法、用量正常与否,更重视以综合分析方法探讨因果关系,容易被广大报告者接受。药物警戒的主要工作内容包括:①早期发现未知药品的不良反应及其相互作用;②发现已知药品不良反应的增长趋势;③分析药品不良反应的风险因素和可能的机制;④对风险/效益评价进行定量分析,发布相关信息,促进药品监督管理和指导临床用药。

（三）药物警戒的目的

药物警戒的目的包括:①评估药物的效益、危害、有效及风险,以促进其安全、合理及有效的应用;②防范与用药相关的安全问题,提高患者在用药、治疗及辅助医疗方面的安全性;③教育、告知患者药物相关的安全问题,增进涉及用药的公众健康与安全。

药物警戒的最终目标为合理、安全地使用药品;对已上市药品进行风险/效益评价和交流;对患者进行培训、教育,并及时反馈相关信息。

（四）药物警戒的意义

从宏观上来说,药物警戒对我国药品监管法律法规体制的完善具有重要的意义,这是仅进行药品不良反应监测工作所不能达到的。开展药品不良反应监测工作对安全、经济、有效地使用药品是必需的,但药品不良反应监测工作的更加深入和更有成效离不开药物警戒的引导。药物警戒工作既可以节约资源,又能挽救生命,这对处于社会主义初级阶段的我国来说具有重要的意义。

二、药物警戒与用药安全研究

（一）个例安全性报告

个例安全性报告(individual case safety report,ICSR),是报告者在某个时间点提供的完整信息,以描述关注的事件或事故。该报告可包括涉及一个对象或一组对象病例的信息。个例安全性报告可以来源于卫生保健专业人员或消费者向公司及监管机构的自发报告、文献、互联网、有组织的数据收集如临床试验等。通常各种来源的不良反应报告聚集到一定程度之后才会构成一个安全警告,但对那种具有很强的说服力并且信息又非常完整的个例报告,也可根据实际情况采取相应的措施。不良反应报告是发现潜在安全信息及获得一线证据的重要途径,是进行药品安全监管的基础。

（二）队列事件监测

为了补足个例安全性报告,一些国家构建了队列事件监测体系(cohort-event monitoring,CEM),队列必须从使用选定的被监测药品的患者中选取,不断收集被监测药品的不良事件信息,该体系的主要目的就是发现新的安全信号,更好地促进患者安全使用药品。CEM最大的局限就是选取的患者数量过少,并且缺乏未暴露患者的相关数据。

（三）大数据药品不良反应信号挖掘

我国传统的不良反应信号获取方式是来源于自愿报告制度(SRS),逐渐发展为药品不良事件的主动监测(active surveillance),如解放军总医院率先以医院信息系统(HIS)为依托,设计开发了住院患者药物不良事件的主动监测系统。近年来,为了弥补传统报告形式的不足,随着医疗大数据(big data)时代的到来,越来越多的学者开始转向研究基于医疗大数据的ADR信号挖掘(signal mining)。基于药品不良事件个案数据库,采用比例报告比值比法(PRR)、报告比值比法(ROR)、综合标准法(MHRA)、贝叶斯可信传播神经网络法(BCPAA)及多项伽玛泊松分布缩减法(BCPNN)等信号检测方法研究,可以检测到ADR报告中的风险信号。

三、药物警戒常用数据库

（一）美国FDA不良事件报告系统

美国FDA不良事件报告系统(FDA's Adverse Event Reporting System,FAERS)数据库包含提交

给 FDA 的不良事件报告、用药错误报告、导致不良事件的产品质量投诉等。FAERS 包括药品和治疗性生物制品的报告,由医疗专业人员、消费者、药品制造商上报,用于支持 FDA 药品上市后安全监测。FAERS 是 FDA 的重要工具,用于寻找可能与已上市产品相关的新安全问题。

(二) 世界卫生组织 VigiBase 数据库

WHO 国际药物监测合作计划的各成员国向乌普萨拉监测中心(Uppsala Monitoring Centre,UMC)提交 ICSR,建立全球 ICSR 数据库系统——WHO 药品潜在副作用报告全球数据库(VigiBase),并由 UMC 代表 WHO 维护和研发。VigiBase 是世界上最大的此类数据库。自 1968 年以来,由成员国提交了超过 3 500 万份关于怀疑药物不良反应的报告,包括来自美洲、欧洲、亚洲、非洲和大洋洲等许多国家数据。UMC 定期对 VigiBase 进行筛查,寻找以前未被认识或不完整的疑似不良反应。

(赵志刚)

思考题

1. 基于机制的药品不良反应分类方法与传统分类方法相比,扩充了哪些内容?

2. 常见的药品不良反应监测方法有哪些? 有何优缺点?

3. 什么是药物流行病学? 药物流行病学主要有哪些研究方法?

4. 什么是药物警戒?

思考题解题思路

本章目标测试

本章思维导图

第十八章 | 药物滥用与药物依赖性

药物滥用指背离医疗、预防和保健目的,反复、大量地使用一些具有依赖性特征或依赖性潜能的精神活性药物或精神活性物质,造成滥用者对该药品产生依赖状态,迫使他们无止境地追求用药,最终导致对用药个人精神和身体的损害,进而对社会造成严重的危害。药物滥用与药物依赖性密切相关。药物的依赖性是构成药物滥用的必要药理学特性,它引起强迫性觅药和反复地无节制地用药,这种滥用行为又会加重对药物的依赖性;反之,由于滥用药物又会导致人体对药物产生耐受性和依赖性,这是一个恶性循环的过程,二者之间可因具体条件而互为因果。控制药物滥用的发生和蔓延,消除药物依赖性对民众健康和社会发展的危害,一直是人类社会关注的重大医学和社会问题。

第一节 | 概 述

精神活性物质(psychoactive substances)又称精神活性药物,或成瘾物质、药物,指能够影响人类心境、情绪、行为、改变意识状态,并有致依赖作用的一类化学物质。人们使用这些物质的目的在于获得或保持某些特殊的心理、生理状态。根据精神活性物质的药理特性,可分为以下七类:

1. **中枢神经系统抑制药**(depressants) 能抑制中枢神经系统,如巴比妥类(barbiturates)、苯二氮䓬类(benzodiazepines)、酒精等。

2. **中枢神经系统激动药**(stimulants) 能兴奋中枢神经系统,如咖啡因、苯丙胺、可卡因等。

3. **大麻**(cannabis,marijuana) 大麻是世界上最古老、最有名的致幻剂,适量吸入或食用可使人欣快,增加剂量可使人进入梦幻,陷入深沉而爽快的睡眠之中,主要成分为Δ9-四氢大麻酚(tetrahydrocannabinol,THC)。

4. **致幻剂**(hallucinogen) 能改变意识状态或感知觉,如麦角二乙胺(lysergic acid diethylamide,LSD)、仙人掌毒素(mescaline)等。

5. **阿片类**(opiates) 包括天然、人工合成或半合成的阿片类物质,如海洛因、吗啡、阿片、美沙酮、二氢埃托啡、哌替啶、丁丙诺啡等。

6. **挥发性溶剂**(solvents) 如丙酮、苯环己哌啶(phencyclidine,PCP)等。

7. **烟草**(tobacco)。

精神活性物质具有以下共同的药理学特点:①驱使用药者反复不间断用药的潜能,即强化作用(reinforcement);②连续反复地应用,机体对其反应减弱,呈现耐受性(tolerance);或对其反应增强,呈现药物敏化(drug sensitization)现象;③连续反复地应用,导致机体对其产生适应状态,呈现身体依赖性(physical dependence)、精神依赖性(psychic dependence)及药物渴求(drug craving)现象;④显著影响人们的精神活动;⑤用药的目的是为体验该类物质产生的特殊精神效应。

精神活性物质滥用涉及医学及社会学诸多方面,由于其对人类社会的巨大影响,现已成为全球性公害。鉴于精神活性物质滥用所致社会危害的极端严重性,社会学上又称其为"毒品"。《中华人民共和国刑法》第三百五十七条称毒品是指鸦片、海洛因、甲基苯丙胺(冰毒)、吗啡、大麻、可卡因以及国家规定管制的其他能够使人形成瘾癖的麻醉药品和精神药品。刑法对毒品的管制作了明晰的法律规定。

一、药物滥用

药物滥用（drug abuse）是国际上通用的术语，我国习惯称"吸毒"，是指非医疗目的地使用具有致依赖性潜能的精神活性物质的行为。这种用药的目的，是为体验使用该类物质产生的特殊精神效应，具有无节制反复过量使用的特征，其结果必然导致药物依赖性，出现异常的觅药与用药行为，即毒品滥用行为，由此造成对用药个人精神和身体的损害，进而严重危害社会。药物滥用与医疗上的不合理用药不同，后者是指临床治疗过程中因用药适应证选择不当或无明确适应证、剂量过大或疗程过长、配伍不合理等药物误用（drug misuse）行为，导致所用药物治疗不仅未获预期效果，反而可能出现药物有害反应。因此不合理用药与本章所述药物滥用在用药目的、意义及其产生的后果等诸多方面完全不同，应予以区别。

（一）药物滥用对个人的危害

1. **药物滥用者身心健康遭受摧残**　药物滥用者必然出现所用药物的各类毒性作用。如阿片滥用者常有便秘、恶心、呕吐甚至呼吸困难等不良反应；而苯丙胺的长期滥用，常导致慢性中毒性精神病的发生。一旦药物滥用产生生理依赖性，停药即出现严重戒断综合征，置药物滥用者于极度痛苦与恐怖之中。药物滥用者常出现智力减退、判断能力下降、工作效率降低、责任感丧失等症状，身心健康受到严重摧残。

2. **降低身体免疫力，引发各种感染**　药物滥用者免疫功能减弱，抵抗力下降，极易并发各种病毒或细菌感染性疾病，如急性或慢性肝炎、局部脓肿、败血症及心内膜炎等，尤易并发结核病和艾滋病。吸毒者通过共用污染的注射器，经静脉注射方式滥用药物，成为艾滋病及乙型肝炎等病毒感染性疾病传播的重要途径之一。

3. **滥用药物过量，常致中毒死亡**　药物滥用者急性中毒死亡率甚高。造成急性中毒的原因有三：一是吸毒者从非法途径所得毒品质量差异甚大，实际用量无法掌握，易致过量吸食，造成急性中毒；二是滥用者经过一段时间停药，若再度使用原剂量，因耐受性降低而产生急性中毒；三是药物滥用者常因精神过度抑郁，蓄意过量用药自杀。

药物滥用妇女不仅危害自身健康，在孕期还会累及胎儿。如孕妇吸食阿片类毒品致胎儿产生依赖性，一旦胎儿娩出，可因严重戒断症状致死。

（二）药物滥用对社会的危害

药物滥用不仅危害药物依赖性患者个人，而且危害家庭，扰乱治安，严重危及社会的稳定与发展。

1. **药物滥用破坏家庭正常生活**　药物滥用者丧失对家庭的责任感，对家人和子女漠不关心。为购买毒品大肆挥霍钱财，严重破坏家庭的正常生活，导致家庭暴力时有发生，甚至酿成家破人亡、妻离子散的人间悲剧。

2. **药物滥用危害社会安全与稳定**　药物滥用往往带来严重的社会问题。滥用者为获取毒品常常不择手段，进行诈骗、抢劫、卖淫等犯罪活动。不法分子为制造、贩卖和走私毒品，往往结成犯罪团伙进行种种非法活动，严重危害社会安全与稳定。可见，药物滥用与犯罪行为是紧密相连的社会丑行。

3. **药物滥用阻碍国家经济及社会发展**　药物滥用一旦成为群体现象，将直接消耗巨额毒资，破坏社会生产力，严重干扰国家经济的可持续性发展。同时社会为打击制造、贩卖毒品的犯罪行为，开展禁毒戒毒工作，必然耗费大量人力、物力和财力。吸毒造成社会风尚败坏、伦理道德沦丧，势必阻碍人类社会的进步与发展。

二、药物依赖性

药物依赖性（drug dependence）是精神活性药物的一种特殊毒性，指在这类药物滥用的条件下，药物与机体相互作用所形成的一种特殊精神状态和身体状态。药物依赖主要表现为欲求定期地或持续地强迫性用药,以期体验用药后的精神效应,或避免停用药物后所引起的严重身体不适和痛苦。这种状态有时伴有对该种滥用药物的耐受性。

药物成瘾(drug addiction)或瘾癖与上述药物依赖性的概念相同。世界卫生组织(WHO)于20世纪60年代建议使用"药物依赖性"这一术语,用于取代此前的"药物成瘾性"概念,使其内涵更加确切。在实际生活中,成瘾性或瘾癖作为通俗用语,为人们熟知和使用。无论何种药物成瘾均具有以下特征:对所滥用药物的心理渴求及周期性强迫定时用药行为;一旦染上毒瘾即很难摆脱成瘾药物,以致多次戒毒,多次再染毒品,这种现象称为复吸(relapse)。其后果不仅对滥用者身心健康造成损害,还导致严重的公共卫生和社会问题。

由此可知,药物依赖性的临床表现十分复杂,可依其呈现的特殊精神状态或身体状态,分为精神依赖性和生理依赖性两类。

(一) 精神依赖性

精神依赖性(psychic dependence)又称心理依赖性(psychological dependence)。已证实中脑-边缘多巴胺通路是产生药物奖赏效应的主要调控部位,称为"奖赏系统"(reward system)。精神依赖性是由于滥用致依赖性药物对脑内奖赏系统产生反复的非生理性刺激所致的一种特殊精神状态。

精神依赖性是一种以反复发作为特征的慢性脑病。滥用药物使滥用者产生特殊精神感受如愉悦、幻觉和满足感。为体验或追求这种虚幻的欣快情绪和精神感受,避免停用药物后所致严重的精神不适,滥用者通常表现出强烈的心理渴求和周期性、强迫性觅药和用药行为。与生理依赖性不同,精神依赖性一旦产生即很难去除。

(二) 身体依赖性

身体依赖性(physical dependence)又称生理依赖性(physiological dependence),是指药物滥用造成机体对所滥用药物的适应状态。在这种特殊身体状态下,一旦突然停止使用或减少用药剂量,导致机体已经形成的适应状态发生改变,用药者会相继出现一系列以中枢神经系统反应为主的严重症状和体征,呈现极为痛苦的感受及明显的生理功能紊乱,甚至可能危及生命,此即药物戒断综合征(withdrawal syndrome)。药物戒断综合征的临床表现随用药者滥用药品的类别不同而有差异,但在出现戒断综合征的同时,都伴有渴求再次用药的心理体验和觅药行为。

生理依赖性是一种药理学反应。可以产生生理依赖性的药物有阿片类(如阿片、吗啡、海洛因等)、镇静催眠药(巴比妥类、苯二氮䓬类)和酒精等。任何情况下,反复使用上述药物都会产生生理依赖性。采用药物替代治疗等方法,可以基本消除各种生理依赖性症状。

有些药物的滥用仅引起精神依赖性,停药后并不出现药物戒断症状。而有些药物的滥用既可产生精神依赖性,又可引发生理依赖性。而且一旦产生生理依赖性之后,将会进一步加重精神依赖性,一般精神依赖性先于生理依赖性发生。药物所致精神依赖性和生理依赖性是导致药物滥用的生物学基础。药物依赖性的发生,导致药物滥用者的意志衰退和人格缺陷,被视为精神活性药物所具有的特殊精神神经毒性。

(三) 交叉依赖性

人体对一种药物产生生理依赖性时,停用该药所引发的戒断综合征可能为另一性质相似的药物所抑制,并维持原已形成的依赖性状态,这种状态称作上述两药间的交叉依赖性(cross-dependence)。美沙酮替代治疗海洛因依赖患者的依据就是交叉依赖性。药物的交叉依赖性,可能表现为两药间所有药理作用均可相互替代,亦可能仅表现于两药的部分药理作用间的交叉依赖。

三、药物耐受性

药物耐受性(drug tolerance)指人体在重复用药条件下形成的一种对药物的反应性逐渐减弱的状态。在此状态下,该药原用剂量的效应明显减弱,必须增加剂量方可获得原用剂量的相同效应。药物滥用形成的药物依赖性常同时伴有对该药物的耐受性。

　　人体产生药物耐受性,对药物不同作用的耐受程度并非完全相同。人体对致依赖性药物的某些作用可能迅速产生耐受性,而对另外一些作用的耐受性产生迟缓。如人体对吗啡的镇静、镇痛、呼吸抑制、欣快和催吐作用可能迅速产生耐受性,而对其缩瞳和致便秘作用则无明显耐受性。

　　人体的药物耐受性具有可逆性,即在停止使用该药后,人体对该药的耐受性可逐渐消失,对药物的反应性可恢复到用药初期的程度。故药物滥用者经相对长时间停用药物后,若再度滥用并施用停药前相同的剂量,可由此产生滥用药物的急性中毒。

　　人体的药物耐受性亦可能呈现交叉耐受性的特征,即人体对某药产生耐受性后,亦可能表现出对其他化学结构类似或作用机制类似的同类药物的敏感性降低,如乙醇和巴比妥类能产生交叉耐受性。

第二节 │ 致依赖性药物的分类和特征

一、致依赖性药物的分类

　　具有依赖性作用的药物,有的原属于医用药物,有的属于社会消遣物质,有的则是实验室合成的活性化合物。为加强对致依赖性药物的国际管制,20 世纪 60 年代初,联合国制定并通过《1961 年麻醉品单一公约》(The Single Convention Narcotic Drugs, 1961),规定致依赖性作用很强的阿片类、可卡因类和大麻类药品按麻醉品公约管制。此公约所指麻醉药品与药理学上具有全身麻醉作用的乙醚、氟烷、硫喷妥钠和具有局部麻醉作用的普鲁卡因、利多卡因不同,特指上述在人群中易造成滥用的药品,即毒品。1971 年,联合国进一步制定并颁布《1971 年精神药物公约》(1971 Convention on Psychotropic Substances),规定苯丙胺类中枢兴奋药、镇静催眠药及致幻药纳入精神药品管制范畴。上述两个国际公约明确将致依赖性药物分为麻醉药品和精神药品两大类,这对加强致依赖性药物的国际管制起着积极作用。WHO 根据上述两个国际公约的规定,将尚未列入国际管制的精神活性物质如烟草、酒精及挥发性溶剂纳入依赖性药物范畴。

　　据此,致依赖性药物分类如下:

(一) 麻醉药品

麻醉药品(narcotic drugs)指连续使用后易产生生理依赖性,能成瘾癖的药品,可分以下三类:

1. 阿片类　包括天然类如鸦片、吗啡(morphine,阿片中的生物碱)、海洛因(heroin,吗啡的衍生物)以及人工合成类如哌替啶(pethidine)、美沙酮(methadone)和芬太尼(fentanyl)等。

2. 可卡因类　包括古柯(coca)树叶中的生物碱可卡因(cocaine)及其粗制品古柯叶和古柯糊。

3. 大麻类　包括印度大麻、其粗制品大麻浸膏和主要成分四氢大麻酚。

(二) 精神药品

精神药品(psychotropic substances)指作用于中枢神经系统,能使之兴奋或抑制,反复使用能产生精神依赖性的药品,按药理作用性质可分成以下三类:

1. 镇静催眠药和抗焦虑药　如巴比妥类和苯二氮䓬类。

2. 中枢兴奋药　如苯丙胺(amphetamine)、右苯丙胺(dextroamphetamine)、甲基苯丙胺(methamphetamine)即冰毒和亚甲二氧基甲基苯丙胺(methylendioxymethamphetamine),俗称摇头丸(DMA)或迷魂药(ecstasy)。

3. 致幻剂　如麦角二乙胺(LSD)、苯环己哌啶(PCP)和氯胺酮(ketamine,"K"粉)等。

(三) 其他

包括烟草、酒精及挥发性有机溶剂等精神活性物质。

二、致依赖性药物的依赖性特征

　　不同类别的致依赖性药物所产生的药物依赖性各具不同特征。对目前滥用最广的致依赖性药物

的依赖性特征,归纳如下:

(一) 阿片类

阿片类药物具有镇痛、止咳、止泻、麻醉等药理作用,同时也具有较强的成瘾性和耐受性,滥用后易产生依赖。初次应用阿片类药物,可能出现轻度恶心、呕吐等不适感,但重复应用时,其欣快作用使人情绪松弛、忘乎所以。因此渴求再次用药,逐至滥用,继而产生药物依赖性。

海洛因具高度致依赖性特征,其制剂可通过鼻吸或注射使用,是当前全球范围内社会人群中滥用最为严重的毒品之一。海洛因滥用可产生呼吸抑制、精神障碍、恶心呕吐及使孕妇造成自发性流产等。过量海洛因引起肌肉痉挛、针尖样瞳孔(深度昏迷时也可能由于缺氧而瞳孔扩大)、呼吸抑制、嘴唇和指甲发绀、舌头褪色、肺水肿、心率减慢等毒性反应。海洛因滥用静脉注射还可造成病毒感染性疾病如乙型肝炎、艾滋病的传播等严重后果。

滥用阿片类药物的种类、剂量、时间、途径、停药速度不同,故戒断症状的严重程度也不同。短效药物如吗啡、海洛因一般在停药后 8~12h 开始出现戒断症状,48~72h 达到高峰,持续 7~10 天。长效药物如美沙酮一般在停药后 1~3 天出现戒断症状,可持续 2 周左右。

典型的戒断症状分为两大类:

1. 客观体征 如血压升高、脉搏加快、体温升高、立毛肌收缩、瞳孔扩大、流涕、震颤、腹泻、呕吐、失眠等。

2. 主观症状 如肌肉骨骼疼痛、腹痛、食欲差、无力、疲乏、不安、喷嚏、发冷、发热、渴求药物等。

此类症状可持续至停药后半年以上,常是导致戒毒后复吸毒品的重要原因。

(二) 中枢神经抑制药类

中枢神经抑制药包括巴比妥类、苯二氮䓬类及水合氯醛等。巴比妥类和苯二氮䓬类药物是临床常用镇静催眠药,其中苯二氮䓬类药物的应用尤为广泛,易有滥用倾向。这类药物的滥用多从医疗用药开始,在对其潜在依赖性失去警觉的情况下,长期应用并逐步增量和增加用药次数,即可进入依赖状态。如苯二氮䓬类药物经连续应用 4 个月以上,即可呈现出显著的药物依赖性。苯二氮䓬类药物依赖性表现为滥用者用药后感到欣快并有对用药的渴求。于停药后 36h 左右出现戒断综合征,表现为焦虑、烦躁、头痛、心悸、失眠或噩梦、低血压、肌肉震颤,甚至惊厥,严重者可能导致死亡。巴比妥类的戒断综合征与此类似,一般于停药后 12~24h 出现,且症状更为严重。

镇静催眠药依赖性者对本类药物的耐受性高,且同类药间交叉耐药性显著。该类药物的严重依赖性者,实质上已呈现出药物慢性中毒状态,即患者思维和记忆力衰退、情绪不稳、语言含糊、躯体活动出现共济失调等。

(三) 大麻类

被广为滥用的大麻品种是印度大麻(cannabis indica),其粗制品为大麻浸膏。印度大麻的活性成分为大麻酚(cannabinol),其主要成分是四氢大麻酚。印度大麻叶、花瓣或将其加入烟叶制成的烟卷也是在人群中造成滥用的重要毒品。

大麻制品主要以吸入烟雾方式抽吸。一般剂量(相当于四氢大麻酚 20mg)即可显著影响人的精神活动,产生欣快感,短程记忆受损,视、听、触或味觉增敏,出现自感时间流逝迟缓的异常时间感,且无端发笑,情绪反常。加大剂量可引发幻觉与妄想、思维紊乱、焦虑不安,并可促使精神分裂症复发。滥用者长期大量应用,进而表现情绪淡漠、表情呆滞、记忆障碍、精神不能集中、思维联想障碍,甚至形成偏执意念。同时伴有心率加快、血压增高等心血管功能的改变。抽吸大麻还会影响呼吸系统功能。

大麻滥用者对大麻制剂产生耐受性,出现较快,消失亦快。其戒断症状轻微且持续时间短,一般于停药后 10h 出现。可表现为情绪烦躁、食欲缺乏、失眠多梦,甚至畏寒震颤,经 4~5 天可逐渐消除。

(四) 苯丙胺类兴奋药

苯丙胺类兴奋药(amphetamine-type stimulants)曾用于消除疲劳和作为食欲抑制药用于治疗肥胖症。人吸食苯丙胺类药物后情绪高昂、精力充沛、食欲减退,并有明显欣快感。苯丙胺类药物滥用的主要方式为口服、鼻吸和注射。

苯丙胺类药物的滥用可引起中毒性精神病,表现出幻觉、妄想、焦虑、行为呆板等症状,类似精神分裂症。滥用者精神依赖性严重,且有一定的生理依赖性,停药后可表现全身乏力、精神萎靡、抑郁、过量饮食以及持久性睡眠等症状。

甲基苯丙胺(冰毒)和亚甲二氧基甲基苯丙胺(摇头丸)滥用最广,常口服摄入,具有很强的中枢神经兴奋作用,欣快效应甚强,是目前国际上广泛滥用的新型毒品。服用后会表现出极度的精神亢奋、情感冲动、易激惹、性欲亢进、偏执、妄想、自我约束力下降以及出现幻觉和暴力倾向。长期使用,可引起睡眠障碍、抑郁、焦虑、易冲动、记忆力受损,该现象至少会延续至戒药后 6 个月甚至更长时间。为目前国际上广泛滥用的新型毒品。

(五) 可卡因

可卡因(cocaine)系古柯树叶中的活性成分,曾作为局部麻醉药用于临床。本品对中枢神经系统有明显兴奋作用,具有较强的滥用潜力。

可卡因滥用者在吸食可卡因后产生明显欣快感,并觉体力超人,进而出现幻觉、妄想等精神障碍,甚至失去自我控制能力。本品的精神依赖性潜力强,滥用者渴求用药。长期大量滥用者亦有生理依赖性,停药后出现轻度戒断综合征,如疲乏、嗜睡、精神抑郁、心动过缓及过度摄食等症状。吸毒者通常采用经鼻吸入可卡因粉末的方式吸食,亦有经静脉注射用药,以期获取更大效应。频繁经鼻吸入易致鼻腔黏膜炎症,甚至鼻中隔坏死。

(六) 致幻剂

致幻剂是使人对现实真实性产生各种奇异虚幻感知的精神活性物质。其中被广为滥用的氯胺酮(ketamine,KAN)系 N-甲基-D-天冬氨酸(NMDA)受体拮抗药,具有分离麻醉的作用。临床常用于小儿外科手术的基础麻醉,如小儿灼伤或口腔麻醉。氯胺酮的滥用吸食方式为鼻吸、抽食或溶于饮料内饮用,亦可肌内注射或静脉注射。常在青年人聚会时滥用。滥用后会出现幻觉、梦境、眩晕、运动功能障碍、恶心、呕吐、与环境分离感、濒死感等中毒反应,具有一定的精神依赖性潜力。有滥用者将氯胺酮与海洛因、大麻等毒品一起使用,导致毒品间相互作用并由此产生较各自单独使用更为严重的中毒反应,甚至致死。

麦角二乙胺曾作为镇痛药用于临终患者或心理疗法的辅助用药等,但其效应尚不确定。滥用后会产生特殊的心理效应,包括幻觉(呈异常视觉效应)、焦虑、偏执、抑郁,甚至促发精神异常,导致突发事故与自杀的危险。

第三节 │ 药物滥用的管制与防治

近年来随着全球性药物滥用的蔓延及毒品流行趋势的变化,我国药物滥用种类及特征亦发生较大变化。滥用药物种类日趋增多,多药滥用现象严重。传统毒品除海洛因外,还有阿片类和非阿片类、苯二氮䓬类药物等。新型毒品如甲基苯丙胺、亚甲二氧基甲基苯丙胺和氯胺酮等滥用呈上升趋势,涉毒场所和区域有扩大倾向,凡此种种药物滥用问题,对我国精神活性药物的管制和管理提出了新的要求。

鉴于麻醉药品和精神药品的滥用已成为危及人类社会的一大公害,采取有效措施积极应对药物滥用问题,成为一项关乎民众健康、社会稳定和人类进步的大事。我国政府历来重视对麻醉药品和精神药品的管制及对药物滥用的防治工作,并积极参加药物滥用管制的国际协调行动,为遏制全球药物滥用的蔓延作出了重要贡献。

一、国际药物滥用管制战略

国际社会在联合国主持下分别制定《1961 年麻醉品单一公约》《1971 年精神药物公约》以及

1972 年签署的《经〈修正 1961 年麻醉品单一公约议定书〉修正的 1961 年麻醉品单一公约》。这些国际麻醉品和精神药物管制公约在指导国际药物滥用管制方面发挥了重要作用。联合国大会于 1981 年通过关于《国际药物滥用管制战略》的决议,提出以下战略措施:①改进药品管制系统;②在合理用药的目标下,使麻醉药品与精神药品的供需达到平衡;③断绝非法来源的药物供应;④减少药物的非法贩运;⑤减少对非法药品的需求,防止不恰当地或非法使用合法药品;⑥使药物滥用者得到治疗和康复,并重返社会。决议鼓励各国政府制定相应战略,贯彻国际战略措施,以期有效控制药物滥用,达到维护民众健康、提高民众生活质量的目的。此后,以上述决议为基础做了归纳和补充,将"减少毒品非法供应;降低毒品非法需求;减少滥用毒品的危害"确定为三大国际禁毒战略,对全球范围内药物滥用的管制起着重要的指导和协调作用。1988 年联合国又通过了《禁止非法贩运麻醉药品和精神药物公约》,这次公约是对上述两个公约的补充和发展。

二、我国药物滥用管制办法

我国麻醉药品、精神药品管理沿革于 1983 年卫生部加强对精神药品的进出口管理。1984 年,第六届全国人民代表大会常务委员会第七次会议通过《中华人民共和国药品管理法》;1985 年,卫生部制定了《精神药品管理条例》;1987 年,国务院颁布《麻醉药品管理办法》;1988 年,国务院颁布《精神药品管理办法》。1985 年,我国加入《1971 年精神药物公约》;1988 年,我国加入《1961 年麻醉品单一公约》。2005 年 8 月,国务院颁布了《麻醉药品和精神药品管理条例》。国家食品药品监督管理局《关于切实加强部分含特殊药品复方制剂销售管理的通知》(国食药监安〔2009〕503 号),国家食品药品监督管理局、公安部、卫生部《关于加强含麻黄碱类复方制剂管理有关事宜的通知》(国食药监办〔2012〕260 号),《国家食品药品监督管理总局办公厅关于进一步加强含可待因复方口服溶液、复方甘草片和复方地芬诺酯片购销管理的通知》(食药监办药化监〔2013〕33 号),《食品药品监管总局办公厅关于进一步加强含麻醉药品和曲马多口服复方制剂购销管理的通知》(食药监办药化监〔2014〕111 号),国家药监局综合司、公安部办公厅、国家邮政局办公室发布的《关于进一步加强复方地芬诺酯片等药品管理的通知》(药监综药管〔2023〕13 号),国家药监局、国家卫生健康委《关于加强曲马多复方制剂等药品管理的通知》(国药监药管〔2023〕22 号)等法规的建立和实施,标志着我国对麻醉药品和精神药品的管理以及对加强药物滥用的管制走向法制化,据此有效保证了麻醉药品和精神药品的合法医疗需求,防止这些药物流入非法渠道。

20 世纪 90 年代初,我国成立国家禁毒委员会,负责组织、协调、指导禁毒事务。2008 年 6 月《中华人民共和国禁毒法》颁布实施,进一步加强对制毒、贩毒、吸毒的控制,使毒品蔓延得以遏制。我国政府十分重视防控药物滥用的社会性宣传教育,提高公众对毒品危害的认识,自觉抵制毒品,是有效制止药物滥用的基础。中国有计划地在药物滥用严重的地区设置戒毒医疗机构,对吸毒者进行戒毒治疗,帮助吸毒者摆脱毒品困扰,逐步康复,成为对社会有用的人。同时国家重视开展药物滥用流行病学调查监测工作,通过药物滥用调查监测,可在了解药物滥用流行特征、流行趋势、流行情况的动态变化、滥用药物种类、滥用药物非法流失及其他突发事件的发现和预警等方面发挥重要作用。该项工作的开展既是实现麻醉药品和精神药品科学化管理的需要,同时也是实施国际禁毒战略的一项重要举措。

三、药物依赖性的治疗

对药物依赖性患者进行治疗,应首先根据患者滥用药物的种类及所呈现的特殊临床问题,实施个体化治疗方案,使患者从精神活性物质的毒性作用中逐步解脱,并尽量减少戒断症状,此过程称为脱毒(detoxification)。药物脱毒治疗帮助患者停止使用毒品,并脱离原来的生活环境,进而采用依赖性较低、作用时间较长的同类型药物进行替代递减治疗。如海洛因依赖者使用美沙酮进行替代,巴比妥类依赖者使用苯巴比妥进行替代,据此逐步缓解或消除患者的药物戒断症状。在此基础上进行有效的康复治疗,培养其适应社会生活的能力。

阿片类药物依赖是当前药物滥用中最为突出的问题,本节重点讨论其有关戒毒药物的应用。

阿片类药物依赖是一种慢性、高复发性疾病,其治疗是一个长期过程。目前对阿片类药物依赖的治疗推荐采用医学、心理、社会等综合措施,包括停止滥用药物、针对戒断症状给予脱毒治疗、针对心理依赖及其他躯体、心理、社会功能损害进行康复和防复吸治疗,最终实现吸毒人员的康复和回归社会。

治疗时应根据滥用药物的种类、剂量、时间、途径、既往戒毒治疗情况等首先确定药物依赖的严重程度,结合吸毒人员的个体情况选择戒毒药物和治疗方法。症状轻者可不使用戒毒药物,仅需对症处理即可。阿片类药物依赖多伴有多药滥用现象,其危害严重,在治疗过程中应多加注意。

(一)脱毒治疗

是指通过治疗减轻由于突然停药导致的躯体戒断症状。由于吸毒人员的特殊性,阿片类药物依赖的脱毒治疗应在管理严格的封闭环境中进行。脱毒治疗可分为替代治疗与非替代治疗,两者可以结合使用。对于戒断症状较轻、合作较好的吸毒人员可单独使用非替代治疗。

1. 替代治疗 是利用与阿片类药物有相似药理作用的其他药物替代原使用药物,在一定时间内逐渐减少并停止使用替代药物,以减轻戒断症状的严重程度。

（1）美沙酮替代治疗

【体内过程】 美沙酮(methadone)口服吸收良好,服药后30min起效,4h血药浓度达高峰,作用持续24~36h,$t_{1/2}$为15~18h,血浆蛋白结合率85%~90%;主要在肝脏代谢,由肾脏及胆汁排泄,反复给药有组织蓄积作用。

【药理作用与机制】 美沙酮系合成麻醉性镇痛药,为μ阿片受体激动药,药效与吗啡类似,具有镇痛作用,并可产生呼吸抑制、缩瞳、镇静等作用。本品与吗啡比较,具有作用时间较长、不易产生耐受性、药物依赖性低的特点。

【临床应用与评价】 曾用于麻醉及镇痛,现应用于吗啡、海洛因等阿片类毒品成瘾患者的替代治疗,不是传统意义上的"戒毒",也不是"以小毒代大毒",而是一种替代治疗方法,如同高血压和糖尿病一样,需要长期或终身维持用药。由于美沙酮本身也能产生依赖性,因此应在严格管理的戒毒医疗机构中进行。

美沙酮替代治疗的原则是:逐日递减、先快后慢、只减不加、停药坚决。美沙酮首次用量依不同患者而异,以确定戒断症状被有效控制的程度。若所用剂量效果欠佳,可适当增加剂量。一般轻、中度海洛因依赖者的美沙酮替代量为10~20mg/d,而重度依赖者为30~40mg/d。此后逐次递减美沙酮剂量,以不出现明显戒断症状为宜,一般应先快后慢,在3周至1个月内减完替代药品,继而实施康复治疗。总之,美沙酮维持治疗的剂量及维持期的调整应根据患者具体情况做到给药个体化,既要防止阿片戒断症状的出现,又要降低渴求心理,同时也要使药物不良反应减至最低。

【不良反应与防治】 主要有头痛、眩晕、恶心、出汗、嗜睡、欣快(过量时)、便秘、直立性低血压;具有成瘾性,长期使用应注意组织蓄积产生的过量中毒以及导致的药物依赖(主要为身体依赖)。美沙酮导致的药物依赖属中至重度,表现为突然停药后出现阿片戒断症状;长期使用美沙酮的妊娠妇女,娩出的新生儿可出现戒断综合征,表现为震颤、肌肉强直、烦躁不安(啼哭)、呵欠、喷嚏、呕吐、腹泻等,可采取镇静和对症治疗。美沙酮过量可导致呼吸抑制,主要表现为昏迷、呼吸变浅变慢、瞳孔缩小呈针尖状(严重呼吸抑制可因脑缺氧而散大),血压下降,甚至休克,严重者可因呼吸抑制而死亡。呼吸功能不全者、婴幼儿、临产妇(分娩)禁用;妊娠妇女、老年人、肝肾功能不全者慎用。

【药物相互作用】 本品与西咪替丁合用可增强其镇痛作用,与利福平、苯妥英钠合用可加快其代谢而诱发戒断反应;服药期间慎用镇静催眠药,禁忌饮酒。异烟肼、吩噻嗪类、尿液碱化剂可减少本品排泄,合用时需酌情减量。与抗高血压药合用可致血压下降过快,严重的可发生晕厥。

（2）盐酸丁丙诺啡舌下含片替代治疗

【体内过程】 盐酸丁丙诺啡(buprenorphine)舌下含片主要经颊部黏膜吸收。血浆蛋白结合率为

96%,消除 $t_{1/2}$ 为 1.2~7.2h。血药浓度与镇痛效果无明显相关性。本品在肝脏部分代谢为 *N*-脱烷基丁丙诺啡(*N*-dealkylbuprenorphine)及共轭化合物。大部分(2/3)经粪便以原形排泄,有迹象表明其中部分进入肠肝循环。经尿液排出的原形物较少,主要为代谢产物。

【药理作用与机制】　本品为部分 μ 受体激动药,属于激动-拮抗药。镇痛作用强于哌替啶、吗啡。与 μ 受体亲和力强,故可置换出结合于 μ 受体的其他麻醉性镇痛药,从而产生拮抗作用。其起效慢,持续时间长。对呼吸有抑制作用,但临床未见严重呼吸抑制发生;也能减慢心率、使血压轻度下降,对心输出量无明显影响,药物依赖性近似吗啡。可通过胎盘和血-脑脊液屏障。

【临床应用与评价】　适用于各种术后疼痛、癌性疼痛、烧伤、肢体痛、心绞痛等。也可作为戒瘾的维持治疗。掌握适当给药时机是治疗的关键,一般应在末次滥用阿片类药物 8~24h 后、出现早期戒断症状时开始治疗。根据吸毒人员戒断症状及药物引发不良反应的严重程度随时调整剂量。最初 1~3 日剂量应充分,轻度依赖为 1~1.5mg/次舌下含服,每 8h 1 次;中度依赖为 2~2.5mg/次舌下含服,每 8h 1 次;重度依赖为 3~6mg/次舌下含服,每 8h 1 次。药物须舌下含服不少于 5min,含服期间不可吞咽以保证药物被口腔黏膜充分吸收。首次用药 2h 后根据戒断症状的控制情况决定是否追加剂量,追加剂量为上次使用剂量的 30%~50%。经最初 1~3 天充分用量后可酌情减量,每日减前 1 日剂量的 20%~30%。治疗周期为 10~14 天。

【不良反应与防治】　常见不良反应有头晕、嗜睡、恶心、呕吐等。在使用其他阿片类药物的基础上使用可能有戒断症状。呼吸系统疾病、严重肝病者、孕妇及哺乳期妇女不宜使用。

【药物相互作用】　与单胺氧化酶抑制药有协同作用。酒精和中枢神经系统抑制药会加强盐酸丁丙诺啡的呼吸抑制作用。用药期间切忌再度滥用阿片类药物,否则可引发或加重戒断症状。用药期间慎用镇静催眠药,严禁酗酒。

2. 非替代治疗　指应用中枢 α_2 受体激动药来减轻阿片类药物依赖的戒断症状。该类药物以可乐定和洛非西定为代表,其控制戒断症状的作用比美沙酮弱。适用于轻、中度阿片类药物依赖的吸毒人员,也可在替代治疗结束后使用,以利于控制稽延性戒断症状。

可乐定(clonidine)系 α_2 肾上腺素受体激动药,可有效抑制中枢神经系统蓝斑神经元肾上腺素能神经冲动的传导,并抑制节前交感神经活动。阿片类药物依赖性者,其中枢蓝斑亦受阿片类药物的抑制,一旦停药,蓝斑神经元高度兴奋,自主神经系统功能紊乱,出现恶心、呕吐、肌肉痉挛、流汗、心动过速、血压增高等临床症状。可乐定抑制戒断期间蓝斑电活动,从而有效抑制临床戒断症状。

可乐定用于脱毒治疗的剂量一般高于临床抗高血压剂量。成人可由 0.1mg,每日 3 次开始,逐增至 1.5mg/d 以下,以期有效控制戒断症状,而无严重副作用发生。治疗剂量维持 1 周后,可于 1 周内递减完毕。

可乐定脱毒治疗,可有效控制呕吐、腹泻、血压升高、呼吸加速等戒断症状,而控制打哈欠、流泪、肌肉酸痛等症状较缓慢,对焦虑、渴求和失眠等主观症状的治疗作用稍差。脱毒过程中应注意观察患者的血压和心率,长期使用过程中突然停药可能出现反跳性高血压、头痛、恶心等不良反应。

低血压、脑血管病后遗症、冠状动脉供血不足、心肌梗死、慢性肾功能不全、窦房结功能低下和抑郁症者慎用。血压≤90/50mmHg 或心率<60 次/min 以及对此类药物过敏者禁用。因本品有中枢抑制作用,服药期间不宜驾车或操作机器以免发生意外。

(二)纳曲酮防复吸治疗

适用于已解除阿片类药物依赖的康复期辅助治疗,以防止或减少复吸。用药前应做好以下准备:

1. 阿片类药物依赖者应停止使用阿片类药物 7~10 天或以上,如使用美沙酮则停药时间应延长至 2 周以上。

2. 尿吗啡检测结果阴性。

3. 服药前纳洛酮激发试验阴性。

4. 肝功能检查基本正常。

小剂量开始治疗，一般为 10～20mg/d 口服，3～5 天达到维持剂量 50mg/d 口服。服药时间一般为3～6 个月。

少数吸毒人员服药后出现恶心、呕吐、胃肠不适、食欲缺乏、口渴和头晕等症状，也可出现睡眠困难、焦虑、易激动、关节肌肉痛和头痛等。纳曲酮不良反应的症状与脱毒后稽延性戒断症状相似，应加以鉴别。

纳曲酮具有肝毒性，可引起转氨酶一过性升高，使用前和使用中需检查肝功能，肝功能不全者慎用。如治疗期间出现肝功能异常，应停止使用。未经过脱毒治疗的吸毒人员服用纳曲酮会引起严重的戒断综合征。纳曲酮治疗期间要进行尿吗啡检测，了解吸毒人员治疗依从性。告诫吸毒人员在服用纳曲酮期间若滥用阿片类药物，小剂量不会产生欣快感，大剂量则会出现严重中毒症状，甚至昏迷、死亡。纳曲酮治疗期间如需使用镇痛药，应避免使用阿片类镇痛药，以防止降低药效或产生戒断症状。

（王文雅）

思考题

1. 何谓药物依赖性？
2. 说明不同类型药物依赖性的临床特征。
3. 试述不同类别致依赖性药物的临床表现及危害。
4. 如何防范药物滥用？
5. 试述对药物依赖的综合治疗措施。

思考题解题思路

本章目标测试

本章思维导图

本章数字资源

第十九章 | 药物相互作用

联合用药是指同时或间隔一定时间内使用两种或两种以上的药物。联合用药可提高疗效,减少副作用。无目的的联合用药可产生不良药物相互作用,其发生率随用药种数增加而增加,严重的可危及生命。掌握药物相互作用的方式和机制,对于避免联合用药中产生不良药物相互作用,获得预期的治疗效果极为重要。

联合用药的意义在于:①提高药物的疗效;②减少药物不良反应;③延缓机体耐受性或病原体耐药性的产生,可缩短疗程,提高药物疗效。

临床上经常采用联合用药,以达到提高药物疗效,减少不良反应的目的。例如以氢氯噻嗪作为基础降压药和各类降压药配伍治疗各期高血压,既可加强疗效,减少各药剂量,又能对抗某些降压药所引起的水钠潴留等不良反应。但无目的的联合用药不仅不能提高疗效,反而会因为药物相互作用的结果而增加药物不良反应的发生率,这种不良反应是单独应用一种药物时所没有的,而且其发生率可随用药种数的增加而增加。因此,避免联合用药中不良反应的产生,对于联合用药获得预期的治疗效果十分关键。

药物相互作用广义上是指联合用药时所发生的疗效变化。疗效变化虽然有多种多样表现,但其结果只有 3 种可能性:作用不变、作用加强或作用减弱。

从临床角度考虑,作用加强可表现为疗效提高,也可表现为毒性加大;作用减弱可表现为疗效降低,也可表现为毒性减轻。因此在联合用药时,应达到提高疗效或/和减轻毒性的目的,力求避免其中某药的毒性加大或/和疗效降低等不良药物相互作用。

狭义上的药物相互作用是指不良药物相互作用。本章着重阐述狭义上的药物相互作用。

药物相互作用一般主要发生在体内,少数情况下也可发生在体外,影响药物进入体内。因此,药物相互作用可能有两种方式:①体外药物相互作用;②体内药物相互作用。其中体内药物相互作用又可分为药物代谢动力学方面药物相互作用和药物效应动力学方面药物相互作用两种方式。

第一节 | 体外药物相互作用

体外药物相互作用通常是指药物间的直接理化性质相互作用,是在患者用药之前,即药物尚未进入机体以前,药物相互间发生化学或物理性相互作用,使药性发生变化。即一般所称化学配伍禁忌或物理配伍禁忌,又称为物理化学性相互作用。

本类相互作用多发生于液体制剂。向静脉输液中加入多种药物是临床常用的治疗措施。必须认识到不是任何药物都可以随意加入静脉输液中。这些药物之间或药物与滴注液之间有可能发生相互作用,其作用结果可造成一种或几种药物沉淀,例如酸性药物盐酸氯丙嗪注射液同碱性药物异戊巴比妥钠注射液混合,能引起沉淀反应。20%磺胺嘧啶钠注射液(pH 为 9.5~11)与 10% 葡萄糖注射液(pH 为 3.5~5.5)混合后,由于溶液 pH 的明显改变(pH<9.0),可使磺胺嘧啶结晶析出,这种结晶从静脉进入微血管可能造成栓塞。有些药物的溶解度很小,制成注射剂时需要加入特殊增溶剂,这些药物注射剂加到某些静脉输液中时,可因增溶剂浓度被稀释而析出药物结晶。如氢化可的松注射剂是 50%乙醇溶液,当与其他水溶性注射剂混合时,由于乙醇浓度被稀释,药物溶解度下降而发生沉淀。因此在静脉输液中加入药物时,必须重视可能由于药物相互作用而产生的沉淀反应,特别是形成的沉淀不

NOTES

220

明显时易被忽视,注入血管内可能引起意外,这可看作为药物中毒的特殊例子,应力求避免发生。

此外,可发生其中一种药物使另一种药物失效现象,从而达不到预期的治疗效果。例如各种氨基酸营养液中都不得加入任何药物,因为一些对酸性不稳定的药物在这种营养液中容易降解;这种液体还可能与青霉素形成变态反应性结合体,或者结合药物形成复合体。肝素是带大量负电荷的大分子化合物,呈强酸性,鱼精蛋白由于具强碱性,可与肝素形成稳定复合物而使肝素活性消失。在葡萄糖溶液中不能加入下列药物:氨茶碱、氢化可的松、卡那霉素、新生霉素、可溶磺胺药、华法林;有的药物只是在滴注不超过规定时间情况下方可加入,例如,氨苄西林滴注在 4h 以内,甲氨西林滴注不超过8h。生理盐水中不能加入两性霉素 B。任氏注射液中不能加入促皮质素、两性霉素 B、间羟胺、去甲肾上腺素和四环素类抗生素等。

第二节 ｜ 体内药物相互作用

一、药物代谢动力学方面药物相互作用

药物代谢动力学方面的药物相互作用是指一种药物使另一种合用的药物发生药物代谢动力学的改变,从而使后一种药物的血浆浓度发生变化。

机体对药物的处理是药物与机体相互作用的重要组成部分,药物代谢动力学过程包括药物的吸收、分布、代谢(亦称生物转化)和排泄四个环节,在这四个环节上均有可能发生药物相互作用。其后果均能影响药物在其作用靶位的浓度,从而改变其作用强度(加强或减弱)。

(一)影响药物的吸收

药物通过不同的给药途径被吸收进入血液循环,因此药物在给药部位的相互作用将影响其吸收,多数情况下表现为妨碍吸收,但也有促进吸收的少数例子。口服是最常用的给药途径。药物在胃肠道吸收时影响相互作用的因素有:

1. pH 的影响　药物在胃肠道吸收主要通过被动扩散的方式,药物的脂溶性是决定这一被动扩散过程的重要因素。药物的脂溶性高,则易扩散入血;脂溶性低,则扩散能力差。pH 对药物的解离程度有重要影响:酸性药物在酸性环境中以及碱性药物在碱性环境中的解离程度低,药物的不解离部分占多数,较易扩散通过膜被吸收;反之酸性药物在碱性环境中或碱性药物在酸性环境中的解离程度高,扩散通过膜的能力差,吸收减少。例如水杨酸类药物在酸性环境下吸收较好,若同时服用碳酸氢钠,则水杨酸类药物的吸收减少。

2. 离子的影响　含二价或三价金属离子(钙、镁、铁、铋、铝)的化合物能与四环素类抗生素形成难溶络合物,使抗生素在胃肠道的吸收受阻,在体内达不到有效抗菌浓度。例如,口服四环素、土霉素、美他环素、多西环素时如同服硫酸亚铁,会降低上述 4 种抗生素的血药浓度。因此服用四环素类抗生素时,不宜与铁制剂或含钙、镁、铝离子的抗酸药如碳酸钙、氧化镁、氢氧化铝凝胶等同服。

降血脂药考来烯胺是一种阴离子交换树脂,它对酸性分子有很强的亲和力,很容易与阿司匹林、保泰松、洋地黄毒苷、地高辛、华法林、甲状腺素等结合成为难溶解的复合物,妨碍这些药物的吸收。

3. 胃肠运动的影响　由于大多数药物在小肠上部吸收,所以改变胃排空、肠蠕动速率的因素能明显影响药物到达小肠吸收部位和药物在小肠的滞留时间。胃肠蠕动加快,药物很快通过胃到小肠,药物起效快,但在小肠滞留时间短,因此可能吸收不完全。相反,胃肠蠕动减慢,药物经胃到达小肠的时间延长,药物起效慢,但药物在肠道的滞留时间长,可能吸收完全。例如抗胆碱药溴丙胺太林延缓胃排空,减慢对乙酰氨基酚在小肠的吸收。甲氧氯普胺则通过加速胃排空,使对乙酰氨基酚的吸收加快。同样原因,阿托品可延缓利多卡因的吸收。泻药明显加快肠蠕动,减少药物的吸收。

4. 肠吸收功能的影响　一些药物如新霉素、对氨基水杨酸和环磷酰胺等能损害肠黏膜的吸收功能,引起吸收不良。新霉素与地高辛合用时,后者吸收减少,血药浓度降低;对氨基水杨酸可使与之合

用的利福平血药浓度降低一半;环磷酰胺使合用的β-乙酰地高辛吸收减少,血药浓度降低。

P糖蛋白(P-gp)是影响肠道药物吸收的一个重要因素。P-gp是ATP依赖型外向转运蛋白,属于ATP结合盒(ATP-binding cassette,ABC)超家族成员。P-gp广泛分布于肠壁、胆管、肾小管、血脑屏障和肿瘤组织中,其功能主要是利用ATP分解产生的能量实现多种药物的跨膜转运,排除细胞内的药物。P-gp的底物广泛,在多种药物的吸收过程中发挥了重要作用,其功能变化是导致口服药物吸收和生物利用度变化的一个主要原因。P-gp的底物如地高辛、环孢素、他克莫司等的吸收很容易受到P-gp抑制药(如维拉帕米、奎尼丁)或诱导剂(如利福平)的影响,导致生物利用度的增加或减少。对于一些治疗指数窄的药物,应特别注意合用P-gp抑制药或诱导剂对其生物利用度的影响,以免导致中毒反应或治疗无效。

5. 间接作用　抗生素可抑制肠道细菌,减少维生素K的合成,从而增加口服抗凝药的抗凝血活性。

(二)影响药物的分布

影响药物分布的方式可表现为相互竞争血浆蛋白结合部位,改变游离型药物的比例;或者改变药物在某些组织的分布量,从而影响它的消除。

1. 竞争血浆蛋白结合部位　药物被吸收入血后,有一部分与血浆白蛋白发生可逆性结合,称结合型。结合型药物有以下特性:①不表现药理活性;②不能通过血脑屏障;③不被肝脏代谢灭活;④不被肾脏排泄。未与血浆白蛋白结合的药物为游离型,只有游离型药物才能起药理学作用。

联合用药时,不同药物有可能在血浆蛋白结合部位发生竞争,结果将使某一药物从蛋白结合部位被置换出来变成游离型,这样在剂量不变的情况下,加大了该药的毒性。这种现象在药物与血浆蛋白结合率高的药物中更应予注意。

阿司匹林、吲哚美辛、氯贝丁酯、保泰松、水合氯醛及磺胺类药等都有蛋白置换作用。例如:阿司匹林增加甲氨蝶呤的肝毒性;保泰松对华法林的蛋白置换作用使后者延长凝血酶原时间的作用明显加强;水合氯醛使华法林的抗凝血作用加强;磺胺药使甲苯磺丁脲的作用加强,引起低血糖反应。表19-1列举了一些药物在这方面的相互作用及后果。

表 19-1　药物在蛋白结合部位的置换作用

被置换药	置换药	结果
甲苯磺丁脲	水杨酸盐,保泰松,磺胺药	低血糖
华法林	水杨酸盐,氯贝丁酯,水合氯醛	出血
甲氨蝶呤	水杨酸盐,磺胺药	粒细胞缺乏症
硫喷妥钠	磺胺药	麻醉延长
胆红素	磺胺药	新生儿核黄疸

另外,血浆蛋白含量低的患者结合药物的容量减少,在应用常用剂量药物时,其游离型药物数量增多,有可能发生不良反应。例如:血浆蛋白水平低于2.5g的患者应用泼尼松的不良反应发生率比正常者高1倍。

2. 改变组织分布量　一些作用于心血管系统的药物能改变组织的血流量。例如,去甲肾上腺素减少肝脏血流量,减少了利多卡因在其主要代谢部位肝脏中的分布量,从而减少该药的代谢,结果使利多卡因血药浓度增高;反之异丙肾上腺素增加肝脏的血流量,因而增加利多卡因在肝脏中的分布及代谢,使其血药浓度降低。

(三)影响生物转化过程

大部分药物主要通过肝微粒体酶(又称肝药酶)催化而代谢,使脂溶性药物转化为极性较高的水溶性代谢物,再经肾脏排出体外;在其他组织中的酶如血浆或肾脏中的酶对药物也有转化作用,是次要代谢途径。因此,肝微粒体酶的活性高低直接影响到许多药物的代谢。药物在体内代谢包括两相反应:Ⅰ相反应是氧化还原反应,主要涉及 CYP 酶家族;Ⅱ相反应是结合反应,涉及谷胱甘肽、葡萄糖醛酸、硫酸盐和甘氨酸等。通常情况下,一种药物要经过多种亚型的 CYP 酶代谢,仅少数药物经单一肝药酶代谢。已经明确的参与药物代谢的 CYP 酶主要是 CYP3A4、CYP1A2、CYP2C9、CYP2C19 和 CYP2D6 等 5 种,占 CYP 酶的 95%。目前资料认为约有 55% 的药物经 CYP3A4 代谢,20% 经 CYP2D6 代谢,15% 经 CYP2C9 和 CYP2C19 代谢。因此一种药物如能影响 CYP 酶的活性,必将影响另一种经该酶代谢药物的代谢速度,其作用形式有如下两种情况。

1. **酶诱导**　一些药物能增加肝微粒体酶的活性,即酶诱导作用,它们通过这种方式加速另一种药物的代谢而干扰该药的作用。不少药物具有酶诱导作用,如表 19-2 所示。由于大多数药物在体内经过生物转化后,它们的代谢物失去药理活性,因此酶诱导结果将使受影响药物的作用减弱或缩短。例如:患者在口服抗凝血药双香豆素期间加服苯巴比妥,后者使血中双香豆素的浓度下降,抗凝作用减弱,表现为凝血酶原时间缩短。因此如果这两类药物同时合用,必须增加双香豆素的剂量才能维持其治疗效应。

表 19-2　影响肝微粒体酶活性的药物

具有酶诱导作用的药物	具有酶抑制作用的药物
苯巴比妥、水合氯醛、格鲁米特、甲丙氨酯、苯妥英钠、扑米酮、卡马西平、保泰松、尼可刹米、乙氯维诺、灰黄霉素、利福平、螺内酯	氯霉素、西咪替丁、双硫仑、异烟肼、三环类抗抑郁药、吩噻嗪类药物、保泰松、胺碘酮、丙戊酸钠、红霉素、甲硝唑、咪康唑、哌甲酯、磺吡酮

癫痫患儿在长期服用苯巴比妥与苯妥英钠时易发生佝偻病,因为这两种药物均有酶诱导作用,可促进维生素 D 代谢从而影响钙的吸收。因此在长期服用上述两种药物时应注意补充维生素 D。服用泼尼松使得哮喘发作得以控制的患者,在加服苯巴比妥之后可增加泼尼松的代谢,降低其血药浓度,导致哮喘发作次数增加;器官移植患者应用免疫抑制药环孢素和泼尼松,同时服用利福平时,由于利福平的酶诱导作用可促进上述药物的代谢灭活,使机体出现排斥反应;合用利福平可使服用口服避孕药者避孕失败。

在个别情况下,药物代谢后可转化为毒性代谢物,如异烟肼产生肝毒性代谢物,若与卡马西平合用,后者的酶诱导作用将加重异烟肼的肝毒性。

2. **酶抑制**　某些药物可抑制肝微粒体酶的活性,称为酶抑制作用。该酶被抑制后将使另一药物的代谢减少,因而可加强或延长其作用。具有酶抑制作用的常用药物如表 19-2 所示。例如口服甲苯磺丁脲的患者在同服氯霉素后发生低血糖休克。氯霉素与双香豆素合用,可加强双香豆素的抗凝血作用。另外,西咪替丁抑制肝微粒体酶,可提高华法林的血药浓度,增强其抗凝血作用。

有些药物在体内通过各自的灭活酶而被代谢,若这些灭活酶被抑制,将加强相应药物的作用。食物中的酪胺在吸收过程中被肠壁和肝脏的单胺氧化酶所灭活,因而对机体无影响。在服用单胺氧化酶抑制药期间若食用酪胺含量高的食物如奶酪、红葡萄酒等,被吸收的酪胺不经破坏大量到达肾上腺素能神经末梢,引起末梢中的去甲肾上腺素大量释放,可使动脉血压急剧上升,产生高血压危象,危及患者生命。在静脉滴注普鲁卡因进行全身麻醉期间,加用骨骼肌松弛药琥珀胆碱时要特别慎重,因二者均被胆碱酯酶代谢灭活,普鲁卡因将竞争灭活酶,影响琥珀胆碱的水解,加重后者对呼吸肌的抑制作用。

(四)影响药物的排泄

肾脏是大多数药物主要的排泄途径。肾脏排泄过程中的药物相互作用对于那些在体内代谢很少,以原形排出的药物影响较大。药物从肾脏排泄可通过以下 3 种途径:

1. **肾小球滤过**　当血流通过肾小球时,与血浆蛋白结合的药物不能通过肾小球滤过膜,仍滞留于血流中;而游离型药物只要分子大小适当,可经肾小球滤过膜进入原尿。从理论上讲,能影响药物与血浆蛋白结合的药物,可使肾小球滤过发生改变,即能影响药物自肾脏排出,但实用意义不大。

2. **肾小管分泌** 肾小管分泌是一个主动转运过程,需要通过肾小管的特殊转运载体。目前认为,参与肾小管分泌药物的载体至少有 2 类,即酸性药物载体与碱性药物载体。当 2 种酸性药物或 2 种碱性药物合用时可相互竞争载体,出现竞争抑制,使其中一种药物由肾小管分泌减少,有可能增强其疗效或毒性。例如:丙磺舒与青霉素二者均为酸性药,青霉素主要以原形从肾脏排出,若同时应用丙磺舒,后者竞争性占据酸性转运系统,阻碍青霉素经肾小管分泌,因而能延缓青霉素的排泄而使其发挥较持久的效果。高效能利尿药呋塞米和依他尼酸均能妨碍尿酸排泄,造成尿酸在体内积聚,引起痛风。阿司匹林可妨碍甲氨蝶呤排泄,加大后者毒性;双香豆素与保泰松均能抑制氯磺丙脲排泄,加强后者的降糖效应。

3. **肾小管重吸收** 肾小管重吸收可分为被动重吸收和主动重吸收,但主要是被动重吸收。药物的脂溶性是决定药物被动扩散过程的主要因素。大多数药物为有机弱电解质,在肾小管滤液中解离型与非解离型同时存在,非解离型的脂溶性较大,故易被肾小管重吸收,解离型的脂溶性小,不易透过肾小管上皮而难以重吸收。这两型的比例取决于药物的酸碱性以及肾小管滤液的 pH。当滤液为酸性时,酸性药物大部分不解离而呈脂溶性状态,易被肾小管重吸收;碱性药物则与上述情况相反。例如碳酸氢钠通过碱化尿液促进水杨酸类的排泄,在水杨酸药物中毒时有实际应用价值。

二、药物效应动力学方面药物相互作用

药物效应动力学方面药物相互作用是指一种药物增强或减弱另一种药物的药理学效应,而对血药浓度无明显影响。

在药效学方面,药物可通过对靶位的影响,作用于同一生理系统或生化代谢途径,或改变药物输送机制,或改变电解质平衡等多种方式产生作用。各种方式的作用结果可表现为药物效应的协同作用(synergism)或拮抗作用(antagonism)。

(一)药物效应协同作用

药理效应相同或相似的药物,如同时合用可能发生协同作用,表现为联合用药的效果等于或大于单用效果之和。药物的主要药理学作用及副作用均可相加。如:治疗帕金森病的抗胆碱药物阿托品等(药理作用),与具有抗胆碱作用(副作用)的其他药物(如氯丙嗪、抗组胺药,三环类抗抑郁药、丁酰苯类)合用时,都可产生药效相加的相互作用,引起胆碱能神经功能过度低下的中毒症状,表现为中毒性精神病,回肠无力症,高温环境易中暑等。有的相互作用只是毒性的相加,如耳毒性、肾毒性或骨髓抑制等(表 19-3)。

表 19-3 药物效应协同作用

A 药	B 药	相互作用结果
抗胆碱药	抗胆碱药(抗帕金森病药、丁酰苯类、吩噻嗪类、三环类抗抑郁药等)	中毒性精神病、湿热环境易中暑、麻痹性肠梗阻
降血压药	引起低血压的药(抗心绞痛药、血管扩张药、吩噻嗪类)	增加降压作用、直立性低血压
中枢神经抑制药	中枢神经抑制药(乙醇、镇吐药、抗组胺药、镇静催眠药、镇静剂等)	损害神经运动功能,降低灵敏性、困倦、木僵、呼吸抑制、昏迷和死亡
甲氨蝶呤	复方新诺明	骨髓巨幼红细胞症
肾毒性药	肾毒性药(庆大霉素,妥布霉素和头孢噻吩)	增加肾毒性
神经肌肉阻断药	有神经肌肉阻断作用的药物(如氨基糖苷类)	增加神经肌肉阻滞、延长窒息时间
补钾剂	保钾利尿药(氨苯蝶啶)	高钾血症

最常见的协同作用类型是对同一系统、器官、细胞或酶的作用。如乙醇具有非特异性中枢神经系统的抑制作用,若在应用一般治疗剂量的巴比妥类药物、苯二氮䓬类药物、抗精神病药、镇吐药、镇静药、阿片类镇痛药、抗抑郁药、抗组胺药以及其他具有中枢神经系统抑制作用的药物时,饮少量酒则可引起昏睡。哌替啶的镇静作用可消除患者手术前紧张情绪,减少麻醉药用量,若此药与氯丙嗪和异丙嗪组成冬眠合剂,尤其是当静脉注射速度稍快时可发生严重的呼吸与循环抑制。非甾体抗炎免疫药抑制血小板功能,降低血浆凝血酶原浓度,从而加强华法林的抗凝血功能,诱发胃出血。

某些药物可通过改变电解质平衡增加其他药物的毒性反应,如呋塞米、皮质类固醇、两性霉素 B 等可引起血浆 K^+ 浓度降低,这些药物可增加强心苷类药物的心肌毒性,增加某些抗心律失常药如奎尼丁、索他洛尔、普鲁卡因胺、胺碘酮产生心室节律紊乱的危险性。髓袢利尿药亦可增加庆大霉素等耳毒性。补钾则会加重保钾利尿药螺内酯以及血管紧张素转化酶抑制药(卡托普利、依那普利)引起的高钾血症。

(二) 药物效应的拮抗作用

两种或两种以上药物作用相反,同时合用产生竞争性或生理性拮抗作用,表现为联合用药的效果小于单用效果之和(表 19-4)。

表 19-4 药物效应拮抗作用

受影响药物	影响药物	相互作用结果
抗凝药	维生素 K	抗凝作用下降
甘珀酸	螺内酯	妨碍溃疡愈合
降糖药	糖皮质类激素	影响降糖作用
催眠药	咖啡因	阻碍催眠
左旋多巴	抗精神病药(有震颤麻痹副作用)	抗震颤麻痹作用下降

药物可在靶点上通过直接竞争特殊受体产生拮抗作用,如阿托品拮抗乙酰胆碱激动 M 型胆碱受体;酚妥拉明拮抗肾上腺素激动 α 受体。

药物拮抗作用还可发生在生命活动过程中生理或生化反应的关键节点。例如青霉素对生长繁殖旺盛的细菌有强大杀菌作用,而对静止期细菌作用弱,因前者需要不断合成新的细胞壁,此时青霉素的杀菌作用特别明显,而后者已经合成的细胞壁不受青霉素影响。速效抑菌药如四环素、氯霉素与红霉素等,如与青霉素同时合用则会破坏青霉素的杀菌条件。

肾上腺素能神经末梢释放的去甲肾上腺素的降解主要有两种途径,一是由位于突触后膜上的酶降解,另一途径是再摄取进入神经末梢,由末梢中单胺氧化酶灭活。单胺氧化酶抑制药与拟肾上腺素药(麻黄碱、间羟胺、哌甲酯)和促去甲肾上腺素合成的前体物(酪胺、左旋多巴)合用时,由于神经末梢递质释放量增多又不易被灭活,可引起去甲肾上腺素的大量堆积,出现高血压危象。三环类抗抑郁药可通过阻断去甲肾上腺素的再摄取,突触间隙递质浓度增多,亦能引起高血压危象。

一种药物如果改变另一种药物的输送机制,使其不能到达作用部位,亦可产生药物拮抗作用。胍乙啶及其同类抗高血压药物均能被肾上腺素能神经末梢上的胺泵摄取,从而阻止递质的释放,使血压下降。氯丙嗪、氟哌啶醇、一些间接作用的拟交感胺和三环类抗抑郁药能抑制末梢膜上的胺泵,阻止胍乙啶及其同类药物的摄取,使之不能发挥降压作用,血压可迅速升高。三环类抗抑郁药也会阻止肾上腺素能神经末梢对去甲肾上腺素的再摄取,延长了去甲肾上腺素的作用时间而增加升压作用。三环类抗抑郁药还可通过阻断可乐定的摄取,减弱可乐定的降压作用。

第三节 ｜ 疾病对药物相互作用的影响

疾病可不同程度地改变药物的吸收、分布、代谢、排泄,进而引起药动学改变,另一方面可通过改变药物靶点活性影响药效学。因此临床用药应高度重视疾病对药物相互作用的影响，以免由此造成治疗失败或产生毒副作用。相关细节已在不同章节作介绍。

第四节 ｜ 药物相互作用的预测

联合用药是临床药物治疗的常用手段，其目的是提高疗效和/或减轻毒性。但无目的的联合用药不仅不能提高疗效，反而能增加药物不良反应的发生率，而且药物不良反应的发生率可随用药种数的增加而增加。在联合用药时，应力求避免疗效降低和/或毒性加大等不良药物相互作用。为了达到有效预测不良药物相互作用，一方面，要求药物研究人员在新药研发阶段即对可能的药物相互作用进行筛查，以期尽早发现，降低临床用药风险。另一方面，要求临床医药工作者应该在充分掌握药物性质的基础上，根据疾病情况制订合理的治疗方案，有效规避有害的药物相互作用。

一、体外筛查方法

通过体外评估方法预测药物在体内的药物相互作用情况，已成为决定候选药开发前途的一种有效方法。以往临床前研究多采用哺乳动物整体实验筛查药物相互作用，但由于动物与人类在药物代谢途径、药酶表达和调节等方面存在差异，其结果与临床实际有时有较大差距。体外研究药物代谢最成熟的工具与细胞色素 P450 超家族中的系列酶（CYP）相关，这些酶负责体内大多数药物的代谢。因此，肝微粒体、肝细胞、肝组织薄片和重组人 CYP 均已用于评估候选药物能否影响合用药物的代谢。

二、根据体外代谢数据预测临床代谢性相互作用

应用体外代谢数据构建数学模型是定量预测新药可能引起体内药物相互作用的有效方法之一。应用 $[I]/K_i$ 预测体内药物相互作用是其中一种简化预测方法。其中 $[I]$ 为给予最大剂量后的血浆药物浓度，K_i 为体外实验中抑制药的解离常数。如果 $[I]/K_i<0.1$，提示药物相互作用的风险低，可免做体内实验；如果 $[I]/K_i>0.1$，同时 <1，提示药物相互作用的风险较低，推荐做体内实验；如果 $[I]/K_i>1$，提示药物相互作用的风险高，应进行临床药物相互作用实验。目前该方法主要用于严重药物相互作用的保守预测，可以排除假阴性结果，最大限度地预测新药开发阶段的药物相互作用。

三、患者个体的药物相互作用预测

（一）根据药物的特性预测

熟悉药物的基本特性，包括药物药动学和药效学特性，对预测临床药物相互作用十分重要。临床上发生药物相互作用最明显的几乎都是药效强、量效曲线陡的药物，如细胞毒性药物、地高辛、华法林、降血糖药等，这些药物的安全范围小，药物相互作用的影响易使其血药浓度处于治疗窗之外，导致疗效下降或出现毒性。

临床工作者应熟悉影响 CYP 的主要药物类别，包括各亚族的主要底物、抑制药和诱导剂。药物的相互作用有些短时间内即可发生，有些则需治疗数日或数周才出现。例如，氯霉素半衰期长，对酶（CYP2C9）抑制的相互作用需要数周才明显，且在患者停药后数个月内，如接受主要经 CYP2C9 代谢的药物治疗，仍可能由于明显的酶抑制相互作用而导致临床不良后果。

（二）根据患者个体间差异预测

临床上，不同个体对同一种药物治疗方案的反应存在差异，其原因与遗传、年龄、营养和疾病状态等有关。如老年人受酶的诱导影响较小，肝硬化或肝炎患者也不易发生酶诱导作用。长期吸烟、嗜酒分别对肝 CYP1A2、CYP2E1 有诱导作用。肝、肾等重要脏器的功能状况对药物的体内代谢、排泄有影响。在这些因素中，遗传基因的差异是构成药物反应差异的主要因素。基因的多态性使药物代谢酶、转运体、药物作用靶点呈现多态性，影响了药物反应。因此在了解患者基因型的基础上，根据每一名

患者对特定药物的代谢、排泄、反应的遗传能力来选择药物和决定其应用剂量,将会有效降低不良药物相互作用的发生率。

(庞瑞萍)

思考题

1. 什么是药物相互作用? 药物相互作用有哪几种方式?
2. 什么是药物效应的协同作用和拮抗作用? 并举例说明。
3. 如何有效预测药物相互作用?

思考题解题思路

本章目标测试

本章思维导图

第二十章 | 药物经济学基本知识

药物经济学（pharmacoeconomics，PE）是人类应对医疗资源配置问题而发展起来的新兴交叉学科。药物经济学应用经济学、流行病学、决策学、生物统计学等学科的研究方法，系统、科学地比较分析各种医药技术的成本和健康产出，进而形成决策所需的优选方案，旨在提高医药资源配置的总体效率。随着中国医药卫生体制的深化改革和发展，药物经济学在新药研究开发、国家药品价格形成、基本医疗保险目录的更新调整、临床合理用药以及基本药物目录遴选等诸多方面都有着重要的应用价值。本章着重介绍药物经济学概念、主要分析方法与研究步骤及其在实践中的应用。

第一节 | 概 述

一、药物经济学的定义

药物经济学的定义可以分为宏观与微观两个层面。从宏观上讲，药物经济学是应用经济学等相关学科的知识，研究医药领域资源利用的经济问题和经济规律，探索如何提高医药资源的配置和利用效率，从而以有限的医药资源实现最大限度改善和提高健康状况的科学。从微观上讲，药物经济学是对医疗干预措施成本和健康产出的测量与分析，其基于经济学、流行病学、决策学、生物统计学等学科的原理和方法，识别、测量与比较不同医疗干预措施的成本和健康产出，以帮助患者、临床医师及其他相关决策者在不同干预措施之间进行选择。

二、药物经济学的产生和发展

药物经济学最早起源于美国。1950 年以后，美国的公共医疗保健费用飞速上涨，普通民众不堪重负，为了减轻民众负担，同时使有限的公共卫生资源最大限度地发挥作用，美国国会对公共医疗费用进行了一次成本效用分析，制定并实施了相关措施。1987 年，Drummond 等提出并修订了药物经济学评价指南，形成 10 条药物经济学评价标准，为药物经济学发展奠定了基石。1986 年"pharmacoeconomics（药物经济学）"一词在文献中首次出现；1989 年美国 *Pharmacoeconomics* 杂志创刊；1991 年第一本药物经济学专著 *Principle of Pharmacoeconomics* 出版。自此，药物经济学作为一门独立的学科正式形成。

药物经济学的发展经历了两个阶段。①初级阶段：指药物经济学发展之初，体现为医院医师和药师应用药物经济学理论揭示药物消费情况，从各种诊疗方案中选择性价比最高的方案，以降低患者的药费负担，并推动将药物的经济性与安全性和有效性置于同等地位，进而促进医院和患者的合理用药。这一阶段的特征为，医院和医师是药物经济学评价的主要评价者和推动者、药品的使用原则中增加了经济性以及与临床结合紧密。②发展阶段：20 世纪 90 年代以后，随着药物经济学在全球范围内迅速发展，其内涵及应用范围得到进一步拓展，卫生行政部门和医保部门开始应用药物经济学评价结果来遴选基本药物以及确定何种药物更适合进入医保目录，为医药政策的制定提供参考。同时，药物的经济属性得到重视，医药公司用其指导新药研发、帮助新药定价，从根本上推动了药物创新。这一阶段的特征为，政府成为药物经济学发展的助力、药物经济学与公共决策联系紧密、药品的准入与定价开始考虑药物经济学评价结果，以及新药研发开始重视药物的经济性。国际上大部分发达国家都成立了国家层面的药物经济学评价中心,大力培养药物经济学专业人才,药物经济学评价也更趋向于标准化、可操作化和本土化。

我国的药物经济学发展始于 1993 年,相应的研究于 2002 年兴起。自我国医疗行业"三改并举"(即医药卫生体制改革、医疗保险制度改革和药品生产流通体制改革)启动后,药物经济学进入政策应用阶段。目前,我国的医药卫生体制改革已进入深入实施阶段,新药纳入医疗保险目录的盈利需求、药品生产销售的竞争压力、"以患者为中心"服务理念的贯彻落实、按疾病诊断相关分组(diagnosis related groups,DRGs)付费的开展,促使相应人员在政策制定、药品研发、药品生产、合理用药和临床治疗中更加侧重考虑方案的药物经济学效果,药物经济学的价值得以彰显,药物经济学研究也如火如荼地开展。

三、药物经济学的学科特点

药物经济学的学科特点具体表现在以下方面:

1. **综合性**　药物经济学研究的问题具有较强的综合性,既不是单纯的经济学问题,也不是单纯的药学或医学问题,而是药学、医学和经济学的交叉问题。在研究中既需要考虑干预措施的成本,也需要考虑临床效果,甚至涉及社会收益、情感、人文、伦理等问题。药物经济学的理论和方法也融入了经济学、决策学、统计学、药学、医学、流行病学和伦理学等多种学科的理论与方法。

2. **比较性**　药物经济学评价是对多种干预措施进行比较和优选的过程,通过比较和优选来优化医药资源配置,提高利用效率。没有比较就没有药物经济学评价结果。

3. **定量性**　药物经济学评价的全过程需要对成本和健康产出进行科学量化,才能获得可靠的结果。虽然在药物经济学评价中也需要对一些无法计量的成本和健康产出进行定性描述与分析,但总体是以定量分析为主。

4. **预测性**　药物经济学评价所需的成本和健康产出数据多来自虚拟样本或外推数据。基于样本或模型所得的数据及评价结果只能作为对总体(该种疾病的全部患者)实际情况的预测。

5. **应用性**　药物经济学旨在解决医药资源配置问题,研究中所使用的基础数据主要来源于实践,而研究的落脚点也重在指导实践,即为医药及其相关决策提供经济学参考数据。

第二节 | 药物经济学评价的分析方法与研究步骤

一、药物经济学评价的分析方法

(一)评价要素

药物经济学是经济学中的重要研究领域,是经济学评价在医药领域的拓展。公共领域的经济评价中,对项目的评价分析主要从两方面进行:一是成本,二是收益。从根本特点来看,成本与收益正是进行药物经济学研究的两个最基本、最重要的因素。在药物经济学研究中,通常以货币作为成本计量单位,以效益、效果和效用作为收益计量单位。

1. **成本**　考虑成本时,必须区分金融和经济的概念。经济成本与广泛的资源消费概念有关,不论这种资源是否在市场上交易。药物经济学中的成本就属于经济成本,根据医疗卫生领域的特点,是指疾病预防、诊断和治疗过程中所消耗的全部卫生资源的总和。在药物经济学中,成本可以分为直接成本(direct cost)、间接成本(indirect cost)和隐性成本(intangible cost)。直接成本又可分为直接医疗成本(direct medical cost)和直接非医疗成本(direct non-medical cost)。直接医疗成本是指用于诊断、治疗和预防该疾病而产生的医疗卫生资源的成本,例如药费、医疗费、检验费、护理费和住院费等。在直接医疗成本的识别中,除了纳入当前疾病治疗相关的直接医疗成本,也可以根据研究的需要纳入与当前疾病并发症相关的直接医疗成本,例如糖尿病药物经济学评价中,常纳入大血管和微血管等糖尿病并发症的诊治成本。直接非医疗成本是指患者因寻求医疗服务而消耗的直接医疗资源以外的资源所构成的成本,但与医疗服务项目无关,例如因糖尿病及并发症额外增加的交通和食宿费用等。间接成本是指由于疾病、伤残或过早死亡等造成的患者及其他家庭成员的休学、停工或工资损失,又称为劳动力成本。隐性成本是指因疾病或实施预防、诊断和治疗等医疗服务所引起的疼痛、忧虑、紧张等生理上和精神上的痛苦及不适。

成本在测量时应首先列出与实施干预措施相关的资源项目,明确评价项目的计量单位,再根据该计量单位来测量消耗的资源数量。成本的计量单位主要包括3类:①卫生资源消耗的自然单位,例如一片药品、一次注射等。②根据国家相关部门制定的项目标准,例如卫生健康部门制定的医药服务项目标准,药品监督管理部门批准的药品名称和规格可以作为药品的最小计量单位。③根据研究需要所界定的计量单位。计量单位可以是宏观的,也可以是微观的,由此也可以引出两种成本计量方法。虽然成本的测量因研究目的、角度、种类和对象的不同而有所差异,但都遵循两种主要方法:一种是从宏观角度进行总额成本计算,操作相对简单易行,但不够精确并且缺乏敏感性;另一种则是从微观角度进行微观成本计算,其提高了成本估算的准确性,其计算结果反映了医疗系统和社会成本的真实情况,有助于提高医疗总成本估算的有效性和可靠性,但收集的过程需要花费较多的人力物力。在实际工作中可根据数据来源的难易程度及对精确测量的要求,从而对这两种计算方法进行选择,在需要的时候也可以两种方法同时使用。

2. 收益

(1)效益:效益是指项目对经济所作的贡献,包括项目本身产生的直接效益和项目引起的间接效益。对药物经济学而言,效益通常是指某一治疗方案或医疗干预措施实施后产生的对患者或社会有利的结果。效益通常以货币形式来进行量化,即以货币计量的健康结果,如多生存1年的价值为3倍的人均国内生产总值(per capita GDP)等。通常疾病治疗方案的效益包括直接效益、间接效益和无形效益这三部分。直接效益是指接受某项干预措施后所节约的卫生资源;间接效益是指接受某项干预措施后所减少的患者健康时间的损失或劳动生产力恢复所带来的效益。而无形效益是指接受某项干预措施后减轻或避免患者身体和精神上的痛苦,以及疾病康复后所带来的身体舒适和心情愉悦等。

直接效益计量的是因实施干预措施而发生的实际货币交换的收益,也就是指干预措施给患者节省的卫生资源的货币价值。而间接效益和无形效益计量的是没有直接发生实际货币交换的收益,所以无法直接使用市场价值来估计这部分效益,而通常需要采用人力资本法(human capital approach)或意愿支付法(willingness-to-pay)等方法进行测算。前者用患者增加的健康时间所带来的工资收入来表示健康效益;后者是在个人总体健康效用值不变的情况下,通过计量人群愿意牺牲的货币收益来表示健康状态的价值。

(2)效果:效果指给定的条件下由多因素对特定事物所产生的系统性或单一性结果。药物经济学中的效果主要是指患者接受治疗后产生的直接效果,采用医学指标来衡量。

在药物经济学评价中,效果测量指标通常包括中间指标、终点指标和其他指标。中间指标通常是反映干预措施效果的短期效果指标,主要指仪器检查结果、实验室检查结果和影像学检查结果等,血压、血脂、血糖等生化指标属于中间指标。终点指标是反映干预措施防治效果的长期效果指标,避免心肌梗死、脑卒中、糖尿病等疾病状态的发生,避免疾病导致的死亡等属于终点指标。通过系列效果指标可以评价治疗方案是否达到预期目的及效果强弱。在做成本-效果分析时,终点指标比中间指标使用得更多。常用的终点指标包括死亡率、主要不良心血管事件发生情况及质量调整生命年(quality adjusted life years,QALYs)等;在做药物经济学评价时,有时还会考虑将疼痛、抑郁分级或躯体功能状态作为临床效果评价指标。

(3)效用:效用(utility)是对商品或服务相对满意程度的评价手段。在药物经济学评价中,效用是指患者或社会对于某种干预措施所带来的健康结果的偏好程度,可理解为对特定健康状态的生命质量权重。效用指标综合考虑了临床产出和人文产出双方面的影响,能够更为全面、综合地反映患者因疾病或干预措施而发生的健康状态以及主观感受方面的变化。

药物的效用可用健康效用来衡量。健康效用是健康状况处于某一水平或有所改善的值,可通过效用度量来确定。常用的效用度量单位有生命质量效用值及质量调整生命年。在药物经济学研究中,常用 QALYs 作为效用指标来量化健康结果。QALYs 作为项目健康产出的评价指标,将健康状态下的生存时间与生存质量联系起来,克服了将健康产出简单货币化带来的问题。

(二) 分析方法

基于健康产出衡量方式的不同,药物经济学评价的分析方法主要分为以下 4 种:最小成本分析 (cost-minimization analysis,CMA)、成本 - 效益分析 (cost-benefit analysis,CBA)、成本 - 效果分析 (cost-effectiveness analysis,CEA) 和成本 - 效用分析 (cost-utility analysis,CUA) 等。

1. **最小成本分析**　是评价一种特定药物或治疗方法所耗成本最常用的方法。如果两种或两种以上治疗药物或方法的效果几乎相同,此时进行药物经济学评价多应用 CMA,该方法只比较干预方案的成本,成本最小的方案即为最优方案。

CMA 最大的优点是操作简单,但具有一定的应用局限性,只能用于比较在治疗效果上相当的干预方案。如果不能证明药物或方法具有同等治疗效果,CMA 是不适用的。而且在不同方案中获得的结果是否等价这一问题上也不易验证。

2. **成本-效益分析**　是一种综合比较不同干预措施所消耗的资源价值(成本)和所带来的产出价值(效益)的分析方法。CBA 的独特之处在于成本指标和效益指标的测量均以货币单位表示。因此,该方法不仅适用于医疗卫生项目之间的比较,还可以用于医疗卫生项目与其他领域项目之间的比较,以及用于评价非健康产出方案的成本和收益。

该方法有两个主要的优势:一是临床医师和其他决策者可以直接确定一项干预措施的收益是否超过其实施的成本;二是该方法也可以比较具有不同临床效果指标的干预措施。CBA 的主要缺点是很难用货币来衡量健康产出。

3. **成本-效果分析**　是药物经济学评价中最基本的分析方法,采用成本指标(以货币为单位)和临床效果指标对干预措施与对照措施的成本和产出进行综合评价。每个治疗方案的成本和临床效果会被用于计算干预措施相对于对照措施的增量成本 - 效果比 (incremental cost-effectiveness ratio, ICER)。

与成本-效益分析不同,成本 - 效果分析选用了非货币的效果指标,即直接采用方案实施后的相关医学指标(如血压水平、胆固醇水平、无症状天数、挽救的生命年数等)进行比较,更有利于正确评价不同药物治疗方案的经济效果。对于那些不能或不易采用成本-效益分析方法的医疗干预,常采用成本-效果分析。由于 CEA 中所用的健康产出指标通常是在临床试验和临床实践中收集的,因此与 CUA 或 CBA 相比,CEA 的主要优点是健康产出的量化更容易,同时医师们对这些临床指标也更加熟悉。应用 CEA 进行研究的局限性是无法对疗效/效果指标不同的干预方案进行比较。此外,即使干预措施的主要临床效果是相同的,如果在效果上存在其他的重要差异(如副作用等),可能也无法使用 CEA 进行分析。最后,虽然 CEA 可以估算出目标干预措施相比于对照干预措施每多一单位健康产出(如无症状天数或生命年等)所需花费的成本(如 ICER),但由于缺少一个统一的标准(即外部阈值)来衡量这些临床指标改善的价值,仍需患者、临床医师或决策者主观判断该项干预措施是否具有经济性。

4. **成本-效用分析**　是从特定角度来对治疗方案的成本与健康效果进行比较,采用成本指标(以货币为单位)和统一的效用指标,即质量调整生命年,对干预措施和对照措施的成本与产出进行综合评价的一种分析方法,是药物经济学评价中最常用、最重要的分析方法。

CUA 的优势在于该方法的健康产出指标为 QALYs,可同时衡量生命数量与生命质量的变化,考虑了患者偏好与潜在的临床产出(如不良反应等)。此外,将 QALYs 作为健康产出指标时,多数国家与地区有相对公认或常用的阈值来判断干预方案是否具有 "性价比",CUA 的结果更有助于辅助决策。但是,基于效用的药物经济学分析方法仍然存在许多争议,首先应用质量调整生命年的前提条件比较理想化,另外质量调整生命年中效用值的获得也存在一定困难。

二、药物经济学评价的研究步骤

开展任何一项药物经济学评价都需要遵循规范的研究步骤,从而保障研究结果的科学性和合理性。药物经济学的主要步骤如下:

(一) 掌握研究背景

在开展任何一项药物经济学评价之前,均需要全面、专业地了解相关疾病领域的背景知识,从而明确开展该研究的必要性和重要性。研究背景需提供的信息主要包括相关疾病的流行病学概况及其经济负担、现有的干预措施及其疗效与安全性、国内外临床诊疗指南对治疗方案的推荐、全球范围内相关干预措施的药物经济学评价现状(基本结论和尚存的问题),以及本研究的价值(必要性和重要性)等。

(二) 明确研究目的与研究问题

在开展研究之前,需要明确该项药物经济学评价所要解决的问题以及通过评价所要达成的预期目标。

(三) 选择研究角度

一项药物经济学评价可以从多个角度开展,主要包括全社会角度、医疗卫生体系角度、医疗保障支付方角度、医疗服务提供方角度及患者角度,通常需要根据研究背景、研究目的及相关的决策者需求来选择合适的研究角度,不同研究角度下成本和健康支出的内涵及测量范围往往不同。

(四) 确定目标人群、目标干预措施及对照干预措施

目标人群是指一项目标干预措施要干预的对象。在确定了目标人群之后,需要了解适用于该人群的所有可选择的干预措施,并从中选出合适的对照干预措施。

(五) 选择健康产出指标与评价方法

基于不同的健康产出指标,药物经济学评价的分析方法主要包括成本-效益分析、成本-效果分析、成本-效用分析和最小成本分析4种。不同类型的健康产出指标和评价方法具有不同的特点和适用条件,研究中所使用的评价指标和评价方法应与所要解决的特定问题相适应。

(六) 识别与计量成本和健康产出

成本和健康产出是药物经济学评价的两大核心要素,准确地识别及科学合理地计量成本和健康产出是进行药物经济学评价的基础和前提。成本和健康产出的识别通常需要基于所选择的研究角度,即使是同一种干预措施,因采用的研究角度不同,其成本和健康产出的识别结果也可能不同。

(七) 比较成本和健康产出

在识别与计量成本和健康产出后,需要基于所选择的评价指标和分析方法计算药物经济学评价结果指标的值,并根据具体情况对所得结果加以论述和分析。同时,需要在所评价的所有干预措施方案中选出经济性最好的方案,为决策提供依据和参考。

(八) 进行不确定分析

药物经济学分析必须考虑结果的真实性和有效性,但在药物经济学评价过程的每个阶段都存在不确定性,主要包括方法学不确定性、参数不确定性及模型不确定性。其中,方法学及模型不确定性多采用情境分析(scenario analysis)来评估;参数不确定性通常可以采用单因素、多因素、机制分析法等确定型敏感性分析(deterministic sensitivity analysis,DSA)来评估,也可以采用蒙特卡洛模拟(Monte Carlo simulation)进行概率敏感性分析(probabilistic sensitivity analysis,PSA)。不确定性分析有助于了解各种影响因素可能的变化,以及发生变化时对干预措施经济性的影响程度,从而尽可能地降低决策失误的风险,提高决策的科学性。

第三节 ｜ 药物经济学的应用

一、指导新药研发

创新药物的研发在于解决人们面临的医疗困境,提高患者的生存效果和健康程度。因此,药物的治疗效果必须有较大提升,适当减轻药物不良反应,使患者获得性价比较高的药品,以改善患者的健康状况。在此基础上还要考虑其经济价值,因为新药研发是一种由医疗发展推动产生的经济活动,目的在于获得经济收益。药品作为一种特殊的商品,其研发过程中充斥着诸多不确定因素,漫长的研究时间和巨额的资金投入极有可能徒劳无获。新药研发高投入、高风险、长周期的特征决定了其从立项开始到市场运作均需要经济学的证据支持以进行合理的决策。合理应用药物经济学,才能够准确把握市场动态,在减少不符合医疗环境的新品研发时间的同时,还能有效避免新药研发中资源的过度浪费。

二、规范药品定价行为

药品价格直接影响其市场应用,过高的药品定价会对生产企业和医疗行业的参与者造成极大的负担。药品在具有较高临床应用价值的前提下,合理的药品定价是其面向市场的先决条件。一方面对于企业而言,药品研发、生产、推广销售、市场应用等过程中的成本,都是定价所需要考虑的主要因素,这些都可以应用药物经济学理论进行分析,从而帮助企业做出合理定价。另一方面,医疗发展中的不均衡和不合理等行为,促使药品价格从定价开始就存在不合理增长,"药价虚高"已成为医疗行业亟须解决的重大问题。在我国医改过程中,关于药品价格的改革一直是工作的重点,也是难点。在政府定价或者企业自主定价过程中,药物经济学分析可以提供适当的标准和理论依据,从而指导药品价格的合理定位,保证药品的实际价值,对控制药品费用的过度增长也有很大帮助。近几年我国医疗保障相关部门在制定一些创新程度比较高的药品准入决策时采用了谈判定价,药品的价格降幅显著,较好地实现了药品价格的合理化回归,这也必将促进药物经济学在我国药品定价中的应用。

三、优化医保药品遴选

如何遴选"性价比"高的药品,直接关系着能否满足群众医疗需求和保障医疗保险基金的安全。药品的安全性、有效性、经济性是药品进入《基本医疗保险药品目录》的关键,而基于药物经济学的客观研究,可以将临床专家推荐药品进入目录过程中所忽略的经济性因素进行弥补,平衡三者之间的关系,使决策更加科学准确。这也正是欧盟各国、美国、澳大利亚和韩国等国家要求药品进入目录时,必须执行药物经济学评价,而不具备良好评价结果的药品会从目录中删除的主要原因之一。我国医疗保险支付能力有限,必须深入推进 DRGs 制度。对于某一病种的众多治疗药物,何种药物可以进入医疗保险目录,怎样确定其支付范围,其评判标准可直接参照药物经济学评价结果;同时由于药品进入医疗保险目录后其需求会出现较大提升,为保障患者和全社会福利,必须严格调控药品价格和医疗保险支付比例,药物经济学评价结果是解决这些过程中各种矛盾的共识。在国家医保药品目录的系统调整和修订的过程中,国家医疗保障局聘请了药物经济学专家进行相关评审和测量工作,药物经济学证据已经成为我国医保药品遴选的重要参考因素之一。

四、促进临床合理用药

临床用药是医护工作者与患者直接接触的过程,也是患者获得健康效益的直接途径,而临床用药的合理性极为重要。患者在接受用药时,药品价格和治疗效果是其重点考虑的两个因素。药物经济学是药品临床综合评价的主要内容,药物经济学研究能促进药品临床综合评价体系建设,更好地发挥药品的临床价值,指导临床安全、合理用药。在临床用药上应用药物经济学评价如 CEA 方法,可以帮助医师衡量不同药物或治疗方案的效果比,从而找到适合患者的最优治疗方案——既安全有效又经济合理的治疗方案,减轻患者的经济负担,节约临床的用药资源。目前我国不少地区为控制医疗费用过速增长,开始运用药物经济学研究成果对临床用药进行分析评价,将效果-成本比高的药品纳入医院用药目录,使药品费用增长幅度控制在合理范围内。医院用药目录的制订和应用亦有利于规范医生用药行为,从而有效提高合理用药水平。这也顺应并促进了国家医疗保险支付制度改革,对于节约临床用药资源有着重要作用。

五、完善国家基本药物政策

建立和完善国家基本药物制度,是我国医药卫生体制改革的一项重要举措。遴选《国家基本药物目录》,是实行国家基本药物制度的基础。根据循证医学证据、药物经济学评价和药品不良反应监测等信息,遴选国家基本药物,有利于充分把握已上市药品安全、有效、经济的可信证据,并据此制定基本药物遴选标准。在医改过程中,研究机构、医药企业、药学组织等开展了许多国家基本药物的药物经济学评价工作,为基本药物相关制度的不断完善发挥了重要作用。

(徐 戎)

?

思考题

1. 什么是药物经济学? 其学科特点是什么?

2. 药物经济学评价的主要分析方法有哪些? 它们的特点是什么?

3. 药物经济学的主要应用领域有哪些?

思考题解题思路

本章目标测试

本章思维导图

第二十一章 | 神经系统疾病的临床用药

针对目前发病率逐年上升的神经系统疾病,本章以缺血性脑血管病、出血性脑血管病、癫痫、帕金森病、老年性痴呆等几种主要临床常见病为提纲,重点介绍常用药物的选药原则、注意事项及相关疗法。

第一节 | 概　述

神经系统疾病的病因和病种很多,近年来发病率逐渐上升的脑血管病可分为缺血性脑血管病和出血性脑血管病两大类,前者常见的有短暂性脑缺血发作和脑梗死;后者常见的有脑出血和蛛网膜下腔出血,具有高发病率、高致残率和高死亡率的特点,严重危害人们身心健康。癫痫是一种反复发作的脑神经元异常放电所致的暂时性中枢神经系统功能失常的慢性疾病,癫痫反复发作,不仅可能使患者遭到意外伤害,还可能使患者智能减退,产生精神障碍。帕金森病是老年人比较常见的锥体外系疾病,临床表现为缓慢发展的震颤、肌强直、运动迟缓和姿势反射减少。老年性痴呆是大脑皮质功能衰退的一种临床综合征,主要表现为进行性记忆减退,认知和行为障碍。

第二节 | 缺血性脑血管病的临床用药

一、短暂性脑缺血发作的临床用药

短暂性脑缺血发作(transient ischemic attack,TIA)是指脑、脊髓或视网膜局灶性缺血所致的、不伴急性梗死的短暂性神经功能障碍。TIA 占急性脑血管病的 10%,男性患病率高于女性,约有 50% 的脑梗死患者在发病前曾有过 TIA 的病史,因此,TIA 被公认为是脑梗死的最重要的危险因素,为脑梗死的最严重先兆,及时给予有效的药物治疗 TIA 非常重要。

(一)发病机制

TIA 是一种多病因的综合征。其主要病因是主动脉-颅脑动脉系统的粥样硬化。下列因素可造成 TIA:

1. 微栓塞　动脉粥样硬化斑块脱落形成微栓子,进入脑血管,引起小血管闭塞而发病。微栓子易于溶解消失,使症状缓解。

2. 盗血现象　常见于椎基底动脉系统短暂性脑缺血发作。当无名动脉或锁骨下动脉在其分出椎动脉之前,管腔狭窄或闭塞,该侧上肢动脉内压力降低,使脑内血液经该侧椎动脉倒流入同侧锁骨下动脉,即锁骨下动脉盗血。该侧上肢活动时分流增加,从而发生椎基底动脉缺血。

3. 其他疾病　如颈动脉外伤、颈椎病、脑内动脉炎、血压过低、动脉痉挛、血黏度增加、高凝血状态等,也可能与短暂性脑缺血发作的发生有关。

(二)临床表现

临床症状和体征一般持续 10～15min,多在 1h 内症状完全消失,不超过 24h,不遗留神经功能缺损症状和体征,头颅 CT 和 MRI 检查常无责任病灶。表现为①颈内动脉系统 TIA:病变侧一过性黑矇、各种失语、对侧单肢或偏身不同程度瘫痪或感觉异常;②椎基底动脉系统 TIA:眩晕、平衡失调、跌倒发作、短暂性全面性遗忘症、双眼视力障碍、小脑性共济失调、脑神经损害等。

(三) 选药原则

1. 抗血小板聚集药物　非心源性 TIA 患者首选抗血小板药物。单一或联合用药。首选阿司匹林 50～325mg/d 或氯吡格雷 75mg/d 单药治疗。对于发病 24h 内,具有脑卒中高复发风险的急性非心源性 TIA 患者,应给予阿司匹林联合氯吡格雷治疗 21 天。

2. 抗凝药物　对于伴有心房颤动、风湿性二尖瓣病变及人工机械瓣膜等的 TIA 患者,选择华法林长期口服以预防发作。非瓣膜性房颤患者也可选用口服抗凝药达比加群酯。

3. 钙通道阻滞药及其他药物　应用钙通道阻滞药尼莫地平或盐酸氟桂利嗪,能防止血管痉挛,增加血流量,改善微循环。也可用改善脑供氧的药物。如患者血纤维蛋白原明显增高,可考虑应用降纤药物巴曲酶等。

二、动脉粥样硬化性血栓性脑梗死的临床用药

动脉粥样硬化性血栓性脑梗死是指在动脉粥样硬化的基础上形成血栓,造成脑动脉管腔狭窄、闭塞,导致局部脑组织缺血、缺氧性坏死。

(一) 发病机制

血栓主要好发于动脉的分叉处,如颈总动脉、颈内动脉起始部,颈内动脉虹吸部、椎基底动脉起始部、入颅部及分叉部等。根据受累动脉的不同,可分为颈动脉系统及椎基底动脉血栓形成。其中 90% 以上发生在颈内动脉及其分支动脉。血栓的形成主要与下列 3 个因素有关:

1. 动脉管壁病变　最常见的是动脉粥样硬化,常伴有高血压,高血压与动脉硬化相互促进。高脂血症、糖尿病可加速脑动脉硬化等血管病理性损伤的发展。

2. 血液成分改变　血液成分中脂蛋白、胆固醇、纤维蛋白原等含量的增加,可使血液黏度增加,红细胞表面负电荷降低,血流速度减慢。

3. 血流动力学异常　血压改变是影响脑局部血流量的重要因素,当平均动脉压低于 70mmHg 或高于 180mmHg 时,加上血管管腔的狭窄,自动调节能力减弱,局部脑组织血供可发生障碍。

(二) 临床表现

本病多发生于中老年人,多有高血压、动脉粥样硬化病史。起病突然,但症状体征进展较缓慢,常需数小时,甚至 1～2 天达高峰。不少患者在睡眠中发病,清晨醒来时发现偏瘫或单瘫以及失语等。部分患者发病前有 TIA 发作病史。多数患者意识清醒,如果起病时意识不清,要考虑椎基底动脉系统脑梗死的可能。大脑半球较大区域梗死,缺血、水肿影响间脑和脑干功能,可于起病后不久出现意识障碍。

(三) 选药原则

脑梗死的治疗应根据不同的病因、发病机制、临床类型、发病时间等确定针对性较强的治疗方案,实施以分型、分期为核心的个体化治疗。

1. 一般治疗原则　在一般内科支持治疗的基础上,可酌情选用改善脑循环、脑保护、抗脑水肿、降颅内压等措施。通常按病程可分为急性期(1 个月)、恢复期(2～6 个月)和后遗症期(6 个月以后),重点是急性期的分型治疗。腔隙性脑梗死不宜脱水,主要是改善循环;大、中梗死应积极抗脑水肿降颅内压,防止脑疝形成。

2. 特殊治疗　在小于 6h 的时间窗内有适应证者可行静脉溶栓治疗,不符合溶栓适应证的患者应尽早给予口服阿司匹林。发病 24h 内的非心源性轻型脑梗死患者可尽早给予阿司匹林联合氯吡格雷的双重抗血小板治疗。溶栓治疗患者应在溶栓 24h 后开始使用抗血小板药物。对不适合溶栓的患者,特别是高纤维蛋白血症者可选用降纤治疗。不推荐一般急性脑梗死患者立即应用抗凝药物。也可给予神经保护治疗。

三、脑栓塞的临床用药

脑栓塞（cerebral embolism）是指固体、气体或液体栓子通过血液循环进入脑动脉，阻塞管腔，形成血流中断，导致脑组织缺血、坏死。根据栓子的来源可分为心源性脑栓塞、非心源性脑栓塞及不明原因脑栓塞，其中心源性脑栓塞是最常见的原因。脑栓塞急性期的治疗与动脉粥样硬化性血栓性脑梗死基本相同。但除了要治疗脑部病变，还需控制原发病，预防复发。

1. **降颅内压、脱水及利尿药**　应用于急性期治疗。常用的有 20% 甘露醇、10% 甘油盐水或甘油果糖。因脑栓塞者大都伴有心脏疾病和心功能异常，因此多主张采用小剂量多次静脉滴注并注意控制滴注速度。可适当加用利尿药及糖皮质激素。

2. **预防治疗药物**　主要进行抗凝和抗血小板治疗，同时要治疗原发病，纠正心律失常，根除栓子来源，防止复发。

第三节 │ 出血性脑血管病的药物治疗

一、蛛网膜下腔出血的药物治疗

蛛网膜下腔出血（subarachnoid hemorrhage，SAH）是指脑底部或脑表面或脊髓表面血管破裂，血液流入蛛网膜下腔引起相应临床症状的一类脑卒中，又称为原发性蛛网膜下腔出血。SAH 约占急性脑卒中的 10%，占出血性脑卒中的 20%。

（一）发病机制

病因很多：①颅内动脉瘤最常见，占 26%～85%；②脑血管畸形，主要是动静脉畸形，青少年多见，约占 2%；③颅底异常血管网病（moyamoya 病），约占 1%；④其他原因包括夹层动脉瘤、血管炎、颅内静脉血栓形成、结缔组织病、血液病、颅内肿瘤、凝血障碍性疾病等。病变血管可自发破裂，或因血压突然升高或其他不明诱因而导致血管破裂，血液进入蛛网膜下腔，通过围绕在脑和脊髓周围的脑脊液扩散，刺激脑膜引起脑膜刺激征。颅内容量增加引起颅内压增高甚至脑疝。在脑室和脑底的凝固血液可阻塞脑脊液循环通路引起梗阻性脑积水，或引起蛛网膜粘连。后交通动脉瘤的扩张或破裂出血可压迫邻近的动眼神经，产生不同程度的动眼神经麻痹。血细胞释放的血管活性物质可引起血管痉挛，严重者发生脑梗死。血液刺激下丘脑还可引起血糖升高、发热等内分泌和自主神经功能紊乱。

（二）临床表现

临床以青壮年多见，女性多于男性。起病突然，多在数秒或数分钟内发生剧烈头痛。剧烈运动或情绪激动是常见的诱因。临床表现主要是突发的剧烈头痛，呈胀痛或爆裂样疼痛，难以忍受；疼痛持续不能缓解或进行性加重；多伴有恶心、呕吐；可有意识障碍或烦躁、幻觉等精神症状；少数出现部分性或全面性癫痫发作。一些老年患者头痛、脑膜刺激征等临床表现常不典型，主要表现为精神症状。主要的并发症有再出血、脑血管痉挛、脑积水、癫痫发作、低钠血症，少数严重患者因丘脑下部损伤，可出现神经源性心功能障碍和肺水肿。

（三）选药原则

1. **降颅内压药物**　对有颅内压增高者，临床常用脱水剂降颅内压，可用甘露醇、呋塞米、甘油果糖，酌情选用白蛋白。

2. **防治再出血药物**

（1）抗纤维蛋白溶解剂：若患者有显著的再出血风险，可应用氨基己酸（EACA）或氨甲苯酸（PAMBA）进行短期治疗。

（2）纠正凝血异常药物：维生素 K_1 注射液可用于新生儿出血以及长期应用广谱抗生素所致的体内维生素 K 缺乏以及凝血因子合成障碍或异常引起的脑出血及蛛网膜下腔出血。酚磺乙胺可用于血小板减少性紫癜或过敏性紫癜以及其他原因引起的出血,可与其他止血药如氨甲苯酸、维生素 K₁ 并用。凝血酶原用于各种出血,凝血酶缺乏的出血患者宜在补充疗法的基础上应用本品。原发性纤溶亢进的出血患者宜配合应用抗纤溶药物。新生儿的出血宜配合应用维生素 K₁。

3. 防治脑血管痉挛药物 推荐早期口服或静脉应用钙通道阻滞药尼莫地平,可预防和治疗脑血管痉挛引起的缺血性神经损伤。对于发生脑血管痉挛的患者,可使用法舒地尔替代尼莫地平。

4. 对症治疗药物 苯巴比妥用于蛛网膜下腔出血合并镇静催眠及癫痫大发作及局限性发作。四氢帕马丁用于蛛网膜下腔出血合并头痛程度较轻的患者。布桂嗪用于蛛网膜下腔出血合并头痛程度剧烈的患者,不宜连续使用。

二、脑出血的药物治疗

脑出血是最常见的脑血管病之一,是指原发脑实质内出血,即自发性脑出血,占急性脑血管病的 20%~30%。年发病率为(60~80)/10 万,常见于中老年人群。

(一)发病机制

脑出血的主要原因为高血压、动静脉畸形、动脉瘤、血液病、淀粉样血管病、梗死后出血、溶栓治疗后出血、抗凝后出血、脑肿瘤出血,其他少见的原因还有脑动脉炎和 moyamoya 病等。

(二)临床表现

脑出血对脑组织的损伤主要是血肿压迫脑组织引起不同程度的神经损伤造成相应的症状,例如头痛、恶心、呕吐、偏瘫、偏侧感觉障碍、失语、意识障碍等,严重出血压迫重要生命中枢可导致呼吸及心脏功能异常或停止。出血量较大者应及时采取手术或微创清除血肿,如果生命体征平稳及无意识障碍者需药物保守治疗。

(三)选药原则

其治疗基本原则:脱水降颅内压,减轻脑水肿;调整血压;防止继续出血;减轻血肿造成的继发性损害,促进神经功能恢复;防治并发症。

1. 甘露醇在少量脑出血时不需要使用;当脑出血量较大时或脑水肿比较明显时,可以根据情况使用。

2. 甘油果糖可单独用于小到中量脑出血;对于出血量较大或脑水肿较为严重者单独应用效果欠佳,因为脱水效果远远不如甘露醇。由于甘露醇往往在用药间期有颅内压反跳作用,对较重的脑出血患者在应用甘露醇的间期配合甘油果糖则会收到良好的效果。同时肾功能不全的患者可考虑应用甘油果糖。

3. 白蛋白由于价格昂贵,一般患者不主张应用。对于大量脑出血、脑水肿又非常严重或由于严重心功能不全不能应用甘露醇时,可以考虑应用。

4. 呋塞米一般在较重的患者应用,能加强甘露醇的降颅内压效果,或已有一定程度的心、肾功能不全能减少甘露醇的用量。

5. 乙酰唑胺在脑室出血和蛛网膜下腔出血中应用。因为脑室内血肿可以刺激脉络膜分泌脑脊液增多,加重脑水肿。给予乙酰唑胺可治疗轻度急、慢性脑积水。

第四节 | 抗癫痫药

癫痫是一种中枢神经系统疾病,特点为突然、短暂、反复发作,表现出意识、运动、精神及脑电图异常。按癫痫病因可分为原发性癫痫和继发性癫痫,继发性癫痫是由外伤、肿瘤、感染、发育异常或脑血管病等病变所致。按照癫痫发作类型,又可将其分为局灶性和全身性发作,各自还可细分为数种类型。目前癫痫的治疗方法仍以药物为主,可控制临床发作,减轻因发作造成的意外死亡、伤害及社会心理功能损害。

一、抗癫痫药的作用机制

抗癫痫药的作用机制主要包括两大方面：一是调节离子通道功能，如抑制钠通道、钙通道，或者正向调节钾通道功能，进而减弱神经元放电；二是调节突触传递功能，如增强 GABA 能系统传递，抑制谷氨酸能系统，调节囊泡释放等。此外还有一些作用于其他靶点的药物也具有抗癫痫的作用，如碳酸酐酶抑制药，部分神经抗炎药；然而并不是所有抑制中枢神经系统的药物都具有抗癫痫作用，如麻醉药乙醚、戊巴比妥等仅麻醉浓度或用药开始能控制癫痫发作；有镇静作用的抗精神病药可诱发癫痫，抗癫痫药苯妥英钠有中枢兴奋作用，所以有效的抗癫痫药是有特异性作用的。

二、癫痫治疗的总则

1. 发作类型与选药　不同发作类型的患者应选择不同的抗癫痫药。发作类型诊断不准确，选药不当，是导致治疗失败的重要原因。临床主要分类及可选用的抗癫痫药列表如表 21-1。

表 21-1　**癫痫的主要类型与可供选择的药物**

癫痫的类型	可供选择的药物
单纯局限性和复杂局限性发作	卡马西平,拉莫三嗪,奥卡西平,左乙拉西坦,苯妥英钠,苯巴比妥,扑米酮,丙戊酸
强直-阵挛性发作（大发作）	卡马西平,拉莫三嗪,奥卡西平,左乙拉西坦,丙戊酸,苯二氮䓬类
失神发作（小发作）	拉莫三嗪,苯二氮䓬类,乙琥胺,丙戊酸钠
肌阵挛发作、失张力发作	丙戊酸钠,左乙拉西坦,托吡酯
婴儿痉挛	促肾上腺皮质激素,糖皮质激素类,苯二氮䓬类,丙戊酸钠
癫痫持续状态	地西泮,异戊巴比妥钠,苯妥英钠,苯巴比妥,硫喷妥钠,水合氯醛,乙醚

2. 用药方案的制订和执行　常用抗癫痫药都有一定不良反应甚至毒性。为了减轻不良反应，一般尽量采用单一药物治疗；剂量按体重计算，从小剂量开始，逐渐增量；最好能监测所用药物的血药浓度，联系疗效及副作用表现，分析并调整用药方案。当药物已用到通常的最大剂量或血药浓度已达高值，但疗效仍不佳者，应考虑换药。换药时应先加用新换药，而原用药物则应逐步减量撤出，不可突然停用。只有在多种药物单用均无良效时，或者在为了拮抗原用药物的重要不良反应时，才考虑联合用药。要避免选用作用机制相同或者不良反应相似的两种药物。合用两种或更多药物时务必注意药物的相互作用。如果疗效满意，则继续治疗数年，然后根据症状及脑电图检查结果慎重考虑是否停药。如决定停药，则须逐渐减量。病程越长，用药剂量越大，用药时间越长，则减量应越慢。最少者不应少于 3 个月。青少年患者最好在青春期以后再考虑停药。

3. 密切注意不良反应　抗癫痫药大都有不良反应，有的还比较严重，在剂量不当或因药物相互作用而致血药浓度过高时尤易发生。因此，在整个治疗期内宜高度警惕。在治疗之前须先做血、尿常规和肝、肾功能检查，以备对照之用。治疗中宜每个月复查血常规，每季度做生化检查。将此结果结合血药浓度监测结果以随时调整剂量。

4. 孕妇用药问题　患癫痫孕妇的处理应特别慎重。抗癫痫药可导致死胎、畸胎或新生儿死亡率增高。临床认为：已有 2 年未发作者怀孕时可慎重地停药；对仍有发作的孕妇不能停药，只能酌情减量；尽量采用单一用药；选用不良反应较小的药物，加强血药浓度监测；对于发作难以控制或多药合用者，不宜继续妊娠。

三、常用抗癫痫药

（一）苯妥英钠

苯妥英钠（phenytoin sodium，大仑丁）是二苯乙内酰脲的钠盐，碱性强，刺激性大，除对小发作无效外,对其他各种类型癫痫均有效,是治疗大发作的首选药。

【体内过程】　强碱性,pK_a 8.3,其水溶性受限制,肌内注射吸收慢且不规则,故不宜采用。口服吸收缓慢而不规则,餐时服用可改善吸收。血药浓度经 3~9h 达到峰值,连续服用治疗剂量,需 6~10 天能达到稳态血药浓度。吸收后很快分布于全身各组织,血浆蛋白结合率约 90%,主要与白蛋白结合。新生儿、低蛋白血症及尿毒症患者游离药物浓度明显增高,组织结合浓度同血浆浓度。V_d 0.6L/kg,脑脊液药浓度与血浆游离药浓度相同。主要经肝药酶代谢为无活性的对羟苯衍生物,再与葡萄糖醛酸结合排出,另有约 5% 以原形自尿排泄。血药浓度低于 $10\mu g/ml$ 时属一级动力学消除,$t_{1/2}$ 为 6~24h;当血药浓度增高时转为零级动力学消除,随剂量增加,$t_{1/2}$ 可延长至 20~60h,可能是由于羟化反应接近饱和或受代谢产物的抑制,并测出有基因决定而限制苯妥英钠的代谢。静脉注射后能很快通过血脑屏障,可用于治疗癫痫持续状态。

【药理作用与机制】　本品能抑制突触传递的强直后增强(post-tetanic potentiation,PTP)现象,阻止癫痫病灶异常放电向周围扩散,还有膜稳定作用,减少动作电位期间的 Na^+、Ca^{2+} 内流,大剂量时还能延迟 K^+ 外流。这些作用都有使用依赖性(use dependence),高频异常放电的神经元受到明显抑制,而正常的低频放电的神经元受影响则甚小。此外,本品还能增强脑内 GABA 的作用。这些都与抗癫痫作用有关。

苯妥英钠能明显对抗最大电休克惊厥模型,能完全阻断其强直相,但阵挛性发作可能加剧或延长。苯妥英钠及其他抗癫痫药能防止电休克所致的惊厥及动物实验用印防己毒素及戊四氮引起的最大惊厥,这种作用性质使药物能有效控制全身性强直-阵挛性发作。苯妥英钠能减少病灶周围正常细胞的后放电时间,抑制冲动的传播,因此影响刺激阈更为明显。点燃效应模型试验,苯妥英钠呈剂量依赖性提高局限性发作(杏仁核)的惊厥阈,且耐受性不明显。苯妥英钠对颅外伤后癫痫的预防作用也有效应。

【临床应用与评价】

1. 抗癫痫　苯妥英钠是常用的抗癫痫药,为治疗癫痫大发作的首选药,静脉注射可缓解癫痫大发作;对复杂局限性发作及单纯局限性发作疗效次之;对小发作无效,甚至还可能使病情恶化。

2. 治疗外周神经痛　用于治疗三叉神经、舌咽神经和坐骨神经等神经性疼痛。其中对三叉神经痛疗效较好,使疼痛明显减轻,发作次数减少。

3. 抗心律失常　用于室性心律失常及强心苷中毒所致的室性心律失常。

【不良反应与防治】

1. 神经系统反应　多因用药过量或药物相互作用影响本品代谢,致血药浓度过高所引起。一般治疗有效血药浓度在 $10~20\mu g/ml$,而超过 $20\mu g/ml$ 即为中毒浓度。当血药浓度>$20\mu g/ml$ 时首先出现眼球震颤,继之出现眩晕、复视、共济失调等小脑功能障碍,>$40\mu g/ml$ 则见谵妄、幻觉等精神症状,也可导致癫痫大发作。浓度更大可致昏迷。发现早期症状后应减量或停药,症状即可消退。如长期慢性处于高血药浓度,则可致神经细胞损害,表现为认知功能、情绪和行为异常,记忆力减退,甚至小脑萎缩。因此,用苯妥英钠治疗时一定要监测血药浓度。

2. 血液系统反应　由于苯妥英钠有抗叶酸作用,可致全血细胞减少和巨幼细胞贫血,用叶酸制剂和维生素 B_{12} 有效。

3. 过敏反应与自身免疫病　常见各种皮疹,偶见剥脱性皮炎,也可见粒细胞减少,再生障碍性贫血,血小板减少,或过敏性肝损害,甚至发生红斑狼疮样反应。

4. 牙龈增生　长期用药影响胶原组织增生所致,多见于儿童和青少年,注意口腔卫生和做牙龈按摩可减轻此反应。轻者不必停药,但重者常伴发面部皮肤粗厚及多毛症等,则须换药。

5. 局部刺激　本品为强碱性,口服可见胃肠刺激症状。肌内注射局部刺激大且吸收不佳,故不作肌内注射给药。静脉注射也可能导致静脉炎。注射速度宜慢(<30mg/min)。注射过快可能引起心律失常、血压下降和心脏抑制,这可能与注射液中所含的丙二醇有关。

6. **其他反应**　由于加速维生素 D 代谢,儿童久用可致佝偻病。也可能引起肾上腺皮质及甲状腺功能减退、胰岛素分泌减少等内分泌功能紊乱。孕妇用本品可致畸胎。此外,本品久用后如骤然停用可致发作加剧,甚至诱发癫痫持续状态,必须注意。

【药物相互作用】

1. 保泰松、磺胺类和水杨酸类等可与苯妥英钠竞争血浆蛋白的结合部位,使后者游离型血药浓度增加。

2. 通过诱导肝药酶而加速多种药物如避孕药的代谢和降低其药效。

3. 氯霉素等通过抑制肝药酶而提高苯妥英钠的血药浓度。

4. 苯巴比妥通过诱导肝药酶而加速苯妥英钠的代谢,从而降低其血药浓度和药效。

【用法与注意事项】

1. 苯妥英钠有胶囊、片剂、溶液剂。前两者供口服每次 50～100mg,2～3 次/d,后者供静脉注射,用于癫痫持续状态。

2. 各种制剂有显著不同的吸收率及生物利用度,因此,患者要用同一药厂的制剂。

3. 选择与调整剂量时必须注意剂量依赖的消除动力学,以小剂量(50mg/d)逐渐增加。开始剂量成人 3～5mg/(kg·d)(250～300mg/d),随后剂量的调整应按能控制发作及最小毒性的血药浓度,间隔 1 周增加剂量,当每日剂量超过 300mg 时,则应间隔 2 周。很少需要每日 600mg 以上。由于 $t_{1/2}$ 较长及吸收慢,因此每日可晚上一次顿服。若胃不能耐受或应用吸收快的制剂则须分次服。儿童 4～8mg/d。如需应用负荷剂量 600～1 000mg,必须分次(8～12h 以上)给药,大多数患者能在 24h 内获得有效血药浓度。癫痫持续状态时,静脉注射不超过 50mg/min,随后应注射生理盐水以减少碱性药物溶液对静脉的刺激。

4. 本品抗癫痫作用较强,而中枢抑制作用甚微,用后一般不影响白天工作,为其优点。但不良反应较多,且治疗浓度与中毒浓度相近,易出现毒性反应。小儿中毒症状不易发现,故小儿不宜使用。

5. 苯妥英钠对全身性发作中的失神发作(小发作)和肌阵挛发作不仅无效,反而会增加发作频率,故禁用。

(二) 苯巴比妥

苯巴比妥(phenobarbital,鲁米那)是最先应用的有效抗癫痫药,毒性较低,现仍是治疗大发作的首选药。

【体内过程】　口服吸收慢,但较完全。药物在体内 45%～50% 与血浆蛋白结合,部分与组织包括脑组织结合。其 pK_a 为 7.3。一次口服 1～6h 后血药浓度可达高峰,血浆有效浓度约为 10μg/ml。但是为了预防发作,尤其是一些顽固发作病例,血浆浓度需维持在 10～35μg/ml,长期应用血浆浓度应低于 30μg/ml,无常见的不良反应。但在治疗开始或是增加剂量时,低于上述血药浓度也可能发生不良反应。血浆浓度高于 60μg/ml 时,对于未产生耐受者可引起明显的毒性反应。其血浆 $t_{1/2}$ 平均为 90～100h。脑脊液中的苯巴比妥浓度与血中游离的药物浓度近似,唾液内也有少量。约有 30% 由肾脏以原形排出,这取决于尿的 pH,尿呈碱性时其重吸收减少,排出量增加。其余部分被肝微粒体酶代谢为对羟苯衍生物,如对羟苯巴比妥,这些非活性代谢产物与硫酸根结合后随尿液排出。

【药理作用与机制】　大多数巴比妥类药有抗惊厥作用,但苯巴比妥最大抗癫痫剂量小,一般镇静剂量即可对大多数的实验癫痫模型有效,但相对无选择性,能阻止癫痫病灶异常放电的扩布及提高惊厥阈。本品不仅能提高癫痫病灶周围细胞的兴奋阈,阻止异常放电的扩散,也能降低病灶细胞的兴奋性,抑制其异常放电,是一广谱抗癫痫药。对大发作及癫痫持续状态的效应最好,既可防止惊厥症状的发生,又可消除癫痫的先兆症状,对局限性发作及精神运动性发作也有一定效应,对小发作效果差。对癫痫持续状态虽有效,但因透过血脑屏障缓慢,静脉注射也需十几分钟才能起效。苯巴比妥有 GABA 样作用,增加细胞膜对 Cl⁻ 的通透性及减少 Ca^{2+} 依赖的神经递质释放,治疗浓度能抑制谷氨酸的兴奋性及增强 GABA 的抑制性作用,这可能是其重要的抗癫痫作用基础。

【临床应用与评价】　对癫痫大发作和单纯局限性发作有良好疗效,对失神小发作效果差,也可用于癫痫持续状态。

【不良反应与防治】　副作用较少。常见一过性嗜睡、困倦,可逐渐耐受。小儿则可能出现兴奋不安、活动过多等反常症状,此种现象似与血药浓度无明显关系。小脑功能障碍很少见。儿童应用是否会影响智力发育的问题有争论。

【药物相互作用】　是肝药酶诱导剂,可提高肝药酶活性。加速自身代谢的同时,还可加速其他药物经肝代谢,如双香豆素、性激素、皮质激素类、口服避孕药、强心苷及四环素等,苯巴比妥与上述药物合用可加速这些药物的代谢速度,缩短作用时间,减弱作用强度,需加大剂量才能奏效。而当停用此药时,又必须适当减少这些药物的剂量,以防发生中毒反应。

【用法与注意事项】

1. 长期应用 1mg/（kg·d），血药浓度平均为 10μg/ml，儿童 1mg/（kg·d），为 5～7μg/ml，血药浓度平均为 10～40μg/ml 可控制癫痫发作，15μg/ml 预防高热惊厥。

2. 长期治疗时 30μg/ml 以下,一般不会出现镇静、眼球震颤及共济失调,但是在治疗开始或增加剂量时,低血药浓度也可在数日出现不良反应,60μg/ml 以上对于耐受性差的患者可出现明显的中毒。

3. 要维持治疗特别是儿童需要耐受较大剂量苯巴比妥,此时虽不出现毒性症状,但可能出现明显的行为障碍,血药浓度在 30～40μg/ml 以下是可能耐受的,适合于控制癫痫的发作。

4. 本品一般成人用量 30mg/次，3 次/d。最大剂量 250mg/次，500mg/d。儿童每日 3～5mg/kg，分次服或睡前顿服。口服需 3～4 周才见最大疗效。因此,本品在用药或增量后只观察 1～2 周即认为疗效不佳而继续增量或换用其他药物的做法是不可取的。本品可通过胎盘和进入乳汁,孕妇和哺乳期妇女慎用,且久用有一定依赖性。停用本品或以他药代替本品时应逐渐减量,以免诱发癫痫发作或发生癫痫持续状态。

（三）卡马西平

卡马西平（carbamazepine，CBZ，酰胺咪嗪）属亚酰芪类药物,早在 70 年前已开始用于治疗三叉神经疼痛,40 年前在一些欧洲和美洲国家广泛用于治疗癫痫,经过多年临床应用证明,CBZ 是一种很有效的抗癫痫药,除对失神发作无效外,对于其他类型癫痫均有不同疗效。

【体内过程】　本品在胃肠道吸收较慢而不规则,个体间差异很大。吸收后很快分布在各组织中,但分布不均匀,以肝、肾和脑中浓度较高。70%～80% 与血浆蛋白结合,唾液中药物浓度与血浆游离药物浓度相等,故唾液可作为本品血药浓度监测的标本。一次口服 4～8h 后,血药浓度可达高峰,个别人迟至 24h。每日给药 1 次,不能使血中药物浓度达稳定水平。每日用药 2 次,需 5～10 天后血浆药物浓度才能达稳态水平。血浆有效浓度为 6～8μg/ml,超过 9μg/ml 时可出现中枢方面的不良反应。一次用药的 $t_{1/2}$ 为 20～50h,慢性用药成人为 10～30h,儿童为 8～20h。本品主要在肝内被单胺氧化酶（MAO）代谢成 10,11-环氧化物。这种代谢物具有抗惊厥活性,也与其不良反应有关。其血浆和脑内浓度可达 CBZ 的 50%，$t_{1/2}$ 为 5～8h。它们进一步代谢成无活性的 10,11-双羟衍化物,与葡萄糖醛酸结合由肾排出。此外,部分也可被羟化和结合灭活,约 3% 以原形或环氧化物由尿液排出。

【药理作用与机制】　本品与苯妥英钠有相似的膜稳定作用,降低细胞膜对 Na^+、K^+ 的通透性,降低其兴奋性及抑制异位放电的扩布。治疗浓度（4～12μg/ml）能降低神经细胞膜对 Na^+ 及 Ca^{2+} 的通透性,提高其兴奋阈,也能抑制强直后增强,故可抑制癫痫灶异常放电,并阻抑其扩散。它能提高脑内 GABA 浓度,增强其抑制作用。临床应用以对复杂局限性发作（精神运动性发作）疗效最好,为目前的首选药物。对强直-阵挛性发作,单纯局限性发作及混合型发作的疗效与苯妥英钠相当,对癫痫并发的精神症状也有效。但对失神发作与肌阵挛发作疗效不佳。此外,它对神经痛的镇痛作用较好。它还能刺激抗利尿激素的合成与分泌,治疗尿崩症有效。但对癫痫患者这却成为不良反应。本品的作用机制目前尚未完全阐明,其抗惊厥作用的主要机制可能是延长 Na^+ 通道恢复期。

【临床应用与评价】　本品是一种高效的广谱抗癫痫药,对各类癫痫均有效,尤其对精神运动性发作、大发作和单纯局限性发作疗效较好,对小发作和肌阵挛发作效果差或无效。治疗三叉神经痛和舌咽神经痛效果优于苯妥英钠。治疗躁狂症疗效好于锂盐且副作用少。

【不良反应与防治】　用药早期可出现多种不良反应,如胃肠道刺激症状、头晕、嗜睡、眼球震颤、复视、共济失调等,也可有皮疹。这些反应多不严重,可渐消退。但本品的治疗有效浓度与中毒浓度接近,大于 $12\mu g/ml$ 的浓度常可致中毒反应,包括骨髓抑制、过敏性肝损害、心律失常、幻觉、系统性红斑狼疮样综合征;小于 $20\mu g/ml$ 的浓度时可出现抽搐,须与惊厥发作鉴别。须在用药 4～6 天后测稳态血药浓度,并在用药过程中随时监测,据以调整用量。长期治疗还可能出现低钠血症的副作用。

【药物相互作用】　本品为肝药酶诱导剂,可加速自身代谢,故用药数周后稳态浓度会比开始时降低。如与他药合用也会降低苯妥英钠、丙戊酸钠、苯二氮䓬类及华法林(抗凝血药)的血药浓度。本品蛋白结合率约75%,其他高蛋白结合率的药物如水杨酸类等可使本品游离部分增多,应警惕中毒。

【用法与注意事项】

1. 治疗血药浓度 4～12μg/ml。但有个体差异性,中枢神经系统的不良反应常发生在 9μg/ml 浓度。

2. 本品一般初始剂量每次 100～200mg,每天 1～2 次;逐渐增加剂量直至最佳疗效(通常为每次 400mg,每天 2～3 次)。某些患者罕有需加至 1 600mg/d。6 岁以下儿童,初始剂量 5mg/(kg·d),然后 5～7 天增加一次,维持剂量在 10～20mg/(kg·d),每天 2 次。6～12 岁儿童,初始剂量可 100mg/d,然后每周增加 100mg,维持剂量在 400～800mg/d,每天 2～3 次。治疗三叉神经痛开始剂量 200mg/d,逐渐增加剂量,如病情需要且患者又能耐受,可增加至 1 200mg/d。

(四) 乙琥胺

乙琥胺(ethosuximide,ESM)属琥珀酰亚胺类,是此类药物中拮抗戊四氮惊厥最强的药物,选择性治疗小发作。

【体内过程】　乙琥胺口服吸收完全,血药浓度约 3h 达高峰,血浆蛋白结合率低。长期治疗脑脊液药浓度近似血药浓度,V_d 值平均 0.7L/kg。约有 25% 原形自尿排泄,其余经肝药酶代谢,主要代谢产物为羟乙基衍生物。约有 40% 失活后自尿或与葡萄糖醛酸结合后排泄,$t_{1/2}$ 为 40～50h,儿童为 30h。

【药理作用与机制】　乙琥胺的应用近似三甲双酮,最突出的特点是两药都能防止戊四氮惊厥。乙琥胺也能提高电休克的惊厥阈,但若要阻断超强电休克惊厥则需很大剂量。其作用机制未明,与苯妥英及卡马西平不同,乙琥胺没有阻滞电压依赖 Na^+ 通道的作用。与苯巴比妥及氯硝西泮比较,乙琥胺没有增强突触后 GABA 的作用。本品对失神发作有较好疗效,曾一度成为失神发作的首选药。对于失神发作伴有大发作者,须将本品与苯妥英钠或苯巴比妥合用。作用机制可能与选择性阻断丘脑神经元 T 型 Ca^{2+} 电流有关。

【临床应用与评价】　本品是防治小发作的首选药,对其他类型癫痫无效。

【不良反应与防治】　除胃肠道反应、头痛、头晕等一般反应外,严重不良反应较少,偶见粒细胞缺乏和再生障碍性贫血,要定期查血常规。对有精神病史者慎用,可引起精神异常。本品用药 10 天左右达稳态浓度。治疗有效浓度为 40～100μg/ml,中毒浓度大于 150μg/ml,但个体差异较大。

【用法与注意事项】

1. 长期治疗每日 1mg/kg,血药浓度约 2μg/ml,儿童稳态浓度需 4～6 天;成年则需较长时间,大多数患者血药浓度达 $40\sim100\mu g/ml$ 才能较满意地控制小发作。血药浓度与不良反应的关系未能确定。

2. 本品成人用量从 250mg/次(规格:250mg/胶囊),2 次/d 开始,1 周后增加 250mg/d,直到有效控制发作。最大剂量为 1 500mg/d。6 岁以下儿童按每日量 20mg/kg 计算,每日不超过 1 000mg。

3. 肝、肾功能不良及贫血时不良反应增多,宜慎用和加强监测。有精神障碍病史者可引起好斗、焦虑、坐立不安等行为异常,宜慎用或不用。孕妇及哺乳期妇女应慎用。

(五) 丙戊酸钠

丙戊酸钠(sodium valproate)是广谱抗癫痫药,有效成分是丙戊酸。

【体内过程】 口服可完全由胃肠道吸收。一次服用 $1\sim4h$ 后血浆浓度达高峰。连续用药,2 次/d,需 $3\sim4$ 天血药浓度达稳态水平。主要分布在肝、肾、胃肠和脑等组织。易通过胎盘进入胎儿体内,并蓄积在发育的骨中。$80\%\sim90\%$ 与血浆蛋白结合,脑脊液内的浓度为血浆浓度的 $10\%\sim20\%$。血浆 $t_{1/2}$ 平均为 9h,肝病患者半衰期延长。控制发作的稳态血浆浓度为 $30\sim100\mu g/ml$,超过 $120\mu g/ml$ 可出现明显不良反应。几乎不以原形由尿和大便排出,主要被肝微粒体酶羟化代谢后与葡萄糖醛酸结合由尿液排出。在这些代谢物中 2-烯-丙戊酸和 2-丙基-4-戊酸具有近似其母体的抗惊厥活性,但只有前者可在血浆和脑内蓄积到有效浓度。

【药理作用与机制】 对各种全身性发作(强直-阵挛性发作、失神发作、肌阵挛发作)疗效最好。对单纯部分性和复杂局限性发作也有一定疗效,但起效较慢。有效浓度 $50\sim100\mu g/ml$,其作用机制与其增加脑内抑制性递质 GABA 的功能有关。另外还具有阻滞电压依赖性 Na^+ 通道和丘脑 T 型 Ca^{2+} 通道的作用。

【临床应用与评价】 本品为广谱抗癫痫药,对各型癫痫均有效。对大发作的疗效不及苯妥英钠和苯巴比妥;对小发作的疗效优于乙琥胺,因有肝毒性,一般不做首选;对非典型失神发作的疗效不及氯硝西泮;对精神运动性发作的疗效与卡马西平相似。

【不良反应与防治】 本品有肝毒性,常见于用药 6 个月,肝药酶活性暂时升高的比例达 40%,导致肝衰竭的发生率约占 1/10 000。此毒性可能为过敏反应。应定期查肝功能,一有变化应立即换药。有神经系统不良反应如嗜睡、头痛、失眠、眩晕、共济失调、震颤等,均与血药浓度相关($>120\mu g/ml$)。可引起凝血障碍和出血倾向。长期服用还可能出现体重增加、脱发、月经失调或闭经、多囊卵巢综合征等副作用。胃肠刺激发生率可达 20%,宜饭后服用。

【用法与注意事项】

1. 成人开始按每日 $5\sim10mg/kg$ 计算,从小量开始逐渐增量,维持剂量 $600\sim1$ 200mg/d,分 $2\sim3$ 次于饭后或睡前服,每日最大用量不超过 1 800mg。儿童开始按 $15mg/(kg\cdot d)$,逐渐增加至 $20\sim30mg/(kg\cdot d)$,每日 $2\sim3$ 次。

2. 用药前须检查肝功能、血常规及血小板等血液指标,有异常者不能用。用药后应该定期复查。

3. 本品剂量和血药浓度的关系个体差异大,血药浓度又有昼夜波动,故须作浓度监测,结合症状改善与不良反应调整剂量。夜间发作的患者尤宜监测夜晚的血药浓度。

4. 孕妇应用本品可致畸胎,应禁用。

(六) 苯二氮䓬类

苯二氮䓬类(benzodiazepines)药属抗焦虑药,亦普遍用于镇静催眠和抗惊厥。用得较多的是地西泮(diazepam,安定)、硝西泮(nitrazepam)与氯硝西泮(clonazepam)。

【体内过程】 氯硝西泮口服易完全吸收,$1\sim4h$ 后血中浓度可达高峰,有效血浆浓度和 $t_{1/2}$ 分别为 $13\sim72mg/ml$,$20\sim60h$。

【药理作用与机制】

地西泮是治疗癫痫持续状态的首选药,静脉注射可迅速控制发作,但作用时间较短,须同时用苯妥英钠或苯巴比妥。口服只能与其他抗癫痫药合用。

硝西泮除静脉注射控制癫痫持续状态外,主要用于肌阵挛发作。

氯硝西泮作用较上述二药强,对各型癫痫都有疗效,而以失神发作、婴儿痉挛和肌阵挛发作疗效好。静脉注射控制癫痫持续状态的作用既迅速而又持久。但因其对心血管及呼吸的抑制较地西泮强,且用量小,调整剂量较难,故医生仍将地西泮作为首选。本类其他药物也可用于抗癫痫的辅助用药,治疗难治性癫痫。

【不良反应与防治】　常见镇静(成人比儿童更常见)、嗜睡、头晕、乏力、胃肠功能紊乱、共济失调,长期治疗可能会出现易激惹、攻击行为,儿童还可能表现出多动等精神异常。也可能有血小板和白细胞减少。静脉注射过快可致心脏、呼吸抑制,氯硝西泮尤应注意。

【用法与注意事项】

1. **地西泮**　控制癫痫持续发作常静脉注射,成人每次 10～20mg,注射宜慢,不超过 2mg/min。小儿按 0.3～0.5mg/kg 计,5 岁以下最大不超过 5mg/ 次,5 岁以上不超过 10mg/ 次。由于作用时间短,须同时用苯妥英钠等以维持疗效。

2. **硝西泮**　成人 10～30mg/d,儿童可按每日 0.4～1.0mg/kg 计算。重症肌无力患者及孕妇禁用。

3. **氯硝西泮**　片剂口服:成人 4～8mg/d,最大可达 20mg/d,儿童每日 0.01～0.03mg/kg 开始,渐增到 0.1～0.2mg/kg。静脉注射:成人 1.0～4.0mg/ 次,儿童为 0.05～0.1mg/kg,注射宜慢。

(七) 作用与 GABA 相关的新型抗癫痫药

普洛加胺(progabide)　GABA 受体激动药,对局限性发作、大发作、肌阵挛发作和帕金森病有效。不良反应主要是肝毒性(9%),目前仅用于其他药物难以控制的患者。口服治疗癫痫:每日 10～30mg/kg;痉挛病:每日 24mg/kg;帕金森病:每日 900～2 100mg,或遵医嘱。

氨己烯酸(vigabatrin,VGB)　GABA 氨基转移酶抑制药,提高脑内 GABA 浓度。主要用于顽固性部分性癫痫发作,特别是儿童患者。成人和 9 岁以上儿童,2～4g/d,分 2 次服用;3～9 岁儿童建议 1g/d,分次服用。不良反应主要是中枢抑制性,如嗜睡、头晕、共济失调和记忆力减退等。

加巴喷丁(gabapentin,GBP)　尽管结构与 GABA 类似,但不具有 GABA 受体激动作用,可能是通过影响氨基酸转运增强 GABA 功能,还可能通过阻滞 N 型或 P/Q 型钙通道发挥作用。对局限性发作和大发作有效。每次 300～600mg,3 次/d,最大可用到 2 400mg/d。毒性小,不良反应少。

托吡酯(topiramate,TPM)　作用类似于苯妥英钠,机制包括阻滞电压依赖性 Na^+ 通道;增强 GABA 功能,但作用部位不同于苯二氮䓬类和苯巴比妥类;也抑制谷氨酸受体的兴奋作用。广谱抗癫痫药,对大发作、局限性发作和失神发作均有效。成人 100～200mg/d,儿童 3～6mg/(kg·d)。不良反应主要是中枢抑制性,如嗜睡、头晕、乏力和记忆力减退等。孕妇慎用。

噻加宾(tiagabine,TGB)　作用机制是抑制 GABA 在突触间隙的重吸收,提高脑内 GABA 浓度。口服该药吸收较快,达峰时间小于 1h,血浆蛋白结合率高达 96%;可被丙戊酸、水杨酸、萘普生等药置换;$t_{1/2}$ 平均 7h。治疗局限性发作效果好。24～60mg/d,分 3～4 次服用。主要不良反应与剂量有关,如头晕、震颤、注意力不集中、共济失调等。肝功能不全、孕妇以及哺乳期妇女禁用或慎用。

(八) 其他抗癫痫药

拉莫三嗪(lamotrigine,LTG)　拉莫三嗪的主要作用机制为阻滞电压依赖的钠通道和 N 型、P/Q 型、R 型、T 型钙通道,并抑制兴奋性氨基酸的释放。为广谱抗癫痫药,对局限性发作、强直-阵挛性发作、失神发作和儿童肌阵挛发作具有一定效果。成人开始剂量 25mg/ 次,1～2 次/d,逐渐增加到 100mg/ 次,1～2 次/d。儿童剂量开始 0.3mg/(kg·d),维持剂量 2～10mg/(kg·d)。

奥卡西平(oxcarbazepine,OXC)　该药与卡马西平一样也能阻滞电压依赖的钠通道,在体内迅速代谢成活性代谢物而起效。治疗局限性发作和强直-阵挛性发作有效。开始剂量 300mg/d,逐渐增至

2 400mg/d,分 2 次口服。

唑尼沙胺(zonisamide,ZNS)　该药作用类似于苯妥英钠和卡马西平,且持续时间长。能阻滞电压依赖的钠通道和 N 型、P/Q 型、T 型钙通道,也是较弱的碳酸酐酶抑制药。适用于癫痫大发作、小发作、精神运动性发作、局限性发作和癫痫持续状态。从小剂量开始,最后成人剂量 200～400mg/d,小儿每日 4～8mg/kg,分为 2 次服用。

左乙拉西坦(levetiracetam,LEV)　该药具有较强的抗癫痫作用,对局限性发作和强直-阵挛性发作均有效。但其结构与现有的抗癫痫药物不同,作用机制还不完全明了,可能是通过阻滞 N 型钙通道和选择性增强 $GABA_A$ 受体发挥作用。其治疗指数大,有效量和中毒量相差甚远,长期用药也无耐药性或戒断综合征出现。常见不良反应有:乏力、嗜睡、头痛、头晕、厌食、健忘、焦虑等。肝、肾功能不良者和孕妇、哺乳期妇女禁用。口服 500mg/次,2 次/d,需要时用到 3 000mg/d。

吡仑帕奈(perampanel,PER)　吡仑帕奈是 2019 年上市的一种创新性抗癫痫药物。它是一种高选择性、非竞争性的 α-氨基-3-羟基-5-甲基-4-异噁唑丙酸(AMPA)谷氨酸受体拮抗药,可通过靶向抑制突触后膜 AMPA 受体,从而减少神经兴奋性。该药适用于成人和 4 岁及以上儿童癫痫局限性发作患者(伴或不伴继发全面性发作)的治疗。常见不良反应有:乏力、嗜睡、头痛头晕、易怒、恶心和跌倒等。起始剂量为 2mg/d,可根据临床反应及耐受性以每次 2mg 的增量来增加剂量,每次加量间隔至少 1 周或 2 周,使维持剂量达到 4～8mg/d,每日服药 1 次。

第五节 │ 抗帕金森病药

一、概述

帕金森病(Parkinson disease,PD)又称震颤麻痹,是锥体外系运动障碍综合征,是一种常见的中老年神经系统退行性疾病。帕金森病的病因复杂,但是发生运动障碍的决定因素是黑质纹状体多巴胺(dopamine,DA)缺乏,胆碱能神经相对占优势,从而导致锥体外系功能亢进。药物治疗可明显改善骨骼肌功能,降低死亡率。常用的抗帕金森病药分为拟多巴胺类药物、抗胆碱药、多巴胺受体激动药、单胺氧化酶 B 型抑制药以及儿茶酚-O-甲基转移酶抑制药。

二、常用抗帕金森病药

(一) 拟多巴胺类药

左旋多巴(levodopa,L-dopa)

左旋多巴是多巴胺的前体。多巴胺不能通过血脑屏障,对帕金森病没有治疗效应。左旋多巴通过中性氨基酸载体转运至脑,进入纹状体组织,经脱羧酶转化为多巴胺,是目前最常用的重要抗帕金森病药。

【体内过程】　左旋多巴通过左旋芳香氨基酸主动转运系统经小肠迅速吸收,0.5～2h 血药浓度达峰值,$t_{1/2}$ 为 1～3h。左旋多巴的吸收率主要取决于胃排空时间、胃液 pH 及药物与胃、肠黏膜脱羧酶的接触时间,如胃排空延缓(内源性因素、食物、抗胆碱药),胃酸过多及在小肠吸收部位氨基酸竞争转运,都可干扰左旋多巴的生物利用度。空腹或低蛋白饮食有利于药物吸收。

95% 以上的左旋多巴可被广泛分布的左旋芳香氨基酸脱羧酶在外周脱羧转化为多巴胺,尤以胃黏膜脱羧酶的活性最高。仅剩下不到 1% 转运入脑内可供利用。如同时应用外周脱羧酶抑制药,则显著增加可利用的左旋多巴。

少量左旋多巴部分甲基化为 3-O-甲基多巴蓄积于中枢神经系统及外周,其 $t_{1/2}$ 较长,大部分转化为多巴胺,更少量代谢为去甲肾上腺素及肾上腺素。多巴胺的生物转化进行快,主要排泄的代谢产物是 3,4-二羟基苯乙酸（DOPAC）及 3-甲氧基-4-羟基苯乙酸（同型芳草酸，HVA），多巴胺至少有 30 种代谢产物。长期应用左旋多巴可诱导肝药酶，促进药物代谢。

多巴胺的代谢产物自尿中排泄快，约有 80% 标记的剂量在 24h 内于尿中出现。DOPAC 及 HVA 约为应用剂量的 50%，这些代谢产物、少量左旋多巴及多巴胺也出现于脑脊液中，粪便中有微量，长期应用左旋多巴可增加 DOPAC/HVA，此也反映机体内甲基供体的消耗。甲基供体为儿茶酚-O-甲基转移酶（COMT）代谢所需要。

【药理作用与机制】　本品为 DA 的前体，吸收后约有用药剂量的 1% 可以通过血脑屏障，在脑内经多巴脱羧酶脱羧基转化为 DA，起替代作用。其余大部分在外周脱羧转化为 DA，成为不良反应的主要原因。与外周多巴脱羧酶抑制药合用，不仅可减轻不良反应，而且可增加通过血脑屏障的药量。

L-dopa 能使 80% 左右患者症状有所改善，其中对肌肉强直和运动障碍疗效较好，而对肌肉震颤疗效较差。对原发性帕金森病疗效较好，而对老年患者及脑炎后继发患者疗效较差。对于应用阻断 DA 受体的药物如氯丙嗪类抗精神病药引发者，L-dopa 则几乎无效。

一般用 L-dopa 后 2～3 周开始见效。治疗只起改善症状作用，并不能纠正或阻止病变的进展，变性的神经组织摄取本药和使之转化为 DA 的能力随病变加重而日益减低，因此应用 2～3 年后疗效渐减，最终会丧失疗效。

近年提出的氧化应激致病的假说认为，长期应用左旋多巴类药，特别在剂量过大时脑内 DA 升高，在 MAO-B 催化下代谢的过程产生自由基，加重神经元变性，为本品久用后疗效渐减的原因之一。所以，近年有人主张在患者病情允许的条件下宜尽量推迟左旋多巴开始应用的时间，在应用中注意掌握剂量、疗效与不良反应之间的关系，达到一定程度的疗效即可，不宜追求所谓"最大疗效"，严防超量。

左旋多巴的另一用途是改善肝性脑病症状。肝性脑病发病机制的假递质学说认为，肝衰竭时酪胺不能得到正常处理，入脑增加，被中枢肾上腺素能神经元摄取而转变为羟苯乙醇胺，成为假递质，导致中枢神经信息传导失常而发生昏迷。应用本品可以增加脑内 DA 及去甲肾上腺素，治疗肝性脑病。本品虽然并不能改善肝功能，但仍有一定的临床意义。

【临床应用与评价】

1. 抗帕金森病　对肌僵直和运动困难疗效好，对肌震颤疗效差；对轻症及年轻患者疗效好，对重症及老年患者疗效差；对吩噻嗪类等抗精神病药所引起的帕金森综合征无效。

2. 治疗肝性脑病　使肝性脑病患者清醒，但不能改善肝功能。

【不良反应与防治】　本品吸收良好，因只有 1% 左右能透过血脑屏障而发挥作用，故用药剂量很大。不能进入脑内的大量药物在外周多巴脱羧酶催化下转化成 DA，影响胃肠道、心血管系统功能，产生不良反应。脑内 DA 增多也会影响中脑-边缘系统 DA 通路、下丘脑-垂体 DA 通路等处的功能。DA 还可能转化为去甲肾上腺素（NA），通过中枢去甲肾上腺素能系统产生影响而成为不良反应。常见的不良反应有：

1. 胃肠道反应　恶心、呕吐、厌食、腹泻相当常见，长期用药后可发生溃疡病，甚至引起出血、穿孔。饭后服药、缓慢增量均可减轻此类反应。伍用外周多巴脱羧酶抑制药可以减少左旋多巴用量，也能减轻此类反应。

2. 心血管反应　初用时约有 30% 患者会发生直立性低血压，其机制包括外周 DA 的扩张血管作用，也可能有脑内 NA 受体激动而致的中枢降压作用。患者可有眩晕，甚至发生晕厥。外周大量 DA 还可能导致心动过速或其他心律失常。合用外周多巴脱羧酶抑制药可以减轻心血管反应。

3. 不自主的异常动作　如咬牙、吐舌、点头、怪相及舞蹈样动作等，发生率 40%～80%，多在长期用药后出现，也有只用药 3～12 个月即出现。此类现象说明纹状体内 DA 过多或对 DA 反应敏化，必须减量。

4. 开-关现象（on-off phenomenon）　患者突然由多动不安（开）转为全身强直不动（关），二者交替出现，有时一日之内可出现数个周期的开-关现象。此种不良反应多发生在长期用药后，用药2年以上者有约40%可见此种现象。

5. 精神活动障碍　长期服用的患者有10%～15%出现精神错乱，表现为激动、焦虑、失眠、幻觉、妄想等症状。其机制可能系DA兴奋中脑-边缘系统DA通路所致。据此有人主张应用能选择性阻断中脑-边缘系统DA受体的氯氮平（clozapine）对左旋多巴引起的精神障碍有效。

6. 其他　长期应用可有性活动增强，可能是DA兴奋下丘脑-垂体DA通路的结果。偶见惊厥，癫痫患者尤应注意。可引起扩瞳及眼压增高，青光眼患者慎用或禁用。

【药物相互作用】

1. 维生素 B_6 是多巴脱羧酶的辅酶，同用则增加本品在外周脱羧变成DA，即减少进入脑中的量。不仅降低其疗效，还会增加外周DA引起的不良反应。

2. 非选择性单胺氧化酶抑制药如苯乙肼和异卡波肼，由于可阻碍DA失活，因而可加重DA的外周副作用，引起高血压危象，故禁止与L-dopa合用。

3. 抗精神病药和利血平都可产生类似震颤麻痹的症状，前者阻断DA受体，后者耗竭中枢DA，它们都能使L-dopa失效，因此不宜合用。

【用法与注意事项】　应从小剂量开始，缓慢增量。开始用0.25～0.5g/d，分2～3次服。以后每隔2～4天增加0.25～0.5g/d，直至疗效显著而副作用不明显为止，一般用量2～4.5g/d，最大不超过5.0g/d。每日剂量在3g以上时宜分4～6次服用。必须牢记，左旋多巴如与外周多巴脱羧酶抑制药同用，则左旋多巴用量可大大缩减，只需约0.6g/d，最多不超过2g/d。

（二）中枢抗胆碱药

抗胆碱药能阻断纹状体的胆碱能神经通路，从另一角度帮助帕金森病患者恢复DA和乙酰胆碱（ACh）这一对神经递质间的平衡，对帕金森病起到对症治疗作用。因为阿托品类抗胆碱药的外周副作用比较大，故人工合成一系列选择性作用于中枢，对外周作用较小的中枢抗胆碱药。常用的有：盐酸苯海索（benzhexol hydrochloride）、盐酸丙环定（procyclidine hydrochloride）、甲磺酸苯扎托品（benzatropine mesylate）、盐酸比哌立登（biperiden hydrochloride）、普罗吩胺（profenamine）、二乙嗪（diethazine）等。

【体内过程】　本类药物大都为叔胺盐，都易通过生物膜进入脑，胃肠吸收好。无作用的右旋莨菪碱以原形由尿液排出，有作用的左旋莨菪碱经过去烷化、氧化和水解后，由尿液排出。

【药理作用与机制】　本类药物阻断中枢胆碱受体，减弱帕金森病患者纹状体中占优势的胆碱能神经的作用，恢复黑质纹状体中多巴胺能神经和胆碱能神经的功能平衡，从而发挥抗帕金森病作用。

【临床应用与评价】　能阻断DA受体的药物（如抗精神病药）所引起的锥体外症状（帕金森综合征），本类药的疗效比左旋多巴类好。可与左旋多巴类合用于左旋多巴疗效不佳或不良反应不能耐受的患者，以减少左旋多巴用量，减轻其不良反应。单独应用于轻度帕金森病，剂量恰当时神经精神方面的不良反应较左旋多巴类少。

【不良反应与防治】　本类药物仍有一定外周抗胆碱作用，也有一定抗组胺作用，因此有嗜睡、精神不能集中等不良反应，驾驶机动车、操作机床及高空作业者忌用；有口干、无汗、瞳孔散大、眼压增高，心动过速，心律不齐等，一般较轻，但也有不能耐受者，青光眼患者忌用；老年人可有幻觉、谵妄等精神障碍，夏天易中毒，应慎用。

【用法与注意事项】

盐酸苯海索　第一天1～2mg，每3～5天增加2mg/d，以疗效好而不出现严重副作用为度，一般不超过10mg/d，分3～4次服。老年人酌减。

盐酸丙环定　开始2.5mg/次，3次/d，餐后服。以后可渐增量，可达15～30mg/d，分3～4次服。

须迅速控制病情者可用本品肌内或静脉注射,5～10mg/次,总量不宜超过 20mg/d。

甲磺酸苯扎托品　开始口服 0.5～1.0mg/d,以后可逐渐增量,一般不超过 6mg/d,分 3 次服。急性肌张力异常等急症可用注射剂,静脉或肌内注射 1～2mg/次。

盐酸比哌立登　开始口服 1mg/次,1～2 次/d,逐渐增量。最大剂量不超过 8mg/d。

普罗吩胺　片剂:10mg、50mg,用于震颤麻痹和脑炎后、动脉硬化性震颤麻痹综合征,对僵直效果好,对震颤和流涎亦有效。口服轻症 50～100mg/d,中度患者 200～400mg/d,重症患者 500～600mg/d,分次服用。

二乙嗪　片剂:20mg、25mg,用于震颤麻痹,可改善肌肉僵直、震颤和活动困难。口服 0.1～0.5g/d,分 4～5 次服用。

(三) 多巴胺受体激动药

除左旋多巴外,直接作用于突触后多巴胺受体的药物可产生有益的作用。与左旋多巴不同,它们不需要酶的转化作用来激活代谢,可直接作用于突触后多巴胺受体。多巴胺受体激动药分为麦角类 DAs 和非麦角类 DAs,其中麦角类由于可能引起瓣膜病变的严重不良反应,临床已不主张使用,而主要推崇采用非麦角类,并作为早发型患者病程初期的首选药物,包括普拉克索(pramipexole)、罗匹尼罗(ropinirole)、吡贝地尔(piribedil)、罗替高汀(rotigotine)和阿扑吗啡(apomorphine)。

【药理作用与机制】　本类药物直接激动中枢神经系统(尤其是黑质纹状体通路处)的多巴胺受体,起到加强纹状体处多巴胺效能的作用,从而治疗帕金森病。

【临床应用与评价】　在帕金森综合征一线治疗中,多巴胺受体激动药具有重要的作用,波动反应和运动失调的发生率低于长期使用左旋多巴的发生率。因此,多巴胺受体激动药通常作为初始治疗。

【不良反应与防治】　本类药物有嗜睡、精神不能集中、运动失调等不良反应,多巴胺受体激动药禁用于有精神疾病、心肌梗死或活动性消化性溃疡病史患者。麦角衍生物的受体激动药最好避免用于有外周血管疾病患者。

【用法与注意事项】

普拉克索　口服后迅速吸收,2h 后达到血浆浓度峰值,以原形从尿中排出。起始剂量是 0.125mg,每日 3 次。1 周后剂量加倍,再过 1 周剂量再加倍。以后根据药物效果和耐受性,每周增加的日剂量为 0.75mg。大多数患者的剂量为 0.5～1.5mg/d,每日 3 次。

罗匹尼罗　起始剂量是 0.25mg,每日 3 次。以后每周增加一次剂量,每次增加日剂量是 0.75mg,4 周后增加的日剂量为 1.5mg。在大多数情况下,每次剂量为 2～8mg,每日 3 次。

(四) 单胺氧化酶 B 型抑制药

单胺氧化酶 B 可选择性代谢多巴胺。司来吉兰(selegiline)在正常的剂量下是选择性的不可逆单胺氧化酶 B 型抑制药,阻止多巴胺的分解,因此它能够提高并延长左旋多巴的抗帕金森综合征作用(因此允许左旋多巴减少剂量),可以减轻轻度开-关现象,可作为患者的辅助治疗来减轻左旋多巴减量反应或波动反应。司来吉兰的标准剂量是早餐和午餐时各 5mg。服用时间过晚可能会引起失眠。雷沙吉兰(rasagiline)是另一个单胺氧化酶 B 型抑制药,对 1-甲基-4-苯基-1,2,3,6-四氢吡啶(MPTP)诱导的帕金森综合征早期症状比司来吉兰更有效。标准用量为 1mg/d。雷沙吉兰 0.5mg/d 或 1mg/d 也可用作辅助治疗,以延长晚期患者使用左旋多巴-卡比多巴的效果。

(五) 儿茶酚-O-甲基转移酶抑制药

儿茶酚-O-甲基转移酶(catechol-O-methyltransferase,COMT)抑制药,如托卡朋(tolcapone)和恩他卡朋(entacapone)通过减弱左旋多巴的外周代谢也可延长左旋多巴的作用。左旋多巴清除减少,就相对增加了生物利用度。而左旋多巴的达峰时间和最大浓度都没有增加。这些药物可能有助于接受左旋多巴并出现波动反应的患者,可以减轻波动反应,延长有效时间,减少左旋多巴的日剂量。托卡朋标准用量为 100mg/次,每日 3 次。有些患者需要剂量加倍。恩他卡朋(200mg/次)需要与左旋多巴同服,每日最多 6 次。COMT 抑制药的不良反应与左旋多巴的暴露剂量有关,表现为运动失调、恶心和意识模糊。托卡朋可能导致转氨酶水平增加,因此肝功能检查结果异常的患者不应使用托卡朋。

第六节 ┃ 抗老年性痴呆药

一、概述

老年性痴呆是一种以进行性认知障碍和记忆力损害为主的中枢神经系统退行性疾病,发病与年龄高度相关,在老年人的疾病谱和死亡谱中占据重要的位置,患者表现为进行性认知功能下降,记忆、抽象思维和日常生活能力丧失等。对老年性痴呆的治疗,目前被国内外学者应用的方法主要有:①脑循环改善剂;②脑功能改善剂或亲智能药物;③乙酰胆碱酯酶抑制药;④NMDA 受体抑制药;⑤神经生长因子;⑥非甾体抗炎免疫药;⑦雌激素治疗;⑧氧自由基清除剂;⑨微量元素治疗;⑩针对精神障碍的药物治疗等。本病的治疗一般是一个长期的联合药物治疗过程,因此也应注意治疗用药的相互作用和对机体的影响。

二、常用抗老年性痴呆药物

(一) 脑循环改善剂

本类药物能直接作用于小血管平滑肌或通过调节肾上腺素受体、钙离子通道而舒张脑血管,增加脑血流量,增加脑细胞对氧气的有效利用,改善脑细胞的代谢。主要用于血管性痴呆,老年性痴呆亦可应用。本类药物在扩张脑血管时,一般不影响正常血压。

尼莫地平(nimodipine)

【体内过程】 口服吸收迅速,口服后 0.5~1.5h 血药浓度可达到高峰,$t_{1/2}$ 为 1.5~2h,肝内代谢,主要由胆汁排泄。

【药理作用与机制】 本品为对脑血管平滑肌有高度选择性的二氢吡啶类钙通道阻滞药,主要阻滞中枢神经系统内细胞膜的钙通道。可增加脑血流量,抑制脑血管痉挛和各种血管活性物质引起的脑组织缺氧,对新皮质和听觉皮质区血流量增加明显,并能降低红细胞脆性及血液黏滞度,抑制血小板聚集,抗血栓形成。一般剂量对血压影响较小,加大剂量后对外周血管及血压有一定影响。

【临床应用与评价】 临床主要用于各种缺血性脑血管病,蛛网膜下腔出血引起的脑血管痉挛,血管性痴呆及老年性痴呆,突发性耳聋。

【不良反应与防治】 不良反应主要有头痛、头晕、面部潮红、胃肠不适、血压下降、心率加快。应避免与其他钙通道阻滞药或 β 受体拮抗药合用。

【用法与注意事项】 口服:每次 20~60mg,3 次/d;静脉滴注:0.5mg/h,2h 后可酌情增加至 1~2mg/h,静脉滴注 5~14 天后可改为口服。会引起血压下降、心率加快,与其他降压药合用会增强降压作用。静脉用药注意监测血压。颅内高压及脑水肿者禁用。孕妇及哺乳期妇女慎用。

氟桂利嗪(flunarizine)

【体内过程】 由肠道吸收,口服后 2~4h 血药浓度达到峰值,$t_{1/2}$ 为 2~4h,经肝脏代谢,原形和代谢产物经胆汁排泄。

【药理作用与机制】 本品为哌嗪类钙通道阻滞药,为长效双氢哌嗪类衍生物。可阻滞多种病因所致过量 Ca^{2+} 进入细胞而造成细胞损伤或死亡;抑制血管平滑肌收缩而改善循环,维持红细胞摄氧能力;具有抑制血小板释放前列腺素 $F_{2\alpha}$、血栓素 A_2 等钙依赖性血管收缩物质的作用;能增加红细胞变形能力、降低血液黏滞度、保护内皮细胞、防止血小板聚集,防止动脉粥样硬化的病理进展和血栓形成;能改善脑循环,增加脑血流量,增加脑组织对缺氧的耐受性,改善脑代谢功能。

【临床应用与评价】 临床可用于脑动脉硬化、缺血性脑血管病、脑出血后遗症及血管性痴呆所致的注意力减弱、记忆力障碍、易激动等症状。也可用于耳源性眩晕。一次5~10mg,睡前服用。老年人起始剂量为每晚5mg,无明显不良反应可增至每晚10mg。

【不良反应与防治】 常见不良反应为嗜睡、困倦乏力、偶见皮肤过敏反应与胃肠道反应。长期用药者偶见下列严重不良反应:抑郁症、锥体外系症状。脑出血急性期、脑梗死急性期、孕妇及哺乳期妇女禁用。肝功能不全者慎用。

(二) 亲智能药

老年性痴呆患者存在氧代谢、糖代谢、核酸、蛋白质、脂质等代谢系统障碍,脑血流量亦明显降低。亲智能药能促进大脑皮质细胞的氧、糖、核酸、蛋白质代谢,提高腺苷酸激酶活性及大脑ATP/ADP的比值,并能扩张脑血管,改善脑血流量,增加氨基酸及葡萄糖的吸收利用,恢复大脑细胞功能。对老年性痴呆的认知障碍及部分精神症状有不同程度的改善作用。

二氢麦角碱(dihydroergotoxine)

【体内过程】 口服后1.5h达到血药浓度峰值,$t_{1/2}$约为4h。

【药理作用与机制】 本品为3个麦角碱的双氢衍生物——氢化麦角考宁、氢化麦角嵴亭、氢化麦角隐亭的混合物,属α受体拮抗药,为脑细胞代谢改善剂。直接作用于中枢神经系统多巴胺和5-羟色胺受体,增强突触神经末梢释放递质与突触后受体的刺激作用,改善神经传递功能。并能阻断α受体,缓解血管痉挛,降低脑血管阻力,改善脑血流量和脑对氧的利用。还能抑制ATP酶和腺苷酸环化酶的活性,减少ATP分解,改善脑细胞的能量平衡。

【临床应用与评价】 临床主要用于脑动脉硬化、脑卒中后遗症、脑震荡后遗症、老年性痴呆和血管性痴呆。

【不良反应与防治】 一般不良反应有恶心、呕吐、面部潮红、视物模糊、皮疹、鼻塞等。低血压、严重动脉硬化、心脏器质性损害及肾功能障碍者禁用。避免与吩噻嗪类和降压药合用。

【用法与注意事项】 口服:0.5~1mg/次,3次/d,3个月为1疗程。

吡拉西坦(piracetam)口服后30~40min达到血药浓度峰值,$t_{1/2}$为4~6h,直接经肾清除,94%~98%以原形从尿中排出。本品为GABA的衍生物,可直接作用于大脑皮质,具有保护、激活和修复神经细胞的作用。能提高学习能力,推迟缺氧性记忆障碍的产生,提高大脑对葡萄糖的利用率,并可提高大脑中ATP/ADP比值,促进氨基酸、磷脂的吸收,蛋白质的合成,改善大脑功能。本品对中枢作用选择性强,仅限于脑功能(记忆、意识等)的改善,精神兴奋作用弱。临床报道对改善轻、中度痴呆有效,对重度痴呆者无效。临床主要用于老年性痴呆、血管性痴呆、衰老、脑外伤所致的记忆和思维障碍。个别患者可出现口干、食欲减退、荨麻疹等反应。孕妇,肝、肾功能不全者禁用。口服:800mg/次,3次/d,重症者1 600mg/次,3次/d,一般3~6周为1疗程。

胞磷胆碱(citicoline,胞二磷胆碱)为核苷衍生物,能促进卵磷脂的生物合成,增加脑血流量与耗氧量,改善脑循环与脑组织代谢,促进大脑功能恢复与苏醒。临床主要用于外伤、脑手术、卒中后遗症所致的意识障碍,亦可用于血管性、老年性痴呆。可见一过性血压下降、恶心、惊厥等。脑出血者不宜大剂量应用。严重脑水肿者应同时降颅内压。本品用法,肌内注射200mg/d;静脉滴注400mg/d,稀释于5%~10%葡萄糖液中滴注。

(三) 乙酰胆碱酯酶抑制药

近年来,已经证实多种神经递质在老年性痴呆中存在异常,其中突触内胆碱能递质异常不足是主要变化之一。其他如肾上腺素受体、5-HT受体、GABA能受体均存异常,但不如胆碱能受体改变恒定。

石杉碱甲（huperzine A）

【体内过程】　本品用量极小,目前尚无用于人体药动学研究的药物检测方法。动物实验表明,本品口服吸收迅速而完全,分布亦快,分布相半衰期为 $8\sim9min$,排泄缓慢,$t_{1/2}$ 为 247.5min。

【药理作用与机制】　本品为我国学者从石杉属植物千层塔（*Huperzia serrata*）中分离到的一种新生物碱,是一种高效的可逆性胆碱酯酶抑制药,具有很强的拟胆碱活性。本品对真性胆碱酯酶具有选择性抑制作用,抑制强度是假性胆碱酯酶的数千倍。在酶抑制动力学上,表现为竞争性与非竞争性的混合抑制,与单纯性竞争性抑制显著不同。本品易通过血脑屏障进入中枢,兼具中枢及外周治疗作用。肠道吸收良好,安全性指数大,稳定性好,对心脏、肺、肾、造血系统无明显不良反应。

【临床应用与评价】　临床可用于良性记忆障碍,能提高患者指向记忆、联想学习、图像回忆、无意义图形再认及人像回忆等能力。对老年性痴呆、血管性痴呆及其他器质性脑病变引起的记忆障碍亦有改善作用,对情绪行为障碍也有改善作用。

【不良反应与防治】　一般不明显,剂量过大时可引起头晕、恶心、出汗、腹痛、视物模糊等反应,可自行消失。心动过缓、低血压、心绞痛、哮喘、肠梗阻者不宜使用。本品用量有个体差异,一般从小剂量开始,不良反应明显时可自行减量。

【用法与注意事项】　口服:$100\sim200\mu g$/次,2 次/d,日总量最多不超过 $450\mu g$。肌内注射:$30\mu g$/次,2 次/d。

利斯的明（rivastigmine）为第二代中枢性胆碱酯酶抑制药,选择性抑制大脑皮质和海马乙酰胆碱酯酶（AChE）的活性,对纹状体、脑桥、心脏的 AChE 抑制效应很弱,可以显著改善阿尔茨海默病（AD）患者胆碱能神经介导的认知功能障碍,提高记忆力、注意力和方位感。临床用于轻、中度 AD 患者的治疗。不良反应较轻微,包括恶心、呕吐、腹泻、头晕等,服药 $2\sim3$ 周后大多自行消失。

多奈哌齐（donepezil）是第二代可逆性中枢胆碱酯酶抑制药,对中枢神经系统乙酰胆碱酯酶的选择性和专属性高,对丁酰胆碱酯酶无作用。临床用于轻、中度 AD 患者的治疗,可改善患者的认知功能以及延缓病情发展。主要不良反应包括腹泻、肌痛、肌肉痉挛、疲乏、恶心、呕吐、失眠和头晕等。

加兰他敏（galanthamine）也属于第二代中枢胆碱酯酶抑制药,对神经元中的 AChE 具有高选择性,属于竞争性、可逆性 AChE 抑制药。临床用于治疗轻、中度 AD,有效率为 $50\%\sim60\%$。治疗初期可能有恶心、呕吐及腹泻等不良反应,连续用药可逐渐消失。

（四）NMDA 受体拮抗药

美金刚（memantine）为 NMDA 受体的非竞争性拮抗药,可与 NMDA 受体上的苯环己哌啶结合位点结合,阻断谷氨酸浓度病理性升高导致的神经元损伤。当谷氨酸以病理量释放时,美金刚可以减少谷氨酸的神经毒性作用,当谷氨酸释放过少时,美金刚可改善记忆过程所需谷氨酸的传递。此外,美金刚还可能通过增加大脑皮质的脑源性神经营养因子（brain-derived neurotrophic factor,BDNF）含量,提高血清超氧化物歧化酶（SOD）含量,减轻氧化应激损伤,进而保护神元,改善学习记忆障碍。临床研究表明,美金刚能够显著改善轻至中度血管性痴呆患者的认知能力,而且重度患者的效果更好;对中至重度的 AD 患者,还能够显著改善其动作能力、认知障碍和社会行为。美金刚是第一个用于治疗晚期 AD 的 NMDA 受体的非竞争性拮抗药,联合使用美金刚与胆碱酯酶抑制药治疗效果更好。

此外,治疗老年性痴呆的常见药物还包括神经营养因子、非甾体抗炎免疫药、雌激素治疗、自由基清除剂、微量元素制剂等。

（黄　卓）

思考题

1. 试述出血性脑血管病与缺血性脑血管病在治疗原则上有何区别？

2. 帕金森病治疗的方向是什么？哪些药物能增强黑质纹状体多巴胺能神经功能？原理分别是什么？

3. 有哪些药物能影响左旋多巴的疗效？

思考题解题思路

本章目标测试

本章思维导图

第二十二章 | 精神疾病的临床用药

精神疾病是一组以行为、心理活动上的紊乱为主要表现的神经系统疾病,分为精神分裂症、情感性精神病、焦虑症与睡眠障碍等。精神疾病的治疗有药物治疗、心理治疗、调整生活方式等,或上述方法综合运用,其中药物治疗占重要地位。

第一节 | 概 述

精神疾病(mental disease)又称精神病,是指在各种生物学、心理学以及社会环境因素影响下大脑功能失调,导致认知、情感、意志、行为等精神活动出现不同程度障碍。常见的病因有生物学因素、心理学因素、社会因素等。常见的症状有性格突变、情感紊乱、行为诡异、敏感多疑、记忆障碍、意志行为障碍等。

精神疾病的发病机制尚未明确,可能与脑内神经递质异常有关,如多巴胺(dopamine,DA)能、5-羟色胺(serotonin,5-HT)能、去甲肾上腺素(noradrenaline,NA)能、谷氨酸能和胆碱能神经递质等。致病因素不是单一的,而是多种因素共同作用的结果,可能与遗传、环境、个人体质等因素有关。精神疾病的治疗推荐使用具有循证医学证据的精神疾病临床诊治标准,指导临床医生及护理人员规范使用诊疗方案,加强对精神疾病的治疗管理,提高患者的生活质量,及早回归家庭、回归社会。

药物治疗应掌握以下原则:①明确诊断,掌握药物的适应证和禁忌证;②用药个体化,根据患者症状、疾病类型、躯体状况等选择药物,必要时进行血药浓度监测;③提高患者服药依从性,向患者及其家属说明用药有关问题,消除顾虑;④足剂量、足疗程,停药时逐量递减,不可骤然停药;⑤单一用药,尽量避免合并用药;⑥控制症状后需药物维持治疗,降低复发风险;⑦密切观察病情变化和药物不良反应;⑧药物维持治疗的同时进行心理治疗。

抗精神病药(antipsychotics)又称强安定药或神经阻滞药,是一组用于治疗精神分裂症及其他精神病性精神障碍的药物,可分为:抗精神分裂症药(antischizophrinics)、抗抑郁药(antidepressants)、抗躁狂药(antimaniacs)、抗焦虑药(anxiolytics)和镇静催眠药(sedative-hypnotics)。这类药物在治疗剂量时能控制兴奋紊乱,缓解症状,预防复发,对意识和智力无明显影响。

第二节 | 精神分裂症的临床用药

精神分裂症(schizophrenia)是一组病因未明的重型精神病,多在青壮年起病,分为急性期和慢性期。临床表现有妄想、幻觉、思维障碍、行为障碍等阳性症状及思维贫乏、情感淡漠、活动减少、缺乏主动性等阴性症状。精神分裂症的治疗应当早期、综合和全程治疗,我国《精神分裂症防治指南》指出,一旦确诊应尽早开始药物治疗。

抗精神分裂症药又称神经松弛药(neuroleptics),是指能够控制精神运动性兴奋,对某些精神分裂症具有治疗作用的一类药物,分为典型抗精神分裂症药和非典型抗精神分裂症药。

一、典型抗精神分裂症药

典型抗精神分裂症药又称为第一代抗精神分裂症药,包括吩噻嗪类、丁酰苯类、硫杂蒽类等。

（一）吩噻嗪类（phenothiazines）

本类药物为吩噻嗪衍生物,根据其 10 位 N 上侧链的不同分为二甲胺类、哌嗪类和哌啶类。

氯丙嗪（chlorpromazine）

氯丙嗪为二甲胺衍生物,是典型抗精神分裂症药的代表药之一。

【体内过程】　口服吸收较好,个体差异大。组织分布广,易通过胎盘屏障和血脑屏障。脑组织中药物浓度是血液中的 10 倍。血浆蛋白结合率 96%。$t_{1/2}$ 为 17h。存在首过消除。经肝脏代谢,由 CYP450 催化氧化,产生活性代谢产物 7- 羟基氯丙嗪等,停药 6 个月后尿中可检出。大部分代谢产物经肾脏排泄,少部分经粪便排泄,微量经乳汁和汗液排泄,排泄速度较慢。有效血药浓度为 100～600ng/ml,高于 750ng/ml 可产生毒副作用。

【药理作用与机制】　对 DA 受体、5-HT 受体、M 胆碱能受体（M 受体）、α 肾上腺素受体（α 受体）等均有阻断作用。对中枢神经系统、自主神经系统、内分泌系统也有广泛的药理作用。

1. **抗精神分裂症作用**　作用于中脑 - 边缘系统和中脑 - 皮质通路的 DA_2 受体。可消除精神分裂症的幻觉、妄想等阳性症状,减轻思维、情感和行为障碍,有较强的镇静作用,对躁狂症也有效。但对抑郁、情感淡漠等阴性症状疗效较差。

2. **镇吐作用**　镇吐作用强,小剂量抑制延髓催吐化学感受区 DA_2 受体,大剂量抑制呕吐中枢。对妊娠、中毒、疾病、化学物质引起的呕吐有效,但对刺激前庭引起的呕吐无效。

3. **对体温的影响**　抑制下丘脑体温调节中枢,致体温调节失灵,使体温随环境温度的升降而升降。可用于 "人工冬眠",降低体温和基础代谢,减少器官功能活动和耗氧量,减轻机体对刺激的过度反应,使患者顺利度过危险期。

4. **对内分泌系统的影响**　阻断下丘脑结节 - 漏斗处的 DA_2 受体。抑制下丘脑释放催乳素抑制因子,抑制促性腺激素、促甲状腺皮质激素释放激素和促肾上腺皮质激素的分泌,轻度抑制生长激素分泌。

5. **对心血管系统的影响**　阻断 α 受体,同时抑制血管运动中枢,引起血管扩张,血压下降。

【临床应用与评价】

1. **治疗精神分裂症**　用于控制精神分裂症的幻觉、妄想、兴奋躁动、紧张不安等阳性症状,减少复发。一般连续用药 6 周至 6 个月症状消失。连续用药后疗效逐渐减弱,出现耐受性。对抑郁、情感淡漠等阴性症状疗效差。

2. **镇吐和顽固性呃逆**　治疗多种原因引起的呕吐,如尿毒症、胃肠炎、妊娠、癌症、药物等引起的呕吐;也可治疗顽固性呃逆。对晕动病呕吐无效。

3. **低温麻醉与人工冬眠**　在物理降温的配合下,可用于低温麻醉;与哌替啶、异丙嗪组成冬眠合剂,治疗创伤性、中毒性休克,也可辅助治疗烧伤、高热、甲状腺危象等疾病。

4. **其他**　治疗心力衰竭。与镇痛药联合应用,可治疗晚期癌症剧痛。

【不良反应与防治】

1. **常见不良反应**　可出现无力、嗜睡、淡漠、口干、便秘、视物模糊、鼻塞、血压下降、直立性低血压等。也可致心动过速、心电图改变等。老年人、高血压患者应定期监测心电图。

2. **锥体外系反应**　在长期大量使用时可能出现,此时需减量或停药。主要表现为静止性震颤、静坐不能、急性肌张力障碍等。因阻断黑质纹状体的 DA_2 受体,致锥体外系胆碱能神经功能相对亢进,可用抗胆碱药、抗组胺药、抗焦虑药治疗。

3. **迟发性运动障碍**　长期大量使用时可能出现,发生时需减量或停药。表现为口、舌、躯干或四肢持续不自主运动,其原因可能是 DA 受体长期受阻断导致反馈性受体敏感性提高,促进 DA 合成和释放,导致 DA 活动亢进。

4. **内分泌紊乱**　可使催乳素分泌增多,性激素分泌减少,表现为乳房肿大、溢乳、月经异常。还可轻度抑制儿童生长。

5. **外周抗胆碱反应**　阻断 M 受体可引起口干、便秘、心悸等不良反应,偶有急性尿潴留或肠麻痹。

6. **过敏反应**　常见皮疹,皮炎,哮喘,紫癜,白细胞、粒细胞和血小板减少等。

7. **药源性精神异常**　可致兴奋、躁动、抑郁、幻觉、妄想、意识障碍等。

8. **对肝功能影响**　偶致阻塞性黄疸、肝大,停药后可恢复。

9. **对眼的影响**　可致眼角膜和晶状体混浊或眼压升高。长期使用应检查眼部,常规半年复查 1 次。夏季高剂量使用应戴太阳镜,以保护眼角膜和晶状体。

10. **神经阻滞剂恶性综合征**(neuroleptic malignant syndrome)　表现为高热、肌僵直、意识不清和循环衰竭,可致死。因剂量增加过快或与多种药物合用而引起。如发生应立即停药,用 DA 受体激动药(溴隐亭等)及对症和支持治疗。

【药物相互作用】　与酒精或其他中枢抑制药合用时,中枢抑制作用增强,需调整剂量。与吗啡、哌替啶等合用,可致低血压和呼吸抑制。与单胺氧化酶抑制药、三环类抗抑郁药、阿托品等合用,抗胆碱作用增强,不良反应加重。与碳酸锂剂合用,血锂浓度增高,可致运动障碍、锥体外系反应加重等。可致左旋多巴、溴隐亭、美金刚等抗帕金森病药物药效减弱。与肝药酶诱导剂(苯妥英钠、卡马西平等)合用,加速氯丙嗪代谢,需调整剂量。与抗高血压药物合用,可致直立性低血压。与抗酸药合用,氯丙嗪口服吸收减少,应在用药前 1h 或后 2h 服用抗酸药。与苯巴比妥类药物合用,两者血药浓度均降低。与普萘洛尔合用,两者血药浓度均升高。与胺碘酮、普鲁卡因胺、阿托西汀等合用,可致心律失常。

【用法与注意事项】

1. **用法**　口服给药,小剂量开始。起始量 25～50mg/次,2～3 次/d。逐渐增到 400～500mg/d,最高 600～800mg/d。有效剂量维持治疗 1 个月,如病情稳定,可酌情缓慢减量,半年可减至有效剂量的 2/3,以后再逐渐减至 1/3。视病情维持治疗 1～3 年。停药时需逐渐减量,不可骤停。患者如有躁动、不合作等急性症状时可肌内或缓慢静脉注射给药。

2. **注意事项**　老年人耐受能力降低,应减少剂量,缓慢增量;儿童、孕妇、心血管疾病、严重肝肾功能损害、青光眼、帕金森综合征等患者慎用;有癫痫史和昏迷的患者禁用;刺激性大,静脉注射时可引起血栓性静脉炎。肌内注射局部疼痛较重,可加用 1% 普鲁卡因;服用氯丙嗪后,免疫妊娠试验、尿胆红素试验可出现假阳性结果,干扰诊断;用药期间应检查血常规、肝功能、心电图,长期用药应进行眼科检查等。

吩噻嗪类药物还有奋乃静(perphenazine)、氟奋乃静(fluphenazine)、硫利达嗪(thioridazine)等。

(二)丁酰苯类(butyrophenones)

化学结构与吩噻嗪类不同,药理作用相似,是强效抗精神分裂症药。

氟哌啶醇(haloperidol)

【体内过程】　口服吸收快,2～6h 血药浓度达高峰,生物利用度为 65%,血浆蛋白结合率 92%,$t_{1/2}$ 为 17.5h。静脉注射 $t_{1/2}$ 为 15h。肌内注射血药浓度达峰时间 10～20min。组织分布广,肝脏药物浓度最高。经肝脏 N-去烷基作用代谢成两种无活性代谢产物,之后 85% 经肾脏排泄,15% 经胆汁排泄。长效癸氟哌啶醇 $t_{1/2}$ 为 3 周,注射 2～3 次达稳态血药浓度。有效血药浓度为 5～20ng/ml。

【药理作用与机制】　药理作用与机制和氯丙嗪相似,同等剂量下,抗精神分裂与镇吐作用是氯丙嗪的 50 倍。锥体外系反应较严重,镇静、阻断 M 受体和 α 受体及降低体温作用较氯丙嗪弱。

【临床应用与评价】　用于急慢性精神分裂症、躁狂症、舞蹈症及其他精神障碍所伴发的行为异常。对兴奋、躁动、敌对情绪和攻击行为等阳性症状效果好。也可用于顽固性呃逆、呕吐及氯丙嗪治疗无效的患者。

【不良反应与防治】

1. **常见不良反应**　口干、乏力、视物模糊、便秘、出汗、溢乳等。

2. **锥体外系反应**　较重且常见,发生率 80%。

3. **心血管系统反应**　对心血管系统影响较少。长期大剂量应用可引起心律失常、心肌损伤,应定期监测心电。

4. **神经阻滞剂恶性综合征**　参见氯丙嗪。

5. **其他**　血中催乳素浓度增高,少数患者可出现抑郁。偶见皮疹、粒细胞减少等过敏反应。

【药物相互作用】　与酒精或其他中枢抑制药合用,中枢抑制作用增强;与氟西汀合用,锥体外系反应加重。因氟哌啶醇阻断 α 受体,与苯丙胺合用可降低其疗效;与抗高血压药合用,可致严重低血压;与肾上腺素合用,可致肾上腺素升压作用翻转。与抗胆碱药、抗惊厥药、某些抗癫痫药合用,可降低氟哌啶醇的血药浓度。与锂盐合用,应注意观察神经毒性和脑损伤;与甲基多巴合用,可致意识障碍、思维迟缓等。咖啡和茶可减少氟哌啶醇的吸收,降低疗效。

【用法与注意事项】

1. **用法**　口服给药,起始量 2～4mg/次,2～3 次/d。逐渐增至 10～40mg/d,重症适当加量。症状缓解后以 2～4mg/d 剂量维持治疗。肌内注射给药,治疗急性重症精神分裂症,5～10mg/次,视病情 2～3 次/d,疗程为 1～2 周,可安全有效地控制急性兴奋症状。需长期维持治疗时可肌内注射癸氟哌啶醇,1 次/4 周,剂量视病情而定。

2. **注意事项**　心脏病、药源性急性中枢神经抑制、癫痫、肝功能损害、青光眼、甲状腺功能亢进、尿潴留等患者慎用;可由乳汁中分泌,哺乳期妇女使用需停止哺乳;停药应在数周内逐量递减,不可骤然停药;用药期间不宜驾驶车辆、操作机械和高空作业,需定期进行白细胞计数和肝功能检查。

丁酰苯类药物还有五氟利多(penfluridol)、氟哌利多(droperidol)、溴哌利多(bromperidol)、苯哌利多(benperidol)、匹莫齐特(pimozide)等。

(三) 硫杂蒽类 (thioxanthenes)

氯普噻吨 (chlorprothixene)

【体内过程】　口服吸收快,1～3h 血药浓度达高峰,$t_{1/2}$ 为 30h。肌内注射后有效血药浓度可维持 12h 以上。主要在肝脏代谢,代谢物大部分经肾脏排泄,少部分经粪便排泄。

【药理作用与机制】　与氯丙嗪相似。抗精神分裂、抗幻觉、抗妄想、抗肾上腺素和抗胆碱作用弱于氯丙嗪。镇静、抗焦虑、抗抑郁和镇吐作用强于氯丙嗪。

【临床应用与评价】　用于伴有焦虑或抑郁的精神分裂症、焦虑性神经官能症及更年期抑郁症。也可用于带状疱疹神经痛。

【不良反应与防治】　与氯丙嗪相似且较轻,锥体外系反应和迟发性运动障碍较少。可引起视物模糊不清、鼻黏膜充血、便秘、口干、头晕、心动过速等抗胆碱反应。偶见皮疹、接触性皮炎等。罕见粒细胞减少症、黄疸、乳腺肿大等。

【药物相互作用】　与中枢抑制药合用,中枢抑制作用增强。因氯普噻吨阻断 α 受体,与苯丙胺合用可减弱苯丙胺作用;与肾上腺素合用,可致肾上腺素升压作用翻转。与左旋多巴合用,减弱左旋多巴抗震颤麻痹的作用。与抗胆碱药合用,药效可相互加强。与三环类抗抑郁药或单胺氧化酶抑制药合用,氯普噻吨镇静和抗胆碱作用增强。与抗胃酸药或泻药合用,减少氯普噻吨吸收。与阿替洛尔或美托洛尔合用,两者代谢均受抑制,可致低血压及氯普噻吨中毒。

【用法与注意事项】

1. **用法**　口服给药,起始量 25～50mg/次,2～4 次/d,视病情和耐受情况逐渐增量,可增至 400～600mg/d。使用有效剂量巩固数周后逐渐减量维持治疗。老年、体弱者应服用较低剂量。兴奋躁动不合作者,可肌内注射 25～100mg/次,2～4 次/d,病情稳定后改为口服。

2. **注意事项**　6 岁以下儿童、癫痫患者禁用。孕妇、心血管疾病、肝功能损伤、青光眼、帕金森病、前列腺肥大等患者慎用。哺乳期妇女使用应停止哺乳。老年人起始剂量应减半,缓慢加量。免疫、妊娠和尿胆红素试验等可出现假阳性结果,干扰诊断。避免与皮肤接触,防止发生接触性皮炎。用药期间应检查肝功能、尿胆红素,大量或长期使用应进行白细胞、眼角膜和晶状体检查。

硫杂蒽类药物还有氟哌噻吨(flupentixol)、哌泊噻嗪(pipotiazine)、氯哌噻吨(clopenthixol)、替沃噻吨(tiotixene)等。

二、非典型抗精神分裂症药

非典型抗精神分裂症药又称为第二代抗精神分裂症药,包括二苯二氮䓬类、苯异噁唑类、二苯硫氮䓬类、苯异硫唑类等。除了阻断 DA 受体外,对 5-HT$_2$ 受体也有较强的阻断作用,因此也称 DA 和 5-HT 受体拮抗药。与典型抗精神分裂症药相比,本类药疗效好,锥体外系反应、迟发性运动障碍不良反应等发生率低,对血清中催乳素的水平影响小,已成为精神分裂症临床一线治疗药物。

氯氮平(clozapine)

属于二苯二氮䓬类抗精神分裂症药,是非典型抗精神分裂症药的代表药之一。

【体内过程】 口服吸收快而完全,个体差异大,女性血药浓度高于男性,食物不影响其吸收,生物利用度 50%～60%,$t_{1/2}$ 为 9h。吸收后迅速分布到各组织,血浆蛋白结合率 95%。经肝脏代谢,存在首过消除,主要由 CYP1A2、CYP3A4 催化生成 N-去甲基氯氮平等代谢产物,约 80% 从尿和粪便排泄。吸烟可加速氯氮平代谢,老年人肾清除率明显降低。

【药理作用与机制】 抗精神分裂症作用与氯丙嗪相似,对多巴胺(DA$_1$、DA$_2$、DA$_4$)受体、5-HT 受体、M 受体、α 受体、组胺受体(H 受体)等有阻断作用。对 DA$_1$ 受体、5-HT$_2$ 受体的阻断作用较强,对 DA$_2$ 受体的阻断作用较弱。还具有较强的镇静催眠作用。不与结节漏斗 DA 系统结合,对血清中催乳素水平影响较小。

【临床应用与评价】 用于急慢性精神分裂症的各亚型,对精神分裂症阳性症状疗效好,对阴性症状也有一定疗效。也可减轻抑郁、负罪感、焦虑等与精神分裂症有关的情感症状。因致粒细胞减少,一般不作为首选药。主要用于其他抗精神分裂症药不能耐受或无效的难治性精神分裂症。

【不良反应与防治】

1. 常见不良反应 头晕、头痛、精神萎靡、无力、嗜睡、多汗、恶心等。

2. 偶见不良反应 不安、易怒、视物模糊、精神错乱、血压升高等。这些与用药剂量有关,减少剂量可避免。

3. 锥体外系反应 与氯丙嗪比较,锥体外系反应较轻。

4. 粒细胞减少或缺乏 表现为畏寒、高热、溃疡、咽部疼痛等,严重者可致死亡。治疗前 3 个月应每 1～2 周进行白细胞计数及分类检查,此后定期检查。

5. 对心血管的影响 可致低血压或直立性低血压、心动过速等。治疗期间应监测血压及心电。

【药物相互作用】 与酒精或其他中枢抑制药合用,中枢抑制作用增强。与碳酸锂合用,可出现惊厥、恶性综合征、精神错乱及肌张力障碍。与抗高血压药合用,可出现直立性低血压或低血压。与地高辛、肝素、华法林、苯妥英合用,可出现骨髓抑制。与红霉素等大环内酯类抗生素、氟西汀等抗抑郁药合用,可使氯氮平血药浓度显著升高。与阿托品等抗胆碱药合用,可增强抗胆碱作用。

【用法与注意事项】

1. 用法 口服给药,起始量 25mg/次,2～3 次/d,渐增加至常用剂量 200～400mg/d,3 次/d;最高剂量 600mg/d,维持剂量 100～200mg/d。

2. 注意事项 孕妇、12 岁以下儿童、心肌炎或心肌病、过敏等患者禁用;老年人、心血管疾病、前列腺增生、青光眼等患者慎用;哺乳期妇女使用应停止哺乳;如出现不明原因发热、过敏性皮炎、恶性综合征等,应立即停药,进行对症处理;用药期间应定期监测血糖,并且避免驾驶车辆、操纵机械及高空作业。

利培酮（risperidone）

属于苯异噁唑类新型抗精神分裂症药,是非典型抗精神分裂症药的代表药之一。

【体内过程】　口服吸收快而完全,1~2h 血药浓度达峰,$t_{1/2}$ 为 24h,血浆蛋白结合率 88%。经肝脏代谢产生以 9-羟基利培酮为主的活性代谢产物。经肾脏排泄为主,少量经粪便排出。

【药理作用与机制】　拮抗 DA_2 受体、5-HT$_2$ 受体发挥抗精神分裂作用,对 5-HT$_2$ 受体的亲和力较高。拮抗 α 受体可引起低血压、心律失常。对 H 受体、M 受体几乎无作用。可促进慢波睡眠及改变睡眠节律。

【临床应用与评价】　用于急慢性精神分裂症,对阳性症状和阴性症状均有效,可改善精神分裂症患者的认知功能和情感障碍。也可用于抽动秽语综合征（Gilles de la Tourette syndrome）,具有剂量小,起效快,用药方便,不良反应少等优点。

【不良反应与防治】　常见不良反应有失眠、头晕、头痛、激动与焦虑等。大剂量可引起直立性低血压、锥体外系反应。还可引起增重、溢乳、月经失调、男性乳房增大等。

【药物相互作用】　与吩噻嗪类、三环类和 β 受体拮抗药合用,可升高利培酮的血药浓度。与抗高血压药合用,有增加直立性低血压的危险。与酒精或其他中枢抑制药合用,中枢抑制作用增强。与其他 DA 受体拮抗药合用,可引发迟发性运动障碍。

【用法与注意事项】

1. 用法　口服给药,起始量 1mg/次,2 次/d;隔日增至 2mg/次;如能耐受,第 3 天可增至 3mg/次。此后,可维持此剂量不变或依个人情况调整。最大有效剂量为 4~8mg/d。

2. 注意事项　帕金森综合征、癫痫患者慎用。因对警觉性有影响,故驾驶汽车、机械操作者慎用。若发生恶性综合征需停用。用药初期或加药速度过快发生直立性低血压时,应考虑减量。

非典型抗精神分裂症药物种类较多,还包括奥氮平（olanzapine）、齐拉西酮（ziprasidone）、喹硫平（quetiapine）及阿立哌唑（aripiprazole）等。临床常用抗精神分裂症药物作用比较见表 22-1。

表 22-1　临床常用抗精神分裂症药物作用比较

分类		药物	用量用法 （口服,mg/d）	抗精神分裂症 作用	锥体外系 不良反应
典型	吩噻嗪类	氯丙嗪	300~800,bid/tid	+	+++
		奋乃静	8~32,bid/tid	+++	+
		硫利达嗪	150~300,tid	++	+++
	硫杂蒽类	替沃噻吨	30~60,bid/tid	+++	++
	丁酰苯类	氟哌啶醇	10~40,bid/tid	+++	−/+
非典型	二苯二氮䓬类	氯氮平	200~400,tid	++	++
	苯异噁唑类	利培酮	4~8,bid	+++	+
	硫苯二氮䓬类	奥氮平	5~20,qd	+++	−/+
	二苯硫氮䓬类	喹硫平	150~180,bid	+	+
	苯异硫唑类	齐拉西酮	80~160,bid	++	−/+

注:−/+,作用极微弱;+,作用弱;++,作用中等强度;+++,作用强。

第三节 | 情感性精神病的临床用药

情感性精神病（affective psychosis）又称心境障碍,是指由各种原因引起的以显著而持久的情感或心境改变为主要特征的一组疾病。临床上主要表现为情感高涨或低落,伴有相应的认知和行为改变,具有反复发作、自行缓解的特点。其包括抑郁症、躁狂症和躁狂-抑郁症三类。

一、抗抑郁药

抑郁症又称抑郁障碍,是以心境低落、思维迟缓和意志活动减退(三低症状)为主要症状的情感性精神病,有自杀倾向。病因尚不明确,生物、心理与社会环境等因素参与其发病过程。按病因分为反应性(外因引起)和内源性(无明显外因)抑郁症;按发作类型分为单相型和双相型抑郁症;按发病年龄分为儿童性、青少年性、成年性和老年性抑郁症。治疗抑郁症有药物治疗、运动疗法和心理疗法等,其中药物治疗是中度以上抑郁发作的主要治疗措施。

抗抑郁药是指临床上主要用于治疗抑郁症或其他精神障碍中的抑郁症状并防止其复发的一类药物。目前临床上使用的药物均是通过单胺假说动物模型筛选出来的,药理作用和不良反应相似。按作用机制可分为单胺再摄取抑制药、单胺氧化酶抑制药、去甲肾上腺素受体拮抗药及其他。

(一) 单胺再摄取抑制药

对单胺类递质(5-HT、NA、DA)再摄取产生抑制作用,增加脑内突触间隙内神经递质,从而改善抑郁症状。

1. 选择性 5-HT 及 NA 再摄取抑制药　选择性 5-HT 及 NA 再摄取抑制药(selective serotonin and noradrenaline reuptake inhibitor,SNRI)具有良好的安全性和耐受性,尤其对伴有明显焦虑或躯体症状的抑郁症患者具有一定优势,为一线抗抑郁药。

文拉法辛(venlafaxine)

【体内过程】　口服易吸收,$t_{1/2}$ 为 5h,血浆蛋白结合率为 27%～30%。在肝脏中经 CYP2D6 代谢,产生 O-去甲文拉法辛等活性代谢产物,主要经肾脏排泄,亦可经乳汁分泌。

【药理作用与机制】　通过抑制 5-HT 及 NA 再摄取发挥抗抑郁作用;还可减少环磷酸腺苷(cAMP)的释放,引起 β 受体的快速下调,几天内快速起效。

【临床应用与评价】　适用于各种抑郁症及广泛焦虑症。

【不良反应与防治】　治疗初始阶段,恶心为最常见的不良反应,随着治疗可逐渐减轻,无法耐受的患者可换用缓释制剂。大剂量时可诱发癫痫。突然停药会产生撤药综合征,产生失眠、焦虑、恶心、眩晕或感觉异常等,停药时应逐量递减。

【药物相互作用】　文拉法辛是 CYP2D6 的弱抑制药,与通过该酶代谢的药物(三环类抗抑郁药、美托洛尔等)合用时,后者的作用和毒性均可增加。可使氯氮平、右美沙芬血药浓度增加。与酮康唑、西咪替丁、利托那韦等合用,可减少文拉法辛代谢,增加毒性。与酒精合用,可能增加中枢神经系统抑制作用。与华法林合用,有增加出血倾向的危险。

【用法与注意事项】

(1)用法:口服给药,初始量 25mg/次,2～3 次/d,逐渐增至 75～225mg/d,增加剂量的间隔时间不少于 4 天,每次增加 75mg。缓释胶囊每日 1 次服用。轻至中度肝、肾功能损伤者,需根据患者实际情况个体化减量给药。

(2)注意事项:肝肾功能不全、心脏病、高血压、癫痫等患者慎用。儿童、老年人、孕妇、哺乳期妇女慎用。对于严重抑郁状态患者,用药期间应密切观察病情。用药期间驾驶机动车或操纵机器患者应谨慎。

SNRI 还包括度洛西汀(duloxetine)、去甲文拉法辛(desvenlafaxine)等。

2. 选择性 5-HT 再摄取抑制药　选择性 5-HT 再摄取抑制药(selective serotonin reuptake inhibitor,SSRI)整体疗效和患者可接受度良好,不良反应少,为一线抗抑郁药。

氟西汀(fluoxetine)

氟西汀属于苯丙胺衍生物,为 SSRI 的代表药物之一。

【体内过程】　口服吸收良好,生物利用度高,$t_{1/2}$ 为 2～3 天,食物不影响其生物利用度,6～8h 血药浓度达高峰。组织分布广,血浆蛋白结合率 80%～95%。在肝脏经 CYP2D6 代谢,产生去甲氟西汀等活性代谢产物。代谢产物 80% 经肾排泄,15% 经粪便排泄。

【药理作用与机制】　通过抑制突触前膜对 5-HT 的再摄取,发挥抗抑郁作用。对 5-HT 受体、M 受体和 H 受体等无影响。

【临床应用与评价】　用于伴有焦虑的各种抑郁症,尤其适用于老年抑郁症。也可用于强迫症和神经性贪食症。

【不良反应与防治】　用药初期可出现失眠、恶心、头痛、震颤、运动性焦虑等。长期用药可出现食欲减退、性功能下降。大剂量用药可出现精神症状。

【药物相互作用】　与肝药酶抑制药合用,氟西汀代谢减慢,血药浓度增高,毒性增加。禁止与单胺氧化酶抑制药合用,合用或前后服用时可致 "5- 羟色胺综合征（5-hydroxytryptamine syndrome）",表现为不安、激越、恶心、呕吐、高热、强直、心动过速、意识障碍,严重者可致死。可采用赛庚啶、肌松弛药、氯丙嗪、降温、止惊等措施抢救。可使卡马西平、三环类抗抑郁药的血药浓度升高,需调整剂量。与华法林、地高辛等蛋白结合率高的药物合用,游离药物浓度升高,不良反应增加。

【用法与注意事项】

（1）用法:口服给药,20～40mg/d,必要时可增至 80mg/d;神经性贪食症 40～60mg/d;强迫症 20～80mg/d。

（2）注意事项:使用时需控制剂量,防止蓄积。肝功能不全者可隔日给药。有癫痫病史、妊娠、哺乳期妇女等患者慎用。肝肾功能异常、老年人酌情减量。1～2 周逐渐减量停药,避免突然停药。

SSRI 还包括帕罗西汀（paroxetine）、舍曲林（sertraline）、氟伏沙明（fluvoxamine）、西酞普兰（citalopram）等。

3. NA 及 DA 再摄取抑制药　

NA 及 DA 再摄取抑制药（noradrenaline and dopamine reuptake inhibitor,NDRI）对提升高兴、愉悦等正性情感的作用显著,为一线抗抑郁药。

安非他酮（amfebutamone）

【体内过程】　口服吸收迅速,1～3h 血药浓度达峰,药代动力学曲线呈二室模型,分布相 $t_{1/2}$ 为 3～4h,终末相 $t_{1/2}$ 为 21h。在体内被广泛代谢,部分在肝脏经 CYP2B6 代谢,主要经肾脏排泄。

【药理作用与机制】　抑制 NA 及 DA 再摄取,对 5-HT 再摄取有较弱的抑制作用,发挥抗抑郁作用,长期大剂量服用可产生 β 肾上腺素受体下调。

【临床应用与评价】　用于对其他抗抑郁药疗效不明显或不能耐受的抑郁症患者。还可用于戒烟及注意缺陷多动障碍（attention deficit hyperactivity disorder,ADHD）的治疗。与 SSRI 相比,导致性功能障碍的发生率低,较少引起镇静作用及体重增加。

【不良反应与防治】　常见不良反应有高血压、口干、食欲缺乏、肌痛等,一般情况下反应较轻。偶见急性过敏反应,一旦发生应立即急救处理。大剂量用药会引起高血压及诱发癫痫。

【药物相互作用】　与苯巴比妥等肝药酶诱导剂合用,增加本品代谢;与西咪替丁等肝药酶抑制药合用,减少本品代谢。与左旋多巴合用,本品不良反应发生率可能升高。与抗精神分裂症药、茶碱、类固醇等合用时,会降低癫痫发作阈值。

【用法与注意事项】

（1）用法　口服起始量 75mg/ 次,2 次 /d;服用至少 3 天后,根据临床疗效和耐受情况,可增至 3 次 /d,75mg/ 次;最大剂量 300mg/d,3 次 /d。

（2）注意事项　癫痫病史、脑外伤、心肌损伤、心脏疾病及肝肾损伤患者慎用,肝肾损伤者视严重程度需减少用药次数和/或药量,并密切监测不良反应。

4. 三环类抗抑郁药　

三环类抗抑郁药（tricyclic antidepressants,TCAs）核心结构含有一个七元杂环和两个苯环，故称为三环类抗抑郁药。TCAs 主要抑制 NA 及 5-HT 再摄取，对 M 受体、α 受体、H 受体有阻断作用，对 DA 受体影响小。但因其不良反应多，为二线抗抑郁药。

丙米嗪（imipramine）

丙米嗪是最早用于治疗抑郁症的药物。口服吸收快，$t_{1/2}$ 为 6～20h。经肝代谢成地昔帕明（去甲丙米嗪）等活性代谢产物，主要经肾排泄。通过抑制突触前膜的 NA 及 5-HT 再摄取发挥抗抑郁作用。能明显提高抑郁症患者情绪，消除自卑、自责、自罪感及自杀冲动，减轻运动抑制。用于各种原因引起的抑郁症，对伴有焦虑的抑郁症患者疗效显著，服药 2～3 周后产生抗抑郁作用。常见不良反应为：①外周抗胆碱反应，表现为多汗、口干、便秘、视物模糊等，随着用药可逐渐消失。严重者可发生急性青光眼、肠麻痹、尿潴留等，需立即停药，必要时注射新斯的明。②心血管反应，表现为心律失常、直立性低血压等。③精神异常反应，老年人或用药过量可出现谵妄、恐惧症发作。双相型抑郁症患者用本品偶见躁狂发作，故本品只用于单相型抑郁症的治疗。丙米嗪可使肾上腺素受体激动药升压作用增强或引起高热。与甲状腺素制剂合用，两者相互增效，可致心律失常。与酒精合用，中枢抑制作用增强。与雌激素或含雌激素的避孕药合用，丙米嗪疗效降低，不良反应增加。

TCAs 还包括阿米替林（amitriptyline）、多塞平（doxepin）、氯米帕明（clomipramine）、曲米帕明（trimipramine）等。

5. 选择性 NA 再摄取抑制药　选择性 NA 再摄取抑制药（noradrenaline reuptake inhibitor, NARI）适用于脑内以 NA 缺乏为主的抑郁症。特点是起效快，镇静、抗胆碱、降压等作用弱。

瑞波西汀（reboxetine）

口服后吸收迅速，$t_{1/2}$ 为 12h，主要经肝 CYP3A4 代谢，经肾排泄。通过抑制神经元突触前膜 NA 再摄取，增强中枢神经系统 NA 功能而发挥抗抑郁作用。对 M 受体有较弱的抑制作用，对其他受体几乎无亲和力，无镇静作用，不影响认知功能，为二线抗抑郁药。用于重度抑郁症、焦虑和惊恐障碍及 ADHD 等的治疗。常见不良反应为口干、恶心呕吐、便秘、头晕、食欲减退或厌食、失眠等。瑞波西汀应避免与单胺氧化酶抑制药合用，可引起 5-羟色胺综合征。与氟西汀、奎尼丁等 CYP2D6 抑制药合用，可增加瑞波西汀的血药浓度。

（二）单胺氧化酶抑制药

非选择性的单胺氧化酶抑制药（monoamine oxidase inhibitor, MAOI）是最早发现的非环类抗抑郁药，不良反应严重，已不常用。可逆及选择性单胺氧化酶 A（MAO-A）抑制药不良反应较小，耐受性好。

吗氯贝胺（moclobemide）

吗氯贝胺为可逆及选择性 MAO-A 抑制药，是新一代 MAOI 的代表药。口服吸收快而完全，$t_{1/2}$ 为 1～3h。组织分布广，血浆蛋白结合率 50%。经肝代谢，代谢物及少量原形药物经肾排泄。通过抑制 MAO-A 而减少单胺递质降解，提高脑内 5-HT 和 NA 水平，发挥抗抑郁作用。停药后 MAO-A 活性恢复快。用于各类抑郁症的治疗。常见头痛、头晕、口干、直立性低血压等不良反应。与利福平等肝药酶诱导剂合用，吗氯贝胺代谢加快，血药浓度降低，疗效下降，需适当增加剂量；与西咪替丁等肝药酶抑制药合用，吗氯贝胺代谢减慢，血药浓度升高，不良反应增加，需适当减少剂量。与降糖药合用，可刺激胰岛素分泌，引起严重低血糖。由于其对饮食的限制以及药物相互作用导致的安全性问题，目前只作为三线抗抑郁药。

MAOI 还有苯乙肼（phenelzine）、溴法罗明（brofaromine）、托洛沙酮（toloxatone）、异卡波肼（isocarboxazid）等。

（三）去甲肾上腺素受体拮抗药

也称为去甲肾上腺素和特异性 5-羟色胺能抗抑郁药（noradrenergic and specific serotonergic antidepressant, NaSSA）

米氮平（mirtazapine）

米氮平的两种旋光对映体均有抗抑郁作用,耐受性好,无抗胆碱作用,治疗剂量对心血管系统无影响,为一线抗抑郁药。

【体内过程】　口服吸收快,约 2h 血药浓度达高峰,生物利用度 50%,连续服药 3～4 天血药浓度达稳态,体内无蓄积。血浆蛋白结合率 85%。$t_{1/2}$ 为 20～40h,个体差异大。在肝脏中代谢生成去甲基活性代谢产物。药物原形经尿液和粪便排出体外,排泄速度较慢。

【药理作用与机制】　拮抗中枢突触前膜 α_2 受体,增强肾上腺素能的神经传导,并通过与中枢 5-HT 受体相互作用,从而调节 5-HT 的功能,发挥抗抑郁作用。左旋体拮抗 α_2 受体和 5-HT_2 受体,右旋体拮抗 5-HT_3 受体。还有镇静作用,耐受性好,无抗胆碱活性,对心血管系统无影响。

【临床应用与评价】　用于治疗各类抑郁症。对睡眠欠佳及体重减轻等有效,对事物丧失兴趣、自杀观念及情绪波动等也有效。用药 1～2 周后起效。

【不良反应与防治】　常见不良反应有食欲和体重增加、镇静、嗜睡等,发生于在服药后前几周,可逐渐耐受。偶见直立性低血压、躁狂症、惊厥发作、血清转氨酶水平增高、药疹等。

【药物相互作用】　与苯二氮䓬类合用,增强苯二氮䓬类的镇静作用。与酒精合用,中枢抑制作用增强。正在或 2 周内使用过 MAOI 的患者,不宜同用米氮平。

【用法与注意事项】

1. 用法　口服给药,起始量 15mg/次,1 次/d。有效剂量为 15～45mg/d,一般用药 1～2 周起效。疗效不佳者可增至最大剂量,如治疗 2～4 周后仍无效,应停止使用。

2. 注意事项　妊娠期妇女、儿童、精神疾病患者服用后症状恶化、躁狂抑郁症患者使用后转变为躁狂相等禁用。低血压、糖尿病、心脏传导阻滞、心绞痛、近期发作的心肌梗死、眼压增高等患者慎用。哺乳期妇女服用应停止哺乳。肝、肾功能不全者使用需减少剂量,出现黄疸应停药。使用期间出现发热、喉痛或感染症状时,应停药并进行血常规检查。停药时需逐量递减,避免突然停药。

（四）其他

曲唑酮（trazodone）

抑制 5-HT 再摄取,但选择性明显弱于氟西汀等 SSRI;还可以阻断 5-HT_{1A} 受体、5-HT_{1C} 受体和 5-HT_2 受体,发挥抗抑郁及抗焦虑作用。此外,还有阻断 α 受体及 H 受体的作用,但对 M 受体的作用非常微弱。具有心脏毒性低及镇静作用,低剂量可改善睡眠。用于抑郁症治疗,尤其适用于治疗老年性抑郁症或伴心脏疾病的抑郁症患者。不良反应较少,常见嗜睡、便秘、口干、恶心、呕吐等。曲唑酮可使地高辛和苯妥英钠的血药浓度升高。与酒精或其他中枢抑制药合用,中枢抑制作用增强。临床常用抗抑郁药物作用比较见表 22-2。

二、抗躁狂药

躁狂症是以心境高涨,思维奔逸和精神运动性兴奋为主要症状的情感性精神病。遗传因素、中枢神经递质功能及代谢异常、精神因素等都是躁狂症的诱发因素。躁狂发作时间会持续 1 周以上,一般呈发作性病程,每次发作后进入精神状态正常的间歇缓解期,大多数患者有反复发作倾向。治疗躁狂症可采用药物治疗、物理治疗和心理治疗等。

抗躁狂药是指临床上主要用于治疗躁狂症或者其他精神障碍中的躁狂症状并防止其复发的一类药物。目前临床上使用的药物以心境稳定药治疗为主,其可治疗和预防躁狂发作,在此基础上根据病情需要联合其他药物。心境稳定药包括锂盐、部分抗精神分裂症药及抗癫痫药。本节将重点介绍锂盐。

表 22-2　临床常用抗抑郁药物作用比较

分类		药物	用量用法（口服,mg/d）	单胺递质再摄取阻断作用			抗胆碱作用
				5-HT	NA	DA	
单胺再摄取抑制药	SNRI	文拉法辛	75～225,bid/tid	+++	++	–/+	–
	SSRI	氟西汀	20～80,qd	+++	–/+	–/+	+
		帕罗西汀	20～50,qd	+++	–	–	–
		氟伏沙明	100～300,qd	+++	–	–	–
		西酞普兰	20～60,qd	+++	–	–	–
		舍曲林	50～200,qd	+++	–	–	–
	TCAs	丙米嗪	75～200,tid	+++	++	–	++
		阿米替林	150～250,tid	+++	++	–	+++
		多塞平	75～300,bid	++	+	–	+++
NaSSA		米氮平	15～45,qd/bid	–	–	–	–

注:–,无作用;–/+,作用极微弱;+,作用弱;++,作用中等强度;+++,作用强。

（一）锂盐

为单纯抗躁狂药,临床常用碳酸锂。

碳酸锂（lithium carbonate）

【体内过程】　口服吸收快且完全,2～4h 达血药浓度峰值,5～7 天达稳态血药浓度,脑脊液达稳态药物浓度则需更长时间,故起效缓慢。锂离子不与血浆蛋白结合,$t_{1/2}$ 为 18～36h。主要经肾排泄,约 80% 由肾小球滤过的锂离子在近曲小管与 Na^+ 竞争重吸收,故缺钠或肾小球滤过减少时可导致体内锂潴留,引起中毒。

【药理作用与机制】　治疗量锂盐对正常人精神活动几乎无影响,但对躁狂发作患者可使其言语行为恢复正常。锂离子致情绪安定作用的确切机制尚不清楚,可能的机制包括抑制 NA 和 DA 从神经末梢释放,而不影响或促进 5-HT 释放;促进突触间隙中儿茶酚胺摄取并增加其灭活。

【临床应用与评价】　用于躁狂症治疗,特别对急性躁狂和轻度躁狂疗效显著,还可用于治疗双相障碍。长期重复使用不仅可以减少躁狂复发,对预防抑郁复发也有效,但对抑郁的作用不如躁狂显著。

【不良反应与防治】　锂盐不良反应较多,安全范围较窄。急性治疗期的血锂浓度为 0.6～1.2mmol/L,维持治疗的血锂浓度为 0.4～0.8mmol/L,1.4mmol/L 视为有效浓度的上限,血药浓度超过 1.5mmol/L 即出现中毒症状,当血药浓度升至 1.6mmol/L 时应立即停药。因此,应用锂盐时必须监测血药浓度。轻度的毒性症状包括发音不清、共济失调、震颤加重、恶心、呕吐等;较严重的毒性反应包括精神紊乱、反射亢进、惊厥直至昏迷和死亡,出现严重症状则需减量或停药。

【药物相互作用】　氨茶碱、咖啡因或碳酸氢钠等碱性药物可增加碳酸锂的尿排出速度,降低血药浓度和疗效。与碘化物合用,可促发甲状腺功能减退。与氯丙嗪及其他吩噻嗪衍生物合用,可使氯丙嗪的血药浓度降低。噻嗪类等排钾利尿药可使碳酸锂的肾清除率降低。与肌松药（如琥珀胆碱等）合用,肌松作用增强,作用时间延长。与强心苷类药物合用,可使心脏毒性增加,故应避免合用。

【用法与注意事项】

1. 用法　急性躁狂症口服治疗量为 1～2g/d,分 2～3 次服用。宜在饭后服用以减少胃刺激,剂量应逐渐增加并参照血锂浓度调整。维持剂量为 0.5～1.0g/d。

2. 注意事项　脑器质性病变、严重躯体疾病和低钠血症患者慎用;儿童、孕妇及哺乳期妇女禁用。老年、肾功能不全、脱水和钠摄入不足等可促发中毒,中毒时无特异性解毒药,仅能促进锂盐排出。必要时进行血液透析,注意维持体液和电解质平衡。

(二) 其他

除碳酸锂外,氯丙嗪、氯氮平、利培酮、齐拉西酮等抗精神分裂症药也常用来治疗躁狂症。此外,如卡马西平和丙戊酸钠等抗癫痫药物对躁狂症也有效,且较碳酸锂起效快。

三、抗躁狂-抑郁药

躁狂-抑郁症简称为躁郁症,也称为双相障碍,是临床上既有躁狂或轻躁狂发作,又有抑郁发作的一类心境障碍。典型表现为心境高涨、精力旺盛和活动增加(躁狂或轻躁狂)与心境低落、兴趣减少、精力降低和活动减少(抑郁)反复或交替发作。

(一) 躁狂发作的临床用药

用于躁狂发作治疗的药物,包括锂盐、丙戊酸钠、非典型抗精神分裂症药(氯氮平、利培酮、齐拉西酮等)。典型抗精神分裂症药(氯丙嗪、奋乃静、氟哌啶醇等)可作为二线选择。综合考虑对治疗起效时间的需求、患者既往单药治疗的效果、躁狂发作严重程度、对联合治疗的安全性与耐受性、患者个人意愿等因素,选择单药治疗或联合治疗。

(二) 抑郁发作的临床用药

药物治疗对于双相障碍抑郁发作患者不可或缺。锂盐、丙戊酸钠、非典型抗精神分裂症药(氯氮平、利培酮、齐拉西酮等)可用于双相障碍抑郁急性期治疗。若患者对单药治疗疗效不佳,可以考虑上述药物联合治疗,也可以在锂盐、丙戊酸钠、非典型抗精神分裂症药充分治疗的基础上添加抗抑郁药,如氟西汀、帕罗西汀、安非他酮等。躁狂-抑郁症的抑郁发作的治疗是否加用抗抑郁药物需要充分权衡利弊,防止患者情绪转为另一极端。

第四节 │ 焦虑症与睡眠障碍的临床用药

一、抗焦虑药

焦虑症也称为焦虑障碍,是一组以焦虑症状群为主要临床表现的精神障碍的总称。其特点是过度恐惧和焦虑,以及相关的行为障碍。恐惧是指面临具体不利的或危险的处境时出现的焦虑反应,焦虑是指缺乏相应的客观因素下出现内心极度不安的期待状态,伴有紧张不安和自主神经功能失调症状。焦虑症治疗包括心理治疗和药物治疗。急性焦虑发作或病情严重的患者应给予药物治疗。

抗焦虑药是指在不明显影响其他功能的情况下选择性地消除焦虑及相应躯体症状的一类药物。5-HT$_{1A}$ 受体部分激动剂,新型抗抑郁药如 SSRI、SNRI 等被推荐作为广泛性焦虑症(generalized anxiety disorder)的一线治疗药物。苯二氮䓬类药物起效快,治疗初期可以短期联合使用,以快速控制焦虑症状。待其他抗焦虑药起效后,缓慢减少苯二氮䓬类药物剂量,以免产生药物依赖性,一般使用不宜超过 4 周。本节将重点介绍 5-HT$_{1A}$ 受体部分激动剂。

丁螺环酮(buspirone)

丁螺环酮属于氮杂螺环癸烷二酮类化合物,是新型抗焦虑药。

【体内过程】 口服吸收快而完全,0.5～1h 血药浓度达高峰。首过消除明显。生物利用度为 4%,食物可使生物利用度增加。吸收后迅速分布于心脏、肝、脑、血液等组织中,血浆蛋白结合率 95%。经肝代谢,代谢产物 5-羟基丁螺环酮和 1-(2-嘧啶基)-哌嗪有生物活性。$t_{1/2}$ 为 2.5h。肾脏排泄 60%,粪便排泄 40%,尿原形排泄率<0.1%。

【药理作用与机制】 小剂量可通过激活突触前膜的 5-HT$_{1A}$ 受体抑制 5-HT 的合成和释放,降低突触后膜 5-HT$_{1A}$ 和 5-HT$_2$ 受体的功能,发挥抗焦虑作用;大剂量可直接激动突触后膜 5-HT$_{1A}$ 受体,发挥抗抑郁作用。此外,抗焦虑作用可能与中枢 DA 和 α$_2$ 受体的抑制作用有关。无镇静、抗惊厥和肌肉松弛作用,也不产生戒断症状和记忆障碍。

【临床应用与评价】 用于广泛性焦虑症,对焦虑伴有轻度抑郁症状者有效,焦虑伴有严重失眠者应加用催眠药,也可用于强迫症的辅助治疗。对严重焦虑伴有惊恐者疗效不佳。

【不良反应与防治】 常用剂量下不良反应少,安全范围大。常见不良反应有头痛、眩晕、恶心、呕吐、食欲减退、便秘、口干、乏力、失眠、烦躁不安等。偶有心电图 T 波轻度改变。与地西泮比较,嗜睡、视物模糊、性欲减退等发生率低,心动过速、恶心、腹泻、感觉异常等发生率高。

【药物相互作用】 与 MAOI 合用,可使血压升高,应避免合用。可使酒精或其他中枢抑制药的中枢抑制作用增强。可使氟哌啶醇血药浓度增加,引起锥体外系反应。与氟伏沙明、氟西汀和大剂量的曲唑酮合用,可引起 5-羟色胺综合征。与 CYP3A4 抑制药(红霉素、咪唑类抗真菌药等)合用,丁螺环酮 $t_{1/2}$ 延长。

【用法与注意事项】

1. **用法** 口服给药,初始量 5mg/次,3 次/d,每隔 2～4 天增加 5mg,至达到所需疗效剂量。有效量 20～30mg/d。最高剂量 60mg/d。

2. **注意事项** 起效慢,充分显效需 2～4 周。急性患者初始治疗时需与其他抗焦虑药联合应用。严重肝肾疾病、青光眼、重症肌无力、孕妇、儿童、哺乳期妇女、过敏者等禁用。驾驶员、机械操作者及高空作业者不宜使用。老年人应减小剂量。用药期间应定期进行肝功能与白细胞计数检查。

5-HT$_{1A}$ 受体部分激动剂还包括坦度螺酮(tandospirone)。

二、抗睡眠障碍药

睡眠障碍是指尽管有适宜的睡眠机会和环境,依然对于睡眠时间和/或睡眠质量感到不满足,并引起相关的日间功能损害的一种主观体验。

抗睡眠障碍药有镇静催眠药(苯二氮䓬类、巴比妥类及其他类)和非镇静催眠药(抗精神分裂症药、抗抑郁药)两类。巴比妥类已很少用于睡眠障碍,苯二氮䓬类相较于巴比妥类药物的优点有:①安全范围大,耐受性好;②对肝药酶诱导作用小,药物相互作用少;③对快速眼动睡眠时期影响较小,停药后不会引起反跳性睡眠障碍;④嗜睡、宿醉等不良反应轻,不会产生中枢抑制和麻醉作用。

(一) 苯二氮䓬类

苯二氮䓬类(benzodiazepines,BDZs)是一类具有镇静催眠、抗焦虑、抗惊厥、抗震颤等作用的药物。临床常用的有几十种,根据消除半衰期的长短,可分为长效类(地西泮)、中效类(艾司唑仑)、短效类(三唑仑)和超短效类(咪达唑仑)。

地西泮(diazepam)

地西泮是苯二氮䓬类代表药,也是临床常用的镇静、催眠及抗焦虑药。

【体内过程】 口服吸收快而完全,$t_{1/2}$ 为 20～70h,生物利用度 76%,血浆蛋白结合率 97%～99%,可与胆红素竞争性结合血浆蛋白。肌内注射吸收缓慢而不规则,不宜肌内注射,需快速发挥疗效时可静脉注射。地西泮及其活性代谢产物脂溶性高,易通过胎盘屏障和血脑屏障,可分泌入乳汁。经肝脏逐级代谢成具有药理活性的去甲西泮、奥沙西泮和替马西泮,主要代谢酶为 CYP2C19。存在肠肝循环,长期服用易蓄积。代谢产物与葡萄糖醛酸结合后经尿液排出,部分经胆汁和乳汁排泄。

【药理作用与机制】 促进 GABA 与 GABA$_A$ 受体的结合,也可提高 Cl$^-$ 通道开放频率,增强 GABA 对 GABA$_A$ 受体的作用。因所用剂量不同而呈现不同的药理作用。

1. **抗焦虑作用** 选择性高,小剂量即可改善恐惧、紧张、心悸、出汗、震颤等焦虑症状。

2. **镇静催眠作用** 随着剂量增加,产生催眠作用,能显著缩短入睡时间,延长睡眠时间。

3. 抗惊厥、抗癫痫作用　抑制病灶放电向周围皮质及皮质下扩散,终止或减轻癫痫发作。

4. 骨骼肌松弛作用　通过抑制性神经递质或阻断兴奋性突触传递,而抑制多突触和单突触反射,也可直接抑制运动神经和肌肉功能。

5. 遗忘作用　治疗剂量可通过干扰记忆通路的建立而影响近期记忆。

【临床应用与评价】

1. 睡眠障碍　对焦虑性失眠疗效好。

2. 焦虑症　缓解患者的紧张、不安、烦躁、恐惧等症状。

3. 癫痫　与其他抗癫痫药合用,治疗癫痫大发作或小发作,静脉注射可控制癫痫持续状态。

4. 惊厥　治疗子痫、破伤风、小儿高热等原因引起的惊厥。

5. 其他　手术前准备,可消除患者对手术的紧张和恐惧;用于大脑或脊髓损伤性肌肉强直和腰肌劳损引起的肌肉痉挛,以减轻痉挛性疼痛。

【不良反应与防治】　常见头晕、嗜睡、乏力、易激怒、头痛等。偶见低血压、视物模糊、语言不清、尿失禁、胃肠不适等。罕见皮疹、白细胞减少等过敏反应。大剂量可出现震颤、共济失调、兴奋不安等。静脉注射应缓慢给药,否则可引起心脏停搏或呼吸抑制。长期服用产生耐受性、依赖性和成瘾性,不宜长期服用。突然停药可出现戒断症状。中毒时可用选择性苯二氮䓬类拮抗药(氟马西尼)解救。不良反应与给药剂量有关,宜从小剂量开始给药。

【药物相互作用】　与酒精、可乐定、镇痛药、吩噻嗪类、TCAs、MAOI 等合用时作用相加,可出现昏睡、呼吸抑制等,严重者可致死。可增强抗高血压药物的降压作用。咖啡因可减弱地西泮的镇静作用。可使地高辛血药浓度增加,应适当减少给药剂量。与利福平、卡马西平等肝药酶诱导剂合用,可使地西泮消除加快,疗效减弱;与异烟肼、西咪替丁等肝药酶抑制药合用,可使地西泮消除减慢,疗效及不良反应增加。与 H_2 受体拮抗药、质子泵抑制药等胃酸分泌抑制药合用,可延迟地西泮的吸收。

【用法与注意事项】

1. 用法　成人口服,镇静,2.5～5mg/次,3 次/d。催眠,睡前 5～10mg。急性酒精戒断,首日10mg/次,3～4 次/d,以后按需减至 5mg/次,3～4 次/d。抗焦虑,2.5～10mg/次,2～3 次/d。老年人和体弱者酌情减量。6 个月以上儿童口服,1～2.5mg/次或按体重 40～200μg/kg 或按体表面积 1.17～6mg/m^2,3～4 次/d,可根据病情增减。成人静脉注射,初始 10mg,按需每 3～4h 加 5～10mg。

2. 注意事项　长期用药产生依赖性,应短期或间歇用药,使用控制症状的低剂量。停药需逐渐减量,避免突然停药。青光眼、孕妇、哺乳期妇女禁用。重症肌无力、粒细胞减少、肝肾功能不全者、老年人及儿童慎用。

苯二氮䓬类药物还有咪达唑仑(midazolam)、三唑仑(triazolam)、艾司唑仑(estazolam)、氟西泮(flurazepam)等。

(二) 其他类镇静催眠药

唑吡坦(zolpidem)

属于咪唑吡啶类速效、短效催眠药。选择性作用于 GABA-Cl$^-$ 超分子复合体 ω_1 受体,而对 ω_2 和 ω_3 受体无明显影响。抗焦虑、抗惊厥和肌肉松弛作用弱。适用于各种失眠症,对暂时和偶发失眠疗效好,可缩短入睡时间,减少觉醒次数,改善睡眠质量。睡前 5～10mg 口服。常见不良反应有头晕、头痛、健忘等。

佐匹克隆(zopiclone)

属于环吡咯酮类催眠药,是 GABA 受体激动药,与 BDZs 结合于相同受体和部位,但作用区域不同,比 BDZs 作用强。本品具有镇静催眠、抗焦虑、抗惊厥及肌肉松弛作用,用于治疗各种原因引起的失眠,尤其适用于入睡困难、睡眠维持困难者。睡前 3.75～7.5mg 口服,常见不良反应包括撤药症状、宿醉、口苦、头晕、头痛、恶心等。

扎来普隆(zaleplon)

属于短效非苯二氮䓬类药物,口服吸收迅速且完全,$t_{1/2}$ 为 1h。可选择性作用于大脑边缘系统 GABA-Cl^- 超分子复合体 ω_1 受体,发挥中枢抑制作用。能缩短入睡时间,改善睡眠质量,但不影响总睡眠时间和睡眠结构。适于入睡困难的短期治疗。睡前 5～20mg 口服,常见不良反应有镇静、眩晕,与剂量相关的记忆障碍等。

(袁　野)

思考题

1. 简述精神疾病的药物治疗原则。
2. 简述抗精神分裂症药的分类及代表药物。
3. 试述氯丙嗪的临床应用和不良反应。
4. 简述抗焦虑的临床用药。
5. 简述抗抑郁药的分类及代表药物。

思考题解题思路

本章目标测试

本章思维导图

本章数字资源

第二十三章 呼吸系统疾病的临床用药

呼吸系统疾病是临床常见病、多发病,咳嗽、咳痰、喘息及呼吸困难是其常见临床症状,不仅给患者带来痛苦,严重的甚至危及生命。在治疗病因的同时,采取安全有效的药物控制症状,是治疗这类疾病的重要措施。治疗呼吸系统疾病的常用药物有平喘药、祛痰药、镇咳药和呼吸兴奋药,主要用于控制症状,对于防止肺气肿、肺源性心脏病和呼吸衰竭等继发病变也具有重要意义。

第一节 平喘药

平喘药(antiasthmatic drugs)是作用于哮喘发病的不同环节,以缓解或预防哮喘发作的药物。喘息是支气管哮喘(bronchial asthma)和喘息性支气管炎的主要症状,其发生机制主要为:①支气管平滑肌痉挛;②支气管黏膜炎症、水肿和气道分泌物增加;③气道高反应性。能扩张气道、减轻支气管痉挛、抑制或减轻气道局部炎症的药物可缓解喘息症状;能抑制气道局部变态反应和减轻气道敏感性的药物可预防和减轻喘息的发作。常用药物主要为支气管扩张药、抗炎平喘药和抗过敏平喘药。部分平喘药物还可用于慢性阻塞性肺疾病(chronic obstructive pulmonary disease,COPD)的治疗。

一、支气管扩张药

本类药物包括β受体激动药、茶碱类药物、抗胆碱类药物等。支气管痉挛致气道狭窄是哮喘的主要发病机制之一。支气管平滑肌的收缩与舒张是影响气道张力的主要因素,受到交感神经和迷走神经双重调节,激动β肾上腺素受体或M乙酰胆碱受体分别引起支气管平滑肌的舒张或收缩效应。气道平滑肌细胞内cAMP含量下降、细胞内钙浓度增加可引起细胞收缩,反之则细胞舒张。

(一)β受体激动药

β受体激动药为哮喘的首选对症治疗药,分为选择性β_2受体激动药和非选择性β受体激动药。人类气道内β受体有β_1和β_2两种亚型,以β_2受体为主,广泛分布于气道各种效应细胞的细胞膜上。β受体激动药可松弛气道平滑肌而缓解哮喘发作时气道的收缩状态,从而减轻喘息症状。其分子机制为:β受体激动药与气道靶细胞膜上的β_2受体结合,激活兴奋性G蛋白,活化腺苷酸环化酶,催化细胞内ATP转变为cAMP,细胞内的cAMP水平增加,进而激活cAMP依赖蛋白激酶(PKA),通过细胞内游离钙浓度的下降、肌球蛋白轻链激酶(MLCK)失活和钾通道开放等途径,最终松弛支气管平滑肌。此外,激动β受体还可抑制肥大细胞与中性粒细胞释放炎症介质、增强气道纤毛运动、促进气道分泌、降低血管通透性、减轻气道黏膜下水肿等,这些效应均有利于缓解或预防哮喘发作。

本类药物没有抑制气道内炎症的作用。对于一些慢性顽固性病例,需要配合其他有效治疗。目前临床多以β_2受体激动药与吸入糖皮质激素类抗炎药物配伍作为一线药物应用。

1. 选择性β_2受体激动药

沙丁胺醇(salbutamol)

【体内过程】 本药以水杨醇环(saligenin ring)取代了儿茶酚环,不易被儿茶酚-O-甲基转移酶(COMT)和硫酸激酶灭活,作用持久,且可以口服。口服生物利用度为30%,T_{max}为2~4h,此时出现最大效应。消除时间为2.7~5h。气雾吸入的生物利用度为10%,吸入后1~5min起效,1h作用达峰

269

值,效应维持 4～6h。经肝脏生物转化生成无活性的代谢物,原形药与代谢物之比是 1∶4,最后随尿液排出。

【药理作用与机制】 因选择性激动呼吸道 β₂ 受体,在扩张支气管、改善呼吸功能时不易引起 PaO₂ 下降。该药体外选择性指数(呼吸道平滑肌/心肌作用的等效浓度之比)为 250,优于特布他林(138)和异丙肾上腺素(1.4)。其支气管舒张作用与异丙肾上腺素相近,但作用时间更长。

【临床应用与评价】 以气雾吸入给药,可迅速缓解哮喘急性症状。口服给药起效较慢,有一定的心脏反应,一般用于频发性或慢性哮喘的症状控制和预防发作。静脉注射或静脉滴注的平喘作用持续时间短,骨骼肌震颤和代谢紊乱等不良反应较多见,仅用于病情紧急需要即刻缓解气道痉挛者。

【用法用量】 气雾剂含 0.2% 沙丁胺醇,吸入 0.1～0.2mg/次,3～4 次/d。口服:2～4mg/次,3～4 次/d。静脉滴注:0.4mg,用 5% 葡萄糖注射液 100ml 稀释后滴注。

【不良反应与防治】

(1)骨骼肌震颤:好发部位为四肢和颜面部。交感神经功能亢进者尤易发生,可随着用药时间延长而逐渐减轻或消失。口服给药约有 30% 病例始终有不同程度的肌震颤。其机制是由于兴奋了骨骼肌慢收缩纤维的 β₂ 受体,使之收缩加快,破坏快慢收缩纤维之间的融合之故。

(2)心脏反应:如超过治疗量数倍至数十倍,可见窦性心动过速,但无心律失常或中毒致死的病例报告。

(3)代谢紊乱:可引起血乳酸和丙酮酸升高,并出现酮体。糖尿病患者尤应注意。过量应用或与糖皮质激素合用时可能引起低钾血症,必要时应补充钾盐。

(4)长期用药可产生耐受性,使疗效降低。

特布他林(terbutaline)

【体内过程】 皮下注射与气雾吸入给药的生物利用度为 95%,T_{max} 为 15～30min,作用维持 1.5～4h。口服生物利用度 15%±6%,T_{max} 为 1～4h,$t_{1/2}$ 为 3.4h。V_d 约为(1.4±0.4)L/kg,血浆蛋白结合率约 25%。主要以原形由肾排泄。

【临床应用与评价】 作用及应用同沙丁胺醇。能迅速控制症状,心脏不良反应较少见。

【用法与注意事项】 气雾吸入 0.25～0.5mg/次,3～4 次/d;口服 2.5～5mg/次,3 次/d。吸入治疗为主,大剂量或注射给药因舒张血管反射性兴奋心脏,可引起心悸等不良反应。

克仑特罗(clenbuterol)

【体内过程】 为强效选择性 β₂ 受体激动药,气道扩张作用约为沙丁胺醇的 100 倍。气雾吸入 5～10min 起效,作用维持 2～4h。口服后 10～20min 起效,作用维持 5h 以上。直肠给药后 10～30min 起效,作用维持时间 8～24h。

【临床应用与评价】 哮喘患者口服 30μg、3 次/d,与特布他林 5mg、3 次/d 的疗效相仿,效价较后者强约 165 倍。本药还有明显增强纤毛运动、促进痰液排出的作用。不良反应少见,偶见短暂头晕、轻度肌震颤、心悸等,但比沙丁胺醇轻。

【用法与注意事项】 口服 20～40μg/次,3 次/d;舌下含服 60～120μg/次,先舌下含服,待哮喘缓解后将所余部分用温开水送下;气雾吸入 10～20μg/次,3～4 次/d;栓剂 60μg/粒,直肠内给药,60μg/次,2 次/d,也可于睡前给药 1 次。与单胺氧化酶抑制药合用,可增加心动过速或轻度躁狂发生率。

丙卡特罗(procaterol)

【药理作用与机制】 气道平滑肌松弛作用强度与作用持续时间明显优于沙丁胺醇。尚有较强抗过敏作用,可抑制速发型和迟发型气道反应性增高;也可促进呼吸道纤毛运动。不良反应发生率也较低。

【临床应用与评价】　口服后 0.5h 起效,2h 达最大效应;一次用药平喘作用持续 8h 以上。适用于轻、中度支气管哮喘的治疗。气雾吸入 5min 后显效。成人口服 25～50μg/次,1～2 次/d;6 岁以上儿童 25μg/次,睡前服用 1 次。

福莫特罗(formoterol)

【药理作用与机制】　作用强而持久。体外选择性指数为 500,除强大的支气管舒张作用之外,本品尚有明显的抗炎作用和抑制肥大细胞释放组胺等过敏介质的作用。

【临床应用与评价】　一般与吸入性糖皮质激素布地奈德做成复方制剂布地奈德福莫特罗粉吸入剂。用于慢性哮喘、COPD 的维持治疗和预防发作,特别适用于哮喘夜间发作者。吸入后约 2min 起效,2h 达高峰,作用持续 12h 左右。长期应用未发现有耐受性产生。对夜间哮喘患者的疗效更佳,临睡前吸入本品,作用维持时间与缓释茶碱相似,更易被患者接受。还能有效预防运动性哮喘的发作。

【不良反应与防治】　随剂量增大可致心率加快和血压降低,但在治疗量时很轻微。用量过大及口服者易出现震颤、心悸、心动过速。

【用法与注意事项】　成人气雾吸入 4.5～9μg/次,2 次/d,哮喘急性发作 24h 内不宜超过 54μg;口服 40～80μg/次,2 次/d。6 岁以上儿童吸入常用量 4.5～9μg/次或 9～18μg/次,1～2 次/d,24h 内不宜超过 36μg。用于慢性哮喘、COPD 的维持治疗是一般需长期使用,不可自行停药。

沙美特罗(salmeterol)

【体内过程】　正常人单次吸入本品 50μg 或 400μg 后 5～15min,血浆浓度分别可达 0.1～0.2μg/L 或 1～2μg/L。血浆蛋白结合率为 94%～98%,稳态时 V_d 为 7.26L。体内代谢的主要方式是羟化。口服 1mg 后 168h 累积排出量的 23% 由尿液排出,57% 由粪便排出,大部分药量在 72h 内排出。正常人口服 500μg 后,AUC、消除 $t_{1/2}$ 和总血浆清除率分别为 4.4mg·h/L、15 天和 18.6ml/h;在肾功能不全者则分别为 11.4mg·h/L、30 天和 10.8ml/h。

【药理作用与机制】　为长效选择性 $β_2$ 受体激动药,体外选择指数高达 50 000。除了舒张支气管作用外,还能抑制组胺诱导的血浆外渗、炎症细胞浸润以及抗原引起的人肺组织组胺和白三烯释放。吸入本品 25μg,其疗效与吸入沙丁胺醇 200μg 相当。吸入后 10～20min 起效,3～4h 达高峰,作用可维持 12h 以上。本品长效的机制,是因为其较长的侧链能与受体的活性外部位(exo-site)结合,使之不易解离。

【临床应用与评价】　一般与吸入性糖皮质激素氟替卡松做成复方制剂沙美特罗替卡松吸入剂。用于哮喘(包括夜间哮喘和运动性哮喘)、喘息性支气管炎和可逆性气道阻塞。

【用法与注意事项】　对轻、中度慢性哮喘患者,吸入量为 50μg/次,2 次/d;重症患者可吸入 100μg/次,2 次/d。用量过大也可致心悸。一般不用于急性哮喘发作患者;用于哮喘时一般需长期使用,不可自行停药。

茚达特罗(indacaterol)

【体内过程】　吸入茚达特罗的绝对生物利用度为 43%～45%,每日 1 次给药,12～14 天达到稳态。单剂或多剂吸入给药后 T_{max} 的中位时间为 15min,血浆蛋白结合率 95.1%～96.2%,$t_{1/2}$ 为 45.5～126h。羟基化衍生物是其主要代谢产物,CYP3A4 是主要羟基化同工酶。54% 以原形、23% 以羟基化代谢产物由粪便排泄。

【药理作用与机制】　为超长效选择性 $β_2$ 受体激动药,体外选择性指数 20～24。吸入后 5min 起效,作用维持时间大于 24h。快速且长效的机制与其化学结构相关,即与福莫特罗相似的高效能基团(8-羟基-1H-喹啉-2-酮)及比沙美特罗更紧凑的尾部长效基团 5-[(R)-2-(5,6-二乙基-茚-2-基氨基-1-羟基乙基)]。

【临床应用与评价】　适用于成人 COPD 的长期维持治疗,不适用哮喘治疗。作用长效而持久,一天一次给药有利于提高患者的依从性。

【用法与注意事项】　单方粉雾剂胶囊 150μg/次,1 次/d。茚达特罗格隆溴铵复方粉雾剂胶囊含茚达特罗 110μg/粒,110μg/次,1 天 1 次。一天中用药不超过一次剂量。常见不良反应为咳嗽、鼻咽炎等,大部分是轻度到中度,不良反应发生率随着继续治疗而降低。

妥洛特罗(tulobuterol)

【药理作用与机制】　具有明显的支气管平滑肌松弛作用,并有一定的止咳、祛痰作用。心脏兴奋作用轻微。

【用法与注意事项】　主要用于防治支气管哮喘和喘息性支气管炎等。口服 5～10min 起效,作用维持 4～6h。口服,每次 0.5～2mg,3 次/d。贴剂(以妥洛特罗计):儿童 0.5～3 岁 0.5mg/次,3～9 岁 1mg/次,9 岁以上及成人 2mg/次,粘贴于胸、背及上臂部,1 次/d。

2. 非选择性 β 受体激动药　本类药物对 $β_1$ 和 $β_2$ 受体均有激动作用,有些药物还有 α 受体激动作用。由于作用选择性低,不良反应多见,临床上一般已不作首选,只在必要时用于控制哮喘急性发作。冠心病、心绞痛、心肌梗死、嗜铬细胞瘤及甲状腺功能亢进患者禁用。

异丙肾上腺素(isoprenaline, isoproterenol)

【体内过程】　口服易在肠黏膜与硫酸基结合而失效。舌下含服生物利用度为 80%～100%;气雾吸入后 T_{max} 为 10min;静脉注射后 50% 以原形从尿排出,尿中主要代谢产物为 3-氧-甲基异丙肾上腺素。V_d 约为 0.7L/kg,消除 $t_{1/2}$ 约为 2.5h。有效血药浓度为 0.5～2.5mg/ml。

【药理作用与机制】　对 $β_1$ 和 $β_2$ 受体均有明显激动作用,气雾吸入或注射给药均可增高第 1 秒用力呼气容积(forced expiratory volume in one second, FEV_1)和中期呼气流速,降低功能残气量和气道阻力,但同时亦有明显的心脏兴奋作用。

【临床应用与评价】　主要用于控制哮喘急性发作。常用气雾吸入给药。一次吸入 20μg,30～60s 后即能奏效,疗效维持 1～2h。舌下含服后 2～5min 起效。过多反复应用气雾剂可产生耐受性,使疗效降低,因此需限制吸入次数和吸入量。

【不良反应与防治】　吸入量过大或频繁吸入可诱发心悸和心动过速,甚至诱发心律失常和心绞痛,心力衰竭患者可致心搏骤停。由于心脏不良反应多见,本品已逐渐被对心脏作用轻的选择性 $β_2$ 受体激动药取代。此外,在动脉血氧分压已低于正常者,用药后有可能加重低氧血症,应及时吸氧纠正。长期反复使用可产生耐受性和对 β 受体激动药的交叉耐受性,停药 1～2 周后可恢复。

【用法与注意事项】　支气管哮喘舌下含服,成人量 10～15mg/次;极量 20mg/次,60mg/d。成人气雾吸入常用量 0.1～0.4mg/次;极量 0.4mg/次,一日 2.4mg。重复使用的间隔时间不应少于 2h。

肾上腺素(epinephrine, adrenaline)

【药理作用与机制】　对 α 与 β 肾上腺素受体都有强大的激动作用,通过激动呼吸道平滑肌与肥大细胞上的 $β_2$ 受体,使支气管扩张,通气功能改善,并能抑制过敏性介质的释放,从而产生明显的平喘效应。以往认为由于其激动支气管黏膜血管的 α 受体,使黏膜血管收缩,可减少支气管黏膜充血和水肿,有利于改善气道通气。但近年有研究指出,肾上腺素的 α 受体激动作用反而能减弱其平喘效应。由于对 β 受体激动作用无选择性,肾上腺素通过激动心肌的 $β_1$ 受体,使心脏兴奋性增高,心率加快,心肌耗氧量增多,可致心律失常。

【临床应用与评价】　只用于控制哮喘急性发作,皮下注射 0.25～0.5mg 后 3～5min 显效,迅速缓解症状,但作用短暂,仅维持 1h,必要时 0.5～1h 后可重复注射一次。不良反应多见,除兴奋心脏外,尚有不安、头痛、面色苍白、手指震颤等反应。

(二) 茶碱类

茶碱及其衍生物均有松弛支气管平滑肌作用,临床应用的茶碱制剂有 2 种:①茶碱与不同盐或碱基(如乙二胺、胆碱、甘氨酸钠)形成的复盐,有氨茶碱、胆茶碱、茶碱甘氨酸钠等。这些制剂的水溶性明显增强,但并不增加生物利用度和药理作用。②以不同基团取代所得的衍生物,有二羟丙茶碱、羟丙茶碱、巴米茶碱等。这些制剂对胃肠道刺激较小,但药理作用弱于茶碱,适用于慢性哮喘病例,尤其是夜间发作的哮喘病例。

茶碱(theophylline)

【体内过程】　口服吸收迅速、完全,生物利用度为 96%,用药后 T_{max} 为 1~3h,但有效血药浓度持续时间短。血浆蛋白结合率约 60%,V_d 为(0.5±0.16)L/kg。由于几乎不分布于脂肪组织,肥胖患者不必按实际体重而可按理想体重来设计给药。体内茶碱 80%~90% 在肝脏代谢,清除率个体差异很大,并易受多种因素如肝药酶诱导剂或抑制药的影响。此外,哮喘发作时,因动脉血氧分压低下也可使茶碱清除率下降。茶碱以原形从尿中排泄大约只占 10%,但新生儿给药量的约 50% 以原形从尿中排泄,应予注意。茶碱的血药浓度与临床疗效、副作用及毒性密切相关,且血药浓度的个体差异大。因此必须进行血药浓度监测(therapeutic drug monitoring,TDM)。

【药理作用与机制】

1. **松弛气道平滑肌作用**　其作用机制是多环节的:①抑制磷酸二酯酶(PDE),为非选择性 PDE 抑制药。抑制主要水解 cAMP 的 PDE3、PDE4 和主要水解 cGMP 的 PDE5,使细胞内 cAMP、cGMP 水平升高,继而分别激活蛋白激酶 A(PKA)与蛋白激酶 G(PKG),使平滑肌松弛。其中,抑制 PDE_4 可以使炎症细胞释放细胞因子和趋化因子减少,继而减弱免疫细胞的移行和活化,被认为是茶碱类舒张支气管平滑肌、抑制气道炎症反应的最主要机制。这一机制也被应用于抗 COPD 新药的开发。②增加内源性儿茶酚胺的释放。③阻断腺苷受体。治疗浓度的茶碱为腺苷受体强拮抗药,能抑制腺苷的促肥大细胞释放组胺和白三烯作用,从而预防腺苷对气道的收缩作用。④干扰气道平滑肌的钙离子转运,可能通过受体门控钙通道影响细胞外钙内流和细胞内钙释放或影响磷脂酰肌醇代谢。⑤增强糖皮质激素促进组蛋白去乙酰化而抑制炎症基因转录的作用。

2. **呼吸兴奋作用**　在 COPD 患者用药后,可增强呼吸深度,但不增加呼吸频率。此外,还能增强膈肌收缩力,尤其在膈肌收缩无力时作用更明显。

3. **强心作用**　茶碱能增强心肌收缩力和心输出量,并能降低右心房压力,增加冠状动脉血流量,还有较弱的利尿作用,适用于心源性哮喘。但因增加心肌耗氧量而不适于心绞痛患者。

【临床应用与评价】

1. **慢性喘息的治疗及预防发作**　茶碱对改善气道张力具有综合效应,因此对慢性哮喘和 COPD 具有良好的疗效。常采用持续性口服给药,应从小剂量开始,逐渐增加剂量。给药剂量按式(23-1)计算:

$$DD(mg)=TC \times CL(L/h) \times 24(h)/F \qquad (23\text{-}1)$$

式(23-1)中,DD 为日剂量,TC 为目标血药浓度,F 为生物利用度(茶碱的 F 值可定为 1),CL 为清除率。

2. **急性哮喘辅助治疗**　茶碱类不适用于哮喘持续状态或急性支气管痉挛发作,一般以 β_2 受体激动药为首选,当单用 β_2 受体激动药疗效不佳时,配合使用氨茶碱静脉滴注可增强疗效。为立即达到有效治疗浓度所必需的负荷剂量可按式(23-2)计算:

$$LD(mg)=TC(\mu g/ml) \times V_d(L) \qquad (23\text{-}2)$$

式(23-2)中,LD 为负荷剂量,TC 为目标血药浓度,V_d 为分布容积。

目标浓度设定为治疗范围内(10~20μg/ml)的适量浓度。为维持治疗浓度需持续静脉滴注,其滴注速度按式（23-3）计算：

$$v(\mathrm{mg/h})=TC(\mu\mathrm{g/ml})\times CL(\mathrm{L/h}) \tag{23-3}$$

其中 v 为维持给药速度，TC 为目标血药浓度，CL 为清除率。实际滴注速度（ml/min）以维持给药速度除以滴注液中茶碱的浓度而求得。

由于个体差异大，在维持给药期间可以用下式求得患者的 CL 值，以修正给药速度，即：患者的 $CL=$ 当前的给药速度/稳态时血药浓度。

3. 治疗急性心功能不全和心源性哮喘　急性心肌梗死伴血压显著降低者忌用。

【不良反应与防治】　茶碱有效血药浓度为 $10\sim20\mu\mathrm{g/ml}$，毒性常出现在血药浓度为 $15\sim20\mu\mathrm{g/ml}$，特别是在治疗开始，早期多见的有恶心、呕吐、易激动、失眠等。当血药浓度 $>20\mu\mathrm{g/ml}$，可出现心动过速、心律失常。血药浓度 $>35\mu\mathrm{g/ml}$，可有发热、脱水、谵妄、精神失常、惊厥、昏迷等症状，甚至因呼吸、心跳停止而致死。一旦发现毒性症状，应立即停药并进行对症治疗。静脉注射速度过快可引起心悸、心律失常、血压骤降、惊厥等严重反应，甚至猝死。应以葡萄糖溶液 $20\sim40\mathrm{ml}$ 稀释，在 $5\sim10\mathrm{min}$ 内缓慢注射。对儿童更应谨慎用药。严格掌握茶碱剂量，定时监测血浆药物浓度，及时调整茶碱的用量是避免茶碱中毒反应的主要措施。

氨茶碱（aminophylline）

氨茶碱为茶碱与乙二胺的复盐，水溶性较茶碱大 20 倍，可做成注射剂。本品碱性较强，局部刺激性大。口服后易引起胃肠道刺激症状。静脉注射用于哮喘急性发作或哮喘持续状态。常用量口服，$0.1\sim0.2\mathrm{g}$/次，极量一次 $0.5\mathrm{g}$，一日 $1\mathrm{g}$。肌内注射或静脉注射常用量 $0.25\sim0.5\mathrm{g}$/次，极量一日 $1\mathrm{g}$。静脉滴注，滴注速度：成人 $0.4\mathrm{mg/(kg\cdot h)}$，儿童 $0.7\mathrm{mg/(kg\cdot h)}$。

多索茶碱（doxofylline）

多索茶碱对磷酸二酯酶有强大抑制作用，对痉挛支气管的松弛作用是氨茶碱的 $10\sim15$ 倍，有一定的镇咳作用。中枢和心血管不良反应轻微。用于支气管哮喘、喘息性支气管炎和其他伴支气管痉挛的呼吸道疾患。

胆茶碱（choline theophyllinate）

胆茶碱为茶碱与胆碱的复盐，水溶性为氨茶碱的 5 倍。对胃黏膜刺激性较小，患者易耐受。胃肠道反应较氨茶碱轻。口服常用量，$100\sim200\mathrm{mg}$/次，3 次/d。

二羟丙茶碱（diprophylline）

生物利用度较低、半衰期短，临床疗效不如氨茶碱。因 pH 接近中性，口服对胃肠道刺激性较小而耐受性较好。也可肌内注射。用于支气管哮喘、喘息性支气管炎、阻塞性肺气肿等缓解喘息症状。也用于心源性哮喘。

心脏兴奋作用仅为氨茶碱的 $1/20\sim1/10$。主要用于不能耐受氨茶碱尤其是伴有心动过速的哮喘患者。

（三）抗胆碱药

抗胆碱药松弛支气管平滑肌作用比 β 受体激动药弱，持续时间与 β 受体激动药相同或略长，对慢性哮喘患者两药有协同效果。由于 COPD 患者往往副交感神经亢进，而 β 受体数量减少，因此对抗胆碱药更为敏感。对于合并 COPD 的慢性哮喘，特别是合并 COPD 的高龄哮喘患者，伍用抗胆碱药是有益的。

抗胆碱药虽可降低气道阻力，但因减少呼吸道分泌，抑制纤毛运动，反而加重气道阻塞。因此应选用无分泌抑制作用的 M 胆碱受体拮抗药。

异丙托溴铵（ipratropium bromide，异丙阿托品、溴化异丙托品）

【体内过程】　本品为阿托品的异丙基衍化物，为季铵盐，口服难吸收，主要采用气雾吸入法。以大剂量（>500μg）气雾吸入 3h 后，血浆浓度只有 0.06ng/ml。$t_{1/2}$ 为 3.2～3.8h。

【药理作用与机制】　对支气管平滑肌 M 受体有较高的选择性。对气道平滑肌有较强的直接松弛作用，对腺体分泌和心血管系统的作用不明显。

【临床应用与评价】　用于防治哮喘、慢性支气管炎和肺气肿，尤其适用于因骨骼肌震颤或心动过速而不能耐受 β 受体激动药的患者。气雾吸入 40～80μg/次，3～6 次/d。本品起效较慢，气雾吸入 5min 起效，30～60min 作用达峰值，维持 4～6h。对 COPD 患者的疗效优于 $β_2$ 受体激动药及茶碱类，与后两类药物合用可获相加作用。对非过敏性哮喘、老年哮喘或精神性哮喘的疗效较为满意；对运动性哮喘的疗效不及 β 受体激动药。

【不良反应与防治】　不良反应少见，少数患者有口干、口苦感。对痰量、痰黏稠度及支气管的清除能力均无明显影响。青光眼、前列腺增生患者慎用。

噻托溴铵（tiotropium bromide）

【体内过程】　本品为季铵盐，口服生物利用度 2%～3%，吸入生物利用度 19.5%，主要采用吸入法。血浆蛋白结合率 72%，T_{max} 为 1h，$t_{1/2}$ 为 36h。静脉注射噻托溴铵有 74% 以原形从尿液排泄。

【药理作用与机制】　对支气管平滑肌 M_1～M_5 型 5 种 M 受体有相同的亲和力，但对 M_1 和 M_3 受体选择性高且解离缓慢，舒张支气管作用长效而持久；同时减少了与 M_2 受体结合导致的不良反应。抗 M 胆碱受体作用是异丙托溴铵的 3 倍。

【临床应用与评价】　用于 COPD 的维持治疗，包括慢性支气管炎和肺气肿，伴随性呼吸困难的维持治疗及急性发作的预防。本品起效较慢，不可用于 COPD 急性发作治疗；吸入 30min 起效，约 1h 达峰值，维持 24h，每天 1 次用药。不可长期单独用于哮喘的维持治疗，对高迷走神经活性的哮喘患者可联合糖皮质激素治疗。

【不良反应与防治】　常见不良反应为上呼吸道感染、口干、声音嘶哑，窦炎、咽炎、非特异性胸痛、泌尿道感染、消化不良。少数老年患者可发生青光眼的恶化、便秘及尿潴留。

二、抗炎平喘药

气道炎症和气道高反应性是哮喘发病的重要机制，抗炎平喘药抑制由嗜酸性粒细胞、淋巴细胞及肥大细胞参与的慢性气道炎症，抑制气道对冷空气、烟尘、气道感染、过度运动、精神负荷等刺激的反应性亢进，具有显著而稳定的平喘疗效。抗炎平喘药主要包括糖皮质激素类、抗白三烯类和抗过敏类，其中，糖皮质激素类因抗炎作用强大、兼有抗过敏作用而疗效显著。

（一）糖皮质激素类

【药理作用与机制】　糖皮质激素类（glucocorticoids，GCs）是目前治疗支气管哮喘最有效的抗炎药物，也是哮喘持续状态或危重发作的重要抢救药。其作用机制：①减少参与炎症反应的各种细胞数量；抑制炎症初期的白细胞游走和巨噬细胞、淋巴细胞的浸润，减轻炎症反应。②降低血管通透性，减轻气道黏膜水肿；抑制炎症所致的黏液分泌和黏稠化。③干扰花生四烯酸代谢，抑制前列腺素（PGs）、白三烯（LTs）和血小板活化因子（PAF）等血管通透性因子、血管扩张因子、平滑肌收缩因子的产生，继而抑制多种细胞因子如肿瘤坏死因子（TNF-α）、白介素 1（IL-1）的产生。④增加细胞内 cAMP 的含量，增强机体对儿茶酚胺的反应性。

【临床应用与评价】　GSs 的给药方式为全身用药和局部吸入两种。吸入性糖皮质激素（inhaled corticosteroids，ICS）是哮喘治疗的一线药物。因局部吸入将药物直接送入气道，支气管局部药物浓度高,可充分发挥其气道抗炎作用,并可避免全身用药的不良反应。高脂溶性吸入型药物局部抗炎作用大、抗炎作用维持时间长,因为脂溶性高的药物结晶不易在支气管液中溶解,肺组织中药物的沉淀增加;同时脂溶性高者与GCs受体(GCR)的亲和力强,增加活性GC-GCR复合物的稳定性,使药物半衰期延长。

全身用激素(泼尼松,甲泼尼龙等)仅限于用其他药物无效的严重哮喘和哮喘持续状态,一般在症状改善后应减量直至停用。对GCs抵抗型哮喘应早期停用本品,可选用环孢素、竹桃霉素、甲氨蝶呤或金制剂。因抗炎作用有潜伏期,一般需预防性用药或与其他速效平喘药联合应用。

【不良反应与防治】 ICS有10%~20%沉积到肺内气道,产生治疗作用;其余沉积于咽部或经胃肠吸收,长期反复用药仍可引起不良反应。主要局部反应是声音嘶哑、口咽部念珠菌感染等。减少每日吸入次数、加用储雾器、采用不含载体粉的干粉吸入器、用药后漱口等均可减少局部不良反应。在肝内灭活较快的GCs,全身不良反应,特别是对下丘脑-垂体-肾上腺轴的抑制作用比较小。

倍氯米松(beclometasone)

倍氯米松为地塞米松的衍生物,脂溶性较强,局部抗炎作用、抗过敏疗效是泼尼松的75倍,全身不良反应轻微。气雾吸入的生物利用度10%~20%,V_d为0.3L/kg,$t_{1/2}$为3h,肝脏疾病时可延长。局部吸入能控制大多数反复发作的哮喘,但因起效较慢,不能用于急性发作的抢救,也不宜用于哮喘持续状态。对依赖GSs的慢性哮喘患者,可部分或完全代替GCs的全身给药,既可改善症状,又可减少长期全身应用GCs对肾上腺皮质功能的损害。成人气雾吸入50~200μg/次,2~3次/d。

布地奈德(budesonide)

布地奈德为不含卤素的ICS,肝脏代谢清除率高,成人$t_{1/2}$约为2h,儿童$t_{1/2}$约为1.5h,因此几乎无全身肾上腺皮质激素作用。用于控制和预防哮喘发作。对糖皮质激素依赖型哮喘患者,本品是较理想的替代口服激素的药物。气雾吸入,起始剂量200~800μg/次,2次/d,维持剂量为个体化剂量,常规维持量200~400μg/次,2次/d。

氟替卡松(fluticasone)

氟替卡松作用与倍氯米松相似,脂溶性高于倍氯米松,故在气道内浓度高、存留时间长、起效快、局部抗炎活性高。雾化吸入用于慢性持续性哮喘的治疗。治疗支气管哮喘,16岁及以上成人轻度持续,200~500μg/d,分2次吸入;中度持续,500~1 000μg/d,分2次吸入;重度持续,1 000~2 000μg/d,分2次吸入。16岁以下儿童起始剂量应根据病情及身体发育情况酌情给予。维持剂量应个体化,以减至最低剂量又能控制症状为准。

(二)抗白三烯类药物

哮喘的病理涉及多种炎症介质,其中,由花生四烯酸经5-脂氧合酶代谢途径生成的半胱氨酰白三烯(cys-LTs)对气道的作用最受关注。cys-LTs包括白三烯C_4(LTC$_4$)、白三烯D_4(LTD$_4$)和白三烯E_4(LTE$_4$)等,都是支气管平滑肌的强烈收缩剂,通过激动气道半胱氨酰白三烯1型受体引起各种效应,其支气管收缩作用比组胺强约1 000倍。还可增强黏膜血管通透性和黏膜水肿、促进气道分泌等。抗白三烯类药物(anti-leukotrienes)有白三烯受体拮抗药与白三烯合成抑制药两类,前者竞争性抑制LTs与受体的结合,进而阻断气道对LTs的反应;后者则抑制花生四烯酸经5-脂氧合酶途径合成cys-LTs。使用抗白三烯类药物已逐渐成为减轻气道炎症和高反应性,预防和治疗哮喘,减少激素用量的重要治疗手段。最近一项平行、多中心、实效性的临床试验表明,在用药2个月后,单独应用白三烯受体拮抗药与单独应用糖皮质激素类有相同的疗效,白三烯受体拮抗药与糖皮质激素类配合治疗的疗效和长效β$_2$受体激动药与糖皮质激素类配合治疗的疗效也相同。

除了疗效肯定,抗白三烯类药物还有以下优点:①由于可口服,较之需吸入给药的糖皮质激素类,患者用药依从性较高。②由于是靶向治疗,不良反应较少。③对阿司匹林哮喘、运动性哮喘和伴有过敏性鼻炎等与白三烯有关疾病的哮喘患者有综合治疗作用。但由于靶点单一,尚不能完全替代激素的抗炎作用,也不能单独用于治疗中至重度哮喘患者。

扎鲁司特(zafirlukast)

为长效口服白三烯受体拮抗药,对 LTC_4、LTD_4、LTE_4 具有高选择性。用于慢性轻至中度哮喘的预防和治疗,可减轻哮喘症状、改善肺功能。也用于激素抵抗型哮喘。严重哮喘加用本品可减少激素的用量。

孟鲁司特(montelukast)

白三烯受体拮抗药。空腹口服 10mg 薄膜包衣片后,T_{max} 为 3h,平均口服生物利用度64%,血浆蛋白结合率99%,$t_{1/2}$ 为 2.7~5.5h。本品及其代谢产物几乎全由胆汁代谢,对 LTC_4、LTE_4 具有高选择性。用于减轻 LTs 介导的支气管炎症和痉挛,可有效预防哮喘尤其是阿司匹林哮喘的发作。但对哮喘急性发作无效。

齐留通(zileuton)

齐留通是高选择性 5-脂氧合酶抑制药,可抑制所有 5-脂氧合酶产物的形成。除了抑制 LTC_4、LTD_4、LTE_4 的形成,还可抑制具有强大趋化因子作用的白三烯 B_4(LTB_4)和白三烯 A_4(LTA_4)的合成,因此有明显的抗炎、抗过敏作用。口服 30min 起效,T_{max} 1~3h,持续 5~8h,$t_{1/2}$ 为 2.1~2.5h。血浆蛋白结合率93%。用于成人及 12 周岁以上儿童哮喘的预防和慢性哮喘的治疗,也用于阿司匹林哮喘的辅助治疗。不良反应轻微,可致头痛、腹痛、食欲下降及恶心、疲劳感和无力等;偶有肝损害,停药可恢复。

(三)抗过敏平喘药

抗过敏平喘药(antiallergic agents)能抑制与哮喘有关的活性物质的释放、拮抗炎症介质的作用。由于起效较慢,主要用于预防哮喘的发作。

色甘酸钠(sodium cromoglicate)

【体内过程】 口服极少吸收,主要用其微粒粉末(直径约 $6\mu m$)吸入给药,约 10% 达肺深部组织并吸收入血,T_{max} 为 10~20min。血浆蛋白结合率60%~75%,$t_{1/2}$ 为 1~1.5h。以原形从尿和胆汁排出。

【药理作用与机制】 本品对由抗原诱发的早期哮喘反应(EAR)与迟发相哮喘反应(LAR)均有抑制作用。其作用机制为:①稳定肥大细胞膜,抑制肺肥大细胞由抗原诱发的过敏介质释放。可能在肥大细胞膜外侧的钙通道部位与 Ca^{2+} 形成复合物,加速钙通道的关闭,阻抑肥大细胞的钙流入机制,从而稳定细胞膜,抑制其脱颗粒。②既阻断肥大细胞介导的 EAR,又抑制嗜酸性粒细胞、巨噬细胞介导的 LAR,长期应用可降低气道的高反应性。③抑制呼吸道感觉神经末梢与呼吸道神经源性炎症。抑制二氧化硫、缓激肽、冷空气、运动等引起的支气管痉挛。

【临床应用与评价】 主要用于过敏性支气管哮喘的预防性治疗,对依赖激素的患者,本品可使之减量或完全停用;对变态反应作用不明显的慢性哮喘也有效。本品起效慢,连续用药数天后才能见效,应在发病季节之前 2~3 周提前用药。

【用法与注意事项】 微粒粉末吸入,常用量:20mg,4 次/d。症状减轻后逐渐减量,维持量 20mg/d。粉末刺激气道黏膜可产生咳嗽、气急甚至诱发哮喘,与少量异丙肾上腺素合用可以预防。

奈多罗米(nedocromil)

奈多罗米能抑制支气管黏膜炎症细胞释放多种炎症介质,作用强于色甘酸钠。吸入给药能降低哮喘患者的气道反应性,改善症状和肺功能。可预防性治疗哮喘。偶有头痛。适用于 12 岁以上的哮喘患者,儿童、妊娠期妇女慎用。

酮替芬(ketotifen)

本品能抑制肥大细胞和嗜碱性粒细胞释放 I 型变态反应的化学介质,可抑制抗原诱发的人白细胞组胺、SRS-A 的释放。本品自身有很强的抗组胺(H_1 受体阻断)作用,还能预防和逆转 β_2 受体的下调,加强 β_2 受体激动药的作用。口服迅速吸收,T_{max} 3～4h。长效可以口服,1mg/次,2 次/d,用于预防哮喘发作,对运动和阿司匹林诱发的哮喘也有效。不良反应为嗜睡、丙氨酸转氨酶、天冬氨酸转氨酶、碱性磷酸酶升高等肝功能影响。

奥马珠单抗(omalizumab)

奥马珠单抗是一种重组人源化单克隆抗 IgE 抗体,是第一个被作为治疗哮喘的"生物制剂"。IgE 与奥马珠单抗结合后,失去了与肥大细胞和嗜酸性粒细胞表面的 IgE 受体相结合的能力,抑制 IgE 介导的肥大细胞和嗜碱性细胞的活化与脱颗粒。

【体内过程】 皮下注射平均绝对生物利用度为 62%,T_{max} 为 7～8 天。哮喘患者 $t_{1/2}$ 为 26 天,CL 大约是(2.4±1.1)ml/(kg·d)。奥马珠单抗与 IgE 的复合物经肝脏的网状内皮系统清除,部分以原形经胆汁排泄。几乎没有其他组织特异性地摄取奥马珠单抗。

【临床应用与评价】 可用于 IgE 介导的哮喘;成年人或大于 6 岁的儿童经 ICS 和长效吸入型 β_2 受体激动药治疗后仍不能有效控制症状的中至重度持续性过敏性哮喘,能有效降低对 GCs 类药物的依赖性,改善重度哮喘患者的症状、肺功能和生活质量,减少口服糖皮质激素和急救用药,降低哮喘严重急性发作率。

【用法与注意事项】 根据基线 IgE(U/ml,治疗开始前测定)和体重(kg),确定本品合适的给药剂量和给药频率。皮下注射给药,每 2～4 周 1 次。安全性良好,常见不良反应为头痛和注射部位局部反应,血管性水肿和过敏反应罕见。

第二节　祛痰药

祛痰药(expectorants)是指能使痰液黏稠度降低,易于咳出,或能加速呼吸道黏膜纤毛运动,改善痰液转运的药物。痰液的排出有助于改善咳嗽、加快疾病的恢复。按其作用机制可分为黏痰溶解药、恶心性祛痰药和刺激性祛痰药三类。

溴己新(bromhexine)

溴己新为黏痰溶解药。可直接作用于支气管腺体,促使黏液分泌细胞释放溶酶体酶,使黏液中黏多糖解聚,并抑制黏液腺及杯状细胞合成酸性黏多糖,降低痰的黏稠度;还兼有促进纤毛运动及恶心性祛痰作用。口服约 1h 起效,T_{max} 为 4～5h,维持 6～8h。用药后能迅速改善因黏痰广泛阻塞支气管所引起的气急症状。常用量:口服,8～16mg/次,2 次/d;亦可雾化吸入,一次 2ml。少数患者可引起上腹部不适,恶心等,偶见血清转氨酶升高。胃溃疡患者应慎用。

氨溴索(ambroxol)

本品为溴己新在体内的活性代谢产物。可促进黏痰溶解,降低痰黏度,并有一定的镇咳和改善通气功能作用,长期服用能显著减少慢性支气管炎的急性发作。口服后 1h 内起效,持续 3～6h。常用给药方式有口服、静脉、吸入。安全性较好,不良反应少见。

乙酰半胱氨酸（acetylcysteine）

本品为黏痰溶解药。其分子中的巯基（—SH）能使痰液的黏多糖蛋白中的二硫键裂解，从而使蛋白链断裂，使黏性痰液化；还可分解核糖核酸酶，使脓性痰中的 DNA 断裂。口服生物利用度 6%～10%，血浆蛋白结合率 50%，$t_{1/2}$ 约 2h。30% 经肾排泄，70% 经非肾途径排泄。雾化吸入给药对黏性痰阻塞病例疗效较好；对气管插管引起痰栓塞特别有效。但无吸痰器时不可向气管内滴药，以免大量黏稠度下降的痰液流进气道末梢，引起小气道阻塞。本品有特殊臭味，可引起恶心、呕吐。在溶液中加入异丙肾上腺素，可对抗本品因刺激呼吸道而引起的支气管痉挛。

高渗碳酸氢钠溶液（hypertonic sodium bicarbonate solution）

本品吸入后，可使呼吸道腔呈碱性（pH 约为 8），从而降低黏性痰的吸附力，并可加强内源性蛋白酶的活性与纤毛运动。通过高渗作用吸收水分进入呼吸道腔内，可使黏痰液化；此外，可取代黏蛋白的钙离子，促进黏蛋白解聚。主要用于黏痰阻塞病例。常用量：2～5ml/ 次，3～4 次 /d。2% 溶液几无刺激性，5%～7.5% 溶液对呼吸道有一定刺激性。急性患者也可气管内插管滴注，5～10ml/ 次。

氯化铵（ammonium chloride）和愈创甘油醚（guaifenesin）

二者均为恶心性祛痰药，口服后局部刺激胃黏膜，反射性地增加呼吸道分泌而祛痰，用于慢性支气管炎、支气管扩张等。

第三节 ｜ 镇咳药

镇咳药（antitussives）是能够抑制咳嗽反射的药物。剧烈而频繁的咳嗽不仅给患者带来痛苦，还可由于咳嗽时胸膜腔内压明显升高，引起多种并发症。引起咳嗽的原因很多，应根据病因合理使用镇咳药。对剧烈的干咳应用镇咳药可减轻症状，避免并发症；对由痰液刺激的咳嗽不宜简单应用镇咳药，应先使用祛痰药，必要时避免伍用镇咳药，以免积痰引起继发感染和堵塞呼吸道。根据作用部位，镇咳药可分为中枢性镇咳药和外周性镇咳药。

一、中枢性镇咳药

本类药物通过抑制延髓咳嗽中枢而发挥镇咳作用，镇咳作用强，疗效可靠。但因容易成瘾，应用受到限制。近年合成了不少不易成瘾的中枢性镇咳药，临床应用较多。

可待因（codeine，甲基吗啡）

本品口服生物利用度为 40%～70%，服药后约 20min 起效，T_{max} 为 1h，$t_{1/2}$ 为 3～4h，V_d 为 3～4L/kg。镇咳作用强大迅速，兼有镇静、镇痛作用。适用于各种原因引起的剧烈干咳，对胸膜炎干咳伴胸痛者尤为适用。本品能抑制支气管腺体的分泌，可使痰液黏稠度增高，难以咳出，故对多痰黏稠的病例易造成气管阻塞，不宜应用。对支气管平滑肌有轻度收缩作用，呼吸不畅的患者慎用。反复应用可产生成瘾性。大剂量（＞60mg）也能明显抑制呼吸中枢，并可发生烦躁不安等中枢兴奋症状。小儿过量可引起惊厥。本品引起呼吸停止的血浆浓度为 5μg/ml。口服或皮下注射常用量：一次 15～30mg，30～90mg/d。

右美沙芬（dextromethorphan）

右美沙芬为二类精神药品管理，其镇咳作用与可待因相等或稍强，无镇痛作用。口服后 15～

30min 起效,作用持续 3～6h。其优点是无成瘾性,治疗量不抑制呼吸,不良反应少见。适应证与可待因相同。

喷托维林(pentoxyverine)

本品具有中枢和外周镇咳作用,兼有轻度阿托品样作用和局部麻醉作用。吸收后可轻度抑制支气管内感受器及传入神经末梢,并可松弛痉挛的支气管平滑肌,减低气道阻力。镇咳作用强度只有可待因的 1/3。无成瘾性,一次给药作用维持 4～6h。不良反应少见。禁用于多痰患者,青光眼患者慎用。

二、外周性镇咳药

此类药物通过抑制咳嗽反射弧中感受器、传入神经或传出神经任一环节而发挥镇咳作用,有些药物兼有中枢和外周两种抑制作用。

苯丙哌林(benproperine)

本品为非麻醉性镇咳药。既可抑制咳嗽中枢,又可阻断由肺-胸膜的牵张感受器刺激而产生的肺迷走神经反射,还有平滑肌解痉作用。镇咳作用较可待因强 2～4 倍,且毒性小,无呼吸抑制作用,不引起便秘。用于多种原因引起的咳嗽,对刺激性干咳效佳。口服后 15～20min 起效,维持 4～7h。口服 20～40mg/次,3 次/d。

苯佐那酯(benzonatate)

本品化学结构与丁卡因相似,具有较强的局部麻醉作用,可抑制肺牵张反射而产生镇咳作用。尚有一定的中枢抑制作用。适用于急慢性支气管炎、肺炎、哮喘、肺癌等引起的刺激性干咳,镇咳疗效较可待因略差。口服 10～20min 起效,持续 2～8h。不良反应少见,有轻度嗜睡、胸部紧迫感和麻木感等。常用量:口服,50～100mg/次,3 次/d。

那可丁(noscapine)

本品为阿片所含的异喹啉类生物碱。镇咳作用与可待因相同,但无呼吸抑制、成瘾性等缺点。主要通过抑制肺牵张反射、解除支气管平滑肌痉挛而产生镇咳作用。适用于阵发性咳嗽。副作用有嗜睡、头痛、恶心等。常用量:口服,15～30mg/次,3 次/d。

第四节 | 呼吸兴奋药

呼吸兴奋药(respiratory stimulants)对延髓呼吸中枢有直接或间接兴奋作用,可增强呼吸、提高动脉血 PaO_2、降低血 $PaCO_2$、改善肺泡通气质量。主要用于治疗睡眠呼吸暂停综合征、特发性肺泡低通气综合征、中枢抑制药中毒以及预防氧疗时由于解除缺氧刺激而发生的呼吸抑制或某些传染病引起的中枢性呼吸衰竭。

呼吸兴奋药选择性一般都不高,安全范围小。剂量过大、滴注过快会引起一系列中枢神经系统兴奋症状,甚至可能引起惊厥(表 23-1)。

对急性呼吸衰竭,呼吸兴奋药的使用颇有争议,临床主要采用通气、吸氧、输液等综合措施。对慢性呼吸衰竭以及缺氧、CO_2 潴留引起的肺性脑病,合理使用呼吸兴奋药有一定价值。对深度中枢抑制的患者,大多数呼吸兴奋药在不产生惊厥的剂量时往往无效;而且由于药物作用时间都很短,需要反复用药才能长时间维持患者呼吸,因而很难避免惊厥的发生。所以除严格掌握剂量外,这类药物的应用宜限于短时就能纠正的呼吸衰竭患者,且切忌剂量过大、给药速度过快。

表 23-1　常见呼吸兴奋药

常用药物	药理作用特点	临床应用
尼可刹米（nikethamide）	选择性兴奋延髓呼吸中枢，还可通过刺激颈动脉体化学感受器反射性地兴奋呼吸中枢，并能提高呼吸中枢对二氧化碳的敏感性	主要用于解救中枢性呼吸循环衰竭、麻醉药和其他中枢抑制药中毒。剂量过大可兴奋脊髓引起惊厥
多沙普仑（doxapram）	小剂量通过颈动脉体化学感受器反射兴奋呼吸中枢，大剂量则直接兴奋呼吸中枢	用于解救麻醉药和中枢抑制药中毒，疗效优于其他呼吸兴奋药。避免合用拟肾上腺素药
二甲弗林（dimefline）	对呼吸中枢兴奋作用比尼可刹米强100倍	用于各种原因引起的中枢性呼吸抑制和呼吸衰竭。安全范围较窄
洛贝林（lobeline）	通过刺激颈动脉体与主动脉体的化学感受器，反射性地兴奋呼吸中枢。呼吸兴奋作用较弱且短暂	用于一氧化碳引起的窒息以及中枢抑制药中毒，也用于白喉、肺炎等传染病引起的呼吸衰竭
阿米三嗪（almitrine）	选择性外周化学感受器激动药。可提高外周化学感受器对 PaO_2 变化的敏感性，提高肺泡-毛细血管交换效率，增加动脉血氧分压和动脉血氧饱和度	用于治疗 COPD 伴低氧血症、慢性呼吸衰竭等；也用于急性呼吸窘迫综合征、亚急性及慢性脑血管功能不全、脑缺血后遗症、缺血性耳蜗前庭功能障碍、缺血性视网膜脉络膜功能障碍等的辅助治疗

（王永庆）

?

思考题

1. 常用的平喘药有哪些？各自的临床应用特点是什么？

2. 如何合理选用镇咳药和祛痰药？

3. 呼吸兴奋药的临床适应证是什么？如何合理应用呼吸兴奋药？

思考题解题思路

本章目标测试

本章思维导图

第二十四章 | 消化系统疾病的临床用药

消化系统疾病是一类常见性疾病、发病率高,尽管目前的治疗方法很多,但药物治疗仍然是基本手段,应用最为广泛,且贯穿疾病治疗的全过程。因胃肠道是药物的主要给药途径,而肝脏又是药物代谢的重要器官,故消化道本身的疾病使得药物在体内吸收、分布、代谢等一系列药动学的变化更趋复杂,因此更需注重药物的选择以及与其他药物的相互作用等。本章主要介绍了消化性溃疡、胃食管反流病、炎症性肠病、胆道疾病和肝脏疾病的临床用药,重点介绍了抑酸药、胃黏膜保护药、促胃动力药、氨基水杨酸类以及利胆排石药、保肝药物等的临床应用与评价以及药物之间的相互作用等。近年来,随着生物制药、基因工程药物的发展,治疗消化系统疾病的新药也层出不穷。

第一节 | 消化性溃疡的临床用药

消化性溃疡(peptic ulcer)是一种常见病,发病率 10%~12%,主要指发生在胃和十二指肠球部的慢性溃疡,即胃溃疡(gastric ulcer)和十二指肠溃疡(duodenal ulcer),临床上以十二指肠溃疡较多见,以 20~50 岁居多,男性多于女性。溃疡的形成主要与黏膜的损伤因素和黏膜自身防御-修复因素之间失平衡有关。其中,幽门螺杆菌(Helicobacter pylori,Hp)感染、非甾体抗炎免疫药(non-steroidal antiinflammatory immunity drug,NSAID)的广泛应用是引起消化性溃疡最常见的损伤因素,胃酸和/或胃蛋白酶引起黏膜自身消化亦是导致溃疡形成的损伤因素。临床治疗目的在于消除病因、解除症状、愈合溃疡、防止复发和避免并发症。自 1910 年 Schwartz 提出"无酸,便无溃疡"观点以来,抗酸成为消化性溃疡的主要治疗措施。20 世纪 80 年代初期,H_2 受体拮抗药(H_2 receptor antagonist)问世,以及随后质子泵抑制药(proton pump inhibitor)的临床应用,可称为消化性溃疡治疗史上的第一次革命。而近年来倡导的根除 Hp 则是消化性溃疡治疗史上的第二次革命,但 NSAID 相关性溃疡伴 Hp 感染患者是否行 Hp 根除治疗目前仍有争议。

一、抗酸分泌的药物治疗

降低胃内酸度的药物包括抗酸药和抑酸药,其中抗酸药为无机弱碱类,能直接中和胃酸;抑酸药则是抑制胃酸的分泌,主要包括 H_2 受体拮抗药和质子泵抑制药,是目前治疗消化性溃疡的一线药物。

(一)抗酸药

抗酸药为碱性物质,口服后直接中和胃酸而达到降低胃酸的目的。有些胶体制剂如氢氧化铝凝胶能在溃疡面上形成一层保护性薄膜,覆盖于溃疡面和胃肠黏膜,减少胃酸和胃蛋白酶对受损组织的腐蚀与消化作用。此类药物的疗效以水剂最好,粉剂次之,片剂最差,片剂应嚼碎服用。因空腹服用的药物很快自胃排出,故抗酸药应在饭后 1.5h 服用。为对抗夜间胃酸增高,睡前应服一次。

抗酸药的特点是作用时间短,服药次数多,容易发生便秘或腹泻等副作用。从临床疗效观察,抗酸药对消化性溃疡的止痛效果较好,但对胃酸的抑制作用可因增加胃泌素(gastrin)的分泌而减弱,不利于溃疡面的愈合。现很少单独应用,常制成复方制剂,以增强疗效,降低不良反应,作为溃疡止痛的辅助治疗。临床常用复方制剂所含的重要抗酸物质见表 24-1。

表 24-1　常用抗酸药的药理作用及其应用

药名	药理作用	制剂与用法	注意事项
氢氧化铝 （aluminium hydroxide）	经典的抗酸药,具有抗酸、吸着、局部止血和保护溃疡的作用。抗酸作用缓慢持久,效力较弱	（1）片剂:0.3g/片。一次2～3片,1日3次,餐前1h嚼碎服用; （2）凝胶(含氢氧化铝40mg/ml):每次5～8ml,1日3次,病情严重时剂量可加倍; （3）复方氢氧化铝片:每片含氢氧化铝0.245g,三硅酸镁0.105g及颠茄流浸膏0.002 6ml。每次2～4片,1日3次,嚼碎口服。疗效较好,不良反应少	（1）铝可抑制胃肠平滑肌收缩,长期服用可引起便秘; （2）铝离子的磷酸盐在肠中形成不溶性磷酸铝,影响磷的吸收,长期应用可引起磷缺乏症,表现为食欲缺乏、衰弱和肌无力; （3）老年人长期服用,可致低磷血症和高钙尿症,引起肾结石、骨质疏松或软骨病; （4）溃疡大出血时,片剂与血液可结合成块,致肠梗阻,此时宜用凝胶; （5）氢氧化铝在肠道与四环素、铁剂、H_2受体拮抗药、泼尼松等结合,妨碍药物吸收,不宜同时使用
三硅酸镁 （magnesium trisilicate）	在胃内与盐酸作用产生氧化镁与二氧化硅,前者再中和胃酸,后者为胶状物,覆盖保护胃溃疡面	片剂:0.3g,1～3片/次,一日3～4次,饭前服	（1）有5%～10%的镁吸收入血,肾功能不全者可导致高镁血症或镁中毒,严重者可致低血压或呼吸停止; （2）二氧化硅部分被吸收从尿排出,长期大剂量服用可形成肾硅酸盐结石
碳酸钙 （calcium carbonate）	在胃内与盐酸形成氯化钙和二氧化碳,抗酸起效较快,作用强而持久	片剂:0.5g,0.5～1g/次,一日3～4次	（1）因释放二氧化碳,可引起嗳气、腹胀; （2）同时服用大量牛乳,可引起乳碱血症
铝碳酸镁 （hydrotalcite）	（1）中和胃酸; （2）通过吸附和结合胃酸蛋白酶而直接抑制其活性,有利于溃疡面的修复;还能结合胆汁酸和吸附溶血磷酸酰胆碱,从而防止这些物质对胃黏膜的损伤和破坏; （3）刺激胃黏膜使前列腺素 E_2 合成增加,从而增强“胃黏膜屏障”作用	片剂:0.5g,一次1～2片,一日3～4次,嚼服	（1）因铝可抑制胃肠平滑肌收缩,长期服用可引起便秘; （2）铝在肠道与四环素、铁制剂、地高辛、脱氧胆酸、法莫替丁、雷尼替丁、西咪替丁、异烟肼等结合,妨碍药物吸收,不宜同时使用

（二）抑酸药

胃酸（H^+）是消化性溃疡的始动因子,它主要由胃黏膜壁细胞分泌。壁细胞膜上有 3 种受体,即组胺 2 型（H_2）受体、乙酰胆碱受体和促胃泌素受体,阻断任一受体都可以抑制胃酸分泌。其中,抑制胃酸分泌效果最佳的药物为 H_2 受体拮抗药。抗胆碱药物哌仑西平（pirenzepine）和胃泌素受体拮抗药丙谷胺（proglumide）等对溃疡的疗效不理想,现已少用。胃黏膜壁细胞膜上 3 种受体的泌酸作用,最后均需通过唯一通路——质子泵来实现,故质子泵抑制药的抑酸作用最强,已成为目前治疗溃疡病的首选药物。

1. H$_2$ 受体拮抗药　H$_2$ 受体拮抗药有西咪替丁（cimetidine）、雷尼替丁（ranitidine）、法莫替丁（famotidine）、罗沙替丁（roxatidine）及尼扎替丁（nizatidine）等。

【体内过程】　此类药物口服后能被胃肠全部吸收，平均生物利用度 30%～100%，达峰时间 1～3.5h，半衰期 1.5～4h，故抑酸作用较快，停药后不良反应亦迅速消失。

【药理作用与机制】　胃壁细胞上的 H$_2$ 受体与组胺结合后，会促使细胞内 cAMP 水平增高，先激活蛋白激酶，继而激活碳酸酐酶，从而使胞内 H$_2$CO$_3$ 分解成 H$^+$ 和 HCO$_3^-$。H$_2$ 受体拮抗药的化学结构与组胺相似，因而能竞争性阻断组胺与壁细胞表面的 H$_2$ 受体结合，抑制胃酸分泌。

【临床应用与评价】　消化性溃疡合并上消化道出血时，先静脉滴注 H$_2$ 受体拮抗药，待上消化道出血停止后，再改用口服制剂继续治疗。各种 H$_2$ 受体拮抗药的相对抑酸强度及其药动学参数虽有不同，但临床应用标准剂量时，其疗效基本相同。治疗十二指肠溃疡愈合率为 70%～80%，愈合时间大多在 4 周左右；胃溃疡治疗疗程较十二指肠溃疡更长，一般需 6～8 周。

【不良反应与防治】　不良反应较轻，发生率也较低。其中以西咪替丁较多见。

（1）常见腹胀、腹泻、口干、一过性转氨酶增高，偶见严重肝炎、肝细胞坏死。

（2）轻度的抗雄激素作用，长期应用或用量较大（＞1.6g/d）可出现男性乳房增大、阳痿、精子基数减少以及女性溢乳等。

（3）可通过血-脑脊液屏障，具有一定的神经毒性，症状类似抗乙酰胆碱药中毒，毒扁豆碱治疗有效。

（4）罕见不良反应：间质性肾炎，粒细胞减少或血小板减少，停药后可恢复。

【药物相互作用】

（1）西咪替丁：抗酸药影响 H$_2$ 受体拮抗药的吸收，可使后者的血药浓度降低。如必须与抗酸药合用，两者口服时间应至少相隔 1h；如与甲氧氯普胺合用，西咪替丁的剂量需适当增加。西咪替丁抑制肝细胞内细胞色素 P450（cytochrome P450，CYP450）的活性并减少肝血流量，可降低许多药物的体内代谢，如华法林、苯妥英钠、氨茶碱、卡马西平、普萘洛尔、维拉帕米、地西泮等。上述药物与西咪替丁合用时作用时间延长，均应减量应用。

（2）雷尼替丁：延缓胃排空，增加胃内 pH，可减少部分弱碱性药物如酮康唑的吸收。对 CYP450 的抑制作用不及西咪替丁的 1/10～1/5，但可减少肝血流量，因而与普萘洛尔、利多卡因等代谢受肝血流量影响较大的药物合用时，可延缓药物作用。

（3）法莫替丁及尼扎替丁：可通过影响胃排空，改变胃内 pH 而影响其他药物的吸收。对 CYP450 无明显抑制作用。

【制剂与用法】　见表 24-2。

2. 质子泵抑制药　质子泵抑制药（proton pump inhibitor，PPI）常用的有奥美拉唑（omeprazole）、兰索拉唑（lansoprazole）、泮托拉唑（pantoprazole）、雷贝拉唑（rabeprazole）及艾司奥美拉唑（esomeprazole）等。

【体内过程】　PPI 为苯并咪唑环类化合物，呈弱碱性，在酸性环境中不稳定，在胃液中易降解，宜将其制成肠溶剂，在小肠中被溶解吸收。奥美拉唑口服单次给药的生物利用度约为 35%，反复给药可达 60%。注射 1min 后可分布全身，血浆蛋白结合率约为 95%，半衰期为 0.5～2h。兰索拉唑、泮托拉唑的口服生物利用度分别为 85%、77%。质子泵抑制药口服后 T_{max} 均在 1～3h，由 CYP450 酶系代谢，代谢产物经尿液排出体外。

【药理作用与机制】　质子泵（proton pump）也称酸泵（acid pump），是一种氢离子 ATP 酶（H$^+$-K$^+$-ATP 酶），可将壁细胞内的 H$^+$ 泵出至胃腔，同时将细胞外的 K$^+$ 泵入壁细胞内。因此，质子泵是各种原因所致壁细胞泌酸的共同的最终环节（图 24-1）。质子泵抑制药到达壁细胞内的酸性环境（分泌小管腔、小管泡腔），代谢成次磺酰胺类化合物后，抑制 H$^+$-K$^+$-ATP 酶，具有强大的抑制胃酸分泌的作用。

质子泵抑制药还具有保护胃黏膜和直接的抗幽门螺杆菌作用。另外，许多抗生素在体外具有很

表 24-2　常用 H₂ 受体拮抗药的制剂与用法

药物	相对抑酸活力	制剂	用法
西咪替丁 （cimetidine）	1.0	片剂：0.4g 胶囊：0.2g 注射液：0.2g（2ml）	口服：①治疗十二指肠溃疡或病理性高分泌状态，一次 0.2~0.4g，一日 2~4 次，餐后及睡前服，或 0.8g 睡前顿服，疗程 4~6 周；②预防溃疡发作，一次 0.4g，睡前顿服。 肌内注射：一次 0.2g，每 6h 一次。 静脉注射（滴注）：一次 0.2g，1 日剂量不宜超过 2g
雷尼替丁 （ranitidine）	5.0	片剂：0.15g 胶囊：0.15g 注射液：0.05g（2ml）	口服：①标准剂量为一次 0.15g，1 日 2 次，早晚饭时服，或 0.3g，睡前顿服，疗程 4~6 周；②预防溃疡发作：一次 0.15g，睡前顿服
法莫替丁 （famotidine）	40.0	片剂：0.01g，0.02g 胶囊：0.02g 散剂：0.02g 注射液：0.02g（2ml）	口服：①活动性胃十二指肠溃疡，一次 0.02g，早晚各一次，或睡前顿服 0.04g，疗程 4~6 周；②维持治疗或预防溃疡复发，一日 0.02g，睡前顿服。 静脉注射（滴注）：一次 0.02g，每 12h 一次
罗沙替丁 （roxatidine）	6.0	缓释胶囊：75mg 注射用冻干块状物：75mg	口服：治疗胃溃疡、十二指肠溃疡、反流性食管炎、卓-艾综合征，1 次 1 粒，早餐后及临睡前服用。 静脉注射：治疗上消化道出现的低危患者，每次 75mg，1 日 2 次
尼扎替丁 （nizatidine）	5.0	片剂：75mg 胶囊：150mg，300mg	口服：用于胃溃疡和十二指肠溃疡的治疗和愈合后的维持治疗，150mg/次；活动性十二指肠溃疡，300mg/次，1 次/d，睡前服用

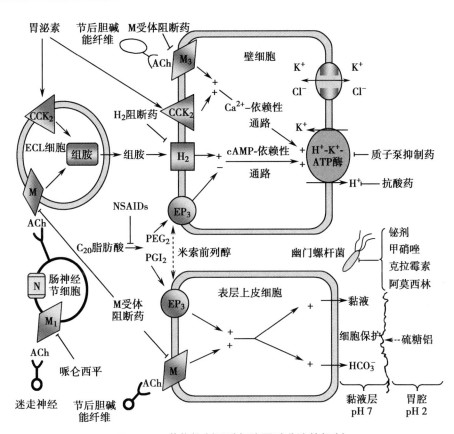

图 24-1　药物抑制胃壁细胞胃酸分泌的机制

强的抗 Hp 能力,但其化学性质不耐酸,在 pH 极低的胃液中易被降解,活性降低。质子泵抑制药可升高胃内 pH,从而使不耐酸的抗生素能发挥其最大的杀菌能力,二者有协同作用。例如,当阿莫西林或克拉霉素和质子泵抑制药合用时,前两者在血浆和胃组织中的浓度均显著升高。

【临床应用与评价】　质子泵抑制药对胃酸分泌的抑制作用强于 H_2 受体拮抗药。奥美拉唑每日 20～40mg(兰索拉唑 30mg 或泮托拉唑 40mg)一次口服,服药 1 周,可抑制 24h 胃酸分泌的 90%,且持续时间长。奥美拉唑、兰索拉唑、泮托拉唑对质子泵的抑制是不可逆的,停药后需要较长时间才能恢复;雷贝拉唑的抑酸作用是可逆的且起效更快,作用更强,但持续时间较短。艾司奥美拉唑是奥美拉唑的 S- 异构体,其肝脏首过效应小于奥美拉唑,血浆清除率亦低,药物浓度-时间曲线下面积比奥美拉唑大 5 倍,具有更强、更持久的抑酸作用。

各种质子泵抑制药对胃、十二指肠溃疡均有很好的疗效,常规剂量下,用药 4～8 周达到理想的疗效,溃疡愈合率、症状缓解速度明显优于 H_2 受体拮抗药及其他抗溃疡药。

【不良反应与防治】　此类药物安全性好,不良反应少。常见的有头痛、腹痛、腹泻、恶心、眩晕,停药后消失。长期应用应注意低胃酸所致的维生素 B_{12} 等营养物质吸收障碍。由于胃酸分泌减少可引起血清胃泌素水平增高,长期服用应定期检查胃黏膜有无肿瘤样增生。

【药物相互作用】　质子泵抑制药经 CYP450 酶系代谢,与其他经 CYP450 酶代谢且治疗指数低的药物(如苯妥英、双香豆素、地西泮等)合用,可使后者的半衰期延长,代谢减慢。

【制剂与用法】　见表 24-3。

表 24-3　质子泵抑制药的制剂与用法

药物	制剂	用法
奥美拉唑 (omeprazole)	肠溶片:10mg,20mg 缓释胶囊:20mg 注射用粉针剂:40mg	消化性溃疡:口服,一次 20mg,清晨顿服,疗程 4～8 周; 难治性消化性溃疡:一次 20mg,每日 2 次,或一次 40mg,每日 1 次; 消化性溃疡出血:静脉注射,1 次 40mg,每 12h1 次,连用 3 天,首剂可加倍; 出血量大时,可用首剂 80mg 静脉滴注,之后改为 8mg/h 维持至出血停止
兰索拉唑 (lansoprazole)	肠溶片:15mg,30mg 肠溶胶囊:15mg,30mg 注射用粉针剂:30mg	消化性溃疡:口服,一次 30mg,清晨顿服,疗程 4～6 周; 十二指肠溃疡伴出血:静脉滴注,一次 30mg,1 日 2 次,推荐静脉滴注时间 30min,疗程不超过 7 天
泮托拉唑 (pantoprazole)	肠溶片:40mg 肠溶胶囊:40mg 注射用粉针剂:40mg	消化性溃疡:口服,每次 40mg,最好于早餐前顿服。疗程 4～6 周; 消化性溃疡出血:同奥美拉唑
雷贝拉唑 (rabeprazole)	肠溶片:10mg,20mg 肠溶胶囊:20mg 注射用粉针剂:20mg	消化性溃疡:口服,每次 10～20mg,清晨顿服。疗程 4～6 周; 胃、十二指肠溃疡伴出血:静脉滴注,每次 20mg,每日 1～2 次,疗程不超过 5 天。一旦患者可以口服给药,应改为口服剂型
艾司奥美拉唑 (esomeprazole)	肠溶片:20mg	消化性溃疡:口服,每次 20～40mg,疗程 4～6 周; 不能口服用药的 Forrest 分级 Ⅱc～Ⅲ 的急性胃或十二指肠溃疡出血:静脉滴注 40mg,每 12h 1 次,用药 5 天

3. 钾离子竞争性酸阻滞药　钾离子竞争性酸阻滞药(potassium-competitive acid blocker,P-CAB)常用的有伏诺拉生(vonoprazan)、替戈拉生(tegoprazan)及瑞伐拉赞(revaprazan)等。

P-CAB 是新一代可逆性质子泵抑制药,通过与 K^+ 竞争质子泵上的结合位点,阻滞质子泵的 K^+-H^+ 交换,从而可逆地抑制质子泵的泌酸功能。起效迅速,抑酸作用强大而持久,且抑酸作用不受胃酸分泌状态和进餐的影响。与传统 PPI 相比,P-CAB 具有口服后在酸性环境下稳定,不需制成肠溶制剂,不受 CYP2C19 多态性影响等优势。临床用于胃溃疡、十二指肠溃疡、胃食管反流病等酸相关疾病的防治。不良反应较轻,常见有腹胀、腹泻、腹痛、便秘等。

二、保护胃黏膜的药物治疗

正常情况下,胃、十二指肠黏膜具有一系列防御和修复机制,包括黏液-碳酸氢盐屏障、胃黏膜屏障、黏膜血流量、前列腺素、表皮生长因子(EGF)等。在胃酸、胃蛋白酶、Hp、胆汁、乙醇、药物和其他有害物质侵袭时,黏膜保护机制失衡而发生消化性溃疡。胃黏膜保护药主要是通过增强黏膜的防御和/或修复功能,促进溃疡面愈合,广泛用于溃疡病的治疗,包括硫糖铝(sucralfate)、枸橼酸铋钾(bismuth potassium citrate)、米索前列醇(misoprostol)等。

硫糖铝

【体内过程】　口服后仅有约 5% 经胃肠道吸收,大部分以原形从粪便排出,仅少量代谢产物经肾脏排出。硫糖铝可与食物及抗酸药结合而降低疗效,故不宜同服。

【药理作用与机制】　硫糖铝在酸性环境下可形成不溶性胶体,且能与溃疡处炎症渗出蛋白质结合,在溃疡面形成一层薄膜,阻止胃酸及胃蛋白酶侵袭,促进溃疡愈合。同时,硫糖铝能吸附胃蛋白酶、促进内源性前列腺素 E 合成和碳酸氢盐分泌,并能吸附表皮生长因子浓集于溃疡处,起到胃黏膜保护作用。近年研究发现硫糖铝还具有抗 Hp 作用。

【临床应用与评价】　适用于胃及十二指肠溃疡,疗效与 H_2 受体拮抗药相似,治疗 4 周后十二指肠溃疡和胃溃疡的愈合率分别为 59%～85% 和 36%～61%,治疗 8 周的愈合率分别为 79%～91% 和 75%～94%。

【不良反应与防治】　硫糖铝不被吸收,故不良反应少。主要副作用为便秘,发生率 3%～4%,偶见口干、恶心、皮疹等,长期服用可导致低磷血症。治疗剂量的硫糖铝一般不引起铝蓄积中毒,但肾功能不全时慎用。

【药物相互作用】　硫糖铝可降低西咪替丁、雷尼替丁、地高辛、苯妥英钠、华法林、四环素类、氟喹诺酮类(如环丙沙星,诺氟沙星)和脂溶性维生素 A、D、E、K 等的吸收,与这些药物同服的间隔时间宜在 2h 以上。多酶片的药理作用与本药拮抗,合用时二者疗效均降低,不宜合用。本药在酸性环境中保护胃、十二指肠黏膜的作用好,故不宜与碱性药物合用。临床为缓解溃疡疼痛而将硫糖铝与抑酸药合用时,后者须在服用本药前 30min 或后 1h 给予。

【用法与注意事项】　硫糖铝为片剂,0.25g/片,宜餐前或睡前嚼碎服。治疗消化性溃疡的剂量为 1g/次,4 次/d(3 次餐前,1 次睡前)。因该药在酸性环境中作用强且易与蛋白质相结合,故主张餐前服用。另有硫糖铝的混悬剂,口服 10～20ml/次,3 次/d,口感较片剂佳,适用于不能口服片剂时由胃管内注入。注意慢性肾功能不全者慎用,低磷血症患者不宜长期服用。

枸橼酸铋钾(bismuth potassium citrate)

【体内过程】　主要在胃内局部发挥作用,仅约 0.2% 的药物吸收入血。被吸收的微量铋剂主要分布在肝、肾及其他组织中,以肾脏分布最多,经尿液排出,未吸收部分从粪便排出。

【药理作用与机制】　对胃黏膜有较强的保护作用,作用机制与硫糖铝相似;并能杀灭 Hp,其机制可能与抑制细菌细胞壁合成、细胞膜功能、蛋白质合成以及 ATP 产生等有关。

【临床应用与评价】　枸橼酸铋钾对十二指肠溃疡的 4 周和 8 周愈合率分别为 75%～84% 和 88%～97%,胃溃疡分别为 70%～75% 和 77%～87%,疗效与 H_2 受体拮抗药相似。对 H_2 受体拮抗药治疗无效的消化性溃疡,铋剂治疗 4 周的愈合率达 80%～85%。经铋剂治疗的溃疡复发率也显著下降,可能与其杀灭 Hp 有关。因而铋剂对难治性及复发性溃疡的治疗具有优势。

【不良反应与防治】　在常规剂量下、服用周期内比较安全,不良反应少而轻,可有口内带有氨味、便秘、恶心、ALT 升高及舌苔发黑等。严重不良反应是重金属铋吸收导致的神经毒性,尤其在长期服用时应注意。用药期间会使大便颜色变成灰黑色,需与上消化道出血引起的黑便相区别,不必停药。

【药物相互作用】 不宜与抗酸药同时服用,如需合用应至少间隔 30min;与四环素同服会影响后者吸收。

【用法与注意事项】 枸橼酸铋钾的制剂主要有颗粒剂 1.2g 和胶囊剂 0.3g 两种,含铋均为 0.11g。治疗消化性溃疡的常用剂量为颗粒剂 1 包/次(或胶囊 1 粒/次),一日 4 次,前 3 次于三餐前 0.5h、第 4 次于晚餐后 2h 服用;或一日 2 次,早晚各服颗粒剂 2 包/次(或胶囊 2 粒)。连续服用 28 日为一个疗程。如再继续服用,应遵医嘱。

服药时应注意不得同时食用高蛋白饮食(如牛奶等),如需合用,应至少间隔 30min 以上。服用本品期间不得服用其他铋制剂且不宜长期大量服用,以避免体内铋蓄积,如服用过量或发生严重不良反应,应立即就医。

米索前列醇(misoprostol)

【体内过程】 米索前列醇为前列腺素 E_1(prostaglandin E_1,PGE_1)衍生物。口服后吸收迅速,0.5h 达血浆峰浓度,1.5h 可完全吸收,半衰期为 20～40min,4～8h 从血浆完全消失。米索前列醇的代谢通过脂肪酸氧化系统,不影响 CYP450。因不在肝脏中代谢,故不受肝病影响。75% 的药物以代谢产物由尿液排出,15% 自粪便排出。

【药理作用与机制】 米索前列醇对胃黏膜的保护作用机制主要有加强胃黏膜屏障,减少氢离子逆弥散,增加胃十二指肠黏液分泌,刺激碳酸氢盐分泌,保持胃黏膜供血,刺激基底细胞向黏膜表面移行等。目前使用的均属人工合成的 PGE,克服了天然前列腺素(prostaglandin,PG)遇酸即灭活的缺点,且作用时间长、效力高和副作用少。PGE 可抑制基础胃酸分泌和各种刺激所致的胃酸分泌,作用时间长达 5h,还具有"适应性细胞保护"功能,主要表现在保护胃黏膜免受胃酸、NSAIDs、乙醇、胆汁酸、碱液和热水等的损害,防止深层黏膜坏死,加速黏膜修复。

【临床应用与评价】 米索前列醇连用 4 周,十二指肠溃疡愈合率为 50%～80%,胃溃疡为 38%～54%(8 周治愈率为 60%～90%),与西咪替丁疗效近似。该药是目前预防和治疗 NSAIDs 类药物所致胃和十二指肠黏膜损伤最有效的药物,保护作用可达 67%～90%,且在 25～200μg 范围内有剂量依赖性。

【不良反应与防治】 主要是腹部痉挛性疼痛和腹泻,与食物同服可使其吸收延迟,表现为达峰时间延长,血药浓度降低,从而减少腹泻等不良反应的发生。

【药物相互作用】 抗酸药(尤其是含镁抗酸药)与本药合用会加重本药所致的腹泻、腹痛等不良反应;与保泰松合用可能发生神经系统不良反应。

【用法与注意事项】 米索前列醇为片剂,200μg/片,口服 200μg/次,4 次/d,4～8 周为 1 疗程。用药注意事项:对前列腺素类药物过敏者禁用;青光眼、哮喘患者禁用;本药对妊娠子宫有收缩作用,除用于终止早孕外,孕妇禁用;心脏、肝、肾或肾上腺皮质功能不全者禁用;脑血管或冠状动脉病变患者、低血压、癫痫患者慎用。

三、根除幽门螺杆菌的药物治疗

根除 Hp 使绝大多数消化性溃疡不再是一种慢性、复发性疾病,而是可彻底治愈。由于大多数抗生素在胃低 pH 环境中活性降低且不能穿透黏液层到达细菌,因此 Hp 感染不易清除。迄今为止,尚无单一药物能有效根除 Hp,且随着 Hp 耐药率上升,标准三联疗法(PPI+ 克拉霉素 + 阿莫西林,PPI+克拉霉素 + 甲硝唑)根除率已低于或远低于 80%,故推荐铋剂 +PPI+2 种抗菌药物组成的四联疗法。四联疗法延长疗程可在一定程度上提高疗效,故推荐疗程为 10 天或 14 天。四联疗法中抗菌药物组成的方案有 5 种,剂量及用法见表 24-4。

NOTES

表 24-4　四联方案中抗菌药物剂量和用法 [a]

方案	抗菌药物（1）	抗菌药物（2）
1	阿莫西林 1 000mg/ 次,2 次 /d	克拉霉素 500mg/ 次,2 次 /d
2	阿莫西林 1 000mg/ 次,2 次 /d	克拉霉素 500mg/ 次,1～2 次 /d
3	阿莫西林 1 000mg/ 次,2 次 /d	呋喃唑酮 100mg/ 次,2 次 /d
4a	四环素 750mg/ 次,2 次 /d	甲硝唑 400mg/ 次,2～3 次 /d
4b	四环素 750mg/ 次,2 次 /d	呋喃唑酮 100mg/ 次,2 次 /d

注:[a] 推荐四联方案:标准剂量 PPI+标准剂量铋剂(均为 2 次 /d,餐前 0.5h 服)+2 种抗菌药物(餐后即服);标准剂量 PPI:艾司奥美拉唑 20mg,雷贝拉唑 10mg(Maastricht 共识推荐 20mg)、奥美拉唑 20mg、兰索拉唑 30mg、泮托拉唑 40mg,2 次 /d;标准剂量铋剂:枸橼酸铋钾 220mg,2 次 /d。

青霉素过敏者推荐的方案为:①克拉霉素 + 左氧氟沙星(levofloxacin,L);②克拉霉素 + 呋喃唑酮;③四环素(tetracycline,T)+ 甲硝唑或呋喃唑酮(furazolidone,F);④克拉霉素 + 甲硝唑。需注意的是,青霉素过敏者初次治疗失败后,抗菌药物选择余地小,应尽可能提高初次治疗根除率。

【不良反应与防治】　短疗程根除 Hp 治疗的不良反应主要由抗生素所引起。

1. 阿莫西林　引起腹泻、恶心及呕吐等胃肠道反应及皮疹。

2. 甲硝唑　口腔异味或金属味、恶心、头痛或偶有暂时性白细胞计数降低等。

3. 呋喃唑酮　较多,包括头晕、乏力、恶心、呕吐或皮疹等。剂量大时可引起末梢神经炎,对葡萄糖 -6- 磷酸脱氢酶(G-6-PD)缺乏者可引起急性溶血反应。由于呋喃唑酮不良反应的发生率与剂量大小有关,故目前推荐的四联疗法中,呋喃唑酮总量仅 200mg/d。

第二节 ｜ 胃食管反流病的临床用药

胃食管反流病(gastroesophageal reflux disease,GERD)是指胃、十二指肠内容物反流入食管引起胃灼热感等症状,并可导致食管炎和咽、喉、气道等食管以外的组织损害。约半数胃食管反流病患者内镜下可见食管黏膜糜烂、溃疡等炎症病变,称反流性食管炎(reflux esophagitis,RE);但相当部分胃食管反流病患者内镜下无炎性食管炎表现,这类胃食管反流病称为非糜烂性胃食管反流病(non-erosive reflux disease,NERD)。

GERD 治疗原则为缓解症状、治愈食管炎、预防和治疗重要并发症、防止复发。治疗方法有保守治疗(即改变生活方式,如减肥、抬高床头、戒烟、避免睡前进食等),积极的药物治疗和介入或手术治疗等。药物治疗通过增强抗反流屏障的作用,提高食管的清除能力,改善胃排空和幽门括约肌的功能,防止十二指肠反流,抑制酸分泌,减少反流物中酸或胆汁等含量,降低反流物的损害性,保护食管黏膜,促进修复,从而达到解除症状、治疗反流性食管炎、预防并发症和防止复发等目的。

PPI 是 GERD 治疗的首选药物,在食管炎愈合率、愈合速度和反流症状缓解率方面,PPI 均优于 H_2 受体拮抗药。单剂量 PPI 治疗无效可改用双倍剂量,在使用双倍剂量 PPI 时,应分 2 次分别在早餐前和晚餐前服用。一种 PPI 无效可尝试换用另一种 PPI。PPI 疗程至少 8 周。还可选择黏膜保护剂以及促胃动力药如枸橼酸莫沙必利等。

第三节 ｜ 炎症性肠病的临床用药

炎症性肠病(inflammatory bowel disease,IBD)系由发生在结肠或小肠的慢性非特异性炎症引起,主要包括两种不同的疾病:溃疡性结肠炎(ulcerative colitis,UC)和克罗恩病(Crohn disease,CD)。

一、溃疡性结肠炎的药物治疗

溃疡性结肠炎病变主要局限于大肠黏膜与黏膜下层,以溃疡为主,多累及直肠和远端结肠,但可向近段扩展至全结肠,呈弥漫性分布,病情轻重不等,呈反复发作的慢性病程,多见于青壮年。病因和发病机制尚未明确,目前认为主要与免疫异常有关。常用治疗药物为氨基水杨酸类、糖皮质激素和免疫抑制药。

(一)氨基水杨酸类

氨基水杨酸类(aminosalicylic acids,ASA)是治疗轻度 UC 的首选药物,不同类型 ASA 制剂疗效相似,用药方案见表 24-5。

表 24-5　氨基水杨酸制剂用药方案

药名	释放特点	制剂	推荐剂量
柳氮磺吡啶	结肠释放	片剂:250mg	3~4g/d,3~4 次/d
巴柳氮钠	结肠释放	片剂:500mg 颗粒剂:750mg	1.5g/次,4 次/d 2.25g/次,3 次/d
奥沙拉秦	结肠释放	胶囊:250mg	2~4g/d,3~4 次/d
美沙拉秦 a	pH 依赖药物释放 部位:回肠末端和结肠	片剂:250mg 颗粒剂:250mg,500mg	急性发作:1g/次,4 次/d; 维持剂量:0.5g/次,3 次/d
美沙拉秦 b	纤维素膜控释时间依赖药物释放 部位:空肠、回肠、结肠	栓剂 灌肠剂 泡沫剂 凝胶剂	美沙拉秦栓剂:0.5~1g/次,1~2 次/d; 美沙拉秦灌肠剂:1~2g/次,1~2 次/d

柳氮磺吡啶(sulfasalazine,SASP)

【体内过程】　口服后小部分在胃肠道吸收,大部分未被吸收的 SASP 在回肠末端和结肠被细菌分解为 5-氨基水杨酸(5-ASA)和磺胺吡啶,残留部分自粪便排出。5-ASA 几乎不被吸收,而磺胺吡啶大部分被吸收入血并代谢为乙酰化产物从尿中排出,且可出现在母乳中,故认为 SASP 的不良反应主要由磺胺吡啶引起。

【药理作用与机制】　SASP 对炎症性肠病的治疗作用主要在于 5-ASA,而磺胺吡啶主要起载体作用,阻止 5-ASA 在胃和十二指肠吸收,仅在肠道碱性条件下,肠道细菌使重氮键破裂而释出有效成分5-ASA。5-ASA 滞留在结肠内,与肠上皮接触而发挥抗炎和免疫抑制作用,其机制可能与抑制肠黏膜局部和全身抗炎免疫反应及清除氧自由基等有关。

【临床应用与评价】　SASP 作为治疗轻至中度 UC 的主药沿用至今,也是维持缓解最有效的药物,在重度 UC 中亦作为辅助治疗。SASP 片剂除口服外,将药片研磨后加入生理盐水及激素等对左半结肠病变的患者进行灌肠治疗有较好疗效。SASP 栓剂也是有效剂型,药物可深抵直肠乙状结肠区域发挥作用。

【不良反应与防治】　不良反应较多,常见于用药的前 2~3 个月,可分为两类。一类是剂量相关性的,由于磺胺吡啶在血液中过度积聚所致,有恶心、呕吐、食欲减退、头痛、脱发、叶酸吸收不良等,多发生在口服剂量每日超过 4g 时,当剂量减少到每日 2~3g 时可改善;另一类为特异性变态反应,与剂量无关,主要有皮疹、溶血性贫血、支气管痉挛、粒细胞缺乏症、肝炎、纤维性肺泡炎、肺嗜酸性粒细胞增多症等,需要定期复查血常规和肝功能,一旦出现须改用其他药物。

【药物相互作用】　与碱化尿液药合用可增强磺胺药在尿液中的溶解度,使其排泄增多,不良反应减少;与抗凝药、苯妥英钠、口服降糖药、巴比妥类、甲氨蝶呤等合用,可竞争与血浆蛋白结合,使游离药物增多,毒性增加,需注意调整剂量;与洋地黄类或叶酸合用使其吸收减少,血药浓度降低,须随时观察洋地黄类的作用与疗效;与丙磺舒合用,会降低肾小管磺胺排泌量,致血中的磺胺浓度上升,作用延长,容易中毒。

【用法与注意事项】 应根据患者对治疗的反应情况以及对药物的耐受性来决定 SASP 的服用剂量。初始剂量为 0.5g/次,2 次/d,无明显不良反应者每 1～2 天加 0.5g,至 3～4g/d,维持 2～3 周,无效再增至 4～5g/d,疗程 8 周,然后减量至 2g/d,维持 6～12 个月。

注意事项:SASP 片剂应与饭同服,应用肠溶片能降低胃肠道不良反应的发生率。禁用于磺胺及水杨酸过敏者,对呋塞米、磺酰类药物、噻嗪类利尿药、碳酸酐酶抑制药过敏者,对本品也会过敏;应慎用于血小板或粒细胞减少、肠道或尿路阻塞、葡萄糖-6-磷酸脱氢酶缺乏、肝肾功能不全者。治疗过程中还应注意:①治疗前作全血检查,以后每个月复查一次;②尿液检查,观察有无磺胺结晶,长期服用可出现尿路结石。

5-氨基水杨酸(5-ASA)

5-ASA 为 SASP 的有效成分,但口服 5-ASA 后迅速从小肠吸收,无足量药物到达结肠,难以产生疗效,故 5-ASA 微粒多采用高分子材料包裹,增加其到达病变局部而发挥治疗作用。5-ASA 不良反应明显减少,但价格昂贵,主要应用于磺胺过敏者和 SASP 有严重不良反应者。新型 5-ASA 类药物有:

1. 以无不良反应的载体取代磺胺吡啶 如以 1 分子 4-氨基苯丙氨酸与 5-ASA 结合而构成巴柳氮(balsatazide)。

2. 双分子 5-ASA 缩合物 奥沙拉秦(olsalazine)口服后在结肠可分解成 2 个 5-ASA 分子。

3. 缓释或控释剂型 采用高分子材料膜包裹 5-ASA 微粒制成的缓释片或控释片,可在限定时间内或 pH 环境中于远端回肠和结肠释放出 5-ASA。此类制剂统称为美沙拉秦(mesalazine)。

4. 5-ASA 灌肠剂和肛栓剂 适用于病变在远端结肠者,常与口服制剂并用,药效较各类制剂单用更好。

(二) 糖皮质激素

糖皮质激素可抑制磷脂酶 A_2,减少白介素-1(IL-1)、白三烯及血小板活化因子(PAF)等介质生成,从多个步骤减轻炎症性肠病的炎症反应,同时缓解毒性症状,近期疗效较好,主要用于 SASP、5-ASA 疗效不佳者(一般 2～4 周)及重症急性发作期或暴发型患者。长期应用易产生不良反应,如情绪改变、向心性肥胖、满月脸、高血压等,且不能防止复发,故症状好转后应逐渐减量直至停药。

新型糖皮质激素类药物分子量大、局部浓度高,吸收后经肝脏迅速清除的药物,可达到局部抗炎作用强而全身不良反应少的目的。代表药物为布地奈德(budesonide)和间苯磺酸泼尼松龙(prednisolone metasulphobenzoate)。布地奈德与类固醇受体结合能力较泼尼松强 15 倍,抗炎作用强,口服后其前体形式可达回肠各段,吸收后迅速被肝脏完全代谢,仅 10% 进入循环;结肠给药后直接经门静脉至肝脏被清除,从而避免了全身不良反应,且局部活性较高,有利于左半结肠病变的局部应用。口服该药控释剂可选择性地在末段回肠和回盲部发挥抗炎作用,不良反应发生率低于 30%。一般口服用量为 9mg/d,疗程可较泼尼松等一般糖皮质激素类制剂长,甚至主张用于维持治疗。

(三) 免疫抑制药

这类药物可通过干扰嘌呤的生物合成,或作用于免疫反应的某一环节而治疗炎症性肠病。常用药物有硫唑嘌呤(azathioprine)、6-巯基嘌呤(mercaptopurine,6-MP)、甲氨蝶呤(methotrexate,MTX)和环孢素(ciclosporin),用于治疗氨基水杨酸类和糖皮质激素无效的顽固性溃疡性结肠炎,可减少糖皮质激素的用量,但一般用药 3～6 个月才显效,限制了其临床应用。

免疫抑制药的不良反应较多,包括恶心、呕吐等胃肠道反应,骨髓抑制引起的白细胞减少,皮疹、变态反应性发热和肝功能异常,少数人用药后发生胰腺炎。长期用药有引起皮肤肿瘤和恶性淋巴瘤的报道。不良反应与剂量和变态反应有关,一般来说,当减少剂量或停药后不良反应可消失。用药过程中应严密观察患者的血常规、肝功能变化。

用法:6-MP 从 50mg/d 开始,逐渐增加至 2mg/(kg·d)维持;硫唑嘌呤从 50mg/d 开始,逐渐增加至 2.5mg/(kg·d)维持;甲氨蝶呤从每周 25mg 开始,肌内注射,2 个月后改为每周 10~15mg,口服;环孢素 5~7.5mg/(kg·d),口服,疗程 1 年。

(四)生物制剂

英夫利西单抗(infliximab,IFX)和瑞莎珠单抗(risankizumab)

IFX 是一种抗肿瘤坏死因子单克隆抗体,瑞莎珠单抗是一种针对人 T 细胞介导的炎症反应的生物制剂,属于白介素 -23 的单克隆抗体。当激素及上述免疫抑制药治疗无效或激素依赖不能耐受时,可考虑采用生物制剂治疗。目前,临床主要用于治疗克罗恩病,溃疡性结肠炎方面的应用较少。

二、克罗恩病的药物治疗

克罗恩病(CD)以非干酪性肉芽肿性炎症为特征,病变部位多在末段回肠,其次为结肠,亦可累及消化道其他部位,呈局限性或节段性分布,病程多迁延,呈发作、缓解交替出现,重症者迁延不愈,常伴有各种并发症,预后不良。尽管克罗恩病与溃疡性结肠炎(UC)的临床表现有所不同,但在病因和发病机制上有许多相似之处,因而治疗多采用同类药物。药物治疗方案的选择与应用如下:

1. **不同部位 CD 的分级治疗方案** 结肠型 CD 首选氨基水杨酸类药物,无效者换用或加用糖皮质激素;小肠型或回肠型 CD 首选糖皮质激素,可同时用氨基水杨酸类制剂,无效者可试用硫唑嘌呤和甲硝唑,若仍无效,可手术治疗。

2. **不同严重程度 CD 治疗方案的选择** 轻度病例可用氨基水杨酸类药物和甲硝唑;中度病例口服糖皮质激素 7~28 天;无效者换用硫唑嘌呤或 6- 巯基嘌呤,若仍无疗效,可改为甲氨蝶呤等药物;重度病例则应静脉使用糖皮质激素和/或环孢素,给予胃肠外营养,必要时考虑手术治疗。

3. **生物制剂** 当激素及上述免疫抑制药治疗无效或激素依赖不能耐受时,可考虑 IFX 和瑞莎珠单抗治疗;重度活动性 CD 患者,可在激素治疗无效时使用,也可一开始就使用。

第四节 │ 胆道疾病的临床用药

胆道疾病多数需外科手术治疗,但对胆系结石、慢性胆囊炎等疾病可采用药物溶石或利胆消炎治疗。这类药物主要是通过促进胆汁分泌、降低胆汁中胆固醇饱和度,或是增强胆囊收缩、舒张奥迪括约肌等而发挥作用。

一、急性胆囊炎的药物治疗

急性胆囊炎是指由于胆囊管阻塞、细菌感染或反流入胆囊的胰液的化学刺激引起的胆囊急性炎症性疾病,临床上以发热、右上腹痛、压痛、呕吐伴有白细胞增多为常见表现,是外科急腹症之一,约 95% 的患者合并有胆囊结石,称为结石性胆囊炎,5% 的患者未合并胆囊结石,称为非结石性胆囊炎。初次发作或无明显急症手术指征者,以药物治疗为主。经内科保守治疗后有 80%~90% 可消除炎症,病情好转或痊愈;10%~20% 患者需手术治疗。

1. 解痉、镇痛 可给予 33% 硫酸镁 10～30ml 口服,或单用解痉药物阿托品 0.5mg,或山莨菪碱 10mg 肌内注射,以解除奥迪括约肌痉挛。如疼痛剧烈可给予哌替啶、可待因等镇痛药,但必须排除胆囊穿孔等外科情况,以免掩盖病情。不宜单独使用吗啡,因其能使胆总管括约肌痉挛,增加胆道内压力,进一步加重病情。

2. 抗菌治疗 有白细胞计数增高、发热,或出现并发症时应及时控制感染。抗生素的选择必须考虑下列因素:①胆道感染的细菌种类;②细菌对抗生素的敏感性;③胆汁中抗生素药动学参数;④抗生素的毒副作用;⑤药物经济学。

由于胆道感染菌群的变迁和抗药性的增加,给用药方案的选择增加了困难。在我国引起胆道系统感染的致病菌中,革兰氏阴性细菌约占 2/3,前 3 位依次为大肠埃希菌、铜绿假单胞菌、肺炎克雷伯菌。轻度急性胆囊炎如需抗菌药物治疗,应使用单一抗菌药物,首选头孢菌素(如头孢呋辛酯或头孢拉定等)或氟喹诺酮类药物(如左氧氟沙星);中度急性胆囊炎,首选含 β- 内酰胺酶抑制药的复合制剂或者氧头孢烯类药物;重度急性胆囊炎常为多重耐药菌感染,一般需要几种抗生素联合治疗,如使用"金三联"(甲硝唑,氨苄西林,庆大霉素)。

二、慢性胆囊炎的药物治疗

慢性胆囊炎是由急性胆囊炎反复发作或胆固醇代谢紊乱等所引起,90%～95% 的患者伴有胆囊结石、上腹部不适和消化不良等症状。慢性胆囊炎若有多次发作,尤其伴有结石者,应行胆囊切除术。非手术治疗主张低脂、低热量饮食,消炎利胆,必要时进行溶石治疗。

1. 利胆药 系指对肝细胞有直接作用,促进胆汁分泌与胆囊排空的药物,增加胆汁排出量,并能刺激十二指肠黏膜,反射性引起胆囊收缩,松弛胆总管括约肌,促进胆囊排空,消除胆汁淤积和胆道炎症的药物。常见利胆药见表 24-6。

表 24-6　常见利胆药

药名	作用机制及应用	用法	注意
苯丙醇 (phenylpropanol)	促进胆汁分泌,增加肝脏血流量,改变胆汁稠度;松弛奥迪括约肌,促进胆道小结石排出。用于治疗胆囊炎、胆石症和胆道感染等	口服 0.1～0.2g/ 次,3 次 /d,餐后服	肝性脑病、胆道阻塞性黄疸者禁用;过敏者禁用
亮菌甲素 (armillarisin A)	促进胆汁分泌,松弛胆管末端括约肌,调节胆道系统压力。用于治疗急性胆囊炎、慢性胆囊炎的急性发作	肌内注射 1～2mg/ 次,2～4 次 /d,疗程为 10 日左右;口服 10～40mg/ 次,3 次 /d,2～3 个月为一疗程	严重胆道梗阻者禁用
羟甲香豆素 (hymecromone)	利胆作用明显,舒张奥迪括约肌,增加胆汁分泌、加强胆囊收缩和抑菌等,有利于结石排出。用于胆石症、胆囊炎、胆道感染、胆囊术后综合征等	口服:每次 400mg,3 次 /d,或每次 800～1 200mg,于饭前服用	个别患者有头晕、腹胀、胸闷、皮疹、腹泻等,停药后消失,重新用药时由低剂量开始逐渐加至所需剂量。肝功能不全及胆道梗阻者慎用
羟甲烟胺 (nicotinylmethylamide)	具有利胆保肝作用,对胆道、肠道细菌均有抑制作用。用于胆囊炎和胆管炎、肝炎后胆汁分泌或排泄障碍、胆石症等	口服 1g/ 次,3 次 /d,连服 2～4 日后,改为每日服 2g,分 2～3 次服;静脉注射给药时应稀释后缓慢推注	肝功能严重缺陷、胆道梗死、胆囊积脓、肝性脑病者禁用

续表

药名	作用机制及应用	用法	注意
茴三硫 （anethol trithione）	促进胆汁、胆酸和胆色素的分泌，升高还原型谷胱甘肽，增强肝脏解毒功能。用于治疗胆囊炎、胆结石、急慢性肝炎	口服：12.5～25mg/次，3 次/d	长期服用可致甲状腺功能亢进。胆道阻塞患者忌用。如出现荨麻疹样红斑，应即停药，可消失
阿嗪米特（azintamide）	常用含阿嗪米特和胰酶的复方阿嗪米特肠溶片。阿嗪米特可促进胆汁分泌，胰酶可用于改善碳水化合物、脂肪、蛋白质的消化与吸收，恢复机体的正常消化功能	口服：1～2 片/次，3 次/d，餐后服用	胆管阻塞患者及肝功能障碍患者禁用

2. 溶石治疗　口服熊去氧胆酸、鹅去氧胆酸溶石，但疗效不肯定。近年来，通过逆行胰胆管造影放置鼻胆管，从鼻胆管内直接将溶石药注入胆管及胆囊内，可提高疗效，但疗程较长，费用也较昂贵。

3. 驱虫治疗　有蛔虫感染者可行驱虫治疗。如左旋咪唑，成人 100～150mg，儿童 3mg/kg 睡前顿服。

三、胆石症的药物治疗

胆石症（cholelithiasis）是指胆道系统（包括胆囊和胆管）任何部位发生结石而引起的疾病，以女性多见，男女之比约为 1：2。口服药物消除或溶解胆结石的方法，已成为临床治疗的重要手段。目前常用的溶胆石药物有熊去氧胆酸和鹅去氧胆酸等，统称为胆酸疗法。胆酸疗法可将过饱和的胆汁转变为不饱和的胆汁，增加胆固醇的转运能力，并溶解结石表面的胆固醇。主要用于单纯或以胆固醇为主的结石，对胆石直径＜1cm、胆囊收缩功能良好的老年患者尤为适用。

熊去氧胆酸（ursodeoxycholic acid，UDCA）

【体内过程】　UDCA 呈弱酸性，口服后通过被动扩散而迅速吸收，经肝脏时被摄取 50%～60%，仅少量药物进入体循环，血药浓度很低。口服后 1h 和 3h 出现 2 个血药浓度峰值，$t_{1/2}$ 为 3.5～5.8 天。UDCA 的作用并不取决于血药浓度，而与胆汁中的药物浓度有关，当给药剂量超过 10～12mg/（kg·d）时，UDCA 在胆汁中达稳态浓度。UDCA 在肝内与甘氨酸或牛磺酸迅速结合，从胆汁中排入小肠，一部分水解为游离型参加肝肠循环，另一部分转化为石胆酸被硫酸化，从而降低其潜在的肝毒性。

【药理作用与机制】　UDCA 可促进胆汁分泌，胆汁酸分泌均值可由每小时 1.8mmol 增至 2.24mmol。可抑制胆固醇合成酶，减少胆固醇的生成，增加胆固醇在胆汁中的溶解度，防止胆固醇结石的形成。此外，UDCA 还具有拮抗疏水性胆酸的细胞毒作用以及免疫调节作用等。

【临床应用与评价】　UDCA 适用于不宜手术治疗的胆固醇性胆结石，且结石位于胆囊内，直径＜1cm，未发生钙化且胆囊收缩功能良好者。本品在体内溶解胆固醇结石的效果优于鹅去氧胆酸，溶石率一般为 1mm/月，不但起效快，治疗时间短，而且耐受性好。结石大小与溶石成功率密切相关，直径＜5mm 者为 70%，5～10mm 者为 50%。UDCA 不能溶解胆色素结石、混合结石及不透过 X 线的结石。溶石后每年复发率为 10% 左右，可继续用 UDCA 300mg/d 预防结石复发。本品耐受性和安全性较好，是溶解胆结石以及治疗原发性胆汁性肝硬化（PBC）的首选药物。

【不良反应与防治】　发生率较低，一般不引起腹泻，其他偶见便秘、过敏、瘙痒、头痛、头晕、胃痛、胰腺炎及心动过缓等。

【药物相互作用】　考来烯胺、硫糖铝和抗酸药可以在肠中与 UDCA 结合,从而阻碍吸收,故不宜同时服用;UDCA 可增加环孢素的小肠吸收,同时服用时需调整环孢素的用量。

【用法与注意事项】　口服 8~16mg/(kg·d)或 250~500mg/d,于晚餐时顿服或分 2 次服用,疗程至少 2~3 个月,一般需 1~2 年。若治疗中反复胆绞痛发作,症状无改善甚至加重,或出现明显结石钙化现象时应终止治疗,并进行外科手术。UDCA 必须在医生监督下使用,并定期检查肝功能。禁用于急性胆囊炎、胆管炎、胆道完全梗阻和严重肝功能减退患者。孕妇及哺乳期妇女不宜服用。

鹅去氧胆酸(chenodeoxycholic acid,CDCA)

CDCA 为 UDCA 的异构体,溶石机制及功效与 UDCA 基本相同。由于其服药量大,耐受性差,腹泻发生率高,并且对肝脏有一定毒性,目前已少用。

第五节 │ 肝脏疾病的临床用药

一、非病毒性肝炎的药物治疗

非病毒性肝炎是指非病毒引起的肝炎,常见的有酒精性、药物性、自身免疫性、胆汁淤积型、脂肪肝、中毒性、寄生虫性肝炎等。这类肝炎不需要抗病毒治疗,根据病因、病情不同,采用不同的治疗方法。

(一)治疗原则

1. 病因治疗　病因明确者应首先消除致病因素,如酒精性肝炎和脂肪肝应戒酒,药物性肝炎及时撤除致病药物,患者肝功能多可恢复。另有 1/3 的患者致病原因未明。

2. 营养治疗　早期给予低脂、低胆固醇饮食,长期胆汁淤积者可补充维生素 K、维生素 A、维生素 D 及 ATP、辅酶 A,高糖、高蛋白饮食,维持热量。

3. 症状治疗

(1)黄疸:应用糖皮质激素,有效率为 60% 左右;应用苯巴比妥,有效率可达 70% 左右,尤其对药物性肝内胆汁淤积和肝炎后残留黄疸疗效更好。应用胰高血糖素-胰岛素疗法,可使胆汁流量增加,治疗期间及时检查血糖、尿糖及电解质。

(2)瘙痒:重者用肥皂水及 2% 硫酸镁液洗涤,口服考来烯胺 6~10g/d,还可给予地西泮、东莨菪碱、苯巴比妥等镇静药。

4. 药物治疗　主要有保护肝细胞,调节免疫功能,抗脂肪肝以及使用大环内酯类抗生素等。另外,根据中医的辨证,可选用清热解毒、通腑利胆、凉血活血及温阳利湿等中药治疗。

(二)保肝药物

1. 联苯双酯(bifendate,biphenyldicarboxylate)　具有降低血清丙氨酸转氨酶(ALT)活性作用,降酶速度快、幅度大,但停药后易反弹,且对肝脏的病理改变无显著改善作用。适用于慢性迁延性肝炎患者,肝炎后肝硬化而有血清 ALT 持续升高的患者以及由化学毒物或药物引起的 ALT 升高者。

2. 甘草酸二铵(diammonium glycyrrhizinate)　具有一定的抗炎、保护肝细胞膜及改善肝功能的作用。适用于伴有 ALT 升高的急、慢性肝炎。

3. 促肝细胞生长素(hepatocyte growth-promoting factor)　用于重型肝炎、肝衰竭早期或中期、慢性肝炎活动期、肝硬化的辅助治疗。

4. 谷胱甘肽(glutathione)　能参与体内三羧酸循环及糖代谢,促进胆酸代谢,促进有毒物质排出,具有解毒功能。对各种原因引起的肝损伤具有保护作用。

5. **门冬氨酸钾镁**（potassium magnesium aspartate） 有降低胆红素、退黄作用,同时降低血中氨和二氧化碳的含量。主要用于急性黄疸性肝炎、肝细胞功能不全,也可用于其他急慢性肝病。

6. **多烯磷脂酰胆碱**（polyene phosphatidylcholine） 可修复受损的肝细胞膜/细胞器膜及恢复膜功能的物质,可提供人体的内源性磷脂,改善和恢复线粒体、内质网和高尔基体等细胞器功能。适用于肝炎、脂肪肝、肝硬化等各种类型肝病。

7. **三磷酸腺苷二钠**（adenosine disodium triphosphate） 属辅酶类药物,参与体内脂肪、蛋白质、糖类、核酸以及核苷酸的代谢。用于因组织损伤、细胞酶活力下降所致的各种疾病,包括急、慢性肝炎、肝硬化等。

（三）糖皮质激素

常用泼尼松（prednisone）、泼尼松龙（prednisolone）等。对肝脏有多种作用,包括促进肝脏蛋白质合成,刺激肝内糖原异生,增强肝糖原沉积,增加脂肪分解,促进胆汁分泌,使血清胆红素下降,有退黄利胆作用。药理剂量的糖皮质激素还具有抗炎、免疫抑制及稳定肝细胞溶酶体膜的作用。主要用于自身免疫性慢性活动性肝炎患者,以及急性重症肝炎、急性淤胆型肝炎的辅助治疗。

（四）抗脂肪肝药物

脂肪肝是由多种疾病和病因引起的肝脏脂肪性病变,当肝脏对脂肪合成的能力增加和/或转运入血的能力下降时,脂类物质（主要为甘油三酯）在肝内蓄积过多,超过肝脏重量的 5%,或组织学上50% 以上的肝实质脂肪化时,即为脂肪肝。单纯的肝脂肪变性通常是一个良性的过程,但伴随着肝细胞的损伤和炎症,脂肪肝可发展成为脂肪性肝炎,进而导致肝纤维化和肝硬化。除了注意饮食和运动、去除病因和治疗原发病外,目前尚无特效药,多使用多烯磷脂酰胆碱等能减少肝脏脂肪沉积的药物进行对症治疗。

调节血脂药包括胆汁酸结合树脂类（如考来烯胺、考来替泊）、烟酸及其衍生物类（如烟酸、阿昔莫司）、他汀类（如洛伐他汀、辛伐他汀）和苯氧酸类（如吉非贝齐、苯扎贝特）。可通过不同途径降低血浆血脂水平,使肝内的脂肪沉积得到改善。适用于脂肪肝伴有高脂血症。

二、肝硬化的药物治疗

肝硬化是慢性肝炎和肝纤维化发展的结果。药物治疗除保肝护肝与抗纤维化外,主要是治疗其并发症。乱用药物反而会加重肝脏负担,不仅对肝脏恢复不利,还会加速肝硬化的发展以及并发症的出现。

（一）治疗原则

1. **注意休息和饮食调节** 肝硬化患者尤其是肝硬化失代偿期的腹水患者,更应该卧床休息。饮食应以高蛋白、高热量的食物为主,多吃含大量维生素的蔬菜水果,不吃高脂肪和高铜食物。优质高蛋白饮食可以减轻体内蛋白质分解,促进肝脏蛋白质的合成,维持蛋白质代谢平衡。合理饮食及营养,有利于恢复肝细胞功能,稳定病情。如肝硬化的肝功能显著减退或有肝性脑病先兆时,应严格限制蛋白质食物。

2. **改善肝功能** 肝硬化中的转氨酶及胆红素异常多揭示肝细胞损害,应按照肝炎的治疗原则给予中西药结合治疗中期肝硬化。中期肝硬化患者合理应用维生素 B、维生素 C、茵栀黄、黄芪、丹参、冬虫夏草、灵芝及猪苓多糖等药物。

3. **抗肝纤维化治疗** 应用黄芪、丹参、促肝细胞生长素等药物治疗肝纤维化和早期肝硬化,取得较好效果。秋水仙碱（colchicine）抗肝纤维化对中期肝硬化也有一定效果。

4. **积极防治并发症** 中期肝硬化失代偿期并发症较多,可导致严重后果。对于食管-胃底静脉曲张、腹水、肝性脑病、并发感染等并发症,应根据患者的具体情况,选择行之有效的方法预防和治疗。

5. **肝移植** 曾一度被认为是治疗肝硬化最佳方法,但肝硬化患者多,肝源紧缺,加之肝移植后需要长期服用抗排斥药物,无法减轻痛苦。据世界卫生组织统计,移植肝只能延长 3 年左右的生命,并不是完全根治。

(二)门静脉高压症的药物治疗

在确诊的肝硬化患者中,80% 以上都有门静脉高压症的临床表现,食管静脉曲张可高达 50% 以上,无食管静脉曲张患者随病程推移亦有发生静脉曲张的危险性。食管静脉曲张破裂出血是门静脉高压症的严重并发症,死亡率极高,而再出血率及再出血病死率亦相当高。治疗药物主要为血管活性药物,通过调节过多的内脏循环血液,降低门静脉和曲张静脉的压力,从而减低曲张静脉的血管壁张力,达到对食管静脉曲张出血治疗和对再出血预防的目的。

1. 血管收缩药　通过降低内脏动脉血流而降低门静脉压力,常用药物有血管升压素、生长抑素、β 受体拮抗药等。

（1）特利加压素(terlipressin):是血管升压素(vasopressin,VP)的类似物。

（2）奥曲肽(octreotide):是人工合成的 8 肽,具有与天然生长抑素(somatostatin,SS)相同的生物活性,生物半衰期较 SS 长 30 倍。

（3）β 受体拮抗药:以普萘洛尔(propranolol)为代表,新型非选择性药物有纳多洛尔(nadolol)、甲吲洛尔(mepindolol)、索他洛尔(sotalol)等。$β_1$ 受体选择性药物为阿替洛尔(atenolol)、美托洛尔(metoprolol),但作用弱于普萘洛尔。目前,非选择性 β 受体拮抗药是否应用于较小的食管静脉曲张者具有争议,仅在出血风险较大的轻度食管静脉曲张患者中推荐使用非选择性 β 受体拮抗药。

2. 血管扩张药　通过减低肝内和/或肝外阻力而降低门静脉压力,减少门静脉血流,药物包括有机硝酸酯类、钙通道阻滞药、α 受体拮抗药、5- 羟色胺(5-HT)受体拮抗药等。

（1）有机硝酸酯类:常用药物有硝酸甘油(nitroglycerin,NTG)、硝酸异山梨酯(isosorbide dinitrate,ISDN)、单硝酸异山梨酯(isosorbide mononitrate,ISMN)等。但由于此类药物不良反应较多,因此不推荐单独使用硝酸酯或联合使用非选择性 β 受体拮抗药。

（2）钙通道阻滞药:常用的有维拉帕米(verapamil)、硝苯地平(nifedipine)、桂利嗪(cinnarizine)。

（3）α 受体拮抗药:常用药物有酚妥拉明(phentolamine)、哌唑嗪(prazosin)、酚苄明(phenoxy-benzamine)。

3. 联合用药　肝硬化门静脉高压机制复杂,单一用药降压作用较小,且易出现副作用。联合用药常能增强降压作用,且能减少不良反应的发生。常用联合用药方案:①缩血管药 + 扩血管药,如血管升压素 + 硝酸甘油或硝普钠(sodium nitroprusside)或酚妥拉明;②硝酸酯类 + 胃肠动力药,如硝酸甘油 + 甲氧氯普胺(metoclopramide);③硝酸酯类 + 利尿药,如单硝酸异山梨酯 + 螺内酯(spironolactone)。

(三)肝性脑病的治疗药物

肝性脑病(肝昏迷)是急性肝衰竭时常见的一组严重的临床综合征,也是肝硬化的主要并发症之一。其特点为进行性神经精神变化,从性格改变、嗜睡,很快进入意识障碍和昏迷。肝性脑病的发病机制尚未完全阐明,一般认为是多种因素综合作用的结果,包括血氨增高(氨中毒)、细菌感染与炎症反应、脑内假性神经递质增加及氨基酸代谢障碍(血浆芳香氨基酸浓度升高,而支链氨基酸则下降)等因素。药物治疗主要包括:①降血氨药,如乳果糖。②肠道非吸收抗生素,可减少肠道中产氨细菌的数量,如万古霉素,甲硝唑等,但对其长期使用的风险和细菌的耐药性存在很大质疑;非氨基糖苷类抗生素利福昔明(rifaximin)-α 晶型是利福霉素的衍生物,肠道几乎不吸收,可广谱、强效地抑制肠道内细菌生长,已被美国 FDA 批准用于治疗肝性脑病,口服剂量为 550mg,每日 2 次,我国批准剂量为400mg/次,每 8h 口服 1 次。③支链氨基酸,可纠正氨基酸失衡,对轻微型肝性脑病患者有改善作用,可用于肝性脑病患者营养补充。④调节神经递质的药物:如左旋多巴,可用于治疗伴有共济失调的肝性脑病患者。

(郭秀丽)

思考题

1. 治疗消化性溃疡的药物分类及代表药有哪些？
2. 试述目前用于治疗胃食管反流病的药物种类及疗效。
3. 常用的利胆排石药有哪些？应用药物排石的适应证是什么？
4. 非病毒性肝炎的药物治疗原则及常用的保肝药物有哪些？
5. 治疗门静脉高压症的药物有哪些？
6. 试述肝性脑病治疗药物的种类及作用机制。

思考题解题思路

本章目标测试

本章思维导图

第二十五章 | 内分泌及代谢性疾病的临床用药

本章数字资源

内分泌系统通过内分泌腺及分泌细胞所分泌的激素实现对机体的调节作用;新陈代谢通过合成代谢与分解代谢及其平衡,为机体的生存、活动及生长发育、生殖等提供物质与能量。当内分泌系统或代谢的某些环节功能亢进或减弱时,则可引起内分泌及代谢性疾病。本章重点介绍临床常见的糖尿病、骨质疏松症和甲状腺功能亢进症治疗药物的作用、作用机制、选药原则及应用注意事项等。

第一节 | 糖尿病的临床用药

一、概述

糖尿病是一组由多种病因所引起胰岛素分泌绝对或相对不足和/或其作用障碍,导致以高血糖为特征的代谢性疾病,一般为遗传因素和环境因素共同作用的结果。长期碳水化合物、脂肪及蛋白质代谢紊乱,可引起多饮、多尿、多食及体重减轻;继之可出现酮症酸中毒、高渗性非酮症性糖尿病昏迷和各种感染等急性并发症,以及肾病、视网膜病变、动脉粥样硬化和神经病变等慢性并发症。1999 年美国糖尿病协会的国际专家委员会公布了糖尿病新的诊断标准和分型建议,将糖尿病分为以下 4 种类型:①1 型糖尿病(diabetes mellitus type 1,T1DM);②2 型糖尿病(diabetes mellitus type 2,T2DM);③特殊类型糖尿病;④妊娠糖尿病。

1 型糖尿病多为胰岛素分泌绝对不足而引起的代谢紊乱,可能是自身免疫等因素导致胰岛 β 细胞的破坏。1 型糖尿病多发生于儿童和青少年,起病急,症状较明显,病情较重,易发生酮症酸中毒。临床检验可见空腹及糖刺激后胰岛素峰值均低于正常值。治疗需给予外源性胰岛素控制血糖水平而维持生命。

2 型糖尿病是由于胰岛素抵抗及胰岛素进行性分泌不足引起的代谢紊乱,占糖尿病患者的90%~95%。2 型糖尿病多发生于中老年人,起病缓慢,病情较轻且不典型,可因出现糖尿病的并发症而就诊,较少发生酮症酸中毒,但在感染、手术、创伤等应激情况下仍可出现。临床检查空腹及葡萄糖刺激后血浆胰岛素水平正常、轻度降低或偏高,葡萄糖刺激后胰岛素高峰延迟出现。部分患者采用生活方式干预和口服降糖药治疗可使血糖得到理想控制,部分患者需用胰岛素控制高血糖。

糖尿病诊断后治疗的最终目标是控制血糖,通过糖尿病教育、医学营养治疗、运动疗法、血糖监测及药物治疗等,可消除高血糖症状,纠正代谢紊乱,预防或延缓并发症的发生,提高患者的生活质量。

二、胰岛素

胰岛素是胰岛 β 细胞合成分泌的一种多肽类激素,由 51 个氨基酸组成,其分子结构是由 A、B 两条多肽链通过二硫键连接而成。胰岛素在 1921 年首次从胰腺组织制备,并于 1922 年成功用于治疗第一例糖尿病患者,开创了糖尿病治疗的先河。目前应用的胰岛素依据来源及化学机构可分为动物胰岛素、人胰岛素和胰岛素类似物;依据起效快慢、活性达峰时间及作用持续长短(表 25-1),胰岛素及胰岛素类似物分为以下 5 类:

1. 速效胰岛素类似物   如门冬胰岛素和赖脯胰岛素等。该类胰岛素类似物起效快,持续时间短,一般皮下注射门冬胰岛素 10~15min 起效,高峰时间 1~2h,药效维持时间 4~6h。赖脯胰岛素

表 25-1　常用胰岛素制剂的作用特点

胰岛素制剂类型	起效时间	高峰时间 /h	作用持续时间 /h
速效胰岛素类似物（门冬胰岛素）	10～15min	1～2	4～6
速效胰岛素类似物（赖脯胰岛素）	10～15min	1～1.5	4～5
短效胰岛素（RI）	15～60min	2～4	5～8
中效胰岛素（NPH）	2.5～3.0h	5～7	13～16
长效胰岛素（PZI）	3～4h	8～10	长达 20
长效胰岛素类似物（甘精胰岛素）	2～3h	无峰	长达 30
预混胰岛素（50R）	30min	2～3	10～24

10～15min 起效,1～1.5h 达高峰,持续 4～5h。临床使用时需注意,药物注射后 10min 内需进餐,以免出现低血糖。

2. 短效胰岛素　即普通胰岛素(regular insulin,RI)。该类胰岛素皮下吸收较快,起效时间和持续时间均较短,皮下注射 15～60min 起效,高峰浓度在 2～4h,持续时间 5～8h。此类胰岛素可用于静脉注射,应注意配伍禁忌。

3. 中效胰岛素　有中性低精蛋白胰岛素(neutral protamine hagedorn insulin,NPH)等,皮下注射后吸收的速度缓慢,维持时间较长,皮下注射 2.5～3.0h 起效,高峰浓度在 5～7h,持续时间 13～16h。

4. 长效胰岛素及胰岛素类似物　包括精蛋白锌胰岛素(protamine zinc insulin,PZI)和长效胰岛素类似物甘精胰岛素(insulin glargine)等。前者起效时间 3～4h,高峰时间 8～10h,持续时间长达20h;甘精胰岛素是临床常用的长效胰岛素类似物,无显著峰值,模拟正常人生理性基础胰岛素分泌,可维持长达 30h,起效时间为 2～3h。

5. 预混胰岛素及预混胰岛素类似物　将短效胰岛素 RI 与低精蛋白胰岛素 NPH 按照一定比例混合,如临床将 30% 短效胰岛素与 70% 低精蛋白胰岛素混合制备预混 30R;或将等量短效胰岛素与低精蛋白胰岛素混合应用制备预混 50R。此类胰岛素多为短效或超短效胰岛素与中效胰岛素按一定比例预混而成,因此具有快速降糖且作用时间长的特点,临床应用较为广泛,注意使用前应混匀。

【体内过程】　胰岛素多采用皮下注射方式给药,短效和速效制剂可静脉注射给药。吸收快、代谢快,V_d/F 为 0.6L/kg,$t_{1/2}$ 为 9min,作用可维持数小时。血浆蛋白结合率为 1%～10%。主要在肝脏代谢,少部分经肾脏降解,组织中的胰岛素经胰岛素酶和谷胱甘肽胰岛素脱氨酶灭活。

【药理作用与机制】　胰岛素具有调节机体代谢和细胞生长增殖的生物学效应。

1. 对机体代谢的影响

(1)糖代谢:胰岛素促进葡萄糖在细胞膜的主动转运,通过增加糖酵解中关键酶的活性加速葡萄糖的氧化和酵解;激活磷酸二酯酶,降低细胞内 cAMP 水平,从而活化糖原合成酶,增加糖原合成,抑制糖原分解和糖异生。胰岛素是体内唯一降低血糖水平的激素。

(2)脂肪代谢:胰岛素能促进脂肪合成,通过提供脂肪酸和 α-磷酸甘油合成甘油三酯的原料,将葡萄糖的能量贮存于脂肪细胞;降低脂肪酶活性,抑制脂肪分解,减少游离脂肪酸和酮体的生成,并增加脂肪酸的转运,使其利用增加。

(3)蛋白质代谢:胰岛素促进蛋白质合成的各环节,且抑制蛋白质的分解,抑制氨基酸转变为葡萄糖。

2. 促生长作用　胰岛素通过直接作用和间接作用而发挥促细胞生长效应。胰岛素与胰岛素受体结合而发挥作用。胰岛素受体为具有酪氨酸蛋白激酶活性的跨膜糖蛋白,由 2 个 α 亚单位和 2 个

β亚单位组成,当胰岛素与其受体 α 亚基结合后,同时激活 β 亚基的酪氨酸蛋白激酶,引起 β 亚基的自身磷酸化和胞内其他蛋白的酪氨酸残基磷酸化,启动磷酸化连锁反应,如激活磷脂酰肌醇 -3 激酶(phosphatidylinositol-3 kinase,PI3K)等信号途径,引起生物学效应。

【临床应用与评价】　对于 1 型糖尿病患者,胰岛素替代治疗起病即需应用,且需终身应用。患者应在医学营养治疗和运动疗法的基础上,给予胰岛素治疗。理想的胰岛素治疗应最大限度地模拟内源性胰岛素分泌模式,从小剂量开始逐渐调整至合适剂量,从而有效地控制血糖。

2 型糖尿病出现以下情况时,应及时给予胰岛素治疗:①新诊断 2 型糖尿病有明显高血糖、酮症酸中毒等患者;②新诊断糖尿病分型不明确者;③2 型糖尿病经生活方式干预和口服降糖药规范治疗后血糖控制仍未达标者;④2 型糖尿病患者出现急性应激情况;⑤2 型糖尿病患者出现原因不明的体重减轻者。

【不良反应与防治】

1. **低血糖反应**　为最常见和严重的不良反应,由胰岛素过量或进食量少所致,轻者出现饥饿感、头晕、出汗和心悸等症状,重者出现烦躁、惊厥甚至昏迷。为防止低血糖症的严重后果,应随时携带含糖食物,严重者可静脉注射 50% 葡萄糖或高渗葡萄糖注射液。

2. **过敏反应**　胰岛素过敏反应多为局部反应,轻微而短暂,表现为荨麻疹、血管神经性水肿、紫癜,偶可引起休克。

3. **胰岛素抗药性**　糖尿病患者在无酮症酸中毒及拮抗胰岛素因素情况下,每日应用胰岛素剂量超过 200U,可换用人胰岛素或胰岛素类似物制剂,必要时可联用糖皮质激素或口服降糖药治疗。

【药物相互作用】

1. 糖皮质激素、肾上腺素及 β 肾上腺素受体激动药、胰高血糖素、甲状腺素、噻嗪类利尿药、呋塞米、二氮嗪、苯妥英钠等可升高血糖,合用时应调整药物或胰岛素的剂量。

2. 口服降糖药物与胰岛素联合使用时能够改变葡萄糖的代谢,可能增加严重低血糖的发生风险,联合使用时需密切检测患者血糖,注意调整胰岛素剂量。

3. 钙通道阻滞药、可乐定、二氮嗪、肝素、吗啡、尼古丁等可改变糖代谢,使血糖升高。因此胰岛素与上述药物合用时应加大剂量。

4. 抗凝血药、水杨酸盐、磺胺类药及抗肿瘤药甲氨蝶呤等可与胰岛素竞争和血浆蛋白结合,使血液中游离胰岛素水平增高,可能增加低血糖的发生风险。

5. β 肾上腺素受体拮抗药加重胰岛素的低血糖症。

6. 乙醇减少肝葡萄糖输出,过量可引起胰岛素治疗的糖尿病患者出现严重低血糖,甚至死亡。

【用法与注意事项】　短效胰岛素一般为餐前 30min 皮下注射,用药 30min 内须进食含碳水化合物的食物,每日 3～4 次。速效胰岛素持续作用时间短,一般于餐前 15min 至进餐开始时皮下注射。中效胰岛素可每日早餐前或睡前 30min 皮下注射 1 次,或每日早晚 2 次给药,一般从小剂量开始,用量视病情而定。长效胰岛素的用法一般为早餐前 30min 或睡前皮下注射一次,剂量根据病情而定。预混胰岛素使用前应缓慢摇动使其混匀,切勿猛烈振荡。甘精胰岛素起效较中效胰岛素慢,每日睡前皮下注射 1 次。

三、口服降血糖药

1954 年第一个口服降糖药磺酰脲类被发现,随着对糖尿病发病机制研究的不断深入,治疗糖尿病的药物相继问世。对于多数 2 型糖尿病患者,人工合成口服降血糖药是主要的治疗手段,目前临床常用的药物包括促胰岛素分泌药、胰岛素增敏药、延缓葡萄糖吸收的药物、胰高血糖素样肽-1 受体激动药、二肽基肽酶-4 抑制药、钠-葡萄糖联合转运体抑制药、胰淀粉样多肽类似物及醛糖还原酶抑制药等。

(一)磺酰脲类

磺酰脲类(sulfonylurea,SU)是 20 世纪 50 年代中期第一个问世的口服降糖药,是目前一些糖尿病诊治指南中推荐的控制 2 型糖尿病患者的主要用药。第一代磺酰脲类包括甲苯磺丁脲（tolbutamide）与氯磺丙脲（chlorpropamide），因其具有肝毒性和容易发生低血糖，现已极少应用；第二代磺酰脲类如格列本脲（glibenclamide）、格列吡嗪（glipizide）和格列美脲（glimepiride）等，目前在临床广泛应用。

【体内过程】　磺酰脲类降糖药口服吸收良好，在胃肠道吸收迅速而完全，多数药物在肝内氧化成羟基化合物，药物入血后均与血浆蛋白紧密结合，代谢产物经肾和胆道排泄，格列喹酮在肝脏代谢后，95% 代谢产物经胆道随粪便排出，少于 5% 的代谢产物经肾脏排出。

【药理作用与机制】　磺酰脲类药物属于促胰岛素分泌药，药物与磺酰脲受体亚单位结合后，阻滞 ATP 敏感的 K^+ 通道而减少 K^+ 外流，使细胞膜去极化，增强 L 型电压依赖性钙通道开放，胞外 Ca^{2+} 内流，促使细胞内含胰岛素的囊泡向细胞表面运动，并向细胞外释放胰岛素，使循环血液中胰岛素增多。另外，格列美脲能明显提高胰岛素的敏感性，促进葡萄糖转运蛋白 4（glucose transporter 4，GLUT4）从细胞内移位到细胞膜上，并增加靶细胞膜上胰岛素受体的数目和亲和力，增加糖原合成酶活性，减少肝糖输出。本类药物对正常人和胰岛功能尚存的患者有降血糖作用，但对 1 型或严重 2 型糖尿病患者及切除胰腺的动物则无作用。临床试验显示，磺酰脲类药物可使糖化血红蛋白（HbA1c）降低 1.0%～1.5%，降糖效应格列本脲较强，格列喹酮及格列齐特作用较温和。

【临床应用与评价】

1. 磺酰脲类主要用于治疗新诊断的 2 型糖尿病经生活方式干预血糖不达标者。单独使用磺酰脲类血糖难以控制时，需与胰岛素或其他口服降糖药双胍类等联合应用。

2. 2 型糖尿病肥胖者或超重者，使用双胍类、噻唑烷二酮类等药物仍不能控制血糖达标时，可加服磺酰脲类药物。

3. 某些缓慢发病的 1 型糖尿病应加用噻唑烷二酮类或胰岛素联合治疗，以减少磺酰脲类用量。磺酰脲类长期用药及剂量较大时可发生继发性失效，其原因可能与该药持续刺激胰岛素分泌而加重高胰岛素血症和胰岛素抗药性，且使胰岛 β 细胞负荷加重、β 细胞功能减退以及磺酰脲类受体下调有关。

【不良反应与防治】　本类药物毒性较低，较为安全，不良反应包括：

1. **低血糖反应**　是磺酰脲类最常见的副作用，常因药物过量所致，尤以氯磺丙脲和格列本脲为多见，老人和肝、肾功能不良者较易发生，故应慎用。临床应用要从小剂量开始，对轻、中度肾功能损伤者，宜选用主要经肝脏代谢，肾毒性小的格列喹酮或格列美脲。

2. **胃肠反应**　有胃肠不适、恶心、呕吐、胃痛、厌食、腹泻，大剂量应用 1～2 个月内可出现肝损害和胆汁淤积性黄疸。

3. **过敏反应**　皮疹、药物热、皮肤红斑等。

4. **体重增加**　磺酰脲类药物可导致体重增加。

5. **其他中枢神经系统反应**　如嗜睡、眩晕及共济失调。

6. **血液系统的反应**　如粒细胞减少等。

【药物相互作用】　磺酰脲类药物与血浆蛋白结合率高，因此与保泰松、水杨酸类、吲哚美辛、磺胺类、青霉素、双香豆素、磺吡酮类抗痛风药、乙醇、单胺氧化酶、氯霉素、咪康唑、甲氨蝶呤等发生血浆蛋白竞争结合，使游离药物浓度上升而引起低血糖反应。此外，糖皮质激素、噻嗪类利尿药、苯妥英钠、肾上腺素、甲状腺素、口服避孕药和氯丙嗪可通过抑制胰岛素分泌和胰岛素作用而拮抗磺酰脲类药物的降血糖作用。

【用法与注意事项】　格列本脲一般每日剂量 2.5～5mg，开始宜小剂量，用药 7～14 天，根据病情调整剂量，最大剂量不超过 15mg，早餐前 30min 1 次服用可获较佳降糖效果。格列吡嗪每日剂量为 2.5～20mg，每日 1 次或分 3 次，于餐前 30min 服用；单次给药的最大剂量为 15mg，老年或肝、肾功能不全者减半。

格列齐特普通片剂的每日起始剂量为 40～80mg,早晚餐前服用,连续服用 2～3 周后根据血糖调整剂量,每日最大剂量不宜超过 240mg。缓释片初始剂量可为每日 30mg,每日服药 1 次,于早餐时服用,最大日剂量为 120mg。

格列美脲起始剂量为 1～2mg,每日 1 次,早餐前或餐时服用,最大剂量每日不超过 6mg,因本药对儿童患者的安全性和疗效研究较少,故不推荐儿童患者应用。

(二) 非磺酰脲类促胰岛素分泌药

非磺酰脲类促胰岛素分泌药是一种新型的餐时血糖调节药,包括瑞格列奈(repaglinide)、那格列奈(nateglinide)和米格列奈(mitiglinide)。瑞格列奈是氨基甲酰甲基苯甲酸衍生物,为第一个进餐时服用的葡萄糖调节药物,那格列奈是 D-苯丙氨酸衍生物,其降糖效果与瑞格列奈基本相同。

【体内过程】 本类药吸收快,起效快,作用时间短,$t_{1/2}$ 为 1h,达峰时间与餐后血糖高峰时间一致,经肝脏代谢为非活性物质,90% 以上经胆汁排泄,仅 6% 经肾脏排泄,适用于肾功能不良者。

【药理作用与机制】 其作用机制与磺酰脲类相似,但作用位点不同。可通过抑制胰岛 β 细胞膜上 ATP 通道敏感的钾离子通道使 β 细胞膜去极化,抑制 K^+ 的外流,钙通道开放,使细胞外 Ca^{2+} 大量内流,导致胰岛素分泌。与磺酰脲类药物相比,本类药物对胰岛素分泌的促进作用具有葡萄糖敏感性,即在空腹葡萄糖浓度低时服用该类药物,血中胰岛素和葡萄糖水平变化较小,一般不会引起低血糖风险。非磺酰脲类模仿胰岛素的生理性分泌,用药后可恢复糖尿病患者餐后早期的胰岛素分泌高峰时相,有效地降低餐后高血糖。

【临床应用与评价】 本类药物主要降低餐后血糖,可将 HbA1c 降低 0.5%～1.5%。主要适用于 2 型糖尿病患者,尤其是餐后血糖升高为主的 2 型糖尿病患者,亦可用于老年糖尿病及肾功能不全患者。与双胍类药物合用有协同作用。因其结构中不含硫,故对磺酰脲类药物过敏者仍可应用。此类药物需在餐前即刻服用,可单独使用或与其他降糖药联合应用(磺酰脲类除外)。

【不良反应与防治】 药物安全性较好,与磺酰脲等其他类型降糖药相比,不良反应发生率较低。常见有副作用可见低血糖和体重增加,低血糖的风险和程度较磺酰脲类药物轻。少数患者出现胃肠道和神经系统反应,偶见过敏反应如皮疹、瘙痒、荨麻疹。

【药物相互作用】 瑞格列奈与单胺氧化酶抑制药、非选择性 β 肾上腺素受体拮抗药、血管紧张素转化酶抑制药、非甾体抗炎免疫药、水杨酸盐、奥曲肽、乙醇等合用可增加其降血糖作用,使低血糖发生率增加;口服避孕药、噻嗪类利尿药、甲状腺素等可减弱该药的降糖作用。本类药物与二甲双胍合用,增加低血糖发生的风险;与酮康唑、伊曲康唑、红霉素和氟康唑合用可升高其血药浓度。

【用法与注意事项】 瑞格列奈通常在餐前 30min 内服用。剂量因人而异,推荐起始剂量为 0.5mg,以后如需要可每周或每 2 周作调整,最大的推荐单次剂量为 4mg,最大日剂量不应超过 16mg。明显肝、肾功能损害者禁用本药,孕妇、12 岁以下儿童禁用本药,当本药与胰岛素增敏剂合用仍未能控制血糖时,应改用胰岛素治疗。

(三) 双胍类

双胍类化学结构由一双胍核加侧链构成。临床应用的有二甲双胍(metformin)、苯乙双胍(phenformin),因苯乙双胍易引起乳酸性酸中毒而逐渐被淘汰,而二甲双胍的不良反应为苯乙双胍的 1/50,我国临床广泛使用二甲双胍。

【体内过程】 口服后主要在小肠吸收,一般在 6h 左右吸收完全,主要分布于食管、胃、十二指肠、唾液腺、肾和肝。主要在肝内代谢,以原形经肾随尿液排泄,$t_{1/2}$ 为 1.5h。肾功能损害者和老年人排泄半衰期延长,与肾功能减退成正比。

【药理作用与机制】 双胍类可明显降低糖尿病患者的血糖,但对正常人血糖无明显影响。其降血糖作用是增加外周组织对葡萄糖的摄取,抑制肝糖原异生,抑制胃肠道吸收葡萄糖,增加胰岛素与受体的结合能力,降低血浆胰高血糖素水平。此外,双胍类可降低血浆游离脂肪酸和甘油三酯水平,减轻体重,抑制血小板聚集,恢复血小板功能。

【临床应用与评价】　主要用于单用饮食控制无效的轻度、中度 2 型糖尿病患者,尤其适用于肥胖者或超重的 2 型糖尿病患者,亦可用于非肥胖糖尿病患者的初始治疗。磺酰脲类、阿卡波糖、胰岛素治疗效果不理想的 2 型糖尿病患者,加服二甲双胍可取得满意疗效。二甲双胍与磺酰脲类联合治疗初发的 2 型糖尿病效果优于单独用药,二者联合亦可治疗磺酰脲类失效的继发糖尿病患者。与胰岛素联合治疗 1 型糖尿病或 2 型糖尿病患者,可减少胰岛素的用量。目前一些国家和国际组织在糖尿病指南中推荐二甲双胍作为 2 型糖尿病患者控制高血糖的一线用药和基础用药。临床试验证实,二甲双胍可使 HbA1c 下降 1.0%～1.5%,并减轻体重。

【不良反应与防治】　一般副作用包括厌食、恶心、呕吐、口中金属味、腹痛和腹泻。双胍类药物罕见的严重副作用是诱发乳酸性酸中毒,出现酮尿或乳酸血症,加重酮症酸中毒。双胍类药物禁用于肾功能不全、肝功能不全、严重感染、缺氧或接受大手术的患者。长时间应用可能干扰维生素 B_{12} 的吸收。

【药物相互作用】　α- 糖苷酶抑制药阿卡波糖可显著降低二甲双胍的生物利用度;乙醇可抑制肝糖原异生,增强二甲双胍的作用;口服抗凝药如苯丙香豆素与二甲双胍类合用时增加后者排泄,其剂量需增加。H_2 受体拮抗药西咪替丁竞争性抑制二甲双胍的肾小管分泌,减少其肾排泄率,使血药浓度增高 50%,增加生物利用度,并使血乳酸/丙酮酸的比值升高。

【用法与注意事项】　口服双胍类开始宜小剂量,一次 250mg,每日 2～3 次,餐前或餐后口服,可根据病情调整用量,最大剂量不超过 2g。

(四) 噻唑烷二酮类

噻唑烷二酮类化合物(thiazolidinedione,TZD)为一类胰岛素增敏剂,包括罗格列酮(rosiglitazone)、吡格列酮(pioglitazone)、曲格列酮(troglitazone)、赛格列酮(ciglitazone)和恩格列酮(englitazone)。其中曲格列酮因具有严重的肝毒性,现已不用于临床。

【体内过程】　TZD 口服后迅速吸收,生物利用度甚高,均经肝脏代谢。中至重度肝损害者,血药峰值及药时曲线下面积较健康人增加 2～3 倍,消除半衰期亦明显延长,故此类药物禁用于肝病及血清转氨酶明显升高者。

【药理作用与机制】　TZD 主要通过降低骨骼肌、脂肪及肝脏胰岛素抵抗,提高骨骼肌、脂肪组织对胰岛素的敏感性,而对肝胰岛素敏感性的提高较弱。TZD 改善胰岛素抵抗及降糖的分子机制与竞争性激活过氧化物酶体增殖物激活受体 γ(peroxisome proliferator-activated receptor γ,PPARγ),增加影响糖代谢相关基因的转录和蛋白质合成有关。TZD 可降低空腹血糖及餐后血糖,同时降低口服及餐后胰岛素水平,其降糖作用弱于二甲双胍和磺酰脲类。TZD 亦具有改善脂肪代谢紊乱的作用,能显著降低 2 型糖尿病患者血浆中游离脂肪酸、甘油三酯水平,增加高密度脂蛋白水平,降低极低密度脂蛋白和低密度脂蛋白的含量,增强 LDL 对氧化修饰的抵抗能力。

【临床应用与评价】　TZD 主要用于其他降血糖药疗效不佳的 2 型糖尿病,尤其是胰岛素抵抗患者。可单独应用,亦可与磺酰脲类或胰岛素联合应用。包括:①磺酰脲类药物降糖效果不佳者,加用 TZD 后可提高降糖疗效;②二甲双胍单用治疗效果不佳时,加用 TZD 可使血糖下降;③胰岛素治疗下血糖控制不达标的糖尿病患者,加用 TZD 可控制血糖,并减少胰岛素用量和注射次数;④由于 TZD 具有改善脂质代谢紊乱作用,适于治疗伴血脂异常的 2 型糖尿病患者。目前在我国上市的 TZD 主要有罗格列酮和吡格列酮。临床试验显示,TZD 可使 HbA1c 下降 0.7%～1.0%。

【不良反应与防治】　TZD 与胰岛素或促胰岛素分泌药联合使用时可增加低血糖发生的风险。TZD 的常见不良反应为体重增加和水肿,这些副作用在与胰岛素联合使用时表现更加明显。还可见嗜睡、肌肉和骨骼痛、头痛、消化道症状(腹泻、恶心、呕吐)等副作用。亦有应用 TZD 与骨折和心力衰竭风险相关报道。由于曲格列酮具有明显的肝毒性,使少部分患者出现肝衰竭甚至死亡,目前曲格列酮已被弃用。同时,建议罗格列酮和吡格列酮应禁用于活动性肝病或转氨酶超过正常 2.5 倍、严重骨质疏松和心力衰竭者。

【药物相互作用】　吡格列酮与口服避孕药合用时,可降低避孕药的疗效;与其他降糖药或胰岛素合用时,可增强其降糖作用;与酮康唑、伊曲康唑合用时,可抑制吡格列酮的代谢。

【用法与注意事项】　罗格列酮的起始用量为 4mg/d,1 次或分 2 次口服。经 12 周的治疗后,若空腹血糖控制不理想,可加量至 8mg/d,1 次或分 2 次口服。对于使用罗格列酮及其复方制剂的患者,应评估心血管疾病风险,在权衡用药利弊后方可继续用药。吡格列酮起始剂量 15～30mg/d,每日 1 次,根据患者的血糖情况可调整剂量,每天最大推荐剂量为 45mg。联合用药勿超过 30mg,每日 1 次。水肿患者应慎用吡格列酮,心功能为Ⅲ级和Ⅳ级的患者禁用吡格列酮。对于肥胖及不肥胖的 2 型糖尿病患者,TZD 均有效,对老年患者亦适用。

(五) α-葡萄糖苷酶抑制药

α-葡萄糖苷酶抑制药(α-glucosidase inhibitors)是一类以延缓肠道碳水化合物吸收而控制血糖的药物,现在临床应用的有阿卡波糖(acarbose)、伏格列波糖(voglibose)及米格列醇(miglitol),目前广泛应用的是阿卡波糖。

【体内过程】　口服吸收较少,主要在肠道内起作用,$t_{1/2}$ 为 2.8h,经肾排泄。

【药理作用与机制】　阿卡波糖化学结构与碳水化合物类似,在小肠中竞争性抑制 α-葡萄糖苷酶,阻止 1,4-糖苷键水解,使淀粉、麦芽糖和蔗糖等水解产生葡萄糖减少,延缓吸收,降低餐后高血糖。长期应用后可降低空腹血糖和减轻尿糖,亦可以降低甘油三酯和减轻体重。因不刺激胰岛素分泌,故不导致低血糖。

【临床应用与评价】　α-葡萄糖苷酶抑制药可降低 2 型糖尿病患者 HbA1c 0.5%,并降低体重。临床上可单用或与其他降血糖药合用治疗糖尿病,尤适用于肥胖型,以餐后血糖升高为主的早期 2 型糖尿病患者,并可延缓糖耐量减低向糖尿病发展进程。可单独用于 2 型糖尿病的治疗,亦可与胰岛素、磺酰脲类及双胍类降糖药合用于治疗给予上述降糖药降糖效果不佳者,目的是增强降糖效果,并减少药物的用量,降低不良反应。

【不良反应】　肠道功能紊乱是 α-葡萄糖苷酶抑制药的主要不良反应。由于小肠中未被吸收的碳水化合物在肠道滞留和酵解产气,临床上表现为胃胀、腹胀、排气增多、腹泻和胃肠道痉挛性疼痛。全身不良反应较少见,大剂量可引起血清转氨酶升高,但不伴其他肝功能改变,停药后可自行恢复。此外由于其减少肠道铁的吸收,少数患者发生贫血。

【药物相互作用】　抗酸剂、考来烯胺、消化酶制剂和肠吸附剂等可减低其作用,应尽量避免同时服用。

【用法与注意事项】　阿卡波糖口服每日 3 次,每次 50～100mg。此药需在餐前即刻或与第一口主食一起咀嚼服用。炎症性肠病及其伴有溃疡和胃肠道梗阻、腹部手术者因用药后肠道产气会加重病情,禁用本药。肌酐清除率<25ml/min 者,以及 18 岁以下患者、妊娠期及哺乳期妇女禁用本药。

(六) 胰高血糖素样肽-1 受体激动药

胰高血糖素样肽-1(glucagon-like peptide-1,GLP-1)受体激动药通过激动 GLP-1 受体而发挥降低血糖的作用。内源性 GLP-1 在体内可迅速被二肽基肽酶-4(dipeptidyl peptidase-4,DPP-4)降解而失活。目前临床应用的 GLP-1 受体激动药艾塞那肽(exenatide)和利拉鲁肽(liraglutide)为 GLP-1 的类似物,均需皮下注射给药。

【体内过程】　皮下注射艾塞那肽后 2.1h 达峰浓度,主要经肾小球滤过清除。利拉鲁肽的吸收较缓慢,给药后 8～12h 达最大浓度。

【药理作用与机制】　GLP-1 受体激动药可激动 GLP-1 受体,产生与 GLP-1 类似的药理作用(图 25-1),包括葡萄糖依赖性的作用于胰岛 β 细胞,促进胰岛素的合成和分泌;抑制葡萄糖依赖的胰高血糖素分泌异常增高;增加胰岛素的敏感性;延缓胃内容物排空;抑制食欲,减少食物摄入;促进 β 细胞增殖和再生。

【临床应用与评价】　GLP-1 受体激动药可以单独使用或与其他口服降糖药联合使用。利拉鲁肽

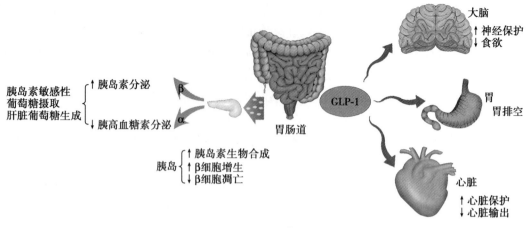

图 25-1 GLP-1 作用机制

和艾塞那肽可降低 2 型糖尿病患者的 HbA1c 和体重。多项临床研究结果显示,GLP-1 受体激动药在一种口服降糖药(二甲双胍、磺酰脲类)治疗失效后加用时疗效较好。

【不良反应】 常见胃肠道不良反应,如恶心、呕吐,程度多为轻到中度,主要见于刚开始治疗时,随治疗时间延长逐渐减少。偶有神经系统症状如头晕头痛,神经质等。此外,有报道称其可能导致胰腺炎。

【药物相互作用】 由于其引起胃排空减慢,降低对乙酰氨基酚或洛伐他汀的生物利用度,与对乙酰氨基酚合用时应在使用前 1h 给予对乙酰氨基酚;与洛伐他汀合用时,需增加洛伐他汀剂量以弥补其生物利用度的降低,并监测血脂。此类药物与其他降糖药物联用,尤其是与磺酰脲类口服降糖药联用时,低血糖发生率增加。

【用法与注意事项】 艾塞那肽皮下注射起始剂量为 5μg/d,每日 2 次,应于早餐和晚餐前 60min 内给药,餐后不可给药。利拉鲁肽皮下注射剂量为 0.6～1.8mg/d。

(七)二肽基肽酶-4 抑制药

二肽基肽酶-4(dipeptidyl peptidase-4,DPP-4)抑制药通过抑制 DPP-4 而减少 GLP-1 在体内的失活,增加 GLP-1 在体内的水平,抑制胰高血糖素分泌。目前在国内上市的 DPP-4 抑制药有西格列汀、沙格列汀、维格列汀、利格列汀和阿格列汀。

【体内过程】 口服吸收迅速,经肾脏排泄,约 79% 西格列汀是以原形从尿中排出。

【药理作用与机制】 西格列汀能够抑制 DPP-4 水解 GLP-1,降低空腹血糖和餐后血糖水平。

【临床应用与评价】 临床上可单用,降低 2 型糖尿病 HbA1c 水平 0.4%～0.9%,配合饮食控制和运动疗法,用于改善 2 型糖尿病患者的血糖控制。

【不良反应】 单独使用不增加低血糖发生的风险,不增加体重。偶见过敏反应、血管性水肿、皮疹、荨麻疹、皮肤血管炎及剥脱性皮肤损害,包括 Stevens-Johnson 综合征,过敏患者禁用。

【药物相互作用】 西格列汀对二甲双胍、罗格列酮、格列本脲、辛伐他汀、华法林以及口服避孕药的药动学不存在具有临床意义的影响。西格列汀不会对 CYP 同工酶 CYP3A4、CYP2C8 或 CYP2C9 产生抑制作用。DPP-4 抑制药与 ACEI 联合应用增加血管性水肿的风险。

【用法与注意事项】 西格列汀治疗的推荐剂量为 100mg,每日 1 次。本药物可与或不与食物同服。在有肾功能不全的患者中,使用西格列汀、沙格列汀、阿格列汀和维格列汀时应调整剂量。

(八)钠-葡萄糖耦联转运体 2 抑制药

钠-葡萄糖耦联转运体 2(sodium-dependent glucose transporter 2,SGLT2)抑制药临床应用的药物有卡格列净(canagliflozin)、达格列净(dapagliflozin)、恩格列净(empagliflozin)、依帕列净(empagliflozin)和埃格列净(ertugliflozin)。

【药理作用与机制】 葡萄糖在肾小球可自由滤过,在近端小管被 SGLT 2 重吸收,应用 SGLT2 抑制药可增加尿中葡萄糖排泄,降低 2 型糖尿病患者的血糖水平,还可降低体重。

【临床应用与评价】　单独使用可降低 HbA1c 0.5%～1.2%,与二甲双胍联合使用时,可减少 HbA1c 0.4%～0.8%。

【不良反应】　主要的副作用是增加了生殖器感染和尿路感染的发生率。渗透利尿也能引起血容量降低和低血压。罕见引起酮症酸中毒。

【用法与注意事项】　卡格列净的剂量是100mg/d,达格列净建议起始剂量为5mg,每日 1 次,晨服,可增至 10mg/d,每日 1 次;依帕列净常用剂量为 10mg/d。

(九) 胰淀粉样多肽类似物

醋酸普兰林肽(pramlintide acetate)是一个胰淀粉样多肽类似物,与胰淀粉样多肽在 25、28 和 29 位氨基酸的差异使得普兰林肽具有可溶性和不易凝集的特点。临床可应用于治疗 1 型和 2 型糖尿病。在皮下注射后吸收迅速,20min 达峰值,经肾代谢与排泄。不良反应主要有低血糖症和胃肠道症状,应注意血糖监测,并降低餐时胰岛素用量。注射给药应注意不能与胰岛素等其他药物混合注射。

(十) 醛糖还原酶抑制药

醛糖还原酶(aldose reductase,AR)是葡萄糖代谢多元醇通路中的关键限速酶,催化葡萄糖向山梨醇的转化,参与糖尿病多种并发症的发生与发展过程。临床常用药物有依帕司他(epalrestat)等,用于预防和延缓糖尿病并发症。

依帕司他改善糖尿病患者餐后高血糖,可用于预防、改善和治疗糖尿病并发的麻木感、疼痛等末梢神经障碍症状。与其他治疗糖尿病药物合用时可引起低血糖症。

第二节 ｜ 骨质疏松症的临床用药

一、概述

骨质疏松症(osteoporosis,OP)是一种以骨量减少和骨组织微结构破坏,导致骨强度降低、骨脆性增加和易发生骨折为特征的代谢性骨病。根据发病机制,骨质疏松症可分为原发性和继发性骨质疏松症。原发性骨质疏松症又分为绝经后骨质疏松症(postmenopausal osteoporosis,PMOP)、老年性骨质疏松症和特发性骨质疏松症。绝经后骨质疏松症多见于绝经后 5～10 年的女性;老年性骨质疏松症主要见于 70 岁以上人群;特发性骨质疏松症主要发生于青少年,其机制尚不清楚。继发性骨质疏松症多继发于影响骨代谢的全身性疾病、药物或其他因素,如内分泌性疾病、骨骼增生性疾病、营养缺乏性疾病和药物性骨量减少等。

(一) 发病原因和机制

骨质疏松的发病机制尚未阐明。能影响骨吸收增加和/或骨形成减少,以及骨微结构破坏均可引起骨强度下降,导致骨质疏松。其中营养因素包括钙、维生素 D 等摄入不足,各种疾病引起的营养不良、高磷饮食、高钠饮食、咖啡因、酒精等摄入过多等;内分泌因素包括雌激素缺乏(女性绝经、双侧卵巢切除等),以及甲状旁腺激素和类固醇皮质激素增多等;药物性因素包括糖皮质激素、促肾上腺皮质激素、甲状腺激素、抗惊厥药、肝素、细胞毒性药物、促性腺激素释放激素促进药和拮抗药等的影响;疾病因素包括甲状旁腺功能亢进、1 型糖尿病、严重肝病、骨发育不良、血友病、多发性骨髓瘤和肾上腺萎缩,以及脑血管疾病引起的偏瘫、肢体功能障碍和长期卧床等,均可通过引起峰值骨量不足、骨吸收增加和骨形成减少而导致骨质疏松。

(二) 临床表现

骨痛、脊柱变形和骨折是骨质疏松症典型的临床表现。骨质疏松早期可无明显症状,随病程发展,活动时出现腰背痛、乏力,此后逐渐发展到持续性疼痛;骨畸形主要表现为脊柱变形、身材变矮、驼背;骨折则常因轻微活动诱发或自发引起,多为胸腰椎、髋部和前臂等部位。

(三)治疗措施

骨质疏松症的治疗目标是积极干预引起骨质疏松症发生的危险因素,避免发生骨折或再次骨折,包括基础措施、药物干预和康复治疗。可通过加强营养、均衡膳食、充足日照、规律运动、戒烟限酒,以及避免应用影响骨代谢的药物等调整生活方式;摄入充足的钙、补充维生素 D 等降低骨折风险。抗骨质疏松症药物治疗可根据不同病因合理选用抑制骨吸收和/或促进骨形成的药物。康复治疗包括运动疗法、物理因子治疗、作业疗法和康复工程等措施。

二、治疗骨质疏松症的药物

治疗骨质疏松症的药物分为三类。①骨吸收抑制药:抑制破骨细胞活性从而抑制骨吸收的药物,如双膦酸盐、雌激素、选择性雌激素受体调节剂和降钙素等;②骨形成促进药:促进成骨细胞活性从而刺激骨形成的药物,如甲状旁腺激素类似物、雄激素类似物和维生素 D 类似物等;③其他机制类药物:如核因子 κB 受体激活蛋白配体(RANKL)单克隆抗体地舒单抗等。

(一)骨吸收抑制药

双膦酸盐类

双膦酸盐类(diphosphonate)包括阿仑膦酸钠(alendronate sodium)、唑来膦酸(zoledronic acid)、利塞膦酸钠(risedronate sodium)、伊班膦酸钠(ibandronate sodium)和米诺膦酸(minodronic acid)等。

【体内过程】　双膦酸盐类药物口服吸收差,仅占给药量的 1%～10%,但吸收量的 20%～60% 进入血液后浓集于骨内,在骨内半衰期长,停药后作用仍维持较长时间。主要经肾排泄。

【药理作用与机制】　双膦酸盐类药物与骨骼羟磷灰石具有高亲和力,能够特异性结合于骨重建活跃部位,抑制破骨细胞对骨的吸收,且对磷酸钙具有高亲和性,吸附在骨羟磷灰石结晶表面,阻止钙盐"逸出"。该类药物对成骨细胞亦有抑制作用,可抑制骨形成和骨矿化。其作用特点为:①具有直接抑制破骨细胞形成和骨吸收作用;②与钙的亲和力较高而被骨选择性摄取;③对水解反应稳定,能长期滞留于骨内;④间歇使用能诱发持续的骨质增长,逆转骨质疏松。

【临床应用与评价】　双膦酸盐类是目前骨质疏松症治疗应用最广泛的药物,适用于治疗骨吸收明显增强的代谢性骨病。双膦酸盐能延缓绝经后骨质疏松症和男性骨质疏松症,降低骨折的发生率。对皮质激素所致的骨质疏松症效果较好。

【不良反应与防治】　可能发生胃肠道不良反应,表现为上腹不适、腹胀和反酸等,多发生在用药后 1 个月内。因此餐前 2h、服药前后多饮水可减少食管炎的发生并增加药物吸收。口服给药后至少30min 内不宜卧床,以免刺激食管导致溃疡性食管炎。有食管炎、食管狭窄、食管失弛缓症等患者禁用。首次口服或静脉注射可出现一过性"流感样"症状,多在用药 3 天内明显缓解,症状明显者可用解热镇痛药对症治疗。亦可引起肾功能损伤,肾功能异常者应慎用。罕见有颌骨坏死。

【用法与注意事项】　不同双膦酸盐的抗骨吸收活性差别甚大,因而不同制剂临床用药剂量有明显差别。依替膦酸二钠每日口服 400mg,两餐间服用。该药物可影响骨矿化,故建议间歇周期加钙方案,即服药 2 周,停药 11 周,然后再开始第 2 周期服药,停药期间可补充钙剂及维生素 D;服药 2h 内避免食用高钙食品(例如牛奶或奶制品)、含矿物质的维生素、抗酸药。阿仑膦酸钠的预防剂量为每日5mg 或每周 35mg。治疗剂量为每日 10mg 或每周 70mg。晨起空腹用 200～300ml 温开水送服,30min内不能平躺及进食。因生物利用度低,忌用咖啡、茶、牛奶和果汁等送服以免影响其吸收。

雌激素

目前国内应用的雌激素治疗制剂有 20 余种,其活性成分大多为结合雌激素、戊酸雌二醇或雌三醇等。

【药理作用与机制】　雌激素缺乏是绝经后骨质疏松症的主要原因,缺乏雌激素可引起骨吸收大于骨形成,引起破骨细胞活性增加,并抑制肠钙吸收和尿钙重吸收,导致骨量丢失。

雌激素对骨组织的作用主要通过以下几个途径:①雌激素能抑制 IL-1、IL-6 等破骨细胞因子的分泌而抑制骨吸收,对骨的各部位,包括易发生骨折的脊椎骨、前臂骨和股骨颈等均有保护作用;②雌激素可直接作用于成骨细胞和骨细胞上的雌激素受体,刺激成骨细胞制造骨基质,促进骨形成;③雌激素可促进肠钙吸收和肾小管重吸收钙;④雌激素可抑制骨细胞对甲状旁腺激素(parathyroid hormone, PTH)的反应性,雌激素缺乏时,骨对 PTH 的敏感性增加,导致骨吸收增加;⑤雌激素能有效促进降钙素的分泌。

【临床应用与评价】　补充雌激素是防治绝经后骨质疏松症最有效的途径。雌激素能有效预防绝经后的快速骨丢失,保持骨量,降低骨折发生率,缓解骨质疏松症造成的疼痛,改善更年期症状,降低骨质疏松性椎体、非椎体及髋部骨折的风险。

临床上单用雌激素适用于不需保护子宫内膜的妇女,如已切除子宫者;合用雌、孕激素适用于有子宫的妇女,分周期用药(可有月经样出血)和连续用药(可避免周期性出血)两种。

【不良反应与防治】　雌激素的不良反应有气胀、乳房触痛、阴道出血和子宫出血。长期替代治疗的潜在危险是患子宫内膜癌、乳腺癌的危险性增加。对仍有子宫的妇女,加用孕激素以减少发生子宫内膜癌的危险性。绝经激素治疗轻度增加血栓风险,故血栓是激素治疗的禁忌证。但非口服雌激素因无肝脏首过效应,引起血栓的风险更低。

【用法与注意事项】　激素类治疗药物有口服、经皮和阴道用药多种制剂。激素治疗的方案、剂量、制剂选择及治疗期限等,应根据患者个体情况而定。

尼尔雌醇是雌三醇衍生物,口服每次 5mg,每月 1 次。症状改善后维持量为每次 1～2mg,每月 2 次,3 个月为一个疗程。7-甲基异炔诺酮为人工合成的性激素药物,口服每日一次 2.5mg,应用水或其他饮料冲服。最好每天在同一时间服用。复合型雌激素是由孕马尿液中提取的天然雌激素,每日 0.625mg,根据患者的个体情况可采用持续或周期给药方案。

选择性雌激素受体调节药

选择性雌激素受体调节药(selective estrogen receptor modulators, SERMs)是一些类似雌激素的化合物,在心血管和骨骼系统具有雌激素前体活性,而在乳腺和子宫具有抗雌激素作用。包括雷洛昔芬(raloxifene)等。

【药理作用与机制】　选择性雌激素受体调节剂可与雌激素受体结合,选择性地作用于不同组织的雌激素受体,在不同的靶组织分别产生类雌激素或抗雌激素作用,对骨的作用与雌激素相似,是骨吸收抑制药。

【临床应用与评价】　由于激素替代疗法可并发子宫内膜增生、乳腺增生,增加乳腺癌、子宫内膜癌、深静脉血栓等,雌激素受体调节剂的研究备受关注。此类药物具有双向性,其保留了雌激素对骨骼与心血管的保护作用,但一般不引起子宫内膜和乳腺细胞增生(抗雌激素活性),从而降低致癌危险。

雷洛昔芬是第一个被 FDA 批准用于预防和治疗绝经后骨质疏松症的选择性雌激素受体调节剂,可降低骨转换至女性绝经前水平,阻止骨丢失,增加骨密度,降低发生椎体骨折的风险。雷洛昔芬与雌激素受体的亲和力较高,在骨代谢和脂蛋白代谢方面发挥拟雌激素作用,而在乳腺及子宫方面发挥拮抗雌激素的作用。与雌激素不同的是,它不能缓解绝经期常见的血管舒缩症状,有较高的潮热发生率和下肢麻痹感。

【不良反应与防治】　可见潮热和下肢疼挛症状,潮热症状严重的围绝经期妇女暂时不宜用。本品还可增加静脉血栓栓塞的危险性,有静脉栓塞病史及有血栓倾向者,如长期卧床和久坐者禁用。

降钙素

降钙素(calcitonin)是由哺乳动物甲状腺滤泡旁细胞和非哺乳脊椎动物后鳃腺体中分泌的一

种多肽激素,含有 32 个氨基酸残基。临床常用的降钙素有鲑降钙素(salcalcitonin)和依降钙素(elcatonin)。

【体内过程】　需静脉给药。静脉注射后马上发挥作用,$t_{1/2}$ 为 10min,作用持续 0.5～12h。肌内注射或皮下注射后 15min 显效,最大作用时间 4h,作用持续 8～24h。

【药理作用与机制】　降钙素是调节钙代谢、抑制甲状旁腺素分泌的激素,降钙素的分泌与流经甲状腺血液中的钙浓度有关,血钙升高刺激降钙素分泌,血钙降低抑制降钙素分泌。降钙素抑制骨吸收:一方面通过 G 蛋白偶联受体可激活 cAMP 和 Ca^{2+} 依赖的途径,抑制破骨细胞活性;另一方面能阻止多功能造血干细胞转变为破骨细胞,促使破骨细胞向成骨细胞转化,从而降低破骨细胞活性。降钙素还可刺激成骨细胞的形成和活性,同时抑制溶骨作用。

【临床应用与评价】　降钙素主要用于高转换型骨质疏松、畸形性骨炎(Paget disease)等。可用于治疗有或无骨折的骨质疏松症者。降钙素还可用于高钙血症危象的早期治疗。

【不良反应与防治】　常见不良反应为面部潮红、恶心、腹泻、尿频、鼻炎和呼吸道刺激等症状,不良反应随用药时间延长会有所减轻,多数患者使用小剂量降钙素有效而且安全,大剂量治疗时可出现继发性甲状腺功能减退。注射剂偶发全身性过敏反应。有报道长期用鲑降钙素可增加恶性肿瘤风险,故其临床应用一般不超过 3 个月。

【用法与注意事项】　目前常用合成降钙素及其衍生物,如鲑降钙素和依降钙素,可皮下或肌内注射,也可鼻腔给药,在治疗高钙血症时可静脉注射。鲑降钙素鼻喷剂,200U 鼻喷,每日或隔日 1 次;鲑降钙素注射剂,50U 或 100U 皮下或肌内注射,每日 1 次。依降钙素注射剂,20U 肌内注射,每周 1 次或 10U 肌内注射,每周 2 次。

因长期使用降钙素会引起低钙血症和继发性甲状腺功能亢进,用药时应每日摄入足够的钙和维生素 D,与钙合用后患者体内钙量增加,骨组织改善;与维生素 D 合用,可使患者骨质量保持不变,骨壁厚度和成骨细胞表面积增加。

(二) 骨形成促进剂

甲状旁腺激素类似物

国内临床应用的甲状旁腺激素类似物(parathyroid hormone analogue,PTHa)特立帕肽(teriparatide)是重组人甲状旁腺素氨基端 1～34 活性片段。

【药理作用与机制】　本药可通过增加成骨细胞活性促进骨形成,增加骨密度,且能改善骨质量和降低骨折风险。其机制为可增加肾小管重吸收钙,刺激肾脏产生 1,25-$(OH)_2D_3$,促进肠对钙的吸收。此外,PTH 能增加成骨细胞数目和活性,阻止成骨细胞凋亡。

【临床应用与评价】　临床用于治疗具有骨折高风险的绝经后骨质疏松症,亦用于男性骨质疏松症者,可显著增加骨密度,降低椎体及非椎体骨折的风险。

【不良反应与防治】　临床常见的不良反应为恶心、肢体疼痛、头痛和眩晕。少数患者注射后血钙浓度有一过性轻度升高,并在 6～24h 内回到基线水平。用药期间应监测血钙水平,防止高钙血症的发生;治疗时间不超过 24 个月。

【用法与注意事项】　特立帕肽注射制剂,20μg/次,皮下注射,每日 1 次。用药期间应监测血钙水平,防止高钙血症的发生;治疗时间不超过 2 年,停药后应序贯使用抗骨吸收药物治疗,以维持或增加骨密度,持续降低骨折风险。

雄激素及其类似物

临床常用药物包括苯丙酸诺龙(nandrolone phenylpropionate)、司坦唑醇(stanozolol)等。

【药理作用与机制】　其通过蛋白同化作用促进骨形成,增加骨松质骨量,促进机体蛋白质合成及抑制蛋白质异生,减少钙、磷排泄,增加骨小梁体积,促进骨矿化等。

【临床应用与评价】　适用于由于衰老、运动减少、服用糖皮质激素导致的骨质疏松症。睾酮对治疗男性性功能减退的骨质疏松症有效。苯丙酸诺龙、甲睾酮、19-去氢甲基睾酮等蛋白同化激素能增加蛋白质和骨基质的合成，有利于钙化，并有助于提高性欲，改善更年期情绪、头痛、乏力等症状。应用雄激素或同化激素治疗骨质疏松症时应注意以下问题：①加用钙剂和维生素 D 可明显提高治疗效果，也可与降钙素、双膦酸盐联合用药。②雄激素缺乏性骨质疏松时，用雄激素及其类似物治疗效果较佳，而原发性骨质疏松症以用同化激素治疗更佳，减少了男性化副反应，增强了蛋白质同化作用。③长期应用雄激素或同化激素，可产生垂体抑制，睾丸激素分泌抑制，增加前列腺癌的危险性、高血压及糖尿病恶化等副作用，故建议短期用药或间歇性用药。短期用药的疗程为 2.5～4 个月，长期用药可达 9～15 个月。

【不良反应】　包括肝损害、男性化、钠潴留和水肿等。苯丙酸诺龙久用有男性化倾向和声音改变。该类药物的不良反应限制了在已明确的骨质疏松症妇女中的应用。

维生素 D 类似物

常用药物有阿法骨化醇（alfacalcidol）、骨化三醇（calcitriol）等。

【体内过程】　口服吸收快，3～6h 达到高峰，经 7h 后尿钙浓度增加，单次口服剂量药效持续 3～5 天。

【药理作用与机制】　维生素 D 在维持正常骨钙化、钙平衡及肠道钙吸收等方面起着十分重要的作用。活性维生素 D 制剂有 1,25-$(OH)_2D_3$ 和 1α-OH-D_3 两种，后者可在肝脏转化为 1,25-$(OH)_2D_3$。活性维生素 D 对骨有溶骨和成骨的双重作用，一方面在体内与 PTH 协同，促进破骨细胞增生，并增强其骨吸收作用；另一方面增加小肠对钙、磷的吸收，提高血钙和血磷，促进骨钙化。正常情况下，成人可合成足够的维生素 D，但老年人、素食者或日照较少的地区居民可能会出现维生素 D 的缺乏。维生素 D 不足会影响其他抗骨质疏松药物的疗效，同时维生素 D 和补充钙剂可降低骨质疏松性骨折风险。

【临床应用与评价】　维生素 D 常与钙制剂合用，作为一线基础药物用于预防和治疗骨质疏松。对于有肠钙吸收不良、骨化三醇合成障碍的骨质疏松患者尤为适用。有研究发现对于确有维生素 D 缺乏的老年妇女，补充维生素 D 及钙剂之后髋部骨折发生率降低 25%，脊柱和腕部骨折发生率降低 15%，然而对于维生素 D 并不缺乏的人而言，补充维生素 D 后效果并不明显。亦有研究表明补充维生素 D 能增加老年人肌肉力量和平衡能力，因此降低了跌倒的危险，进而降低骨折风险。

【不良反应与防治】　钙剂与维生素 D 合用或维生素 D 过量可引起高钙血症、高磷血症和肾结石等，常见胃肠道不良反应；也见有头痛、失眠、乏力、耳鸣；罕见口渴、困倦、胸背痛、心悸。维生素 D 在体内有蓄积现象，中毒时应及时停用维生素 D_3 和钙剂，低钙饮食，适当补充钾、钠和镁，使用利尿药，大量饮水，并给予泼尼松治疗。

【用法与注意事项】　骨化三醇口服每次 0.25μg，每日 1 次或 2 次；或每次 0.5μg，每日 1 次。最适剂量应根据患者的血钙浓度而定。治疗期间注意监测血钙和尿钙，特别是同时补充钙剂者；肾结石患者慎用。

（三）其他机制类药物

RANKL 单克隆抗体地舒单抗（denosumab）是人源化单克隆抗体 RANKL 抑制药，可抑制 RANKL 与受体 RANK 结合，通过干扰破骨细胞的形成、功能和存活，使骨吸收减少、骨密度增加，并可使皮质骨和松质骨的强度改善，从而降低骨折的发生率。临床长期应用可能增加颌骨坏死或非典型性股骨骨折的发生风险。

治疗骨质疏松症不仅需要使用骨吸收抑制药防止骨量继续降低，而且需同时使用促进骨形成的药物以增加骨量，可采用联合用药。骨吸收抑制药只能维持骨量和暂时使骨形成增加，骨形成促进剂才能有效地提高骨量，这是目前国际上治疗骨质疏松症新药研究的主要方向。

第三节 │ 甲状腺功能亢进症的临床用药

一、概述

甲状腺通过分泌的甲状腺激素(thyroid hormone),参与机体糖类、蛋白质和脂肪等物质代谢的调节,促进机体生长发育,维持机体内环境稳定。甲状腺激素包括甲状腺素(四碘甲状腺原氨酸,thyroxine,T_4)和三碘甲状腺原氨酸(triiodothyronine,T_3),正常人每日释放 T_3 和 T_4 的量分别为 25~30μg 和 70~90μg。

甲状腺激素的生物合成、分泌和释放过程(图 25-2)包括:

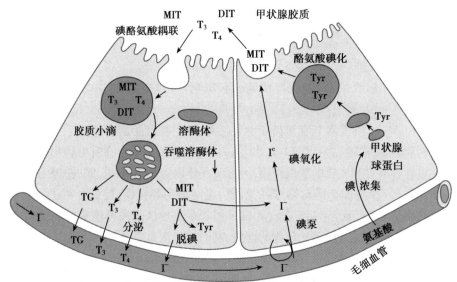

图 25-2 甲状腺素合成和释放

1. **碘的摄取** 饮食摄入的碘经小肠吸收后,绝大部分积聚在甲状腺,甲状腺腺泡细胞的碘泵主动从血中摄取并富集碘。碘转运受到促甲状腺素(thyroid stimulating hormone,TSH)调节,正常情况下甲状腺中碘化物的浓度约为血浆浓度的 25 倍,甲状腺功能亢进时可达到血浆浓度的 250 倍。

2. **合成** 在甲状腺过氧化物酶作用下,碘离子被氧化为活性碘,并碘化甲状腺球蛋白(thyroglobulin,TG)上的酪氨酸,生成一碘酪氨酸(monoiodotyrosine,MIT)和二碘酪氨酸(diiodotyrosine,DIT)。在过氧化物酶作用下,一分子 MIT 和一分子 DIT 耦联在一起形成 T_3,二分子 DIT 耦联在一起形成 T_4。合成的 T_4 和 T_3 贮存在腺泡腔内胶质中的 TG 分子上。

3. **释放** 在蛋白水解酶作用下,甲状腺激素与 TG 分离后释放 T_3 和 T_4 入血。T_3 的生物活性较 T_4 强,血液中 T_3/T_4 比值约为 1/10,在缺碘及甲状腺功能亢进时比值增加。外周血中的 T_4 在肝、肾等组织中经 5′-脱碘酶作用脱碘形成 T_3。

4. **调节** 垂体分泌的 TSH 促进甲状腺激素的合成和分泌,同时,TSH 的分泌又受到下丘脑分泌的促甲状腺激素释放激素(thyrotropin releasing hormone,TRH)的调节。TRH 通过血液循环进入垂体前叶,与腺细胞膜上特异受体结合,诱导 TSH 分泌增加,从而促进甲状腺腺泡细胞发育、增强细胞功能,血中 T_3 和 T_4 水平增加。同时,血中 T_3 和 T_4 又对 TRH 和 TSH 的生成起到负反馈作用。

甲状腺激素分泌过少引起甲状腺功能减退症(hypothyroidism),需补充甲状腺激素;血液循环中甲状腺激素过多则引起甲状腺功能亢进症(hyperthyroidism),可由多种原因引起,临床上主要表现为以神经、循环、消化等系统兴奋性增高和代谢亢进的临床综合征。典型病变为高代谢、弥漫性甲状腺肿、突眼以及神经、心血管、胃肠等系统受累,其中以毒性弥漫性甲状腺肿(Graves病)最为常见。治疗方法有抗甲状腺药物治疗、放射性碘和手术切除方式。抗甲状腺素药是指可暂时或长期缓解甲状腺功能亢进的药物,目前临床常用药物主要有抑制甲状腺激素合成的硫脲类、β肾上腺素受体拮抗药、放射性碘、高浓度碘和碘化物等。

二、硫脲类

硫脲类(thioureas)是最常用的抗甲状腺药,包括:①硫氧嘧啶类,有丙硫氧嘧啶(propylthiouracil,PTU)、甲硫氧嘧啶(methylthiouracil);②咪唑类,有甲巯咪唑(thiamazole),卡比马唑(carbimazole)。

【体内过程】　丙硫氧嘧啶口服易吸收,体内广泛分布,用药后20~30min分布于甲状腺,$t_{1/2}$约为2h,主要在肝内代谢。甲巯咪唑口服吸收迅速,分布于全身组织,血浆$t_{1/2}$为3h,主要经肾脏排泄。硫脲类药物易进入乳汁和通过胎盘,孕妇和哺乳期妇女慎用。

【药理作用与机制】　硫脲类药物主要通过抑制甲状腺细胞内的过氧化物酶,阻止碘离子氧化、酪氨酸的碘化及耦联,即MIT和DIT缩合,从而阻碍了甲状腺激素T_3和T_4的生物合成。丙硫氧嘧啶还可抑制5′-脱碘酶,从而减少外周组织T_4向T_3的转化。由于本类药物并不直接对抗甲状腺激素的作用,只有已经合成的激素耗竭后方能生效,故本类药物应用3~4周临床症状开始减轻,1~3个月基础代谢率恢复正常,由于它反馈性增加TSH分泌,所以易引起腺体代偿性增生,腺体增大充血,严重者可出现压迫症状。

本类药物有免疫抑制作用,可抑制甲状腺自身抗体的产生,减少血清中TSH受体的抗体,轻度抑制免疫球蛋白的生成,故对因自身免疫机制引发的甲状腺功能亢进亦有一定对因治疗作用。

【临床应用与评价】

1. 内科药物治疗　适用于病情轻、甲状腺轻、中度肿大的甲状腺功能亢进患者,青少年及儿童、老年甲状腺功能亢进患者,术后复发又不适宜^{131}I治疗者,并可用于甲状腺功能亢进术前准备和^{131}I的辅助治疗。经1~3个月治疗后,症状可明显缓解,但停药后复发率较高。开始治疗时剂量较大,当甲状腺大小和基础代谢率接近正常时,药量可递减,直至维持量。

2. 术前准备　在需要进行甲状腺次全切除术的患者,为减少麻醉和手术后的并发症,防止术后发生甲状腺危象。在术前服用硫脲类药物,使甲状腺大小和甲状腺功能恢复接近正常。并在术前2周同时加服碘剂,使腺体组织固定,术前1天停药。

3. 甲状腺危象的辅助治疗　甲状腺危象是由于某些诱因如感染、手术、外伤、精神因素等使甲状腺激素突然大量释放入血,患者出现高热、焦虑、烦躁不安、虚脱、心力衰竭、肺水肿和电解质紊乱的急性症候群,可危及生命。对甲状腺危象除了对症治疗之外,主要服用大剂量的碘剂,阻止甲状腺激素的释放和对症治疗,丙硫氧嘧啶可作为硫脲类的首选用药,以抑制新的甲状腺激素的合成及通过抑制5′-脱碘酶,减少外周组织T_4向T_3的转化。剂量为400~800mg/d,分3~4次用药,疗程不超过1周。

【不良反应与防治】

1. 一般不良反应　多见消化道反应,表现为厌食、呕吐、腹痛和腹泻,亦有头痛、关节痛和眩晕,以及唾液腺和淋巴结肿大,严重者可有中毒性肝炎。

2. 过敏反应　皮炎和瘙痒的发生率为10%,个别患者可发生剥脱性皮炎。部分患者自行缓解,也可用抗组胺药物纠正,如皮疹严重应停药。

3. 粒细胞缺乏症　为严重的反应,老年患者并发症的危险性增加,多发生在药物最初治疗后2~3个月或再次用药的1~2个月内。应定期检查血常规,当粒细胞计数低于$3×10^9$/L,出现咽痛或发热时应立即停药或改用其他抗甲状腺药。

4. 甲状腺肿和甲状腺功能减退　为过量所致,长期应用后可使血清甲状腺激素水平显著下降,反馈性增加TSH分泌而引起腺体代偿性增生,腺体增大、充血,严重者可产生压迫症状,及时停药后可自愈。

【药物相互作用】　使用本类药物前不宜使用碘剂,因碘化物对甲状腺激素的合成有抑制作用,尤其在甲状腺功能亢进时,碘剂亦能抑制甲状腺素的释放,使甲状腺内激素的贮存量增多,如合用本类药物会延缓硫脲类起效时间,明显延长疗程。

磺胺类、对氨基水杨酸、保泰松、巴比妥类、维生素 B_{12}、磺酰脲类、对氨基苯甲酸、酚妥拉明、妥拉唑林等均有抑制甲状腺功能和引起甲状腺肿大的作用,与本类药物合用时须注意。甲状腺癌、结节性甲状腺肿、孕妇和哺乳期妇女禁用。

【用法与注意事项】　丙硫氧嘧啶起始剂量为每日 300mg,根据病情调整给药剂量,每日最大量 600mg,分 3 次口服。病情控制后逐渐减量,每 2～4 周减药 1 次,维持每日 50～100mg。

甲巯咪唑开始剂量为每日 20～40mg,可根据病情调节为 15～40mg,每日最大量为 60mg,分次口服。病情控制后,每日维持量为 5～15mg,疗程一般 18～24 个月。

三、β 受体拮抗药

本类药物是甲状腺功能亢进及甲状腺危象时的辅助治疗药物。

普萘洛尔

【药理作用与机制】　普萘洛尔(propranolol)为非选择性的 β 受体拮抗药。本类药物通过阻断靶器官的 β 受体,阻断儿茶酚胺的作用,在抗甲状腺药物作用完全发挥前控制甲状腺毒症的症状;可抑制外周组织 T_4 转换为 T_3;还可通过独立的机制阻断甲状腺激素对心肌的直接作用。

【临床应用与评价】　临床适用于老年甲状腺功能亢进患者,或静息心率超过 90 次/min 及伴有心血管疾病的甲状腺功能亢进患者。能改善患者心动过速、心悸和烦躁多汗等症状。

【不良反应与防治】　可出现眩晕、神志模糊和抑郁等中枢神经系统反应,以及头晕、心动过缓等心血管系统的不良反应;少见支气管痉挛、充血性心力衰竭,以及发热、咽痛、皮疹和出血等。

【用法与注意事项】　普萘洛尔用于甲状腺功能亢进治疗的剂量为 10～20mg/次,每日 3 次。

四、放射性碘

放射性碘包括 ^{131}I、^{125}I 和 ^{123}I 等几种放射性核素,临床广泛应用的放射性碘(radioactive iodine)是 ^{131}I。

【体内过程】　^{131}I 的 $t_{1/2}$ 为 8 天,在 56 天内其放射能可以消除 99% 以上。若在 4h 内甲状腺摄取碘少于 20%,则不能应用 ^{131}I 治疗。

【药理作用与机制】　甲状腺有高度摄碘的能力,口服 ^{131}I 之后被甲状腺大量摄取,参与甲状腺素的合成,并可产生 β 射线(占 99%)。因其在组织内射程仅为 2mm,其辐射作用只限于甲状腺内,破坏大部分甲状腺组织,特别是对敏感的增生细胞,很少影响周围组织。

【临床应用与评价】

1. 甲状腺功能亢进治疗用的放射性物质对人体有广泛影响,因此多数学者主张严格限制其适应证。^{131}I 适用于以下情况甲状腺功能亢进患者:甲状腺功能亢进不宜手术或手术后复发;成人 Graves 病甲状腺功能亢进伴随甲状腺肿大Ⅱ度以上;抗甲状腺药物治疗失败或过敏者;甲状腺功能亢进性心脏病或甲状腺功能亢进伴随其他病因的心脏病;甲状腺功能亢进合并白细胞和/或血小板减少或全血细胞减少;老年甲状腺功能亢进。

2. 甲状腺摄碘功能试验前 2 周,停用一切可能影响碘摄取和利用的食物及药物,试验当日空腹服用小剂量 ^{131}I,服药后 1h、3h、24h(或 2h、4h、24h)分别测定甲状腺的放射性,计算摄碘率。甲状腺功能亢进时,3h 摄碘率超过 30%～50%,24h 超过 45%～50%,摄碘高峰前移。反之,摄碘率低,摄碘最高不超过 15%,高峰在 24h 以后。

3. 甲状腺癌可用碘（^{131}I）化钠胶囊和口服溶液制剂等新的放射性治疗产品进行治疗。

【不良反应与防治】

1. **甲状腺功能减退**　是 ^{131}I 治疗甲状腺功能亢进较为常见的并发症，故应权衡甲状腺功能亢进与甲状腺功能减退后果的利弊关系、严格掌握剂量和密切观察有无不良反应，儿童多种组织处于生长发育期，对辐射效应更为敏感，一旦发生甲状腺功能减退可补充甲状腺激素对抗。

2. **染色体异常**　卵巢对放射性碘有浓集能力，^{131}I 可能对遗传产生不良影响。20 岁以下患者、妊娠或哺乳期妇女及肾功能不佳者不宜使用。应用 ^{131}I 后甲状腺癌变和白血病的发生率与自然发生率比较无明显升高，但仍宜慎重对待。

3. **^{131}I 用量过高可采取以下紧急措施**　①立即口服过氯酸钾，以阻止甲状腺从血液中摄取 ^{131}I，并使甲状腺内的 ^{131}I 释放入血。剂量为 200～300mg，每天 3 次。②给予利尿药，多饮水，以加速 ^{131}I 自尿内的排泄等。对门诊患者应详细交代尿的处理及距离防护方法，注重避免精神刺激及预防感染，因二者均易于诱发危象。

五、碘和碘化物

目前常用的有碘化钾（potassium iodide）和复方碘溶液（Lugol's solution），每 1 000ml 含碘 50g，碘化钾 100g。

【体内过程】　食物碘和碘制剂胃肠吸收良好，在血中以无机碘离子形式存在，除为甲状腺摄取外，其余随尿液排出或出现在胆汁、唾液、汗液及乳汁中。

【药理作用与机制】　不同剂量的碘剂对甲状腺功能产生不同的作用，主要作用是抑制甲状腺激素从甲状腺释放。小剂量的碘作为合成甲状腺激素的原料，补充摄入的不足，用于治疗单纯性甲状腺肿。

大剂量的碘抑制甲状腺激素释放所需的谷胱甘肽还原酶，因 TG 水解时需要足够的还原型谷胱甘肽使 TG 中的二硫键还原，当谷胱甘肽还原酶活性降低，则还原型谷胱甘肽不足，从而使 TG 对蛋白水解酶不敏感，进而使 T_3、T_4 不能和甲状腺球蛋白解离，抑制甲状腺素的释放。大剂量的碘能通过抑制氧化酶阻断酪氨酸碘化，抑制甲状腺激素合成，其作用快而强，若长期用药，碘的摄取受到抑制，失去抑制激素合成的效应，甲状腺功能亢进复发，因此碘化物不能单独用于甲状腺功能亢进的内科治疗。

【临床应用与评价】

1. **防治单纯性甲状腺肿**　根据缺碘的程度应用，小剂量补充碘剂后可抑制 TSH 的分泌，使肿大的甲状腺逐渐恢复。

2. **甲状腺功能亢进手术前准备**　碘剂大剂量能抑制 TSH 分泌，使腺体缩小变硬，血管减少，防止术中出血过多，一般在术前先服用抗甲状腺药物至甲状腺功能恢复正常、症状消失，然后在术前 2 周加用碘剂。

3. **甲状腺危象**　大剂量碘剂有短暂抗甲状腺功能亢进作用，仅可维持 2 周，服用时间过长不仅作用消失且使病情加重，故不作为甲状腺功能亢进的常规用药。甲状腺危象时应用碘剂能迅速缓解症状，同时必须配合应用硫脲类药物。

【不良反应与防治】

1. **一般不良反应**　表现为咽喉和口腔烧灼感、口内金属味、唾液分泌增多、鼻窦炎及眼刺激等症状。

2. **过敏反应**　用药后立即或几小时后发生，主要表现为发热、皮疹、皮炎，也可有血管神经性水肿、上呼吸道水肿及严重喉头水肿。一般停药后可消退，加服食盐和增加饮水量可促进碘排泄，必要时采取抗过敏措施。

3. **诱发甲状腺功能紊乱**　①长期服用碘化物可诱发甲状腺功能亢进，应用抗甲状腺药治疗的甲状腺功能亢进患者在甲状腺功能恢复正常后数个月，服用少量碘化物有时亦引起甲状腺功能亢进复发;②碘化物亦可诱发甲状腺肿大和甲状腺功能减退;③慢性阻塞性肺疾病患者应用大剂量碘剂治疗时,可发生伴或不伴有甲状腺功能减退的甲状腺肿,该种病例以女性更多见,原有慢性淋巴细胞性甲状腺炎或其他甲状腺炎患者更易发生此种现象;④碘能通过胎盘屏障,亦能进入乳汁引起新生儿甲状腺肿,故孕妇及哺乳期妇女应慎用。

　　【用法与注意事项】　小剂量碘化钾或复方碘溶液用于治疗单纯性甲状腺肿。复方碘溶液可用于甲状腺功能亢进手术前准备,一般在手术前服用 2 周。可用于甲状腺危象的治疗,碘化物加到 10% 葡萄糖溶液中静脉滴注,或口服复方碘溶液首次 2～4ml,以后每 4h 服用 1～2ml,危象缓解后应立即停药。

(陈　霞)

思考题

1. 简述口服降血糖药物的临床应用及用药依据。
2. 简述胰岛素的分类及临床应用。
3. 简述雌激素治疗骨质疏松症的药理作用机制及不良反应。
4. 临床治疗骨质疏松症的药物分为哪几类? 简述各类药物的临床应用特点。
5. 简述治疗甲状腺功能亢进症的临床用药及药物作用基础。

思考题解题思路

本章目标测试

本章思维导图

第二十六章 | 心血管系统疾病的临床用药

本章数字资源

心血管疾病（cardiovascular disease，CVD）是一组心脏和血管疾病的总称，包括高血压、冠心病、心力衰竭及动脉粥样硬化等。CVD 是我国居民死亡的第一位死因。早期有效的干预及治疗是延缓 CVD 发生、发展及降低发病率和死亡率的关键。本章重点介绍高血压、动脉粥样硬化、心绞痛、心律失常及心力衰竭的临床用药。

第一节 | 抗高血压药的临床应用

一、概述

高血压是动脉血压持续升高的长期慢性疾病。据 *Lancet*（2021.08）刊登，2019 年中国男性高血压流行率增长了 10 个百分点，在上升幅度最大的 10 个国家中位居第 5。高钠低钾膳食、超重和肥胖、吸烟、过量饮酒、心理社会因素及高龄等是高血压的重要危险因素，因此，《中国高血压防治指南（2023）》提出生活方式干预的"八部曲"，即低钠高钾饮食（不建议补钾）、合理膳食、控制体重、不吸烟、限制饮酒、增加运动、心理平衡和管理睡眠；同时强调生活方式强化管理应作为高血压的基础治疗并贯穿全程，对于血压正常高值人群也应改善生活方式，以预防高血压的发生。高血压通常不会引起症状，然而高血压会显著加剧罹患心脏、大脑和肾脏疾病的风险，亦是外周血管疾病、视力丧失及痴呆等的主要危险因素。因此，在生活方式干预的基础上，抗高血压药物的合理应用是提高我国高血压控制率，降低 CVD 死亡率的重要措施。

二、抗高血压药的分类

动脉血压形成的基本条件包括足够的血液充盈、心脏射血、外周阻力，以及主动脉和大动脉的弹性作用，神经体液如交感神经、肾素 - 血管紧张素 - 醛固酮系统（renin angiotensin aldosterone system，RAAS）和利尿钠肽系统（natriuretic peptide system，NPS）及肾脏调节等维持动脉血压的相对稳定。基于血压的形成及调节因素，分为不同类型的抗高血压药物。

（一）肾素 - 血管紧张素 - 醛固酮系统抑制药

1. **血管紧张素转化酶抑制药**（angiotensin converting enzyme inhibitor，ACEI） 如含巯基的卡托普利（captopril）、含羧基的依那普利（enalapril）和含磷酸基的福辛普利（fosinopril）等。

2. **血管紧张素Ⅱ受体拮抗药**（angiotensin receptor blockers，ARB） 血管紧张素Ⅱ受体主要有 AT_1 受体（AT_1R）和 AT_2 受体（AT_2R）等亚型，现临床用药是 AT_1R 拮抗药，如氯沙坦（losartan）、缬沙坦（valsartan）、厄贝沙坦（irbesartan）、坎地沙坦（candesartan）、阿利沙坦酯（allisartanisoproxil）、依普沙坦（eprosartan）及替米沙坦（telmisartan）等。

3. **盐皮质激素受体拮抗药**（mineralocorticoid receptor antagonists，MRA） 如螺内酯（spironolactone）和依普利酮（eplerenone）。

4. **肾素抑制药物** 如阿利吉仑（aliskiren）。

（二）钙通道阻滞药

钙通道阻滞药（calcium channel blocker，CCB）包括

NOTES

1. **二氢吡啶类** 如硝苯地平（nifedipine）和氨氯地平（amlodipine）等。
2. **苯烷胺类** 如维拉帕米（verapamil）和噻帕米（tiapamil）等。
3. **苯并噻氮䓬类** 如地尔硫䓬（diltiazem）和克伦硫䓬（clenthiazide）等。

（三）利尿药

1. **噻嗪类及类噻嗪类** 如氢氯噻嗪（hydrochlorothiazide）和吲达帕胺（indapamide）等。
2. **祥利尿药** 如呋塞米（furosemide）和布美他尼（bumetanide）等。

（四）交感神经阻断药

1. **中枢性降压药** 如可乐定、利美尼定等。
2. **神经节阻断药** 如美卡拉明等。
3. **去甲肾上腺素能神经末梢阻滞药** 如利血平等。
4. **肾上腺素受体拮抗药**

（1）β 受体拮抗药

1）非选择性 β 受体拮抗药：如普萘洛尔（propranolol）及纳多洛尔（nadolol）等。

2）选择性 β_1 受体拮抗药：如美托洛尔（metoprolol）及比索洛尔（bisoprolol）等。

（2）α_1 受体拮抗药：如哌唑嗪（prazosin）及特拉唑嗪（terazosin）等。

（3）α 和 β 受体拮抗药：如拉贝洛尔（labetalol）及卡维地洛（carvedilol）。

（五）血管紧张素受体脑啡肽酶抑制药

血管紧张素受体脑啡肽酶抑制药（angiotensin receptor neprilysin inhibitor，ARNI），如沙库巴曲/缬沙坦（sacubitril/valsartan）。

（六）血管舒张药

1. **直接舒张血管药** 如硝普钠（sodium nitroprusside）等。
2. **钾通道开放药** 如二氮嗪（diazoxide）及吡那地尔（pinacidil）等。

三、常用抗高血压药物

根据《中国高血压防治指南（2023）》，常用降压药物包括 CCB、ACEI、ARB、噻嗪类利尿药和 β 受体拮抗药，以及由上述药物组成的复方制剂（single tablet compound preparation，SPC）。血管紧张素受体脑啡肽酶抑制药（ARNI）为新的一类常用降压药物。以上 6 类降压药物和 SPC 均可作为初始和维持治疗的常用药物（表 26-1）。此外，指南建议螺内酯作为三药联合基础之外的联合药物给予治疗，对不能耐受者可选择依普利酮。

表 26-1 常用抗高血压药物

类别	代表药物
CCB	硝苯地平、氨氯地平、拉西地平
ACEI	卡托普利、依那普利、雷米普利等
ARB	氯沙坦、缬沙坦、坎地沙坦等
噻嗪类利尿药	氢氯噻嗪、吲达帕胺等
β 受体拮抗药	普萘洛尔、阿替洛尔、美托洛尔等
ARNI	沙库巴曲/缬沙坦
SPC	替米沙坦/氢氯噻嗪片 缬沙坦/氨氯地平片等

（一）钙通道阻滞药

钙通道阻滞药（CCB）主要通过阻滞心肌和血管平滑肌细胞膜上电压依赖性钙通道，减少心输出量和扩张血管(以动脉为主)降低动脉血压。此外,CCB 亦可阻滞心肌细胞中肌质网(sarcoplasmic reticulum,SR)膜上的钙通道,使肌质网内的贮存钙释放减少,致心肌收缩力减弱,心输出量减少,降低血压。二氢吡啶类、苯烷胺类及苯并噻氮䓬类对心脏及血管的选择性存在差异,二氢吡啶类主要选择性阻滞血管平滑肌细胞膜上的钙通道,扩张血管,降低血压,其中长效二氢吡啶类 CCB 是中国高血压患者的基础用药。苯烷胺类主要选择性作用于心脏;苯并噻氮䓬类对心脏及血管均有作用。

硝苯地平(nifedipine)

硝苯地平是 CCB 类降压药中经典的二氢吡啶类代表药物,现临床应用的硝苯地平包括普通片、缓释片和控释片三种剂型。不同剂型的体内过程、疗效、患者依从性及不良反应均存在一定程度的差异。

【体内过程】　硝苯地平普通片口服吸收迅速、完全,达峰时间(T_{max})约 30min,血药浓度的峰谷波动明显。缓释片和控释片 T_{max} 及 $t_{1/2}$ 明显延长,生物利用度亦明显提高,控释片的峰谷波动明显缩小(表 26-2)。硝苯地平主要经肝药酶 CYP3A4 代谢,代谢产物经尿液排泄。进食、胃肠道动力及胃内 pH 等均不影响控释片的生物利用度。

表 26-2　三种不同硝苯地平制剂的药动学特性

制剂	T_{max}	峰谷波动	生物利用度	消除半衰期($t_{1/2}$)
硝苯地平片	30min	明显	45%~56%	5h
硝苯地平缓释片	2.5~5h	明显	84%~89%	7h
硝苯地平控释片	6~12h	小	68%~86%	更长

【药理作用与机制】　三种制剂的硝苯地平均具有很好的降血压作用。主要通过阻滞血管平滑肌细胞膜的电压依赖性通道,阻止细胞外 Ca^{2+} 进入细胞内,使外周动脉血管扩张、外周血管阻力降低而发挥降压作用。

【临床应用与评价】　硝苯地平普通片起效快,但因 $t_{1/2}$ 短及 3~4 次/d 给药,患者的依从性较差及血药浓度波动明显,不能达到平稳降压效果,增加了心脑血管风险的可能性。此外,血压快速降低,反射性兴奋交感神经致心率加快,既不利于高血压靶器官保护,亦易导致头痛、心悸等多种不良反应。根据《硝苯地平不同制剂临床应用的中国专家共识(2022)》,临床已不再推荐硝苯地平普通片作为一线降高血压药物长期使用。然而,在妊娠期高血压患者中,硝苯地平普通片预防重度高血压显示出比甲基多巴等其他抗高血压药更好的疗效,但禁忌用于高血压急症的舌下含服。

硝苯地平缓释片和控释片具有长效 CCB 的作用特点,降压疗效及安全性好、患者的依从性高、无绝对禁忌证,且对糖、脂代谢影响小,低血压发生率较低,单药治疗高血压患者的达标率高,临床常见水肿等不良反应亦可通过联合用药部分抵消。硝苯地平缓释片适用于高血压伴动脉硬化患者、老年高血压患者以及妊娠期高血压患者。单纯收缩期高血压患者使用硝苯地平缓释片较复方降压片的降压效率更高。重度妊娠期高血压患者口服硝苯地平缓释片(单药)的血压控制效果可能优于甲基多巴和拉贝洛尔。但是,缓释片不能完全避免血药浓度的波动,无法完全保证平稳降压效果,且易受胃肠道 pH、食物及胃肠道生理环境等因素影响。

硝苯地平控释片因其恒速缓慢释放的药学特征,保证了持续维持有效的血药浓度,对血压控制和血压波动异常较其他剂型更具优势,可更好地达到平稳降压作用及减少不良反应,且 1 次/d 的给药方式更有利于提高患者服药依从性,因此,硝苯地平控释片尤适用于高血压的长期治疗。在高血压伴稳定型冠心病、高血压伴动脉硬化、高血压伴糖尿病肾病、高血压伴慢性肾病、老年高血压、妊娠期高血压及哺乳期高血压患者,优先推荐应用硝苯地平控释片。

【不良反应与防治】　颜面潮红、心悸、口干、头痛、眩晕,也可能出现低血压、踝部水肿、水钠潴留等。硝苯地平长期应用可能升高血尿酸,高血压合并高尿酸或痛风患者慎用,尤其注意避免与易致高尿酸的非选择性 β 受体拮抗药及噻嗪类利尿药联合。此外,严重主动脉瓣狭窄、低血压、肝肾功能不全者禁用;妊娠早期(前 3 个月)慎用或禁用。

【用法与注意事项】　硝苯地平控释片 30～60mg,1 次 /d。硝苯地平缓释片 10～20mg,2 次 /d。硝苯地平普通片 10mg,3 次 /d,最大剂量不超过 60mg/d。应用缓控释制剂时需注意不可嚼碎或研磨后服用,以避免破坏缓控释制剂的结构,使药物疗效无法保证。此外,服用硝苯地平期间避免食用西柚或西柚汁,禁止饮酒;同时避免与大环内酯类抗生素(如红霉素和阿奇霉素等)、利托那韦、酮康唑、氟西汀、西咪替丁等 CYP3A4 肝药酶抑制药联用。

氨氯地平(amlodipine)

氨氯地平是长效 CCB,其对血管平滑肌的选择性大于硝苯地平。口服吸收缓慢,但不受食物的影响,生物利用度为 64%～90%。口服治疗剂量后 1～2h 开始降压,6～12h 血药浓度达峰,血药浓度可持续维持 24h。一般连续给药 7～8 天后,氨氯地平的血药浓度达到稳定水平,起持续平稳降压作用。尤其对收缩压高的老年高血压患者,降压效果明显。氨氯地平主要在肝代谢,代谢产物经肾排泄。$t_{1/2}$ 为 35～50h。其药动学不受肾功能损害的影响,肾衰竭的高血压患者仍可接受常规剂量的药物治疗,但肝功能不全者禁用。

临床常用药物包括苯磺酸氨氯地平、苯磺酸左旋氨氯地平和马来酸左旋氨氯地平。左旋体降压作用分别是右旋体、1∶1 外消旋体的 1 000 倍和 2 倍。左旋体 $t_{1/2}$ 为 50.6h,右旋体 $t_{1/2}$ 为 35.5h,且左旋体吸收优于右旋体。苯磺酸氨氯地平和马来酸左旋氨氯地平的起始剂量均为 5mg,最大剂量 10mg,1 次 /d 给药。苯磺酸左旋氨氯地平的初始剂量为 2.5mg,最大可增至 5mg,1 次 /d。不良反应以头痛和水肿等常见。

此外,左旋氨氯地平还可促进内源性 NO 释放,保护血管内皮。且其控制血压波动优于拉西地平;下肢水肿的不良反应发生率亦较苯磺酸氨氯地平、硝苯地平控释片或缓释片、非洛地平缓释片明显降低。氨氯地平尤其左旋氨氯地平对尿酸几无影响,高尿酸合并高血压患者如需选择钙通道阻滞药,优先考虑氨氯地平或左旋氨氯地平。

(二) 肾素-血管紧张素-醛固酮系统抑制药

肾素-血管紧张素-醛固酮系统(RAAS)与高血压等心血管疾病的发生发展密切相关,其中血管紧张素 Ⅱ 被视为"邪恶轴心"。因此,阻滞 RAAS 已成为防治心血管疾病的核心策略。目前临床应用的 RAAS 抑制药主要包括 ACEI、ARB、醛固酮受体拮抗药以及肾素抑制药,其中抗高血压以 ACEI 和 ARB 常用。

1. 血管紧张素转化酶抑制药　ACEI 抑制 ACE 的活性:①减少 AngⅡ形成,扩张血管、改善心血管重构、抑制醛固酮分泌,减轻水钠潴留及降低外周交感神经活性等。②抑制缓激肽降解,促进扩张血管物质(如 PGI₂ 和 NO)的产生;提高糖尿病及高血压患者对胰岛素的敏感性,改善糖代谢,但不影响脂质代谢。③抑制内源性内皮素的分泌,改善血管内皮功能,进一步舒张血管,降低血压。临床上常用的 ACEI 有卡托普利、依那普利、贝那普利、福辛普利及雷米普利等。

卡托普利(captopril)

【体内过程】　口服易吸收,但受食物影响。空腹生物利用度为 70%,餐后生物利用度为 30%～40%。T_{max} 约 1h,血药浓度维持 6～12h。血浆蛋白结合率约 30%,$t_{1/2}$ 约 2h。本品部分在肝脏代谢,主要从尿液排出,其中 40%～50% 为原形药。本品不能通过血脑屏障,但可通过胎盘,少量可通过乳汁分泌。

【药理作用与临床应用】　卡托普利是最早用于临床的 ACEI 类药物,其降压机制及作用与其他ACEI 相似。临床可单独或与其他降压药联用治疗轻、中度高血压,尤其对正常肾素型及高肾素型高血压疗效更佳。此外,因高盐摄入可激活局部组织中 RAAS 致 AngⅡ水平升高,加重靶器官受损,根据《盐敏感性高血压管理的中国专家共识(2023)》,卡托普利可用于盐敏感性高血压患者的治疗。但是,卡托普利 $t_{1/2}$ 较短,2~3 次/d 给药不能很好地平稳降低 24h 内血压,建议高血压患者选用长效 ACEI。

【不良反应与防治】 用药总量低于 37.5mg/d 者不良反应较少。剂量过大,可能出现首剂低血压、高血钾、干咳、血管神经性水肿及低血糖等;亦可见味觉异常或丧失。此外,卡托普利可能加重老年充血性心力衰竭患者的肾衰竭,肾动脉狭窄患者易致肾衰竭,应慎用或禁用。ACEI 具有致畸性,妊娠高血压或患有慢性高血压的孕妇禁用卡托普利。少数高肾素活性的高血压患者(尤其已应用利尿药者)和严格限制钠盐或血液透析患者可能致血压骤降,亦应慎用。

【用法与注意事项】 起始量每次 12.5~25mg,2~3 次/d,饭前 1h 服用。如果降压不理想,1~2 周后可逐渐增加至每次 50mg,2~3 次/d。与其他降压药合用时应减量,一般为每次 6.25mg,3 次/d 或更少。老年患者对卡托普利的降压作用敏感,用药后密切观察血压变化。

依那普利(enalapril)

依那普利为前药,其乙酯部分在肝内被迅速水解,形成活性代谢产物依那普利拉(enalaprilat)发挥降压作用。降压作用约为卡托普利的 10 倍,且作用更持久。适用于各期原发性高血压、肾性高血压、肾血管性高血压、恶性高血压。因不含巯基,副作用较卡托普利少。为避免首剂低血压的发生,首次剂量宜从低剂量(2.5mg)开始,最大剂量一般不宜超过 40mg/d。对本品过敏患者禁用;严重肾功能障碍、双侧肾动脉狭窄患者禁用;与保钾利尿药合用时应注意血清钾的升高;不宜用于妊娠高血压。

福辛普利(fosinopril)

福辛普利是前药,口服吸收后迅速转变为活性的福辛普利拉(fosinoprilat)。福辛普利拉通过其次磷酸基团和 ACE 活性部位中锌离子结合,抑制 ACE 的活性。相对于其他 ACEI,其抑制 ACE 活性的作用强,降压作用更强,维持时间更长(一次性口服后 ACE 活性被抑制的时间超过 24h);对血压影响的谷/峰比>50%,降压作用平稳,对靶器官具有更好的保护作用。临床用于轻、中、重度高血压均有效。起始剂量 10mg/d,1 次/d,如未达到预期降压疗效,可加大到 40mg/d。福辛普利能够同时从肾和肝、肠排泄,不易蓄积,一般肝、肾功能不全者无须减量,但不宜用于妊娠及哺乳期妇女。

2. 血管紧张素Ⅱ受体拮抗药 ARB 选择性地拮抗 AngⅡ与 AT_1R 受体结合,对抗 AngⅡ所致血管收缩、外周交感神经兴奋、醛固酮分泌增加及心血管重构等,降低血压及保护心、脑、肾等靶器官。ARB 还可升高 AngⅡ水平,激活 AT_2R 增强降压及靶器官保护作用。ARB 不影响缓激肽降解,无咳嗽、血管神经性水肿及低血糖等不良反应,具有更好的耐受性。此外,ARB 还可减轻肾脏损害。临床适用于高血压合并多种疾病及不能耐受 ACEI 的患者,如高血压合并左心室肥厚、心功能不全、心房颤动、冠心病、糖尿病肾病、微量白蛋白尿或蛋白尿及代谢综合征的患者。常用 ARB 包括氯沙坦、缬沙坦、厄贝沙坦、替米沙坦、坎地沙坦酯、奥美沙坦酯及阿利沙坦酯。

氯沙坦(losartan)

【体内过程】 口服吸收迅速,T_{max} 为 0.5~1h,首过效应明显,生物利用度 33%~37%,血浆蛋白结合率约 98.7%,难以通过血脑屏障,$t_{1/2}$ 为 1.5~2h。氯沙坦在肝脏经 CYP450 代谢形成活性更强(母体的 15~30 倍)的代谢产物,$t_{1/2}$ 6~9h,使降压作用进一步加强和持久。氯沙坦及其代谢产物主要经肾排泄。

【药理作用】 氯沙坦特异性地拮抗 AT_1R,对抗循环和局部组织的 AngⅡ所致血压升高及靶器官损伤。氯沙坦对血糖、血脂代谢无不利影响,还可改善肾脏的血流动力学,保护肾功能,尤其对糖尿病肾病的恶化有很好的逆转作用。大剂量氯沙坦可促进尿酸排泄,有利于高血压伴高尿酸患者的治疗。

【临床应用与评价】　适用于轻、中度高血压,尤其对高血压合并左心室肥厚、糖尿病肾病者有益。

【不良反应与防治】　可致低血压、高血钾,单侧或双侧肾动脉狭窄患者可致肾功能下降,但不引起干咳,一般无血管神经性水肿及低血糖。妊娠及高血钾患者禁用,哺乳期妇女宜停用。

【用法与注意事项】　起始剂量与维持剂量为 50mg/次,1 次/d。治疗 3～6 周可达到最大降压效果。剂量增加到 100mg/d,每日 1 次,部分患者可产生进一步的降压作用。肝功能不良患者初始剂量为 25mg/d。老年、肾衰竭或血液透析患者均应减少用量。

阿利沙坦酯（allisartanisoproxil）

阿利沙坦酯是我国自主研发、拥有自主知识产权的 ARB 类药物。口服阿利沙坦酯在胃肠道被吸收后,经胃肠道大量的酯酶代谢,产生唯一活性代谢产物 EXP3174。EXP3174 与 AT_1R 选择性结合,拮抗 Ang II 的作用。阿利沙坦酯不经过肝脏 CYP 代谢,对肝脏和肾脏具有保护作用,有利于肝、肾功能受损的高血压患者。与氯沙坦类似,阿利沙坦酯片亦具有降尿酸作用,适用于合并高尿酸的高血压患者。我国《高血压合理用药指南》(第 2 版)已将阿利沙坦酯片列入轻、中度原发性高血压患者的推荐用药。一般 240mg/d,超过 240mg/d 降压效果无明显提高,治疗 4 周可达到最大降压效果。食物会降低本品的吸收,建议空腹服用。但应注意监测血压、血钾,避免低血压及高钾血症,尤其是合并肾功能不全或联用升血钾药物的高血压患者。

3. 肾素抑制药及醛固酮受体拮抗药　截至 2020 年 6 月,阿利吉仑是市场上唯一的肾素抑制药,单独或与其他降压药物联合应用可有效降低血压。但美国食品药品监督管理局(FDA)警告,糖尿病或肾功能不全的患者,阿利吉仑或含有阿利吉仑的降压药与 ACEI 或 ARB 联用于高血压合并糖尿病、中至重度肾功能损害[即肾小球滤过率(GFR)<60ml/min]的患者,可能存在肾功能损害、低血压和高钾血症的风险,因此不宜联合应用。对本品活性成分或者其他任何赋形剂过敏的患者,或曾有阿利吉仑引起血管性水肿病史的患者禁用。妊娠中、晚期(中期 3 个月和妊娠末 3 个月)禁用。

根据《中国高血压防治指南(2023)》,醛固酮受体拮抗药螺内酯可作为三药联合基础之外的联合药物用于高血压治疗,不能耐受者可选择依普利酮替代。但螺内酯可能致高钾血症,故肾功能受损者不宜应用。

(三)肾上腺素受体拮抗药

1. β 受体拮抗药　β 受体拮抗药包括非选择性及选择性 $β_1$ 受体拮抗药。

【药理作用与机制】　β 受体拮抗药可产生中等程度降压作用。主要通过以下途径降低血压:①阻断心脏 $β_1$ 受体,减少心输出量。②阻断肾小球旁细胞 $β_1$ 受体,减少肾素分泌。③透过血脑屏障阻断中枢 β 受体,使兴奋性神经元活动减弱,外周交感神经张力降低,外周阻力降低。④阻断突触前膜 $β_2$ 受体,减少去甲肾上腺素释放。⑤促进动脉壁扩血管物质如前列环素的合成。

【临床应用与评价】　主要用于年轻高血压、心输出量及肾素活性偏高的患者。对高血压合并心绞痛、心肌梗死、冠脉高危、心力衰竭、窦性心动过速等高血压患者疗效更佳。选择性 $β_1$ 受体拮抗药收缩支气管和外周血管的作用较弱,适于长期使用。但因降压强度有限,故常与其他降压药合用。

【不良反应与防治】　常见副作用包括眩晕、疲倦、嗜睡、胃肠紊乱(恶心、腹泻)等;还可引起心动过缓、房室传导阻滞、诱发心力衰竭或支气管哮喘、四肢厥冷及雷诺现象等。长期大量应用可影响脂代谢,使高密度脂蛋白(HDL)降低,总胆固醇(TC)和甘油三酯水平(TG)升高;还可引起血糖和尿酸升高,尤其是普萘洛尔、纳多洛尔等非选择性 β 受体拮抗药,容易致尿酸升高,高血压合并高尿酸患者不宜使用。美托洛尔、倍他洛尔等对尿酸影响极小,高血压合并高尿酸患者可以选用。哮喘、过敏性鼻炎、窦性心动过缓、重度房室传导阻滞、心源性休克等患者忌用 β 受体拮抗药。此外,具有内在拟交感活性的 β 受体拮抗药如布新洛尔、吲哚洛尔、醋丁洛尔和氧烯洛尔等,可引起心率加快等,心率较快的高血压患者应该避免选用。

普萘洛尔（propranolol）

普萘洛尔为非选择性 β 受体拮抗药。用药初期,因 $β_2$ 受体被阻断致血管收缩,外周阻力增加,降压作用不明显或略降。但长期用药后外周阻力降低,血压下降。普萘洛尔起效缓慢,作用温和、持久,不引起直立性低血压。但突然停药会致反跳现象,且易致支气管平滑肌收缩、血糖及血尿酸升高,因此高血压合并哮喘、糖尿病及高尿酸或痛风者不宜选用。此外,窦性心动过缓、重度房室传导阻滞、心源性休克等患者禁用。

普萘洛尔口服吸收迅速而完全,但首过效应强,40%~70% 被肝脏破坏,生物利用度低。$t_{1/2}$ 为 6h,2 次/d 给药能有效地控制高血压。由于个体差异大,须从小剂量开始及个体化用药。

美托洛尔（metoprolol）

美托洛尔是选择性 $β_1$ 受体拮抗药,无明显血管和支气管平滑肌收缩作用,对尿酸影响极小,且其他副作用亦较少。美托洛尔口服吸收迅速完全,但首过消除率高,生物利用度仅为 40%~75%。其代谢受遗传因素的影响,快代谢型 $t_{1/2}$ 为 3~4h,慢代谢型 $t_{1/2}$ 约 7.5h。主要以代谢物经肾排泄。临床常用剂量 100mg/d,早晨顿服或早晨及中午分 2 次服。

2. **$α_1$ 受体拮抗药**　$α_1$ 受体拮抗药选择性拮抗血管平滑肌细胞上的 $α_1$ 受体,扩张血管产生降压效应。对心率、心输出量、肾血流量和肾小球滤过率均无明显影响。临床可用于高血压合并良性前列腺增生、嗜铬细胞瘤所致高血压、高血压合并肾功能不全患者及难治性高血压的联合用药。该类药物可能发生严重直立性低血压,尤其在治疗开始(首剂效应)或加大剂量时;单独长期服用易致水钠潴留而降低疗效,因此常与其他降压药联合;长期应用可产生快速耐药性。代表药有哌唑嗪、特拉唑嗪、多沙唑嗪及乌拉地尔等。

3. **α、β 受体拮抗药**　代表药物包括拉贝洛尔(labetalol)、地来洛尔(dilevalol)、塞利洛尔(celiprolol)、卡维地洛(carvedilol)。该类药物起效快、降压作用强;不仅降低静息血压,且能抑制应激和运动状态下血压的急剧升高。临床主要用于交感神经活性增强、静息心率较快的中青年高血压患者或合并心绞痛的患者。

卡维地洛（carvedilol）

卡维地洛选择性阻断 $α_1$ 和非选择性阻断 β 受体,阻断 $α_1$ 受体作用明显低于 β 受体,阻断 $α_1$ 和 $β_1$ 受体的强度比为 1:10~1:100,阻断 $α_1$ 受体的作用约为拉贝洛尔的 50%,阻断 β 受体的作用较拉贝洛尔强 3~5 倍。口服卡维地洛后,血压下降主要是外周血管阻力降低所致,对心输出量及心率影响较小。卡维地洛口服易吸收,首过效应明显,绝对生物利用度 25%~35%,$t_{1/2}$ 为 7~10h。临床用于治疗轻、中度高血压,或伴有肾功能不全、糖尿病的高血压患者。常用量为 10~20mg/d,分 1~2 次口服,剂量须个体化。

(四) 利尿药

1. **噻嗪类及类噻嗪类利尿药**　氢氯噻嗪是噻嗪类利尿药中的原形药物,其他药物如吲达帕胺无噻嗪环但仍具有磺胺结构,因此,利尿及降压作用与噻嗪类相似。氢氯噻嗪和吲达帕胺是临床应用最广的基础降压药。

氢氯噻嗪（hydrochlorothiazide）

【体内过程】　生物利用度为 60%~90%,T_{max} 为 1~3h,血浆蛋白结合率 99%,可透过胎盘。$t_{1/2}$ 为 13h,大多数噻嗪类作用持续时间约 12h。主要以原形从肾排泄。

【药理作用与机制】　氢氯噻嗪具有明确的中等强度降压效果。早期通过排钠利尿,减少血容量降低血压;长期服药后,致动脉壁细胞内 Na^+ 含量下降,通过 Na^+-Ca^{2+} 交换致细胞内 Ca^{2+} 减少,引起血管扩张。此外,还可通过降低血管平滑肌对缩血管物质的反应性及诱导动脉壁产生扩血管物质来降压。

【临床应用与评价】 临床可单独或与其他药物联合用于轻、中度高血压。小剂量(6.25～12.5mg/d)适用于轻、中度高血压,尤其对老年高血压及心力衰竭者有益。但最大剂量不宜超过100mg/d,以免引起严重不良反应(低于25mg/d,对糖耐量与血脂代谢影响较小)。

【不良反应与防治】

(1)电解质紊乱:如低血钾、低血镁、低血氯性碱中毒等。服用期间应定期检测血液电解质含量。

(2)潴留现象:如高尿酸血症,高血压合并高尿酸或痛风患者慎用或禁用,尤其与普萘洛尔等非选择性β受体拮抗药联合时应谨慎。

(3)代谢性变化:如高血糖和高脂血症,高血压合并糖尿病及高血脂患者应慎用。

(4)过敏反应:如皮疹及发热等,对本类药物或磺胺过敏者禁用。

(5)其他:可增高血尿素氮,加重肾功能不良。高血压伴肾功能低下患者禁用。此外,噻嗪类利尿药可引起胎儿宫内缺氧、窒息,孕妇慎用或禁用;哺乳期妇女不宜服用。

【用法与注意事项】 与其他降压药合用,25～75mg/d,分2次服,1周后根据降压效果调整剂量,不可突然停药。

吲达帕胺(indapamide)

本品是一种新型、强效及长效降压利尿药。口服吸收迅速,T_{max}约30min,生物利用度93%,血浆蛋白结合率约78%,$t_{1/2}$ 14～18h。吲达帕胺具有利尿及钙拮抗双重作用,主要通过阻滞钙内流,松弛血管平滑肌,降低外周阻力而降压;虽然利尿有助于降压,但吲达帕胺在出现降压作用时的剂量远远低于利尿作用的剂量。此外,降压时对心输出量、心率及心律影响小或无影响;长期用药很少影响肾小球滤过率或肾血流量。因此,吲达帕胺目前应用比较广泛,适用于轻、中度高血压,单独服用降压效果显著。

不良反应发生率较低。但对伴有痛风、高脂血症及糖尿病的老年高血压患者仍需慎用;较小有效剂量可避免电解质平衡紊乱,同时定期监测血钾、血钠及尿酸等。严重肾功能不全、肝性脑病或严重肝功能不全、低钾血症及对本药或磺胺类药过敏者禁用。

2. 袢利尿药 代表药呋塞米主要注射用于高血压危象,发挥快速降压效应;亦可用于具氮质血症的肾功能不全高血压患者。呋塞米不作为高血压的长期用药。

(五)血管紧张素受体脑啡肽酶抑制药

【药理作用与机制】 脑啡肽酶(neprilysin,NEP)是一种中性内肽酶,可降解机体内源性血管活性物质如利尿钠肽(natriuretic peptide,NP)、AngⅡ及缓激肽等。ARNI具有独特的双重调节机制,既增强NPS的作用,同时抑制RAAS系统。沙库巴曲/缬沙坦(sacubitril/valsartan)是全球第一个上市的ARNI药物,由脑啡肽酶抑制药沙库巴曲和ARB类药物缬沙坦以1∶1摩尔比例结合而成的共晶体。服药后,沙库巴曲在体内转化为活性产物LBQ657抑制脑啡肽酶(NEP),使NP降解减少,产生利钠利尿、扩血管、增强血管内皮功能及抑制心血管纤维等作用,降低血压并保护靶器官。此外,NP降解减少还可对抗RAAS、交感神经及内皮素对NP的反调节作用。但是,NEP亦可降解AngⅡ,沙库巴曲抑制NEP使AngⅡ不能降解,致血中AngⅡ水平升高,不利于降压及心血管的保护。缬沙坦阻断AT₁R,完全拮抗AngⅡ对心血管的不利影响,如抑制醛固酮的释放,调节肾脏对钠的重吸收作用,以及降低交感神经系统活性、抑制加压素分泌和血管收缩等。因此,沙库巴曲/缬沙坦降压作用显著,并可充分兼顾心肾双保护,长期应用不良反应少、安全性高,患者耐受性良好。

【临床应用与评价】《中国高血压防治指南(2023)》推荐ARNI成为新一类常用降压药物,用于高血压的初始和维持治疗。在高血压合并左心室肥厚、蛋白尿/微量蛋白尿、肾功能不全、老年、糖尿病、心力衰竭患者优先推荐使用ARNI;也可用于心肌梗死后、慢性冠心病、脑血管病、心房颤动的预防、颈动脉内中膜增厚及血脂异常等。

【不良反应与防治】 不良反应较CCB发生率低,单用ARNI外周水肿发生率仅2.6%,面部潮红发生率<2%;疲乏和头晕主要发生在治疗初期或剂量调整期间。但仍可能出现①血管性水肿:严重时可能发生致命性喉头水肿,一旦出现时应立即停用沙库巴曲/缬沙坦。②低血压:单用发生率低,主要是与其他降压药物联用时可能出现,需小剂量开始。低血压持续者需减量或暂停沙库巴曲/缬沙坦。③高钾血症:沙库巴曲/缬沙坦具有保钾作用,与 ACEI/ARB 及保钾利尿药同时联用可能导致高血钾风险,应定期监测血钾。④肾功能受损:ARNI 较 ARB 缬沙坦具有更好的肾脏保护作用,肾功能受损发生率低,但仍可能会出现,用药期间需监测血清肌酐。NSAIDs 可能增加肾受损的风险,应避免合用。⑤对胎儿或新生儿可产生不良影响,妊娠早期可致胎儿肾功能减弱甚至死亡,妊娠期或哺乳期妇女不宜使用。

【用法与注意事项】 起始剂量一般每次 100mg,2 次/d。对未服 ACEI 或 ARB 的患者,推荐本品的起始剂量为 50mg,2 次/d。如患者能耐受,每 2~4 周倍增 1 次,直至达到目标维持剂量。但血钾水平>5.4mmol/L 的患者不宜首先给予本品治疗。当患者出现明显肾功能减低,需减量或中断治疗,尤其双侧或单侧肾动脉狭窄患者。此外,儿童、老年人和肝功能不良者使用时应慎重。禁止与 ACEI 同时联用,以避免血管性水肿;若需联用,必须在停止 ACEI 治疗至少 36h 之后才能开始应用本品。收缩压(SBP)<100mmHg 的患者,开始给予本品治疗时需慎重,并注意监测血压变化。

四、抗高血压药的合理应用

高血压的知晓率、治疗率和控制率是反映高血压防控水平的重要评价指标。目前,在我国已知晓的高血压患者中,86.8% 正在接受治疗,但血压控制率只有 37.6%。因此,针对患者血压及其相关合并症,合理选择及合理联用安全有效的抗高血压药物,是提高我国高血压控制率,降低高血压相关的心血管疾病和肾脏疾病发病率与死亡率的关键。

高血压治疗涵盖降压治疗(分级)、病因纠正与治疗(分型)以及针对合并的危险因素、靶器官损害和临床并发症的治疗(分期)3 方面。首先要明确高血压患者启动降压药物治疗的时机:130~139/85~89mmHg 正常高值人群应根据心血管风险进行降压治疗;血压≥160/100mmHg 的高血压患者,应立即启动降压药物治疗;血压在 140~159/90~99mmHg 的高血压患者,心血管风险为高危和很高危者应立即启动降压药物治疗;低危和中危者可改善生活方式 4~12 周,如血压仍不达标,应尽早启动降压药物治疗。启动多种药物联合治疗的血压标准也有所降低,血压≥140/90mmHg 的患者可起始小剂量联合治疗;强调早期达标,在 4 周内或 12 周内将血压降至目标水平。

高血压治疗的根本目的是降低高血压患者的心、脑、肾、血管并发症以及死亡的总危险发生率。降压药物应用的基本原则是降低风险、长效降压、联合治疗、起始剂量、服药时间和个体化治疗。降压药物选择的依据是选择有证据支持可降低心血管病发病和死亡风险的降压药物。

(一)降低风险

高血压患者的最大风险是血压增高导致的脑卒中、心肌梗死、心力衰竭和肾衰竭,血压持续升高会显著增加患者死亡风险。因此,血压长期维持控制达标是降低高血压风险的关键。SBP 从 160mmHg 降至 140mmHg 可使心血管事件发生风险降低约 40%;血压降至 130/80mmHg,可能获得额外的心、脑、肾及心血管死亡等风险降低约 30%。《中国高血压防治指南(2023)》推荐,对所有高血压患者应优先考虑将血压降到<130/80mmHg;老年或者已有严重的心脑血管疾病而不能耐受的患者,可以适当放宽到<140/90mmHg。

(二)长效降压

血压波动性越大,靶器官受损概率越高且病情越严重。短效降压药物可能导致降压作用的谷/峰比值下降、血压波动增加,不利于靶器官保护。1 次/d 的长效降压药可平稳控制 24h 血压,减轻高血压靶器官的损伤,有效预防心脑血管并发症的发生。

(三)联合用药

中国循证医学证据表明,绝大多数中国高血压患者使用 2 种降压药物联合治疗,血压可控制达标到<130/80mmHg,且可明显降低心血管事件发生风险。联合用药已成为绝大多数高血压患者(包含治疗的起始阶段)降压治疗的最基本方案。《2021 国际高血压学会(ISH)国际高血压实践指南》在标准化方案中强调,对于高血压患者的最佳选择是首先小剂量单片复方制剂(SPC)或联合用药。最新的临床研究表明,起始应用小剂量的 3 种或 4 种降压药物组合,能够使更多患者在不发生不良反应的情况下血压控制达标,60%~70% 的患者可将血压降到<130/80mmHg。《中国高血压防治指南(2023)》强调,绝大多数高血压患者应考虑两联治疗或 SPC 来达到降压目标,在可能的情况下,联合用药均应优选 SPC;但是,≥80 岁或衰弱老年患者应单药起始治疗;1 级高血压、年龄<80 岁或非衰弱老年患者,可考虑起始小剂量联合治疗。

推荐的优化联合用药方案有:①二氢吡啶类 CCB+ACEI/ARB/ARNI ②ACEI/ARB/ARNI+ 噻嗪类利尿药;③二氢吡啶类 CCB+ 噻嗪类利尿药;④二氢吡啶类 CCB+β 受体拮抗药。可以考虑的联合方案有:①利尿药 +β 受体拮抗药;②α 受体拮抗药 +β 受体拮抗药;③噻嗪类利尿药 + 保钾利尿药;④ACEI/ARB/ARNI+β 受体拮抗药。

不常规推荐的联合方案:①ACEI、ARB、ARNI 与阿利吉仑;②以上 4 种药物之间的任意联合;③中枢作用药 +β 受体拮抗药。

经以上两种可以联合的药物降压治疗后,如果仍然没有达到目标血压,则应该酌情联合应用 3 种降压药物,但是原则上应该包括利尿药。

(四) 起始剂量

原发性高血压患者需要长期甚至终身用药,方有可能维持血压<130/80mmHg。为了尽可能保持抗高血压药物的临床疗效,同时将副作用降至最低,以提高患者服药的依从性,抗高血压药物需从小剂量开始,逐步增加到最大耐受量,达到效果后改用维持量。以小剂量作为起始剂量,不仅可避免降压过快、过剧导致的严重不良反应,亦可有效防止靶器官损害。尤其老年高血压患者,更为强调选择较小有效剂量。

(五) 服药时间

人体血压呈昼夜节律性变化,正常人及原发性高血压患者均表现为日间血压高、夜间血压低,老年高血压患者"日高夜低"现象更为明显。根据时辰药理学,清晨一次给予长效抗高血压药可有效控制 8:00~10:00 及 16:00~18:00 的血压高峰,保持 24h 平稳降压。清晨血压高峰的控制,更有利于减少心血管事件发生。《中国高血压防治指南(2023)》推荐,一般高血压患者通常应在早晨服用降压药物,除非明确需要控制夜间血压升高,不应常规推荐睡前服用降压药。但值得注意的是,一些继发性高血压如肾脏疾病患者高血压表现为夜间血压升高,42% 呈现非杓型,22% 为反杓型血压,在不增加服药次数和药物剂量的情况下,睡前服用一种或多种降压药对非杓型血压患者可有效地控制慢性肾病高血压、降低不良事件风险、维持肾小球滤过率。

(六) 个体化给药

高血压的个体化治疗是根据患者的具体情况、耐受性、个人意愿或长期承受能力选择适合患者的降压药物。个体化用药主要需考虑以下因素:①评估危险因素及合并存在的靶器官受损状况,在改善生活方式的基础上充分考虑各类药物适应证及禁忌证,选择指南推荐的常用降压药物。②通过基因筛查排除疗效差和不良反应多的药物,强调"基因导向",提出患者所适合的用药种类。③需要合并用药时,注重药物相互作用及加强药物不良反应的监测。④检测激素水平和血流动力学参数辅助评估推荐药物,进一步优化降压方案。⑤在全面搜集个体遗传和相关获得性因素的基础上,多因素综合预测药物疗效,以便及时调整治疗方案,兼顾合理用药和经济学效应。

五、特殊类型高血压的治疗管理

(一) 老年高血压

一般情况下,65~79 岁老年人血压≥140/90mmHg 应开始药物治疗,降压目标<140/90mmHg,

如能耐受可降至＜130/80mmHg。年龄≥80岁的老年人,收缩压≥150mmHg时开始药物治疗,降压目标＜150/90mmHg。并存多种疾病或老年综合征患者降压目标需个体化,衰弱患者收缩压目标＜150mmHg,不应＜130mmHg。合并心血管并发症或靶器官损害、心血管风险高危者,应及早启动药物降压以改善预后;经老年综合评估(CGA)和衰弱状态评估(FRAIL量表或FRIED评价标准)后,在患者可耐受前提下采取较严格的降压策略。优选的药物有CCB、ACEI或ARB以及利尿药。强调缓和降压,避免血压大幅度起伏波动。

(二) 妊娠期高血压

当诊室血压≥140/90mmHg时应启动降压治疗。110/70mmHg设定为降压治疗的安全下限可能是合理的。具有子痫前期高危因素的孕妇应在妊娠12～16周开始服用小剂量阿司匹林(75～150mg/d)预防子痫前期直至分娩前。妊娠期高血压患者应在产后进行心血管风险评估和危险因素筛查。美托洛尔和拉贝洛尔对胎儿影响较小,可考虑使用。硝苯地平可用于妊娠早、中期的高血压患者,但一般妊娠早期(前3个月)慎用或禁用;临产前可能影响子宫收缩,应慎用。

(三) 高血压合并认知功能障碍

一般高血压合并认知障碍患者可将血压降至＜140/90mmHg,如能耐受可降至＜130/80mmHg;对于存在严重认知功能减退甚至痴呆患者,可将＜150/90mmHg作为血压初步控制目标。六类常用降压药物均可选用。

(四) 高血压伴脑卒中

病情稳定的卒中患者,血压≥140/90mmHg时应启动降压治疗,降压目标为＜140/90mmHg,如能耐受可降至＜130/80mmHg。对于血压＜140/90mmHg的患者,启动降压治疗的获益并不明确。颅内大动脉狭窄(70%～99%)导致的缺血性卒中或短暂性脑缺血发作(TIA)患者,应将SBP控制在＜140mmHg。对急性缺血性卒中、准备溶栓及桥接血管内取栓的患者,血压应控制在＜180/100mmHg。急性脑出血的降压治疗,SBP＞220mmHg时,在持续血压监测下积极降压。患者SBP＞150mmHg时,无急性降压治疗禁忌证的脑出血患者将SBP降至＜140mmHg。急性期蛛网膜下腔出血降压幅度尚无确定的循证证据支持,但SBP降至＜160mmHg并维持平稳较为合理。高血压合并脑卒中的患者,可选择CCB、ACEI/ARB或利尿药,未达标者可联合使用。

(五) 高血压合并冠心病

推荐＜140/90mmHg为降压目标,如能耐受可降至＜130/80mmHg。高血压合并稳定型冠心病患者,优先考虑选用β受体拮抗药、ACEI或ARB及CCB。其中,CCB还可以降低心肌耗氧量,减少心绞痛发作。高血压合并心肌梗死患者,β受体拮抗药和ACEI或ARB在心肌梗死后长期服用作为二级预防,可明显改善远期预后,在没有禁忌证的患者应早期使用。如果患者合并左心室肥厚和射血分数降低,ARNI有益于降低冠心病死亡、非致死性心肌梗死及心绞痛住院等。

(六) 高血压合并心力衰竭

推荐降压治疗目标为＜130/80mmHg。射血分数降低的心力衰竭(HFrEF)患者,推荐ARNI或ACEI(不能耐受者可以使用ARB)、β受体拮抗药、MRA、SGLT2抑制药及袢利尿药。

(七) 高血压合并肾脏疾病

无蛋白尿的慢性肾病(CKD)患者,收缩压≥140mmHg和/或舒张压≥90mmHg时启动药物治疗,降压目标＜140/90mmHg,如能耐受可降至130/80mmHg。对于有蛋白尿的CKD患者,在收缩压≥130mmHg和/或舒张压≥80mmHg时启动药物治疗,血压控制目标＜130/80mmHg。优先考虑的药物为ACEI/ARB、二氢吡啶类CCB,也可用噻嗪类利尿药。并可考虑两种药物联合应用,如ACEI/ARB+二氢吡啶类CCB、ACEI/ARB+噻嗪类利尿药或二氢吡啶类CCB+噻嗪类利尿药。无论是否合并糖尿病,有蛋白尿的CKD患者初始降压治疗应包括一种ACEI或ARB。

(八) 高血压合并糖尿病

降压目标＜130/80mmHg,老年或伴严重冠心病的糖尿病患者,可设定相对宽松的血压控制目标值。合并糖尿病的孕妇建议血压控制目标为≤135/85mmHg。糖尿病患者血压>120/80mmHg时,即应开始生活方式干预;血压≥140/90mmHg时,可考虑开始降压药物治疗;血压≥160/100mmHg或高于目标值20/10mmHg时,应立即开始降压药物治疗。优先考虑应用ACEI或ARB,也可应用CCB,但CCB不宜单独应用,可与ACEI或ARB联合应用。

(九) 高血压合并外周血管疾病

合并下肢动脉疾病的患者血压应控制在<140/90mmHg;同时合并糖尿病、肾脏疾病者,如能耐受应控制在<130/80mmHg。ACEI或ARB可作为初始降压治疗药物,CCB及利尿药可作为初始联合降压治疗方案,也可应用选择性β_1受体拮抗药。合并无症状颈动脉狭窄的患者,血压应控制在<140/90mmHg。合并颈动脉粥样硬化的高血压患者,优先选用CCB和ACEI以延缓颈动脉粥样硬化进展。

(十) 高血压合并代谢综合征

强调综合干预及全面达标。优先推荐ACEI或ARB,尤其伴糖尿病或肥胖患者;也可选用二氢吡啶类CCB。伴心功能不全及冠心病者,可应用噻嗪类利尿药和β受体拮抗药。SGLT2抑制药和胰高血糖素样肽-1(GLP-1)激动药有助于综合达标,对于难治性代谢综合征可推荐代谢手术治疗。

六、继发性高血压

继发性高血压是有因可循、病因明确的高血压,如原发性醛固酮增多症、肾实质性、肾血管性高血压、大动脉缩窄及嗜铬细胞瘤高血压、食物及药物相关性高血压等。除高血压导致的心血管危害以外,还有独立于高血压之外的心血管损害,一般治疗原发病可以改善或治愈高血压。

第二节 │ 动脉粥样硬化的临床用药

一、概述

动脉粥样硬化(atherosclerosis,AS)是长期暴露于氧化应激源并涉及多种细胞类型和细胞因子的慢性动脉炎症,主要累及心、脑、肾以及下肢的中动脉和大动脉。动脉粥样硬化的形成主要始于低密度脂蛋白(LDL)胆固醇及极低密度脂蛋白(VLDL)为代表的血脂异常,诱发内皮功能障碍、氧化应激及免疫炎症激活等,最终导致管壁增厚、顺应性降低、管腔狭窄及相应器官缺血性改变甚至血栓形成及斑块破裂,引发急性心血管事件如急性冠脉综合征的发生。遗传及多种环境因素如高血脂、高血压、高血糖、吸烟、肥胖、缺乏运动以及高饱和脂肪饮食等加速了AS的发生与进展。因此,生活方式干预是防治AS必不可少的基本措施,调血脂、保护动脉内皮、抗炎及抗氧化、抗血栓形成、扩血管及稳定斑块等均有利于防治AS及其相关心血管事件。本节重点介绍调血脂药、抗氧化药及保护动脉内皮药在动脉粥样硬化的临床用药。

二、调血脂药

AS是最终导致心血管疾病(CVD)的潜在过程,血脂异常被广泛认为是该过程中的关键危险因素之一。血脂是血浆中胆固醇(cholesterol,Ch)、甘油三酯(triglyceride,TG)、磷脂(phospholipid,PL)和游离脂肪酸(free fatty acid,FFA)等的总称。胆固醇又分为胆固醇酯和游离胆固醇,两者合称总胆固醇(total cholesterol,TC)。血脂不溶于水,需与载脂蛋白(apolipoprotein,Apo)结合形成脂蛋白才能被转运和代谢。脂蛋白包括乳糜微粒(chylomicron,CM)、极低密度脂蛋白(VLDL)、低密度脂蛋白(LDL)、中密度脂蛋白(intermediate density lipoprotein,IDL)、高密度脂蛋白(high density lipoprotein,HDL)及脂蛋白(a)[lipoprotein(a),Lp(a)]。LDL、IDL、HDL富含胆固醇,CM、VLDL富含甘油三酯。Apo主要有A、B、C、D、E、H和L等。Apo B是CM、VLDL、IDL及LDL中均存在的结构蛋白,直接反映相应脂蛋白胆固醇的水平;Apo A I 是 HDL 的主要结构蛋白,直接反映 HDL-C 的水平。遗传、饮食、不良生活方式、疾病和药物等多种因素可导致血脂或脂蛋白代谢异常,引发各型高脂血症(表 26-3)。

表 26-3　高脂蛋白血症的分型

临床分型	WHO 表型	脂蛋白	血脂	
			TC	TG
高 TG 血症	I	CM↑	+	+++
	IV	VLDL↑	+	++
高 TC 血症	IIa	LDL↑	++	−
	IIb	LDL↑,VLDL↑	++	++
混合型高脂血症	III	IDL↑	++	++
	V	CM↑,VLDL↑	+	++
低 HDL-C 血症		HDL↓	−	−

注:+,浓度增加;−,无变化。

TC、TG、低密度脂蛋白胆固醇(LDL-C)、极低密度脂蛋白胆固醇(VLDL-C)及 Apo B 升高,高密度脂蛋白胆固醇(HDL-C)和 Apo A 降低均是导致 AS 及动脉粥样硬化性心血管疾病(atherosclerotic cardiovascular disease,ASCVD)如稳定型和不稳定型心绞痛、心肌梗死、缺血性卒中、TIA 和周围血管病变等的危险因素。Lp(a)是一种与遗传有关的特殊类型脂蛋白,性别、年龄、体重及大多数降胆固醇药物对 Lp(a)基本无影响。Lp(a)的结构与 LDL 相似,两者均含有 Apo B100,但 Lp(a)还含有 Apo(a),且 Lp(a)富含血小板活化因子,因此 Lp(a)较 LDL-C 更易致动脉粥样硬化及血栓形成,且被认为是 ASCVD 的独立危险因素。

治疗 AS 的调脂药物根据其对血脂及脂蛋白的影响不同,可分为 3 类:①主要降低 TC 及 LDL 的药物,如他汀类药物、胆固醇吸收抑制药、前蛋白转化酶枯草溶菌素 9(PCSK9)抑制药、胆汁酸螯合剂等;②主要降低 TG 及 VLDL 的药物,包括贝特类药物、烟酸类药物及高纯度 ω-3 多不饱和脂肪酸(ω-3 脂肪酸);③降低 Lp(a)的药物。

(一) 主要降低 TC 和 LDL 的药物

ASCVD 为主的 CVD 是我国城乡居民第一位死因,LDL-C 是 AS 的重要危险因素,主要心血管不良事件(MACE)风险降低与 LDL-C 降低呈线性关系,因此,LDL-C 被公认是心血管事件的预测指标。国际国内最新血脂管理指南均将 LDL-C 作为 ASCVD 干预的首要降脂靶点。目前主要降低 LDL-C 的药物包括:抑制肝内胆固醇合成、减少胆固醇吸收、靶向 PCSK9 及不依赖 LDL-R 的降 LDL-C 药物。

1. 抑制肝内胆固醇合成的药物

他汀类药物

他汀类药物是降低 LDL-C 的主要药物,国际及《中国血脂管理指南(2023 年)》强调,他汀类药物是降胆固醇治疗的基础,中等强度的他汀类药物是中国人群降脂治疗的首选策略。临床应用的他汀类药物有洛伐他汀(lovastatin)、辛伐他汀(simvastatin)、普伐他汀(pravastatin)、氟伐他汀(fluvastatin)、阿托伐他汀(atorvastatin)、瑞舒伐他汀(rosuvastatin)、匹伐他汀(pitavastatin)等。

【体内过程】 本类药物口服肠道吸收率差异较大,几乎所有药物的首过效应均较明显。普伐他汀的生物利用度最高(F>60%),其余他汀类 F 较低;相反普伐他汀的血浆蛋白结合率较低(约50%),其余均在 88%～99.5% 之间。大部分他汀类经肝 CYP 代谢,但代谢不同药物的 CYP 亚型不同。洛伐他汀和辛伐他汀为前体药,必须经肝代谢为活性代谢产物才能产生作用。大部分他汀类药物(洛伐他汀、辛伐他汀、氟伐他汀、匹伐他汀)属于脂溶性,普伐他汀和瑞舒伐他汀则属于水溶性,而阿托伐他汀属于脂水双溶性他汀。常用他汀类药物的主要药动学特点见表 26-4。

表 26-4　不同他汀类药物的药动学特点

		$t_{1/2}$/h	CYP 影响	食物对 F 的影响
洛伐他汀		2	CYP3A4	+50
辛伐他汀		1.4~3.0	CYP3A4	0
普伐他汀		1.5~2	无	−30
氟伐他汀	普通制剂	1.2	CYP2C9（75%）	0
	缓释制剂	9		
阿托伐他汀		14	CYP3A4	0
瑞舒伐他汀		19	CYP2C9 CYP2C19	−20
匹伐他汀		10.5~11.6	CYP2C9（极少）	0

注:+ 升高,− 降低。

【药理作用与机制】

（1）调脂作用及机制:治疗剂量的他汀类药物能明显降低 LDL-C、TC 和 Apo B 水平,其中以降 LDL-C 作用最强。还可轻度降低 VLDL、IDL 及轻度升高 HDL-C,但降 TG 作用很弱。不同他汀类药物在不同剂量的作用强度见表 26-5。

表 26-5　不同他汀类药物及不同剂量药物的作用强度

	高强度 [a]	中等强度 [b]	低强度 [c]
药物及日剂量	阿托伐他汀 20mg 瑞舒伐他汀 40~80mg	瑞舒伐他汀 5~10mg 阿托伐他汀 10~20mg 氟伐他汀 80mg 普伐他汀 40mg 洛伐他汀 40mg 辛伐他汀 20~40mg 匹伐他汀 2~4mg	辛伐他汀 10mg 普伐他汀 10~20mg 洛伐他汀 20mg 氟伐他汀 20~40mg 匹伐他汀 1mg

注: [a] 每日剂量可降低 LDL-C≥50%; [b] 每日剂量可降低 LDL-C 30%~50%; [c] 每日剂量可降低 LDL-C≤30%。

降脂机制:羟甲基戊二酸单酰辅酶 A（HMG-CoA）还原酶是肝细胞内合成胆固醇的限速酶,他汀类药物竞争性抑制 HMG-CoA 还原酶,使肝细胞内胆固醇合成减少。①上调肝细胞表面 LDL 受体（LDL-R）表达,促进血中 LDL 向肝内转移,降低血中 LDL-C 和 TC 水平。②致 Apo B100 形成减少,进而 VLDL 合成及随后 LDL 产生减少。③LDL 向肝内转移,促使血液中 IDL 向 LDL 转化,有利于 IDL 清除;随着 IDL 清除及其含量减少,进一步促使 VLDL 向 IDL 转化,促进 VLDL 的清除。

（2）非调脂作用:①改善血管内皮功能,提高其对扩血管物质的反应性;②抑制单核细胞-巨噬细胞的黏附和分泌功能;③抑制 LDL 的氧化修饰;④抑制泡沫细胞形成;⑤减轻 AS 过程的炎症反应;⑥抑制血管平滑肌细胞（VSMC）的增殖和迁移,促进 VSMC 凋亡;⑦稳定斑块和抗血栓形成。非调脂机制可能与他汀类药物抑制 HMG-CoA 还原酶致甲羟戊酸（MVA）减少有关。

【临床应用与评价】　主要用于杂合子家族性及非家族性Ⅱa、Ⅱb 型及Ⅲ型高脂蛋白血症;亦可用于继发于 2 型糖尿病及肾病综合征的高胆固醇血症。还可用于 ASCVD 一级和二级预防,如急性冠脉综合征、心肌梗死、稳定型或不稳定型心绞痛、冠状动脉或其他血管重建术、缺血性卒中、TIA 和周围血管病变或经检查证实冠状动脉和颈动脉等大中动脉存在 50% 以上狭窄的患者。此外,LDL-C>4.9mmol/L 的健康人,患有高血压合并 LDL-C>3.4mmol/L,高血压合并肥胖、吸烟及 HDL-C<1.0mmol/L,

LDL-C＞1.8mmol/L 或 TC＞3.1mmol/L 及年龄＞40 岁的糖尿病患者。颈动脉斑块且有他汀类服用指征者，也可服用他汀类药物。但需强调的是，不同患者对不同种类、不同强度的他汀类药物治疗的敏感性不同，需要根据血脂降低的幅度、不良反应状况、患者的肝肾功能及其血糖血脂水平，选择合适的他汀类药物进行调脂治疗。

【不良反应与防治】　多数患者对他汀类耐受性良好，但在接受大剂量他汀类治疗的少数患者，可能出现以下情况。①肝功能异常：发生率 0.5%～3.0%，呈剂量依赖性及无症状性转氨酶升高。建议治疗开始后 4～8 周查肝功能，无异常者可调整为 6～12 个月复查 1 次。②肌肉不良反应：肌痛、肌炎和横纹肌溶解，多见于合并多种疾病和/或联用多种药物的患者。对于出现相应症状者应检测肌酸激酶（CK）。③新发糖尿病：发生率 9%～12%。因他汀类对心血管疾病的总体益处远大于新增糖尿病风险，无论是糖尿病高危人群还是糖尿病患者，有他汀类治疗适应证者都应坚持服用此类药物，尤其是合并 ASCVD 患者。④认知功能异常：多为一过性，且发生概率较低。⑤其他：头痛、失眠、抑郁以及消化不良、腹泻、腹痛、恶心等消化道症状。妊娠、哺乳期妇女、有胆汁淤积和活动性肝病者禁用。

【用法与注意事项】　不同强度他汀类药物的用药剂量（日剂量）见表 26-5。ASCVD 一级预防起始剂量推荐低、中等强度他汀类；ASCVD 二级预防推荐中强度他汀类。HMG-CoA 还原酶的活性及胆固醇的合成具有昼夜节律性，正午时最低，午夜（凌晨 0:00—3:00）时最高。此外，食物会影响一些他汀类药物的吸收，有的药物虽不受食物影响，但存在明显肝肠循环（匹伐他汀）。因此，不同药物用药时间存在较大差异（表 26-6）。一般来讲，$t_{1/2}$ 较短的他汀类适宜睡前服用，而 $t_{1/2}$ 较长的他汀类（阿托伐他汀和瑞舒伐他汀）可在 1 天内的任何时间一次服用，但最好在晚餐后服用。另需注意的是，洛伐他汀、辛伐他汀和阿托伐他汀经肝 CYP3A4 代谢，氟伐他汀经 CYP2C9 代谢，普伐他汀不受肝药酶影响，瑞舒伐他汀和匹伐他汀受 CYP2C9 影响很小。因此，在选择他汀类药物与其他相应亚型的肝药酶抑制药联用时，应注意药物相互作用。某些食物如西柚或葡萄柚汁可明显抑制 CYP3A4，亦需注意药物与食物间的相互作用。此外，水溶性他汀类药物肝外组织不良反应发生率低，75 岁以上老年患者在调脂治疗达标的基础上，可首选亲水性他汀类药物（普伐他汀、瑞舒伐他汀）以减少对肝脏和肌肉的影响。

表 26-6　不同他汀类药物的用药方法

药物品种	每日服药最佳时间
阿托伐他汀	可任意时间口服
瑞舒伐他汀	可任意时间口服（空腹状态）
匹伐他汀	晚饭后口服
洛伐他汀	晚饭后 0.5h 内服用
氟伐他汀	睡前口服
普伐他汀	睡前口服（空腹状态）
辛伐他汀	睡前口服

注：空腹状态多为进食前 1h 及饭后 2h。

贝派地酸

贝派地酸（bempedoic acid）是一种前药，在肝细胞经极长链酰基辅酶 A 合成酶 1（ACSVL1）转化为苯甲酰辅酶 A，抑制 ATP 柠檬酸裂解酶（ACLY），使线粒体三羧酸循环中产生的柠檬酸不能转变乙酰辅酶 A 和草酰乙酸。胆固醇合成的底物乙酰辅酶 A 形成减少致胆固醇合成减少，降低 LDL-C 水平。此外，贝派地酸还可激活单磷酸腺苷激活的蛋白激酶（AMPK），下调乙酰辅酶 A 羧化酶、HMG-CoA 还原酶、葡萄糖-6-磷酸酶和磷酸烯醇丙酮酸羧化酶的表达，减少胆固醇、游离脂肪酸和葡萄糖的合成。人类骨骼肌中无 ACSVL1，贝派地酸在骨骼肌不能转变为苯甲酰辅酶 A，因此肌肉毒性发生率极低，安全性较他汀类高。临床可用于成人杂合子家族性高胆固醇血症患者或 ASCVD 患者。单独应用可使 LDL-C 降低高达 27%，与依折麦布联合使用可使 LDL-C 降低高达 48%。常见副作用包括便秘、肌肉痉挛、疲劳、血尿酸及转氨酶升高等。贝派地酸与他汀类联用，仍会增加骨骼肌症状的风险。

2. 胆固醇吸收抑制药

胆汁酸螯合剂

胆汁酸螯合剂（bile acid sequestrants，BAS）是一类不吸收的聚合物，口服后在肠道与肠道胆盐（人体胆汁中胆汁酸的主要形式）结合形成不可吸收的复合物，阻断胆汁酸的肠肝循环，加速肝细胞内胆固醇向胆汁酸转化，减少肝细胞内胆固醇，上调细胞膜 LDL-R 表达，降低血中 LDL-C 水平。考来烯胺和考来替泊是最早使用的 BAS，因其特异性差，影响胆固醇吸收的同时，对其他物质如 TG、脂肪酸、胆汁酸、孕酮、炔雌醇及脂溶性维生素 A、D 等吸收也有影响，且胃肠道反应较重，目前临床应用相对较少。考来替兰（colestilan）和考来维仑（colesevelam）属新型 BAS，对胆汁酸的亲和力明显增强。单用或与他汀类药物联合，可作为原发性高脂血症饮食和运动的辅助治疗，降低患者 LDL-C 水平；也可改善成人 2 型糖尿病患者的血脂水平。考来维仑是唯一被批准用于治疗患有杂合子家族性高胆固醇血症（HeFH）的儿童患者的 BAS，以及 LDL-C 未达标的 HeFH 儿童患者。副作用包括腹胀、便秘和脂溶性维生素吸收不良等。

依折麦布（ezetimibe）

【体内过程】　口服后迅速以原形进入肠黏膜上皮细胞，并代谢为活性更强的依折麦布-葡萄糖醛酸发挥作用。而后与少量原药通过门静脉吸收入肝，原药在肝内进一步代谢为依折麦布-葡萄糖醛酸。代谢产物随胆汁排泄到肠腔，在此脱葡萄糖醛酸化后转变为原药再次吸收，如此反复形成肝肠循环，不断作用于小肠上皮细胞的转运蛋白 NPC1L1 靶点，因此 $t_{1/2}$ 长达 22h。依折麦布 T_{max} 为 4～12h，依折麦布-葡萄糖醛酸的 T_{max} 为 1～2h；血浆蛋白结合率分别为 99.7% 及 88%～92%。主要经肠道排泄，仅 10% 经肾脏代谢。

【药物作用与机制】　人体摄入膳食胆固醇主要是通过小肠上皮细胞的转运蛋白 NPC1L1。依折麦布可高度选择性抑制 NPC1L1，减少肠道胆固醇的吸收及其向肝细胞的输送，肝细胞胆固醇含量降低，上调细胞膜 LDL-R 表达，降低血中 LDL-C 水平。还可特异性抑制肝小管细胞膜上的 NPC1L1，减少胆汁胆固醇经胆小管重吸收入肝细胞，降低血中 LDL-C 水平。不同于 BAS，依折麦布在减少肠道及胆小管内胆固醇吸收的同时，对其他固醇类物质如孕酮、炔雌醇、维生素 A、维生素 D、牛磺胆酸的吸收基本无影响。此外，依折麦布还能抑制非酒精性脂肪肝的炎症反应及改善胰岛素抵抗。

【临床应用与评价】　单独或与他汀类联合治疗杂合子家族性或非家族性的原发性高胆固醇血症，可降低 LDL-C、TC、Apo B；亦可作为他汀类药物的辅助治疗，用于纯合子家族性高胆固醇血症（HoFH）患者包括 HoFH 的青少年。依折麦布能够使肠道胆固醇吸收量下降 54%；60% 患者的 LDL-C 下降达到 15%，24.3% 患者 LDL-C 降幅可 >25%。与中低强度他汀类联用，降 LDL-C 幅度 >50%，对于高危或极高危 ASCVD 患者，可延缓斑块进展及降低心血管事件再发的风险。依折麦布的安全性无年龄相关性差异，与他汀类联合用于老年患者具有良好的耐受性和安全性。因此，无论单药还是与他汀类联合，在老年人中均无须调整剂量。此外，依折麦布主要经肠道排泄，仅 10% 经肾脏代谢，他汀类联合依折麦布可以安全地用于透析和非透析的肾病患者，肾功能损害患者及轻度肝损害的患者使用依折麦布时无须调整剂量，但中至重度肝损害时慎用。

【不良反应与防治】　轻微且呈一过性。依折麦布在体内分布主要局限于小肠和肝脏，循环系统中药物浓度极低，无全身蓄积作用。依折麦布不经 CYP450 酶系代谢，与大部分药物尤其是心血管疾病的常用药物如他汀类、胺碘酮、华法林、氯吡格雷等无药物相互作用。但与他汀类药物同时服用，可能会出现转氨酶升高，应定期检查肝功能以调整用药方案；偶有头痛、腹痛、腹泻等；部分患者会出现皮疹,对本品任何成分过敏者禁用。此外,孕期或哺乳期需评估利弊后决定是否服用;10 岁以下儿童谨慎使用。

【用法与注意事项】 依折麦布片推荐剂量每次 10mg,1 次/d。可单独服用或与他汀类联合应用。本品可在一天之内任何时间服用,空腹或与食物同服均可。

海博麦布(hybutimibe)

海博麦布是我国首个拥有自主知识产权的胆固醇吸收抑制药,于 2021 年 6 月获批上市。其作用机制与依折麦布相同,单独或与他汀类联合用于治疗原发性(杂合子家族性或非家族性)高胆固醇血症,可降低 TC、LDL-C、ApoB 水平。海博麦布与中等剂量他汀类药物联用治疗,LDL-C 降幅可达 40%～60%。

3. 靶向 PCSK9 的药物

PCSK9 是由人类染色体上的 *PCSK9* 基因编码的一种蛋白酶,在调节 LDL-R 再循环中发挥着至关重要的作用。正常情况下,LDL 和 LDL-R 结合形成复合物内吞入肝细胞,在 pH 较低的胞内环境中,LDL/LDL-R 复合物分离并释放 LDL-R 再循环至细胞膜表面重新捕获 LDL,降低血中 LDL-C 水平,LDL-C 则被溶酶体吞噬降解。循环中 PCSK9 通过与细胞表面的 LDL-R 发生特异性结合,形成 PCSK9/LDL-R 复合物并转运至溶酶体使 LDL-R 降解,致 LDL-R 不能再循环到细胞膜捕获 LDL,血浆 LDL-C 水平升高。因此,靶向 PCSK9,阻止 PCSK9 与 LDL-R 的结合及抑制 PCSK9 分子表达或干扰其分泌,均有助于降低血中的 LDL-C 水平。

PCSK9 抑制药

目前国内上市的 PCSK9 抑制药(PCSK9 单抗)包括依洛尤单抗(evolocumab)和阿利西尤单抗(alirocumab)注射液两种全人源性单克隆抗体。

【药理作用与机制】 PCSK9 单抗主要通过结合循环中的 PCSK9 蛋白,抑制 PCSK9 与肝细胞表面的 LDL-R 结合,进而阻止 PCSK9 介导的 LDL-R 降解,增强 LDL-R 对 LDL-C 的摄取,降低血中 LDL-C 水平。同时,也能抑制动脉粥样硬化斑块中的 PCSK9。此外,PCSK9 单抗还具有多种潜在的多效性抗 AS 作用,如减轻胆固醇斑块中的氧化应激和炎症反应,降低血小板反应性,减少血栓形成。PCSK9 单抗靶向性强、特异性高,且可明显保护心血管,为降 LDL-C 提供了全新的治疗模式。

【临床应用与评价】 单独或与他汀类及其他降脂疗法联合,用于已有 ASCVD、他汀类药物不耐受或禁忌的患者,以降低心肌梗死、卒中以及冠脉血运重建等心血管事件的风险。作为饮食的辅助疗法,用于成人原发性高胆固醇血症(杂合子家族性和非家族性)或混合型血脂异常患者的治疗,以降低 LDL-C 水平。依洛尤单抗还可用于成人或 12 岁以上青少年的纯合子型家族性高胆固醇血症。相对于传统的降脂方案,阿利西尤单抗或依洛尤单抗均能使 LDL-C 平降幅达 60%。在不适用或不耐受他汀类药物的患者中,PCSK9 单抗与依折麦布联用也可显著降低 LDL-C 水平。

【不良反应与防治】 主要包括流感样症状和注射局部的疼痛、红斑、瘀斑等,依洛尤单抗的局部反应发生率较低。此外,也可能出现神经认知障碍及糖尿病风险等。相对他汀类药物,PCSK9 抑制药的安全性和耐受性更好,不会引起转氨酶升高,也不会引起肌痛,对肾脏亦无不良影响。但长期抗体治疗的潜在问题是自身抗体的产生,需监测自身抗体。

【用法与注意事项】 阿利西尤单抗剂量可以随患者 LDL-C 基线水平、治疗目标和治疗反应在 75～150mg 调整。推荐起始剂量为 75mg,每 2 周一次。大多数患者可达到足够 LDL-C 降低。如果 LDL-C 反应不充分,剂量可以调整到 150mg,每 2 周一次。依洛尤单抗用法相对固定,推荐皮下注射,420mg 每个月 1 次或 140mg 每 2 周 1 次,以 140mg 每 2 周 1 次的给药方案降脂效果最佳。妊娠及哺乳期妇女因缺乏相关数据,需权衡利弊后谨慎使用;老年人与年轻人无差异;轻至中度肝、肾功能不全者无须调整剂量。发生严重过敏反应时须立即停药。

4. 小分子干扰核糖核酸（siRNA）药物　siRNA 是由 2 条互补的核糖核酸链组成的双链 RNA 分子。

英克司兰（inclisiran）

英克司兰是全球首个也是目前唯一靶向 PCSK9 降低 LDL-C 的 siRNA 药物。

【药理作用与机制】　英克司兰进入血液后，首先与 N-乙酰半乳糖胺（GalNAc）及肝细胞膜上的去唾液酸糖蛋白受体（ASGPR）特异性结合并快速摄入肝细胞内，与 RNA 诱导沉默复合体（RISC）结合。然后，在 siRNA 反义链的介导下与编码 PCSK9 的互补 mRNA 结合，触发 PCSK9 mRNA 降解并抑制 PCSK9 蛋白的产生及分泌，进而阻止 PCSK9 蛋白介导的 LDL-R 降解，降低循环中 LDL-C 水平。与 PCSK9 单抗不同的是，英克司兰可同时降低肝细胞内和循环中的 PCSK9 蛋白水平，因此其降低 LDL-C 的作用更为明显；RISC 在 mRNA 降解后仍保持活性，使英克司兰的降脂作用长期有效，作用持续时间可达半年之久。

【临床应用与评价】　作为饮食的辅助疗法，用于成人原发性高胆固醇血症或混合型血脂异常。①接受最大耐受剂量他汀类药物无法达到 LDL-C 治疗目标的患者。②他汀类药物不耐受或有他汀类药物禁忌证的患者。对于已接受最大耐受剂量他汀类药物治疗后 LDL-C＞1.8mmol/L 的 ASCVD 患者，英克司兰可明显降低 LDL-C 水平达 52.3%，且降幅在长达 18 个月的研究中持续存在。

【不良反应与防治】　英克司兰安全性良好，无肝肾损伤、肌肉损伤和血小板计数下降。常见不良反应主要是注射部位反应（其发生率＜5%），且通常为轻度或自限性。对该药中的活性物质或任何辅料（注射用水、氢氧化钠、浓磷酸）过敏者禁用。

【用法与注意事项】　每支预填充注射器为 1.5ml，有效含量 284mg。皮下注射给药，在第 0 个月、3 个月各给药一次后，维持期每 6 个月给药一次，每支预充注射器仅供一次性使用。注射部位首选腹部皮下，替代部位包括上臂或大腿。不宜在活动性皮肤病、炎症以及损伤部位进行注射。

5. 不依赖 LDL-R 的降 LDL-C 药物

VLDL 的组装必须在微粒体甘油三酯转移蛋白（MTP）作用下，将 TG 和磷脂从内质网转移至 ApoB，组装好的 VLDL 分泌到血液中转化为 LDL。米泊美生（mipomersen）是首个针对 ApoB RNA 编码区的第二代反义寡核苷酸（ASO），可与肝细胞中的 ApoB mRNA 结合并使其降解，减少 VLDL 的生成和分泌，降低血中 LDL-C 水平。洛美他派（lomitapide）是 MTP 抑制药，可抑制肝细胞和肠上皮细胞内质网中的 MTP，阻止肝脏中 VLDL 和肠道中 CM 形成，降低血中 LDL-C 水平。由于米泊美生和洛美他派降 LDL-C 作用均不依赖于 LDL-R，因此两者可用于纯合子家族性高胆固醇血症（HoFH）。米泊美生最常见的不良反应为注射局部的红疹、肿胀、瘙痒、疼痛，部分患者可能出现可逆性转氨酶升高，12 岁以下儿童不宜选用。胃肠道副作用是洛美他派主要不良反应，亦可致转氨酶水平升高，目前尚未获批用于 18 岁以下的 HoFH 儿童。

（二）主要降低 TG 及 VLDL 的药物

高甘油三酯血症是 ASCVD 及急性胰腺炎的重要危险因素之一，且与超重/肥胖、胰岛素抵抗/2 型糖尿病、非酒精性脂肪性肝病（NAFLD）、慢性肾病（CKD）有明确关联。有效降低血中 TG 及 VLDL 水平，有利于防治相关疾病的发生与发展。目前，以降低 TG 为主的调脂药物主要有贝特类药物、处方级 ω-3 脂肪酸和烟酸类药物。

1. 贝特类

目前临床应用的药物包括吉非贝齐（gemfibrozil）、苯扎贝特（bezafibrate）、非诺贝特（fenofibrate）、环丙贝特（ciprofibrate）和利贝特（lifibrate）等。

【体内过程】　本类药物吸收快而完全，口服吸收率＞90%。T_{max} 为 2～4h，蛋白结合率＞95%。非诺贝特为前药，口服后在体内迅速水解成活性代谢产物非诺贝特酸（fenofibric acid）发挥疗效，$t_{1/2}$ 为 19～26h。吉非贝齐 $t_{1/2}$ 为 2～7h，环丙贝特 $t_{1/2}$ 为 80h，苯扎贝特 $t_{1/2}$ 为 2h。本类药物在体内经肝

CYP3A4 氧化,代谢产物及原形药物主要经肾排泄。

【药理作用与机制】　不同贝特类药物降脂作用的强度存在一定差异,以吉非贝齐、非诺贝特、苯扎贝特较强。本类药物可有效降低血中 VLDL-C 和 TG 水平,对 TC 和 LDL-C 亦有一定程度降低作用,还可升高 HDL-C 水平。此外,贝特类药物还具有抗炎及抑制氧化应激效应,尤其是在代谢综合征的高脂血症患者。贝特类药物通过激活过氧化物酶体增殖物激活受体 α(PPARα),经以下途径降脂及抗 AS:①激活脂蛋白脂酶(LPL),加速 CM 和 VLDL 的分解代谢,降低 VLDL 及 TG;②抑制乙酰辅酶 A 羧化酶(TG 合成酶),减少脂肪酸从脂肪组织进入肝脏,使 TG 及 VLDL 合成减少;③上调 Apo A I 、ATP 结合盒 A1 及 Apo A II 的基因表达及转录,提高 HDL 水平以促进胆固醇的逆转运;④使胆固醇合成减少,增强 LDL-R 表达及其与 LDL 的亲和力,促进 LDL-C 清除;⑤下调 Apo C III 的基因表达及转录,减轻 Apo C III 对 LPL 的抑制;⑥抑制泡沫细胞形成、血管炎症、血管平滑肌细胞增殖和迁移、斑块不稳定性和血栓形成,减轻 AS。

【临床应用与评价】　主要用于原发性高甘油三酯血症(IV型)或混合性血脂异常(IIb 和 III型)。贝特类药物尽管降 LDL-C 效果较差,但当血脂异常与代谢综合征的其他特征(高血压和 2 型糖尿病)相关时,其增加 HDL-C 和降低 TG 水平的作用可改善胰岛素抵抗。因此,尤其适用于已接受他汀类药物治疗但仍有残留血脂异常(TG 和 / 或低 HDL)的糖尿病患者,以及非糖尿病、超重、胰岛素抵抗和高 TG 血症和 / 或低 HDL-C 的慢性病患者。但是,在一些服用非诺贝特的患者中,发现 HDL-C 出现罕见的矛盾性下降,因此建议在开始贝特类治疗后的最初几个月内检查 HDL-C 水平。如果检测到 HDL-C 水平严重降低,则应停止贝特类药物治疗,并监测 HDL-C 水平直至其恢复至基线。

【不良反应与防治】　发生率 5%～10%,最常见胃肠道反应。与他汀类药物联用会增加肝功能异常及肌病风险。苯扎贝特可增强口服抗凝药的作用,引起出血倾向。此外,贝特类药物可下调胆固醇 7α- 羟化酶和甾醇 27- 羟化酶的表达,减少胆汁酸合成,使胆固醇更容易沉淀并增加胆结石风险。亦可出现皮疹等过敏反应。因此,服用贝特类药物 4～8 周后,需检测肝功能、肌酸激酶;CKD 3b～5 期或透析患者不宜使用贝特类药物;对已有胆囊疾病或怀疑患有胆石症的患者应进行胆囊检查;与香豆素抗凝药合用时,每周至少监测 3 次凝血酶原时间(PT)及 PT/INR,以预防出血并发症。肝胆疾病、肾功能障碍、儿童、妊娠和哺乳期妇女应禁用。

吉非贝齐

对于较轻的高 TG 血症患者,吉非贝齐可降低 TG 约 50% 甚至更多,HDL 可升高约 15%,而 LDL-C 无改变或升高。吉非贝齐适用于 IV 或 V 型高脂蛋白血症,以及有发生胰腺炎可能的中度至重度高 TG 血症。口服一次 0.3～0.6g,2 次 /d,早、晚餐前 30min 服用。吉非贝齐与他汀类药物联合,横纹肌溶解症发生概率明显增加,因此一般禁止两者的联用。

苯扎贝特

对大多数不同类型的原发性和继发性高脂蛋白血症有效,以高 TG 血症和 HDL 不足的患者疗效较佳,尤其是 2 型糖尿病同时伴纤维蛋白原升高的患者。苯扎贝特普通片 200～400mg/ 次,3 次 /d,疗效佳者维持量为 200mg/ 次,2 次 /d。缓释片 400mg/ 次,1 次 /d,肾功能障碍时减为一日或隔日 200mg。

非诺贝特

作用与吉非贝齐相似,其调脂作用取决于基线 TG 水平。适应证与吉非贝齐相同,但在用于高 TG 血症患者时,可明显升高 HDL-C 水平,有利于代谢综合征脂质代谢异常的患者治疗。此外,非诺贝特与他汀类药物联用引起肌病的可能性较小。用药剂量为口服 100mg/ 次,3 次 /d。

环丙贝特

除调脂作用外,还可抑制血小板聚集和溶解纤维蛋白原。能有效治疗Ⅱa型高脂血症、Ⅱb混合型高脂血症和Ⅳ型高TG血症。在Ⅱ型高脂血症用药12周后,Ⅱa型患者LDL-C降低可达30%,Ⅱb型患者TG可降低40%。一般口服100mg/次,1次/d。

利贝特

降低VLDL的程度和吉非贝齐相似,还能降低LDL 15%～20%。利贝特可用于Ⅱa型高脂蛋白血症。口服25mg/次,3次/d。

2. 烟酸类

【体内过程】 口服吸收迅速完全,T_{max}为30～60min,生物利用度约95%,$t_{1/2}$为30～60min。血浆蛋白结合率低,体内分布广泛。主要以原形和代谢产物经肾排泄。

【药理作用与机制】 烟酸即维生素B_3,属水溶性维生素类,具有广泛的调血脂作用,可降低VLDL和TG、IDL、LDL-C和TC,升高HDL-C及降低Lp(a)。调脂作用与以下因素有关:①作用于脂肪细胞的G蛋白偶联受体109A(GPR109A,一种烟酸受体),减少脂肪组织中TG分解为游离脂肪酸及其向肝脏的运输,使VLDL形成及分泌减少,以及降低血中IDL和LDL水平。②直接、非竞争性地抑制肝细胞二酰基甘油酰基转移酶2(DGAT2,TG合成的关键酶),致TG合成减少及VLDL与LDL颗粒分泌减少。③激活LPL,促进VLDL的清除并降低VLDL和TG。④增加肝细胞过氧化物酶体增殖物激活受体γ(PPARγ)表达,阻碍Apo AI的肝脏分解代谢,升高血HDL-C水平。⑤降低血浆Lp(a)浓度(机制不明)。此外,烟酸还可增加血管内皮细胞的氧化还原状态,抑制氧化应激和血管炎症基因表达,通过GPR109A刺激前列腺素D_2(PGD₂)和E_2(PGE₂)产生扩张血管,以及减少TXA_2合成抑制血小板聚集等产生抗AS作用。

【临床应用与评价】 烟酸可用于Ⅱ、Ⅲ、Ⅳ、Ⅴ型高脂血症,对Ⅱb及Ⅳ型效果最好。大剂量烟酸可以降低VLDL约50%,TG亦相应降低,LDL降低较慢且弱。还可用于低HDL血症及高Lp(a)血症。与他汀类药物联用,对患有糖尿病或混合性高脂血症患者,可以抵消该类患者群体的心血管风险,降低心血管发病率和死亡率。但临床一般不主张他汀类与烟酸联合应用。

【不良反应与防治】 多且明显。烟酸刺激胃黏膜可致胃肠道反应,导致或加重消化性溃疡,餐时或餐后服用可减轻。烟酸致血管扩张引起皮肤潮红瘙痒、低血压和血管性头痛等,与抗高血压药联用易致直立性低血压加重,应注意调整剂量。此外,还有肝功能障碍、高血尿酸、高血糖、色素沉着及皮肤干燥等。联用阿司匹林可缓解烟酸所致血管扩张,延长其$t_{1/2}$,防止烟酸所致高尿酸血症。偶有心律失常,与他汀类合用发生肌炎或横纹肌溶解的可能性增高,但氟伐他汀较少引起。用药过程中应注意定期检查血脂水平,在烟酸开始治疗的前2周内,血清TC和TG可以降低,如果血脂没有降低到正常水平,应继续用药。如果用药后1～2个月TC或TG仍不降低,应停药。有胆囊疾病或有黄疸、肝脏疾病、糖尿病、痛风、消化性溃疡和对药物过敏等应慎用。动脉出血、重症低血压、肝功能异常和活动性消化性溃疡者禁用。

阿昔莫司(acipimox)

阿昔莫司为烟酸的衍生物,调脂作用与烟酸相似,但作用较强且持久。本品口服后吸收迅速完全,不受食物影响,不与血浆蛋白结合,T_{max}约2h,$t_{1/2}$约2h。主要以原形经肾排出。适用于Ⅱb、Ⅲ、Ⅳ型高脂血症、高Lp(a)血症及2型糖尿病所致高脂血症。不良反应较少且较轻。

3. ω-3脂肪酸

ω-3脂肪酸是人体必需的多不饱和脂肪酸,但人体无法自行合成,需依靠外源性食物补充,如深海鱼、坚果等。ω-3脂肪酸主要包括α-亚麻酸、二十碳五烯酸(eicosapentaenoic acid,EPA)和二十二碳六烯酸（docosahexaenoic acid, DHA）。ω-3 脂肪酸制剂分为非处方鱼油产品和处方 ω-3 脂肪酸产品。非处方鱼油产品被归类为膳食补充剂，不能替代处方 ω-3 脂肪酸产品。目前有 3 种处方 ω-3 脂肪酸：①ω-3 脂肪酸乙酯，主要成分为 EPA 和 DHA；②二十碳五烯酸乙酯（IPE），主要成分为 EPA 的乙酯；③ω-3 羧酸，是一种长链 ω-3 脂肪酸的混合物，以游离脂肪酸形式存在，主要成分为 EPA、DHA 和二十二碳五烯酸。

【药理作用与机制】　ω-3 脂肪酸不论 EPA 和／或 DHA 均具有剂量依赖性降低 TG 和富含 TG 的脂蛋白胆固醇（TRL-C）。调脂机制可能与其减少 VLDL 合成及分泌，并上调 LPL 以增加 VLDL 和 CM 中 TG 的清除有关。此外，相对于其他降低 TG 的 ω-3 脂肪酸，EPA 还具有额外的抗 AS 特性，可能原因有：①参与花生四烯酸代谢，使前列环素（PGI3）及血栓素（TXA3）生成增加，舒张血管、抗血小板聚集和血栓形成；②抑制血小板生长因子释放及平滑肌细胞增殖和迁移，防止 AS 的发生；③增加红细胞的可塑性，改善微循环；④干扰脂质的氧化修饰、炎症及内皮功能障碍相关的各种信号途径，影响 AS 的斑块形成和增加斑块的稳定性。

【临床应用与评价】　在排除其他原因并接受他汀类药物和其他药物治疗后，ω-3 脂肪酸（IPE 或 EPA+DHA 制剂）可用于成人严重高 TG 血症，即 TG≥5.6mmol/L（500mg/dl）甚至 11.3mmol/L（1 000mg/dl）的严重患者，以降低 TG 水平。但 2019 年美国心脏协会（AHA）建议指出，含有 DHA 的 ω-3 脂肪酸制剂会升高 LDL-C 水平，使高 TG 血症患者发生 ASCVD 的风险升高。因此，使用 ω-3 脂肪酸应以改善心血管风险为目标，并按照 ASCVD 防治的建议合理使用。

【不良反应与防治】　安全性和耐受性良好，不良反应较少且轻微。最常见轻度胃肠道不良反应（鱼腥味、嗳气、腹泻和恶心），随餐服用可减轻，并且可改善 ω-3 脂肪酸的吸收。当与抗凝药或抗血小板药物一起使用时，应定期监测出血风险。

【用法与注意事项】　ω-3 脂肪酸的不同剂型、不同规格的用法用量可能存在差异，具体按照药物说明书使用或遵医嘱。对本品过敏或有出血性疾病的患者禁用。

（三）降低 Lp（a）的药物

Lp（a）升高是心血管疾病独立的遗传危险因素，也是经皮冠状动脉腔内成形术（PTCA）后再狭窄的危险因素，且与糖尿病、肾脏疾病、肿瘤等多种疾病密切相关。目前还没有一种特效的治疗方法可以完全治愈高 Lp（a）血症。

2021 年欧洲心脏病学会年会（ESC 2021）指出，他汀类药物会增加 Lp（a）水平 10%～20%；胆固醇吸收抑制药依折麦布不能降低 Lp（a）水平。阿昔莫司、烟酸缓释片可降低 Lp（a）约 40%，但烟酸对表现为更小的 Lp（a）异构体或者 Lp（a）明显升高的患者，烟酸降 Lp（a）效果仅为 18%。烟酸和他汀类药物的联合治疗不仅不能降低心血管事件的发生风险，还会导致严重的副作用，因此临床已不被采用。虽然雌激素替代治疗对 Lp（a）的降幅随着基线 Lp（a）水平的升高而升高，但是由于绝经后雌激素治疗具有潜在的不良心血管和致癌风险，目前并不推荐。MTP 抑制药洛美他派虽能够降低 Lp（a）水平 20%～25%，但由于其昂贵费用及潜在的肝毒性，不推荐用于降低 Lp（a）。PCSK9 抑制药在强效降低 LDL-C 的同时，还能够降低 Lp（a）水平约 30%。依洛尤单抗能够降低 Lp（a）水平 27%，且其降幅随着 Lp（a）基线水平的升高而升高；阿利西尤单抗在调整 LDL-C 水平后，在 Lp（a）基线水平较高的患者，Lp（a）水平和心血管不良事件的降低幅度更为明显。因此对于高危患者，PCSK9 抑制药可以作为降低 Lp（a）的合理辅助药物。

三、抗氧化药

氧化应激和慢性炎症是 AS 进展的主要因素，抗氧化治疗成为治疗 AS 的重要措施之一，天然抗氧化剂如维生素 C 和维生素 E 并不能减少心血管事件。他汀类药物、ARB 和 ACEI 可表现出多效性抗氧化作用，但是，其在 AS 的抗氧化作用中仍无充足的证据。目前抗氧化的代表药物是普罗布考。

普罗布考（probucol）

【体内过程】　口服吸收有限且不规则，与食物同服可升高血药浓度。主要分布到脂肪组织和肾上腺，血中浓度较低。T_{max}约24h，长期服用需3～4个月达C_{ss}。药代动力学的个体差异较大。

【药理作用与机制】　普罗布考具有显著的抗氧化作用，能抑制泡沫细胞的生成，延缓AS斑块形成，且可消退已形成斑块，对肌腱和皮肤黄色瘤也有明显促消退作用。抗氧化机制被认为是普罗布考化学结构中含有的对称性的双叔丁基苯酚极易被自由基氧化，使自由基失去氧化修饰LDL的能力，Ox-LDL形成减少；同时，自由基对血管内皮细胞的损伤减轻，但具体机制仍不明确。此外，普罗布考还可通过减少胆固醇合成以及促进其分解使血中TC和LDL降低，降TC的最大效应发生于用药后1～3个月内。也可改变HDL亚型的性质和功能，但对VLDL和TG的作用较弱。

【临床应用与评价】　适用于各型原发性高胆固醇血症，对继发于肾病综合征及2型糖尿病的高胆固醇患者亦有效。短期应用（<3个月）可降低TC为10%～20%，降低LDL为10%～20%，长期可降低TC为20%～25%，降低LDL-C约30%。此外，长期应用使黄色瘤消退，还可预防经皮冠状动脉介入治疗后的再狭窄。但目前该药只作为二、三线治疗药使用。

【不良反应与防治】　最常见的不良反应是胃肠道不适，如腹胀、上腹痛、腹泻等，少数患者会出现消化道出血。偶有肝功能异常、高尿酸血症、高血糖、血小板减少、肌痛、感觉异常。也可能导致Q-T间期延长，严重者可出现室性心律失常、晕厥。为避免心脏毒性，治疗前后应仔细检查心电图，存在Q-T间期延长的患者应慎用，近期有心肌损害者禁用。

【用法与注意事项】　口服给药，2次/d，500mg/次，与早、晚餐同服。每日剂量<1g。有报道，普罗布考可导致HDL明显及持久降低，在长期治疗过程中应密切观察HDL的变化，并根据患者的情况衡量LDL和HDL变化的利弊。治疗3个月后未见TC显著降低者，应停止使用；LDL和HDL比值很高的患者不宜使用。

四、保护动脉内皮药

以LDL及VLDL为代表的血脂异常是诱发内皮功能障碍的重要因素，而内皮功能紊乱是AS形成及发展中的第一关键事件，保护血管内皮有利于抗AS形成。保护动脉内皮药物主要有黏多糖如肝素。肝素不仅可以通过降低TC与LDL、TG与VLDL及升高HDL，抑制血脂异常对血管内皮的损伤，还可通过中和多种血管活性物质，保护动脉内皮、阻止平滑肌细胞的增殖迁移及抗血栓形成等。然而肝素抗凝血作用强且口服无效，不宜应用。低分子量肝素具有类似肝素的抗AS作用，且无不利副作用，临床主要用于不稳定型心绞痛急性心肌梗死和PTCA后再狭窄。与之相似的类肝素如海洋酸性糖酯类的藻酸双酯钠，临床可用于缺血性心脑血管疾病。

五、高脂蛋白血症治疗时的合并用药

中等剂量他汀类药物是我国降LDL-C治疗的主要手段，但是中等强度他汀类不能满足抑制或减轻ASCVD残余风险因子的临床需求。目前，已被证明的残余心血管风险的重要预测因子包括TG、富含TG的脂蛋白胆固醇（TRL-C）如VLDL-C、非HDL-C和Apo B/Apo A Ⅰ比率。加倍剂量他汀类降LDL-C的疗效仅增加6%，对其他残余心血管风险因子影响不明显，不良反应却增加了1倍，且我国高胆固醇血症人群对于大剂量他汀类的耐受性较差，因此，降脂药物联合应用是血脂异常干预策略的基本趋势。以常规剂量他汀类为基础，必要时联合其他非他汀类降脂药，有助于以更小的不良反应获取更大的降脂效果，实现"提高血脂达标率，进一步降低ASCVD风险，减少降脂药物的不良反应发生率"的血脂管理目标。目前可选择的主要联合应用方案见表26-7。

1. **降胆固醇药物联用**　他汀类药物是干预LDL-C的有效手段。然而，他汀类减少胆固醇合成，

表 26-7　降脂药物联合应用方案

联合方案	适应证	血脂降幅或 MACE
他汀类药物+胆固醇吸收抑制药	单药 LDL-C 不达标	LDL-C 50%~60%
他汀类药物+PCSK9 单抗	单药 LDL-C 不达标	LDL-C≈70%
他汀类药物+胆固醇吸收抑制药+PCSK9 单抗	双联 LDL-C 不达标	LDL-C≈85%
他汀类药物+高纯度 IPE 4g/d	LDL-C 达标 TG 2.3~5.7mmol/L	MACE 风险降低 25%
他汀类药物+非诺贝特或 ω-3 脂肪酸	LDL-C 达标 TG 2.3~5.7mmol/L	MACE 风险降低
贝特类+ω-3 脂肪酸	单药 TG>5.7mmol/L	TG 60.8%~71.3%
贝特类+烟酸类	单药 TG>5.7mmol/L	缺乏数据
ω-3 脂肪+烟酸类	贝特类不耐受 单药 TG>5.7mmol/L	TG>33%

注：他汀类均指中强度治疗；MACE，主要心血管不良事件；ω-3 脂肪酸均指医用处方级。

致 PCSK9 表达及分泌增加，不利于降低血中 LDL-C。此外，胆固醇合成减少可反馈性增加肠道胆固醇吸收。部分患者长期使用他汀类会出现他汀类降 LDL-C 作用的“逃逸”现象，即 LDL-C 降低幅度减弱。因此，当患者对他汀类药物不耐受或单独使用他汀类药物不能使 LDL-C 达标时，可联合使用一种或两种作用与其互补的降胆固醇药，如胆固醇吸收抑制药或 PCSK9 抑制药，共同阻断胆固醇来源的内外源途径。

（1）他汀类药物+胆固醇吸收抑制药：他汀类药物抑制 HMG-CoA 还原酶，减少胆固醇合成，上调肝细胞膜的 LDL-R，降低血中 LDL-C 水平。胆固醇吸收抑制药选择性抑制外源性胆固醇的吸收，同时促进胆固醇排泄，降低血胆固醇水平。两类药物分别影响胆固醇的合成和吸收，产生良好协同作用。针对亚洲人群的研究结果显示，在 ASCVD 患者中，中等强度他汀类联用依折麦布，比高强度他汀类具有更高的 LDL-C 达标率及患者耐受性，且 ASCVD 事件有降低趋势。

（2）他汀类药物+PCSK9 单抗：PCSK9 单抗可对抗他汀类所致 PCSK9 增加带来的不利效应，增强其降 LDL-C 作用。对于超高危患者，当 LDL-C 基线较高（未使用他汀类药物患者，LDL-C≥4.9mmol/L；或服用他汀类药物患者，LDL-C≥2.6mmol/L），预计他汀类药物联合胆固醇吸收抑制药不能使 LDL-C 达标时，可考虑直接采用他汀类药物联合 PCSK9 抑制药，以保证患者 LDL-C 早期快速达标。对于采用联合治疗仍不能达标的患者，要求 LDL-C 较基线值降低≥50%。

（3）他汀类药物+胆固醇吸收抑制药+PCSK9 单抗：PCSK9 抑制药在降脂机制上与他汀类药物、胆固醇吸收抑制药互补协同。研究结果显示，在他汀类药物（+/– 依折麦布）基础上联用依洛尤单抗可进一步降低 LDL-C 达 59%，联用阿利西尤单抗可进一步降低 LDL-C 达 55%，均可显著降低 MACE 相对风险 15%。

2. 降 TG 药物联用　TG 或 TRL-C 是残余心血管风险的重要原因之一，在残余心血管风险中 VLDL-C 约占 50%。贝特类、ω-3 脂肪酸及烟酸类药物均可有效降低 TG 及 TRL-C。因此，在 TG 严重升高（≥5.6mmol/L），生活方式及单一降脂药物不能良好控制 TG 水平时，可采用贝特类药物、大剂量（2~4g/d）高纯度 ω-3 脂肪酸和烟酸类药物之间的两两或以上联合。

3. 他汀类药物与降 TG 药物联用　他汀类药物治疗高胆固醇血症可使 LDL-C 水平得到良好控制，明显降低心血管风险。然而，他汀类药物对高 TG 血症和低 HDL-C 的疗效有限，且不能使 LDL 大小分布模式正常化。接受他汀类药物治疗的 ASCVD 患者及 ASCVD 高危人群若仍存在高甘油三酯血症，建议加用处方级 ω-3 脂肪酸［优选二十碳五烯酸乙酯（IPE）］或贝特类药物（优选非诺贝特），以降低 ASCVD 的残留风险。

他汀类药物与降 TG 类药物联用因存在不良事件发生风险,且部分药物长期联用的安全性尚有待进一步验证,因此在临床中选择该类方案时应予以个体化权衡考虑。烟酸类药物不良反应多,临床不主张与他汀类联用。

第三节 | 心绞痛的临床用药

心绞痛(angina pectoris)是冠状动脉粥样硬化性心脏病(冠心病)的常见临床类型,是冠状动脉供血不足,心肌急剧的、暂时的缺血与缺氧引起的临床综合征,其主要临床表现为短暂的胸骨后或左心前区压榨性、闷胀性或窒息性疼痛,常放射至左上肢、颈部或下颌部,休息或含服硝酸甘油后多可以缓解。Braunwald 根据发作状况和机制,将心绞痛分为稳定型心绞痛、不稳定型心绞痛和变异型心绞痛。

1. **稳定型心绞痛**(stable angina pectoris,SAP) 也称稳定型劳力性心绞痛,多在劳累和情绪激动时发病。此类患者通常存在冠状动脉粥样硬化斑块导致的管腔狭窄,当心肌需氧量增加超过冠状动脉最大供血能力时可发生心绞痛。

2. **不稳定型心绞痛**(unstable angina pectoris,UAP) 是指介于稳定型心绞痛和急性心肌梗死(acute myocardial infarction,AMI)的中间状态。UAP 与 AMI 有着共同的病理生理学基础,即由于冠状动脉粥样硬化斑块破裂,导致血小板聚集、血栓形成,伴有或不伴有血管收缩,但并未完全堵塞血管。与稳定型心绞痛不同,UAP 可在休息时发生,其胸痛程度更严重,持续时间长。若未及时治疗,UAP 可能进展为 AMI。

3. **变异型心绞痛**(variant angina pectoris) 常在安静和清晨发作,其病理生理基础与其他类型心绞痛不同,主要由冠状动脉痉挛引起,而不是冠状动脉粥样硬化引起的固定型狭窄。

心绞痛有发生 AMI 或猝死的风险。决定预后的主要因素为冠状动脉病变程度和心功能。因此,减少心绞痛发作、缓解症状,预防 AMI、猝死发生是心绞痛治疗的主要目的。

一、心绞痛的病理生理学

心绞痛的主要发生原因是心肌供氧与耗氧的失衡,当心肌耗氧量增多或心肌供氧不足导致心肌处于缺血缺氧状态,乳酸、丙酮酸等代谢产物增多,可刺激心脏的传入神经纤维产生疼痛感觉,引起心绞痛的临床症状。

(一)影响心肌耗氧量的因素

心肌耗氧量主要由三个因素来决定:心率、心肌收缩力和心室壁张力(与心室内压、心室容积成正比)。当心率加快、心肌收缩力增强和心室壁张力增高(心室腔容积增高、心室舒张末期压力增高)时,心肌耗氧量增高,心肌对血液的需求增加。这些血流动力学改变通常发生在运动和交感神经兴奋时,正常情况下冠脉有很大的储备能力,可随身体的生理情况而发生显著变化,即使在剧烈运动时,冠脉亦可通过扩张提供休息时 6~7 倍的血流量,满足心肌耗氧。但因动脉粥样硬化而致冠脉管腔狭窄时,冠脉扩张能力减弱,在劳累、情绪激动等心脏负荷加重的情况下,心肌耗氧量的增加超过狭窄冠脉最大的供血能力,则可能诱发心绞痛。

(二)影响心肌供氧的因素

冠脉循环摄氧率高,耗氧量大,在静息状态下,流经冠脉的血液中 65%~75% 氧已被心肌所摄取利用。因此,心肌供氧的进一步提高主要依赖于冠脉血流量的增加。冠脉循环的解剖学特点决定了垂直穿入心肌层的众多冠脉分支易受心肌收缩的挤压,动脉血压、心室内压、心动周期的变化均可影响冠脉血流。此外,冠脉血流量也受血管狭窄程度、心肌代谢水平、神经体液等因素影响。上述因素引起的冠脉血流量减少,均可打破心肌血氧供需平衡,引起心绞痛。严重贫血的患者中,虽然心肌供血未减少,但由于血液携氧不足也可引起心绞痛。

二、抗心绞痛药物基本作用和常用药物分类

心绞痛的治疗包括缓解症状和改善预后。抗心绞痛药可以通过不同途径来调整氧的供需失衡，改善症状，或者通过减轻心脏的工作负荷，降低心肌的耗氧量；或者通过下列途径松弛冠状动脉平滑肌，增加心肌的血液供应。

1. **增加一氧化氮水平，升高 cGMP**　一氧化氮（NO）能激活鸟苷酸环化酶，升高 cGMP，后者可激活肌球蛋白轻链磷酸酶（MLCP），促进肌球蛋白轻链的去磷酸化反应，阻止肌球蛋白和肌动蛋白的反应，引起血管平滑肌松弛。硝酸酯类是通过提供 NO 而对心绞痛产生治疗作用的药物。

2. **降低细胞内 Ca^{2+}**　CCB 可阻滞血管平滑肌钙通道，降低细胞内 Ca^{2+} 浓度，从而引起血管扩张。β 受体拮抗药和某些 CCB 亦可抑制心肌细胞 Ca^{2+} 内流，降低心肌收缩力、减慢心率，从而降低心肌耗氧量。

3. **稳定血管平滑肌细胞膜并防止其除极化**　钾通道开放药如尼可地尔可提高 K^+ 通道的通透性，促进 K^+ 内流，导致细胞膜超极化，进而抑制血管收缩。

目前缓解心绞痛症状的一线治疗药物主要包括硝酸酯类、钙通道阻滞药、β 受体拮抗药，二线治疗药物包括窦房结抑制药、尼可地尔、雷诺嗪以及代谢类药物等。

三、硝酸酯类

硝酸酯类是一类具有硝酸酯基团的血管扩张药，用于心绞痛的治疗已有 100 年以上的历史，目前仍是最常用的治疗药物之一。主要包括硝酸甘油（nitroglycerin）、硝酸异山梨酯（isosorbide dinitrate）、单硝酸异山梨酯（isosorbide mononitrate）。本类药物作用相似，只是显效快慢和维持时间有所不同。

【药理作用与机制】　本类药物基本作用是松弛平滑肌，特别是松弛血管平滑肌，包括外周血管和冠脉血管，从而降低心肌耗氧并增加心肌供氧。

硝酸酯类作为 NO 的供体，在平滑肌细胞内经谷胱甘肽转移酶作用生成 NO。后者与鸟苷酸环化酶结合并使之活化，从而促进细胞内 cGMP 的合成。cGMP 依赖性蛋白激酶被激活后导致平滑肌内一系列蛋白磷酸化反应，最终引起肌球蛋白轻链去磷酸化，平滑肌松弛。硝酸酯类转化生成的 NO 与血管内皮细胞产生的内源性 NO 功能相同，但前者生成的 NO 是不依赖内皮细胞功能的，对于血管内皮损伤的病变血管仍具有扩张作用。

硝酸酯类的抗心绞痛作用主要表现为：

1. **扩张静脉和动脉，降低心脏前后负荷，减少心肌耗氧量**　本类药物能松弛大多数静脉和动脉血管平滑肌，其中对静脉作用强于对动脉的作用。小剂量即可扩张静脉，增加静脉容积，减少静脉回流，降低心脏前负荷，减少心室舒张末期容积和心室壁张力，进而减少心肌耗氧量。大剂量可扩张动脉，降低心脏射血阻力，降低心脏后负荷，从而降低心脏做功和心肌耗氧。

2. **扩张较大的冠状动脉，增加缺血区血液供应**　硝酸酯类能扩张较大的心外膜冠状动脉和侧支血管，而对小血管扩张作用较弱。在动脉粥样硬化性冠脉狭窄时，缺血区小血管因缺氧和代谢产物堆积而扩张，由于缺血区、非缺血区血管阻力存在差异，硝酸酯类可通过扩张较大冠状动脉，使血液更多地流向缺血区，改善缺血区的缺血状态。

对冠脉痉挛引起的心绞痛，硝酸酯类可扩张心外膜冠脉，尤其是痉挛部分的冠脉。

3. **降低左室充盈压，增加心内膜供血**　冠脉循环的特点决定了心内膜下区域易发生缺血。硝酸酯类药物通过扩张外周静脉和动脉，可降低心室内压及心室壁肌张力，从而增加心外膜向心内膜的有效灌注压，增加心内膜下缺血区域的血液供应。

4. **抑制血小板聚集**　硝酸酯类释放的 NO 也可激活血小板的腺苷酸环化酶，cAMP 增加可抑制血小板的聚集，这种作用较轻微。

【体内过程】　口服硝酸甘油和硝酸异山梨酯首过效应明显，生物利用度较低（<10%～20%）。

舌下给药可避免首过效应,吸收很好,且能在数分钟内达到有效浓度,但作用维持时间短。硝酸甘油软膏或贴片可缓慢地经皮吸收,明显延长作用时间。

硝酸甘油主要在肝脏经有机硝酸酯还原酶作用,脱硝基代谢生成二硝酸代谢物和少量单硝酸代谢物,其中二硝酸代谢物有轻度的扩血管作用,但具有较长的半衰期,可达 3h,而硝酸甘油的半衰期仅 2~8min。硝酸异山梨酯与硝酸甘油相似,起效慢、作用维持时间较长,经肝脏脱硝基代谢生成 2-单硝酸异山梨酯和 5-单硝酸异山梨酯,后者仍具有药理活性,已作为抗心绞痛药在临床使用。单硝酸异山梨酯的生物利用度达 100%,无肝脏首过效应,主要在肝脏脱硝基代谢为无活性的异山梨醇和右旋山梨醇,由尿液排出。

【临床应用与评价】　可用于各类型心绞痛的治疗,其中硝酸甘油舌下含服是终止心绞痛急性发作和预防发作的首选方法,长效硝酸酯类可减低心绞痛发作的频率和程度、提高运动耐量。与 β 受体拮抗药和 CCB 比较,硝酸酯类无加重心力衰竭和诱发哮喘的危险。

1. **稳定型心绞痛**　主要作用在于扩张外周血管和冠脉,进而降低心肌耗氧量并改善心肌血液灌注,但需注意控制硝酸酯类对血压的过度影响。

2. **不稳定型心绞痛**　通过扩张心外膜冠脉并同时减少心肌耗氧,发挥对 UAP 的治疗作用,此外抗血小板聚集作用对 UAP 也有一定的治疗价值。

3. **变异型心绞痛**　通过松弛心外膜冠脉和解除冠脉痉挛而治疗变异型心绞痛。

【不良反应与防治】

1. **急性不良反应**　多由治疗性扩血管作用所继发,表现为皮肤血管扩张引起面颈部皮肤潮红,脑膜血管扩张引起搏动性头痛,眼内血管扩张引起眼压升高等,此外亦可引起直立性低血压、晕厥等。低血压可反射性兴奋交感神经,加快心率、加强心肌收缩力,使心肌耗氧量增加;亦可降低冠状动脉灌注压,减弱药物抗心绞痛作用,甚至加重心绞痛发作。

2. **耐受性**　是指连续应用硝酸酯类药物后,血流动力学和抗缺血效应的迅速减弱甚至消失的现象。耐受性的产生与用药剂量和频率直接相关,频繁重复应用或不间断使用大剂量硝酸酯类常可引起耐受,但停药后经过一定的无药间隔期后,机体对药物的反应又能迅速恢复。随着硝酸酯类大剂量口服、透皮、静脉以及缓释制剂的普遍应用,耐受现象更为常见。耐受性的产生与神经体液性代偿和细胞内巯基耗竭等多种因素有关。

为预防硝酸酯类耐受性,可采用小剂量给药、联合用药、间歇用药的偏心给药方法。延长给药的间隔时间,确保每天血浆中无硝酸酯类药物的时间达 8~12h,可使治疗作用恢复。对于稳定型心绞痛,日间服药、夜间停药是最方便的方法(调整口服或舌下用药间隔时间,或是夜间除去皮肤制剂)。对于因左室充盈压升高(如端坐呼吸或夜间阵发性呼吸困难)而诱发的心绞痛,需夜间继续用药,可在一天的静息期停药。

【药物相互作用】　硝酸酯类和抗高血压药合用可以使降血压作用显著增强。阿司匹林可降低硝酸甘油在肝脏内的清除率,合用时引起硝酸甘油血药浓度升高。静脉使用硝酸甘油可减弱肝素的抗凝作用。乙酰半胱氨酸作为巯基供体,可减少硝酸酯类的耐受性而提高其疗效。硝酸酯与 PDE5 抑制药(如西地那非)合用,因增强 NO 的血管舒张作用,加剧降压,并可因诱发心力衰竭、心肌梗死或脑卒中而致死。服用硝酸酯类药物的患者禁用 PDE5 抑制药。

【用法与注意事项】

1. **用于发作时的治疗**　硝酸甘油,0.3~0.6mg 片剂,舌下含服,1~2min 起效,约 30min 作用消失;也可使用喷雾剂,每次 0.5~1mg,2~4min 起效。对于不稳定型心绞痛发作,必要时可每隔 5min 重复 1 次,直至疼痛缓解。若仍未见缓解且无低血压发生,可以静脉滴注硝酸甘油或硝酸异山梨酯(表 26-8)。硝酸异山梨酯,5~10mg,舌下含服,2~5min 起效,作用可维持 1~2h,也可用喷雾剂,每次 1.25mg,1~2min 即可起效。

2. **用于缓解期的治疗**　硝酸异山梨酯片,口服,每次 5~10mg,3 次/d,服后 30min 起效,维持

表 26-8 常用硝酸酯类药

	药物	剂量	作用维持时间
短效制剂	硝酸甘油,舌下	0.3～0.6mg/次	10～30min
	硝酸异山梨酯,舌下	5～10mg/次	10～60min
长效制剂	硝酸甘油,控释口颊片	1mg/次,3～4次/d	4～6h
	硝酸异山梨酯,口服	5～10mg/次,2～3次/d	4～6h
	硝酸异山梨酯,缓释片	20mg/次,2次/d	8～12h
	单硝酸异山梨酯,口服	20mg/次,2次/d	6～10h
	单硝酸异山梨酯,缓释片	60mg/次,1～2次/d	12～24h
注射剂	硝酸甘油,静脉滴注	5～200μg/min	即刻
	硝酸异山梨酯,静脉滴注	30～60μg/min	即刻
	单硝酸异山梨酯,静脉滴注	60～120μg/min	即刻

4～6h;硝酸异山梨酯缓释片,口服,每次 20mg,2 次/d。单硝酸异山梨酯片,口服,每次 20mg,2 次/d。单硝酸异山梨酯缓释片,口服,每次 60mg,1～2 次/d。也可用 2% 软膏或贴片制剂(含硝酸甘油 5～10mg),涂或贴在胸前或上臂皮肤,作用可维持 12～24h。

为避免和减轻不良反应,可从小剂量开始应用此类药物。硝酸酯类可引起眼内和颅内血管扩张,导致眼压和颅内压升高,故青光眼和颅内高压患者禁用。长期用药突然停止可能诱发心绞痛、心肌梗死,应逐步停药。

四、钙通道阻滞药

常用于治疗心绞痛的 CCB 包括:①二氢吡啶类,包括硝苯地平(nifedipine)、非洛地平(felodipine)、尼卡地平(nicardipine)、尼索地平(nisoldipine)、氨氯地平(amlodipine)、尼群地平(nitrendipine);②非二氢吡啶类,包括维拉帕米(verapamil)、地尔硫䓬(diltiazem)等。

【药理作用与机制】

1. 降低心肌耗氧量

(1)阻滞心肌细胞 Ca^{2+} 内流,使心肌收缩力减弱、心率减慢,从而降低心肌耗氧量。CCB 对心脏的抑制作用以维拉帕米最强,地尔硫䓬次之,二氢吡啶类较弱。

(2)阻滞血管平滑肌细胞 Ca^{2+} 内流,使外周血管扩张,减轻心脏后负荷,降低心肌耗氧量。其中二氢吡啶类扩张血管作用较强,尤以硝苯地平普通片最为明显,用后可能会出现反射性心率加快,使心肌耗氧量增加,而维拉帕米、地尔硫䓬等扩血管作用相对较弱。

2. 扩张冠状动脉
对较大的冠状血管包括输送血管和侧支循环血管及小阻力血管均有明显扩张作用,对冠脉痉挛有显著的解痉作用,能改善缺血区血液供应。

3. 保护缺血心肌细胞
可通过阻滞 Ca^{2+} 内流而减轻心肌缺血或再灌注时细胞内钙超载。

【体内过程】 此类药物均能被胃肠道所吸收,但因首过效应,生物利用度较低。硝苯地平普通片剂口服起效快,但因反射性交感神经兴奋较强,已逐渐为该药缓控释片或第二代二氢吡啶类药物(如氨氯地平)所替代。氨氯地平、非洛地平、尼卡地平、尼索地平、尼群地平等二氢吡啶类 CCB 吸收较慢,持续时间较长。非二氢吡啶类 CCB 达峰时间介于硝苯地平普通片剂与氨氯地平之间。CCB 主要在肝脏代谢,转化为无活性或活性较低的代谢产物,地尔硫䓬的主要代谢产物为去乙酰基地尔硫䓬,在扩张血管作用方面,其作用为地尔硫䓬的 50%。维拉帕米的去甲基代谢产物去甲维拉帕米虽有生物学活性,但作用明显不如维拉帕米。代谢产物或少量药物原形主要经肾排出,少部分随粪便排出。

【临床应用与评价】 CCB对冠状动脉痉挛所致的变异型心绞痛者最为有效,也可用于稳定型、不稳定型心绞痛以及心肌梗死的治疗。

1. **硝苯地平** 扩血管作用强,可解除冠脉痉挛,对变异型心绞痛的效果好,对伴有高血压的患者尤为适用;对稳定型心绞痛也有效。硝苯地平普通片因其起效快速,可反射性地加快心率并增加心肌耗氧量,已较少使用。长效二氢吡啶类CCB与β受体拮抗药联用较单用更为有效。由于无明显的心肌抑制作用,该药能安全用于伴有窦性心动过缓、房室传导阻滞的患者。

2. **维拉帕米** 可用于变异型心绞痛的治疗,但扩张冠脉血管的作用弱于二氢吡啶类;对稳定型心绞痛疗效似普萘洛尔,对不稳定型心绞痛,可以缓解症状,由于具有减慢心率,不会增加不稳定型心绞痛缺血事件的发生率,但心脏抑制作用可能会增加心力衰竭风险。该药抗心律失常作用明显,因此适用于伴有心律失常的心绞痛患者。

3. **地尔硫䓬** 其作用强度介于硝苯地平和维拉帕米之间,变异型、稳定型和不稳定型心绞痛均可使用。该药选择性扩张冠脉,对外周血管扩张作用较弱,应用时较少引起低血压;具有减慢心率和抑制传导作用。对不稳定型心绞痛疗效好,并且可降低心肌梗死后心绞痛的发作频率。

【不良反应与防治】 非二氢吡啶类CCB可引起心脏抑制,导致窦性心动过缓、房室传导阻滞、充血性心力衰竭和心脏停搏。血管舒张作用可引起颜面皮肤潮红、头痛、头晕、低血压等。血压过快降低,可兴奋交感神经,引起反射性心动过速,甚至加重心肌缺血症状,尤其在使用硝苯地平普通片时应警惕这一不良反应的发生。

【药物相互作用】 部分CCB如维拉帕米是CYP3A4的抑制药,与CYP3A4底物(如辛伐他汀、阿托伐他汀等)合用时,可升高他汀类药物的血药浓度,较高剂量维拉帕米与之合用时,可增加肌病/横纹肌溶解的风险。此外,维拉帕米是小肠、肾脏ABC转运体P-gp的抑制药,当与地高辛、环孢素等药物合用时,能减少上述药物经肾的排泄。二氢吡啶类CCB的药物相互作用参见本章第一节。

【用法与注意事项】

维拉帕米,普通片剂,口服,80~120mg,3次/d;缓释制剂,口服,240~480mg,1次/d。硝苯地平,普通片剂,口服,10~20mg,3次/d;缓释制剂,口服,30~80mg,1次/d。地尔硫䓬,普通片剂,口服,30~90mg,3次/d;缓释制剂,90~360mg,1次/d。尼卡地平,20~40mg,3次/d。尼索地平,20mg,2次/d。氨氯地平,5~10mg,1次/d。非洛地平,5~20mg,1次/d。尼群地平,20mg,1~2次/d。

在起始用药时和长期应用中应监测血压,特别是在已经使用降压药物治疗的患者。非二氢吡啶类CCB与β受体拮抗药合用时,因两者对心肌收缩力和传导系统都有抑制作用,故应特别注意观察心脏反应。对于伴有心力衰竭、窦房结功能低下、房室传导阻滞的心绞痛患者,应禁用维拉帕米,地尔硫䓬也应该慎用。心绞痛患者突然停用短效二氢吡啶类CCB,有可能导致心绞痛发作频率和持续时间的增加,因此,长期用药时不能骤然停药。

五、β受体拮抗药

用于心绞痛治疗的β受体拮抗药有:普萘洛尔(propranolol)、吲哚洛尔(pindolol)、美托洛尔(metoprolol)、阿替洛尔(atenolol)、纳多洛尔(nadolol)、比索洛尔(bisoprolol)、拉贝洛尔(labetalol)、卡维地洛(carvedilol)。

【药理作用与机制】 β受体拮抗药抗心绞痛作用主要是基于心肌β₁受体阻断作用引起的血流动力学改变,如减慢心率、降低血压和心肌收缩力,从而降低静息和运动时的心肌耗氧。此外在心率减慢的同时,心舒张期相对延长,使心肌血液灌注增多。β受体拮抗药对缺血和非缺血心肌冠脉段的作用不同,可促进冠脉流量的重新分布,增加缺血心肌血液供应。

【体内过程】 脂溶性较高的药物(如普萘洛尔、美托洛尔、噻吗洛尔)胃肠道吸收较快,但多存在明显的首过效应。水溶性药物(如阿替洛尔、纳多洛尔)胃肠道吸收率较低,没有明显首过效应。脂溶性药物在脑组织分布较多,会有一定的中枢作用(包括不良反应),此类药物主要经肝脏代谢清除,其中部分药物代谢后生成活性代谢产物,如普萘洛尔在肝脏氧化生成活性代谢产物 4-羟普萘洛尔。水溶性药物主要经肾排泄。部分水脂双溶的 β 受体拮抗药主要经肝肾双通道排泄。脂溶性药物半衰期多较短,而水溶性药物半衰期较长。

关于普萘洛尔等几种较常用的 β 受体拮抗药的药代动力学特征见表 26-9。

表 26-9　常用 β 受体拮抗药的药代动力学特征

	阿替洛尔	美托洛尔	吲哚洛尔	普萘洛尔	噻吗洛尔
脂溶性	低	中	中	高	中
吸收率/%	~50	>95	>90	>90	>90
生物利用度/%	~40	~50	~90	~30	75
血药浓度个体差异倍数	4	10	4	20	7
血浆蛋白结合率/%	<5	12	57	93	~10
$t_{1/2}$/h	6~9	3~4	3~4	3~5	3~4
消除主要途径	肾排泄(主要为原药)	肝代谢	肾排泄(~40% 为原药)和肝代谢	肝代谢	肾排泄(~20% 为原药)和肝代谢
活性代谢产物	无	无	无	有	无

【临床应用与评价】

1. 心绞痛

(1)稳定型心绞痛:只要无禁忌证,β 受体拮抗药可作为初始治疗药物,尤其适用于伴有心率快和高血压的患者。可减少心绞痛的发作频率,改善患者运动耐受能力。为降低不良反应风险,目前更倾向于使用无内在拟交感活性、选择性 $β_1$ 受体拮抗药,如美托洛尔、阿替洛尔及比索洛尔。同时具有 α 和 β 受体阻断的药物,在稳定型心绞痛的治疗中也有效。

(2)不稳定型心绞痛:如无明确的禁忌证或对 β 受体拮抗药不能耐受,可以常规应用此类药物,可减少不稳定型心绞痛的发作频率,降低急性心肌梗死及心律失常发生的危险,降低病死率。

2. 心肌梗死　无内在拟交感活性的 β 受体拮抗药普萘洛尔、美托洛尔、噻吗洛尔、比索洛尔等可降低心肌梗死的死亡率,延长这类患者的存活时间。故心肌梗死的患者在无禁忌证的情况下,应及早使用 β 受体拮抗药。

【不良反应与防治】　参见本章第一节。在应用 β 受体拮抗药治疗心绞痛时,伴随心率减慢和射血时间延长而发生的舒张末容积增加、心肌耗氧增加和左室舒张容积扩大部分抵消了它的治疗效应,合用硝酸酯类药物可抵消该不良作用。

【药物相互作用】　较重要的药物相互作用有:西咪替丁抑制普萘洛尔、美托洛尔、拉贝洛尔的肝脏代谢。维拉帕米可进一步增加 β 受体拮抗药对心脏的抑制作用。地高辛与 β 受体拮抗药合用亦可进一步延长房室结的传导时间。

【用法与注意事项】　普萘洛尔,口服,每次 5~10mg,3~4 次/d,逐步增加剂量,用至 100~200mg/d。吲哚洛尔,口服,每次 5mg,3 次/d,逐步增至 60mg/d。美托洛尔,普通制剂,口服,每次 100mg,2 次/d;缓释制剂,口服,每次 95~190mg,1 次/d。阿替洛尔,口服,每次 25~100mg,2 次/d。纳多洛尔,口服,每次 40~80mg,1 次/d。比索洛尔,口服,每次 2.5~5mg,1 次/d。拉贝洛尔,口服,每次 100mg,2~3 次/d。应根据个体情况进行调整。

此类药物的使用剂量应个体化,由较小剂量开始。为避免长期应用 β 受体拮抗药突然停药引起的不良反应,故须停药时应逐步减量。重度心力衰竭、严重房室传导阻滞或窦性心动过缓禁用 β 受体拮抗药。严重的外周血管疾病为 β 受体拮抗药的相对禁忌证。由冠脉痉挛引起的变异型心绞痛不宜应用该药物。由于可引起支气管收缩,非选择性 β 受体拮抗药禁用于伴有支气管哮喘的患者。选择性 $β_1$ 受体拮抗药对哮喘患者亦应慎用。

六、治疗心绞痛的其他药物

(一)窦房结抑制药

伊伐布雷定(ivabradine)作为阻滞窦房结起搏电流 I_f 通道的药物,可通过减慢心率,增加舒张期充盈,发挥抗心绞痛的作用。与其他减慢心率的药物比较,其优势在于单纯减慢心率,对心肌收缩力、房室传导功能无显著影响。目前主要用于对 β 受体拮抗药和 CCB 不能耐受、无效或禁忌又需要控制心率的患者。一般推荐的口服剂量为 5mg/次,2 次/d,2 周后可根据心率情况调整剂量。

(二)代谢类药物

曲美他嗪(trimetazidine)可通过抑制脂肪酸氧化、增加葡萄糖代谢而增加缺氧状态下高能磷酸键的合成,优化心肌代谢,改善心肌对缺血的耐受性,缓解心绞痛。本品可增加帕金森病等运动障碍性疾病的风险,尤其是肾功能障碍的老年患者。因此,本品仅作为二线药物用于心绞痛发作的预防。

(三)尼可地尔

尼可地尔(nicorandil)可通过激动 ATP 敏感的钾通道(K_{ATP})扩张血管,同时本品的硝酸酯结构亦具有血管舒张作用。因此可用于心绞痛的治疗。本品与硝酸酯类药物无交叉耐受性。

七、抗心绞痛药物的治疗应用及评价

(一)心绞痛的治疗原则

1. 降低心肌耗氧和增加缺血心肌的冠脉血流量,以恢复供氧和耗氧的平衡,减少缺血发作和缓解症状,提高生活质量。

2. 控制冠状动脉粥样硬化的危险因素,预防 AMI 和猝死,改善预后。

(二)各种类型心绞痛的治疗

1. **稳定型心绞痛的治疗**　心绞痛发作时,可使用作用较快的硝酸酯类制剂,而慢性稳定型心绞痛的维持治疗可选长效硝酸酯、CCB 和 β 受体拮抗药。如果对一种药物的反应不佳,应加用不同类别的药物,以最大限度地降低心脏做功,使不良反应减少到最小(表 26-10)。对于伴有高血压、窦性心动过缓、房室传导阻滞的患者,可选缓释硝苯地平或长效二氢吡啶类 CCB。对于 β 受体拮抗药和 CCB 不能耐受、无效或禁忌又需要控制心率的患者,可选伊伐布雷定控制心率。曲美他嗪可作为传统治疗不能耐受或控制不佳时的补充或替代治疗,可与其他药物联用,不影响血流动力学。

表 26-10　硝酸酯单用或与 β 受体拮抗药或 CCB 合并应用
治疗稳定型心绞痛的治疗效应(有 * 者为不良反应)

	单用硝酸酯	与 β 受体拮抗药或 CCB 合用	硝酸酯、β 受体拮抗药、CCB 三者合用
心率	↑(反射性)*	↓	↓
动脉压	↓	↓	↓
舒张末容积	↓	↑*	不变或↓
收缩力	↑(反射性)*	↓	不变
射血时间	↓	↑*	不变

注:硝苯地平可能引起心率和收缩力反射性加快和增强。

2. **不稳定型心绞痛的治疗**　不稳定型心绞痛患者,常因 AS 斑块的破裂和血小板聚集而发生冠脉复发性血栓栓塞。阿司匹林可减少这类患者的心脏意外。大多数患者可静脉注射肝素。除用阿司

匹林和肝素治疗外,也可用硝酸甘油和 β 受体拮抗药作抗缺血治疗,对于没有禁忌证的不稳定型心绞痛患者,β 受体拮抗药可减少心肌缺血发作和心肌梗死的发展,应首选具有选择性的 $β_1$ 受体拮抗药如美托洛尔和比索洛尔。CCB 类可有效缓解心绞痛症状,但不能有效预防急性心肌梗死的发生发展,因此目前仅推荐用于使用硝酸酯类和 β 受体拮抗药仍有心肌缺血症状的患者。

3. **变异型心绞痛的治疗**　防止冠脉痉挛(无论有无动脉粥样硬化病变)是药物治疗的药理学基础。硝酸酯和 CCB 比 β 受体拮抗药能更有效缓解和消除变异型心绞痛的心肌缺血性发作。硝酸酯合用 CCB 可使约 70% 的患者完全消除心绞痛的发作;另 20% 的患者发作频率可被减少。

第四节 | 心律失常的临床用药

心律失常(cardiac arrhythmia)是指心动频率和节律的异常,其临床症状表现不一,轻者可无自觉症状,严重者可引起心脏泵血功能障碍,甚至危及生命。心律失常的治疗包括药物治疗和非药物治疗(起搏器、电复律、导管消融等),其中,药物治疗占据着主导地位,但应注意抗心律失常药存在致心律失常的风险。

一般按心动频率的快慢,可将心律失常分为缓慢型心律失常和快速型心律失常两类。对于缓慢型心律失常,常用阿托品及异丙肾上腺素治疗,以加快心率、改善房室传导。本节主要介绍快速型心律失常的药物治疗。

一、心律失常的电生理学基础

(一)冲动形成障碍

1. **自律性异常**　心脏窦房结、房室结、希氏束和浦肯野纤维的细胞为自律细胞。自律细胞的自律性受 4 相自发性除极速率、最大舒张电位、阈电位水平的影响。当交感神经过度兴奋、心肌缺血缺氧、心肌代谢障碍、电解质紊乱、酸碱平衡失调或某些药物中毒时,均可使自律性异常增高,引发快速型心律失常。正常心房肌或心室肌无自律性,但当部分除极化,膜电位负值减至 –60mV 以下时,亦可出现异常自律性。

2. **后除极和触发活动**　后除极是指在一个动作电位(AP)中,继 0 相除极后所发生的除极,其频率较快、振幅较小,呈振荡性波动,当达到阈电位时可引起异常波动发生,形成触发活动,诱发心律失常发生。根据后除极发生时间的不同,可分为早后除极(early after-depolarization,EAD)和迟后除极(delayed after-depolarization,DAD)。EAD 发生在 AP 完全复极之前的 2 相或 3 相中,主要在动作电位时程(APD)过度延长时发生,在心率减慢时易被激发。胞外低钾、某些延长 Q-T 间期的药物中毒等是引发 EAD 的重要因素。DAD 是发生在 AP 完全或接近完全复极时一种短暂的振荡性除极,系细胞内 Ca^{2+} 过多而诱发 Na^+ 短暂内流所致,强心苷中毒所致心律失常多与此有关。

(二)冲动传导异常

1. **单纯性传导障碍**　包括传导减慢、传导阻滞,后者的发生可能与邻近细胞有效不应期(ERP)长短不一或病变引起的传导递减有关。

2. **折返激动**　指一次冲动下传后,又沿另一环形通路折回,再次兴奋已兴奋过的心肌,是引发快速型心律失常的重要机制之一。折返激动的发生取决于环形通路的存在、冲动传导速度下降及邻近心肌纤维 ERP 的不均一性。在病理条件下环行通路发生单向传导阻滞,或因病变导致传导减慢,都可诱发折返激动。单次折返引起一次期前收缩,连续折返则引起阵发性心动过速、扑动或颤动。

二、抗心律失常药物的分类

目前广泛采用的药物分类方法为改良的 Vaughan Williams 分类,根据药物的电生理特性,可将抗心律失常药物分为四类。

　　Ⅰ类为钠通道阻滞药,根据阻滞钠通道特性和程度的不同、对钾通道和 APD 影响的差异,又将其分为Ⅰa、Ⅰb、Ⅰc 三个亚类:①Ⅰa 类,如奎尼丁、普鲁卡因胺、丙吡胺等。②Ⅰb 类,如利多卡因、苯妥英钠、美西律等。③Ⅰc 类如普罗帕酮、氟卡尼等。

　　Ⅱ类为 β 受体拮抗药,如普萘洛尔、阿替洛尔、美托洛尔等。

　　Ⅲ类为延长动作电位时程药,如胺碘酮、索他洛尔等。

　　Ⅳ类为钙通道阻滞药,如维拉帕米、地尔硫䓬等。

　　其他未列入 Vaughan Williams 分类的抗心律失常药尚有:腺苷、强心苷类、伊伐布雷定等。

　　目前临床常用的以及正在研究中的抗心律失常药物及其作用靶点见表 26-11。

表 26-11　抗心律失常药物分类

分类	作用靶点	代表药物
Ⅰ类　钠通道阻滞药		
Ⅰa	阻滞 I_{Na} ++	奎尼丁、丙吡胺、普鲁卡因胺
Ⅰb	阻滞 I_{Na} +	利多卡因、苯妥英钠、美西律
Ⅰc	阻滞 I_{Na} ++	普罗帕酮、氟卡尼
其他	选择性抑制晚钠电流	雷诺嗪
Ⅱ类　β 受体拮抗药	阻断 $β_1$ 受体	美托洛尔、普萘洛尔、卡维地洛
Ⅲ类　延长动作电位时程(APD)药		
非选择性 K^+ 通道阻滞药	阻滞多种 K^+ 通道	胺碘酮、决奈达隆
选择性 K^+ 通道阻滞药	抑制 I_{Kr}	索他洛尔、伊布利特、多非利特
I_{Kur} 阻滞药	抑制心房 I_{Kur}	维纳卡兰
I_{to} 阻滞药	抑制 I_{to}	替地沙米
Ⅳ类　钙通道阻滞药		
细胞膜 Ca^{2+} 通道阻滞药	阻滞 L 型 Ca^{2+} 通道	维拉帕米、地尔硫䓬
肌质网 RyR2-Ca^{2+} 释放通道阻滞药	阻滞 RyR2 受体	氟卡尼、普罗帕酮
其他		
窦房结 I_f 抑制药	抑制窦房结 I_f	伊伐布雷定
β 受体激动药	激动 $β_1$ 受体	肾上腺素、异丙肾上腺素
M 受体拮抗药	阻断 M_2 受体	阿托品
强心苷	抑制 Na^+-K^+-ATP 酶	地高辛
腺苷 A_1 受体激动药	激动腺苷 A_1 受体	腺苷

注:I_{Na},快钠内流;I_{Kr},快速延迟整流钾电流;I_{Kur},超快速延迟整流钾电流;I_{to},瞬间外向钾电流;I_f,起搏电流。

三、Ⅰ类药　钠通道阻滞药

　　此类药物可与心肌细胞膜 Na^+ 通道结合,抑制 I_{Na}。在不同膜电位影响下,钠通道在静息、激活和失活 3 种状态间转换。钠通道阻滞药对静息状态作用较弱,而对激活状态结合最强,因此表现为使用依赖性,即钠离子通道激活越频繁,阻滞作用越明显。钠通道的阻滞作用可以用复活时间常数($\tau_{recovery}$)表示,即从药物对通道产生阻滞作用到阻滞作用解除的时间。根据 $\tau_{recovery}$ 的不同,钠通道阻滞药可分为三个亚类,即Ⅰa、Ⅰb、Ⅰc。

(一)Ⅰa类

　　本类药对钠通道的阻滞作用强度介于Ⅰb 和Ⅰc 类($\tau_{recovery}$:1～10s),能适度阻滞钠通道,抑制 4 相

Na$^+$内流,降低自律性,减慢 0 相除极和减慢传导,降低 V_{max};另外,可不同程度地抑制心肌细胞膜钾通道和钙通道,延长复极过程(APD、ERP)。

奎尼丁(quinidine)

奎尼丁为从金鸡纳树皮中提取的生物碱,是抗疟药奎宁的右旋体。

【体内过程】　口服吸收迅速而完全,30min 起效,T_{max} 为 1~2h,作用持续约 6h。生物利用度 70%~80%。本品与血浆蛋白和组织亲和力高,血浆蛋白结合率约 80%,组织中药物浓度较血药浓度高 10~20 倍,心肌浓度尤高。由于有效血药浓度范围较窄(3~6μg/ml),超过 6μg/ml 可引起毒性反应。主要经肝脏氧化代谢,其羟化代谢物(3- 羟基奎尼丁)仍有药理活性。奎尼丁主要经肾排泄,其中原形仅占排泄量的 10%~20%。本品 $t_{1/2}$ 为 6~8h。

【药理作用与机制】　奎尼丁可与心肌细胞膜激活状态的 Na$^+$ 通道结合,低浓度即可抑制 Na$^+$ 通道,阻滞钠电流,并阻滞快速激活延迟整流钾电流(I_{Kr})。高浓度尚可阻滞缓慢激活延迟整流钾电流(I_{Ks})、内向整流钾电流(I_{K1})及 L 型钙电流($I_{Ca,L}$)。由于对 Na$^+$ 通道的阻滞,可降低大部分心肌组织兴奋性、自律性和传导速度。K$^+$ 通道的阻滞作用可延长心肌 APD,对心房 ERP 的延长较心室明显。心电图显示 QRS 波增宽及 Q-T 间期延长,在心率较慢时此作用尤为明显。奎尼丁还可阻断外周血管 α 受体,引起外周血管扩张、血压下降和心率加速。此外,尚有抗胆碱作用,可加快房室结的传导性,一定程度上减弱药物的抑制房室传导作用。

【临床应用与评价】　曾作为广谱抗心律失常药物大量应用,但因其不良反应较严重,目前仅少数用于心房颤动与心房扑动的复律、复律后维持窦性心律。此外,亦可用于治疗合并 Brugada 综合征、短 Q-T 间期综合征的心律失常。

【不良反应与防治】　本品治疗指数低,约 1/3 患者发生不良反应。

用药初期常见恶心、呕吐、腹泻等胃肠道反应。用药时间长,可引发"金鸡纳反应",出现头痛、头晕、耳鸣、听力障碍、恶心、视物模糊等症状。

本品的促心律失常作用较为严重,治疗浓度可见室内传导阻滞,Q-T 间期延长,高浓度致房室传导阻滞。也可发生室性期前收缩、室性心动过速及室颤。奎尼丁晕厥(quinidine syncope)是偶见的严重不良反应。其发生与用药量大小无关。发作时患者意识突然丧失,伴有惊厥,出现心律失常甚至室颤,显著延长的 Q-T 间期为其常见特征,发作时心电图(electrocardiogarm,ECG)示尖端扭转型室性心动过速(torsade de pointes,TdP),其后果严重,应迅速救治。

【药物相互作用】　本品与地高辛合用,使后者肾清除率降低,血药浓度升高,故应监测地高辛血药浓度及调整剂量;与口服抗凝药华法林合用,通过对血浆蛋白结合的竞争,使后者抗凝血作用延长;与普萘洛尔合用,存在协同作用,故应相应减少用量。

肝药酶诱导剂如苯巴比妥可加快奎尼丁的代谢,缩短奎尼丁的作用时间。奎尼丁为 CYP2D6 的抑制药,可通过抑制酶活性干扰某些药物的代谢,如美托洛尔、普罗帕酮、氟卡尼等。

【用法与注意事项】　对房颤或房扑复律时,首先口服 0.1g,观察 2h 如无不良反应,可采用以下两种方式进行:①0.2g、1 次 /8h,连服 3 天左右;②首日 0.2g、1 次 /2h,共 5 次,次日 0.3g、1 次 /2h,共 5 次,第 3 日 0.4g、1 次 /2h,共 5 次。一般一日不宜超过 2.4g。一旦复律成功,以有效单剂量作为维持量,每 6~8h 给药一次。

应加强 ECG 监测,QRS 间期超过给药前 20% 应停药。在奎尼丁复律前,为避免心室率过快,应先用地高辛或 β 受体拮抗药等减缓房室结传导。复律前应纠正心力衰竭、低血钾和低血镁,且不得存在 Q-T 间期延长。

普鲁卡因胺(procainamide)

【体内过程】　口服吸收迅速而完全,生物利用度为 80%。T_{max} 为 1~1.5h,$t_{1/2}$ 为 2~3h。血浆蛋白结合率约 20%。本品主要经肝脏 N- 乙酰基转移酶（NAT）代谢,其中间代谢产物乙酰普鲁卡因胺仍具有抗心律失常活性。主要经肾排泄,其中原形占 30%～60%。NAT 的遗传多态性导致两种代谢形式,即快代谢型和慢代谢型。在同等条件下,慢代谢型者血浆普鲁卡因胺浓度较高,$t_{1/2}$ 较长;快代谢型者血浆普鲁卡因胺浓度相对较低,$t_{1/2}$ 较短,而活性代谢物浓度则相对较高,且其 $t_{1/2}$ 较原形药的 $t_{1/2}$ 长。

【药理作用与机制】　其抗心律失常作用与奎尼丁相似,但抗胆碱能神经作用较弱,且无明显 α 受体阻断作用。

【临床应用与评价】　为广谱抗心律失常药,静脉给药用于室上性和室性心律失常急性发作的治疗,也用于预激综合征合并房颤的药物转复,但因其促心律失常作用及其他不良反应,现已少用。

口服用药为 0.25～0.5g,1 次/4h。静脉注射负荷剂量为 15mg/kg,维持量（静脉滴注）为 2～4mg/min。

【不良反应与防治】　普鲁卡因胺具有类似奎尼丁的促心律失常作用,甚至可引起 TdP。静脉注射或浓度过高时,可因其神经阻滞作用而引起低血压,故应控制静脉输注速度,并需连续监测血压及心电图。

部分患者长期应用可能发生红斑狼疮样综合征,其中以慢代谢型患者尤易发生。长期口服应用可出现胃肠道反应,如厌食、恶心、呕吐、腹泻等。其他不良反应包括皮疹、发热、白细胞减少等。

丙吡胺（disopyramide）

本品的心脏电生理作用与奎尼丁相似,但负性肌力作用较奎尼丁强,且有显著的抗胆碱能神经作用。主要用于迷走神经张力增高相关的房颤复律,亦可用于房颤复律后窦性心律的维持,预防房颤的复发,但均不作为一线药物。本品的抗胆碱作用可引起口干,便秘、视物模糊等不良反应;较强的负性肌力作用可能诱发或加重心功能不全。此外,促心律失常作用可引起 Q-T 间期延长甚至 TdP 的发生。

（二）Ib 类药

Ib 类与钠通道的亲和力最小,易解离（$\tau_{recovery}$:0.1～1s）,可轻度阻滞心肌细胞膜钠通道,能降低自律性,此外,能促进 K^+ 外流,缩短复极过程,且以缩短 APD 更显著,相对延长 ERP。

利多卡因（lidocaine）

【体内过程】　本品首过效应明显,不宜口服,常采用静脉滴注给药。血浆蛋白结合率约 70%,体内分布广泛,心肌药物浓度为血药浓度的 3 倍。本品主要在肝内经脱乙基代谢,仅 10% 以原形经肾排泄。$t_{1/2}$ 为 1～2h。

【药理作用与机制】　可迅速阻滞激活状态和失活状态钠通道,对浦肯野纤维和心室肌尤其是除极化组织的钠通道作用明显,而对心房几乎无作用。治疗浓度（1.5～5μg/ml）即可降低浦肯野纤维 4 相自动除极速率,降低异位节律点自律性并提高阈电位。对正常生理状况下浦肯野纤维传导速率无影响,但对于缺血心肌组织可抑制其 0 相 Na^+ 内流,明显减慢其传导性。与 Ia 类不同,利多卡因对 Q-T 间期无延长作用,但通过抑制 2 相的少量 Na^+ 内流,可缩短浦肯野纤维及心室肌 APD 和 ERP,对 APD 缩短更为明显,故 ERP 相对延长,可消除折返。

【临床应用与评价】　主要用于室性心律失常的治疗,如急性心肌梗死、强心苷中毒、心脏外科手术及心导管术合并的室性期前收缩和室性心动过速。室速和室颤需反复电复律时,利多卡因可提高复律成功率。

【不良反应与防治】　不良反应较轻,包括:①中枢神经系统反应,如头晕、嗜睡或激动不安,大剂量时致惊厥等;②心血管反应,大剂量致窦性心动过缓、心脏停搏、房室传导阻滞、心肌收缩力减弱和血压下降等。

【用法与注意事项】　利多卡因负荷量 1.0mg/kg,3～5min 内静脉注射,继以 1～2mg/min 静脉滴注维持。如无效,5～10min 后可重复负荷量,但 1h 内最大用量不超过 200～300mg（4.5mg/kg）,最大维持量为 4mg/min。连续应用 24～48h 后 $t_{1/2}$ 延长,应减少维持量。应用过程中随时观察疗效和毒性反应。

急性心肌梗死患者,血浆 α_1 酸性糖蛋白浓度增高,与利多卡因结合增多,使其游离药物浓度降低,作用减弱,故宜提高本品静脉滴注速率,以相应提高血浆利多卡因浓度。心力衰竭患者的利多卡因分布容积及清除率降低,故临床应适当降低本品的负荷量及维持量。肝功能不全患者本品清除率降低,分布容积增大,$t_{1/2}$ 明显延长,故其维持量应适当降低。

美西律(mexiletine)

【体内过程】　口服吸收迅速而完全,生物利用度80%～90%,口服后30min出现抗心律失常作用,T_{max} 为 2～3h。血浆蛋白结合率约 70%。约 85% 在肝代谢成无活性的代谢物,仅少量药物以原形经肾排出,酸性尿可加快其清除速度。$t_{1/2}$ 为 10～12h。

【药理作用与机制】　其化学结构及对心脏电生理特性的影响均与利多卡因相似,用利多卡因有效者口服美西律亦有效。

【临床应用与评价】　主要用于慢性室性心律失常的治疗,如期前收缩、心动过速,尤其是强心苷中毒、心肌梗死或心脏手术引起者。

该药物口服起始剂量 200～300mg,必要时 2h 后再服 100～200mg。一般维持量 400～800mg/d,分 2～3 次服用。

【不良反应与防治】　多见于静脉注射或口服剂量较大时,可有中枢神经系统症状,如眩晕、震颤、运动失调、言语不清、视物模糊等。口服常见胃肠道反应。静脉注射时还可出现低血压、窦性心动过缓、传导阻滞等。长期应用可出现抗核抗体阳性。本品禁用于心源性休克、Ⅱ或Ⅲ度房室传导阻滞、病态窦房结综合征患者。本品治疗指数低,有效血药浓度与中毒浓度接近,应按需进行血药浓度监测。

苯妥英钠(phenytoin sodium)

本品属抗癫痫药物,除具有与利多卡因类似的心肌电生理作用外,亦能与强心苷竞争 Na^+-K^+-ATP 酶,抑制强心苷中毒所致的迟后除极及触发活动。主要用于强心苷中毒所致的室性和室上性心律失常,对其他原因引起的心律失常疗效较差,已少用。

(三)Ⅰc类药

与钠通道的亲和力强于Ⅰa和Ⅰb类抗心律失常药,结合和解离均较慢,能重度阻滞心肌细胞膜钠通道($\tau_{recovery}>10s$),抑制 4 相 Na^+ 内流,降低自律性。显著降低动作电位 0 相上升速率和幅度,对传导的抑制作用最为明显,心电图可见 QRS 波加宽,但对复极过程影响小,未引起 Q-T 间期的明显延长。本类药安全范围窄,近年报道本类药有较明显的致心律失常作用,可增高病死率,应予注意。

普罗帕酮(propafenone)

【体内过程】　口服因肝脏首过效应较强,生物利用度较低。口服后 0.5～1h 起效,T_{max} 为 2～3h,作用可维持 6～8h。主要经肝脏氧化代谢,代谢物亦具有药理活性,并最终主要以代谢物形式经肾排泄。其代谢具遗传多态性,约 10% 人群为慢代谢型,$t_{1/2}$ 为 10～32h 90% 患者为快代谢型,$t_{1/2}$ 为 2～10h。

【药理作用与机制】　阻滞心肌细胞膜 Na^+ 内流,抑制心肌及浦肯野纤维动作电位 0 相上升速率,降低其传导性及自律性。另有轻度 β 受体阻断作用和 Ca^{2+} 通道阻滞作用,可延长 ERP。

【临床应用与评价】　适用于终止或预防无器质性心脏病的房扑、房颤(包括预激综合征)、阵发性室速及症状性房性期前收缩和室性期前收缩,转复阵发性室上性心动过速。

口服初始剂量 150mg、1 次 /8h,如需要 3～4 天后加量到 200mg、1 次 /8h。最大 200mg、1 次 /6h。

如原有 QRS 波增宽者,剂量不得超过 150mg、1 次/8h。

静脉注射可用 1~2mg/kg,以 10mg/min 静脉注射,单次通常 70mg,最大剂量不超过 140mg。

【不良反应与防治】　常见不良反应为消化道反应如味觉异常、恶心呕吐、便秘等。剂量过大可致房室及室内传导阻滞,其减慢传导作用易致折返,引起严重心律失常,轻度 β 受体阻断作用可加重心力衰竭症状或诱发哮喘发作。

四、Ⅱ类药　β 受体拮抗药

(一) β₁、β₂ 受体非选择性拮抗药

代表药有:普萘洛尔、纳多洛尔。

普萘洛尔(propranolol)

【药理作用与机制】　在拮抗 β 受体的浓度下,能抑制窦房结、浦肯野纤维的自律性,该作用在运动及情绪激动时尤为明显,也能抑制儿茶酚胺所致的迟后除极而防止触发活动。此外,亦可减慢窦房结、房室结及浦肯野纤维的传导并延长房室结 ERP。当血药浓度高于治疗浓度 10~50 倍时,普萘洛尔等 β 受体拮抗药具有膜稳定作用,但目前认为,普萘洛尔的抗心律失常作用与膜稳定作用相关性不大。

【临床应用与评价】　可用于室上性和室性心律失常的治疗。特别是与交感神经兴奋性过高或强心苷中毒有关的心律失常,如窦性心动过速、房性或房室交界处期前收缩、触发机制引起的房性心动过速以及房室结折返性心动过速。对心房颤动、心房扑动者仅用该药,多数患者不能转复,但可单用或与强心苷合用以控制心室率。心肌梗死患者应用本品,可减少室性心律失常的发生,缩小心肌梗死范围,从而降低患者死亡率。β 受体拮抗药直接抗心律失常作用弱于 Ⅰ、Ⅲ 类药,但降低死亡率尤其是心脏性猝死作用显著强于 Ⅰ、Ⅲ 类药,同时此类药物又是高血压、心绞痛、心力衰竭治疗中的基础用药。

【不良反应与防治】　参见本章第一节。

(二) 选择性 β₁ 受体拮抗药

主要包括无内在拟交感活性的选择性 β₁ 受体拮抗药,如美托洛尔、阿替洛尔、比索洛尔、艾司洛尔等。此类药物抗心律失常作用多与普萘洛尔类似,其中阿替洛尔、比索洛尔 $t_{1/2}$ 较长,而艾司洛尔为超短时作用的选择性 β₁ 受体拮抗药,能被红细胞酯酶迅速代谢,因此 $t_{1/2}$ 仅 9min,静脉给药可以用于房颤、房扑时的心率控制,窦性心动过速、围手术期心动过速、心律失常电风暴的治疗。

五、Ⅲ类药　延长动作电位时程药

本类药物主要包括胺碘酮、决奈达隆、索他洛尔、伊布利特、多非利特等,其主要作用特点为延长心肌细胞 APD、ERP。主要靶点为快速激活延迟整流钾电流(I_{Kr}),I_{Kr} 是心动过缓时的主要复极电流,故多数Ⅲ类药在心率减慢时延长 APD 作用明显,表现为反向使用依赖性,该作用易诱发 TdP 的发生。其中胺碘酮和决奈达隆反向使用依赖性小,致心律失常作用低。

胺碘酮(amiodarone)

【体内过程】　可口服或静脉给药。口服吸收缓慢且不规则,生物利用度 35%~65%,单剂量口服 T_{max} 为 6~8h。血浆蛋白结合率高达 95%。本品脂溶性高,组织分布广泛,主要分布于脂肪组织和含脂肪丰富的器官。主要在肝脏代谢,生成去乙基胺碘酮,后者具有与胺碘酮相似的药理效应。本品代谢物主要随胆汁向肠道排泄,随尿液排出量甚少,故肾功能不全者无须减量,部分药物亦可经泪腺、胆道排泄。长期口服应用,$t_{1/2}$ 长达 19~40 天,停药后作用可持续 1~3 个月。

【药理作用与机制】　通过对心肌细胞膜 K^+ 通道的阻滞作用,抑制复极过程,延长心肌细胞 APD

和 ERP。本品尚有阻滞 Na^+ 通道及 Ca^{2+} 通道作用,降低窦房结和浦肯野纤维自律性,延缓房室结及浦肯野纤维传导。此外,尚有轻度拮抗 α 受体和 β 受体的作用。

【临床应用与评价】　用于各种室上性及室性心律失常,尤其是伴有器质性心脏病的心律失常患者。能使心房扑动、心房颤动及室上性心动过速转复为窦性心律或控制其过快的心室率。亦可用于血流动力学稳定且无 Q-T 间期延长的单形或多形性室速的治疗。口服也用于预防危及生命的室速、室颤发作。

【不良反应与防治】　常见心血管不良反应包括窦性心动过缓、房室传导阻滞、Q-T 间期延长及低血压,甚至心功能不全,但 TdP 发生率低。有窦性心动过缓、严重房室传导阻滞和 Q-T 延长综合征的患者应慎用本品。长期口服主要引起心脏外的不良反应,如恶心、呕吐、厌食、便秘、肝功能异常、眼角膜微粒沉着,一般不影响视力,停药后可自行恢复。还可引起震颤、皮肤对光敏感及面部色素沉着(用低剂量则可避免色素沉着)。最为严重并罕见的是肺间质纤维化改变,一旦发现应立即停药,并用糖皮质激素治疗。此外,由于胺碘酮化学结构含有碘原子,长期服用后胺碘酮可以作为碘的来源,同时本品可抑制 T_4 转化为 T_3,因此少数人可发生甲状腺功能亢进或减退。对甲状腺疾病患者、碘过敏者禁用。

【药物相互作用】　胺碘酮是 CYP3A4 的底物,西咪替丁等 CYP3A4 抑制药可抑制胺碘酮的代谢,利福平等 CYP3A4 诱导剂可加速胺碘酮的代谢。胺碘酮可抑制多个 CYP 活性,可减慢华法林、奎尼丁、普鲁卡因胺、地高辛的代谢,合用时需减少相应药物的剂量。

【用法与注意事项】　本品口服应用,每次 200mg,3 次/d。2 周后减至维持量,每日 100～400mg。对需迅速控制的心房颤动和室性心动过速,可缓慢静脉推注本品每次 3～5mg/kg,随后静脉滴注维持量 0.5～1.0mg/min,持续 2～4 天,可同时口服胺碘酮。

用药期间应定期检查心电图、甲状腺功能、肺功能。需长期服药时尽量应用最小维持剂量。禁止与能诱发 TdP 的药物合用。

决奈达隆(dronedarone)

本品为胺碘酮的衍生物,化学结构上去除了胺碘酮的碘原子,降低了胺碘酮过高的脂溶性,缩短了药物的 $t_{1/2}$(13～19h)。决奈达隆对心肌电生理的作用与胺碘酮相似,目前主要用于阵发性或持续性房颤转复后维持窦性心律。该药起效较快,且无肺部及甲状腺毒性,TdP 发生率低,但禁用于心功能Ⅲ级或Ⅳ级的心力衰竭患者,可能增加病死率。

索他洛尔(sotalol)

本品为非选择性 β 受体拮抗药,同时兼具Ⅱ类和Ⅲ类抗心律失常药的作用。可抑制 3 相 K^+ 外流,明显延长浦肯野纤维和心室肌的 APD 与 ERP,降低窦房结和浦肯野纤维异常自律性,减慢房室传导,并提高心室致颤阈值。

主要用于房颤复律前后以及危及生命的室性心律失常的治疗。本品的不良反应一般与其 β 受体阻断作用有关,如心动过缓,低血压、支气管痉挛等。由于延长 Q-T 间期,可能诱发 TdP 的发生(1%～3%)。

伊布利特(ibutilide)、多非利特(dofetilide)

伊布利特和多非利特为第二代Ⅲ类抗心律失常药,可选择性阻滞 I_{Kr},对其他钾通道无明显作用。此外,伊布利特亦可激活慢钠内向电流,与阻滞钾通道机制共同延长 APD。多非利特口服生物利用度约 90%,而伊布利特因首过效应明显,不宜口服,需静脉注射给药。伊布利特、多非利特均可用于房颤、房扑的急性复律,其中伊布利特起效快,对近期发生的房颤疗效较好,多非利特口服则可用于预防房颤的复发。两药的主要严重不良反应为促心律失常作用,可延长 Q-T 间期,诱发 TdP 的发生率明显高于胺碘酮。因此给药时及给药后需连续心电监护至少 6h。

六、Ⅳ类药　钙通道阻滞药

非二氢吡啶类 CCB 如维拉帕米、地尔硫䓬可通过作用于慢反应细胞,用于心律失常的治疗。

维拉帕米(verapamil)

【体内过程】　参见本章第三节。

【药理作用与机制】　阻滞心肌细胞膜上的钙通道,选择性抑制 Ca^{2+} 内流,使慢反应细胞如窦房结、房室结 4 相舒张期除极化速率延缓而降低自律性,并抑制动作电位 0 相上升最大速率和振幅,减慢房室结的传导速度,还能延长慢反应动作电位的不应期。

【临床应用与评价】　口服维拉帕米可预防阵发性室上性心动过速的发作以及减慢房颤或房扑患者的心室率。静脉注射用于终止阵发性室上性心动过速(现在已逐渐被更为安全的腺苷取代)。

【不良反应与防治】　静脉给药的主要不良反应是低血压,特别是室性心动过速患者误用该类药物,更易发生低血压。如果注射速度过快还可引起心动过缓、房室传导阻滞及诱发心力衰竭,多见于与 β 受体拮抗药合用或近期内用过此药的患者。

【用法与注意事项】
口服初始剂量 40~120mg/次,1 次/8h;可逐渐增加剂量;长期服用可使用缓释剂型,240mg/次,1次/d。

静脉注射每次 2.5~5.0mg,注射时间 2~5min,间隔 15~30min 可重复 1 次,最大剂量 20mg;静脉滴注维持量 0.005mg/(kg·min)。

注意事项:禁用于充血性心力衰竭、预激综合征合并房颤、房扑者。

七、其他抗心律失常药物

腺苷(adenosine)

本品为一种天然核苷酸,在心房、窦房结及房室结,腺苷通过与 A_1 受体结合而激活与 G 蛋白偶联的乙酰胆碱敏感的钾通道(K_{ACh}),使钾外流增加,细胞膜超极化而降低自律性。它还能抑制 Ca^{2+} 内流,延长房室结的不应期和减慢传导,抑制交感神经兴奋所致的迟后除极(DAD)而发挥其抗心律失常作用。本品由于体内代谢迅速,起效快而作用短暂,其 $t_{1/2}$ 只有 10~20s。主要用于急性终止阵发性室上性心动过速。初次用量 3~6mg 于 2s 内快速静脉注射,2min 内不终止,可再给予 6~12mg,2s 内推注。因其消除迅速,不良反应持续时间短暂。少数患者于快速静脉注射后可能出现呼吸困难、颜面潮红和头痛等症状,偶见胸痛或心动过缓。

强心苷类

主要包括地高辛(digoxin)、毛花苷 C(lanatoside C),可用于终止室上性心动过速或控制房颤、房扑患者过快的心室率。用法:毛花苷 C 0.4~0.8mg 稀释后静脉注射,可以再追加 0.2~0.4mg,24h 内不超过 1.2mg;或地高辛口服 0.125~0.25mg,1 次/d。强心苷类适用于合并心力衰竭患者,不足之处为治疗窗较窄,不良反应发生率较高。

伊伐布雷定(ivabradine)

伊伐布雷定为窦房结起搏电流 I_f 抑制药,可抑制窦房结 4 期自动除极,从而降低心率。本品主要治疗窦性心动过速或伴有心肌收缩功能障碍的充血性心力衰竭(心功能Ⅱ~Ⅳ级),在服用 β 受体拮抗药后心率仍≥75 次/min 的患者。一般推荐的口服剂量为 5mg/次,2 次/d,2 周后可根据心率情况调整剂量。可与 β 受体拮抗药合用,静息心率目标值 50~60 次/min。本品主要不良反应为闪光现象(光幻视)和心动过缓。视觉症状大部分可自行消失,如视觉恶化可考虑停药。治疗期间应连续心率监测,避免与维拉帕米或地尔硫草等合用。

八、抗心律失常药临床应用原则

心律失常的治疗策略包括药物治疗和非药物治疗两方面。目前已经有很多效果显著的非药物治疗方法,如经导管射频消融可以根治房室结折返型心动过速、房室折返型心动过速、心房扑动和心脏结构正常的室性心动过速;植入型心律除颤器(ICD)可显著改善恶性室性心律失常的预后,电复律及电除颤可用于血流动力学不稳定的各种快速型室上性和室性心律失常治疗等。但大多数心律失常患者仍需要药物治疗。抗心律失常药物既能对抗心律失常,也可能引起的新的心律失常发生或使原有的心律失常加重,称为"致心律失常作用"。其发生率为 6%～36%。对于多数快速型心律失常,长期应用抗心律失常药物虽然有助于改善症状,但并未能改善预后。多数药物都不能增加患者的生存率,甚至增加死亡率。

药物治疗的目的主要是缓解症状或减少心律失常对心功能和心肌缺血等的影响,不应都以消灭或减少心律失常为主要目标,且应重视药物的安全性。但对于危及生命的心律失常,治疗的主要目的则是控制心律失常。最满意的治疗效果是恢复并维持窦性心律,其次是控制心室率,维持一定的循环功能。

抗心律失常药的合理应用,应注意以下原则:

1. **一般用药原则** ①先单独用药,然后联合用药;②以最小剂量或最小副作用取得满意的临床效果;③先考虑降低危险性,再考虑缓解症状;④充分注意药物的副作用及致心律失常特性;⑤初期用药、增加剂量或联合用药时应进行心电监测。

2. **认识并消除各种心律失常的促发因素** 电解质紊乱(如低钾血症、低镁血症)、心肌缺血缺氧、各种药物(如强心苷、抗心律失常药、茶碱类、抗组胺药、红霉素等)和各种病理状态(如甲状腺功能亢进)都是促发心律失常的常见因素,应通过病史和体格检查及早发现,采取有效措施及时纠正或消除,有助于在未应用药物治疗之前控制心律失常的发生。

3. **明确诊断,按临床适应证合理选药** 明确心律失常的类型是合理选药的基础。不同类型抗心律失常药电生理作用存在差异,故临床适应证各有不同。如窦性心动过速,宜用 β 受体拮抗药或伊伐布雷定;房颤的纠正和窦性心律的维持,应选用胺碘酮、β 受体拮抗药、维拉帕米或地高辛;控制阵发性室上性心动过速,可选用腺苷快速静脉注射或维拉帕米静脉注射;持续性室性心动过速,选用利多卡因静脉注射或索他洛尔、胺碘酮静脉注射治疗。

4. **实施个体化治疗方案** 抗心律失常药物多数不良反应与药物用量过大或血药浓度偏高有关。临床上患者受不同病理因素的影响,故必须强调个体化的用药方案。患者的年龄、体质状况、心脏功能、肝肾功能及电解质平衡状况都会影响机体对药物的反应,在确定用药方案时均应予以重视。适时进行血药浓度监测,有利于及时调整临床用药方案。

5. **注意用药禁忌,减少危险因素** 不同抗心律失常药有着各不相同的临床用药禁忌。为防止发生严重不良反应,需十分重视临床用药禁忌。如丙吡胺负性肌力作用较强,心功能不全患者勿用;强心苷类、CCB、β 受体拮抗药延缓房室传导的作用显著,有房室传导阻滞的患者勿用;奎尼丁、索他洛尔延长 APD 作用明显,Q-T 间期延长综合征患者禁用。此外,一些非心血管疾病亦可能影响抗心律失常药物的选择。如有慢性肺部疾病的患者勿用胺碘酮,以避免药物所致肺纤维改变而加重病情等。

第五节 | 心力衰竭的临床用药

一、概述

心力衰竭(heart failure,HF)是由于心脏结构或功能异常导致心室收缩或舒张功能障碍,从而引起的一组复杂的临床综合征,主要表现是呼吸困难、乏力和液体潴留。作为多种心血管疾病的严重和终末阶段,心力衰竭患病率高,预后较差。在我国25岁及以上人群中,心力衰竭患者约为1 210万,患病率约为1.1%,每年新增约300万。常见病因为冠心病、高血压、心脏瓣膜病、心肌病等。各种原因引起的心肌舒缩功能受损或心脏负荷过重,可引起血流动力学障碍和神经内分泌系统的异常激活。前者主要表现为心输出量降低和体/肺循环淤血。神经内分泌系统的异常激活主要以交感神经系统和肾素-血管紧张素-醛固酮系统(RAAS)兴奋性增高为主。神经内分泌系统的激活在心力衰竭早期可发挥代偿适应性调节作用,但长期激活不仅可加重血流动力学障碍,同时可促进心肌肥厚,呈现病理性重构,加重心肌损伤和心功能恶化,又进一步激活神经内分泌系统,形成恶性循环(图26-1)。因此,阻断神经内分泌的过度激活是心力衰竭治疗的关键。

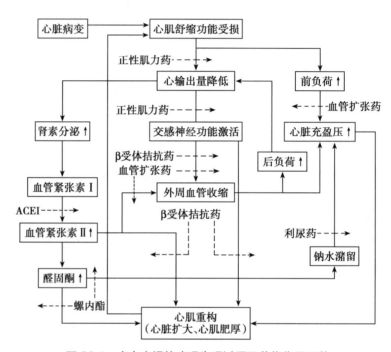

图 26-1　心力衰竭的病理生理过程及药物作用环节

不同类型的心力衰竭具有其不同的病理生理特点及治疗原则。根据左心室射血分数(LVEF)的差异,可分为LVEF降低(<40%)的心力衰竭(heart failure with reduced ejection fraction,HFrEF)、LVEF保留(50%)的心力衰竭(heart failure with preserved ejection fraction,HFpEF)和LVEF中间范围(40%~49%)的心力衰竭(heart failure with mid-range ejection fraction,HFmrEF)。根据心力衰竭发生的部位,可分为左心衰竭、右心衰竭和全心衰竭。左心衰竭以肺循环淤血为特征,而右心衰竭主要表现为体循环淤血。根据心力衰竭发生的时间、速度,可分为慢性心力衰竭和急性心力衰竭。慢性心力衰竭是指在原有慢性心脏疾病基础上逐渐出现心力衰竭症状和体征。急性心力衰竭是指继发于心脏功能异常而迅速发生或恶化的心力衰竭症状和体征。其中急性心力衰竭的治疗目标是以迅速稳定血流动力学状态、纠正低氧、改善症状、维护重要器官灌注和功能为主,而慢性心力衰竭的治疗,在改善症状的同时,则重在延缓心脏重构,减少再住院率和病死率。

治疗心力衰竭的药物主要分为以下几类:

1. 肾素-血管紧张素-醛固酮系统(RAAS)抑制药

(1)血管紧张素转化酶抑制药(ACEI):如卡托普利、依那普利等。

(2)血管紧张素Ⅱ受体拮抗药(ARB):如氯沙坦等。

(3)盐皮质激素受体拮抗药(MRA):如螺内酯等。

(4)血管紧张素受体脑啡肽酶抑制药(ARNI):如沙库巴曲/缬沙坦等。

2. **利尿药**　如呋塞米、氢氯噻嗪等。

3. **β 受体拮抗药**　如美托洛尔、卡维地洛等。

4. **强心苷**　如地高辛等。

5. **血管扩张药**　如硝酸异山梨酯、硝普钠等。

6. **其他治疗心力衰竭的药物**　如米力农、左西孟旦等。

二、肾素-血管紧张素-醛固酮系统抑制药

肾素-血管紧张素-醛固酮系统（RAAS）的过度激活在心力衰竭发展中发挥着重要的作用。阻断 RAAS 过度激活,可缓解心力衰竭症状,逆转心肌肥厚,防治心室重构,改善心力衰竭预后,降低心力衰竭的死亡率。

(一)血管紧张素转化酶抑制药

常用 ACEI 主要包括卡托普利(captopril)、依那普利(enalapril)、赖诺普利(lisinopril)、贝那普利(benazepril)、福辛普利(fosinopril)和培哚普利(perindopril)等。

【药理作用与机制】

1. **ACE 抑制作用**

(1)抑制 ACE,可阻断 Ang I 转化为 Ang II,降低循环与组织的 Ang II 和醛固酮水平,扩张血管,减轻由于 RAAS 激活导致的水钠潴留。

(2)抑制缓激肽降解,提高缓激肽水平,发挥更强的扩张血管作用,有利于 HF 的治疗。

2. **对血流动力学的作用**　能降低全身血管阻力,降低平均动脉压,增加心输出量。并能降低心室舒张末压力和容积,降低室壁张力,改善心脏的舒张功能;亦可扩张冠状血管,增加缺血心肌血液灌注,改善受损心功能。此外,ACEI 也可降低肾血管阻力,增加肾血流量。

3. **抑制心肌及血管壁重构、肥厚的作用**　ACEI 能有效地阻止或逆转 Ang II 增多导致的心肌、血管壁的肥厚与重构。这是 ACEI 改善 HF 患者临床预后的药理学基础。

4. 保护血管内皮和抗动脉粥样硬化作用。

【临床应用与评价】　ACEI 被证实为降低心力衰竭患者死亡率的第一类药物,一直被公认是治疗心力衰竭的基石。可用于临床症状严重程度不等的各类慢性 HF 患者的长期治疗,包括无症状 HF 及重度 HF 患者。对于所有慢性 HFrEF 患者均应终身使用 ACEI,除非有禁忌证或不能耐受。对于处于前心力衰竭阶段、前临床心力衰竭阶段的无症状 HF 患者,ACEI 可预防和延缓症状性 HF 的发生。

随机临床试验证实,ACEI 可缓解临床症状,提高运动耐量,改善预后,降低总死亡率及 HF 再住院率。应用 ACEI 的主要目的是减少死亡率和住院率,症状改善往往出现于治疗后数周至数个月,即使症状改善不显著,ACEI 仍可减少疾病进展的危险性。

【不良反应与防治】　参见本章第一节。

【用法与注意事项】　ACEI 应用的基本原则是从小剂量开始,逐渐递增,直至达到目标剂量,一旦调整到合适剂量,应终身维持使用,以减少死亡或住院的危险性。具体剂量参见本章第一节。

(二)血管紧张素 II 受体拮抗药

常用的 ARB 有氯沙坦(losartan)、缬沙坦(valsartan)及厄贝沙坦(irbesartan)等。ARB 可直接阻断 Ang II 与 AT$_1$R 结合,在受体水平阻断 AT$_1$R 过度兴奋,对于 ACE 途径和非 ACE 途径产生的 Ang II 都有拮抗作用。ARB 对血流动力学的影响与 ACEI 相似,同时也具有预防及逆转心血管重构的作用。

ARB 不易引起咳嗽、血管神经性水肿等不良反应,对 ACEI 不能耐受者,ARB 可替代 ACEI 作为 HF 的一线治疗药,目前认为,ARB 与 ACEI 在降低心力衰竭病死率和改善预后方面的地位同等重要。由于 ACEI 与 ARB 联合用药可进一步增加肾功能损害及高血钾风险,因此不主张两药联用。

不良反应及用法参见本章第一节。

(三) 盐皮质激素受体拮抗药

醛固酮不仅激动肾盐皮质激素受体发挥保钠排钾、排镁作用,同时对心肌重构有不良作用,可引起心肌纤维化,诱发心律失常和猝死。HF 治疗中,长期应用 ACEI 或 ARB 时,醛固酮水平未能保持稳定、持续地降低,会出现"醛固酮突破现象",因此,加用盐皮质激素受体拮抗药(MRA),进一步抑制醛固酮的有害作用,对 HF 患者有更大的益处。

目前常用的 MRA 包括螺内酯(spironolactone)和依普利酮(eplerenone)。主要用于经 ACEI/ARB/ARNI 和 β 受体拮抗药治疗后仍有症状的 HFrEF 患者。急性心肌梗死后合并心力衰竭的患者亦可应用。本类药应用的主要危险是高钾血症和肾功能异常,螺内酯可引起男性乳房疼痛或乳腺增生症。

螺内酯为非选择性 MRA,口服起始剂量 10mg,1 次/d,目标剂量为 20～40mg。依普利酮为选择性 MRA,对 MR 有高度亲和力,性激素样作用较轻。口服起始剂量 25mg,1 次/d,目标剂量为 50mg。使用 MRA 治疗后需定期监测血钾和肾功能。

(四) 血管紧张素受体脑啡肽酶抑制药

首个 ARNI 类药物为沙库巴曲/缬沙坦(sacubitril/valsartan),由 ARB 缬沙坦和脑啡肽酶抑制药以 1:1 连接而成。口服后,在体内裂解为沙库巴曲和缬沙坦。缬沙坦可通过阻断 AT_1R 降低 RAAS 系统的激活,沙库巴曲经肝脏生物转化生成活性药物 LBQ657,后者可抑制脑啡肽酶,增加利尿钠肽水平,从而产生血管舒张、钠盐排泄增加、利尿、抗细胞增殖等作用。目前 ARNI 主要用于 NYHA 心功能 Ⅱ～Ⅲ级、有症状的 HFrEF 患者,也可用于 HFpEF、HFmrEF 的治疗。循证医学证据表明,与依那普利比较,沙库巴曲/缬沙坦具有更强的降低 HF 患者的心血管死亡率和心力衰竭住院率的作用。ARNI 的用法与注意事项参见本章第一节。

三、利尿药

【药理作用与机制】　利尿药是心力衰竭传统治疗药物之一,在治疗中起着重要的作用。利尿药可以促进 Na^+、水排泄,减少血容量,降低心脏前、后负荷,同时排 Na^+ 作用可减少血管平滑肌细胞 Ca^{2+} 的含量,使外周血管阻力降低,降低心脏后负荷,因此能消除或缓解静脉淤血及其引发的肺水肿和外周水肿,使射血分数和心输出量在一定程度上增加,HF 的临床症状得到有效改善。

【临床应用与评价】　作为唯一能充分控制心力衰竭患者液体潴留的药物,利尿药是标准治疗中必不可少的组成部分。对于有明显液体潴留的 HF 患者,首选袢利尿药,特别是当合并肾功能受损者。噻嗪类利尿药作用较弱,仅适用于轻度液体潴留、伴有高血压而肾功能正常的 HF 患者。

利尿药是 HF 治疗的常规辅助用药,其合理使用是其他治疗心力衰竭药物取得成功的关键因素之一。如利尿药用量不足造成液体潴留,会降低对 ACEI 的反应,增加使用 β 受体拮抗药的风险;而不恰当地大剂量使用利尿药则会导致血容量不足,增加 ACEI 和扩血管药物发生低血压的危险。由于利尿药的使用可激活神经内分泌系统,故利尿药一般不作为 HF 的单一治疗,应与 ACEI 和 β 受体拮抗药等药物联合应用。

【不良反应与防治】　参见本章第一节。

【用法与注意事项】　通常从小剂量开始,如呋塞米口服 20mg/d,或托拉塞米 10mg/d、氢氯噻嗪 25mg/d,并逐渐增加剂量直至尿量增加、体重每日减轻 0.5～1.0kg。一旦病情控制(肺部啰音消失、水肿消退、体重稳定),即以最小有效剂量长期维持。对于急性 HF,推荐静脉给予袢利尿药,常用呋塞米静脉注射 20～40mg,亦可应用托拉塞米 10～20mg。

噻嗪类及袢利尿药主要通过肾小管分泌机制到达小管腔后才能发挥利尿作用。因此任何影响肾小管分泌过程的因素均会影响利尿药进入到小管液而影响其作用的发挥。大剂量利尿药可减少有效循环血量,进而降低心输出量,加重心力衰竭。

四、β 受体拮抗药

HF 过程中,交感神经活性和 RAAS 活性增高是最重要的神经内分泌异常改变。与 RAAS 抑制药类似,β 受体拮抗药亦可通过纠正神经内分泌异常激活而发挥 HF 的治疗作用。治疗 HF 可选用的 β 受体拮抗药有卡维地洛(carvedilol)、拉贝洛尔(labetalol)、美托洛尔(metoprolol)及比索洛尔(bisoprolol)。

【药理作用与机制】

1. HF 过程中,由于高水平儿茶酚胺对心肌 β 受体的持续性影响,导致心肌细胞 β 受体数目减少,此即 β 受体"下调"现象。β 受体拮抗药可通过拮抗 β 受体,有利于心肌 β 受体数目"上调",进而恢复心脏对神经系统调节的正常反应。

2. 通过拮抗 β 受体,减慢心率,可降低心肌耗氧量,延长心脏舒张期冠脉灌注时间,有利于心肌有效血流量增加,从而改善心脏舒缩功能。

3. 抑制 RAAS 的过度兴奋,降低肾素、AngⅡ水平,减少醛固酮分泌,进而降低衰竭心脏的前负荷和后负荷。

4. 拮抗 β 受体,抑制心肌异位节律,延缓心内传导,发挥抗心律失常作用,从而减少 HF 时心脏性猝死的发生。

5. 拮抗 β 受体,可遏制 HF 过程中高水平儿茶酚胺对 β 受体的持续兴奋,进而阻抑心肌细胞凋亡和心肌重构的病理过程。

6. 卡维地洛等兼有拮抗 α 受体、抗氧自由基等作用。

【临床应用与评价】 所有病情相对稳定的 HFrEF 患者均可使用 β 受体拮抗药,除非有禁忌证或不能耐受。尤其适用于合并高血压、冠心病、房性或室性心律失常、扩张型心肌病的 HF 患者。

β 受体拮抗药具有一定的负性肌力作用,治疗初期可抑制心脏功能,但长期应用(>3 个月)可以改善心脏功能,缓解心力衰竭症状,延缓或逆转心肌重构,降低病死率,改善患者生活质量。目前多项针对 HFrEF 患者的临床试验已证实,β 受体拮抗药(美托洛尔、比索洛尔、卡维地洛)可降低患者全因死亡风险、猝死风险、心血管死亡或住院风险,并提高患者心功能分级和生活质量。而非选择性 β 受体拮抗药普萘洛尔未发现具有缓解 HF 的作用。因此推荐应用选择性 $β_1$ 受体拮抗药美托洛尔、比索洛尔以及非选择性 $α_1$/β 受体拮抗药卡维地洛。

【用法与注意事项】

1. 采用小剂量开始、逐步递增的临床用药量 为避免药物抑制心肌收缩力作用可能诱发或加重心力衰竭的风险,起始剂量要小,在此基础上逐步递增剂量,以达预期疗效,并避免严重不良反应。如美托洛尔开始剂量 6.25mg/d,经 2~3 日达到 100mg/d;卡维地洛 25mg,2 次/d。每隔 2~4 周根据临床反应逐渐增量,目标剂量美托洛尔 50mg,2~3 次/d;卡维地洛 25~50mg,2 次/d。通常静息心率降低至 60 次/min 的剂量为药物应用的目标剂量或最大耐受剂量。

2. 密切观察血流动力学状态,及时调整临床用药剂量。

3. 心功能改善的情况与治疗时间密切相关 心功能改善的平均奏效时间为 2~3 个月。

4. β 受体拮抗药用于 HF 病情稳定者,一般治疗过程中应合并使用其他抗心力衰竭药 目前 β 受体拮抗药、ARNI 或 ACEI/ARB、MRA、钠-葡萄糖耦联转运体 2 抑制药(sodium-glucose cotransporter 2 inhibitor,SGLT2i)为基础的"新四联"药物治疗已经是 HF 的基础治疗措施。对于伴有液体潴留的 HF 患者,必须同时使用利尿药预防 β 受体拮抗药治疗初期的液体潴留加重。对于 β 受体拮抗药已经达到目标剂量或最大耐受量,心率仍≥70 次/min 者,应给予伊伐布雷定,将心率控制于 60 次/min 左右。

五、强心苷

强心苷(cardiac glycoside)系由苷元和糖相结合而成的苷类化合物,多来源于紫花洋地黄等植物,因此强心苷又称为洋地黄类药物(digitalis)。其主要包括地高辛(digoxin)、洋地黄毒苷(digitoxin)、毛花苷 C(lanatoside C)和毒毛花苷 K(strophanthin K)。

【体内过程】 洋地黄毒苷、地高辛脂溶性较高,口服吸收较好,其中地高辛口服后生物利用度个体差异较大,用药需个体化。而毛花苷 C、毒毛花苷 K 极性高、脂溶性低,主要采用静脉给药途径。此类药物在体内分布较广,其中在心脏、肝、肾和骨骼肌分布较多。部分药物可通过胎盘屏障,并在乳汁中也有分布。

地高辛主要以原形经肾排泄,仅少量地高辛经肝代谢失活。而洋地黄毒苷主要通过肝脏代谢,并以代谢产物形式经肾排泄。少量洋地黄毒苷和地高辛经胆汁排泄时存在肝肠循环,其中洋地黄毒苷约 26%。毛花苷 C 和毒毛花苷 K 几乎不代谢,并全部以原形经肾排泄。常用强心苷的临床药动学特征见表 26-12。

表 26-12 常用强心苷的临床药动学特征

药物	地高辛	毛花苷 C	洋地黄毒苷	毒毛花苷 K
口服吸收率/%	75	低	96	低
给药方法	口服	静脉	口服	静脉
血浆蛋白结合率/%	20～50	25	95	5
起效时间	0.5～2h	10～30min	1～4h	5～15min
T_{max}	2～3h	1～3h	8～14h	1～2h
持续时间	4～7d	2～5h	长	1～4d
$t_{1/2}$	36h	18h	7～9d	21h
主要代谢途径	肾	肾	肝	肾

【药理作用与机制】

1. 正性肌力作用 强心苷可直接增强心肌收缩性,进而增加 HF 患者的心输出量。需要注意的是,对于正常人心脏,强心苷不具备增加心输出量的作用,这主要缘于强心苷对不同人群的交感神经以及血管平滑肌作用不同。其正性肌力作用机制主要与抑制心肌细胞膜 Na^+-K^+-ATP 酶、提高细胞内 Ca^{2+} 水平有关。

2. 负性频率作用 强心苷通过其正性肌力作用,改善机体血流动力学状态,同时抑制 HF 过程中上调的窦弓和心内压力感受器 Na^+-K^+-ATP 酶,增加压力感受器敏感性,进而抑制交感神经活性,提高迷走神经活性,减慢心率。负性频率作用有利于增加静脉回流、改善冠脉供血、提高心输出量。

3. 对衰竭心脏心肌耗氧量的影响 通过增强心肌收缩性,减慢心率、降低心脏前后负荷,使心肌耗氧量降低程度远超过因心肌收缩力增强所致心肌耗氧量的增加,故强心苷用于 HF 治疗,可获得降低心肌耗氧量的综合效应。

4. 心脏电生理作用 在治疗浓度下,可降低交感神经张力、提高迷走神经张力,降低窦房结自律性,并减慢房室传导速率。而中毒浓度由于明显抑制心肌细胞 Na^+-K^+-ATP 酶以及由于细胞内 Ca^{2+} 增加导致的 DAD,可引发各种心律失常。

5. 其他

(1)对神经内分泌的影响:治疗浓度的强心苷可降低交感神经活性并兴奋迷走神经。同时亦可降低血浆肾素活性,进而减少 AngⅡ及醛固酮的分泌。

（2）利尿作用：强心苷对 HF 患者有一定的利尿作用。该作用与肾血流量、肾小球滤过增加以及肾小管细胞膜 Na^+-K^+-ATP 酶抑制有关。

（3）对血管的作用：强心苷可直接收缩血管平滑肌，增加外周阻力。但对于 HF 患者，强心苷降低交感神经活性的作用超过直接收缩血管的效应，可导致血管扩张，组织灌流增加。

【临床应用与评价】　强心苷可改善 HF 的症状和运动耐量，降低其住院风险，但是对 HF 患者总病死率的影响为中性。因此，强心苷并非多数 HF 的首选药物，对于已应用 ACEI/ARB/ARNI、β 受体拮抗药、MRA 和利尿药治疗而仍持续有症状的慢性 HFrEF 患者，可加用地高辛。对于合并房颤的急性 HF 或心力衰竭症状严重的慢性 HF 患者可首选静脉强心苷类药物控制心室率。

对不同病因所致 HF，应用强心苷的临床效果亦不同。

1. 疗效较好的 HF　高血压、冠心病、心脏瓣膜病、先天性心脏病等导致的 HF。强心苷通过改善心肌收缩力，增加心输出量，具较好的治疗效果。

2. 疗效较差的 HF　甲状腺功能亢进、严重贫血、维生素 B_1 缺乏所继发的高心输出量型 HF。肺源性心脏病所致 HF，由于心肌低氧而使心肌对强心苷敏感性增高，易引发中毒而出现心律失常，对强心苷使用应持慎重态度。

3. 不宜使用强心苷的 HF　伴有机械性阻塞因素的 HF 如缩窄性心包炎、严重二尖瓣狭窄所致 HF。强心苷虽加强心肌收缩，但难以改善此类 HF 的心室充盈不足。心肌梗死急性期（<24h）伴发 HF，尤其是有进行性心肌缺血者，强心苷单独使用可能增加心肌耗氧，导致心肌梗死范围扩大，亦应尽量避免应用。

【不良反应与防治】　强心苷安全范围较窄，不良反应发生率较高。

1. 主要不良反应

（1）心律失常：是强心苷中毒最危险的毒性反应，可表现为各种不同类型心律失常。其中包括快速型心律失常如室性期前收缩、二联律、房性、房室结性或室性心动过速，甚至室颤；缓慢型心律失常如不同程度的房室传导阻滞和窦性心动过缓。

（2）胃肠道症状：为强心苷不良反应的早发症状，表现为厌食、恶心、呕吐、腹泻等。

（3）中枢神经系统症状：常见头痛、头晕、疲倦和嗜睡。还可能出现视觉及色觉障碍（黄视或绿视症），为强心苷中毒反应的先兆症状。

2. 不良反应的防治

（1）预防：根据患者情况，及早发现并消除强心苷中毒的诱因，如低血钾、高血钙、低血镁、心肌缺氧、酸碱平衡失调、发热等，并根据血药浓度监测结果合理调整用药剂量，是有效的预防措施。

（2）治疗：根据中毒症状的类型和严重程度，及时采取相应措施。如停用强心苷及排钾利尿药；补充钾盐，及时纠正低钾血症。选用抗心律失常药物有效控制严重心律失常，如苯妥英钠对强心苷所致快速型心律失常效果显著；出现室性心律失常者，可给予利多卡因；出现缓慢型心律失常，可给予阿托品；对于危及生命的强心苷严重中毒病例，可使用地高辛特异抗体片段。

【药物相互作用】

1. 奎尼丁、维拉帕米、胺碘酮、普罗帕酮、ACEI 等药物与地高辛合用，可使后者肾清除率下降，血浆地高辛浓度增高。考来烯胺、考来替泊与地高辛合用，可在肠腔内吸附地高辛，使其经肠道吸收减少，血浆地高辛浓度降低 30%。

2. 抗生素如红霉素、四环素等可抑制肠道菌群，减少地高辛肠道代谢，以致其生物利用度提高，血浆地高辛浓度可增高 40% 以上。

3. 噻嗪类、袢利尿药、皮质激素类药物合用时，可致低钾血症，导致心肌对强心苷敏感性增加，从而出现强心苷中毒性心律失常。

4. β 受体拮抗药、非二氢吡啶类 CCB、胺碘酮等药物与强心苷合用，可进一步增加窦房或房室传导阻滞的风险。

【用法与注意事项】　地高辛,口服 0.125~0.25mg/d,约 1 周达有效稳态血药浓度。洋地黄毒苷,口服 0.05~0.1mg/ 次,3 次 /d。毛花苷 C 0.2~0.4mg(首剂)或毒毛花苷 K 0.125~0.25mg(首剂)缓慢静脉注射,经 2~4h 后再次静脉注射用药 1 次,病情稳定后可改为口服地高辛维持。

六、血管扩张药

主要包括硝酸酯类、肼屈嗪(hydralazine)、硝普钠(sodium nitroprusside)、α_1 受体拮抗药等。

(一)硝酸酯类

常用药物有硝酸异山梨酯(isosorbide dinitrate)及硝酸甘油(nitroglycerin)。主要通过扩张静脉,降低肺静脉压力和左室充盈压,降低心脏前负荷,改善 HF 患者肺淤血,缓解呼吸困难症状。增加剂量亦可扩张动脉,降低肺动脉及外周血管阻力,使心脏后负荷降低,增加心输出量。

由于连续长期应用易产生耐受性,故仅作为 HF 治疗的辅助疗法。可用于合并高血压、冠心病、重度二尖瓣关闭不全的急性 HF 患者。对于慢性 HF,在 ACEI/ARB、β 受体拮抗药及利尿药等标准治疗的基础上,如仍有明显肺淤血症状,可加用硝酸酯类以减轻呼吸困难症状。对于有症状但无法使用 ACEI、ARB 或 ARNI 的 HFrEF 患者,也可考虑合用硝酸酯类药物与肼屈嗪。

(二)肼屈嗪

本品主要扩张小动脉,降低外周血管阻力,使后负荷降低,心输出量增加,也可以明显增加肾血流量。因长期使用可致肾素和醛固酮分泌增加,水钠潴留,故主要短期用于肾功能不全或不能耐受 ACEI 的 HF 患者。

(三)硝普钠

本品作用迅速短暂,对动脉和静脉都有强效扩张作用,可快速降低心脏前后负荷。适用于伴有心脏后负荷增加以及肺淤血或肺水肿的严重 HF 患者,特别是高血压危象、严重二尖瓣或主动脉瓣关闭不全合并急性 HF 需快速减轻心脏负荷的药物。本品用药期间应密切监测血压,长期用药可引起硫氰酸盐中毒,使用时间不应超过 72h。

(四)α_1 受体拮抗药

乌拉地尔(urapidil)为选择性 α_1 受体拮抗药,可舒张小动脉,降低外周血管阻力,降低心脏后负荷和肺动脉压,增加心输出量。同时通过激动 5-HT$_{1A}$ 受体,具有中枢降压作用,并抑制反馈性心率增快。主要通过静脉给药用于高血压合并急性 HF 的治疗。

七、其他治疗心力衰竭的药物

(一)非苷类正性肌力药

1. 儿茶酚胺类　常用多巴胺(dopamine)和多巴酚丁胺(dobutamine)。上述药物均为 β 受体激动药,具有较强的正性肌力作用,可用于严重收缩性 HF 的治疗。但由于 HF 时 β_1 受体下调,β 受体激动药的作用难以奏效,同时存在着心脏兴奋导致的不良反应。两药均不宜作 HF 治疗的常规用药,主要用于对强心苷反应不佳或禁忌的重度顽固性 HF 患者以及心输出量降低的急性 HF 患者。

2. 磷酸二酯酶抑制药(phosphodiesterase inhibitor,PDEI)　主要包括氨力农(amrinone)及其衍生物米力农(milrinone)。PDEI 对心肌和血管平滑肌细胞 PDE3 有特异性抑制作用,可减少细胞内 cAMP 降解,产生强心和扩血管作用,可提高心输出量,降低左心室充盈压,改善心脏功能。其中米力农对 PDE3 的抑制作用较氨力农强 15~20 倍。

由于 PDEI 临床应用中不良反应严重(血小板减少、心律失常),目前仅限于严重 HF 患者的短期应用,如经强心苷、利尿药、血管扩张剂治疗无效或欠佳的急慢性顽固性 HF 的治疗。PDEI 的正性肌力作用不受 β 受体拮抗药的影响,因此对于使用 β 受体拮抗药的患者,可以选用 PDEI 作为正性肌力药物。

3. 钙增敏药　左西孟旦（levosimendan）可通过促进心肌细胞上的肌钙蛋白 C 与 Ca^{2+} 的结合，进而促进心肌收缩；同时也具备血管扩张和轻度抑制 PDE 的作用。与强心苷不同，本品不影响细胞内 Ca^{2+} 浓度。主要适用于经利尿药、ACEI 和强心苷治疗疗效不佳，且需增加心肌收缩力的急性 HF 的短期治疗。

（二）钙通道阻滞药

CCB 具有扩张全身血管和冠状动脉的作用，理论上应可改善心脏做功和缓解心肌缺血，但临床试验未能证实这些可能的有益作用。第一代短效二氢吡啶类如硝苯地平和具有负性肌力作用的非二氢吡啶类如地尔硫草、维拉帕米等反可使 HFrEF 患者病情恶化。第二代二氢吡啶类如氨氯地平、非洛地平的血管选择性较高，负性肌力作用较弱，目前的临床研究证实对 HF 患者总病死率并无影响，可用于伴有心绞痛或高血压的 HF 患者。此外，对于部分 HFpEF 患者，如合并肥厚型心肌病或合并房颤的患者，使用非二氢吡啶类 CCB 如维拉帕米、地尔硫草，可减轻心肌肥厚，改善心肌舒张功能，并有效控制房颤患者的心室率。

（三）钠-葡萄糖耦联转运体 2 抑制药

钠-葡萄糖耦联转运体 2 抑制药（SGLT2i）最初作为一种降糖药应用于临床，临床试验证实，SGLT2i 对于糖尿病和非糖尿病 HF 患者，均有降低 HF 死亡风险、住院风险的作用。目前，SGLT2i 已作为治疗 HF 的新四联药物之一而广泛应用。主要包括达格列净（dapagliflozin）、卡格列净（canagliflozin）、恩格列净（empagliflozin）和埃格列净（ertugliflozin）。SGLT2i 的主要靶点为肾脏近曲小管 SGLT2，发挥降糖、利尿作用。该药抗 HF 的机制尚未完全清楚，可能与调节血流动力学（利尿、降压）和调节心脏代谢重构有关。目前适用于有症状的慢性 HF 患者的治疗，无论是否有 2 型糖尿病，均建议使用 SGLT2i 减少 HF 住院率和心血管死亡率。口服推荐剂量为：达格列净 10mg/d、卡格列净 100mg/d、恩格列净 100mg/d、埃格列净 5mg/d。由于具有泌尿生殖器感染、低血压、酮症酸中毒等不良反应，使用过程中应监测患者血压、血糖、感染症状的发生，以避免肾功能损伤。

（四）伊伐布雷定

伊伐布雷定（ivabradine）为窦房结起搏电流 I_f 抑制药，可抑制窦房结自律性，减慢心率，而对心肌传导性、心肌收缩力无影响。伊伐布雷定可降低患者心血管死亡和心力衰竭恶化入院的相对风险，目前主要适用于已经使用 ACEI/ARB/ARNI、β 受体拮抗药、MRA，β 受体拮抗药已达到推荐剂量或最大耐受剂量，心率仍≥75 次/min 的 HFrEF 患者。

八、心力衰竭的药物治疗原则

HF 的临床治疗应遵循如下合理用药原则：

1. 使用改善 HF 预后的药物　对于 HFrEF 患者，应尽早采用小剂量联合、逐渐递增剂量的"新四联"药物治疗，即 ARNI 或 ACEI/ARB、SGLT2i、β 受体拮抗药、MRA 联合应用。对于 HFpEF 患者，建议尽早使用 SGLT2i、ARNI。

2. 使用改善临床症状的药物　HF 出现明显的水钠潴留时，首选袢利尿药。正性肌力药物如地高辛仅用于经"新四联"药物和利尿药治疗后仍有症状的 HFrEF，或者血压偏低，不能耐受"新四联"药物，考虑与心肌收缩力低有关的患者。对于经"新四联"药物和利尿药治疗后仍有症状的 HFrEF 患者，合用硝酸酯类与肼屈嗪治疗也有助于改善症状。

3. 心律与心率的管理　对于 HF 合并房颤，经评估具有手术指征者，可采取导管消融。窦性心律时，β 受体拮抗药已达目标剂量或最大耐受量，心率仍≥70 次/min 的 HFrEF 患者，建议加用伊伐布雷定，使静息心率控制在 60 次/min 左右；房颤时，β 受体拮抗药已达目标剂量或最大耐受量，心率仍≥110 次/min，建议加用强心苷或胺碘酮或手术治疗。

（张春祥　温克）

思考题

1. 试述硝酸酯类与普萘洛尔联合应用治疗心绞痛的药理学基础。

2. 简述抗心律失常药的分类及各类代表药。

3. 简述"新四联"药物的组成及各自的抗心力衰竭机制。

思考题解题思路

本章目标测试

本章思维导图

第二十七章 | 血液系统疾病的临床用药

血液系统疾病是指原发于或主要累及血液和造血组织及器官的疾病。常见的血液系统疾病有红细胞疾病（贫血）、白细胞疾病（白细胞减少症、粒细胞缺乏症、白血病）、出血和凝血疾病（紫癜、血小板异常、血友病）、淋巴瘤等。本章主要介绍临床常用的血液系统疾病治疗药物，包括：贫血、白细胞减少症、凝血功能障碍及血栓疾病的临床用药。

第一节 | 贫血的临床用药

一、概述

贫血是指单位容积血液中血红蛋白浓度、血细胞比容及红细胞数量等指标低于正常值下限的一种病理状态，是继发于多种疾病的一种临床表现。铁摄入不足或丢失过多，影响血红素合成，导致缺铁性贫血。缺乏叶酸和/或维生素 B_{12} 可能导致巨幼细胞贫血。造血干细胞缺陷可能导致骨髓功能衰竭，即再生障碍性贫血。红细胞内在缺陷或外部因素异常导致破坏加速、骨髓造血失代偿导致的贫血称为溶血性贫血。根据不同的病因治疗贫血，采取不同的治疗方法。

二、抗缺铁性贫血药

缺铁性贫血（iron deficiency anemia，IDA）是最常见的贫血。除儿童和妊娠妇女发病率较高，铁吸收障碍和铁丢失增多也可导致缺铁性贫血。其治疗应对高危人群进行健康教育，同时查找基础疾病、去除病因。药物治疗首选口服亚铁制剂，按元素铁计算补铁剂量。若口服铁剂吸收障碍、不能耐受、依从性差或超出口服铁剂能满足的最大量，可以选用注射铁剂。有药物过敏史的患者，只能在具备抢救条件的情况下给予注射铁剂。铁负荷过多时可用去铁胺（desferrioxamine B）治疗。

铁剂

铁剂是抗缺铁性贫血常用药，有口服和注射两种剂型。口服剂包括硫酸亚铁（ferrous sulfate）、富马酸亚铁（ferrous fumarate）、葡萄糖酸亚铁（ferrous gluconate）、琥珀酸亚铁（ferrous succinate）、多糖铁复合物等；注射剂包括蔗糖铁（iron sucrose）、右旋糖酐铁（iron dextran）和山梨醇铁（iron sorbitex）。铁缺乏会影响血红蛋白合成，引起血液携氧能力降低，造成全身组织缺氧性损伤。

【体内过程】 铁剂主要经小肠黏膜吸收，在二价状态下吸收较好。进入血液循环后 Fe^{2+} 被氧化为 Fe^{3+}，与转铁蛋白结合，转运到贮铁组织，再与脱铁铁蛋白结合成铁蛋白贮存。红细胞破坏后，血红蛋白分解所释放的铁大多被再利用。$t_{1/2}$ 约 6h。铁的排泄以肠道、皮肤等含铁细胞的脱落为主要途径，少量经尿液、胆汁、乳汁排泄。

【药理作用与机制】 铁参与血红蛋白合成、线粒体电子传递、儿茶酚胺代谢及 DNA 合成等。

【临床应用与评价】 临床上用于治疗无输血指征的缺铁性贫血，预防性口服铁剂可用于缺铁性贫血高危人群。铁剂治疗一般 2 周后血红蛋白计数开始上升，应持续至血红蛋白恢复正常后 2～3 个月。持续出血或溶血伴血红蛋白尿等重度贫血患者应持续补充铁。

【不良反应与防治】 恶心、上腹部不适等胃肠道症状，多与剂量相关。铁与肠道内的硫化氢结合生成硫化铁,粪便呈黑褐色并可致便秘。儿童偶见可逆性牙齿色素沉着。长期大量服用过多铁剂,可引起慢性中毒。注射铁剂可出现继发性铁质沉着,引起荨麻疹、发热等过敏反应,甚至死亡。

【药物相互作用】 稀盐酸促进 Fe^{3+} 转变为 Fe^{2+},有助于铁剂吸收,对胃酸缺乏患者尤为适用。维生素 C 可防止 Fe^{2+} 氧化而有利于吸收。铁剂与四环素类、考来烯胺、考来替泊、胰酶、胰脂肪酶、鞣酸蛋白、抗酸药三硅酸镁、钙剂、碳酸氢钠、浓茶等合用形成铁盐沉淀,铁吸收减少。西咪替丁、奥美拉唑降低亚铁盐的溶解度,干扰铁剂吸收。氯霉素抑制骨髓造血功能,干扰红细胞成熟,不宜与铁剂合用。

【用法与注意事项】

1. **用法** 常用口服铁剂的用法用量如表 27-1 所示。

表 27-1 常用口服铁剂

常用口服铁剂	用法用量
硫酸亚铁	60mg/次,3 次/d
富马酸亚铁	60～120mg/次,3 次/d
葡萄糖酸亚铁	300～600mg/次,3 次/d
琥珀酸亚铁	100～200mg/次,2 次/d
多糖铁复合物	300mg/次,1 次/d

常用静脉铁剂按公式计算:所需补铁量(mg)=[目标血红蛋白(Hb)浓度 – 实际 Hb 浓度(g/L)]×体重(kg)+1 000(男性)/600(女性)。

2. **注意事项** 原发或继发性铁负荷过重患者、肝肾衰竭者禁用铁剂。酗酒、消化性溃疡、胰腺炎患者慎用铁剂。铁剂治疗期间大便发黑,应注意鉴别上消化道出血。胃酸缺乏者可同服维生素 C 或稀盐酸合剂。口服铁剂过量时,以磷酸盐或碳酸盐溶液洗胃,并以去铁胺注入胃内以结合残存的铁。

三、抗巨幼细胞贫血药

巨幼细胞贫血是血细胞 DNA 合成障碍导致的大细胞贫血,多由摄入不足或吸收、利用障碍导致的叶酸和/或维生素 B_{12} 缺乏所致。巨幼细胞贫血主要采用叶酸治疗,辅以维生素 B_{12}。

叶酸(folic acid)

叶酸为水溶性 B 族维生素,在体内被还原成四氢叶酸,是 DNA 合成的重要辅酶。叶酸缺乏使 DNA 合成减少,细胞分裂速度下降,细胞体积增大,细胞核内染色质疏松,即巨幼细胞贫血。

【体内过程】 口服后主要在空肠近端吸收,1h 后血药浓度达到峰值。贫血患者比正常人吸收快。体内叶酸大部分贮存于肝脏。叶酸在体内分解为蝶呤和对氨基苯甲酰谷氨酸,自尿中排泄,部分叶酸经肝肠循环从粪便中排出。

【药理作用与机制】 叶酸缺乏时,体内多种生化代谢障碍,抑制 DNA 合成,减少细胞有丝分裂。由于叶酸对 RNA 和蛋白质合成影响较少,使血细胞 RNA/DNA 比率增高,出现巨幼细胞贫血。补充叶酸后,叶酸在二氢叶酸还原酶的作用下转化为四氢叶酸,后者能与一碳单位结合成四氢叶酸类辅酶,参与:①嘌呤核苷酸从头合成;②尿嘧啶脱氧核苷酸(dUMP)合成胸腺嘧啶脱氧核苷酸(dTMP);③促进某些氨基酸的互变。

【临床应用与评价】 叶酸用于治疗各种巨幼细胞贫血。甲氨蝶呤、乙胺嘧啶等药物能抑制二氢叶酸还原酶,造成四氢叶酸合成障碍,因此叶酸对上述药物所致的巨幼细胞贫血无效,可采用口服四氢叶酸制剂亚叶酸钙治疗。不能口服者,可用亚叶酸钙肌内注射。

【不良反应与防治】 口服不良反应较少,静脉注射易发生不良反应。长期服用叶酸者可能出现恶心、厌食、腹胀等胃肠道反应。大剂量时可能出现黄色尿。肌内注射亚叶酸钙可避免上述症状。

【药物相互作用】

1. 大剂量叶酸能对抗苯妥英钠、苯巴比妥和扑米酮的抗癫痫作用。

2. 长期应用避孕药、镇痛药、类固醇、柳氮磺吡啶的患者应增加叶酸用量。

3. 甲氨蝶呤、乙胺嘧啶、甲氧苄啶等能对抗叶酸的治疗作用。

4. 与维生素 C 合用，可抑制叶酸吸收。

【用法与注意事项】

1. **用法**　叶酸：口服，成人 5～10mg/次，3 次/d。亚叶酸钙：肌内注射，1mg/次，1 次/d。

2. **注意事项**　叶酸可纠正异常血常规，但不能改善神经损害症状，如果大剂量使用叶酸，可进一步降低血清中维生素 B_{12} 含量，使神经损害更严重。缺乏维生素 B_{12} 同时缺乏叶酸的患者，单独应用维生素 B_{12} 可能掩盖叶酸缺乏症状，应同时补充叶酸。

维生素 B_{12}（vitamin B_{12}）

维生素 B_{12} 属水溶性 B 族维生素，为含钴的复合物，是核苷酸合成的重要辅酶，参与叶酸代谢。

【体内过程】　维生素 B_{12} 口服经肠道吸收入血，8～12h 血药浓度达峰值。60%～70% 以腺苷钴胺形式在肝内贮存。以原形通过肾脏排泄。

【药理作用与机制】　维生素 B_{12} 参与体内甲基转换及叶酸代谢，促进 5-甲基四氢叶酸转变为四氢叶酸。维生素 B_{12} 还促使甲基丙二酸转变为琥珀酸，参与三羧酸循环。当其缺乏时，叶酸代谢循环受阻，出现叶酸缺乏症，还可能出现神经损害。

【临床应用与评价】　主要用于治疗巨幼细胞贫血，与叶酸合用于治疗抗叶酸药、脂肪泻等引起的巨幼细胞贫血，还可用于神经炎、肝炎、肝硬化、日光性皮炎、再生障碍性贫血、白细胞减少症、粒细胞减少症等。

【不良反应与防治】　肌内注射偶见皮疹、腹泻、高尿酸血症，少见过敏性休克。

【药物相互作用】　氯霉素对抗维生素 B_{12} 的药理作用，维生素 C 可使血清维生素 B_{12} 浓度降低，不宜合用。氨基糖苷类抗生素、秋水仙碱、对氨基水杨酸类、苯巴比妥、苯妥英钠、扑米酮等抗惊厥药可减少维生素 B_{12} 的吸收。

【用法与注意事项】

1. **用法**　巨幼细胞贫血患者需终身服用维生素 B_{12}。口服 20～100μg/d 或者肌内注射 50～500μg/次，1～2 次/d。

2. **注意事项**　痛风患者慎用维生素 B_{12}。心脏病患者应避免肌内注射维生素 B_{12}。巨幼细胞贫血患者应在给予维生素 B_{12} 后 48h 查血钾浓度，避免并纠正低钾血症。

四、其他抗贫血药

重组人促红素（recombinant human erythropoietin）

本品属于糖蛋白激素，能刺激红系祖细胞增殖和分化，促使网织红细胞由骨髓释放入血，稳定红细胞膜，改善血小板功能。临床用于慢性肾功能不全所致的贫血和外科围手术期。主要不良反应是血压升高，偶见头痛、低热、乏力、肌痛、关节痛、瘙痒、血栓、癫痫发作等。用药期间应严格监测血细胞比容、血压及血清铁含量。

氯化钴（cobalt chloride）

氯化钴具有刺激骨髓红细胞增殖的作用。用于治疗再生障碍性贫血、肾性贫血等。口服吸收给药量的 25%，主要经肾由尿液排出。不良反应有厌食、恶心、呕吐、皮疹、肾损害、心悸等。

雄激素类

美雄酮、氧甲氢龙、羟甲烯龙等雄激素类药物,具有刺激红细胞生成的作用。主要用于治疗再生障碍性贫血、肾性贫血等。

重组人血小板生成素(recombinant human thrombopoietin)

血小板生成素是巨核细胞和血小板生成的最主要调节因子。重组人血小板生成素临床用于治疗血小板减少症。不良反应偶见发热、肌肉酸痛、头晕、头痛、血压升高。使用过程中应定期血常规,避免血小板计数过度升高。血液高凝状态者,近期发生血栓相关疾病患者禁用;合并严重感染者,宜控制感染后再用。

艾曲泊帕(eltrombopag)

本品为非肽类促血小板生成素受体激动药。通过诱导刺激骨髓干细胞增殖和分化,提升血液中血小板水平。临床用于治疗血小板减少。常见不良反应有恶心、腹泻、咳嗽、头痛等。严重不良反应为出血,停药后仍需进行全血细胞计数监测,至少 4 周。并且需定期进行眼部及肝功能检查,存在血栓栓塞性风险的患者慎用。

罗米司亭(romiplostim)

本品为 Fc-肽融合蛋白,促血小板生长因子。通过与促血小板生成素受体结合,刺激血小板生成。临床用于治疗血小板减少症。用药过程及停药 2 周内,需进行全血细胞计数监测。

第二节 | 白细胞减少症的临床用药

一、概述

成人外周血白细胞数少于 $4.0 \times 10^9/L$,称为白细胞减少症。白细胞包括中性粒细胞、淋巴细胞、单核细胞、嗜酸性粒细胞和嗜碱性粒细胞。外周血中性粒细胞绝对值少于 $2.0 \times 10^9/L$,称为中性粒细胞减少症。外周血中性粒细胞绝对值少于 $0.5 \times 10^9/L$,称为粒细胞缺乏症。白细胞减少程度与感染风险密切相关。治疗时应去除病因、停用可疑药物、脱离有害因素、积极治疗原发疾病、控制感染、促进白细胞增生。如是免疫因素所致粒细胞缺乏症,可短期使用糖皮质激素或静脉注射免疫球蛋白支持治疗。本节以介绍促白细胞增生药为主。

二、促白细胞增生药

促白细胞增生药是一类可促进白细胞生长、提高白细胞计数以及有效治疗白细胞减少症的药物,主要包括传统促白细胞增生药如腺嘌呤、利可君、鲨肝醇和肌苷等,生物制品及其他药物。

腺嘌呤(adenine)

腺嘌呤参与 RNA、DNA 合成,促进白细胞增生,临床用于各种原因(放射治疗、抗肿瘤药、苯中毒、抗甲状腺药物)引起的白细胞减少症,也用于急性粒细胞减少症,使用时以磷酸二氢钠缓冲液稀释,勿与其他药物混合注射。肿瘤患者应考虑促肿瘤细胞生长的可能性。

利可君(leucogen)

利可君为半胱氨酸衍生物,服用后在十二指肠与蛋白结合形成可溶物质迅速被吸收,能分解为半胱氨酸和醛,促进骨髓内粒细胞生长和成熟,促进白细胞增生。可有效预防和治疗白细胞减少症,对于放疗或药物导致的轻、中度中性粒细胞减少有明显的改善作用。

重组人粒细胞集落刺激因子
（ recombinant human granulocyte colony-stimulating factor, rhG-CSF ）

由 DNA 重组技术制备的人粒细胞集落刺激因子,是促进中性粒细胞增殖、分化、激活的细胞因子。临床常用非格司亭等药物。

【药理作用与机制】　rhG-CSF 为 Ⅱ 类造血刺激因子,刺激粒细胞集落形成单位,调节中性粒细胞分化成熟,促使成熟中性粒细胞释放入血,同时增强其趋化性和吞噬功能。

【临床应用与评价】　用于多种血液系统疾病,如骨髓移植、再生障碍性贫血、骨髓增生异常综合征、肿瘤化疗后的中性粒细胞减少症。

【不良反应与防治】　偶见骨骼肌肉疼痛、皮疹、低热、乏力、转氨酶升高、消化道不适,一般较轻,停药后消失。用药需监测脾大小。长期服用可能增加髓性肿瘤风险。

【用法与注意事项】

1. **用法**　皮下注射一日 2μg/kg 或静脉滴注一日 5μg/kg。
2. **注意事项**　过敏体质患者慎用,外周血有幼稚细胞的白血病患者禁用。使用期间,每周至少测血常规 2 次。

重组人粒细胞 - 巨噬细胞集落刺激因子
（ recombinant human granulocyte-macrophage colony-stimulating factor, rhGM-CSF ）

本品对不同阶段的血细胞增殖分化均有刺激作用,可使中性粒细胞,巨噬细胞、单核嗜酸性粒细胞增多。用于治疗或预防放疗、化疗后的白细胞减少,也用于艾滋病、再生障碍性贫血、骨髓移植后的白细胞减少。不良反应为发热、头痛、关节痛、厌食、血栓、心包炎等。慎用于肺病、心力衰竭患者。临床常用沙格司亭等药物。

第三节 ┃ 凝血功能障碍的临床用药

一、概述

凝血功能障碍是指凝血因子缺乏或功能异常所致的出血性疾病。临床上常用于治疗遗传或获得性缺陷引起的出血性疾病,如血友病、维生素 K 缺乏症、严重肝病导致的止血功能异常等。治疗时应先正确判断出血原因,根据病因选用药物。

二、促凝血药

维生素 K（ vitamin K ）

维生素 K 包括 K_1、K_2、K_3 和 K_4 四种。其中 K_1、K_2 是天然的脂溶性维生素,K_1 来自绿叶植物或谷物,K_2 由肠道细菌合成;K_3、K_4 是人工合成品,水溶性维生素。

【体内过程】　维生素 K 吸收后在肝内代谢,经肾及胆汁排泄。

【药理作用与机制】　维生素 K 是 γ- 羧化酶的辅酶,参与肝脏合成凝血因子 Ⅱ、Ⅶ、Ⅸ、Ⅹ,产生有生物活性的凝血因子。维生素 K 缺乏可导致上述凝血因子合成受阻,凝血功能障碍。

【临床应用与评价】　临床上主要用于治疗维生素 K 缺乏症、低凝血酶原血症所致的出血,纠正过量香豆素类抗凝药和水杨酸引起的出血,也可用于术前预防出血。此外,其有解痉镇痛作用,可用于治疗胆绞痛、胆石或蛔虫引起的疼痛、慢性肝炎等。

【不良反应与防治】　维生素 K 静脉注射过快时可能出现面部潮红、出汗、血压下降、虚脱,因此宜采用肌内注射。维生素 K_3、K_4 可能出现恶心、呕吐等消化道反应。较大剂量维生素 K 可致新生儿溶血性贫血、高胆红素血症及黄疸。对特异性缺乏红细胞葡萄糖-6-磷酸脱氢酶者,维生素 K_3 可诱发急性溶血性贫血。

【用法与注意事项】

1. **用法**　维生素 K_1 小剂量:口服 1～5mg/d 或肌内注射 1～3mg,可预防新生儿维生素 K 缺乏症。中剂量:口服 20～50mg/d 或肌内注射 10～20mg,用于治疗梗阻性黄疸或双香豆素治疗中的出血倾向。维生素 K_3,肌内注射 4mg/次,2～3 次/d。维生素 K_4,口服 2～4mg/次,3 次/d。

2. **注意事项**　不宜与水杨酸类、磺胺药、奎尼丁类、维生素 C、维生素 B_{12}、右旋糖酐同时服用。

三、抗纤维蛋白溶解药

包括氨基己酸(aminocaproic acid)、氨甲苯酸(aminomethylbenzoic acid)、氨甲环酸(tranexamic acid)等,临床用于治疗和预防纤维蛋白溶解过度引起的出血。

【药理作用与机制】　竞争性地阻止纤溶酶原在纤维蛋白上吸附,抑制纤溶酶原激活,抑制纤溶作用,促血液凝固。

【临床应用与评价】　用于不同原因引起的纤溶酶活性过高所致的出血。可用于慢性渗血、尿激酶过量引起的出血,术前用药可以减少术中出血,但对癌症出血和创伤出血无明显作用。氨甲环酸可用于预防遗传性血管性水肿。本类药物中氨甲环酸作用最强,氨基己酸作用最弱。

【不良反应与防治】　氨基己酸口服可致胃肠道反应、头晕、耳鸣、心律失常,静脉注射可致直立性低血压、心律失常。大剂量可产生全身乏力、肌痛、肌红蛋白尿、肾衰竭,停药后逐渐消失。氨甲环酸偶致头痛、头晕、嗜睡等。氨甲苯酸的不良反应低于氨基己酸。

【用法与注意事项】

1. **用法**　常用抗纤维蛋白溶解药的用法用量如表 27-2 所示。

表 27-2　常用抗纤维蛋白溶解药

名称	用法	用量
氨甲苯酸	口服	0.25～0.5g/次,3 次/d
	静脉注射	0.1～0.3g/次,最大用量 0.6g/d
氨甲环酸	口服	1.0～1.5g/次,2～6g/d
	静脉注射或静脉滴注	0.25～0.5g/次,0.75～2g/d
氨基己酸	口服	2g/次,3～4 次/d
	静脉滴注	初始量 4～6g,维持量 1g/h (维持时间依病情而定,不宜超过 20g/d)

2. **注意事项**　心脏病及肾病患者、口服维 A 酸患者慎用氨基己酸。长期服用氨基己酸,应监测肌酸激酶水平,定期检查眼部及肝功能。氨甲环酸不宜用于活动性血管内凝血的患者。肾损伤患者服用氨甲环酸应降低剂量。

四、凝血因子制剂

常用的凝血因子制剂有凝血因子Ⅶ、凝血因子Ⅷ、凝血因子Ⅷ抑制物副组分、凝血因子Ⅸ、凝血酶原复合物、凝血酶等。本类药物由人血浆或哺乳动物细胞经 DNA 重组技术获得,含有不同的凝血因子,可用于替代治疗,补充因凝血因子不足所致的出血。本类药物可引发超敏反应,大剂量给药需考虑增加血栓栓塞风险。作为血浆制品,本类药物具有病毒传播感染风险。

第四节 │ 血栓疾病的临床用药

一、概述

当血管受损,以血小板为主的血液各成分在破损内皮区域黏附聚集,形成血凝块,即最初的血栓。当血管内血栓形成时,纤维蛋白溶解系统会被激活,恢复血液流动。正常生理过程中,抗凝与促凝系统平衡,防止血栓与溶血发生。当此系统的平衡被改变,血栓由形成部位脱落,随血流移动部分或全部堵塞某血管,引起相应组织和器官缺血、缺氧、坏死(动脉血栓)及淤血、水肿(静脉血栓)的过程,即病理性血栓形成。本节药物通过作用于凝血不同环节,促进体内抗凝血系统恢复平衡。

二、抗凝血药

(一) 凝血酶间接抑制药

肝素(heparin)

临床常用的有肝素钠注射液(平均分子量 12 000)及低分子量肝素(分子量低于 6 000～10 000)。肝素是黏多糖的硫酸酯,由乙酰葡萄糖胺、葡萄糖醛酸、艾杜糖醛酸交替连接而成,是由不同分子量组分组成的混合物。

【体内过程】 肝素不易通过生物膜,口服不吸收,肌内注射易引起局部出血和刺激症状,临床常静脉注射或皮下注射给药。肝素不能通过胎盘,也不能分布到乳汁。血浆蛋白结合率约为 80%。$t_{1/2}$ 为 1～6h。抗凝活性个体差异较大。

【药理作用与机制】 肝素在体内外均有强大而迅速的抗凝血作用。主要通过激活血浆中抗凝血酶Ⅲ(ATⅢ)发挥作用,并加强 ATⅢ抑制凝血因子Ⅱa、Ⅸa、Ⅹa、Ⅺa、Ⅻa 等的作用,延长凝血酶原时间(prothrombin time,PT)和凝血酶时间,影响凝血过程。肝素在体内有降脂作用。

【临床应用与评价】 用于血栓栓塞性疾病以及各种原因引起的弥散性血管内凝血(disseminated intravascular coagulation,DIC),可治疗儿童静脉血栓,也可作为孕期抗凝药。其能缓解心肌缺血,防止心肌梗死扩大和再梗死。

【不良反应与防治】 药物过量可致自发性出血。偶见过敏反应、血小板减少症及骨质疏松。应严格控制剂量,严密监测凝血功能。轻度过量需减慢滴速或延长注射间歇时间并减少下一次注射药量。严重出血应停止用药,缓慢静脉注射鱼精蛋白。

【药物相互作用】

1. 肝素与阿司匹林、肾上腺皮质激素、吲哚美辛、布洛芬、依他尼酸等药物合用,可加重出血。

2. 丙磺舒、羧苄西林、链霉素、新霉素、庆大霉素、红霉素、头孢菌素、万古霉素、甲巯咪唑、丙硫氧嘧啶能加强肝素的作用。避孕药、四环素、洋地黄类、抗组胺药与肝素有拮抗作用。

【用法与注意事项】

1. **用法** 深部皮下注射:第一次 5 000～10 000U,以后每 8h 8 000～10 000U 或每 12h 15 000～20 000U,每 24h 总量 30 000～40 000U。静脉注射:首次 5 000～10 000U 之后,或每 4h 100U/kg,用氯化钠注射液稀释后应用。静脉滴注:每日 20 000～40 000U,加氯化钠注射液至 1 000ml 中持续滴注。滴注前可先静脉注射 5 000U 作为初始剂量。

2. **注意事项** 用药期间应测定凝血时间或活化部分凝血活酶时间(activated partial thromboplastin time,APTT)。肝素过敏者、有出血倾向或出血性疾病者不宜使用。分娩时使用肝素可能增加母体出血风险,应慎用。肝素可抑制肾上腺分泌醛固酮而升高血钾浓度,用药超过 7 天应监测血钾浓度。

低分子量肝素（low molecular weight heparin）

低分子量肝素是由肝素经化学或酶降解而来,生产方法不同,分子量不同,硫酸化程度不同。临床常见达肝素、依诺肝素、那屈肝素、贝米肝素、帕肝素、瑞肝素、亭扎肝素等。药理作用与肝素相似,但低分子量肝素抗凝血酶Ⅲ作用强,对血小板聚集作用弱于肝素。用于预防和治疗血栓栓塞,皮下注射可用于不稳定型心绞痛。本类药物对Ⅹa因子及血栓抑制作用不同,治疗剂量也不同。

（二）凝血酶直接抑制药

阿加曲班（argatroban）

阿加曲班能可逆地与凝血酶活性位点结合,通过抑制凝血酶催化或诱导的反应发挥抗凝作用。临床常用于缺血性脑梗死急性期(发病48h内),也可用于慢性动脉闭塞症,改善四肢溃疡、静息痛及冷感等。其与抗凝药、血栓溶解药、巴曲酶和维生素A等药物合用,出血风险增加。临床应用过程中可见凝血时间延长、出血(如脑出血、消化道出血、血尿)、贫血(红细胞减少,血红蛋白减少,血细胞比容降低)等血液系统不良反应。

达比加群酯（dabigatran etexilate）

达比加群酯是一种可逆的直接凝血酶抑制药,本身无药理活性,口服经胃肠道吸收后经酯酶催化水解为小分子的达比加群,后者通过疏水作用可逆地与凝血酶的活性中心结合,能同时抑制游离凝血酶和与纤维蛋白绑定的凝血酶,阻止纤维蛋白原裂解和凝血酶介导的血小板聚集,从而发挥抗凝作用。治疗急性深静脉血栓、肺栓塞以及预防复发。达比加群酯是P糖蛋白转运体的底物,可被奎尼丁、胺碘酮、维拉帕米、克拉霉素、酮康唑和伊曲康唑等作用于P糖蛋白的药物所影响,从而影响血药浓度,所以达比加群酯禁止与以上药物同服。这种潜在影响仅存在于药物吸收阶段。达比加群酯常见的不良反应是出血、消化道症状和肾脏损害。

（三）维生素K拮抗药

香豆素类抗凝药

包括双香豆素（dicoumarol）、双香豆乙酯（ethylbiscoumacetate）、醋硝香豆素（acenocoumarol）、华法林（warfarin）等。

【体内过程】　双香豆素口服吸收慢且不规则,吸收后与血浆蛋白结合率为90%～99%,$t_{1/2}$为24～60h。华法林在小肠中吸收迅速而完全,生物利用度近于100%,起效较快,口服后12～24h起效。醋硝香豆素介于双香豆素和华法林之间,$t_{1/2}$为1.5～2天。双香豆乙酯作用最快,维持时间及$t_{1/2}$最短。经肝脏代谢,大部分从尿中排出。本类药物吸收、代谢个体差异较大。

【药理作用与机制】　香豆素类抗凝药竞争性拮抗维生素K,干扰依赖维生素K的凝血因子Ⅱ、Ⅶ、Ⅸ、Ⅹ在肝中合成,从而发挥抗凝作用。

【临床应用与评价】　主要用于防治静脉血栓栓塞性疾病,常采取先用肝素再用香豆素类的序贯疗法。也可用于预防急性心肌梗死,防止血栓复发。

【不良反应与防治】　易致自发性出血。香豆素类有致畸作用,少见皮肤坏死。治疗期间必须监测PT。出现出血症状立即停药,可静脉注射维生素K,必要时也可输入新鲜全血、血浆或凝血酶原复合物。

【药物相互作用】

1. 血浆蛋白结合率高的药物,如阿司匹林、布洛芬、水合氯醛、依他尼酸、奎尼丁、甲苯磺丁脲等,与香豆素类竞争血浆蛋白,合用能增强香豆素类作用。

2. 肝药酶诱导剂苯巴比妥、利福平能加速香豆素类的代谢,减弱其抗凝血作用。肝药酶抑制药西咪替丁、丙米嗪等抑制香豆素类的代谢,增强其抗凝血作用。

3. 氯贝丁酯、奥美拉唑、别嘌呤醇、塞来昔布、氟他胺与香豆素类合用时,能增强其抗凝血作用。

4. 与肝素、头孢菌素合用时有协同作用。

【用法与注意事项】

1. **用法**　常用香豆素类抗凝药的用法用量如表 27-3 所示。

表 27-3　常用香豆素类抗凝药

名称	用法	用量
华法林	口服	首日 5～20mg,次日起维持量 2.5～7.5mg/d
双香豆素	口服	首日 100mg/次,2～3 次/d 次日起 100mg/次,1～2 次/d 维持量为 50～100mg/d
双香豆乙酯	口服	首日 200～300mg/次,3 次/d 次日起 100～200mg/次,2～3 次/d
醋硝香豆素	口服	首日 12～28mg,次日起 2～12mg/d

2. **注意事项**　用药者必须监测 PT。按照国际标准化比值(international normalized ratio,INR)调控用药剂量。大多数适应证 INR 目标为 2.0～3.0。

(四) Xa 因子抑制药

利伐沙班(rivaroxaban)

本品高度选择性和竞争性地抑制游离和结合的 Xa 因子以及凝血酶原活性,以剂量依赖方式延长 APTT 和 PT。体内主要通过 CYP3A4,CYP2J2 和不依赖 CYP 的机制进行代谢。主要用于预防髋关节和膝关节置换术后患者深静脉血栓和肺栓塞的形成,也可用于预防非瓣膜性心房纤颤患者脑卒中和非中枢神经系统性栓塞,降低冠状动脉综合征复发的风险等。常见不良反应为出血、出血并发症及转氨酶升高。与 CYP3A4 抑制药(如酮康唑、伊曲康唑、伏立康唑和泊沙康唑等)合用时会增加药效。与 CYP3A4 诱导剂(如利福平、苯妥英、卡马西平、苯巴比妥或圣约翰草等)合用时会降低药效。与依诺肝素合用时抗凝血因子 Xa 活性有相加作用。与非甾体抗炎免疫药和血小板聚集抑制药合用时,会增加出血风险。肌酐清除率<15ml/min 的患者不建议使用利伐沙班治疗。利伐沙班含有乳糖成分,有罕见的遗传性半乳糖不耐受或葡萄糖-半乳糖吸收不良的患者不能服用该药物。

三、纤维蛋白溶解药

尿激酶(urokinase,UK)

尿激酶直接使纤溶酶原转化为纤溶酶,溶解血栓。用于治疗急性动脉和静脉的血栓形成和栓塞性病变。主要不良反应是出血。偶见轻度过敏反应。与阿司匹林合用,可增加溶栓效果。与肝素合用,可抑制尿激酶的活性,如需联用,两者应间隔 2～3h。本药必须现用现配。有出血倾向的患者禁用。

阿替普酶(alteplase,rt-PA)

阿替普酶属于茴酰化纤溶酶原链激酶激活剂复合物(anisoylated plasminogen streptokinase activator complex,APSAC),是将链激酶纤溶酶原复合物经化学方法处理后所获得的改良型溶栓剂。

【体内过程】　静脉注射后本药迅速在血中消除,用药 5min 后,总药量的 50% 在血中消除。用药 10min 后体内剩余药量仅占总给药量的 20%,用药 20min 后仅剩余 10%。主要在肝脏代谢。

【药物作用与机制】　其溶栓机制是激活内源性纤溶酶原转变为纤溶酶。阿替普酶在靠近纤维蛋白-纤溶酶原相结合的部位,通过其赖氨酸残基与纤维蛋白结合,并激活与纤维蛋白结合的纤溶酶原转变为纤溶酶。

【临床应用与评价】　用于急性心肌梗死、肺栓塞、急性缺血性脑卒中、深静脉血栓及其他血管疾病。

【不良反应】　常见不良反应为出血,偶见体温升高和心律失常等。

【用法】　推荐剂量为0.9mg/kg(最大剂量为90mg),总剂量的10%先静脉注射,剩余剂量在随后60min持续静脉滴注。

瑞替普酶(reteplase)

瑞替普酶是重组单链非糖基化纤溶酶原激活剂。水解肽链,使无活性的纤溶酶原转化为有活性的纤溶酶,纤溶酶使不溶的网状纤维蛋白转变为可溶的纤维蛋白降解产物,从而发挥溶栓作用。用于急性心肌梗死。血栓栓塞发生后尽早给药、必须单独给药。有出血倾向、严重未控制的高血压患者、手术及外伤患者禁用。

四、抗血小板药

阿司匹林(aspirin)

【体内过程】　阿司匹林口服后吸收迅速、完全,服用后1~2h达峰值血药浓度。血浆蛋白结合率为80%~90%。在胃内开始吸收,在小肠上段吸收大部分,水解为水杨酸。大部分在肝脏代谢,代谢产物与甘氨酸或葡萄糖醛酸结合后从尿液中排出。酸化尿液可延缓阿司匹林排出。

【药理作用与机制】　小剂量阿司匹林能使前列腺素(prostaglandin,PG)合成酶失活,抑制环氧合酶活性,减少血栓素A_2(thromboxane A_2,TXA_2)合成,抑制血小板的聚集和释放,抑制血栓形成。

【临床应用与评价】　用于预防心血管疾病发作、术后血栓形成。

【不良反应与防治】　胃肠道反应、过敏反应(阿司匹林哮喘)、出血、水杨酸反应、瑞氏综合征等。

【药物相互作用】

1. 阿司匹林能增强双香豆素类、巴比妥类、苯妥英钠、甲氨蝶呤等药物的作用;降低布洛芬等非甾体抗炎免疫药的作用。

2. 合用碳酸氢钠能降低阿司匹林疗效。

【用法与注意事项】

1. **用法**　抑制血小板聚集,建议小剂量用药,50~150mg/次,1次/d。

2. **注意事项**　消化道溃疡患者、肝功能损伤和维生素K缺乏者慎用。

双嘧达莫(dipyridamole)

本品是腺苷重吸收抑制药,也是磷酸二酯酶抑制药。抑制血小板中磷酸二酯酶活性,抑制血小板的黏附和聚集,高浓度时抑制血小板释放,降低血液黏度,防止血栓形成,对出血时间无影响。扩张冠状动脉作用较强。防治血栓栓塞性疾病及缺血性心脏病,如心脏人工瓣膜置换者、脑血管障碍、周围血管障碍、血小板增多症。低血压及心肌梗死患者禁用。本药多与其他抗血栓药合用;与肝素、华法林合用可引起出血倾向。

氯吡格雷(clopidogrel)

本品是噻吩并吡啶类抗血小板药,腺苷二磷酸受体拮抗药,前体药物,噻氯匹定类似物。

【体内过程】　口服吸收迅速,血浆蛋白结合率98%,肝脏代谢,经P450同工酶CYP1A1、CYP2B6、

CYP1A2、CYP2C19 代谢,约 50% 经尿液排泄,46% 经粪便排泄。

【药理作用与机制】　选择性抑制腺苷二磷酸(adenosine diphosphate,ADP)与血小板受体结合,抑制 ADP 介导的糖蛋白 GPⅡb/Ⅲa 复合物的活化,从而抑制血小板聚集。也抑制非 ADP 引起的血小板聚集。

【临床应用与评价】　用于预防、治疗血小板聚集引起的心肌梗死、缺血性脑卒中、急性冠脉综合征以及外周动脉疾病。可作为阿司匹林代用品,用于对阿司匹林过敏或不耐受患者,也可与阿司匹林合用。

【不良反应与防治】　常见出血。偶见胃肠道反应、皮疹,罕见白细胞、粒细胞减少。

【药物相互作用】　本药与非甾体抗炎免疫药、抗凝血药、其他抗血小板药、溶栓药合用,出血危险增加。质子泵抑制药可降低其抗血小板作用,不宜合用。酮康唑可降低本药的血药浓度,降低血小板抑制活性。本药可抑制细胞色素 P450 同工酶 CYP2C9、CYP2B6 活性,应避免与经此通道代谢的药物合用。

【用法与注意事项】

1. 用法　非 ST 段抬高型急性冠脉综合征:口服,单次负荷剂量 300mg,以后 75mg/d,1 次/d,推荐联合阿司匹林,不超过 100mg/d。ST 段抬高型急性心肌梗死:75mg/d,1 次/d,至少用药 4 周。冠状动脉药物支架术:75mg/d,1 次/d,至少 1 年,建议与阿司匹林联用。

2. 注意事项　严重肝损伤、活动性出血患者禁用。肾功能不全、妊娠者慎用。用药期间需监测出血情况、白细胞及血小板计数。基因多态性筛查、血小板聚集检测有益于判断患者耐药情况和进行个体化用药指导。

替罗非班(tirofiban)

本品是血小板糖蛋白Ⅲa/Ⅱb 受体拮抗药,可逆抑制血小板聚集,抑制作用与剂量相关。用于治疗不稳定型心绞痛或非 ST 段抬高型心肌梗死、急性冠脉综合征。禁用于出血、脑瘤、主动脉夹层患者。主要不良反应为出血、过敏反应、发热、头痛等,一般较轻微,停药后消失。

(袁　野)

思考题

1. 列出临床常用铁剂及不宜与铁剂合用的药物。

2. 简述叶酸、维生素 B_{12} 在治疗巨幼细胞贫血中的应用。

3. 简述促凝血药、抗凝血药的分类。

思考题解题思路

本章目标测试

本章思维导图

第二十八章 | 影响肾脏排泄功能的临床用药

本章主要介绍临床上常用的利尿药。利尿药在临床上主要用于治疗各种原因引起的水肿性疾病,也可用于某些非水肿性疾病,如高血压、慢性心功能不全、药物中毒等。利尿药通过影响肾小球滤过、肾小管分泌和重吸收等发挥作用,但目前临床常用的利尿药主要作用于肾小管,通过减少对水、电解质(主要为 Na^+)的重吸收而发挥利尿作用。按照它们在肾脏的作用机制分为 Na^+-K^+-$2Cl^-$ 共转运子抑制药(如呋塞米)、Na^+-Cl^- 共转运子抑制药(如氢氯噻嗪)、抑制肾远曲小管和集合管对 Na^+ 的再吸收及 Na^+ 通道阻滞药(如螺内酯)、碳酸酐酶抑制药(如乙酰唑胺)等。渗透性利尿药又称脱水药,包括甘露醇、甘油果糖氯化钠、山梨醇、高渗葡萄糖、甘油等。静脉注射给药后,渗透性利尿药可以提高血浆渗透压,产生组织脱水作用。当这些药物通过肾脏时不易被重吸收,使水在髓袢升支和近曲小管的重吸收减少,肾排水量增加,产生渗透性利尿作用。

第一节 | 概 述

尿液的生成是通过肾小球滤过、肾小管和集合管的重吸收及分泌而实现的。利尿药通过作用于肾单位的不同部位(图 28-1),增加 Na^+ 和水的排出,进而产生利尿作用。

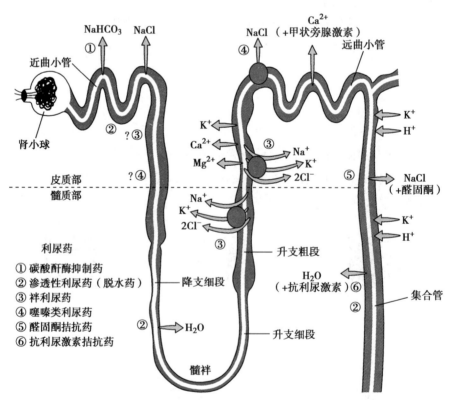

图 28-1 肾小管转运系统及利尿药和脱水药的作用部位

一、肾小球滤过

血液中的成分除蛋白质和血细胞外,均可经肾小球滤过而形成原尿。正常人每日原尿量可达180L,但排出的终尿仅为 $1\sim2L$,说明约99%的原尿在肾小管被重吸收。有些药物作用于肾小球,如强心苷、氨茶碱、多巴胺等,通过加强心肌收缩力、扩张肾血管、增加肾血流量和肾小球滤过率使原尿生成增加。但由于肾脏存在球-管平衡的调节机制,终尿量并不能明显增多,利尿作用很弱。因此目前常用的利尿药一般不是作用于肾小球,而是直接作用于肾小管,通过减少对水、电解质的重吸收而发挥利尿作用。

二、肾小管重吸收

根据肾小管的结构和特点,一般将其分为近曲小管、髓袢降支细段、髓袢升支粗段髓质和皮质部、远曲小管和集合管。利尿药根据其发挥作用的部位也有所不同。

(一)近曲小管

原尿中约85%的 $NaHCO_3$ 、40%的 $NaCl$ 、葡萄糖、氨基酸和其他所有可滤过的有机溶质通过近曲小管特定的转运系统被重吸收,60%的水被动重吸收以维持近曲小管液体渗透压的稳定。在目前应用的利尿药中,只有碳酸酐酶抑制药(如乙酰唑胺)主要在近曲小管起作用。

近曲小管对 $NaHCO_3$ 的重吸收是由近曲小管顶质膜(管腔面)的 Na^+-H^+ 交换子(Na^+-H^+exchanger)触发的。该转运系统促进管腔内的 Na^+ 进入细胞,将细胞中的 H^+ 交换至管腔。基侧质膜的 Na^+-K^+-ATP 酶(Na^+-K^+-ATPase)将吸收进入细胞的 Na^+ 泵出细胞,进入间质。 H^+ 分泌进入管腔与 HCO_3^- 形成 H_2CO_3 。后者进一步脱水成为 CO_2 和 H_2O ,然后迅速进入细胞,在细胞内再水化成为 H_2CO_3 。 H_2CO_3 在细胞内分解后, H^+ 用于 Na^+-H^+ 交换, CO_2 经一种特殊的转运子介导,通过基侧质膜入血。管腔内的脱水反应和细胞内的再水化反应均由碳酸酐酶(carbonic anhydrase,CA)催化。碳酸酐酶的活性可以被碳酸酐酶抑制药所抑制。

在近曲小管远端, HCO_3^- 和有机溶质被小管液带走,此时小管液中主要含有 $NaCl$ 。 Na^+ 被持续重吸收,但 Na^+-H^+ 交换子驱动的 H^+ 的分泌不再继续与 HCO_3^- 结合,游离 H^+ 的增多导致管腔 pH 降低,激活 Cl^--碱交换子(Cl^--base exchanger),最终净吸收 $NaCl$ 。目前尚无利尿药影响该过程。

由于近曲小管对水有高度通透性,管腔液的渗透压和 Na^+ 浓度在整个近曲小管液中保持恒定。

近曲小管存在有机阴离子和有机阳离子输送系统,它们主动分泌有机酸和碱,维持体内酸碱平衡。血中的尿酸、对氨基马尿酸、利尿药和抗生素等可经位于近曲小管中段的有机阴离子分泌系统分泌至管腔。位于近曲小管近段和中段的有机阳离子分泌系统主要分泌肌苷、胆碱等。大多数利尿药必须经过有机酸分泌系统进入肾小管后才能到达作用部位。另外,血中一些内源性和外源性的有机化合物也经上述系统分泌排泄,例如尿酸、肌苷、胆酸、肾上腺素、去甲肾上腺素、组胺、吗啡、普鲁卡因胺、吲哚美辛等。上述物质与利尿药会相互竞争肾小管的分泌通道,干扰利尿药到达其作用部位,并影响其在肾脏的排泄。

(二)髓袢降支细段

降支细段只吸收水。由于此段髓质高渗,水被渗透压驱动而重吸收。

值得一提的是,近曲小管和髓袢降支细段上皮细胞顶质膜存在水通道蛋白(water channel protein)或称水孔蛋白(aquaporin,AQP),因此对水的通透性大。水孔蛋白是特异通透水分子的孔道,现在认为渗透压驱动的水的被动转运主要是通过水通道介导的。在近曲小管和髓袢降支细段上皮细胞顶质膜上分布的水通道蛋白主要为 AQP1。

(三)髓袢升支粗段髓质和皮质部

原尿中约35%的 Na^+ 在此段被重吸收。髓袢升支粗段对 $NaCl$ 的重吸收依赖于管腔膜上的 Na^+-K^+-$2Cl^-$ 共转运子(Na^+-K^+-$2Cl^-$ cotransporter)。袢利尿药(loop diuretics)主要作用于髓袢升支粗段髓质,选择性阻断 Na^+-K^+-$2Cl^-$ 共转运子,利尿作用强烈,是一种高效能利尿药。

进入细胞内的 Na^+ 由基侧质膜上的 Na^+-K^+-ATP 酶主动转运至细胞间质,在细胞内蓄积的 K^+ 扩散返回管腔,形成 K^+ 的再循环,造成管腔内正电位,驱动 Mg^{2+} 和 Ca^{2+} 的重吸收。因此抑制髓袢升支粗段的利尿药不仅增加 NaCl 的排出,也增加 Ca^{2+}、Mg^{2+} 的排出。

髓袢升支粗段不通透水,因而该段在尿液的稀释和浓缩机制中具有重要意义。髓袢升支粗段不仅稀释管腔液,而且重吸收的 Na^+ 与尿素可维持髓质的高渗。当尿液流经集合管时,在抗利尿激素(antidiuretic hormone,ADH)的调节下,大量的水被重吸收,使尿液浓缩。Na^+-K^+-$2Cl^-$ 共转运子抑制药抑制 NaCl 的重吸收,一方面降低了肾的稀释功能,另一方面由于髓质的高渗无法维持而降低了肾的浓缩功能,排出大量接近于等渗的尿液,产生强大的利尿作用。

(四) 远曲小管

滤液中约 10% 的 NaCl 在远曲小管被重吸收,主要通过 Na^+-Cl^- 共转运子(Na⁺-Cl⁻ cotransporter)介导。与升支粗段一样,远曲小管相对不通透水,NaCl 的重吸收进一步稀释了小管液。噻嗪类利尿药通过阻断 Na^+-Cl^- 共转运子而产生排钠利尿作用。另外,Ca^{2+} 通过顶质膜上的 Ca^{2+} 通道和基侧质膜上的 Na^+-Ca^{2+} 交换子(Na⁺-Ca²⁺ exchanger)而被重吸收。甲状旁腺激素(parathyroid hormone,PTH)可以调节这个过程。

(五) 集合管

集合管重吸收原尿中 2%~5% 的 NaCl,重吸收的机制与其他节段不同。主细胞顶质膜通过不同的通道转运 Na^+ 和排出 K^+,进入主细胞内的 Na^+ 通过基侧质膜的 Na^+-K^+-ATP 酶转运进入血液循环。由于 Na^+ 进入细胞的驱动力超过 K^+ 分泌的驱动力,因而 Na^+ 的重吸收超过 K^+ 的分泌,可产生明显的管腔负电位。该负电位驱动 Cl^- 通过旁细胞途径吸收入血。

由于集合管管腔中的 Na^+ 浓度与 K^+ 的分泌有密切的联系,作用于集合管上游的利尿药如果增加 Na^+ 的排出,则将促进集合管 K^+ 的分泌。而且,如果 Na^+ 的排出方式是与离子结合,如与 HCO_3^- 结合,Cl^- 则不容易在集合管被重吸收,导致管腔的负电位增加,进一步促进 K^+ 的分泌。

醛固酮(aldosterone)通过影响基因转录,增加顶质膜 Na^+ 通道、K^+ 通道以及 Na^+-K^+-ATP 酶的活性,促进 Na^+ 的重吸收和 K^+ 的分泌。醛固酮拮抗药螺内酯以及氨苯蝶啶等药物可在远曲小管和集合管竞争性地对抗醛固酮的作用,抑制 Na^+ 和 K^+ 交换,增加 Na^+ 和 Cl^- 排泄,因此又被称为保钾利尿药。

影响尿浓缩的最后关键是抗利尿激素,也称加压素(vasopressin)。在无加压素存在的情况下,集合管不通透水。这一过程也有 AQP2 型水通道的参与。

根据作用机制,脱水药可分为 Na^+-K^+-$2Cl^-$ 共转运子抑制药、Na^+-Cl^- 共转运子抑制药、Na^+ 通道阻滞药、碳酸酐酶抑制药以及渗透性利尿药。利尿药还可以按照药效分为高效、中效和低效三类,常用的高效利尿药代表有呋塞米、布美他尼、托拉塞米,中效利尿药代表药有氢氯噻嗪、吲达帕胺,低效利尿药代表药物有螺内酯、氨苯蝶啶。

第二节 | Na^+-K^+-$2Cl^-$ 共转运子抑制药

Na^+-K^+-$2Cl^-$ 共转运子抑制药又称袢利尿药(loop diuretics)或高效能利尿药,它们主要作用部位在髓袢升支粗段,选择性地抑制 NaCl 的重吸收。由于本类药物对 NaCl 的重吸收具有强大的抑制能力,而且不易导致酸中毒,因此是目前最有效的利尿药。常用药物有呋塞米(furosemide,速尿),布美他尼(bumetanide)等,依他尼酸(ethacrynic acid,利尿酸)因其具有耳毒性,现已少用。三种药物的化学结构各不相同,呋塞米和布美他尼与碳酸酐酶抑制药类似,属于磺胺的衍生物;依他尼酸是一种苯氧基乙酸衍生物。临床上应用的另一个药物托拉塞米(torasemide)是它们的活性代谢物,其 $t_{1/2}$ 比原形药更长,是一种较新的髓袢利尿药。

【药理作用】　本类药能使肾小管对 Na^+ 的重吸收由原来的 99.4% 下降为 70%~80%。本类药存在明显的量效关系,使用药物剂量越大,利尿效果越强。正常状态下,持续给予大剂量呋塞米可使成人 24h 内排尿 50～60L。

利尿作用的分子机制是特异性地与 Cl^- 结合位点结合而抑制分布在髓袢升支管腔膜侧的 Na^+-K^+-$2Cl^-$ 共转运子,从而抑制 Na^+ 和 Cl^- 的重吸收,导致髓质间液 Na^+ 和 Cl^- 浓度降低,使肾的稀释与浓缩功能下降,排出大量接近于等渗的尿液。

同时,由于 K^+ 的重吸收减少,降低了 K^+ 的再循环导致的管腔正电位,减小了 Ca^{2+}、Mg^{2+} 重吸收的驱动力,使它们的重吸收减少,排泄增加。输送到远曲小管和集合管的 Na^+ 增多又促使 Na^+-K^+ 交换增加,从而使 K^+ 的排泄进一步增强。

综上所述,Na^+-K^+-$2Cl^-$ 共转运子抑制药可以使尿中 Na^+、K^+、Cl^-、Mg^{2+}、Ca^{2+} 排出增多。大剂量呋塞米可以抑制近曲小管的碳酸酐酶活性,使 HCO_3^- 排出增加。

Na^+-K^+-$2Cl^-$ 共转运子抑制药可抑制前列腺素分解酶的活性,促进肾脏前列腺素的合成,具有扩张血管的作用。这类药物通过扩张肾血管,降低肾血管阻力,增加肾血流量,进一步提高其利尿作用。因此非甾体抗炎免疫药(non-steroidal antiinflammatory immunity drugs,NSAIDs)如吲哚美辛(indometacin),可通过抑制环氧合酶而减少肾脏前列腺素的合成,进而干扰利尿药的作用,特别是在肾病综合征和肝硬化的患者中,这种干扰作用更为明显。

托拉塞米可抑制远曲小管上皮细胞醛固酮与其受体结合,进一步增强其利尿排钠效果,并且使其排钾作用明显弱于其他强髓袢利尿药,在治疗伴有低钾血症的心力衰竭等疾病时具有重要的临床意义。

Na^+-K^+-$2Cl^-$ 共转运子抑制药通过对血管的调节作用而影响血流动力学。对心力衰竭的患者,在其利尿作用发生前就能产生有效的血管扩张作用。呋塞米和依他尼酸能迅速增加全身静脉血容量,降低左室充盈压,减轻肺淤血。呋塞米还能扩张肺部容量静脉,降低肺毛细血管的通透性。并且呋塞米可以增加肾血流量,改变肾皮质内血流分布。其机制可能与其降低血管对血管收缩因子(如血管紧张素Ⅱ和去甲肾上腺素)的反应性,增加引起血管舒张的前列腺素类的生成以及对动脉阻力血管产生钾离子通道开放的作用等有关。

【体内过程】 本类药物能被迅速吸收,呋塞米在口服 30min 内,静脉注射 5min 后生效,作用维持 2～3h。消除主要通过肾近曲小管有机酸分泌机制排泄或由肾小球滤过,随尿以原形排出。$t_{1/2}$ 的长短受肾功能影响,正常为 1h 左右,肾功能不全时可延长至 10h。食物可延缓药物吸收速度,但不影响药效的发挥。由于吲哚美辛和丙磺舒(probenecid)与 Na^+-K^+-$2Cl^-$ 共转运子抑制药相互竞争近曲小管有机酸分泌途径,因此与 Na^+-K^+-$2Cl^-$ 共转运子抑制药同时使用时会影响后者的排泄和作用。由于 Na^+-K^+-$2Cl^-$ 共转运子抑制药作用于肾小管的管腔侧,因此其作用的发挥也与它们在尿中的排泄量有一定关系。服用 24h 后本类药物在组织中无明显潴留。

【临床应用】 Na^+-K^+-$2Cl^-$ 共转运子抑制药主要用于肺水肿和其他严重水肿以及急性高钙血症等疾病的治疗。

1. **急性肺水肿和脑水肿** 静脉注射呋塞米能迅速扩张容量血管,使回心血量减少,在利尿作用发生之前即可缓解急性肺水肿,是急性肺水肿迅速有效的治疗手段之一。同时由于呋塞米的利尿作用会使血液浓缩、血浆渗透压增高,也有利于消除脑水肿,对脑水肿合并心力衰竭者尤为适用。

2. **其他严重水肿** 可治疗包括心源性、肝源性、肾源性(肾炎、急性、慢性肾衰竭)等在内的各类水肿。主要用于其他利尿药无效的严重水肿患者。

3. **急慢性肾衰竭** 急性肾衰竭时,Na^+-K^+-$2Cl^-$ 共转运子抑制药可增加尿量和 K^+ 的排出,冲洗肾小管,及时应用可减少肾小管的萎缩和坏死,但不延缓肾衰竭的进程,可用于各种原因导致的肾脏血流灌注不足。大剂量呋塞米可以治疗慢性肾衰竭,增加尿量,在其他药物无效时仍然能产生作用。其扩张肾血管、增加肾血流量和肾小球滤过率的作用有利于肾衰竭的治疗。

4. **高血压** 不作为原发性高血压的首选药。当其他利尿药作用效果不佳时,尤其当伴有肾功能不全或出现高血压危象时,尤为适用。

5. 高钙血症和高钾血症　本类药可以抑制 Ca^{2+} 和 K^+ 的重吸收,降低血钙和血钾。通过联合应用 Na^+-K^+-$2Cl^-$ 共转运子抑制药和静脉输入生理盐水而大大增加 Ca^{2+} 和 K^+ 的排泄,对迅速控制高钙血症和高钾血症有一定的临床意义。

6. 加速某些毒物的排泄　本类药物结合输液可使尿量增加,在一天内达到5L以上。主要用于某些经肾排泄的药物中毒的抢救,如长效巴比妥类、水杨酸类、溴剂、氟化物、碘化物等。

【不良反应】

1. 水与电解质紊乱　常见口干、口渴、肌肉酸痛、恶心、呕吐等,为过度利尿所引起,表现为低血容量、低钾血症、低钠血症、低氯性碱血症,长期应用还可引起低镁血症。

低氯性碱血症是由于该类药增加盐和水的排泄,从而加强集合管 K^+ 和 H^+ 的分泌所致。低钾血症可增加强心苷对心脏的毒性,可能诱发肝硬化患者的肝性脑病。故应注意及时补充钾盐或加服保钾利尿药。

低镁血症是由于 Na^+-K^+-ATP 酶的激活需要 Mg^{2+},当低钾血症和低镁血症同时存在时,如不纠正低镁血症,即使补充 K^+ 也不易纠正低钾血症。

2. 耳毒性　表现为耳鸣、听力减退或暂时性耳聋,呈剂量依赖性。耳毒性的发生机制可能与药物引起内耳淋巴液电解质成分改变有关。肾功能不全或同时使用其他耳毒性药物,如并用氨基糖苷类抗生素时较易发生耳毒性。依他尼酸耳毒性最强,且可能引发永久性耳聋。布美他尼的耳毒性最小,为呋塞米的1/6,听力有缺陷及急性肾衰竭者宜选用布美他尼。

3. 高尿酸血症　Na^+-K^+-$2Cl^-$ 共转运子抑制药可能造成高尿酸血症。这与利尿后血容量降低,细胞外液容积减少,导致尿酸经近曲小管的重吸收增加有关;另外,本类药和尿酸竞争有机酸分泌途径也是原因之一。长期用药时多数患者可能出现高尿酸血症,但临床痛风的发生率较低。

4. 其他　可引起高血糖(但很少促成糖尿病);升高 LDH 胆固醇和甘油三酯、降低 HDL 胆固醇;引起恶心、呕吐,大剂量时还可出现胃肠出血;少数患者可发生白细胞、中性粒细胞、血小板减少;亦可发生过敏反应,表现为皮疹、嗜酸性粒细胞增多、偶有间质性肾炎等,停药后可以迅速恢复。这是由于该类药物具有磺胺结构,对磺胺过敏者对呋塞米、布美他尼和托拉塞米可发生交叉过敏反应,而非磺胺衍生物的依他尼酸则较少引起过敏反应。

第三节 | Na^+-Cl^- 共转运子抑制药

本节包括噻嗪类及类噻嗪类药物。人们在研究和开发更有效的碳酸酐酶抑制药时,发现了噻嗪类(thiazides)药物,但碳酸酐酶抑制药主要增加 $NaHCO_3$ 的排泄,而噻嗪类则主要促进 NaCl 的排泄。虽然部分噻嗪类药物仍然能够明显抑制碳酸酐酶的活性,但这并不是它们产生利尿作用的主要机制。

噻嗪类是临床广泛应用的一类口服利尿药和降压药。它们由杂环苯并噻二嗪与一个磺酰胺基组成。本类药物的作用相似,仅所用剂量不同,但均能达到同样效果。氢氯噻嗪(hydrochlorothiazide)是本类药物的原形药物,常用的噻嗪类还有氯噻嗪(chlorothiazide)等。其他类似噻嗪类的利尿药有吲达帕胺(indapamide)、氯噻酮(chlortalidone)、美托拉宗(metolazone)、喹乙宗(quinethazone),它们虽无噻嗪环但有磺胺结构,利尿作用与噻嗪类相似(表28-1),故在本节一并介绍。吲达帕胺的作用与氢氯噻嗪相似,但利尿作用比后者强10倍。其特点兼具利尿与降压作用,在高血压的治疗中更为常用,并且与其他相关药物比较,很少引起代谢紊乱。

【药理作用】

1. 利尿作用　噻嗪类主要作用于肾小管髓袢升支的皮质段和远曲小管的前端,增强 NaCl 和水的排出,产生温和持久的利尿作用。其作用机制是抑制远曲小管近端 Na^+-Cl^- 共转运子,减少 NaCl 的重吸收。由于转运至远曲小管的 Na^+ 增加,促进了 K^+-Na^+ 交换。尿中除排出 Na^+、Cl^- 外,K^+ 的排泄也

表 28-1　常用的噻嗪类或类噻嗪类利尿药剂量和药理特性比较

药物	每日口服剂量/mg	药理特性(与氢氯噻嗪比较)
氢氯噻嗪	50～100	本类药的原形药物
吲达帕胺	2.5～10	利尿强度相等,对碳酸酐酶抑制作用强
氯噻酮	50～100	利尿作用相等,作用持久,对 K$^+$ 影响小
美托拉宗	2.5～10	利尿作用强,作用持久
喹乙宗	50～100	与美托拉宗相似

增多,长期服用可引起低钾血症。还可增加 Mg^{2+} 的排泄。本类药对碳酸酐酶有一定的抑制作用(约等于乙酰唑胺的 1/250),故略增加 HCO$_3^-$ 的排泄。

与 Na$^+$-K$^+$-2Cl$^-$ 共转运子抑制药一样,噻嗪类的作用依赖于前列腺素的产生,而且也能被非甾体抗炎免疫药(尤其是吲哚美辛)或交感神经节阻断药所抑制。

此外,与 Na$^+$-K$^+$-2Cl$^-$ 共转运子抑制药相反,本类药物还促进远曲小管由 PTH 调节的 Ca^{2+} 重吸收过程,而减少尿中 Ca^{2+} 的含量,减少 Ca^{2+} 在管腔中的沉积。这可能是由于 Na$^+$ 重吸收减少,肾小管上皮细胞内 Na$^+$ 降低,促进基侧质膜的 Na$^+$-Ca^{2+} 交换所致。

2. 抗利尿作用　噻嗪类利尿药能明显减少肾源性尿崩症患者的尿量及口渴症状,有时可达 50%,主要因排 Na$^+$ 使血浆渗透压降低而减轻口渴感。其抗利尿作用机制不明。

3. 降压作用　噻嗪类利尿药是常用的降压药,可使立位、卧位的收缩压与舒张压均下降,也可与其他降压药联用增强作用效果。临床研究显示噻嗪类利尿药能降低与高血压相关的卒中和心脏病的发生率。用药初期(1 至数周)通过排 Na$^+$ 利尿作用,使细胞外液体和血容量减少,从而降低心输出量和血压。用药初期由于减压反射的调节,可出现短暂的儿茶酚胺分泌增多,RAAS 系统活化,导致外周阻力增加;继续长期用药,则通过扩张外周血管而降低外周阻力,血压继续下降。其扩血管机制可能是由于小动脉平滑肌细胞内 Na$^+$ 浓度减少,使 Na$^+$-Ca^{2+} 交换减弱,细胞内 Ca^{2+} 浓度降低,减弱了血管平滑肌细胞膜受体对去甲肾上腺素等内源性缩血管物质的反应性。

【体内过程】　本类药脂溶性较高,口服吸收迅速而完全,口服后 1～2h 起效,4～6h 血药浓度达高峰,维持 6～12h。所有的噻嗪类均以有机酸的形式从肾小管分泌,因而与尿酸的分泌产生竞争,可使尿酸的分泌速率降低。一般 3～6h 排出体外。

氯噻嗪相对脂溶性小,因此常采用相对大的剂量,且其吸收缓慢,而作用时间较长。吲达帕胺主要经过胆汁排泄,但仍有足够的活性形式经过肾清除,从而发挥它在远曲小管的利尿作用。

【临床应用】

1. 水肿　可用于各种原因引起的水肿。对轻至中度心源性水肿疗效较好,是慢性心功能不全的主要治疗药物之一。对肾性水肿的疗效与肾功能损害程度有关,受损较轻者效果较好;肝性水肿在应用时要注意防止低钾血症诱发肝性脑病(肝昏迷)。

2. 高血压　本类药物是治疗高血压的基础药物之一,主要用于治疗原发性高血压。多与其他降压药合用,可减少后者的剂量,减少副作用。

3. 肾结石　与 Na$^+$-K$^+$-2Cl$^-$ 共转运子抑制药相反,噻嗪类能减少钙离子排泄,有助于降低老年人的骨折风险,也是其在老年患者长期使用的原因之一。噻嗪类利尿药导致低钙尿症的机制可能是增强了近曲小管内被动钙转运,因此噻嗪类药物可用于高钙尿症伴有肾结石者,以抑制高钙尿症引起的肾结石形成。

4. 肾性或中枢性尿崩症　单独用于肾性尿崩症,与其他药物联合可用于加压素无效的垂体性尿崩症,机制尚待阐明。

【不良反应】

1. 电解质紊乱　如低钾血症、低钠血症、低镁血症、低氯血症、代谢性碱血症等。可从小剂量用起、采取间歇疗法、补充钾盐,亦可合用保钾利尿药以防治。

2. **高尿酸血症**　可干扰尿酸从近端肾小管的分泌,痛风者慎用。对一般患者而言,尿酸的升高可逆。

3. **高血氨**　长期服用后,H^+分泌减少,使尿液呈碱性。这种情况下肾小管中的 NH_3 无法转换为 NH_4^+ 排出,引起血氨升高。

4. **代谢变化**　长期服用可导致高血糖、高脂血症。可使糖尿病患者以及糖耐量中度异常的患者血糖升高,可能是因其抑制了胰岛素的分泌以及减少组织利用葡萄糖。纠正低钾血症后可部分翻转高血糖效应。对一般患者影响不大,停药后血糖即可恢复。本类药物还可使血清总胆固醇增加 5%～15%,增加低密度脂蛋白和极密度脂蛋白,并降低高密度脂蛋白。糖尿病、高脂血症患者慎用。

5. **可逆的勃起功能障碍**　低剂量给药则不常见,这一不良反应是在一项对轻度高血压患者进行的双盲临床试验中发现的。

6. **过敏反应**　本类药物为磺胺类药物,与磺胺类有交叉过敏反应。可见皮疹、瘙痒症、皮炎(包括光敏性皮炎)等,偶见严重的过敏反应如溶血性贫血、血小板减少、中性粒细胞减少、坏死性胰腺炎、肝内阻塞型黄疸等。

第四节 ｜ 肾远曲小管和集合管对 Na^+ 的 再吸收及 Na^+ 通道阻滞药

本类药物也称作保钾利尿药(potassium-sparing diuretics)。它们在集合管的皮质段部位和远曲小管产生作用。它们或者通过直接拮抗醛固酮受体(如螺内酯、依普利酮),或者通过阻滞肾小管上皮细胞膜上的 Na^+ 通道(如氨苯蝶啶、阿米洛利)而发挥作用。

一、醛固酮受体拮抗药

螺内酯

螺内酯(spironolactone)又称安体舒通(antisterone),是人工合成的甾体类化合物,其化学结构与醛固酮相似。

【药理作用】　螺内酯是醛固酮的竞争性拮抗药。醛固酮从肾上腺皮质释放后进入远曲小管细胞,并与胞质内盐皮质激素的胞质受体结合成醛固酮-受体复合物,然后转位进入胞核诱导特异 DNA 的转录、翻译,产生醛固酮诱导蛋白,进而调控 Na^+、K^+ 转运。螺内酯及其代谢产物坎利酮(canrenone)结构与醛固酮相似,在细胞质膜的盐皮质激素受体的水平上发生直接的拮抗作用,结合到胞质中的盐皮质激素受体,阻止醛固酮-受体复合物的核转位,从而干扰醛固酮对集合管和远曲小管 Na^+ 重吸收的促进作用。

另外,该药也能干扰细胞内醛固酮活性代谢物的形成,影响醛固酮作用的充分发挥,表现出排 Na^+ 保 K^+ 的作用。

【临床应用】　螺内酯的利尿作用弱,起效缓慢而持久,服药后 1 天起效,2～4 天达最大效应,停药后作用仍可维持 2～3 天。其利尿作用与体内醛固酮的浓度有关,仅在体内有醛固酮存在时才发挥作用。对切除肾上腺的动物则无利尿作用。无活性的代谢产物主要经肾排泄,部分经胆汁排泄。

1. **治疗与醛固酮升高有关的顽固性水肿**　对肝硬化和肾病综合征水肿患者较为有效,对充血性心力衰竭效果较差。

2. **心力衰竭**　近年来认识到醛固酮在心力衰竭发生发展中起重要作用,因而螺内酯用于心力衰竭的治疗已经不仅限于通过排 Na^+、利尿消除水肿,而是通过抑制心肌纤维化等多方面的作用改善患者的状况。

3. **高血压**　作为原发性或继发性高血压的辅助用药。

4. **预防低钾血症**　与噻嗪类利尿药联用时增强利尿作用,预防低钾血症。

【不良反应】　其不良反应较轻,少数患者可引起头痛、困倦与精神紊乱等。久用可引起高钾血症,尤其当肾功能不良时,故肾功能不全者禁用。部分患者发生胃肠道反应,如恶心、呕吐、腹泻等。此外还有性激素样副作用,可引起男性乳房女性化和性功能障碍、妇女多毛症等,停药可消失。

依普利酮

依普利酮(eplerenone)是选择性醛固酮受体拮抗药,于 2002 年 9 月获美国 FDA 批准。依普利酮口服给药后约经 1.5h 达到血药浓度峰值,半衰期为 4～6h,吸收不受食物的影响。其对高血压、心力衰竭和心肌梗死的疗效较好,具有广阔的临床使用前景。依普利酮抗醛固酮受体的活性约为螺内酯的 2 倍,对性激素的影响比螺内酯小,副作用较小,耐受性好。依普利酮可显著地降低实验性充血性心力衰竭 Wistar 大鼠的血管过氧化物形成,从而改善血管的收缩和舒张功能。另一方面它对醛固酮受体具有高度的选择性,而对肾上腺糖皮质激素、孕酮和雄激素受体的亲和性较低,从而克服了螺内酯的促孕和抗雄激素等副作用。

二、阻滞肾小管上皮细胞 Na$^+$ 通道的利尿药

氨苯蝶啶和阿米洛利

氨苯蝶啶(triamterene)和阿米洛利(amiloride)的化学结构不同,但均为保钾利尿药,具有相同的药理作用。

【药理作用】　它们均作用于远曲小管末端和集合管,通过阻滞管腔 Na$^+$ 通道而减少 Na$^+$ 的重吸收,进而降低了管腔的负电位,使驱动 K$^+$ 分泌的动力减少,抑制了 K$^+$ 分泌,从而产生排 Na$^+$、利尿、保 K$^+$ 的作用。此二药的作用并非竞争性拮抗醛固酮,因此它们对肾上腺切除的动物仍有保钾利尿作用。

阿米洛利在高浓度时阻滞 Na$^+$-H$^+$ 和 Na$^+$-Ca^{2+} 反向转运子(antitransporter),可能抑制 H$^+$ 和 Ca^{2+} 的排泄。并且阿米洛利的利尿作用比氨苯蝶啶强,为目前使用的保钾利尿药中作用最强的药物。

【体内过程】　氨苯蝶啶在肝脏代谢,但其活性形式及代谢物也从肾脏排泄。阿米洛利则主要以原形经肾脏排泄。由于氨苯蝶啶消除途径广泛,因此 $t_{1/2}$ 比阿米洛利短,前者为 4.2h,后者为 6～9h,氨苯蝶啶需频繁用药。

【临床应用】　它们在临床上常与排钾利尿药合用治疗顽固性水肿。也可以用于对氢氯噻嗪或螺内酯无效的病例。

【不良反应】　不良反应较少。长期服用可致高钾血症,严重肝、肾功能不全,有高钾血症倾向者禁用。偶见嗜睡、恶心、呕吐、腹泻等消化道症状。少量患者出现肝损害。另外,有报道氨苯蝶啶和吲哚美辛合用可引起急性肾衰竭。

第五节 │ 碳酸酐酶抑制药

乙酰唑胺

乙酰唑胺(acetazolamide)又称醋唑磺胺(diamox),是碳酸酐酶抑制药的原形药。碳酸酐酶抑制药(carbonic anhydrase inhibitor)是现代利尿药发展的先驱,是磺胺的衍生物。在应用磺胺抗菌时,发现它能造成碱利尿和高氯性酸中毒,进而开发出了碳酸酐酶抑制药。乙酰唑胺的化学结构中有磺胺

基,是其活性必需的基团。

【药理作用与机制】 乙酰唑胺通过抑制碳酸酐酶的活性而抑制 HCO_3^- 的重吸收。一方面,在近曲小管中 Na^+ 与 HCO_3^- 结合排出,近曲小管 Na^+ 重吸收减少,水的排出增加。另一方面,在集合管中 Na^+ 重吸收大大增加,使 K^+ 的分泌相应增多(Na^+-K^+ 交换增多),因而碳酸酐酶抑制药主要造成尿中 HCO_3^-、K^+ 和水的排出增多。由于碳酸酐酶还参与集合管酸的分泌,因此集合管也是这类药物利尿的另一个次要部位。

除了肾小管上皮细胞,胃黏膜、胰腺细胞、眼睫状体上皮细胞、红细胞和中枢神经细胞中均分布有碳酸酐酶。因此,乙酰唑胺还抑制肾脏以外部位碳酸酐酶依赖的 HCO_3^- 的转运。如眼睫状体向房水中分泌 HCO_3^-,以及脉络丛向脑脊液分泌 HCO_3^-,从而减少房水和脑脊液的生成量以及降低 pH。

【临床应用】 由于新的利尿药不断涌现,加之其利尿作用较弱,本类药物现在很少单独作为利尿药使用。但它们仍有几种特殊的用途。

1. 治疗青光眼 减少房水的生成,降低眼压,对多种类型的青光眼有效,是乙酰唑胺应用最广的适应证,一般口服给药。多佐胺(dorzolamide)和布林佐胺(brinzolamide)作为两种新型碳酸酐酶抑制药,眼局部应用能够降低眼压。

2. 急性高山病 登山者在急速登上 3 000m 以上时会出现无力、头晕、头痛和失眠的症状。症状一般较轻,几天后可自然缓解,但严重时会出现肺水肿或脑水肿而危及生命。乙酰唑胺可减少脑脊液的生成和降低脑脊液及脑组织的 pH,减轻症状,改善机体功能。登山者在开始攀登前 24h 口服乙酰唑胺可起到预防作用。

3. 碱化尿液 可促进尿酸、胱氨酸和弱酸性物质(如阿司匹林)的排泄。但只在使用初期有效,长时间服用乙酰唑胺要注意补充碳酸氢盐。

4. 纠正代谢性碱中毒 持续性代谢性碱中毒多数是由于体内 K^+ 和血容量减少,或是体内盐皮质激素水平过高所致,一般应针对这些病因治疗。但当心力衰竭的患者在使用过多利尿药造成代谢性碱中毒时,补盐可能会增加心脏充盈压,因而可使用乙酰唑胺治疗。此外,乙酰唑胺在纠正碱中毒的同时,其微弱的利尿作用也对心力衰竭有益。乙酰唑胺还可用于迅速纠正呼吸性酸中毒继发的代谢性碱中毒。

5. 其他 乙酰唑胺可用于癫痫小发作的辅助治疗,其作用可能与抑制脑组织中的碳酸酐酶有关。还可用于伴有低钾血症的周期性瘫痪以及严重高磷酸盐血症,以增加磷酸盐的尿液排泄等。

【不良反应】 严重不良反应少见。

1. 过敏反应 作为磺胺的衍生物,可能会造成骨髓抑制、皮肤毒性(四肢及面部麻木感)、磺胺样肾损害,对磺胺过敏的患者易对本药产生过敏反应。

2. 代谢性酸中毒 长期用药后,体内贮存的 HCO_3^- 减少可导致高氯性酸中毒。

3. 尿结石 其减少 HCO_3^- 的作用会导致磷酸盐尿和高钙尿症。长期用药也会引起肾脏排泄可溶性物质的能力下降,而且钙盐在碱性 pH 条件下相对难溶,易形成肾结石。

4. 眼部不良反应 偶见引发暂时性药物性近视、晶状体前移和前房变浅。

5. 低钾血症 抑制近曲小管碳酸酐酶活性,易引发电解质紊乱。

6. 其他 较大剂量可引起嗜睡和感觉异常;肾衰竭患者使用该类药物可引起蓄积造成中枢神经系统毒性;偶见胃肠道症状,如恶心、食欲缺乏、消化不良等。

第六节 │ 渗透性利尿药

渗透性利尿药(osmotic diuretics)又称脱水药,包括甘露醇、甘油果糖氯化钠、山梨醇、高渗葡萄糖、甘油等。静脉注射给药后可以提高血浆渗透压,产生组织脱水作用。这些药物通过肾脏时不易被重吸收,导致水在髓袢升支和近曲小管的重吸收减少,肾排水增加,从而产生渗透性利尿作用。该类药一般具备如下特点:①静脉注射后不易通过毛细血管进入组织;②易经肾小球滤过;③不易被肾小管再吸收。

甘露醇

甘露醇(mannitol)为己六醇结构。作为单糖,甘露醇在体内不被代谢。临床主要用20%的高渗溶液静脉注射或静脉滴注。

【药理作用和临床应用】

1. 脱水作用　静脉注射后,由于不易由毛细血管渗入组织,能迅速提高血浆渗透压,使组织间液向血浆转移而产生组织脱水作用,可降低眼压、颅内压和脑脊液容量。甘露醇口服用药则造成渗透性腹泻,可用于从胃肠道消除毒性物质。

甘露醇是治疗脑水肿、降低颅内压安全而有效的首选药物。也可用于青光眼急性发作和患者术前应用以降低眼压。

2. 利尿作用　静脉注射甘露醇后血浆渗透压升高,血容量增加,促进前列腺素的分泌,扩张肾血管,增加肾血流量,并通过稀释血液而增加循环血容量及肾小球滤过率。该药在肾小球滤过后不易被重吸收(仅有10%),因而提高肾小管内液渗透压,导致水在髓袢升支和近曲小管的重吸收减少而产生利尿作用。

另外,由于排尿速率的增加,减少了尿液与肾小管上皮细胞接触的时间,使几乎所有电解质的重吸收减少。如抑制髓袢升支对 Na^+ 的重吸收,可以降低髓质高渗区的渗透压,进而抑制集合管水的重吸收。一般在10~20min起效,2~3h达高峰,持续6~8h,体内半衰期为1.5h。

可用于预防急性肾衰竭。在少尿时若及时应用甘露醇,通过脱水作用可减轻肾间质水肿。同时渗透性利尿效应可维持足够的尿量,稀释肾小管内有害物质,使其经肾脏排泄速度加快,保护肾小管免于坏死。另外,还能改善急性肾衰竭早期的血流动力学变化,对肾衰竭伴有低血压者效果较好。

【不良反应】　少见。可引起水和电解质紊乱。快速大量滴注时血容量大量增加,可导致心力衰竭。注射过快时可引起一过性头痛、眩晕、畏寒、视物模糊、恶心和呕吐。因可增加循环血量而增加心脏负荷,慢性心功能不全者禁用。另外,活动性颅内出血者禁用。

甘油果糖氯化钠

【药理作用】　甘油果糖氯化钠是含有甘油、果糖和氯化钠的注射液,由于高渗,静脉注射后能提高血浆渗透压,导致组织内的水分进入血管内,从而减轻组织水肿,降低颅内压、眼压和脑脊液容量及其压力;并通过促进各组织中含有的水分向血液中移动,使血液得到稀释,降低了毛细血管周围的水肿,排出了机械压力,改善微循环,使脑灌注压升高,脑血流量增大,增加了缺血部位的供血量及供氧量;还是高能量输液的一种,在体内代谢成水和二氧化碳,产生热量,促进脑代谢,增强脑细胞活力。

与甘露醇相比,甘油果糖氯化钠起效时间缓慢,维持作用时间较长,且无反跳现象,尤其适用于慢性颅内压高的患者;利尿作用小,对肾功能影响小,对患者电解质的平衡无明显影响,故尤其适用于颅内压高合并肾功能障碍以及需要长期脱水降颅内压的患者;由于可为患者提供一定的能量,对于长期昏迷的患者尤为适用。

【临床应用】

1. 脑水肿症　由脑血管疾病、脑外伤、脑肿瘤、颅内炎症及其他原因引起的急、慢性颅内压增高,脑水肿症。

2. 改善意识障碍、神经障碍和自觉症状　如脑梗死、脑内出血、蛛网膜下腔出血、头部外伤、脑脊髓膜炎等引发的意识障碍。

　　3. 脑外科手术术前缩小脑容积

　　4. 脑外科手术后降颅内压

　　5. 青光眼患者降低眼压或眼科手术缩小眼容积　　尤其适用于有肾功能损害而不能使用甘露醇的患者。

　　【不良反应】

　　大量、快速输入时可产生乳酸性酸中毒。偶见瘙痒、皮疹、溶血、血红蛋白尿、血尿，有时还可出现高钠血症、低钾血症、头痛、恶心、口渴，较少出现倦怠感。

山梨醇

　　山梨醇（sorbitol）是甘露醇的同分异构体，作用与临床应用同甘露醇。山梨醇进入人体内大部分在肝内转化为果糖，故作用较弱。易溶于水，价廉，一般制成 25% 的高渗液使用。

高渗葡萄糖

　　25%～50% 的高渗葡萄糖（hypertonic glucose）具有脱水及渗透性利尿作用，但因其可部分地从血管弥散进入组织中且易被代谢，故作用弱且不持久。停药后，可出现颅内压回升而引起反跳。但由于其使用方便、起效快、无明显副作用，临床上一般与甘露醇合用，主要用于治疗脑水肿和急性肺水肿，对青光眼也有降低眼压的作用。静脉注射后 15min 起效，维持 1～2h。

甘油

　　一般口服使用 50% 甘油溶液，进入体内后可迅速提高血浆渗透压，产生脱水作用，从而降低颅内压和眼压。口服后 30～60min 开始发生作用，维持时间达 3h，用药后不发生反跳现象。

　　临床用于降低颅内压和眼压，治疗脑水肿和青光眼。口服后有轻微不良反应，如头痛、咽部不适、口渴、恶心、呕吐、腹泻等，卧床休息后可消失。

第七节 ｜ 利尿药临床合理用药讨论

　　利尿药主要用于治疗水肿性疾病，单用或多与降压药合用治疗高血压，也是唯一能够充分控制心力衰竭患者液体潴留的药物。在某些经肾排泄的药物或毒物中毒时，该类药物能促使这些物质的排泄。

　　关于利尿药的选择，肾功能正常者常以噻嗪类为主，并酌情补充钾盐，必要时加用保钾利尿药，但禁用于痛风患者；肾功能减退者适量选择袢利尿药如呋塞米为宜（忌用依他尼酸），因此时噻嗪类利尿效果欠佳，保钾利尿药可能引起高钾血症，应慎用。袢利尿药是大多数心力衰竭患者的首选药。对顽固性水肿的患者，可联合使用袢利尿药、噻嗪类利尿药和保钾利尿药，可同时阻断髓袢升支厚壁段和远端小管对钠的重吸收，有时产生明显的利尿效果，但应避免过度利尿和长期用药，防止发生不良反应。

　　利尿药的主要不良反应为水、电解质紊乱和酸碱平衡失调，也可直接损害肾脏。因此，若剂量、用法不当或利尿过度，常可出现血容量不足，低钠、低钾和低氯血症及代谢性碱中毒，亦可因排泄氢离子减少而导致代谢性酸中毒，甚至低钙、低磷和低镁血症等。此外，各种利尿药尚有各自不同的不良反应，如听力减退、高尿酸血症、肾石症、肾功能减退和渗透性肾病等。临床医师应根据患者病情，选择合适的利尿药及适当的剂量和用法。最好采用间歇疗法，避免过度利尿。特别对老年患者更应注意观察病情变化，及时调整剂量、用法或停药，防止不良反应的发生。

　　利尿药的合理选用见图 28-2 和表 28-2。

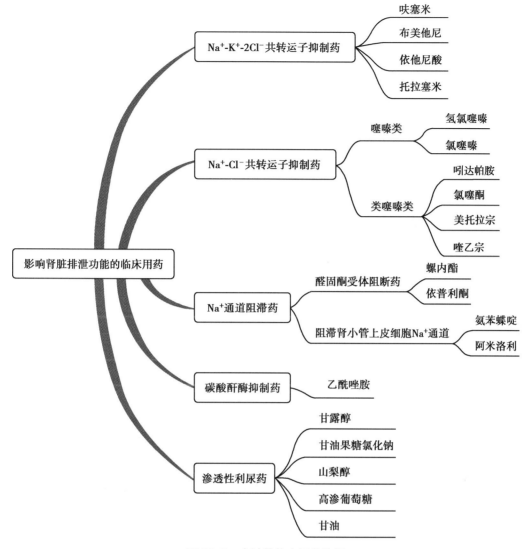

图 28-2　水肿的临床用药选择

表 28-2　各种疾病状态下水肿的用药选择

疾病类型	选用药物	药理作用
高血压	噻嗪类(氢氯噻嗪)	适用于非复杂性高血压
	醛固酮拮抗药(螺内酯)	原发性或继发性高血压的辅助用药
	醛固酮拮抗药(依普利酮)	对高血压、心力衰竭和心肌梗死的疗效较好
眼压高(青光眼)	醛固酮拮抗药(螺内酯)	减少房水产生,降低眼压,对于开角型青光眼有效
	碳酸酐酶抑制药(乙酰唑胺)	减少房水的生成,降低眼压,对多种类型的青光眼有效
	袢利尿药(呋塞米)	通过促进尿液排泄,减少体内液体潴留,从而降低眼压
	渗透性利尿药(甘露醇、甘油果糖氯化钠、高渗葡萄糖、甘油)	青光眼急性发作,降低眼压
颅内压增高	袢利尿药(呋塞米)	具有快速利尿作用,能够迅速减少颅内液体积,从而降低颅内压
	渗透利尿药(甘露醇)	通过增加血浆渗透压,减少脑细胞水肿,有助于降低颅内压

续表

疾病类型	选用药物	药理作用
心力衰竭	袢利尿药(呋塞米,托拉塞米)	通过抑制肾小管对盐和水的重吸收,促进尿液排泄,减轻体内液体潴留,缓解心脏负荷
	醛固酮拮抗药(螺内酯)	抑制醛固酮的作用,降低排钠、保钾潴留,减轻心脏的前负荷
高钾血症	醛固酮拮抗药(螺内酯)	抑制醛固酮对钠的重吸收和钾的排泄,使体内钠的丢失和钾的保留达到平衡
下肢水肿	噻嗪类(氢氯噻嗪)	通过抑制钠和水分在肾小管的重吸收,增加尿液排泄,有助于减少体液潴留
	袢利尿药(呋塞米)	在心力衰竭引起的下肢水肿中使用较多,能够有效降低体液负荷

(赵志刚)

思考题

1. 常用的利尿药分为几类？其在肾脏的作用部位和作用机制是什么？
2. 噻嗪类利尿药降压的作用机制是什么？不良反应有哪些？
3. 简述呋塞米利尿作用的特点、应用和不良反应。

思考题解题思路

本章目标测试

本章思维导图

第二十九章 | 前列腺疾病和勃起功能障碍的临床用药

本章数字资源

前列腺疾病和男性性功能障碍是男性科的常见病、多发病,其发病率有逐年增高的趋势。本章包括两方面的内容,一是关于前列腺疾病治疗药物的介绍,如急、慢性细菌性前列腺炎,非细菌性前列腺炎和前列腺增生的治疗药物等;二是关于阴茎勃起功能障碍治疗药物的介绍,重点介绍了目前常用的治疗勃起功能障碍药物,如口服药物西地那非、阴茎海绵体注射治疗药物、勃起功能障碍局部治疗药物等。

第一节 │ 前列腺疾病的临床用药

一、概述

(一)前列腺的解剖和生理功能

前列腺(prostate)是男性附属性腺中最大的不成对的实质器官,由腺组织和平滑肌组织构成。大小和形状如栗子,4cm×3cm×2cm,重量 8～20g,位于膀胱口下和尿生殖膈上方,尿道贯穿于前列腺全程,长 3～4cm。前列腺分泌前列腺液是其最重要的生理功能。前列腺液起液化作用,利于精子的活动,前列腺可在 5α-还原酶的作用下使睾酮转化为活性更强的二氢睾酮,前列腺还有控制尿液、精液排出的功能。

(二)前列腺疾病的种类

前列腺疾病包括前列腺先天性异常、前列腺感染性疾病、前列腺肿瘤和其他病变(如前列腺增生、前列腺结石等),其中以慢性细菌性前列腺炎、非细菌性前列腺炎、前列腺增生和前列腺癌最为常见。本节主要介绍急、慢性细菌性前列腺炎和慢性前列腺增生的治疗药物。

二、前列腺炎的临床用药

(一)急、慢性细菌性前列腺炎

常见革兰氏阴性大肠埃希菌和革兰氏阳性肠球菌、金黄色葡萄球菌感染所致。无论是对急性还是慢性细菌性前列腺炎,药物治疗的原则是合理应用抗菌药物,如复方新诺明、红霉素、交沙霉素、阿奇霉素、多西环素、诺氟沙星、环丙沙星及头孢菌素类抗生素等。一般选用其中两种药物交替使用,急性细菌性前列腺炎伴发热者可先静脉给药,体温正常 3 天后改用口服,连用 2～3 周。这样既可迅速控制炎症,又可防止转变成前列腺脓肿或慢性细菌性前列腺炎;而慢性细菌性前列腺炎患者每种药物应用 7 天,至少持续使用 4～6 周,因药物进入前列腺有限,故治疗效果不甚满意,一般治愈率仅约 30%。急性前列腺炎可根据尿液或前列腺液细菌培养结果选择敏感抗生素。但在治疗初期由于细菌培养结果未及时回报或无条件做细菌培养时,应及时选用足量、高效的广谱抗菌药物,以控制病情的发展。由于前列腺脂质包膜的屏障作用,大多数抗菌药物难以进入前列腺内,无法达到有效抗菌浓度。只有脂溶性高的弱碱性药物、血浆蛋白结合率低、解离度低的药物或对前列腺脂膜弥散性好的药物才可能发挥较好的治疗作用。

(二)非细菌性前列腺炎

非细菌性前列腺炎发病率比细菌性前列腺炎约高 8 倍,其发病原因可能与夫妻长期分居、盆腔充血、中断性交、长途骑车和长期坐姿等有关。非细菌性前列腺炎虽然病因复杂,但一般认为衣原体是其主要病原体,支原体是否为非细菌性前列腺炎的病原体尚有争议。尿液反流所造成的"化学性前列腺炎"可能是非细菌性前列腺炎的重要致病原因。非细菌性前列腺炎的症状与慢性细菌性前列腺炎相似,当患者的致病原因证实为衣原体或支原体时,常用多西环素、红霉素、阿奇霉素等抗菌药物进行治疗,用药 2~4 周,可收到良好效果。

(三) 慢性无菌性前列腺炎

慢性无菌性前列腺炎是指经检查、培养未发现细菌和能排除其他病原体引起的前列腺炎,好发于青壮年。一般认为,过度或频繁的性冲动及手淫而不射精或性交中断为其发病原因。嗜好烟酒、过食辛辣刺激食物和受寒为常见诱因。症状与慢性细菌性前列腺炎基本相同,其治疗药物为:性欲旺盛和强烈者,口服己烯雌酚 0.5~1.0mg,1 日 3 次,连服 1~2 周;前列腺溢液(prostatorrhea)严重者可口服溴苯胺太林,每次 15mg,1 日 3 次。

三、前列腺增生的临床用药

(一) 前列腺增生的可能病因和发病机制

前列腺增生(benign prostatic hyperplasia,BPH)即良性前列腺增生,亦称前列腺肥大(prostatic hypertrophy,PH),通常在 50 岁左右发病,51~60 岁的发病率约 40%,61~70 岁约 70%,71~80 岁约80%,81 岁以上约 90%,因此,前列腺增生是男性老年人的常见疾病。前列腺增生的病因尚未被阐明,目前认为与年龄增长及雄激素分泌有关。雄激素主要是睾酮(testosterone),在 5α- 还原酶的作用下转化为双氢睾酮(dihydrotestosterone,DHT),从而发挥促进前列腺增生作用。双氢睾酮必须与雄激素受体结合才能发挥生理效应,而 5α- 还原酶缺乏及雄激素受体突变均可抑制前列腺增生的发生。因此,临床上常用雄激素受体拮抗药(如氟丁酰胺)或 5α- 还原酶抑制药(如非那雄胺)治疗前列腺增生。

此外,尚有许多因素可能影响前列腺的增生,如遗传、吸烟、饮食、饮酒、肥胖、性生活、高血压、糖尿病等。还有其他多种激素(雌激素、催乳素、胰岛素等)和各种不同的生长因子(上皮生长因子、成纤维细胞生长因子、转化生长因子、胰岛素样生长因子、血小板源性生长因子、神经生长因子等),均可通过各种不同及相似的途径作用于前列腺组织细胞,使其增生肥大。

(二) 前列腺增生的治疗药物

由于药物治疗不能根治前列腺增生,对患者可能只有缓解症状的作用,因此原则上只适用于无手术指征的患者。药物治疗的目的在于:①通过消除雄激素对前列腺的作用,减少膀胱出口梗阻的静力因素;②通过缓解交感神经递质对前列腺平滑肌的兴奋作用,使之松弛,减轻膀胱出口的动力因素。目前常用的前列腺增生治疗药物有 α₁- 肾上腺素受体拮抗药、5α- 还原酶抑制药、雄激素受体拮抗药等(图 29-1)。

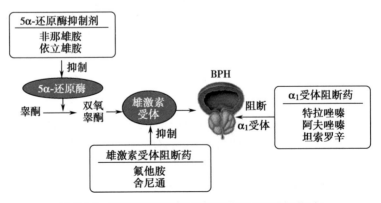

图 29-1　治疗前列腺增生常用药物的主要作用靶点

1. α_1-肾上腺素受体拮抗药　交感神经兴奋使富含 α_1-肾上腺素受体的膀胱颈、前列腺及包膜平滑肌张力增加,尿道闭合压增加,即膀胱出口梗阻的动力因素增加。α_1-肾上腺素受体拮抗药可作用于膀胱颈、前列腺被膜和前列腺平滑肌细胞的 α_1-肾上腺素受体,阻滞肾上腺素能递质的释放,可使前列腺平滑肌松弛,尿道闭合压降低,尿道梗阻症状改善,尿流通畅。

特拉唑嗪(terazosin)

【体内过程】　口服后 1~2h 即可完全吸收,不受食物影响,生物利用度为 90%,首过效应甚微,血浆药物浓度达峰时间为 1~3h,血浆药物浓度峰值为 60ng/ml。口服后主要分布在消化道、肝、肾、膀胱等部位,易通过胎盘屏障,静脉给药后 $t_{1/2\alpha}$ 为 1.5h,$t_{1/2\beta}$ 为 11h,血浆蛋白结合率为 90%~94%。主要在肝脏代谢,代谢途径为四氢呋喃环的氧化。特拉唑嗪通过 3 条途径排泄:40%(其中 10% 为原形)从尿液排出;40% 从胆汁排出,以代谢物为主;20% 以原形从粪便排出。

【药理作用】　长效选择性 α_1-肾上腺素受体拮抗药,其作用为阻断 α_1-肾上腺素受体,扩张容量血管和阻力血管,降低外周血管阻力。α_1-肾上腺素受体的阻断,使膀胱颈、前列腺及包膜平滑肌松弛,尿道及膀胱阻力降低,可明显改善前列腺及膀胱平滑肌痉挛,改善患者的尿流动力学和临床症状。对 α_2-肾上腺素受体作用甚微,其对 α_1-肾上腺素受体的亲和力约为 α_2-肾上腺素受体的 100 倍。

【临床应用】　适用于轻、中度原发性高血压及前列腺增生的治疗。对症状较轻、前列腺体积增生较小的患者有良好的疗效。

【不良反应】　常见头晕、头痛、嗜睡、乏力、鼻塞、面红、恶心、口麻、胃肠道反应和外周组织水肿。罕见阳痿、疲倦和抑郁。不良反应较轻,首剂现象发生率仅为 1%,常在给药 30min~2h 出现,促发因素为失水、低钠及运动后。

【注意事项】　为避免发生首剂现象,首次剂量一天不宜超过 1mg,且最好在睡前服用。与噻嗪类和其他抗高血压药合用会产生低血压,应予注意。用药期间可能使血细胞比容、血红蛋白、白细胞计数、总血浆蛋白及白蛋白减少。严重肝、肾功能不全者慎用。对本品过敏者及 12 岁以下的儿童禁用。

【药物相互作用】　吲哚美辛或其他非甾体抗炎免疫药与本品同用可使降压作用减弱;拟交感胺类与本品同用可使前者的升压和后者的降压作用均减弱。

【用法与用量】　因为本品首剂现象较明显,所以开始治疗时应给予小剂量。患者从每晚睡前 1mg 开始,然后逐步增加剂量至 2~5mg,每天 1 次,每天最多不超过 10mg。若停药后、再用药时,应该由小剂量重新开始。

阿夫唑嗪(alfuzosin)

【体内过程】　本品吸收良好,生物利用度为 64%,通常在 0.5~3h 内达到血药浓度峰值。在治疗浓度范围内,药物的消除呈线性动力学,半衰期为 5~7h,血浆蛋白结合率为 90%。大部分药物经肝脏代谢,代谢产物无活性,主要通过胆汁排泄。

【药理作用】　与特拉唑嗪相比,阿夫唑嗪对血压的影响较小。

【临床应用】　本品适用于轻、中度高血压,良性前列腺增生,尤其是梗阻症状较明显者。

【不良反应与注意事项】　用药剂量过大或高血压患者用药数小时后容易出现直立性低血压,与抑制神经突触后膜的 α_1-肾上腺素受体有关。应避免大剂量用药,高血压患者也应慎用。本品可抑制肾上腺素能神经功能,引起血管收缩功能降低,血压下降,故心绞痛、冠心病患者不得单独应用。用药过程中如出现心绞痛症状,应及时停药。其他症状包括头晕、眩晕、恶心、腹泻等,偶见口干、胸痛、乏力、皮疹、面部潮红等症状。

【药物相互作用】　本品与钙通道阻滞药或其他降压药物合用时,因其具有降压作用,故可增加降压效果及血管扩张作用,引起严重的低血压。对于正在服用降压药物的患者应该慎用本品,并尽量避免与钙通道阻滞药合用。

【用法与用量】 每次 2.5mg,每天 3 次。老人(>65 岁)和肾功能不全者,起始量每次 2.5mg,每天 2 次,然后根据临床疗效调整剂量。对轻、中度肝功能不全者,建议从每次 2.5mg、每天 1 次开始,然后再增至每天 2 次。

坦索罗辛(tamsulosin)

【体内过程】 本品口服吸收缓慢,食物可影响其吸收。口服后血药浓度达峰时间 6~8h,$t_{1/2}$ 为 10h,连续口服 10 天后可达到稳态血药浓度。本品经肝脏代谢,尿液排泄,原形药经尿液排泄为 12%~14%。

【药理作用】 一种新型的 α_1-肾上腺素受体拮抗药,可选择性阻断 α_1-肾上腺素受体,并选择性地作用于前列腺包膜与膀胱颈部平滑肌,从而缓解梗阻症状,很少影响到血管平滑肌的张力。本品并不影响前列腺的大小,但可迅速松弛膀胱颈、前列腺包膜和尿道平滑肌,改善前列腺增生患者的排尿困难、夜间尿频及尿不尽等症状。

【临床应用】 前列腺增生。

【不良反应】 本品对血压一般无影响,偶有血压下降、心率加快、头晕、恶心、胃部不适、食欲缺乏、皮疹、鼻塞、水肿、吞咽困难等症状。合用降压药时,应密切注意血压变化。肾功能不全患者慎用。

【用法与用量】 口服,成人 0.2mg,每天 1 次,饭后服用。可根据年龄、症状适当调整剂量。

2. 5α-还原酶抑制药

非那雄胺(finasteride)

【体内过程】 口服生物利用度为 80%,不受食物影响,达峰时间约 2h,给药后 6~8h 完全吸收,$t_{1/2}$ 为 6h,血浆蛋白结合率为 93%,肝脏代谢。口服剂量的 56%~60% 由粪便排出。

【药理作用】 非那雄胺为 4-氮杂甾体化合物,是强效的 5α-还原酶抑制药,可阻断睾酮转化为双氢睾酮,消除双氢睾酮的促前列腺增生作用。本品对雄激素受体无亲和力。血浆药物浓度与血浆双氢睾酮浓度无直接相关关系。

【临床应用】 前列腺增生。

【不良反应】 常见性欲下降,阳痿、射精量减少、乳房不适、皮疹等不良反应。

【药物相互作用】 对细胞色素 P450 相关的药物代谢酶系统没有明显的影响。与特拉唑嗪合用,可使本品的血浆药物浓度峰值和 AUC 增加。

【注意事项】 起效慢,用药 3 个月后发挥满意疗效,故建议开始时与 α_1 肾上腺素受体拮抗药联合应用。儿童禁用。

【用法与用量】 口服片剂,每片 2.5mg、5mg,剂量为 5mg/d。

依立雄胺(epristeride)

【体内过程】 口服吸收迅速,不受食物影响,给药后 15min 便能测出血药浓度,3~4h 血药浓度达到峰值,$t_{1/2}$ 为 7.5h,血浆蛋白结合率为 97%。本品主要经粪便排泄,经肾脏排泄很少。

【药理作用】 与非那雄胺相比,本品对睾酮无竞争作用。本品是非竞争性 5α-还原酶抑制药,提高睾酮的浓度并不会减弱其抑制作用。依立雄胺能使增生的前列腺萎缩,从而改善前列腺增生的相关症状。

【不良反应与注意事项】 可见恶心、食欲减低、头晕、失眠、性欲下降、射精量下降、耳鸣等。

【用量用法】 口服,每天 2 次,每次 5mg。因药物起效缓慢,一般需连续服用 4 个月以上,以评价是否有效。

3. 雄激素受体拮抗药

氟他胺（flutamide）

又称氟硝丁酰胺,是口服的非甾体类雄激素受体拮抗药。

【体内过程】 口服吸收迅速完全,原形药及其代谢产物 2-羟基氟他胺的血浆蛋白结合率均在 85% 以上,后者的 $t_{1/2}$ 和达峰时间分别为 6h 和 2h。在前列腺和肾上腺中原形药及 2-羟基氟他胺的分布最多,大部分通过尿液排泄,少量通过粪便排出体外。本品不能被透析清除。

【药理作用】 本品及其代谢产物 2-羟基氟他胺可与雄激素竞争性结合雄激素受体,可进入细胞核,与核蛋白结合,拮抗雄激素对前列腺的促增生作用。

【不良反应与注意事项】 少数患者出现乳头疼痛、女性型乳房、腹泻等症状。个别患者出现肝功能损害、精子数减少、面部潮红以及血清睾酮反馈性升高等症状。儿童及肝功能障碍者禁用。

【药物相互作用】 新双香豆素与本品合用可出现凝血时间延长现象。

【用量用法】 口服一次 250mg,每日 3 次。

舍尼通（cernilton）

【药理作用】 本品可特异性阻断双氢睾酮与雄激素受体的结合,从而抑制前列腺增生。

【不良反应】 个别患者可有轻微腹胀、胃灼热、恶心等症状。

【用量用法】 口服片剂,每片 375mg,每次服 1 片,每日早晚各 1 次,疗程 3～6 个月。

第二节 ｜ 勃起功能障碍的临床用药

一、概述

勃起功能障碍（erectile dysfunction,ED）是指男性阴茎不能勃起或不能维持足够硬度的临床疾病,既往称为阳痿(萎)（impotence,IMP）,用于专指成年男性阴茎不具有足够的勃起以完成全部性交过程所需要的能力。

阴茎勃起是一种复杂的神经血管反应,需要 3 个血流动力学协调:①增加动脉血流;②海绵体平滑肌松弛;③减少阴茎静脉回流。此外,尚需神经、神经递质、平滑肌及白膜的参与。勃起时,在神经递质调控下,阴茎海绵体平滑肌和动脉血管平滑肌松弛,阴茎海绵体内压低于收缩压,血液流入阴茎海绵体使其膨大,膨大的海绵体压迫静脉使血液回流受阻,从而使阴茎勃起。海绵体平滑肌及阴茎动脉血管舒张是勃起的关键因素。目前认为导致海绵体平滑肌和动脉血管平滑肌舒张的主要因素有:①一氧化氮（nitric oxide,NO）;②前列腺素 E_1（prostaglandin E_1,PGE_1）;③血管活性肠肽（vasoactive intestinal polypeptide）。

一般认为,除创伤、手术造成的勃起功能障碍外,病程至少应在 3 个月以上者方能确诊为勃起功能障碍。勃起功能障碍是男性的常见病。在 40～70 岁男性中的发病率高达 52%,全球有数亿男性患有不同程度的勃起功能障碍。勃起功能障碍的病因与下列因素有关:

1. **器质性勃起功能障碍** 指机体某个器官或系统发生病理性改变而导致的勃起功能障碍,如脑瘤、脊柱骨折、截瘫、动脉硬化、睾丸发育不良、性腺功能低下、甲状腺功能亢进或低下、严重的尿道下裂或尿道上裂以及其他神经疾病、内分泌疾病和泌尿生殖系统疾病等。

2. **功能性勃起功能障碍** 指没有上述器质性病变,性功能障碍多是由于心理原因、精神创伤、夫妻关系不协调、环境不适当以及不良生活方式(吸烟、酗酒、过度劳累等)和服用某些药物(如利尿药、降压药、镇静催眠药、抗抑郁药、激素类药、抗胆碱药等)等原因所致。

二、勃起功能障碍的临床用药

（一）勃起功能障碍口服治疗药物

西地那非（sildenafil）

【体内过程】 口服吸收迅速,绝对生物利用度约为40%,空腹状态下口服达峰时间30～120min,但高脂饮食可影响其吸收,峰浓度可降低29%,达峰时间平均延迟60min;西地那非及其代谢产物的半衰期约为4h。本品及其在循环中主要代谢产物(N-去甲西地那非)的血浆蛋白结合率均为96%,西地那非主要通过肝微粒体酶CYP3A4(主要途径)和CYP2C9(次要途径)清除,代谢物为N-去甲西地那非。在体外,该代谢产物对5-磷酸二酯酶(phosphodiester-5,PDE5)的作用强度约为原药活性的50%。本品主要以代谢产物的形式从粪便排出(约为口服剂量的80%),一小部分从尿中排出(约为口服剂量的13%)。

【药理作用】 阴茎海绵体内非肾上腺素能非胆碱能(non-adrenergic non-cholinergic,NANC)神经元和血管内皮细胞上有一氧化氮合酶(NOS),当性刺激时,NOS催化L-精氨酸和氧分子反应生成NO,NO与鸟苷酸环化酶中的血红素结合形成亚酰血红素,后者激活鸟苷酸环化酶,使三磷酸鸟苷(GTP)转化为环磷酸鸟苷(cGMP)。cGMP刺激血管平滑肌上的cGMP依赖蛋白激酶,调节磷酸二酯酶和离子通道,影响Na^+-Ca^{2+}交换,使细胞内Ca^{2+}浓度降低,从而使血管松弛,血流灌入阴茎海绵体而使阴茎勃起(图29-2)。此外,PDE5活化时可使阴茎海绵体内cGMP的降解增加,出现阴茎海绵体血管平滑肌不能松弛,导致阴茎勃起障碍。西地那非对离体人阴茎海绵体平滑肌无直接松弛作用,但是能通过抑制阴茎海绵体内的PDE5活性,提高cGMP的浓度,增强NO的作用。即性刺激时,NO释放造成的cGMP增加可因西地那非对PDE5的抑制而增强,从而促进了阴茎海绵体平滑肌的松弛,阴茎勃起。故没有性刺激时,西地那非在通常剂量下是不起作用的。

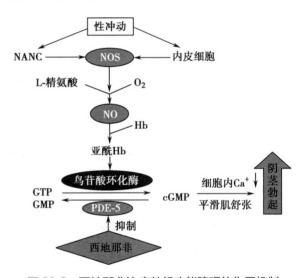

图 29-2 西地那非治疗勃起功能障碍的作用机制

【临床应用】 适用于功能性和器质性勃起功能障碍。如服用药物(抗抑郁药、抗高血压药、抗精神病药和利尿药)或疾病(高血压、糖尿病、抑郁症、冠状动脉疾病、冠状动脉搭桥术后、脊髓损伤、尿道前列腺电切术后、前列腺根治切除术后)等原因导致的勃起功能障碍。在国外,已批准西地那非和他达拉非用于降低肺动脉高压的治疗。

【不良反应】 发生率≥2%的不良反应有呼吸道感染、背痛、流感样症状、关节痛、消化不良和视觉异常;发生率<2%的不良反应则涉及系统较多。上市后报道的不良反应有:

1. **心血管系统** 有发生心肌梗死、心脏性猝死、心律失常、低血压、脑出血、一过性局部缺血性休克和高血压等。

2. **泌尿生殖系统** 勃起时间长,异常勃起、血尿等。

3. **神经系统** 焦虑、癫痫发作等。

4. **特殊感觉及眼症状** 复视、短暂视觉丧失或视力下降、视觉蓝绿模糊、光感增强、结膜炎、眼出血、眼肿胀和压迫感、眼压增高、玻璃体脱离、黄斑周围水肿等。

【注意事项】

1. **禁用** ①对其过敏患者;②正使用硝酸甘油、硝普钠或其他有机硝酸盐者;③勃起功能正常者及儿童。

2. **慎用**　①阴茎畸形者或可引起阴茎异常勃起疾病(镰状细胞贫血、白血病、多发性骨髓瘤)者；②色素视网膜炎或视网膜畸形者；③高或低血压、心力衰竭或缺血性心脏病者；④出血性疾病或消化性溃疡活动期者；⑤近期内曾发生心肌梗死、脑卒中、休克或致死性心律失常者。本品可发生视觉异常，故驾驶员和高空作业者要慎用。

3. **其他**　本品为外源性药物，长期服用会产生生理依赖性和心理依赖性，久而久之会造成永久性阳痿；若发生勃起时间延长(超过 4h)或异常勃起(痛性勃起超过 6h)时要立即就诊，否则阴茎组织可能受到损害而导致永久性勃起功能丧失。

【药物相互作用】　①与有机硝酸酯类合用时，因其对 PDE5 的抑制，阻止 cGMP 的降解而增强硝酸酯类的降血压作用；②与肝微粒体代谢酶抑制药酮康唑、伊曲康唑、红霉素、西咪替丁合用时，其血药浓度增高，清除率下降；而与药酶诱导药利福平、苯巴比妥、卡马西平、苯妥英钠、乙醇等合用，可加快其清除，血药浓度降低，以致疗效降低或丧失。

【制剂及用法用量】　枸橼酸西地那非片，每片 25mg、50mg 和 100mg。大多数患者于性活动前 1h 服用 50mg；也可在性活动前 0.5~4h 服用 25~100mg，但每日仅限 1 次，且服后需有性刺激；肝、肾功能不全及 65 岁以上老年人的起始剂量为 25mg。

PDE5 抑制药除了西地那非以外，还有伐地那非(vardenafil)、他达拉非(tadalafil)。其药理作用、不良反应及药物相互作用等与西地那非相似(表 29-1)。

表 29-1　治疗勃起功能障碍的其他口服药物

药物	药理作用	不良反应及注意事项	制剂、用量
育亨宾 (yohimbine)	阻断神经节前 α_2-肾上腺素受体，使血管平滑肌扩张，阴茎血流量增加；还能增加外周交感神经兴奋性，从而诱发阴茎充血而勃起。用于功能性勃起功能障碍，有效率约 46%；对器质性勃起功能障碍无效	主要是中枢和胃肠症状；偶见有头痛、头晕、皮肤潮红、震颤、激动、排尿困难等。不宜与中枢降压药可乐定同时服用，因可乐定是 α_2-肾上腺素受体激动药，与本品有拮抗作用	片剂(每片含育亨宾 5.4mg)，每次 1 片，3 次/d，不良反应明显时可改为每次半片，3 次/d，不良反应减轻后恢复原剂量，10 周为 1 疗程
阿扑吗啡 (apomorphine)	多巴胺受体激动药，作用于骶副交感神经丛，使阴茎海绵体血管扩张充血而勃起。亦可激活 NOS，使 NO 合成增加，NO 吸收入血，最后增加血液流动，导致阴茎勃起。阿扑吗啡不是一种阿片制剂，不会引起成瘾，也不会改变性欲	主要不良反应有恶心、打哈欠、嗜睡、疲乏、低血压和头晕等	口服，1 次 2~6mg，有效率达 60%
三唑酮 (trazodone)	作用于中枢 5-HT 受体，抑制 5-HT 的摄取，亦可抑制胆碱和肾上腺素能神经而引起勃起	副作用大，有嗜睡、恶心、排尿困难和异常勃起。过量中毒可导致惊厥，呼吸停止	每次 50mg
酚妥拉明 (phentolamine)	通过阻断 α_1-肾上腺素受体和 α_2-肾上腺素受体，促使血管扩张，外周阻力下降，使心脏和阴茎海绵体平滑肌舒张，促使阴茎勃起	常见有低血压、心动过速、虚弱、心悸、恶心、呕吐、腹泻、食欲缺乏、嗜睡、鼻塞和疲乏等。对本品过敏者、低血压、严重动脉硬化、心绞痛、心肌梗死、胃十二指肠溃疡者及肾功能不全者禁用。儿童、高龄老年人不宜使用	口服，每次 40mg，每天 1 次。于性交前 30min 服用。海绵体注射，一般用量为 5~10mg，常与 PGE_1 合用

续表

药物	药理作用	不良反应及注意事项	制剂、用量
莫西赛利 （thymoxamine）	选择性 α_1-肾上腺素受体拮抗药,抑制交感神经的作用而使阴茎勃起	偶见恶心、呕吐、腹泻、腹痛、头痛、眩晕及转氨酶升高	片剂:每片 30mg,口服每次 30mg,3 次/d,亦可海绵体内注射,每次 10mg
哌唑嗪 （prazosin）	α_1-肾上腺素受体拮抗药,抑制交感神经的作用而使阴茎勃起,用于非器质性勃起功能障碍	直立低血压、眩晕、晕厥、心悸等	首剂 0.5mg,无不适反应时增至 1mg,3 次/d,疗程 2 个月
十一酸睾酮 （testosterone undecanoate）	为睾酮衍生物,主要用于治疗内分泌性的勃起功能障碍。用于男性性功能低下、勃起功能障碍、男性更年期综合征(如性欲减退、精神和体力活动减退)、精子生成异常而引起的不育、雄激素缺乏引起的骨质疏松等	可刺激前列腺增长、改变性欲,还可引起水钠潴留、血红蛋白升高、Cl^- 水平降低等	初始剂量为每天 120～160mg,分早、晚餐后服,连续服 2～3 周,然后用维持剂量,每天 40～100mg,分早、晚餐后服用
己酮可可碱 （pentoxifylline）	通过减少红细胞黏性而提高输送至阴茎含氧量,对轻、中度勃起功能障碍有效,不适用于糖尿病所致的勃起障碍	胃部不适、恶心、头晕等	片剂:每片 100mg,每次 200～600mg

（二）勃起功能障碍局部外用治疗药物

1. 尿道给药　药物经尿道给予后,由尿道黏膜吸收扩散至阴茎海绵体,使其平滑肌松弛,血流增加,导致阴茎勃起,通常将 PGE_1 制成直径 1.4mm,长 3mm 或 6mm 的外包裹聚乙烯乙二醇,在排尿后由患者将其插入和推入尿道,并轻轻按摩阴茎加快其吸收。其有 125μg、500μg 和 1 000μg 几种规格,进入尿道后均于 5～10min 起效,阴茎持续勃起 0.5～1h;对心理性勃起功能障碍治疗效果最好,有效率约 68%;对器质性勃起功能障碍有效率为 25%～30%。需注意的是 24h 内尿道给药不宜超过 2 次,不适用于已服用感冒药和抗过敏药患者,否则效果降低;阴茎动脉异常、镰状细胞贫血、血小板及红细胞增多症、多发性骨髓瘤和低血压患者禁用。常见的不良反应有阴茎、尿道及睾丸、肛门周围疼痛,阴茎红斑、头晕、晕厥、低血压等。亦有研究证实,将 α_1-肾上腺素受体拮抗药哌唑嗪加入 PGE_1 中作尿道给药的疗效较单一 PGE_1 为优,尤其可使慢性勃起功能障碍患者有效地勃起。

2. 阴茎皮肤给药　将药物涂抹于阴茎皮肤,经皮肤吸收进入尿道和阴茎海绵体,起到与尿道给药类似的阴茎勃起作用。这种药物制剂需脂溶性好,具有穿透皮肤和深筋膜、白膜的能力,而又不被皮下血管吸收进入血液循环,其不良反应有阴茎头疼痛、红斑及配偶感觉阴道发痒。

硝酸甘油（nitroglycerin）以其乳剂、贴片用于阴茎皮肤,经皮吸收后与阴茎内血管平滑肌细胞上的硝酸酯受体结合,促进 NO 生成,激活鸟苷酸环化酶,增加细胞内 cGMP 含量,使阴茎海绵体平滑肌松弛,导致阴茎勃起,但心脏病患者不宜使用。

米诺地尔（minoxidil）具钾通道开放作用,使血管平滑肌松弛而扩张,有助于阴茎勃起。常用乳剂或气雾剂,对脊髓损伤所致的勃起功能障碍有一定疗效。

以氨茶碱（aminophylline）、硝酸异山梨酯（isosorbide dinitrate）和麦角碱（ergotalkaloids）为主要成分的药膏制剂,外用于阴茎皮肤,对心理因素导致的阴茎勃起功能障碍患者有效率达 82%,认为氨茶碱降解的茶碱具 PDE 的非特异性抑制作用,硝酸异山梨酯提供 NO,而麦角碱具 α-肾上腺素受体阻断作用。

（孟　强）

思考题

1. 目前常用的前列腺增生症治疗药物分哪几类？各自的代表药物有哪些？

2. 简述西地那非治疗勃起功能障碍的作用机制。

3. 西地那非的主要不良反应有哪些？哪些药物不宜与西地那非合用？为什么？

思考题解题思路

本章目标测试

本章思维导图

第三十章 | 抗菌药的合理应用

抗菌药是各种病原微生物所致感染性疾病最主要的治疗药物,但也同时存在不合理使用和细菌(及其他病原)耐药性问题。合理应用抗菌药的目的是最大限度地发挥其治疗作用,并将药物相关的不良反应和细菌耐药性的发生降到最低程度。抗菌药合理应用包括:①用药前必须进行病原学检查,需要时并应做药物敏感性试验,据此选用适当抗菌药。②掌握抗菌药的药效学和药动学特点,制订合理给药方案。③根据患者的生理、病理状态、肝、肾功能和免疫功能状态调整给药方案。此外,应注意适当的给药途径、给药方法和剂量,才能保证临床用药安全有效。

第一节 | 抗菌药的临床药物代谢动力学

抗菌药临床药物代谢动力学(以下简称药动学)主要包括抗菌药在人体内吸收、分布、代谢和排泄的过程。

一、抗菌药的体内过程

1. **吸收** 不同的抗菌药其吸收程度和吸收速率各不相同。口服、肌内注射及局部给药后均有吸收过程。一般在口服给药后 1~2h,肌内注射给药后 0.5~1h,药物吸收入血液循环达血药浓度峰值(C_{max})。由于不同抗菌药吸收过程的差异,在治疗轻、中度感染时,可选用病原菌对其敏感、口服易吸收的抗菌药物,并不需肌内注射或静脉给药;然而治疗危重感染时则宜采用静脉注射或静脉滴注,以避免口服或肌内注射时多种因素影响其吸收。口服后吸收迅速而完全,口服后可吸收给药量 80%~90% 及以上的抗菌药有氯霉素、磺胺甲噁唑-甲氧苄啶(SMZ-TMP)、克林霉素、头孢氨苄、头孢拉定、头孢克洛、头孢丙烯、阿莫西林、利福平、多西环素、异烟肼、氟胞嘧啶、甲硝唑,以及氧氟沙星、左氧氟沙星、莫西沙星、西他沙星等氟喹诺酮类和无氟喹诺酮类药物奈诺沙星。四环素类的吸收受金属离子钙、镁、铝等的影响,除多西环素外其吸收一般低于给药量的 60%~70%;多数青霉素类可被胃酸破坏(青霉素 V 例外),口服氨苄西林、苯唑西林后仅吸收给药量的 30%~40%;大部分头孢菌素类、氨基糖苷类、多黏菌素类、万古霉素、两性霉素 B 口服后亦吸收甚少或不吸收,为给药量的 0.5%~3.0%。

2. **分布** 一般而言,抗菌药在血供丰富的组织如肝、肾、肺组织中的浓度较高,而在血供差的部位如脑、骨、前列腺等组织中浓度较低。某些部位存在生理屏障,如血脑屏障,使大多数药物的脑脊液浓度偏低。药物的分布以表观分布容积(V_d)表示,不同抗菌药在各组织体液的分布特点不同,V_d 可相差甚多。如多数氟喹诺酮类药物的 V_d 高达 2~3L/kg 甚或更高,提示该类药物组织分布广泛,利于组织或感染病灶内细菌的清除,治疗某些细胞内细菌感染(如伤寒等沙门菌属感染)和细菌性前列腺炎等感染时,均能取得良好疗效。虽然多数抗菌药易分布于血供丰富的组织如肝、肾等,不易到达血供差的部位如骨、前列腺、脑脊液等组织,但某些药物仍可达到有效浓度。克林霉素、林可霉素、磷霉素、利奈唑胺、氟喹诺酮类的大多品种可在骨组织中达到杀灭病原菌的有效药物浓度,在治疗骨感染时可选用上述药物。氟喹诺酮类、红霉素、SMZ、TMP、四环素等可在前列腺液和组织中达有效浓度。氯霉素、磺胺嘧啶、异烟肼、氟胞嘧啶、甲硝唑等,可在脑膜炎症时在脑脊液中达有效杀菌或抑菌浓度。苯唑西林、红霉素、克林霉素、酮康唑、两性霉素 B 等对血脑屏障的穿透性较差,无论有无脑膜炎症,脑脊液中药物浓度均不能达到抑菌水平。某些青霉素类、头孢菌素类等药物在脑膜有炎症时,其血脑屏障穿透性增高,脑脊液中药物浓度可达抑菌或杀菌水平。因此治疗化脓性脑膜炎时,应按照病原菌种类分别选用在脑脊液中可达有效水平的药物。某些血脑屏障穿透性差者,如病情需要,除全身用药外亦可加用鞘内用药,如两性霉素 B、氨基糖苷类、糖肽类药物等。透过胎盘较多的抗菌药物有氯霉素、四环素、羧苄西林、磺胺药、TMP、呋喃妥因、氧氟沙星等,此类药物的胎儿血药浓度与母血浓度之比可达 50%～100%;庆大霉素、卡那霉素、链霉素、红霉素等的比率在 30%～50% 之间;头孢菌素类、多黏菌素类、苯唑西林、克林霉素等为 10%～15% 或更低。妊娠期间应用氨基糖苷类时,药物可经母体进入胎儿体内,损害第Ⅷ对脑神经,导致先天性耳聋。四环素类尚可导致乳牙及骨骼发育受损,因此妊娠期间应避免应用此类有损于胎儿的抗菌药物,尤其是对血胎盘屏障通透性高的药物。氟喹诺酮类在体内分布广泛,可有一定量自母体进入胎儿体内,曾发现该类药物可引起幼年动物的软骨损害,且该类药的作用机制为抑制蛋白合成过程中的 DNA 促旋酶,不宜在妊娠期应用。

3. 代谢 部分抗菌药在人体内未经变化即从肾或其他器官排出,如氨基糖苷类及大部分头孢菌素类。其他如头孢噻吩、头孢噻肟、磺胺类、氯霉素、红霉素、利福平、异烟肼等以肝内代谢为主要药物清除途径。氯霉素经肝细胞酶的作用与葡萄糖醛酸结合成为氯霉素单葡萄糖醛酸酯,此代谢物无抗菌活性。异烟肼、磺胺药均可在肝药酶作用下产生乙酰化代谢产物;利福平在肝内乙酰化后抗菌活性较原药明显为低;头孢噻肟在体内的代谢物去乙酰头孢噻肟的抗菌活性亦较原药为低。利奈唑胺的主要代谢物为两个无活性的开环羧酸代谢产物。

4. 排泄 大部分抗菌药物主要经肾排泄,如青霉素类、头孢菌素类和碳青霉烯类的大多数品种、氨基糖苷类药物、糖肽类药物主要自肾排出,因此尿药浓度高,可达血药浓度的数十至数百倍甚或更高。当患者肾功能减退时,主要经肾排出的抗菌药物的消除半衰期($t_{1/2}$)延长,导致药物在体内积聚和血药浓度升高,此时应调整给药方案。

部分抗菌药通过胆汁排泄,如红霉素等大环内酯类、林可霉素类、利福平、头孢哌酮、头孢曲松等,并有部分药物形成肠肝循环。上述药物的胆汁浓度均高,可达血药浓度的数倍至数十倍;氨基糖苷类和氨苄西林、哌拉西林等在胆汁中亦可达一定浓度,但氯霉素、主要经肾排泄的头孢菌素类如头孢唑林、头孢他啶等以及万古霉素等则在胆汁中的浓度低。

口服不吸收的抗菌药主要由粪便排泄,某些经肝胆系统排泄,并有肠肝循环的药物如红霉素、四环素类、利福平等粪便的药浓度较高。

二、药动学/药效学与疗效的关系

抗菌药的疗效取决于体内感染灶中的药物能否达到有效浓度,并清除其中的病原菌。抗菌药的药动学(pharmacokinetics,PK)主要研究抗菌药在人体内过程,包括药物分布至组织和体液中可达到的药物浓度及其持续时间,但药动学参数与药物抗菌作用之间的关系并不明确。抗菌药的药效学(pharmacodynamics,PD)反映药物对某种细菌抑菌或杀菌活性的高低,其药效学指标包括药物对细菌的最低抑菌浓度(minimal inhibitory concentration,MIC)、最低杀菌浓度(minimal bactericidal concentration,MBC),但 MIC 或 MBC 值并不能说明药物抑菌或杀菌活性持续时间的长短,也不能反映药物与细菌停止接触后是否存在持续抗菌作用即抗生素后效应(post antibiotic effect,PAE)等。因此,只有将药动学和药效学(PK/PD)两者结合,才能制订出有效的治疗方案,达到最佳的临床和细菌学疗效,并可能防止疗程中细菌产生耐药性。

抗菌药物在体内的杀菌模式可分为以下几种类型。①浓度依赖性:药物浓度越高,杀菌活性及杀菌速率越高,此类药物多具有较长的 PAE。主要 PK/PD 指数为药时曲线下面积(AUC_{0-24})与 MIC 的比值(AUC_{0-24}/MIC)和血药浓度峰值(C_{max})与最低抑菌浓度(MIC)的比值(C_{max}/MIC),属此类型者有氨基糖苷类、氟喹诺酮类、甲硝唑、两性霉素 B 等。此类药物通常可 1 日给药 1 次(重症感染例外)。②时间依赖性:抗菌药物浓度在病原菌 MIC 的 4～5 倍以内,杀菌效果与浓度相关,但超过该浓度范围后杀菌速率达饱和状态,该类药物的杀菌效果与药物浓度超过病原菌 MIC 时间的长短有关。此类抗菌药无明显 PAE。主要 PK/PD 指数为药物浓度高于 MIC 的时间占给药间期的百分比（% T>MIC）。青霉素类、头孢菌素类、碳青霉烯类等 β- 内酰胺类属此类药物。③时间依赖性并有明显的 PAE,主要 PK/PD 指数为 AUC_{0-24}/MIC。属此类型的药物有阿奇霉素、克拉霉素、四环素类、万古霉素等糖肽类、克林霉素、利奈唑胺等。时间依赖性抗菌药宜一日多次给药,以保证体内药物浓度超过 MIC 的时间（$T_{>MIC}$）足够长,研究结果显示当 β- 内酰胺类抗生素 $T_{>MIC}$ 达给药间期的 40%～50% 时,预期可达 85% 以上的临床疗效,如 $T_{>MIC}$ 达到给药间期的 60%～70% 时,则可达最佳微生物学疗效。对于浓度依赖性抗菌药而言,AUC_{0-24}/MIC 值随药物及细菌的不同而异,例如氟喹诺酮类治疗重症革兰氏阴性杆菌感染,AUC_{0-24}/MIC 值在 100～125 或更高时可获良好微生物学疗效;而治疗肺炎链球菌下呼吸道感染,AUC_{0-24}/MIC 值达 25～35 时即可获良好疗效。C_{max}/MIC 为 8～10 或更高时可明显降低氨基糖苷类抗生素治疗革兰氏阴性杆菌血流感染的病死率和显著改善该类药物治疗革兰氏阴性杆菌引起的医院获得性肺炎的疗效。当 C_{max}/MIC 值≥8～10 和 AUC_{0-24}/MIC 值≥100 时可明显减少氟喹诺酮类药物治疗革兰氏阴性杆菌,包括铜绿假单胞菌耐药菌出现的可能。

第二节 ｜ 抗菌药的治疗药物监测

治疗药物监测（TDM）系通过测定患者疗程中的血药或其他体液的药物浓度,根据药动学原理和计算方法拟订个体化给药方案,包括药物剂量、给药间期和给药途径,以提高疗效和降低不良反应,达到有效和安全治疗的目的。

需要进行 TDM 的抗菌药包括:

1. 药物毒性大,其治疗浓度与中毒浓度接近者　如氨基糖苷类,包括庆大霉素、妥布霉素、阿米卡星、奈替米星等,万古霉素、去甲万古霉素、替考拉宁亦属此列。

2. 有脏器功能损害的患者　肝、肾功能减退影响药物的代谢和排泄,可导致药物在体内积聚。由于肾功能减退时药物自肾排泄明显减少,血药浓度升高可发生毒性反应,如氟胞嘧啶、SMZ、TMP 等。氯霉素在体内通过肝脏葡萄糖醛酰转移酶的作用与葡萄糖醛酸结合而灭活,新生儿期该酶产生不足,加上肾排泄差,可能导致周围循环衰竭（灰婴综合征）的发生;氯霉素应用于严重肝损害患者时,由于肝药酶作用的减少可使药物与葡萄糖醛酸的结合减少,导致血药浓度增高,血液系统毒性反应易于发生。

3. 具有非线性动力学特征、个体差异大、易发生药物相互作用的药物　如抗真菌药物伏立康唑、伊曲康唑、泊沙康唑。该类药物体内代谢受肝药酶 CYP450、P-gp 抑制药和诱导剂的影响,表现为药物体内过程个体差异大,并容易受合并用药的影响。伏立康唑、伊曲康唑还表现为非线性动力学特征,当给药剂量超过一定范围时,随着剂量的微量增加,血药浓度可显著升高以致发生毒性反应,此现象亦称"饱和动力学"。此外,伏立康唑的代谢酶 CYP2C19 还具有基因多态性,这些均可影响血药浓度,从而影响疗效和导致不良反应的发生。

4. 某些特殊部位的感染　确定感染部位是否已达有效药物浓度,或浓度过高有可能导致毒性反应的发生。如测定脑脊液中的青霉素浓度,或通过测定脑脊液或肺泡灌洗液中的药物浓度,了解鞘内注射或雾化吸入后的感染部位浓度。

5. 其他影响体内药物浓度的因素　如合并用药、遗传因素。

6. 在常用剂量下患者无治疗反应者宜测定血药浓度　如重症感染患者由于病理改变导致患者药动学变异大,耐药菌感染的疗效欠佳。

7. 青霉素类、头孢菌素类、碳青霉烯类等 β- 内酰胺类　由于毒性低,治疗浓度范围宽,一般在治疗剂量范围内根据病情调整剂量可达到有效浓度水平,不易发生毒性反应,因此原则上对上述抗生素不需将 TDM 列为常规。但在特殊情况下,如肾功能减退或增强患者,高 MIC 病原体感染,怀疑 β- 内酰胺类药物的毒性,脓毒症 / 脓毒症休克患者疑似临床治疗失败,不确定是否有足够的药物渗透,可监

测 β- 内酰胺类血药浓度并进行个体化方案调整,以提高疗效、减少浓度过高所致毒性反应。

各类抗菌药的治疗浓度范围和中毒浓度参见表 30-1。

表 30-1　抗菌药的治疗浓度范围和中毒浓度(mg/L)

药物	治疗浓度范围		可能中毒浓度		备注
	峰浓度	谷浓度	峰浓度	谷浓度	
庆大霉素、妥布霉素 MDD[①] 首剂 2mg/kg,然后 1.7mg/kg q8h	4~10	1~2	>12	>2	常规测定
庆大霉素、妥布霉素 OD[②] 5.1(病情危重者:7)mg/kg qd	16~24	<1			
阿米卡星、卡那霉素 OD:15mg/kg qd	56~64	<1			
阿米卡星、卡那霉素 MDD:7.5mg/kg q12h	15~30	5~10	>35	>10	常规测定
异帕米星	25~30	5~8[③]			
链霉素	20	>5	>40		常规测定
万古霉素	20~40	5~10[④]	>50	>10	常规测定
两性霉素 B			>2		常规测定
氯霉素[⑤]	20	<5	>25	>5	新生儿常规测定
SMZ			>115		肾功能减退时测定
TMP			>3		肾功能减退时测定
氟胞嘧啶	40~60		>80		肾功能减退时测定

注:[①]MDD:每日多次给药;[②]OD:每日 1 次给药;[③]危及生命感染时治疗浓度范围;[④]治疗耐甲氧西林金黄色葡萄球菌(MRSA)所致严重感染,美国感染病学会(IDSA)指南推荐谷浓度为 15~20mg/L;[⑤]不能测定血药浓度时新生儿、早产儿避免使用。

第三节 │ 抗菌药临床应用的基本原则

1. **诊断为病原微生物感染者,方有指征应用抗菌药物**　根据患者的症状、体征及血、尿常规等实验室检查结果,初步诊断或确诊为细菌、真菌、结核或非结核分枝杆菌、支原体、衣原体、螺旋体等感染者,方有指征应用抗菌药。

2. **尽早明确感染性疾病的病原,并根据病原种类及药物敏感试验结果选用抗菌药物**　抗菌药品种的选用原则上应根据病原菌种类及病原菌对抗菌药敏感或耐药,即细菌药物敏感试验的结果而定。因此在有条件的医疗机构,住院患者必须在开始抗菌治疗前先留取相应标本,立即送细菌培养,以尽早明确病原菌和药敏结果;门诊患者可以根据病情需要开展药敏工作。危重患者在未获知病原菌及药敏结果前,可根据患者的发病情况、发病场所、原发病灶、基础疾病等推断最可能的病原菌,并结合当地细菌耐药状况先给予抗菌药经验治疗,获知细菌培养及药敏结果后,对疗效不佳的患者调整给药方案。

3. **根据药物抗菌活性、药动学特性、药物不良反应选择用药**　各种抗菌药的药效学和药动学特点不同,抗菌药物选用时应结合其抗菌活性(药效学)、药动学、不良反应、药源、价格等综合考虑。药敏结果获知后是否调整用药仍应以经验治疗后的临床效果为主要依据。

4. **按照患者的生理、病理状态合理用药**　肝肾功能减退、老年人、新生儿、妊娠期、哺乳期的感染患者应用抗菌药时,其体内过程会出现相应的改变,需按照其生理、病理特点合理用药。如老年人应用抗菌药物,特别是肾毒性较强的氨基糖苷类等时,需根据肾功能情况给予调整,定期监测血药浓度,以确保用药安全。孕妇宜避免采用四环素类、氨基糖苷类、喹诺酮类等药物。许多药物可自乳汁分泌,因此哺乳期患者需应用任何抗菌药物时均宜暂停哺乳。肾功能减退者应避免使用肾毒性抗菌药物,应用主要自肾排泄的药物时应减量应用。肝功能减退时,主要经肝脏代谢或清除的药物需避免或减量应用。

5. 下列情况下抗菌药物的应用要严加控制或尽量避免

(1)抗菌药的预防性应用必须有明确的指征:不适当的预防用药往往徒劳,反而易引起耐药菌感染,并可引起药物不良反应和经济损失。

(2)皮肤及黏膜等局部应用抗菌药应尽量避免:因易引起过敏反应或耐药菌产生。应避免将用于重症感染和多重耐药菌的全身用药供局部应用,主要供局部应用的抗菌药有新霉素、杆菌肽、莫匹罗星、磺胺醋酰钠等。

(3)联合应用抗菌药应有明确的指征:①病原菌尚未查明的严重感染;②单一抗菌药不能有效控制的混合感染;③单一抗菌药不能有效控制的重症感染;④较长疗程用药细菌有可能产生耐药者;⑤联合用药使毒性较大药物的剂量相应减少或可以肯定获得协同作用者等。

(4)患者的原发疾病不能治愈或纠正者、免疫缺陷者:预防用药应尽可能少用或不用。

6. 选用适当的给药方案、剂量和疗程　口服或肌内注射用于轻、中度感染;严重感染患者则常需静脉给药,病情好转后予以口服给药。应根据药动学和药效学相结合的原则给药。青霉素类、头孢菌素类和其他 β-内酰胺类、大环内酯类、林可酰胺类等时间依赖性抗菌药应一日多次给药。氟喹诺酮类、氨基糖苷类等浓度依赖性抗菌药可一日给药 1 次。抗菌药宜用至体温正常、症状消退后 3~4 天;但血流感染、感染性心内膜炎、溶血性链球菌咽峡炎、骨髓炎、伤寒和结核病等例外。如临床效果不显著,急性感染在用药 48~72h 后应考虑换药。

7. 应强调综合治疗的重要性　在应用抗菌药的同时应采取各种综合措施,如纠正水、电解质和酸碱平衡失调,改善微循环,补充血容量,输血、血浆、血清白蛋白,处理原发病灶和局部感染病灶等。

第四节 | 抗菌药的临床应用

一、β-内酰胺类

β-内酰胺类(β-lactam)抗生素系指化学结构式中具有 β-内酰胺环的一大类抗生素,包括青霉素类、头孢菌素类、碳青霉烯类、头霉素类、单环 β-内酰胺类及其他非典型 β-内酰胺类抗生素。

(一)青霉素类

青霉素类(penicillins)是最常见的一类 β-内酰胺类抗生素。青霉素类与细菌体内的青霉素结合蛋白(PBP)有高度亲和力,两者结合后干扰细菌细胞壁的合成,导致细菌生长停止、溶解和死亡。根据抗菌谱和抗菌作用的特点可将青霉素抗生素分为 5 类:①天然青霉素类;②耐青霉素酶青霉素类;③广谱青霉素类;④抗假单胞菌青霉素类;⑤主要作用于革兰氏阴性杆菌的青霉素类。

【药理作用与机制】

1. 天然青霉素类　有苄星青霉素(benzylpenicillin)、普鲁卡因青霉素(procaine penicillin)、苄星青霉素(benzathine benzylpenicillin)、青霉素 V 等。此组青霉素类对革兰氏阳性需氧和厌氧菌、革兰氏阴性球菌、百日咳杆菌、嗜血杆菌属、各种致病螺旋体、多数放线菌属等均有强大抗菌活性。

2. 耐青霉素酶青霉素类　包括甲氧西林(methicillin)、萘夫西林(nafcillin)、苯唑西林(oxacillin)、氯唑西林(cloxacillin)、双氯西林(dicloxacillin)、氟氯西林(flucloxacillin)。此组青霉素耐青霉素酶,对葡萄球菌(金黄色葡萄球菌和凝固酶阴性葡萄球菌)不产酶和产青霉素酶菌株均有良好抗菌作用,对其他细菌的活性则较青霉素为差。

3. 广谱青霉素类　有氨苄西林(ampicillin)、阿莫西林(amoxicillin)以及氨苄西林的酯化物匹氨西林(pivampicillin)、巴氨西林(bacampicillin)等。氨苄西林的抗菌作用与青霉素相仿,对链球菌属的活性略逊于青霉素,对肠球菌属的活性则较强。此外,对流感嗜血杆菌、沙门菌属以及志贺菌属、大肠埃希菌等的部分菌株也有良好抗菌作用。阿莫西林为氨苄西林的同类品,其抗菌谱和抗菌作用与氨苄西林基本相同,但杀菌作用更强。

4. **抗假单胞菌青霉素类**　包括羧基青霉素如羧苄西林(carbenicillin)、替卡西林(ticarcillin),磺基青霉素如磺苄西林(sulfocillin)以及脲基青霉素如哌拉西林(piperacillin)和苯咪唑类青霉素,如阿洛西林(azlocillin)和美洛西林(mezlocillin)等。此组青霉素的抗菌谱和氨苄西林相仿,但对肠杆菌科细菌的作用更广更强,对铜绿假单胞菌等假单胞菌属有良好作用,故称为抗假单胞菌青霉素。目前临床应用较多的品种为哌拉西林,美洛西林、阿洛西林亦有应用者。

5. **主要作用于革兰氏阴性杆菌的青霉素类**　如美西林(mecillinam)及其口服前体药匹美西林(pivmecillinam)。此组青霉素对肠杆菌科细菌有良好抗菌作用,对革兰氏阳性菌、铜绿假单胞菌和拟杆菌属则无抗菌活性。

【临床应用与评价】　青霉素目前仍为治疗多种革兰氏阳性菌感染的重要药物,例如白喉棒状杆菌、肠球菌等厌氧球菌、梭状芽孢杆菌、溶血性链球菌、肺炎链球菌和螺旋体等感染,但近年来许多国家和地区已出现对青霉素不敏感或耐药肺炎链球菌以及对青霉素耐药的淋病奈瑟菌。普鲁卡因青霉素和青霉素 V 宜限用于敏感菌所致的轻、中度感染,苄星青霉素主要用于治疗梅毒及预防风湿热。耐青霉素酶青霉素类应限用于产青霉素酶并对甲氧西林敏感的葡萄球菌感染。氨苄西林和阿莫西林为伤寒沙门菌、某些沙门菌属、奇异变形杆菌、李斯特菌属、肠球菌属和流感嗜血杆菌中的敏感株所致感染的选用药物。抗假单胞菌青霉素目前临床应用较多的品种为哌拉西林,美洛西林、阿洛西林亦有应用者,上述品种均可用于铜绿假单胞菌和多数肠杆菌科细菌和厌氧菌的混合感染。

【不良反应与防治】

1. **过敏反应**　青霉素类尤其是青霉素最易引起过敏反应,表现为过敏性休克(Ⅰ型过敏反应)、溶血性贫血(Ⅱ型变态反应)、血清病型反应(Ⅲ型变态反应)、药疹、头晕、头痛、血管神经性水肿、寒战、药物热、接触性皮炎、间质性肾炎、哮喘发作等。其中以皮疹最常见,以过敏性休克最严重。为防止严重过敏反应的发生,用任何一种青霉素制剂前必须详细询问是否有青霉素过敏史、药物过敏史、过敏性疾病史及过敏性家族史等。应用青霉素类制剂前必须先作青霉素皮肤试验,青霉素皮肤试验对预测青霉素过敏有重要作用,但皮肤试验阴性者不能排除出现过敏反应的可能。有青霉素过敏史者不宜进行皮肤试验,宜改用其他药物。

2. **毒性反应**　毒性反应少见,青霉素肌内注射局部可发生周围神经炎。鞘内注射超过 2 万 U 或静脉滴注大剂量青霉素类药物可引起肌肉阵挛、抽搐、昏迷等(青霉素脑病)。

3. **其他**　长期、大剂量青霉素类药物的应用可引起菌群失调或其他耐药菌所致的二重感染。用青霉素治疗钩端螺旋体病、梅毒或其他感染时可有症状加剧现象,称赫氏反应。梅毒患者经青霉素治疗后病灶消失过快,组织修补过程相对较迟或由于纤维组织收缩,影响器官功能者称治疗矛盾。

【注意事项】

1. 应用青霉素类前必须先做青霉素皮肤试验,应用普鲁卡因青霉素前除作青霉素皮肤试验外,还须作普鲁卡因皮肤试验。患者对一种青霉素过敏者可能对其他青霉素类制剂过敏,也可能对青霉胺或头孢菌素类交叉过敏。

2. 青霉素类可经乳汁排出少量,哺乳期妇女用青霉素类后可使婴儿致敏,因此在用药期间宜暂停哺乳。

3. 本类药物静脉注射或滴注时宜单独滴注,不宜与其他类药物同瓶滴注,以免引起相互作用。

4. 氨苄西林在浓溶液中不稳定,稀释后较稳定。本类药物在 pH 碱性溶液中易失去活性。

(二)头孢菌素类

头孢菌素类(cephalosporins)是一组母核为 7- 氨基头孢烷酸(7-aminocephalosporanic acid,7-ACA)的半合成抗生素,具有抗菌谱广、抗菌作用强、耐青霉素酶、临床疗效高、毒性低、过敏反应较青霉素类少见等优点。目前,根据抗菌谱、抗菌活性、对β-内酰胺酶的稳定性及肾毒性等将头孢菌素类分为五代。

1. 第一代头孢菌素　主要作用于需氧革兰氏阳性球菌和某些革兰氏阴性菌。对青霉素酶稳定,但对其他β-内酰胺酶的稳定性远较第二、第三及第四代差,头孢唑林等品种有一定肾毒性。注射常用品种有头孢唑林(cefazolin)、头孢拉定(cefradine)等,口服常用品种如头孢拉定、头孢氨苄(cefalexin)等。

2. 第二代头孢菌素　抗菌谱亦较广,对革兰氏阴性杆菌的作用亦较第一代品种强。对多数β-内酰胺酶较第一代头孢菌素稳定。有轻度肾毒性或无肾毒性。注射常用品种有头孢呋辛(cefuroxime)、头孢替安(cefotiam)等,口服品种有头孢克洛(cefaclor)、头孢呋辛酯(cefuroxime axetil)、头孢丙烯(cefprozil)等。

3. 第三代头孢菌素　对多数革兰氏阴性菌产生的β-内酰胺酶高度稳定,但某些革兰氏阴性杆菌产生的超广谱β-内酰胺酶(ESBLs)和染色体介导的头孢菌素酶(AmpC酶)可水解第三代头孢菌素;对革兰氏阴性杆菌有强大抗菌活性,主要注射品种有头孢噻肟(cefotaxime)、头孢曲松(ceftriaxone)、头孢唑肟(ceftizoxime)、头孢匹胺(cefpiramide)、头孢哌酮(cefoperazone)、头孢他啶(ceftazidime)等,口服品种有头孢克肟(cefixime)、头孢泊肟(cefpodoxime)、头孢地尼(cefdinir)等。

4. 第四代头孢菌素　抗菌谱和抗菌活性与第三代品种基本相仿,但对葡萄球菌属的作用较第三代头孢菌素强,对产AmpC酶的细菌如肠杆菌属、柠檬酸杆菌属等亦有良好抗菌作用。主要品种有头孢匹罗(cefpirome)、头孢吡肟(cefepime)等。

5. 第五代头孢菌素　具有抗耐甲氧西林金黄色葡萄球菌(MRSA)作用的头孢菌素也称为第五代头孢菌素。已上市品种有头孢罗膦(ceftaroline)和头孢吡普(ceftobiprole)。

【药理作用与机制】

1. 第一代头孢菌素　主要作用于需氧革兰氏阳性球菌,包括甲氧西林敏感葡萄球菌、溶血性链球菌和肺炎链球菌,但MRSA、耐青霉素肺炎链球菌(PRSP)和肠球菌属对其耐药;对部分大肠埃希菌、肺炎克雷伯菌、奇异变形杆菌(吲哚阴性)等革兰氏阴性杆菌亦有一定抗菌活性;对口腔厌氧菌亦具抗菌活性;对β-内酰胺酶的稳定性远较第二、第三及第四代差,对铜绿假单胞菌及其他非发酵革兰氏阴性杆菌无作用。

2. 第二代头孢菌素　对革兰氏阳性球菌的活性与第一代头孢菌素相仿或略差,但对大肠埃希菌、肺炎克雷伯菌、奇异变形杆菌等革兰氏阴性杆菌作用较强,对产β-内酰胺酶的流感嗜血杆菌、卡他莫拉菌、脑膜炎奈瑟菌、淋病奈瑟菌亦具活性。对革兰氏阴性杆菌所产β-内酰胺酶的稳定性较第一代头孢菌素强,对铜绿假单胞菌及其他非发酵革兰氏阴性杆菌无作用。

3. 第三代头孢菌素中的注射用品种　如头孢噻肟、头孢曲松对革兰氏阳性菌的作用不如第一代头孢菌素,但对肺炎链球菌(包括耐青霉素菌株)、化脓性链球菌及其他链球菌属仍有良好抗菌作用;对大肠埃希菌、肺炎克雷伯菌、奇异变形杆菌等革兰氏阴性杆菌有强大抗菌作用;对流感嗜血杆菌、脑膜炎奈瑟菌、淋病奈瑟菌及卡他莫拉菌作用强。具有抗假单胞菌属作用的品种如头孢他啶、头孢哌酮等对革兰氏阳性球菌作用较差,但对铜绿假单胞菌具高度抗菌活性。多数第三代头孢菌素对革兰氏阴性杆菌产生的广谱β-内酰胺酶稳定,但可被肠杆菌科细菌产生的ESBL和AmpC酶水解。

4. 第四代头孢菌素　对革兰氏阳性球菌及甲氧西林敏感葡萄球菌的活性较第三代品种为强,但仍较第一代品种差;柠檬酸杆菌属、肠杆菌属、沙雷菌属等对第四代头孢菌素常较敏感,本组品种大多对铜绿假单胞菌和其他假单胞菌属仍具良好作用。

5. 第五代头孢菌素　即抗MRSA头孢菌素,对金黄色葡萄球菌的PBPs,包括PBP2a有很强的亲和力,对多重耐药革兰氏阳性菌如MRSA、耐甲氧西林凝固酶阴性葡萄球菌(MRCNS)、耐青霉素肺炎链球菌(PRSP)均具较强抗菌活性,但对肠球菌作用差,对部分革兰氏阴性菌仍具良好抗菌活性。

【临床应用与评价】

1. 第一代注射用头孢菌素　如头孢唑林、头孢拉定,主要用于甲氧西林敏感葡萄球菌及其他敏感细菌所致呼吸道感染,皮肤、软组织感染和尿路感染等;亦可用于预防外科手术后切口感染。口服第一代头孢菌素主要用于上述感染中的轻症病例,或静脉给药有效后的序贯治疗。

2. 第二代头孢菌素　用于治疗大肠埃希菌、克雷伯菌属、变形杆菌属等及肠杆菌科细菌中的敏感菌株所致各种感染;可用于流感嗜血杆菌、肺炎链球菌、各种链球菌引起的呼吸道感染。亦可用于预防外科手术后切口感染。口服第二代头孢菌素主要用于上述感染中的轻症病例,或静脉给药后的序贯治疗。

3. 第三代头孢菌素注射剂　主要用于:①肠杆菌科细菌引起的严重全身感染,如血流感染、肺炎、骨髓炎等,尤其是非产超广谱 β- 内酰胺酶(ESBL)多重耐药菌感染和医院感染;②在病原菌尚未查明的严重感染中作为经验用药;③革兰氏阴性杆菌脑膜炎;④抗假单胞菌第三代头孢菌素用于治疗铜绿假单胞菌感染;⑤头孢曲松单剂用于产酶淋病奈瑟菌所致单纯性尿道炎疗效满意,成人单次肌内注射 250mg;⑥口服品种可用于敏感细菌所致呼吸道、尿路、皮肤软组织等的轻、中度感染,或上述感染经注射剂治疗病情好转后序贯为口服用药。

4. 第四代头孢菌素的适应证与第三代头孢菌素相同　对产 AmpC 酶菌株如沙雷菌属、普罗威登斯菌属、气单胞菌属、柠檬酸菌属和肠杆菌属等所致感染,其疗效可能优于第三代头孢菌素。

5. 第五代头孢菌素　主要用于治疗由金黄色葡萄球菌(甲氧西林敏感或耐药菌株)、化脓性链球菌、大肠埃希菌、肺炎克雷伯菌等所致的急性细菌性皮肤和皮肤结构感染,以及由肺炎链球菌、金黄色葡萄球菌(甲氧西林敏感菌株)、流感嗜血杆菌、肺炎克雷伯菌及大肠埃希菌所致的社区获得性细菌性肺炎。

【不良反应与防治】　头孢菌素类毒性低,不良反应较少,常见者如皮疹、发热等过敏反应,但较青霉素类少见,尤其是过敏性休克。肌内注射可引起局部疼痛,常需与利多卡因混合注射。口服制剂常可引起胃肠道反应,此外偶可引起血清氨基转移酶增高等。

【注意事项】　①第一代注射用头孢菌素如头孢噻吩、头孢唑林有潜在肾毒性,应避免剂量过大,与其他肾毒性药物(如氨基糖苷类、万古霉素、速效利尿药)联合应用时需注意观察肾功能。②应用头孢哌酮、头孢匹胺、头孢孟多时可出现低凝血酶原血症和双硫仑样反应,与其他抗凝血药、水杨酸制剂、非甾体抗炎镇痛药等合用可增加出血的危险性。合用维生素 K_1 可防止出血,用药期间不能饮酒。③腹泻亦可发生,尤以应用头孢哌酮时多见。偶见二重感染和假膜性肠炎。④大剂量应用偶可发生抽搐等中枢神经系统反应。⑤5%~10% 的青霉素类过敏者采用头孢菌素类亦可发生过敏反应,故此类患者宜避免用头孢菌素或慎用。

(三) 碳青霉烯类

碳青霉烯类(carbapenems)抗生素具有抗菌谱广、抗菌作用强、对多种 β- 内酰胺酶高度稳定的特点,尤其在治疗耐药革兰氏阴性菌感染中具有极其重要的地位。临床常用品种有亚胺培南(imipenem)、美罗培南(meropenem)、帕尼培南(panipenem)、多立培南(doripenem)和厄他培南(ertapenem)。

【药理作用与机制】　碳青霉烯类具广谱抗菌活性,对需氧革兰氏阳性球菌、革兰氏阴性菌,包括产 ESBLs 和 AmpC 酶的菌株具有活性。对不动杆菌属、铜绿假单胞菌等非发酵菌亦具良好抗菌作用,但近年来临床分离的铜绿假单胞菌、不动杆菌属等细菌对碳青霉烯类抗生素耐药率迅速上升,肠杆菌科细菌碳青霉烯类耐药率亦不断升高,尤以肺炎克雷伯菌更甚。亚胺培南对肺炎链球菌,包括青霉素耐药株(PRSP)仍具抗菌活性,对甲氧西林敏感葡萄球菌亦具良好抗菌作用,但对肠球菌的作用较弱,对耐甲氧西林金黄色葡萄球菌、嗜麦芽窄食单胞菌、黄杆菌属等的抗菌作用差。对包括脆弱拟杆菌在内的厌氧菌具强大抗菌作用。美罗培南的体外抗菌作用与亚胺培南大致相仿,对需氧革兰氏阴性杆菌作用较后者略强,对需氧革兰氏阳性球菌作用较亚胺培南略弱。帕尼培南抗菌活性与亚胺培南相仿,体外对铜绿假单胞菌作用较亚胺培南为弱。多立培南对肠杆菌科细菌的 MIC 值与美罗培南相近,低于亚胺培南;对不动杆菌属 MIC 稍低于美罗培南,高于亚胺培南;多立培南对铜绿假单胞菌的抗菌活性略强于美罗培南。厄他培南亦与亚胺培南相仿,但对铜绿假单胞菌和不动杆菌属等非发酵菌的作用差。

【临床应用与评价】 主要用于对其敏感的多重耐药需氧革兰氏阴性杆菌重症感染,重症需氧菌与厌氧菌混合感染,也用于中性粒细胞缺乏症发热患者的经验治疗。该类药物中美罗培南及帕尼培南有指征用于敏感菌所致的中枢神经系统感染。亚胺培南因可能导致抽搐等中枢神经系统不良反应,不能用于中枢神经系统感染。厄他培南不宜用于铜绿假单胞菌、不动杆菌属等非发酵菌所致感染。

【不良反应与防治】 常见的不良反应有胃肠道反应、药疹、静脉炎、血清氨基转移酶一过性增高等,程度大多轻微,长程应用可引起菌群失调及二重感染。

【注意事项】 应注意个别患者尤其应用亚胺培南者可引起癫痫发作,发生率约 1.5%;药物剂量过大、肾功能损害、老年或有中枢神经系统疾病患者易发生。因此亚胺培南滴速宜慢,250~500mg 静脉滴注时间应大于 30min,750~1 000mg 静脉滴注时间应大于 40~60min,不宜用于中枢神经系统感染及有中枢神经系统疾病的患者。

(四) 其他 β-内酰胺类

1. 头霉素类(cephamycins) 头霉素类是一类性质与头孢菌素类似的抗生素。头霉素可分 A、B、C 三型,其中 C 型抗菌作用最强。临床常用其衍生物,主要品种有头孢西丁(cefoxitin)、头孢美唑(cefmetazole)、头孢米诺(cefminox)、头孢替坦(cefotetan)等。头孢西丁其抗菌谱和抗菌作用特点与第二代头孢菌素相仿,头孢美唑、头孢米诺、头孢替坦对革兰氏阴性菌的作用与第三代头孢菌素相仿。头霉素类药物的作用特点为:①对革兰氏阳性菌和奈瑟菌属(脑膜炎奈瑟菌、淋病奈瑟菌)的作用较第一代头孢菌素差。②对大多数 β-内酰胺酶稳定,包括 ESBL;对部分肠杆菌科细菌有良好作用,流感嗜血杆菌、军团菌属对本品敏感,肠杆菌属和铜绿假单胞菌均对之耐药。③多数厌氧菌包括脆弱拟杆菌对之敏感。头孢美唑、头孢米诺等对革兰氏阳性球菌和肠杆菌科细菌的作用较头孢西丁强,对脆弱拟杆菌的作用略差,其余作用与头孢西丁相仿。对肠球菌无作用。头霉素类主要适用于厌氧菌和需氧菌混合感染,如盆腔炎、腹腔感染、肺脓肿等,亦可用于腹腔及盆腔手术的预防。不良反应与头孢菌素类相仿。

2. 单环 β-内酰胺类(monobactams) 单环 β-内酰胺类临床应用品种仅有氨曲南(aztreonam)。其特点为:①对肠杆菌科细菌和铜绿假单胞菌有良好抗菌作用;②对多种 β-内酰胺酶稳定,但可为 ESBLs 水解;③对革兰氏阳性菌和厌氧菌作用差;④与青霉素类和头孢菌素类很少发生交叉过敏反应。本品适用于敏感革兰氏阴性杆菌和铜绿假单胞菌感染,亦可用于对青霉素类和头孢菌素类过敏的患者。不良反应少而轻微,少数患者可出现药疹、胃肠道不适、血清氨基转移酶增高、静脉炎等。

3. 氧头孢烯类(oxacephems) 主要品种有拉氧头孢(latamoxef)和氟氧头孢(flomoxef)。特点为:①抗菌谱和抗菌作用与第三代头孢菌素相仿,尤其对革兰氏阴性菌的活性强。②对葡萄球菌属的活性较头孢噻肟差。③对多数 β-内酰胺酶稳定。④对各种厌氧菌,包括脆弱拟杆菌具较强抗菌活性。⑤适应证与第三代头孢菌素同,适用于需氧菌和厌氧菌混合感染,如腹腔感染、盆腔感染等,但不宜用于铜绿假单胞菌感染。⑥不良反应与其他头孢菌素类相仿。本品用药期间可引起凝血酶原减少和出血症状,应合用维生素 K_1 防止出血。用药期间不宜饮酒。

4. β-内酰胺类抗生素/β-内酰胺酶抑制药复方制剂 细菌产生 β-内酰胺酶是对 β-内酰胺类抗生素最常见且重要的耐药机制,影响 β-内酰胺类抗生素的临床应用。目前,临床上应用的 β-内酰胺酶抑制药有克拉维酸、舒巴坦、他唑巴坦 3 种,以及新近上市的阿维巴坦,前 3 种经典的 β-内酰胺酶抑制药均属于 β-内酰胺类化合物,抑酶机制基本相同,可与 β-内酰胺酶形成非共价键复合体,同时其自身结构也被破坏,故也称为自杀性酶抑制药。使某些对 β-内酰胺酶不稳定的 β-内酰胺类,如氨苄西林、阿莫西林、替卡西林、哌拉西林、头孢哌酮等重新对产酶菌恢复其抗菌活性,并扩大了抗菌谱,使之对脆弱拟杆菌和产青霉素酶金黄色葡萄球菌等的抗菌活性增强。临床应用品种有氨苄西林/舒巴坦(ampicillin/sulbactam)、阿莫西林/克拉维酸(amoxicillin/clavulanic acid)、替卡西林/克拉维酸(ticarcillin/clavulanic acid)、哌拉西林/他唑巴坦(piperacillin/tazobactam)和头孢哌酮/舒巴坦(cefoperazone/sulbactam)。后三种合剂的抗菌谱除大肠埃希菌、肺炎克雷伯菌等肠杆菌科细菌外,尚包括铜绿假单胞菌,另外含舒巴坦的复方制剂对不动杆菌属的作用增强。

新一代的 β- 内酰胺酶抑制药阿维巴坦不属于 β- 内酰胺类,与经典 β- 内酰胺酶抑制药的作用机制不同,具有长效和与酶可逆性共价结合的特点,且不会诱导 β- 内酰胺酶产生。与各类头孢和碳青霉烯类抗生素联合使用时具有广谱抗菌活性,尤其是对产超广谱 β- 内酰胺酶的大肠埃希菌和肺炎克雷伯菌、含有超量 AmpC 酶及 ESBL 酶的大肠埃希菌的活性显著。目前上市的头孢他啶/阿维巴坦(ceftazidime/avibactam)对多数革兰氏阴性杆菌具有良好抗菌作用,其抗菌谱较氨苄西林/舒巴坦、阿莫西林/克拉维酸、替卡西林/克拉维酸等为广。

5. 青霉烯类(penems)　青霉烯类抗生素具有抗菌谱广、抗菌活性强和对 β- 内酰胺酶高度稳定的特点,现仅有口服品种法罗培南(faropenem),其抗菌谱和抗菌活性与碳青霉烯类的厄他培南相仿,适用于敏感菌所致的轻至中度感染。

二、氨基糖苷类

氨基糖苷类(aminoglycoside)抗生素有链霉素、新霉素、卡那霉素、庆大霉素、阿米卡星、奈替米星和异帕米星等。本类药物的共同特点为:①水溶性好,性质稳定;②抗菌谱广,对葡萄球菌属、需氧革兰氏阴性杆菌均具良好抗菌活性,某些品种对结核分枝杆菌及其他分枝杆菌属亦有作用;③细菌对不同品种之间有部分或完全性交叉耐药;④与人血清白蛋白结合率低,大多低于 10%;⑤胃肠道吸收差,注射给药后大部分经肾以原形排出;肾功能减退时其半衰期有显著延长,因此用药时应根据肾功能损害的程度调整给药方案;⑥具有不同程度肾毒性和耳毒性(前庭功能损害或听力减退),并可有对神经肌肉接头的阻滞作用。

【药理作用与机制】　抗菌谱广,对需氧革兰氏阴性杆菌有强大抗菌活性;对葡萄球菌属亦有良好活性;对各组链球菌、肺炎链球菌的作用弱。结核分枝杆菌对链霉素(streptomycin)较敏感,对卡那霉素(kanamycin)也有一定敏感性。除链霉素、新霉素(neomycin)、卡那霉素、巴龙霉素(paromomycin)、核糖霉素(ribostamycin)外,其余品种对假单胞菌属、不动杆菌属等亦有良好作用。本类药物主要作用于细菌体内核糖体 30s 亚单位,抑制细菌蛋白质的合成,并破坏细菌细胞膜的完整性。

【临床应用与评价】　本类药物为革兰氏阴性杆菌所致重症感染的选用药物,常需与广谱青霉素类或头孢菌素类联合应用;也可作为葡萄球菌属、甲型溶血性链球菌、肠球菌属所致重症感染,如心内膜炎的联合用药。

链霉素主要用于结核病初治病例,与异烟肼、利福平等联合应用;此外亦与其他抗菌药联合用于治疗布鲁氏菌病、鼠疫等。新霉素口服用作肠道消毒剂或局部用药。卡那霉素因耐药率高,目前已较少应用。临床上以庆大霉素(gentamicin)、妥布霉素(tobramycin)的应用为最普遍,阿米卡星(amikacin)和异帕米星(isepamicin)对多数氨基糖苷类钝化酶稳定,故可用于对庆大霉素等氨基糖苷类耐药菌所致感染。

【不良反应与防治】　本类药物均具不同程度耳毒性(听神经与前庭神经损害)和肾毒性,偶可出现神经肌肉接头阻滞而引起呼吸停止,其他尚可引起血清氨基转移酶增高、嗜酸性粒细胞增多、中性粒细胞减少、发热、面部麻木、周围神经炎等。

【注意事项】　①用药前询问患者有无氨基糖苷类药物过敏史,对一种氨基糖苷类过敏者可能对另一种也过敏。②本类药物不宜作为门诊一线用药。因可通过胎盘引起胎儿肾毒性或听力减退,故妊娠期妇女避免应用,新生儿、婴幼儿及 6 岁以下儿童慎用。③应用氨基糖苷类时应注意定期检查尿常规、肾功能;注意观察听力和前庭功能改变,疗程通常不宜超过 2 周。以上各项检查如出现异常,应立即减量或停用。④失水、低血压、50 岁以上患者及肾功能减退的患者尽量避免应用或慎用。老年患者肾功能减退者必须应用时应根据肾功能调整用量。⑤老年、新生儿、婴幼儿患者及肾功能减退患者用药期间应尽可能同时监测血药浓度,并据以调整用量。⑥避免与其他耳毒性、肾毒性药物、神经肌肉阻滞药、吸入性麻醉药等合用,避免使用利尿药。本类药物应避免与半合成青霉素类同瓶滴注,因后者可使本类药物抗菌活性降低。

三、四环素类和甘氨酰环素类

(一) 四环素类

四环素类(tetracyclines)抗生素由链霉菌属发酵分离获得,包括四环素(tetracycline)、金霉素(chlortetracycline)、土霉素(oxytetracycline)及半合成四环素类多西环素(doxycycline)、美他环素(methacycline)和米诺环素(minocycline)。目前临床应用较多的为半合成四环素类米诺环素及多西环素。

【药理作用与机制】　抗菌谱广,对许多革兰氏阳性和阴性球菌、革兰氏阴性杆菌和厌氧菌等均具良好抗菌作用。20 世纪 60 年代,四环素曾是国内临床最普遍应用的抗菌药,目前葡萄球菌属和肠杆菌科细菌对本类药物已大多耐药;但嗜麦芽窄食单胞菌和不动杆菌属仍大多对米诺环素敏感,米诺环素和多西环素对部分碳青霉烯类耐药肠杆菌科细菌具有抗菌活性。目前本类药物对嗜血杆菌属、淋病奈瑟菌、脑膜炎奈瑟菌、类鼻疽假单胞菌、耶尔森菌属、军团菌属、胎儿弯曲菌、布鲁氏菌属、霍乱弧菌、立克次体属、衣原体属、支原体属和多种厌氧菌仍有良好作用。其作用机制为与细菌核糖体 30s 亚单位结合,抑制肽链增长和蛋白质合成。

【临床应用与评价】　现仅限用于立克次体病、布鲁氏菌病(需与氨基糖苷类联合)、支原体、衣原体感染、霍乱、回归热等疾病,孕妇及 7 岁以下小儿不宜应用该类药物。多西环素口服后吸收完全,敏感病原所致轻症感染亦可应用。另外近年来鲍曼不动杆菌对各类抗菌药的耐药性高,可选用抗菌药少,美国 FDA 批准米诺环素作为治疗多重耐药鲍曼不动杆菌感染的联合用药之一。对于广泛耐药鲍曼不动杆菌感染,米诺环素可与头孢哌酮/舒巴坦等抗菌药联合应用。多西环素和米诺环素还可用于治疗痤疮。

【不良反应与防治】

1. 口服本类药物可引起胃肠道反应。

2. 儿童应用四环素可使牙齿黄染及釉质发育不全。

3. 本类药物可引起药疹、日光皮炎,以地美环素和多西环素较多见。偶见粒细胞减少、婴幼儿颅内压增高、二重感染等。

【注意事项】

1. 口服剂量不宜过高,半合成四环素类可在饭后服用,以减轻胃肠道反应。

2. 避免与制酸剂及含钙、镁、铝等二价或三价阳离子药物同服,因可与四环素类络合而影响肠道吸收。

3. 本类药物有肝毒性,剂量过大或孕妇应用后易引起,肝功能不全者及孕妇不宜采用。

4. 本类药物可加重尿毒症,肾功能损害者不宜用,但多西环素、米诺环素仍可安全使用。

5. 本类药物可引起牙齿黄染并影响骨骼发育,孕妇、哺乳期妇女和 7 岁以下儿童均不宜应用。

6. 米诺环素可引起眩晕、耳鸣等前庭功能紊乱症状,驾驶员、高空作业者不宜应用。

(二) 甘氨酰环素类

替加环素(tigecycline)是目前甘氨酰环素类(glycylcycline)抗生素唯一上市品种,它是米诺环素衍生物。

【药理作用与机制】　甘氨酰环素与四环素类药物的作用机制相同,与细菌核糖体 30s 亚基结合,抑制蛋白质合成,其与核糖体结合位点的亲和力为四环素的 5 倍。

替加环素抗菌谱广,对革兰氏阳性菌包括金黄色葡萄球菌和凝固酶阴性葡萄球菌(包括甲氧西林耐药株)、青霉素敏感和耐药的肺炎链球菌、甲型和乙型溶血性链球菌均具有良好抗菌活性,对粪肠球菌、屎肠球菌有极强的抗菌活性[包括耐万古霉素肠球菌(VRE)]。在革兰氏阴性杆菌中,替加环素对大肠埃希菌、肺炎克雷伯菌、产酸克雷伯菌、肠杆菌属有良好的抗菌作用(包括产 ESBLs 菌株),对流感嗜血杆菌、脑膜炎奈瑟球菌、卡他莫拉菌具有良好抗菌活性,对鲍曼不动杆菌、嗜麦芽窄食单胞菌作用良好,对脆弱拟杆菌等厌氧菌及肺炎支原体和人型支原体等不典型病原体均具高度抗菌活性,但对铜绿假单胞菌和变形杆菌属作用差。替加环素对快速生长的分枝杆菌也具良好抗菌活性。

【临床应用与评价】 本品适用于阴沟肠杆菌、大肠埃希菌、肺炎克雷伯菌、粪肠球菌(仅限于万古霉素敏感菌株)等敏感菌所致的复杂性腹腔感染,适用于金黄色葡萄球菌(甲氧西林敏感及耐药菌株)、无乳链球菌、咽峡炎链球菌族、化脓性链球菌和脆弱拟杆菌等所致的复杂性皮肤和皮肤结构感染以及社区获得性肺炎。

【不良反应与防治】 临床研究中最常见不良反应为恶心(26%)与呕吐(18%),多为轻、中度。其余较常见的不良反应包括:腹痛、脓肿、乏力、头痛、感染、静脉炎、腹泻、消化不良、肝功能异常等。

四、氯霉素类

【药理作用与机制】 本类药物有氯霉素(chloramphenicol)和甲砜霉素(thiamphenicol),为广谱抑菌剂,对革兰氏阴性菌的作用较对革兰氏阳性菌强。氯霉素对流感嗜血杆菌、奈瑟菌属、伤寒沙门菌及多数肠杆菌科细菌的作用良好;对各种厌氧菌包括脆弱拟杆菌亦有良好作用。此外,对螺旋体、支原体属、立克次体属、衣原体属等均具作用。作用机制为作用于细菌核糖体 50s 亚单位,抑制转肽酶使肽链的延长受阻而影响蛋白质合成。

【临床应用与评价】 氯霉素主要适用于:①细菌性脑膜炎和脑脓肿,由流感嗜血杆菌产酶株、肺炎链球菌、脑膜炎奈瑟菌所致者;但近年来已被其他抗菌药所取代;②伤寒及其他沙门菌属感染,但近年多采用氟喹诺酮类或第三代头孢菌素。

【不良反应与防治】 本类药物具明显的骨髓抑制作用,故临床应用受到限制。①抑制骨髓造血功能,可引起贫血、白细胞及血小板减少,与剂量有关。此外偶有再生障碍性贫血发生。②灰婴综合征,系血药浓度异常增高引起的循环衰竭,多发生于早产儿、新生儿应用本类药物剂量过大时。③视神经炎、中毒性精神病等,发生率低。④其他:如皮疹及各种过敏反应,消化道反应等。

【注意事项】 ①正确掌握适应证,一般轻症感染不轻易选用本品。②成人每日剂量不超过 2g;早产儿、新生儿、妊娠后期及哺乳期妇女避免应用。③疗程中应定期检查血常规及血小板;肝功能损害者应避免应用氯霉素或减量。④氯霉素可抑制肝内药物代谢酶,与苯妥英、甲苯磺丁脲、双香豆素等同用时,可使这些药物的血药浓度增高因而产生不良反应。与环磷酰胺同用可减弱后者的疗效。

五、大环内酯类

大环内酯类(macrolides)均具有大环内酯环基本结构,其代表品种为红霉素。应用于临床者有十四元环大环内酯类中的红霉素(erythromycin)、罗红霉素(roxithromycin)、交沙霉素(josamycin)、克拉霉素(clarithromycin);十五元环品种阿奇霉素(azithromycin);十六元环品种麦迪霉素(midecamycin)、乙酰螺旋霉素(acetylspiramycin)、吉他霉素(kitasamycin)等。

【药理作用与机制】 红霉素等沿用大环内酯类对溶血性链球菌、肺炎链球菌、甲氧西林敏感金黄色葡萄球菌、白喉棒状杆菌、破伤风芽孢杆菌、炭疽芽孢杆菌等革兰氏阳性菌具良好抗菌作用,对厌氧球菌、李斯特菌属、军团菌属、支原体属、衣原体属等病原微生物有效。新的大环内酯类如阿奇霉素、克拉霉素、罗红霉素等抗菌谱扩大,前二者对流感嗜血杆菌、卡他莫拉菌亦具良好抗菌作用,对军团菌属、支原体属、衣原体属、非结核分枝杆菌作用加强。其作用机制为与细菌核糖体的 50s 亚单位结合而抑制细菌合成蛋白质。

【临床应用与评价】　红霉素常作为青霉素过敏患者的替代用药用于下列细菌感染：①化脓性链球菌、肺炎链球菌等所致的咽炎、扁桃体炎、鼻窦炎、中耳炎及轻至中度肺炎；②链球菌引起的猩红热、蜂窝织炎，葡萄球菌引起的皮肤感染；③白喉及白喉带菌者；④炭疽、破伤风、气性坏疽、放线菌病；⑤梅毒、李斯特菌病等；⑥心脏病及风湿热患者预防细菌性心内膜炎和风湿热。本类药物是治疗军团菌病、弯曲菌肠炎的首选药物，也是联合治疗幽门螺杆菌的药物之一。

新大环内酯类的临床适应证较沿用品种有所扩大，红霉素等沿用大环内酯类对流感嗜血杆菌的抗菌作用差，新大环内酯类对该菌的抗菌作用增强，故新大环内酯类是治疗社区获得性呼吸道感染更为合适的选用药物。新大环内酯类中的克拉霉素及阿奇霉素尚可用于免疫缺陷患者的鸟分枝杆菌等非典型分枝杆菌属及弓形体等感染的治疗。

【不良反应与防治】　本类药物不良反应少而轻微。口服制剂和红霉素注射剂常可引起胃肠道症状，以红霉素较突出，可能与药物刺激胃肠道有关。新大环内酯类口服吸收良好，给药次数和给药剂量减少，故胃肠道及肝脏不良反应也相应减少。沿用大环内酯类每日给药 3～4 次，新大环内酯类每日给药 1～2 次。红霉素静脉给药常可引起血栓性静脉炎，故红霉素静脉滴注时药物浓度不宜超过 1mg/ml。红霉素酯化物可引起肝毒性和肝功能异常。

【注意事项】　由于本类药物可在肝内代谢并经胆汁排泄，肝功能不全者宜减量或慎用。本类药物为肝内药物代谢酶抑制药，与甲泼尼龙、茶碱、卡马西平、华法林等同用时可使上述药物在肝内代谢减少，血药浓度增高而产生不良反应，必要时应调整用量。红霉素静脉给药时须用葡萄糖溶液稀释。

六、林可酰胺类

林可酰胺类（lincosamides）包括林可霉素（lincomycin）与克林霉素（clindamycin），在化学结构上与大环内酯类不同，但抗菌谱相似。克林霉素是林可霉素的半合成衍生物，其抗菌活性较林可霉素为强。

【药理作用与机制】　对葡萄球菌属、肺炎链球菌、溶血性链球菌等革兰氏阳性球菌具强大抗菌作用，但甲氧西林耐药葡萄球菌和肠球菌属对之耐药，多数白喉棒状杆菌、破伤风杆菌、产气荚膜杆菌等厌氧菌，包括脆弱拟杆菌及多数放线菌属对本类药物敏感。革兰氏阴性杆菌则对之均耐药。细菌对林可霉素与克林霉素呈完全性交叉耐药，克林霉素的体外抗菌活性比林可霉素强 4～8 倍。本类药物主要作用于细菌核糖体的 50s 亚单位，抑制细菌合成蛋白质。

【临床应用与评价】　主要用于革兰氏阳性球菌感染和厌氧菌感染。因其在骨组织中浓度高，因此可用于金黄色葡萄球菌骨髓炎、化脓性关节炎。也适用于对 β- 内酰胺类过敏者的各组链球菌所致的咽峡炎、中耳炎、肺炎等感染。克林霉素口服剂可用于轻症感染。

【不良反应与防治】　以胃肠道反应为主，可引起食欲缺乏、恶心、呕吐、腹泻等，口服时多见；偶可引起肠道菌群失调和艰难梭菌肠炎，此时应停用本类药物，给予口服甲硝唑，经甲硝唑治疗无效者可改用口服万古霉素或去甲万古霉素。其他偶有皮疹、药物热、血清氨基转移酶增高、中性粒细胞减少、血小板减少和嗜酸性粒细胞增多等。

【注意事项】　克林霉素大剂量静脉快速滴注可引起血压下降和心电图变化。静脉给药可致血栓性静脉炎。本类药物主要在肝内代谢并经胆汁和粪便排泄，原有肝病患者慎用，新生儿与孕妇不宜选用。

七、多肽类抗生素

（一）糖肽类

糖肽类（glycopeptides）包括万古霉素（vancomycin）、去甲万古霉素（norvancomycin）和替考拉宁（teicoplanin）。

【药理作用与机制】　万古霉素、去甲万古霉素对各种革兰氏阳性球菌与革兰氏阳性杆菌均具强大抗菌作用,尤其是甲氧西林耐药葡萄球菌和肠球菌属,对艰难梭菌亦有良好作用。替考拉宁与万古霉素抗菌谱大致相仿,但对溶血性葡萄球菌和部分表皮葡萄球菌等凝固酶阴性葡萄球菌的作用较万古霉素为差。耐万古霉素肠球菌中属 VanB 型者,仍可对替考拉宁呈现敏感。作用机制为糖肽类与细胞壁肽聚糖的前体 D- 丙氨酰 -D- 丙氨酸紧密结合,抑制细胞壁肽聚糖的合成,导致细菌细胞溶解。

【临床应用与评价】　适用于耐药革兰氏阳性菌所致的严重感染;β- 内酰胺类过敏患者革兰氏阳性菌所致重症感染;甲硝唑治疗无效的艰难梭菌肠炎。

【不良反应与防治】　万古霉素、去甲万古霉素有一定耳毒性,可影响听力,大剂量应用、疗程长、老年及肾功能不全者易发生。本品有一定肾毒性,近年由于制剂不断提纯,肾毒性已显著减少。偶可引起皮疹、静脉滴注过快可引起红人综合征,患者面、颊、上半身及上肢皮肤潮红,系由于本品引起组胺释放所致,因此滴注时间应在 1h 以上,静脉滴注速度不宜超过 15mg/min。此外可发生血栓性静脉炎。

【注意事项】　肾功能不全者、老年人应慎用或根据肾功能调整剂量,新生儿与早产儿不宜选用。疗程一般不宜超过 14 天。用药期间应定期复查尿常规、肾功能并注意听力改变。对老年患者及肾功能不全者应监测血药浓度。

(二) 多黏菌素类

多黏菌素类(polymyxins)为环状含阳离子的多肽类抗生素。在临床上应用的包括多黏菌素 B(polymyxin B)、多黏菌素 E 甲磺酸钠(colistimethate sodium,CMS)和硫酸多黏菌素 E(黏菌素,colistin)。CMS 为无抗菌活性的前体药,给药后在体内转变为黏菌素而发挥抗菌作用,硫酸黏菌素仅在中国上市。本类药物对需氧革兰氏阴性杆菌有强大抗菌作用,但有明显肾毒性,近年来多重耐药革兰氏阴性菌在临床上日益增多,包括多重耐药铜绿假单胞菌、鲍曼不动杆菌和产碳青霉烯酶的肠杆菌科细菌等对多黏菌素类药物耐药率低,因此本类药物重新成为治疗多重耐药革兰氏阴性菌感染包括广泛耐药菌的选用药物之一。

【药理作用与机制】　多黏菌素 B 和多黏菌素 E 对绝大多数肠杆菌科细菌具强大抗菌作用,如大肠埃希菌、克雷伯菌属、肠杆菌属、沙门菌属、志贺菌属等,但变形杆菌属、沙雷菌属通常呈现耐药。铜绿假单胞菌、不动杆菌属也呈敏感。所有革兰氏阳性菌对本类药物呈耐药。本类药物与复方磺胺甲噁唑、利福平联合,对革兰氏阴性菌具协同作用。多黏菌素 B 的抗菌活性优于多黏菌素 E。

【临床应用与评价】　目前多黏菌素 B 硫酸盐和多黏菌素 E 甲磺酸盐注射剂主要用于多重耐药但对多黏菌素类呈现敏感的铜绿假单胞菌、鲍曼不动杆菌、肺炎克雷伯菌及大肠埃希菌等需氧革兰氏阴性杆菌感染重症病例,或经其他抗菌药治疗无效时的选择用药,并常需与其他抗菌药联合应用。

【不良反应与防治】　本类药物具有明显肾毒性;亦可引起头晕、面部麻木、周围神经炎等和神经肌肉阻滞而引起呼吸抑制,新斯的明治疗无效,用人工呼吸,钙剂可能有效,此外偶可引起皮疹、发热、白细胞减少;静脉给药可发生静脉炎。

【注意事项】　①剂量不宜过大,疗程不宜超过 10~14 天,治疗过程中定期复查尿常规及肾功能;②不宜与其他肾毒性药同用;③肾功能损害者不宜用,必须应用时应根据肾功能调整剂量;④静脉滴注速度宜慢,不宜与肌松药、麻醉药合用;⑤多黏菌素 B 鞘内给药后可引起脑膜刺激,表现为发热、头痛、颈强直以及脑脊液细胞数增加,蛋白水平升高等;⑥孕妇避免应用。

(三) 环脂肽类

达托霉素(daptomycin)是环脂肽类(cyclic lipopeptides)抗生素唯一上市品种,环脂肽类抗生素是玫瑰孢链霉菌发酵产物的衍生物,为一类全新结构的抗生素。

【药理作用与机制】　达托霉素属环脂肽类抗生素,对革兰氏阳性菌包括耐药菌株具有良好的抗菌活性,抗菌谱包括金黄色葡萄球菌和凝固酶阴性葡萄球菌(包括甲氧西林耐药株)、肠球菌属(包括万古霉素耐药株)、链球菌属(包括青霉素敏感和耐药的肺炎链球菌、化脓性链球菌等),JK 棒状杆菌,艰难梭菌和痤疮丙酸杆菌等。其作用机制为与细菌细胞膜结合,并引起细胞膜电位的快速去极化。细胞膜电位的降低抑制了蛋白质、DNA 和 RNA 的合成,最终导致细菌细胞死亡。但达托霉素对革兰氏阴性菌无抗菌活性。

【临床应用与评价】　本品适用于敏感菌所致的复杂性皮肤和皮肤结构感染及金黄色葡萄球菌(包括甲氧西林敏感和甲氧西林耐药)导致的血流感染(菌血症),包括伴发右侧感染性心内膜炎者。由于达托霉素可在肺部被灭活,因此不适用于肺炎的治疗。

【不良反应与防治】　较常见的不良反应(≥1%)包括:腹泻、阴道炎、恶心、头痛、头晕、消化不良、皮疹等;较少见的不良反应有口干、厌食、便秘、胃胀、失眠等;部分患者会出现肌酸激酶升高,在停药 7~10 天后回落到正常值。

八、喹诺酮类

喹诺酮类(quinolones)有下列特点:①抗菌谱广,尤其对需氧革兰氏阴性杆菌具强大抗菌作用;②体内分布广泛,组织体液内药浓度高;③消除半衰期较长,可每日给药 1~2 次;④多数品种有口服及注射剂,使用方便;⑤不良反应大多较轻,严重不良反应较少见。

【药理作用与机制】　第一代喹诺酮类抗菌谱较窄,主要对肠杆菌科的部分菌株有抗菌活性,代表品种为萘啶酸。第二代喹诺酮类对肠杆菌科细菌具良好抗菌作用,对铜绿假单胞菌、不动杆菌属亦具抗菌活性,对甲氧西林敏感葡萄球菌亦有抗菌作用,但对肺炎链球菌、溶血性链球菌、厌氧菌的作用差,对支原体、衣原体、分枝杆菌属等具抗微生物活性,代表品种有环丙沙星(ciprofloxacin)、氧氟沙星(ofloxacin)、诺氟沙星(norfloxacin)、洛美沙星(lomefloxacin)。第三代和第四代喹诺酮类:①对需氧革兰氏阳性球菌抗菌活性较第二代增高,包括肺炎链球菌(青霉素敏感及不敏感株)、化脓性链球菌和葡萄球菌属等。②对脆弱拟杆菌等厌氧菌作用增强。③对支原体属、衣原体属、军团菌属等不典型病原体作用增强。④对需氧革兰氏阴性杆菌作用与第二代品种相仿或略强。代表品种为左氧氟沙星(levofloxacin)、莫西沙星(moxifloxacin)、吉米沙星(gemifloxacin)、加替沙星(gatifloxacin)。由于以上品种明显增强了对肺炎链球菌等呼吸道感染常见病原菌的抗菌活性,同时对肺炎支原体、肺炎衣原体等非典型病原体具有良好抗微生物活性,也被称为"呼吸喹诺酮类"。近年来,新的氟喹诺酮类药物如西他沙星(sitafloxacin)和不含氟的喹诺酮类药物如加诺沙星(garenoxacin)、奈诺沙星(nemonoxacin)等品种也已应用于临床,其中奈诺沙星增强了对革兰氏阳性菌的抗菌作用,抗菌谱可覆盖甲氧西林耐药葡萄球菌。对青霉素敏感或耐药的肺炎链球菌和化脓性脓链球菌具有高度抗菌活性,较莫西沙星、左氧氟沙星为强。主要作用于细菌的 DNA 旋转酶,影响细菌 DNA 的合成。西他沙星对需氧和厌氧的革兰氏阳性菌和革兰氏阴性菌、非典型病原体都有广谱抗菌作用。

【临床应用与评价】　本类药物主要适用于敏感菌所致:①泌尿生殖系统感染,包括单纯性和复杂性尿路感染、淋病、前列腺炎等;②下呼吸道感染及军团菌肺炎;③感染性腹泻;④伤寒和其他沙门菌感染;⑤骨、关节感染;⑥皮肤、软组织感染和眼、耳、鼻、喉感染及创面感染等。此外本类药物亦可用于沙眼衣原体、支原体属所致的性传播性疾病。

【不良反应与防治】　本类药物不良反应较轻,发生率 5%~10%。常见者有恶心、呕吐、腹泻等胃肠道反应,头痛、头晕、失眠、皮疹及光感皮炎等;偶见血清氨基转移酶、血肌酐及尿素氮增高。少见的严重反应有:神志改变、癫痫样发作、视力减退、幻视、幻觉,跟腱断裂、溶血性尿毒综合征、肝细胞坏死、Q-T 间期延长等。应用大剂量可引起结晶尿。

【注意事项】　①孕妇、哺乳期妇女及 18 岁以下未成年人应避免使用;②有中枢神经系统疾病或癫痫史者不宜使用;③口服本类药物时避免与制酸剂等含钙、镁、铝离子的药物合用,以免影响药物吸收;④许多品种与茶碱类、咖啡因、华法林等合用时可使上述药物血药浓度增高,引起不良反应,应注意观察。

九、合成抗菌药

(一) 呋喃类

本类药物目前在临床应用者有呋喃妥因(nitrofurantoin)、呋喃唑酮(furazolidone)和呋喃西林(nitrofural)。本类药物抗菌谱广,对许多需氧革兰氏阳性菌及阴性菌均具抗菌作用,但对铜绿假单胞菌无活性。口服后血药浓度低,组织渗透性差,不宜用于全身感染。呋喃妥因主要用于治疗单纯性膀胱炎,亦可用于反复发作性尿路感染患者预防急性发作。呋喃唑酮可用于细菌性痢疾和旅行者腹泻。呋喃西林仅局部外用于伤口、创面、皮肤等感染。对本类药物过敏者禁用,新生儿及肝、肾功能不全者禁用。

(二) 磺胺类及甲氧苄啶

目前磺胺药的临床应用较前减少,但某些品种如磺胺甲噁唑和甲氧苄啶(sulfamethoxazole and trimethoprim,SMZ-TMP)的复方制剂仍是治疗某些感染病的选用药。

【药理作用与机制】 磺胺类对葡萄球菌属、化脓性链球菌、肺炎链球菌等具良好抗菌活性;炭疽芽孢杆菌、破伤风芽孢杆菌及部分李斯特菌属对之敏感,对肠杆菌科细菌的抗菌作用良好;淋病奈瑟菌、脑膜炎奈瑟菌和流感嗜血杆菌大多敏感;但近年来细菌对磺胺类的耐药菌株明显增多,使其临床应用显著减少。SMZ/TMP对部分耐甲氧西林金黄色葡萄球菌、嗜麦芽窄食单胞菌、诺卡菌和卡氏肺孢菌有良好作用。磺胺类可与细菌的二氢叶酸合成酶结合,抑制叶酸的代谢和细菌核酸蛋白的合成。TMP选择性作用于细菌二氢叶酸还原酶,与磺胺类合用使叶酸合成遭到双重阻断而起协同作用。

【临床应用与评价】 ①磺胺甲噁唑与甲氧苄啶的复方制剂,适用于敏感菌所致的尿路感染、肠道感染、呼吸道感染、伤寒和其他沙门菌属感染、霍乱等;诺卡菌病、卡氏肺孢菌肺炎。②磺胺嘧啶可用于流行性脑脊髓膜炎。③长效磺胺(磺胺多辛、磺胺林)与甲氧苄啶合用可治疗间日疟与恶性疟。④磺胺嘧啶银和醋酸磺胺米隆供局部应用治疗和预防烧伤创面继发感染。⑤磺胺醋酰钠滴眼液治疗沙眼和结膜炎。⑥口服柳氮磺吡啶治疗炎症性肠病。

【不良反应与防治】 磺胺类和TMP均可引起皮疹、药物热等过敏反应和溶血性贫血、粒细胞减少、肝损害、头痛、乏力及食欲缺乏、恶心、呕吐等胃肠道反应等。大剂量磺胺类可引起血尿、结晶尿及肾功能减退。

【注意事项】 ①全身用药首次剂量应加倍;②大剂量、长疗程给药时应多饮水,保证每日尿量在 1 500ml 以上,可加服碳酸氢钠碱化尿液,促进药物排泄;③妊娠期、哺乳期妇女及新生儿不宜用;④肝、肾功能不全者避免应用,老年人慎用;⑤治疗过程中定期复查血、尿常规及肾功能;⑥与口服降糖药、巴比妥类合用可增加后二者的作用,应注意调整剂量;与酸性药合用可增加肾毒性。

(三) 硝基咪唑类

目前用于临床的硝基咪唑类药物主要包括:甲硝唑(metronidazole)、替硝唑(tinidazole)、奥硝唑(ornidazole)、左奥硝唑(levornidazole)。本类药物对厌氧菌具强大抗菌活性,对原虫包括滴虫,阿米巴原虫和兰氏贾第鞭毛虫也具强大抗原虫作用。目前该类药物仍为治疗原虫和厌氧菌感染的重要选用药物。本类药物临床应用以来,耐药株很少发生。甲硝唑对脆弱拟杆菌等厌氧菌具强大抗菌作用,对阴道滴虫、阿米巴原虫、贾第鞭毛虫具良好抗微生物作用。因此临床上该药常与抗需氧菌药物联合用于需氧菌与厌氧菌混合感染,如腹腔、盆腔、皮肤软组织感染、血流感染、中枢神经系统感染等的治疗。口服也用于艰难梭菌所致肠炎、幽门螺杆菌所致胃窦炎和消化性溃疡。甲硝唑亦用于肠道和肠外阿米巴病、阴道滴虫病、贾第鞭毛虫病等的治疗。替硝唑的临床适应证同甲硝唑,其不良反应与甲硝唑相比较为少见。该药常见的不良反应为胃肠道反应,大剂量应用时有头痛、眩晕;偶有肢体麻木、多发性神经炎等;或可有皮疹、白细胞减少等。用药时需注意:①孕妇不宜用,有中枢神经病变者不用;②肝病患者或肾功能减退者需调整剂量。奥硝唑和左奥硝唑的临床应用适应证同甲硝唑和替硝唑,适用于系统性厌氧菌感染。

(四) 噁唑烷酮类

噁唑烷酮类(oxazolidinones)是一类新的全合成抗菌药。已经上市的有利奈唑胺(linezolid)、特地唑胺(tedizolid)和康替唑胺(contezolid)。

【药理作用与机制】　噁唑烷酮类是通过抑制细菌蛋白质合成过程中所必需的 70s 起始复合体的形成而达到抑制细菌生长的作用。利奈唑胺对革兰氏阳性菌包括耐药菌株具有良好的抗菌活性,抗菌谱包括金黄色葡萄球菌和凝固酶阴性葡萄球菌(包括甲氧西林耐药株)、肠球菌属(包括万古霉素耐药株)、链球菌属(包括青霉素敏感和耐药的肺炎链球菌、化脓性链球菌、甲型溶血性链球菌等)等。利奈唑胺对厌氧菌亦具抗菌活性,对艰难梭菌的作用与万古霉素相似,对拟杆菌属和梭杆菌属具有一定抗菌作用。利奈唑胺对革兰氏阴性菌作用差。据报道,利奈唑胺对支原体属和衣原体属、结核分枝杆菌、鸟分枝杆菌亦有一定抑制作用。利奈唑胺与细菌核糖体 50s 亚单位结合,抑制 mRNA 与核糖体连接,阻止 70s 起始复合物的形成,从而抑制细菌蛋白质的合成。利奈唑胺为抑菌剂,但对肺炎链球菌等链球菌属可呈现杀菌作用。特地唑胺是第二代噁唑烷酮类抗生素,其药理作用与机制与利奈唑胺基本类似,但与利奈唑胺相比具有更长的半衰期。康替唑胺为新一代噁唑烷酮类药物,为我国自主研发的创新药,2021 年在中国上市,其对革兰氏阳性菌包括葡萄球菌属、链球菌属、肠球菌属以及棒状杆菌属等细菌均显示了高度的抗菌活性,包括耐药菌株如甲氧西林耐药的葡萄球菌(耐甲氧西林金黄色葡萄球菌、耐甲氧西林表皮葡萄球菌)、青霉素不敏感肺炎链球菌(青霉素中介的肺炎链球菌和耐青霉素肺炎链球菌)和耐万古霉素肠球菌(VRE),对 MRSA 的抗菌活性略优于利奈唑胺,由于结构改造,其骨髓抑制作用明显低于同类药物。

【临床应用与评价】　利奈唑胺适用于①耐万古霉素肠球菌感染,包括同时合并菌血症;②由金黄色葡萄球菌、肺炎链球菌所致医院获得性肺炎,包括 MRSA 和耐甲氧西林肺炎链球菌(MRSP);③金黄色葡萄球菌、化脓性链球菌、无乳链球菌所致皮肤软组织感染;④肺炎链球菌、金黄色葡萄球菌所致社区获得性肺炎。特地唑胺的适应证目前仅包括治疗敏感菌引起的急性细菌性皮肤与皮肤结构感染。康替唑胺适用于治疗由对其敏感的金黄色葡萄球菌(甲氧西林敏感和耐药的菌株)、化脓性链球菌或无乳链球菌引起的复杂性皮肤和软组织感染。

【不良反应与防治】　在应用利奈唑胺的患者中有出现骨髓抑制的报道,尤其是血小板减少,亦可表现为贫血、白细胞减少或全血细胞减少。停用利奈唑胺后血常规指标可以上升并回复到治疗前的水平。另外的不良反应包括腹泻、头痛、恶心、呕吐、失眠、便秘、皮疹、头晕、发热、念珠菌病、肝功能异常、尿素氮升高等。

十、其他抗菌药物

(一) 磷霉素

磷霉素(fosfomycin)口服剂为磷霉素钙或磷霉素氨丁三醇,注射剂为磷霉素钠。

【药理作用与机制】　抗菌谱广,对溶血性链球菌、葡萄球菌属具抗菌活性,对肺炎链球菌和肠球菌属作用不及青霉素类;对肠杆菌科细菌、铜绿假单胞菌、弧菌属亦有抗菌活性,但作用较弱;本品对拟杆菌属以外的厌氧菌亦有作用。本品主要抑制细胞壁合成的早期而导致细菌死亡。体内分布广,血清蛋白结合率低,90% 以上药物经肾排出。

【临床应用与评价】　口服磷霉素钙盐可用于治疗敏感菌所致急性单纯性下尿路感染和肠道感染(包括细菌性痢疾)。单剂口服磷霉素氨丁三醇用于单纯性下尿路感染的治疗。磷霉素钠注射剂可用于治疗敏感菌所致呼吸道感染、尿路感染、皮肤软组织感染等;也可与 β- 内酰胺类、氨基糖苷类等其他抗菌药联合应用,治疗由敏感菌所致的中、重症感染如血流感染、腹膜炎、骨髓炎时需用大剂量;与万古霉素、利福平联合可用于金黄色葡萄球菌(甲氧西林敏感或耐药株)等革兰氏阳性菌所致的严重感染。磷霉素与其他抗菌药之间无交叉耐药和交叉过敏。

【不良反应与防治】 不良反应轻,常见者为轻度胃肠道反应;偶见皮疹、嗜酸性粒细胞增多、血清氨基转移酶增高等。

(二) 夫西地酸

夫西地酸(fusidic acid)对革兰氏阳性需氧菌有高度抗菌活性,可静脉应用,也可口服或局部使用。夫西地酸属抑菌剂,但在高浓度时亦具杀菌作用。它对革兰氏阳性需氧菌如金黄色葡萄球菌、表皮葡萄球菌有高度抗菌活性,对甲氧西林耐药菌株亦具良好抗菌作用,但对腐生葡萄球菌及其他革兰氏阳性菌如链球菌属、肺炎链球菌、肠球菌属作用差。革兰氏阴性需氧菌除淋病奈瑟菌、脑膜炎奈瑟菌外,对本品均耐药。夫西地酸通过抑制细菌蛋白合成起抗菌作用。主要适用于治疗葡萄球菌属,包括甲氧西林耐药株所致各种感染,如急性或慢性骨髓炎、化脓性关节炎、心内膜炎、烧伤及皮肤软组织感染、下呼吸道感染。治疗上述感染时宜与利福平、耐酶 β- 内酰胺类、磷霉素或氨基糖苷类等联合应用。本品口服可用于治疗艰难梭菌引起的假膜性肠炎。较常见的不良反应以胃肠道反应为主,可有恶心、呕吐、食欲减退、消化不良、腹痛、腹泻等,静脉滴注时常见的不良反应为局部疼痛、血栓性静脉炎、静脉痉挛。

第五节 │ 抗真菌药的临床应用

真菌感染包括浅部真菌感染及深部真菌感染,近 20 年来,后者发病率呈持续上升趋势,此趋势与机体免疫功能受损机会增多有关,如免疫抑制药、肾上腺皮质激素、抗肿瘤化疗等的应用以及广谱抗菌药物广泛使用等。由于深部真菌感染患者病情严重,常危及生命,因此有效控制真菌感染具有重要的临床意义。治疗深部真菌感染的药物主要有多烯类(两性霉素 B 及其含脂制剂)、氟胞嘧啶、吡咯类、棘白菌素类。

一、两性霉素 B 及其含脂制剂

【药理作用与机制】 两性霉素 B(amphotericin B)对几乎所有深部真菌均有抗菌活性。对本品敏感的真菌有新型隐球菌、皮炎芽生菌、组织胞浆菌属、球孢子菌属、孢子丝菌属、念珠菌属、毛霉属和大部分曲霉等;赛多孢菌属、镰孢菌属和皮肤、毛发癣菌则对本品多数耐药。其作用机制主要是与真菌细胞膜上甾醇结合,损伤膜的通透性,致细胞内重要物质外漏,破坏细胞的正常代谢而抑制其生长。

【临床应用与评价】 适用于治疗念珠菌、隐球菌、芽生菌、球孢子菌、组织胞浆菌、毛霉属、曲霉属等所致的血流感染、心内膜炎、脑膜炎、腹腔感染、肺部感染、尿路感染和眼内炎等。两性霉素 B 尚可作为美洲利什曼原虫病的替代治疗药物。

【不良反应与防治】 本品静脉滴注可发生即刻反应如寒战、高热、头痛、恶心等,在疗程中可出现蛋白尿、血尿及不同程度肾功能损害、肝功能损害、贫血、低血钾、心律失常、皮疹等;鞘内注射可引起头痛、发热、颈强直、下肢痛、尿潴留等。

【注意事项】 ①用药期间定期随访血、尿常规,肝、肾功能,血钾,心电图等;②原有肾功能损害者应适当调整剂量,严重肝病者禁用;③静脉滴注前可给予小剂量皮质激素及解热镇痛药以减轻即刻反应;④本品在多数组织、体液内浓度低,脑脊液内浓度极低,因此在治疗真菌性脑膜炎时除静脉滴注外需合并鞘内或脑室给药,局部用药尚有气溶胶吸入、滴眼或外用等;⑤每日应避光给药 6h 以上。

两性霉素 B 含脂制剂既保留了高度抗真菌活性,又降低了毒性。本类药物进入体内后多分布于单核巨噬细胞系统内如肝、脾和肺组织,减少了在肾组织中的分布,因而其肾毒性较沿用的两性霉素 B 制剂显著为轻,临床剂量亦可因此增加。已用于临床的含脂制剂有:①两性霉素 B 脂质复合体 (amphotericin B lipid complex,ABLC);②两性霉素 B 胶质分散体(amphotericin B colloidal dispersion, ABCD);③两性霉素 B 脂质体(amphotericin B liposomal,AMBL)。据初步报道上述制剂用于治疗曲霉病、隐球菌病(以及少数脑膜炎患者)、念珠菌病等患者已获良好疗效,肾毒性亦显著减低。两性霉素 B 含脂制剂仅适用于不能耐受两性霉素 B 去氧胆酸盐引起的毒性反应或出现与静脉用药相关的严重毒性反应,或经两性霉素 B 去氧胆酸盐治疗无效的患者。L-Am B 还适用于中性粒细胞缺乏伴发热患者疑为真菌感染的经验治疗。

二、氟胞嘧啶

氟胞嘧啶(flucytosine)对隐球菌属、念珠菌属有较高抗菌活性,对着色真菌、少数曲霉有一定抗菌活性,对其他真菌的作用均很差。其作用主要是通过真菌细胞的渗透酶系统进入细胞内,转变为氟尿嘧啶,替代尿嘧啶进入 DNA 的合成,阻断敏感真菌的核酸合成。单用本品时真菌易对其产生耐药性,故常与两性霉素 B 联合治疗敏感真菌所致的深部真菌病。不良反应有恶心、呕吐、腹痛、腹泻等胃肠道反应;此外本品可引起皮疹、白细胞或血小板减少、肝大及肝功能损害等;偶见骨髓抑制、头痛、头晕、幻觉、精神错乱等。注意事项:①孕妇不宜用;②血液病患者慎用,避免与骨髓抑制药合用;③肾功能损害者宜减量,有条件时应进行血药浓度监测。

三、吡咯类抗真菌药

吡咯类(azole)抗真菌药包括咪唑类(imidazole)和三唑类(triazole)。咪唑类中以酮康唑应用最多,但由于该药严重肝毒性反应的发生,目前已很少用于治疗系统性真菌感染;克霉唑、咪康唑和益康唑口服吸收均较差,目前均主要为局部用药。三唑类中有氟康唑、伊曲康唑、伏立康唑、泊沙康唑和艾沙康唑,除伊曲康唑胶囊剂外均具有良好的药动学特点,是治疗深部真菌病的选用药物。吡咯类药物具有广谱抗真菌作用,对深部及浅部真菌病的病原真菌均具抗菌活性。其作用机制是抑制真菌中由细胞色素 P450 介导的 14α-甾醇去甲基化,从而抑制真菌细胞膜主要成分固醇类——麦角固醇的生物合成,损伤真菌细胞膜,以致细胞内重要物质摄取受影响或流失而使真菌死亡。药物在低浓度时为抑菌作用,高浓度时可为杀菌作用。

1. **氟康唑**(fluconazole)　具广谱抗菌作用,对多数新型隐球菌具抗菌作用;通常对念珠菌属中的白念珠菌、热带念珠菌和近平滑念珠菌具抗菌作用,对季也蒙念珠菌作用较弱,光滑念珠菌对本品呈剂量依赖性敏感,克柔念珠菌通常耐药;曲霉属对本品耐药。适用于①念珠菌病:用于治疗口咽部和食管感染;播散性念珠菌病,包括血流感染、腹膜炎、肺炎、尿路感染等;念珠菌外阴阴道炎。尚可用于骨髓移植受者接受细胞毒类药物或放射治疗时,预防念珠菌感染的发生。②隐球菌病:用于脑膜以外的新型隐球菌病;在治疗隐球菌脑膜炎时,本品可作为两性霉素 B 联合氟胞嘧啶初治后的维持用药。③球孢子菌病。④芽生菌病:本品可作为伊曲康唑的替代选用药物。氟康唑不良反应发生率为 10%~16%,主要为胃肠道反应,症状大多轻微。通常耐受良好,仅 1.5% 的患者需要终止治疗。

2. **伊曲康唑**(itraconazole)　对皮炎芽生菌、荚膜组织胞浆菌、黄曲霉、烟曲霉、白念珠菌和新型隐球菌均具抗菌活性。对申克孢子丝菌、毛癣菌、克柔念珠菌和其他念珠菌的抗菌作用变异较大。伊曲康唑胶囊剂适用于治疗肺部及肺外芽生菌病;组织胞浆菌病,包括慢性空洞性肺部疾病和非脑膜组织胞浆菌病;以及不能耐受两性霉素 B 或两性霉素 B 治疗无效的肺部或肺外曲霉病。本品还适用于皮肤真菌所致的足趾和/或手指甲癣。口服液与本品注射液序贯使用,用于中性粒细胞缺乏怀疑真菌感染患者的经验治疗,也可用于口咽部和食管念珠菌病的治疗。静脉注射液适用于中性粒细胞缺乏怀疑真菌感染患者的经验治疗,还适用于治疗肺部及肺外芽生菌病;组织胞浆菌病,包括慢性空洞性肺部疾病和非脑膜组织胞浆菌病;以及不能耐受两性霉素 B 或两性霉素 B 治疗无效的肺部或肺外曲霉病。常见不良反应有胃肠道不适,如消化不良、恶心、腹痛和便秘。亦有呕吐和腹泻的报道。较少见的不良反应有头痛、可逆性血清氨基转移酶升高、月经紊乱、头晕和过敏反应;接受本品长期治疗(1个月以上)的患者可发生低钾血症、水肿、肝炎和脱发等症状。

3. **伏立康唑(voriconazole)** 伏立康唑具广谱抗真菌作用。其对黄曲霉、烟曲霉、土曲霉、黑曲霉、构巢曲霉具杀菌作用;对白念珠菌以及部分都柏林念珠菌、光滑念珠菌、克柔念珠菌、近平滑念珠菌、热带念珠菌等以及耐氟康唑的克柔念珠菌、光滑念珠菌和白念珠菌耐药菌株均具抗菌活性。其他伏立康唑治疗有效的真菌感染包括新型隐球菌、皮炎芽生菌、粗球孢子菌、链格孢属、头分裂芽生菌、支孢霉属、拟青霉属(包括尼菲青霉)、荚膜组织胞浆菌等均具抗菌活性。本品适用于治疗侵袭性曲霉病;非粒细胞缺乏患者念珠菌血症及念珠菌所致播散性皮肤感染,腹部、肾脏、膀胱壁及伤口感染;食管念珠菌病;不能耐受其他药物或其他药物治疗无效的赛多孢菌属和镰孢霉属,包括腐皮镰孢霉所致的严重感染。最为常见的不良反应为视力障碍,大约30%的用药者曾出现过视觉改变或视力增强、视物模糊、色觉改变或畏光。另外常见的不良反应为肝功能异常。血清氨基转移酶异常发生率为13.4%,偶可发生严重的肝毒性反应,其中包括黄疸。肝炎或者致死性的肝衰竭极为少见。其他不良反应包括发热、皮疹、恶心、呕吐、腹泻、头痛、周围性水肿和腹痛。

4. **泊沙康唑(posaconazole)** 为唯一对接合菌具有抗菌活性的吡咯类抗真菌药,是FDA批准的唯一可用于预防侵袭性曲霉病的抗真菌药物。适用于:①13岁及以上严重免疫功能缺陷患者,预防侵袭性曲霉和念珠菌感染。②口咽部念珠菌病的治疗,包括伊曲康唑或氟康唑治疗无效者。口服混悬液耐受性良好,安全性及耐受性与氟康唑大致相仿。

5. **艾沙康唑(isavuconazole)** 为第三代唑类抗真菌药,2021年12月获国家药品监督管理局(NMPA)批准上市。艾沙康唑在体外和临床感染中对下列微生物的大多数菌株具有活性:烟曲霉、黄曲霉、黑曲霉、土曲霉和毛霉目(如米根霉和毛霉菌)。用于治疗成人侵袭性曲霉病、侵袭性毛霉菌病,目前有口服制剂和注射剂两种剂型。

四、棘白菌素类

棘白菌素类(echinocandin)为杀菌剂,具有广谱抗真菌活性,对念珠菌属和曲霉属具有抗菌活性。本类药物通过非竞争性抑制β-(1,3)-D-糖苷合成酶,从而破坏真菌细胞壁糖苷的合成。

1. **卡泊芬净(caspofungin)** 本品对烟曲霉、黄曲霉、土曲霉和黑曲霉具良好抗菌活性,对白念珠菌、光滑念珠菌、季也蒙念珠菌、克柔念珠菌、近平滑念珠菌和热带念珠菌具高度抗真菌活性。对镰孢菌属、丝状真菌和一些双相真菌如顶孢霉属、拟青霉属等具有抗菌活性。对组织胞浆菌和卡氏肺孢菌也有一定的作用。新型隐球菌对本品天然耐药。本品适用于治疗:①念珠菌血流感染和下列念珠菌感染:腹腔脓肿、腹膜炎和胸腔感染;②食管念珠菌病;③难治性或不能耐受其他治疗的侵袭性曲霉病;④中性粒细胞缺乏伴发热经广谱抗菌药治疗无效,疑为真菌感染患者的经验治疗。常见临床不良反应有发热、恶心、呕吐以及静脉滴注相关反应。常见的实验室检查异常有血清氨基转移酶、胆红素、碱性磷酸酶、血肌酐、血尿素氮升高,血钾、血细胞比容和血红蛋白降低。

2. **米卡芬净(micafungin)** 本品对白念珠菌(包括氟康唑敏感及耐药菌株)、光滑念珠菌、克柔念珠菌、近平滑念珠菌、热带念珠菌具有杀菌作用;对曲霉属具抑菌作用,可抑制孢子发芽和菌丝生长;对隐球菌属、镰孢霉属、毛孢子菌无效。适用于:①治疗念珠菌属血流感染、急性播散性念珠菌病、念珠菌腹膜炎和腹腔脓肿;②食管念珠菌病;③造血干细胞移植患者移植前预防念珠菌病。本品耐受性好,不良反应有胃肠道反应、发热、血胆红素增高、转氨酶增高、白细胞减低等。

3. **阿尼芬净(anidulafungin)** 本品对白念珠菌(包括氟康唑敏感及耐药菌株)及非白念珠菌具有杀菌作用,对其他抗真菌药耐药的念珠菌亦具抗菌作用;体外对曲霉属具良好抗菌作用;与两性霉素B联合对曲霉属具相加作用,与伊曲康唑和伏立康唑联合对曲霉属具有协同作用。对隐球菌属、镰孢霉属、毛孢子菌无效。适用于下列真菌感染的治疗:①念珠菌血症和其他念珠菌感染(腹腔内脓肿和腹膜炎);②食管念珠菌病。本品耐受性好,但可致组胺介导的症状,如皮疹、荨麻疹、面部发红、瘙痒、呼吸困难和低血压。

五、特比萘芬

特比萘芬(terbinafine)为丙烯胺类广谱抗真菌药,主要适用于皮肤真菌引起的指(趾)甲感染,可口服和外用。

第六节 │ 抗结核药和抗麻风药的临床应用

一、抗结核药

目前异烟肼和利福平仍是现有主要抗结核药物,链霉素、吡嗪酰胺和乙胺丁醇亦是世界卫生组织确定的其他3种基本抗结核药物。

(一) 异烟肼

异烟肼(isoniazid,INH)对繁殖期结核分枝杆菌具杀菌作用,对细胞内细菌也有杀灭作用。其作用机制尚未完全阐明,可能是抑制细菌结核环脂酸的合成而使细胞壁破裂,细菌死亡。本品单用可适用于结核病的预防;异烟肼与其他抗结核药联合,适用于各型结核病及其他分枝杆菌感染的治疗。常用剂量下不良反应发生率<1%。主要不良反应有短暂性血清氨基转移酶增高,偶有黄疸;周围神经炎,与剂量较大有关;皮疹、药物热。偶见粒细胞减少、嗜酸性粒细胞增多、维生素 B_6 缺乏症、代谢性酸中毒、内分泌功能失调等。用药时应定期随访肝功能,肝病患者慎用本品。本品与多种抗结核药联合应用时,可加重本品的肝毒性和其他抗结核药的不良反应,治疗过程中应密切观察。与口服抗凝血药、阿芬太尼、双硫磷、恩氟烷等同用时可增加后面各药的不良反应,应注意避免。

(二) 利福平

利福平(rifampicin,RFP)抗菌谱广,对结核分枝杆菌有良好作用;对革兰氏阳性菌亦有强大抗菌活性,对革兰氏阴性菌、麻风分枝杆菌及多数厌氧菌亦有抗菌作用;通过抑制 DNA 依赖性 RNA 聚合酶的 β 亚单位,使 DNA 和蛋白质合成停止。本类药物主要用于结核病及麻风的治疗,利福平尚可与红霉素联合治疗军团菌病,与万古霉素联合可用于甲氧西林耐药葡萄球菌所致严重感染。主要不良反应为肝毒性,合用异烟肼可加重肝损害,服药期间尿、唾液、痰、汗及泪液呈橘红或红色。

(三) 吡嗪酰胺

吡嗪酰胺(pyrazinamide,PZA)对结核分枝杆菌的作用较弱,不及异烟肼、利福平和链霉素,但对巨噬细胞内代谢缓慢的半休眠菌株有独特的杀菌作用。与其他抗结核药联合应用有协同作用;本品为短程化疗给药方案中的基本药物之一。不良反应主要为肝损害,亦可引起尿酸升高和过敏反应。

(四) 乙胺丁醇

乙胺丁醇(ethambutol,EMB)对细胞内外的结核分枝杆菌有高度抗菌作用,仅对繁殖期的结核分枝杆菌有活性。通过干扰细菌 RNA 的合成而抑制细菌的繁殖。适用于治疗耐药结核分枝杆菌引起的各型结核病及非典型分枝杆菌感染的治疗。常与其他抗结核药合用。不良反应有视力减退、视野缩小(视神经炎),偶有胃肠道反应。孕妇慎用,肾功能减退者减量。

(五) 利福喷丁

利福喷丁(rifapentine,Rft)为利福霉素类药物的衍生物,具有广谱抗菌作用,抗菌谱同利福平,但抗菌作用更强。利福喷丁对分枝杆菌生长延迟时间明显长于利福平,是利福平的 1.56～1.7 倍,故间歇治疗活性高。主要适用于治疗各系统、各种类型的初治,复治的结核病和非结核分枝杆菌病亦需与其他抗结核药物伍用,并可治疗对利福霉素类以外的其他抗结核药物耐药病例。利福喷丁的肝毒性发生率低于利福平。

(六) 利福布汀

利福布汀(rifabutin,RFB)是新一代螺旋哌啶基利福霉素,具有抗菌谱广,抗菌作用强,毒性低及抗耐药菌,长效和副作用小的优点。适用于不能耐受利福平者,主要用于耐利福平的病例及非结核分枝杆菌病的治疗。在美国被用于晚期 HIV 或 AIDS 患者合并鸟分枝杆菌病的治疗。在欧洲多用于耐多药结核病(multidrug resistant tuberculosis,MDRTB)的治疗。

(七) 其他抗结核分枝杆菌病药

1. **氨基糖苷类**　链霉素(streptomycin,SM)具有较强的抗结核分枝杆菌(MTB)的作用,也是第一个用于抗结核治疗的药物。卡那霉素(Kanamycin,Km)对 MTB 有杀菌作用,且对耐链霉素的 MTB 仍然敏感,主要用于治疗对卡那霉素仍敏感的复治、耐药病例。用于抗结核治疗时,需与其他抗结核药物配伍。具有较强的抗结核分枝杆菌作用,对非结核分枝杆菌亦有良好的抗菌作用。抗结核治疗主要用于对链霉素耐药者的治疗。

2. **卷曲霉素**(capreomycin)　为二线抗结核药。其特点为:①抗结核分枝杆菌的作用较乙胺丁醇和对氨基水杨酸钠差,主要抑制细菌的蛋白合成而起作用;②耐药性产生较缓慢;③口服吸收差,需注射给药;④不良反应与链霉素相同,可有蛋白尿、听力减退、前庭功能障碍,神经肌肉接头阻滞和过敏反应等。

3. **氟喹诺酮类抗菌药**　目前常用的具有抗结核分枝杆菌作用的氟喹诺酮类药物包括氧氟沙星、左氧氟沙星、莫西沙星。该类药物对 MTB 具有不同程度的杀菌活性:莫西沙星对 MTB 抗菌活性是左氧氟沙星的2倍,是氧氟沙星的4倍。本类药物对非结核分枝杆菌也有杀菌作用,适用于各类型复治、耐药结核病的治疗;亦可作为不能耐受一线抗结核药物初治结核患者化疗方案的组成成分。氟喹诺酮类药物与现有其他抗结核药物无交叉耐药性。

4. **对氨基水杨酸钠**(sodium aminosalicylate)　对结核分枝杆菌仅具抑菌作用,主要影响叶酸代谢,竞争性抑制分枝杆菌素的合成而发挥抑菌作用。本品为二线抗结核药。不良反应较多见(10%～30%),主要为胃肠道反应,亦可有皮疹、发热、关节痛等过敏反应。偶可引起血清氨基转移酶增高,肝损害,白细胞减少等。肾功能不全者宜减量。本品可增强口服抗凝药的活性,减少利福平吸收和异烟肼的肝内乙酰化。

5. **乙硫异烟胺**(ethionamide)**与丙硫异烟胺**(protionamide)　两者均为异烟酸的衍生物,特点为:①对结核分枝杆菌具抑制作用,其化学结构和作用机制与异烟肼相似,但活性较低;②口服吸收好,体内分布广,脑脊液中可达有效浓度;③不良反应多见,主要为胃肠道反应和肝毒性,偶见精神障碍。两者均为二线抗结核药,与其他抗结核药联合应用。

6. **氨硫脲**(thioacetazone)　为二线抗结核药,其特点为:①对结核分枝杆菌具抑制作用;②口服吸收好,体内分布广;③不良反应较多见,有胃肠道反应、肝损害、血液系统和神经系统等反应。用药时需注意肝功能、周围血常规等;肝、肾疾病,糖尿病,贫血等患者不宜选用。

7. **环丝氨酸**(cycloserine)　为二线抗结核药。其特点为:①对结核分枝杆菌的抑制作用弱,为异烟肼的 1/1 000,但对耐异烟肼和链霉素的菌株仍具作用;②细菌对本品耐药性产生较慢;③口服吸收好,分布广,能渗入脑脊液;④头晕、嗜睡、抑郁、惊厥等中枢神经系统毒性反应较常见。

8. **利奈唑胺**(linezolid)　与结核分枝杆菌核糖体 50s 亚基结合,抑制 mRNA 与核糖体连接,阻止 70S 起始复合物的形成,从而在翻译的早期阶段抑制细菌蛋白质合成。由于该药独特的作用部位和方式,故与其他蛋白质合成抑制药间无交叉耐药发生,与常用的抗结核药物之间无交叉耐药性,在体外也不易诱导细菌耐药性的产生。近年来,利奈唑胺在治疗耐多药结核病(MDRTB)和利福平耐药结核病中的作用进一步得到了国际、国内专家的肯定。《2019 WHO综合指南:耐药结核病的治疗》及《中国耐多药和利福平耐药结核病治疗专家共识(2019年版)》中将其列为长疗程方案中A组首选药物。

9. 氯法齐明(clofazimine)　氯法齐明属于吩嗪类抗结核药物,其可应用于麻风病和耐药结核病的治疗。氯法齐明的作用机制尚不完全清楚,有多种抗MDRTB作用机制,最可能的机制是通过干扰MDRTB的核酸代谢,与其DNA结合,抑制依赖DNA的RNA聚合酶,阻止RNA合成,从而抑制细菌蛋白的合成,发挥其抗结核作用。与其他抗结核药相比,本品更不易产生耐药性。氯法齐明治疗结核病的适应证如下:①利福平耐药结核病(RRTB)、耐多药结核病和广泛耐药结核病(XDRTB)的治疗方案中,作为方案的核心药物;②初治、复治、单耐药和多耐药结核病不能构成有效方案者(肝、肾功能损伤不能构成有效方案者)。

10. 贝达喹啉(bedaquiline)　贝达喹啉于2020年在中国获批上市,被WHO认定为治疗耐多药结核病的首选药物。它是二芳基喹啉类的代表药物,通过抑制结核分枝杆菌的ATP合成酶而发挥抗结核分枝杆菌的作用。由于作用机制不同,贝达喹啉与传统的抗结核药物无交叉耐药性,并对敏感菌株、多药耐药菌株以及休眠菌均具有较强的抗菌活性。作为联合治疗的一部分,贝达喹啉用于成人(≥18岁)耐多药肺结核的治疗。

11. 德拉马尼(delamanid)　2014年在欧洲和日本上市,2018获批在中国上市,是首个获批的硝基二氢咪唑并噁唑类衍生物,具有全新的作用机制,作用于结核分枝杆菌的细胞壁,通过抑制甲氧基分枝菌酸及酮基分枝菌酸的合成发挥杀菌作用。在因耐药或耐受性原因而无法组成有效治疗方案的指征下,德拉马尼可作为联合治疗方案的一部分,用于成人MDR-TB患者的治疗。

12. 普瑞玛尼(pretomanid)　普瑞玛尼是一种硝基咪唑并噁嗪类抗分枝杆菌药物,通过抑制分枝杆菌酸的生物合成来杀死主动复制的结核分枝杆菌,从而阻断细胞壁的产生。在厌氧条件下,普瑞玛尼作为一氧化氮释放后的呼吸毒物杀死非复制细菌。该药于2019年在美国上市,目前中国尚未上市。普瑞玛尼是一种抗结核分枝杆菌药物,与贝达喹啉和利奈唑胺联用,治疗XDR、治疗不耐受或治疗无效的MDR肺结核成人患者。

13. 固定剂量复合制剂　根据化疗方案的要求将几种不同的抗结核药物按一定的剂量配方制成复合的抗结核药片或胶囊,这是防止单药治疗结核病的最重要方法之一。常用的有利福平、异烟肼、吡嗪酰胺复合制剂和利福平、异烟肼复合制剂。前者适用于结核病初治和复治(非耐多药性)结核病患者的2～3个月强化期的治疗,而后者适合于上述患者的4～6个月维持期治疗。

二、抗麻风药

(一) 氨苯砜

氨苯砜(dapsone)为目前治疗麻风病的主要药物之一,其作用机制与磺胺药相似,通过抑制麻风分枝杆菌的生长繁殖发挥作用。本品与其他药物联合治疗,可延缓耐药性产生,减少复发。不良反应主要有轻度胃肠道反应,头晕、乏力、失眠或嗜睡等。其他可有溶血性贫血、肝损害、粒细胞减少、皮疹等。部分患者可发生发热、皮损加重、急性神经炎、睾丸炎、黄疸伴肝细胞坏死等麻风反应,可给予沙利度胺(反应停)、皮质激素等处理。有磺胺过敏史,严重肝、肾功能不全,贫血,精神病患者禁用本品。

(二) 氯法齐明

氯法齐明(clofazimine)通过干扰麻风分枝杆菌的核酸代谢,抑制细菌蛋白合成,其作用较氨苯砜慢,可作为联合用药之一。能抑制麻风结节红斑反应(Ⅱ型麻风反应)。不良反应主要为皮肤色素沉着,局限于皮损处。

(郭蓓宁)

思考题

1. 试述抗菌药体内过程对合理应用抗菌药的指导意义。
2. 试述抗菌药临床应用的基本原则。
3. 试述青霉素类抗生素的分类及特点。
4. 试述各代头孢菌素的特点。
5. 治疗深部真菌感染的药物有哪几类?

思考题解题思路

本章目标测试

本章思维导图

第三十一章 | 抗病毒药的临床应用

病毒（virus）是体积最小、结构最简单的非细胞型病原微生物。由于缺乏完整的酶系统，无独立的代谢活力，病毒必须依赖寄主的细胞和酶而增殖复制。多数抗病毒药物可同时作用于宿主细胞和病毒，因而对宿主产生毒性作用。20 余年来，随着艾滋病的发现及流行，抗病毒药物发展迅速，从分子生物学水平根据病毒增殖复制的不同环节选择药物攻击的靶位，如病毒合成核酸和蛋白过程中的酶抑制药、病毒吸附细胞、病毒基因组脱壳、子代病毒颗粒的装配或针对病毒独有的特性与复制中的薄弱环节，研制出不少对宿主细胞毒性相对较低的抗病毒药物。但抗病毒药通常对处于隐匿状态的病毒无效。临床治疗中由于病毒基因组的自然突变以及药物的选择性压力，常出现耐药性毒株，其耐药机制目前尚未阐明。

第一节 | 概　述

病毒性疾病是人类的主要传染病之一，病毒可侵犯不同组织器官，感染细胞引起疾病。病毒引起的常见疾病包括①流行性疾病：流行性感冒、普通感冒、麻疹、腮腺炎、脊髓灰质炎、病毒性肝炎等；②慢性感染：乙型及丙型肝炎、艾滋病（AIDS）等；③潜伏感染：疱疹性角膜炎、性病疱疹病毒等。病毒不仅引起许多严重的传染性疾病，还与不少恶性肿瘤和某些严重的慢性疾病密切相关。

病毒包括 DNA 及 RNA 病毒。病毒的复制过程主要包括：病毒吸附并穿入宿主细胞内，病毒脱壳（uncoating）后利用宿主细胞代谢系统进行增殖复制，按病毒基因组提供的遗传信息进行病毒核酸与蛋白质的生物合成（biosynthesis），然后病毒颗粒装配（assembly）成熟并从细胞内释放（release）。上述步骤为一个复制周期。

抗病毒药（antiviral drugs）是指在体外可抑制病毒复制酶，在被感染细胞或动物体内抑制病毒复制或繁殖，在临床上治疗病毒性疾病的有效物质。抗病毒药物的研究始于 20 世纪 50 年代。1959 年发现碘苷（idoxuridine）可以抑制病毒 DNA 的合成，但由于其选择性差，对病毒和宿主细胞的 DNA 都有抑制作用，导致严重的骨髓抑制作用，故被禁止全身使用，1962 年碘苷局部治疗疱疹性角膜炎获得成功，并沿用至今。随着生物医学的发展及对病毒复制过程及机制的了解，病毒复制过程中的一些关键步骤成为抗病毒药的潜在靶点。20 世纪 70 年代末，第一个选择性干扰病毒 DNA 合成的抗病毒药阿昔洛韦的问世是抗病毒治疗的一大发展。20 世纪 80 年代末期，艾滋病的广泛传播和流行，促进了人类免疫缺陷病毒（human immunodeficiency virus，HIV）的生物学研究，并相继推动了包括核苷类似物和非核苷类似物两大类逆转录酶抑制药用于临床。近年来，具有新型作用机制的抗 HIV 药物问世，如入胞抑制药（膜融合抑制药和 CCR5 受体抑制药）、整合酶抑制药以及病毒成熟和释放抑制药等，进一步提高其抗病毒疗效。目前的抗病毒药已可用于治疗疱疹病毒（herpes virus）、乙型肝炎病毒（hepatitis B virus，HBV）、丙型肝炎病毒（hepatitis C virus，HCV）、乳头瘤病毒（papilloma virus）、流感病毒（influenza virus）和 HIV 等引起的感染。但是，目前的抗病毒药都只对病毒的复制繁殖有抑制作用，而对隐匿状态的病毒无效。

抗病毒药可以靶向病毒复制的任何环节，发挥抗病毒作用，包括：

1. **阻止病毒穿入或脱壳**　如金刚烷胺能抑制流感病毒的脱壳而预防和治疗流感。

2. **阻碍病毒生物合成**　如碘苷抑制胸腺嘧啶核苷合成酶，影响 DNA 的合成；吗啉胍对病毒增殖的各阶段几乎均有抑制作用。

3. 产生增强宿主抗病毒能力的物质　如干扰素可激活宿主细胞的某些酶,从而抑制病毒合成蛋白质。

抗病毒药物根据其化学类型分为①核苷类似物:包括广谱抗病毒药、抗艾滋病病毒药和抗单纯疱疹病毒药;②非核苷类似物:包括抗艾滋病病毒药、抗流感病毒药,抗疱疹病毒和乳头瘤病毒及广谱抗病毒药;③生物抗病毒药:主要为天然及生物工程 α、β、γ 干扰素。

由于新型冠状病毒感染的传播和流行,2022 年 2 月,国家药品监督管理局应急审评审批,附条件批准奈玛特韦片/利托那韦片组合包装进口注册。2022 年 7 月,附条件批准阿兹夫定片增加治疗新型冠状病毒肺炎适应证注册申请,2022 年 8 月将阿兹夫定片纳入《新型冠状病毒肺炎诊疗方案(试行第九版)》。奈玛特韦片/利托那韦片主要针对发病 5 天以内的轻、中型且伴有进展为重症高风险因素的成年新型冠状病毒感染患者。阿兹夫定片用于治疗中型新型冠状病毒感染的成年患者。这些药物在疫情防控中发挥了一定的作用,但其作用机制尚需深入研究,本章不再赘述。

抗病毒药物的未来发展应确定病毒复制的专一酶,从而能区分病毒和宿主细胞的功能。病毒复制的专一性可作为抗病毒药的理想目标,例如胸苷激酶、蛋白酶或针对特殊疱疹病毒的蛋白激酶。研制开发安全、有效、高选择性和廉价的抗病毒药物是未来的发展目标。

第二节 ｜ 常用抗病毒药物

一、抗流感病毒药物

金刚烷胺(amantadine)和金刚乙胺(rimantadine)

金刚烷胺为对称的三环癸烷,金刚乙胺是金刚烷胺的 α-甲基衍生物,具有相似药效,后者抗甲型流感病毒的活性比金刚烷胺强 4～10 倍,且副作用小。

【体内过程】　口服吸收快而完全,2～4h 血药浓度达峰值,连续服药 2～3 天可达稳态浓度。可通过胎盘及血脑屏障。$t_{1/2}$ 为 11～15h。口服后主要由肾脏排泄,90% 以上以原形随尿液排出,部分可被动重吸收,在酸性尿中排泄率增加,少量由乳汁排泄。

【药理作用与机制】　通过抑制 M_2 蛋白阻止病毒脱壳及其 RNA 释放,干扰病毒进入细胞,中断病毒早期复制,也可以改变蛋白血凝素(hemagglutinin,HA)的构型而抑制病毒装配,从而发挥抗流感病毒作用。由于 M_2 蛋白为甲型流感病毒所特有,因此仅对甲型流感(包括 H5N1 或 H1N1)病毒有预防和治疗作用。

【临床应用与评价】　患者应在发病后 24～48h 服用,否则疗效差或无效。本品尤其适用于老年患者或患流感可使原发病(如心血管疾病、肺病、神经肌肉病以及免疫缺陷病)恶化者。

【不良反应与防治】　常见的不良反应有中枢神经系统和胃肠道反应,包括焦虑、头晕、失眠、共济失调和食欲缺乏等。停药后不良反应多可自行消失。

【药物相互作用】　①与中枢神经兴奋药同服,可增加中枢神经兴奋性,严重者可引起惊厥或心律失常等不良反应;②不宜与乙醇同用,后者会增强中枢神经系统的不良作用,如头晕、头重脚轻、晕厥、精神错乱及循环障碍;③与抗震颤麻痹药、抗胆碱药、抗组胺药、吩噻嗪类或三环类抗抑郁药合用,可加强阿托品样副作用,特别在有精神错乱、幻觉及噩梦的患者,需调整这些药物或本品的用量。

【用法与注意事项】　预防用药成人每日口服 100mg,服用整个流行期(通常 4～8 周),接受疫苗者至少服用 2 周,疫苗应包括近年的流行株。

奥司他韦（oseltamivir）

【体内过程】　口服后在体内大部分转化为有效活性物,可分布到气管、肺泡、鼻黏膜及中耳等部位,并由尿液排泄,少于 20% 的药物由粪便排泄,半衰期为 6～10h。

【药理作用与机制】　本品是前体药物,其活性代谢产物是强效的选择性的流感病毒神经氨酸酶（neuraminidase,NA）抑制药,但对人 NA 的抑制作用远低于对流感病毒的作用,通过抑制病毒 NA,阻止新形成的病毒颗粒从被感染的细胞中向外释放,对阻止病毒在宿主细胞之间感染的扩散和人群中的传播起关键作用。

【临床应用与评价】　本品用于成人和 1 岁及 1 岁以上儿童的甲型或乙型流感治疗,以及成人、13 岁及以上青少年的甲型或乙型流感的预防。

【不良反应与防治】　最常见的不良反应为恶心、呕吐,其次为失眠、头痛和腹痛。症状多为一过性,常发生于初次用药。

【药物相互作用】　在使用减毒活流感疫苗 2 周内不应服用本品,在服用磷酸奥司他韦后 48h 内不应使用减毒活流感疫苗。

【用法与注意事项】　成人、13 岁及以上青少年口服奥司他韦每次 75mg,每天 2 次,连续 5 天可使症状减轻,病程缩短;对 1 岁以上的儿童推荐按照体重-剂量服用;最好在发病 36h 内服用,否则可能导致发热等症状和病毒核酸阳性持续时间延长,并可能导致病死率增加。

利巴韦林（ribavirin,RBV）

【体内过程】　口服生物利用度为 40%～45%,血浆半衰期为 24h。易潴留于红细胞,不易透过血脑屏障。主要以原形经肾排出,少量经粪便排出。

【药理作用与机制】　本品为鸟苷类似物,进入细胞后磷酸化为三氮唑核苷单磷酸,能竞争性地抑制多种细胞酶,阻断鸟苷单磷酸的合成,因而抑制多种 RNA、DNA 病毒的复制。其抗病毒谱较广,体外对甲型和乙型流感病毒、腺病毒、呼吸道合胞病毒、乙型脑炎病毒、流行性出血热病毒等均有抑制作用。

【临床应用与评价】　①气雾剂用于幼儿呼吸道合胞病毒肺炎;②静脉滴注或口服治疗拉沙热或流行性出血热;③适用于血清 HCV RNA 阳性、抗 HCV 阳性和 ALT 增高的慢性丙型肝炎和代偿期肝硬化,HCV 感染进行肝移植的患者。本品联合干扰素 α-2b 可用于丙型肝炎的治疗。

【不良反应与防治】　长期大量应用可引起可逆性的血管外溶血、骨髓抑制。此外可有头痛、乏力、失眠等,偶有胃肠道出血、血清胆红素增加、血清铁和血尿酸增高。孕妇忌用。

【药物相互作用】　①利巴韦林可抑制齐多夫定转变成活性型的磷酸齐多夫定,两药合用有拮抗作用;②与核酸类似物、去羟肌苷合用,可引发致命或非致命的乳酸性酸中毒。

【用法与注意事项】　活动性结核患者、严重或不稳定型心脏病者不宜使用。严重贫血者、肝肾功能异常者慎用。

二、抗疱疹病毒药物

阿昔洛韦（aciclovir,ACV）和伐昔洛韦（valaciclovir）

阿昔洛韦又名无环鸟苷,属于人工合成的鸟嘌呤核苷酸类似物。伐昔洛韦是阿昔洛韦的前体药,口服后在肠壁和肝脏经酶水解后几乎完全转变为阿昔洛韦而发挥其抗病毒作用。

【体内过程】　口服吸收率低。脑脊液中药物浓度可达血浆浓度的 50%。大部分体内药物以原形自尿中排泄,部分药物随粪便排出。

【药理作用与机制】　阿昔洛韦在感染细胞内被疱疹病毒特异性胸苷激酶磷酸化,生成三磷酸型,抑制疱疹病毒 DNA 聚合酶并掺入病毒 DNA 中,抑制病毒 DNA 合成,对宿主细胞影响较小。对单纯疱疹病毒(HSV)Ⅰ型和Ⅱ型作用最强,对带状疱疹病毒的作用则较差,对 EB 病毒亦有一定作用,对巨细胞病毒(CMV)仅高浓度时具有抑制作用。

【临床应用与评价】 阿昔洛韦是治疗 HSV 的首选药,主要适用于:①HSV 感染,包括中初发或复发性 HSV(Ⅰ型及Ⅱ型)所致皮肤及黏膜感染,新生儿 HSV 感染、单纯疱疹脑炎、初发或复发性外生殖器病毒感染、疱疹病毒角膜炎等;②带状疱疹病毒感染;③其他水痘。口服伐昔洛韦可用于初发或复发性外生殖器 HSV 感染,免疫缺陷者 HSV 皮肤黏膜病,HSV 所致复发性口唇疱疹。

【不良反应与防治】 不良反应较少,偶有发热、头痛、皮疹等,停药后迅速消失。大剂量静脉滴注用于免疫缺陷患者,偶可引起意识障碍、嗜睡、幻觉、昏迷等,停药后可恢复;大剂量静脉滴注偶可发生尿路结晶致肾小管阻塞、尿素氮和肌酐升高,肾功能减退者慎用。

【药物相互作用】 ①与膦甲酸钠联用,能增强本药对 HSV 感染的抑制作用;②与更昔洛韦、膦甲酸、干扰素合用,具有协同或增加作用;③与齐多夫定联用,可引起肾毒性,表现为深度昏迷和疲劳;④丙磺舒可使本品的排泄减慢,半衰期延长,体内药物量蓄积;⑤与肾毒性药物合用可增加肾毒性,特别是肾功能不全者更易发生。

【用法与注意事项】 口服或静脉滴注。急性或慢性肾功能不全者不宜用本品静脉滴注,滴速过快时可引起肾衰竭。

更昔洛韦(ganciclovir)与缬更昔洛韦(valganciclovir)

缬更昔洛韦是更昔洛韦的 L-缬烯酯化物,口服后在体内迅速转变为更昔洛韦而起作用。

【药理作用与机制】 更昔洛韦对 HSV-Ⅰ、HSV-Ⅱ及水痘带状疱疹病毒具良好抑制作用,但其最大特点为对 CMV 有强大抑制作用。与阿昔洛韦不同,更昔洛韦仅发挥抑制病毒复制的作用。

【临床应用与评价】 适用于:①免疫缺陷者如艾滋病或器官移植患者合并 CMV 视网膜炎而危及视力者;②艾滋病患者合并危及生命的感染如 CMV 性肺炎或胃肠道感染;③用于骨髓移植或固体器官移植患者其移植物对 CMV 血清试验阳性,以预防发生 CMV 性疾病。

【不良反应与防治】 毒性大,常见的不良反应有:①骨髓抑制作用,用药后约 40% 的患者中性粒细胞减少,约 20% 患者的血小板计数减至 $50×10^9$/L 时需停药;②中枢神经系统症状,如头痛、精神错乱,偶可引起昏迷、抽搐等;③其他如皮疹、药物热、肝功能异常、恶心、呕吐等。

【药物相互作用】 ①与齐多夫定或去羟肌苷联合应用,更昔洛韦药时曲线下面积(AUC)减少,而上述两药的 AUC 则增大。②与丙磺舒联用,更昔洛韦的肾清除量明显减少。③不宜与亚胺培南/西司他丁联用。

膦甲酸钠(foscarnet sodium,PFA)

【药理作用与机制】 膦甲酸钠为焦磷酸盐衍生物。本品可与病毒 RNA 聚合酶的焦磷酸盐解离部位结合,从而抑制病毒生长;也可非竞争性地抑制逆转录病毒。本品对水痘疱疹病毒、甲型流感病毒、HBV、CMV、HIV 等均有抑制作用;对许多耐更昔洛韦的 CMV 毒株和耐阿昔洛韦的单纯疱疹和带状疱疹病毒株仍具抑制作用。

【临床应用与评价】 主要用于:①免疫缺陷者合并 CMV 视网膜炎,疗效与更昔洛韦相仿。对更昔洛韦耐药的患者可采用膦甲酸钠与更昔洛韦联合治疗;但应注意本品不可与两性霉素 B 或环孢素合用,以免增加肾毒性。②免疫缺陷者对阿昔洛韦耐药的皮肤黏膜 HSV 感染。

【不良反应与防治】 ①肾毒性是最主要的不良反应,故治疗过程中应密切监测肾功能和电解质;②头痛、震颤、易激惹、幻觉、抽搐等神经系统症状;③发热、恶心、呕吐、肝功能异常等。贫血、粒细胞减少亦可发生,但其引起的骨髓抑制程度通常较更昔洛韦轻。

第三节 │ 抗肝炎病毒药物

病毒性肝炎有甲、乙、丙、丁和戊型等,甲型和戊型为潜伏期短的急性肝炎,一般可自愈,而乙型、丙型和丁型肝炎潜伏期长,往往演变为慢性肝炎、肝硬化甚至肝癌。因此,它们是抗肝炎病毒药物的主要治疗对象。慢性乙型肝炎治疗主要包括抗病毒、免疫调节、抗炎和抗氧化、抗纤维化和对症治疗,其中抗病毒治疗是关键,只要有适应证且条件允许,就应进行规范的抗病毒治疗。抗肝炎病毒药物主要包括干扰素、核苷(酸)类似物以及抗丙型病毒性肝炎(HCV)的直接抗病毒药物。

干扰素(interferon, IFN)

干扰素是人体受各种诱导物刺激而产生的一类具有多种生物活性的糖蛋白,具有抗病毒、免疫调节及抗增殖等作用。IFN 可分为 α、β、γ 三种主要类型,分别为人白细胞干扰素(IFN-α)、人成纤维细胞干扰素(IFN-β)和人免疫细胞干扰素(IFN-γ)。IFN-α、β 主要与抗病毒作用有关。

【体内过程】　肌内注射或皮下注射的吸收超过 80%,其主要经肾脏分解代谢。

【药理作用与机制】　IFN 是广谱抗病毒剂,并不直接杀伤或抑制病毒,而是通过细胞表面受体使细胞产生抗病毒蛋白,从而抑制乙肝病毒的复制。另一方面 IFN 还可增强自然杀伤细胞(NK 细胞)、巨噬细胞的活性,增强淋巴细胞和辅助细胞 Fc 受体表达等作用发挥免疫调节作用。

【临床应用与评价】　用于治疗慢性乙型肝炎和慢性丙型肝炎。聚乙二醇干扰素联合利巴韦林仍是我国现阶段抗 HCV 治疗的主要方案,可应用于所有基因型 HCV 感染且无治疗禁忌证的患者。HBeAg 阳性的乙型肝炎患者亦可选用 IFN-α 治疗。

【不良反应与防治】　流感样发热、寒战、全身不适、关节酸痛等,多见于用药初期,可逐渐减轻。以后可有乏力、食欲缺乏、体重减轻、肌肉酸痛、恶心、脱发、白细胞或血小板减少。长期应用可引起精神激动、抑郁、失眠、嗜睡、甲状腺功能异常,自身免疫病等。

【药物相互作用】　与安眠药或镇静药合用,可增强本药对中枢神经系统的毒副作用,故合用时应谨慎;与齐多夫定合用,可增加贫血、粒细胞减少的血液学毒性;因其可抑制 CYP450,故与苯巴比妥合用时可增加苯巴比妥的血药浓度;可降低茶碱的清除率,导致茶碱中毒。

核苷(酸)类似物(nucleoside/nucleotide analogues, NAs)

核苷类似物进入体内后,由于其或代谢产物具有与三磷酸核苷相似的结构,可竞争性结合 RdRp,掺入病毒 RNA 链中,使病毒的复制受到抑制而发挥抗病毒作用。主要分为 3 类:L-核苷类(如拉米夫定、替比夫定)、脱氧鸟苷类似物(如恩替卡韦)、无环核苷磷酸盐化合物(如阿德福韦酯、替诺福韦酯)。

拉米夫定(lamivudine, LAM)

【体内过程】　口服后吸收良好,主要以原形经肾脏清除,仅 5%~10% 被代谢成反式硫氧化物的衍生物。在治疗剂量范围内,拉米夫定呈线性药动学特点。

【药理作用与机制】　对 HBV 和 HIV 有明显抑制作用。经磷酸激酶作用后形成具有抗病毒作用的活性 5'-三磷酸拉米夫定。后者可通过竞争性抑制 HIV 和 HBV 的逆转录酶和 HBV 聚合酶,从而阻碍 HBV 和 HIV 的合成与复制。

【临床应用与评价】　适用于伴有 ALT 升高和病毒活动复制的、肝功能代偿的成年慢性乙型肝炎患者的治疗。艾滋病患者的抗病毒治疗中,拉米夫定亦可作为联合治疗的药物之一。

【不良反应与防治】　不良反应较轻,常见的有上腹不适、头晕、乏力、口干,罕有皮疹。少数患者可有血小板减少,肌酸激酶增高,一般无须停药。

【药物相互作用】 同时使用拉米夫定和扎西他滨时,拉米夫定可能抑制后者在细胞内的磷酸化。因此不建议两药合用。

恩替卡韦(entecavir,ETV)

【药理作用与机制】 恩替卡韦为鸟嘌呤核苷类似物。在肝细胞内转化为恩替卡韦三磷酸盐,可以抑制 HBV 复制周期的 3 个环节:抑制 HBV DNA 聚合酶的启动、抑制 HBV DNA 负链及正链合成。

【临床应用与评价】 HBsAg 和 HBV DNA 阳性的慢性乙肝患者,治疗前 ALT 增高者。

【不良反应与防治】 有头痛、腹痛、鼻炎、乏力、恶心、头晕、腹泻等,发生率多低于 5%,大多为轻度或中度,多数不良反应与药物治疗无关。

【药物相互作用】 由于恩替卡韦主要通过肾脏清除,服用降低肾功能或竞争性通过主动肾小球分泌药物的同时,服用恩替卡韦可能增加这两个药物的血药浓度,要密切监测不良反应的发生。

【注意事项】 禁忌证与拉米夫定相同。长期治疗应注意有无诱发肿瘤发生。

阿德福韦酯(adefovir dipivoxil,ADV)

【药理作用与机制】 阿德福韦酯是阿德福韦的前体,在体内水解为阿德福韦发挥抗病毒作用。阿德福韦为无环腺嘌呤核苷同系物,与二脱氧三磷酸腺苷竞争性掺入病毒 DNA 链,终止 DNA 链的延长,从而抑制 HBV 的复制。对宿主 DNA 聚合酶 α 和 γ 有轻微的抑制作用。与拉米夫定无交叉耐药性。

【临床应用与评价】 适用于 HBsAg 和 HBV DNA 阳性,ALT 增高的慢性乙肝患者,特别是对拉米夫定耐药的患者。

【不良反应与防治】 发生率低,一般较轻,常见的有乏力、头痛、腹痛、恶心、食欲缺乏等。在较大剂量时有一定肾毒性,主要表现为血肌酐升高和血磷降低。

抗 HCV 的直接抗病毒药物(directly acting antivirals,DAAs)

抗 HCV 的 DAAs 包括非结构蛋白(nonstructural protein,NS)3/4A 蛋白酶抑制药、NS5B 聚合酶抑制药和 NS5A 抑制药等。

以 DAAs 为基础的抗 HCV 病毒方案包括 1 种 DAA 联合 PR(PR 是指:聚乙二醇干扰素联合利巴韦林),DAA 联合利巴韦林,以及不同 DAA 联合或复合制剂。可以涵盖几乎所有类型的 HCV 现症感染者的治疗,尤其适用于 PR 治疗后复发或是对 PR 应答不佳的患者。

索非布韦(sofosbuvir)

【药理作用与机制】 索非布韦是 NS5B 聚合酶抑制药,在肝脏内代谢为三磷酸尿嘧啶类似物,掺入 HCV RNA 链中,与 HCV 复制所需的 NS5B 聚合酶发生竞争性结合,终止病毒 RNA 肽链的延伸。索非布韦具有全基因型有效性和高耐药性屏障,每天服用一次有良好的耐受性。

【临床应用与评价】 索非布韦与聚乙二醇干扰素联合治疗慢性 HCV 1 或 4 型患者(无肝硬化或代偿期肝硬化),与利巴韦林联用治疗 HCV 2 或 3 型患者(无肝硬化或代偿期肝硬化)。

【不良反应与防治】 索非布韦与胺碘酮联合使用时有严重的症状性心动过缓;与利巴韦林联用观察到最常见不良事件是疲乏和头痛;与 PR 联用观察到最常见不良事件是疲乏、头痛、恶心、失眠和贫血。

【药物相互作用】 索非布韦是药物转运蛋白 P-gp 和乳腺癌耐药蛋白(BCRP)的底物,与抑制 P-gp(如利福平,圣约翰草)和/或 BCRP 的药物共同给药可能增加索非布韦的血药浓度。与卡马西平、苯妥英钠、苯巴比妥、替拉那韦和利托那韦共同给药,会降低索非布韦的治疗作用,不建议合用。

第四节 | 抗艾滋病病毒药物

目前国际上共有六大类 30 余种抗逆转录病毒药物（包括复合制剂）通过美国食品药品监督管理局（FDA）认证，分别为核苷类逆转录酶抑制药（nucleoside reverse transcriptase inhibitors，NRTIs）、非核苷类逆转录酶抑制药（non-nucleoside reverse transcriptase inhibitors，NNRTIs）、蛋白酶抑制药（protease inhibitors，PIs）、整合酶抑制药（integrase inhibitors）、融合抑制药（fusion inhibitors，FIs）及 CCR5 受体抑制药。国内的抗逆转录病毒治疗（antiretroviral therapy，ARV）药物主要为前四类。

一、核苷类逆转录酶抑制药

齐多夫定（zidovudine，AZT）

本品是 FDA 第一个批准上市的用于治疗艾滋病的核苷类药物。

【药理作用与机制】　齐多夫定的三磷酸活性代谢物可竞争性抑制 HIV 病毒逆转录酶的活性，作用于 HIV 病毒复制的早期，抑制病毒 DNA 的合成、运送和整合至宿主细胞核，从而抑制病毒的复制。长期应用易因逆转录酶氨基酸突变而产生耐药性。

【临床应用与评价】　本品现与其他抗 HIV 药物联合用于艾滋病的治疗，亦用于妊娠患者预防 HIV 的垂直传播。

【不良反应与防治】　主要不良反应为骨髓抑制。此外还可有恶心、呕吐、腹泻、乏力、肌肉酸痛、发热、头痛、头晕、麻木、皮疹等。动物实验有致突变作用，妊娠期患者用药须充分权衡利弊。

【药物相互作用】　与更昔洛韦同时给药可能会引起严重的中性粒细胞减少和贫血；与阿昔洛韦合用可引起严重嗜睡。与抑制葡萄糖苷酸化作用的药物如丙磺舒、氟康唑、萘普生、吲哚美辛合用会增加齐多夫定的骨髓毒性。利福平可降低其血药浓度，克拉霉素则可减少其吸收。

司他夫定（stavudine，d4T）

【药理作用与机制】　本品为胸腺嘧啶类似物，其活性代谢物三磷酸司他夫定可竞争性抑制 HIV 逆转录酶，从而抑制病毒的复制。此外尚可抑制宿主细胞的 DNA 聚合酶 β 和 γ，减少线粒体 DNA 的合成。

【临床应用与评价】　本品与其他抗 HIV 药物联合用于 HIV-1 感染者的治疗。

【不良反应与防治】　主要不良反应为疼痛性周围神经病变，患者出现肢端麻木、针刺感，停药后症状可缓解。骨髓抑制作用少见；其他不良反应有恶心、呕吐、腹痛、腹泻、胰腺炎，以及失眠、发热、皮疹、躁狂等。

【药物相互作用】　本品与去羟肌苷或羟基脲联用时，乳酸性酸中毒、胰腺炎及严重脂肪肝发生风险可能增加。与利巴韦林合用，曾引起致死性或非致死性乳酸性酸中毒。禁止与齐多夫定联用，后者可竞争性抑制本药的细胞内磷酸化，导致本药失效。

拉米夫定（lamivudine，LAM）

本品是第一个被批准用于治疗慢性乙型病毒性肝炎的口服药，能有效治疗 HBV 感染，也被用于 HIV 感染的治疗。

【药理作用与机制】　拉米夫定是胞嘧啶核苷的类似物，被宿主细胞活化为三磷酸代谢物后，可选择性抑制 HIV 的逆转录酶和 HBV 的 DNA 聚合酶，因此对 HIV 和 HBV 均具有抗病毒活性。

【临床应用与评价】　本品对齐多夫定耐药的 HIV 也有活性，其细胞毒性低于齐多夫定。单用拉米夫定治疗 HIV 感染易产生抗药性，且与齐多夫定、去羟肌苷等交叉耐药。

【不良反应与防治】　不良反应少见,与齐多夫定联合治疗中出现的不良反应多数由后者所引起。

【药物相互作用】　本品可使齐多夫定的血药浓度增加 13%,血药浓度峰值升高约 28%,但生物利用度无显著变化。本品可抑制扎西他滨在细胞内的磷酸化,故不宜合用。

替诺福韦(tenofovir)

本品是新型核苷酸类逆转录酶抑制药,有抗 HIV-1 和 HBV 活性,该药几乎不经胃肠道吸收,以前药替诺福韦酯富马酸盐(tenofovir disoproxil fumarate,TDF)用于临床。

【体内过程】　替诺福韦酯具有水溶性,可被迅速吸收并降解成活性物质替诺福韦,替诺福韦被转变为活性代谢产物替诺福韦双膦酸盐。替诺福韦双膦酸盐的胞内半衰期约 10h,故每日给药 1 次即可。本品主要经肾小球滤过和肾小管主动转运系统排泄,70%~80% 以原形经尿液排出。

【药理作用与机制】　替诺福韦酯的活性成分替诺福韦双膦酸盐可通过直接竞争性地与天然脱氧核糖底物相结合而抑制病毒聚合酶,导致 DNA 链合成中断。

【临床应用与评价】　本品抗病毒活性强而持久,靶点选择性高,很少发生耐药性。可单用于首次治疗的 HIV-1 患者,亦可和其他逆转录酶抑制药联合用于 HIV-1 感染、乙肝的治疗。

【不良反应与防治】　常见不良反应有乏力、头痛、恶心、呕吐、胃肠胀气,其他不良反应包括骨质疏松、骨密度下降、严重肾功能不良事件、范科尼综合征。HBV 合并 HIV 感染者停用 TDF 时有可能出现肝炎的急性加重。

二、非核苷类逆转录酶抑制药

奈韦拉平(nevirapine,NVP)

本品为第一个 HIV-1 非核苷类逆转录酶抑制药。

【体内过程】　口服吸收迅速,绝对生物利用度超过 90%。给药后 2~4h 达血药浓度峰值。体内分布广泛,可通过血-脑脊液屏障及胎盘屏障,可进入乳汁。经 CYP450 代谢后,80% 以上的代谢物经尿液排泄,10% 经粪便排泄。

【药理作用与机制】　在体内能直接、特异性地与 HIV-1 的逆转录酶结合,通过破坏该酶的催化位点阻断依赖 RNA 和依赖 DNA 的 DNA 聚合酶活性。本品对 HIV-2 逆转录酶及人类 DNA 聚合酶无活性。

【临床应用与评价】　因本品诱导产生耐药株的速度很快,具有交叉耐药性,因此单用仅用于预防 HIV-1 垂直传播,治疗 HIV-1 感染应与其他抗 HIV-1 药物联合。

【不良反应与防治】　最常见的不良反应为皮疹和肝功能异常,其他常见的不良反应有恶心、疲劳、发热、头痛、嗜睡、呕吐、腹泻、腹痛和肌痛。出现严重的或可致命性的皮疹后、重症肝炎或肝功能不全时,应终身停用本药。

【药物相互作用】　本品可诱导 P4503A 代谢酶,可使酮康唑、美沙酮等的血药浓度降低。与利福平类药物合用时应监测血药浓度。与西咪替丁、大环内酯类药物同用,可明显抑制本品羟化代谢,升高本品血药浓度。

利匹韦林(rilpivirine,RPV)

本品是第二代非核苷类逆转录酶抑制药。

【药理作用与机制】　阻止 HIV 病毒复制,从而降低血液中 HIV 病毒载量。

【临床应用与评价】　与其他抗逆转录病毒药物联用治疗 HIV-1 感染,主要适用于之前未曾接受过药物治疗的成人 HIV 感染者。

【不良反应与防治】　包括皮疹、头痛、抑郁、失眠、肝毒性等。

三、蛋白酶抑制药

近年来 HIV 蛋白酶已成为抗 HIV 药物的另一作用靶位。抑制 HIV 蛋白酶可导致生成无感染活性的不成熟病毒粒子,从而抑制病毒复制。蛋白酶有第一代的沙奎那韦(saquinavir)、茚地那韦(indinavir)、利托那韦(ritonavir)、奈非那韦(nelfinavir)和第二代的洛匹那韦(lopinavir)、阿扎那韦(atazanavir)、替拉那韦(tipranavir)和达芦那韦(darunavir)等药物。第一代蛋白酶抑制药生物利用度低,有明显的毒副作用,易产生耐药性。第二代蛋白酶抑制药针对耐药性进行改进,对目前第一代蛋白酶抑制药耐受的 HIV-1 病毒株仍然保持敏感性。临床使用中蛋白酶抑制药需与其他抗艾滋病药物联合使用,即所谓的"鸡尾酒疗法"。

利托那韦(ritonavir,RTV)

【药理作用与机制】　本品系合成的 HIV-1 和 HIV-2 蛋白酶抑制药。可抑制病毒 Gag-Pol 多聚蛋白前体裂解为功能蛋白,而形成无感染活性的病毒颗粒。

【临床应用与评价】　利托那韦与其他抗逆转录病毒药物合用,用于治疗 HIV 感染。用药后可减少 AIDS 相关并发症的发生、降低病死率。

【不良反应与防治】　不良反应以乏力、不适等全身症状较多见。其他还有消化道症状、神经系统症状、皮疹、肝功能异常、高脂血症、贫血、中性粒细胞减少等。

【药物相互作用】　本品与其他蛋白酶抑制药呈部分交叉耐药。与氟康唑合用,可使本品生物利用度增加。本品可使茚地那韦血药浓度升高。

茚地那韦(indinavir,IDV)

【药理作用与机制】　本品可使许多病毒蛋白不能裂解为功能蛋白,而形成无感染活性的病毒颗粒。

【临床应用与评价】　与其他抗逆转录病毒药物联合,用于 HIV 感染的治疗。

【不良反应与防治】　肾结石,其中少数患者需停药,用药期间多饮水可预防或减少其发生。无症状性高胆红素血症见于 10% 用药患者,少部分同时有转氨酶升高、恶心、呕吐、腹痛、腹泻等消化道反应,头痛、失眠等神经症状,皮疹等过敏症状。

【药物相互作用】　本品与齐多夫定、去羟肌苷具协同抗病毒作用。与利托那韦交叉耐药。本品是 CYP3A4 抑制药,使特非那定、西沙必利、阿司咪唑、三唑仑、咪达唑仑、匹莫齐特或麦角衍生物的血药浓度增高,引起严重甚至危及生命的不良反应,故不能与上述药物同时服用。

达芦那韦(darunavir,DRV)

【药理作用与机制】　本品选择性抑制感染细胞内编码 Gag-Pol 多聚蛋白前体分裂,继而抑制形成成熟的病毒颗粒。达芦那韦与 HIV 的蛋白酶发生作用,对于蛋白酶抑制药发生多重耐药突变的经治患者,达芦那韦仍可能发挥有效抗病毒作用。

【临床应用与评价】　达芦那韦被美国健康与人类服务部(DHHS)推荐可以用于治疗 HIV 感染初治患者及经治成年患者。本品适用于与小剂量利托那韦治疗其他抗 HIV 药治疗无效的成人 HIV 感染。

【不良反应与防治】　常见的不良反应有恶心、呕吐、腹泻、腹痛、便秘等胃肠道反应。少数患者可能发生严重的皮疹,临床研究中 0.3% 的患者因为皮疹停药。肝损伤,血脂升高,升高血糖,可能引起脂肪分布异常综合征。其他较为少见的不良反应包括药物超敏反应、血管性水肿、荨麻疹。

四、整合酶抑制药

拉替拉韦（raltegravir，RAL）

本品是美国 FDA 批准上市的第一个 HIV 整合酶抑制药。

【体内过程】　口服吸收迅速，$t_{1/2}$ 为 7～12h，连续 2 天给药可达稳态血药浓度。

【药理作用与机制】　对 HIV 病毒整合酶有很强的抑制活性，通过抑制整合酶的催化活性，防止未整合的单链 HIV DNA 共价插入宿主细胞的基因内，阻止前病毒的产生，从而抑制病毒复制。

【临床应用与评价】　本品与其他敏感抗逆转录病毒药物联合使用，适用于对多种抗逆转录病毒药物耐药的 HIV-1 感染的成年患者。本品长期疗效较好，但抗耐药性较低。

【不良反应与防治】　与其他抗 HIV 感染药物合用可能出现腹泻、恶心、疲倦、头痛和皮肤瘙痒，其他报道的不良反应包括便秘、气胀、出汗和发热。偶有肝功能异常，偶有引起肌病和横纹肌溶解的报道，肌病患者需慎用。

多替拉韦（dolutegravir，DTG）

多替拉韦于 2013 年由美国 FDA 批准上市，是新一代整合酶抑制药。

【临床应用与评价】　本品用于成年人，12 岁以上和体重至少 40kg 的儿童，与其他抗逆转录病毒药联用于 HIV 感染的治疗。能够快速降低病毒载量，无须联合可比司他，交叉耐药性较少。

【药物相互作用】　目前研究表明，此药由尿苷二磷酸葡萄糖醛酸转移酶 1A1（UGT1A1）代谢火活，因此与其他药物的相互作用较多，但可通过临床调整剂量来降低药物间的相互作用。禁止与抗心律失常药多非利特合用。

五、融合抑制药

恩夫韦地（enfuvirtide）

【药理作用与机制】　恩夫韦地是 HIV-1 跨膜融合蛋白 gp41 内高度保守序列衍生而来的一种合成肽类物质，能与 gp41 亚单位的 HR1 相结合，阻止病毒膜和宿主靶细胞膜融合，阻断病毒入侵宿主细胞而阻止感染。

【临床应用与评价】　用于 HIV 感染，推荐用于抢救治疗。对用其他抗 HIV 药治疗 24 周后的患者，再联用恩夫韦地可获得更为明显的疗效。

【不良反应与防治】　皮肤注射部位不良反应发生率高达 98%，包括疼痛、红斑、硬结、结节、囊肿等，宜选择上臂、大腿前面、腹部等健康部位依次轮流注射。

六、CCR5 受体抑制药

马拉韦罗（maraviroc）

【药理作用与机制】　本品对 CCR5 受体的 HIV-1 病毒株有强抗病毒作用。可阻断 HIV-1 的 gp120 与 T 细胞的 CCR5 受体结合，阻止病毒膜与细胞膜融合，使病毒不能进入 CD4 细胞，防止感染。

【临床应用与评价】　马拉韦罗作为抗 HIV-1 联合化疗的药物之一，适用于对其他抗 HIV 药物耐受，而且是以 CCR5 作为入侵靶细胞的辅助受体的病毒株感染。

【不良反应与防治】　常见的不良反应有咳嗽、发热、上呼吸道感染、腹痛、腹泻、头晕和皮疹等。偶有肝功能异常。

（王婷玉）

?

思考题

1. 简述抗病毒药物的分类及特点。

2. 简述抗病毒药物的作用机制。

3. 举例说明抗病毒药物的耐药特点。

4. 试述抗 HIV 病毒药物的分类。

思考题解题思路

本章目标测试

本章思维导图

第三十二章 | 抗恶性肿瘤药的临床应用

化学治疗、手术治疗和放射治疗是临床治疗恶性肿瘤的三大重要手段。1946年,氮芥应用于晚期恶性淋巴瘤的治疗,揭开了肿瘤化学治疗的序幕。由于该类药物是直接杀伤肿瘤细胞,故又称细胞毒性药物。近年来,随着对肿瘤发生过程中的关键调控信号分子以及肿瘤诱导免疫抑制机制认识的不断深入,分子靶向药物、免疫治疗药物以及细胞治疗药物取得了快速发展。

第一节 │ 细胞毒类抗肿瘤药物

细胞毒类抗恶性肿瘤药根据其作用机制主要可分为:①干扰核酸代谢药物;②直接影响和破坏DNA结构及功能药物;③影响转录过程药物;④抑制蛋白质合成药物。目前临床上常用的抗肿瘤药根据其化学结构和来源可分为:烷化剂、抗代谢物、抗生素、植物药、激素和杂类等六类。近年来,对肿瘤细胞分子生物学和群体动力学的深入研究成果,为临床上制订安全有效的治疗方案提供了理论依据。肿瘤细胞主要由增殖细胞群和非增殖细胞群(静止期细胞 G_0 期)组成。肿瘤细胞增殖周期可分为:①合成前期(G_1);②DNA合成期(S),对干扰核酸合成药物较敏感;③合成后期(G_2);④有丝分裂期(M),对长春新碱,秋水仙碱类及鬼臼碱类药物敏感。一般将这些作用于增殖周期某一时期的药物称为细胞周期特异性药物(cell cycle specific agent,CCSA)。该类药物对癌细胞的作用慢而弱,需要一定的时间才能发挥其杀伤作用。因此,在浓度(C)和用药时间(T)的关系中,T 是主要因素,临床上以缓慢滴注、肌内注射或口服为宜。而烷化剂、烷化剂类似物如金属离子络合物以及抗肿瘤抗生素可直接影响和破坏 DNA 的功能,因而对整个细胞周期中的细胞均有杀伤作用,称为细胞周期非特异性药物(cell cycle non-specific agent,CCNSA)。该类药物对癌细胞的作用快而强,能迅速杀死癌细胞,在浓度(C)和用药时间(T)的关系中,C 是主要因素,临床上以静脉推注为宜。

一、干扰核酸代谢药物

该类药物主要通过干扰核酸代谢而影响 DNA 合成,进而抑制或杀伤癌细胞。它们的化学结构大多数与核酸代谢物(如叶酸、嘌呤碱、嘧啶碱)相类似,通过与相应代谢酶产生竞争,或作为伪代谢物参与代谢过程,从而干扰正常细胞代谢过程,抑制核酸合成。核酸代谢越旺盛的细胞,对该类药物越敏感。从细胞增殖周期来看,细胞在 S 期合成代谢最旺盛,故这类药物主要作用于 S 期细胞。但造血细胞、胃肠道黏膜上皮细胞及肝脏等正常组织的核酸代谢也比较旺盛,所以也会受到这类药物影响。因此用药过程中要密切注意血常规,对于严重贫血、肝功能障碍患者要慎用。

(一)二氢叶酸还原酶抑制药

甲氨蝶呤(methotrexate,MTX)

【药理作用】 本品的化学结构与叶酸相似,可与二氢叶酸还原酶形成不可逆、强大而持久的结合,产生竞争性抑制作用,减少四氢叶酸生成,干扰体内一碳基团代谢,最终抑制 DNA 合成。因此,此药选择性地作用于细胞增殖周期中的 DNA 合成期(S 期),对增殖比率较高的肿瘤(如白血病)作用较强。近来也有人认为它还作用于细胞增殖周期中的 G_1/S 期。

【药动学】 口服时,小剂量(0.1mg/kg)吸收较好,大剂量(10mg/kg)吸收较不完全。MTX 不易通过血脑屏障,治疗脑部肿瘤时需鞘内注射。吸收后有 50% 与血浆蛋白结合,故若与蛋白结合率高的药物同时应用时可增加疗效,但亦增加毒性。本品在体内基本不代谢,大部分在肾清除,约 90% 在用药后 48h 以原形由尿液排出。

【临床应用】 ①急性白血病:对于急性淋巴细胞白血病和急性粒细胞白血病均有良好疗效,对儿童急性淋巴细胞白血病的疗效尤佳,对于成人白血病疗效有限,可用于白血病脑膜炎的预防;②绒毛膜上皮癌、恶性葡萄胎:疗效较为突出,对于早期诊断的患者疗效可高达 90%;③骨肉瘤、软组织肉瘤、肺癌、乳腺癌、卵巢癌:大剂量有一定疗效;④头颈部肿瘤:以口腔、口咽癌疗效最好,其次是喉癌,鼻咽癌疗效较差,常以动脉插管滴注给药。

【用法与用量】 ①急性白血病:口服每日 0.1mg/kg,也可肌内注射或静脉注射给药。一般有效疗程的安全剂量为 50~150mg,此总剂量视骨髓情况和血常规而定。脑膜白血病或中枢神经系统肿瘤:鞘内注射 5~10mg/d,每周 1~2 次。②绒毛膜上皮癌及恶性葡萄胎:成人一般 10~30mg/d,每日 1 次,口服或肌内注射给药,5 日为一疗程。亦可以 10~20mg/d 静脉滴注(加于 5% 葡萄糖溶液 500ml 中于 4h 滴完),5~10 日为一个疗程。③骨肉瘤、恶性淋巴瘤、头颈部肿瘤等:常采用大剂量($3\sim15g/m^2$)静脉注射,并加用甲酰四氢叶酸(citrovorum factor,CF)肌内或静脉内注射,6~12mg,每 6h 一次,共 3 日,这称为救援(rescue)疗法。CF 解救的剂量与化疗时间、MTX 剂量正相关。因为 CF 转化四氢叶酸不受 MTX 所阻断的代谢途径的限制。为了充分发挥解救作用,应补充电解质、水分及碳酸氢钠以保持尿液为碱性,尿量维持在每日 3 000ml 以上,并对肝肾功能、血常规以及血浆 MTX 的浓度进行逐日检查,以保证用药的安全有效。

【不良反应】 甲氨蝶呤的不良反应或毒性的发生取决于所用剂量、血药浓度及维持时间。①消化道症状:最常见为恶心、呕吐、食欲缺乏,一般停药后 3~5 天可消失,严重者口唇、牙龈、颊部、腭部或悬雍垂黏膜可发生溃疡、糜烂。②骨髓抑制:主要是周围血中白细胞和血小板减少,可出现出血以致贫血。由于其作用较缓慢,故白细胞低于 $3\times10^9/L$、血小板低于($50\sim70$)$\times10^9/L$ 或有消化道黏膜溃疡时,应停药或用甲酰四氢叶酸救援及对症治疗。③肝、肾功能损害:长期大量应用可能引起药物性肝炎、肝硬化和门静脉高压。由于它主要经肾排泄,大量使用可致肾小管阻塞,形成肾损害,要多饮水及碱化尿液。④少数患者有生殖功能减退,月经不调,妊娠前 3 个月可致畸胎、流产或死胎。⑤偶可发生色素沉着、脱发、皮疹及剥脱性皮炎。⑥偶可见局限性肺炎、骨质疏松性骨折。

培美曲塞(pemetrexed)

培美曲塞是一种结构上含吡咯嘧啶基团的抗叶酸制剂,通过破坏细胞内叶酸依赖性的正常代谢过程,抑制细胞复制,从而抑制肿瘤的生长。培美曲塞能够抑制胸苷酸合成酶、二氢叶酸还原酶和甘氨酰胺核苷酸甲酰转移酶的活性,这些酶都是合成叶酸的必需酶,因此培美曲塞为多靶点叶酸拮抗药。培美曲塞主要以原药形式从尿液排泄,在给药后 24h 内,70%~90% 的培美曲塞以原药形式从尿中排出。临床联合顺铂用于治疗无法手术的恶性胸膜间皮瘤,对局部或转移性非小细胞肺癌亦有效。培美曲塞的常见不良反应是血液学毒性,以中性粒细胞减少为主;另外较常见的不良反应有恶心、腹泻、肝肾功能异常、黏膜炎、皮疹、疲乏及感觉异常。

(二)嘌呤核苷酸互变抑制药

巯嘌呤(mercaptopurine,6-MP)

【药理作用】 本品在次黄嘌呤-鸟嘌呤磷酸核苷转移酶(HGPRT)催化下转变成 6-巯基嘌呤核苷酸,阻断次黄嘌呤转变为腺嘌呤核苷酸及鸟嘌呤核苷酸,进而抑制核酸合成。它主要作用于细胞增殖周期的 S 期。

【药动学】 口服吸收不完全,生物利用度个体差异较大,为 5%~37%,可能与首过效应有关。静脉注射后半衰期较短,约为 50min。6-MP 有两个主要的代谢途径:其一为巯基甲基化之后再氧化失活,甲基化由巯嘌呤甲基转移酶（TPMT）催化。当 TPMT 活性低时，6-MP 代谢减慢，作用增强，易引起毒性反应。该酶活性在白种人为多态分布（约 15% 的人酶活性较低），而在中国人为均态分布。另一代谢途径为黄嘌呤氧化酶（XO）催化其氧化成 6-硫代鸟酸，别嘌呤醇可抑制 XO 的活性。别嘌呤醇常用于预防与治疗白血病及淋巴瘤过程中由于大量杀伤癌细胞而出现的高尿酸血症。所以，当 6-MP 与别嘌呤醇合用时，虽能增强 6-MP 疗效，但毒性也增加，其治疗指数没有改善，必须减量 1/4～1/3。

【临床应用】　①急性白血病：常用于急性淋巴细胞白血病，对儿童患者的疗效较成人好。对急性粒细胞、慢性粒细胞或单核细胞白血病亦有效。②绒毛膜上皮癌和恶性葡萄胎：我国使用大剂量巯嘌呤治疗绒毛膜上皮癌收到一定疗效，但不如 MTX。③对恶性淋巴瘤、多发性骨髓瘤也有一定疗效。④近年亦利用其免疫抑制作用，用于原发性血小板减少紫癜、自身免疫性溶血性贫血、红斑狼疮、器官移植、肾病综合征的治疗。

【用法与用量】　①白血病：2.5～3.0mg/（kg·d），分 2～3 次口服，根据血常规调整剂量，由于其作用比较缓慢，用药后 3～4 周才发生疗效，2～4 个月为一疗程。②绒毛膜上皮癌：6mg/（kg·d），一疗程为 10 天，间隔 3～4 周后重复疗程。

【不良反应】　①骨髓抑制：主要是白细胞和血小板减少。高度分叶核中性粒细胞的出现，常是毒性的早期征兆，严重者可发生全血常规抑制。②消化系统反应：可出现呕吐、恶心、食欲减退，大剂量可致口腔炎、口腔溃疡、胃肠黏膜损害、水泻、血便、可造成胆汁淤积和黄疸，但停药即可消退。③敏感患者可有高尿酸血症、尿酸结晶尿及肾功能障碍，若与别嘌呤醇合用可预防。

（三）胸苷酸合成酶抑制药

氟尿嘧啶（fluorouracil，5-FU）

【药理作用】　氟尿嘧啶是嘧啶拮抗药，在体内转化为 5′-氟尿嘧啶核苷和 5-氟尿嘧啶脱氧核苷，后者可抑制胸腺嘧啶核苷合成酶，从而阻断尿嘧啶脱氧核苷转变为胸腺嘧啶脱氧核苷，干扰 DNA 的生物合成。5′-氟尿嘧啶核苷则掺入 RNA 中，干扰蛋白质的合成。主要杀伤 S 期细胞，但对其他周期细胞亦有一定的作用，故不是典型的周期特异性药物。与其他常用抗肿瘤药物无交叉耐药性。

【药动学】　口服吸收不规则，通常静脉给药。静脉注射后血药浓度迅速下降，半衰期为 10～20min，之后分布于全身体液，在肿瘤组织中浓度较高，也可通过血脑屏障。5-FU 在体内主要通过二氢嘧啶脱氢酶（dihydropyrimidine dehydrogenase）催化还原失活。该酶在肝脏、肠黏膜等组织中有较高活性，对于该酶活性遗传缺损的患者，5-FU 代谢受阻，需调整剂量。

【临床应用】　临床主要用于①消化道癌：为胃癌、结肠癌、直肠癌的最常用药物，常与丝裂霉素、阿糖胞苷、多柔比星、卡莫司汀、长春新碱、达卡巴嗪等合用。亦可用于治疗原发性肝癌。②绒毛膜上皮癌：我国采用大剂量 5-FU 与放线菌素 D 合用，治愈率较高。③头颈部肿瘤：用于包括鼻咽癌等头颈部肿瘤的治疗。④皮肤癌：局部用药对多发性基底细胞癌、浅表鳞状上皮癌等有效，对广泛的皮肤光化性角化症及角化棘皮瘤等亦有效。⑤对乳腺癌、卵巢癌以及肺癌、甲状腺癌、肾癌、膀胱癌、胰腺癌有效。

【用法与用量】　①静脉注射：10～12mg/（kg·d），隔日一次。国外常用"饱和"剂量法，即 12～15mg/（kg·d），连续应用 4～5 日后改为隔日一次，出现毒性反应后剂量减半。亦有以 500～600mg/m²，每周给药 1 次。成人的疗程总量为 5.0～8.0g。②静脉滴注：毒性较静脉注射低，一般为 10～20mg/（kg·d），每日 1 次，连续 5 日，以后减半剂量，隔日一次，直至出现毒性反应。治疗绒毛膜上皮癌时，可加大剂量至 25～30mg/（kg·d），10 日为一疗程，但此量不宜用作静脉注射，否则将产生严重毒性反应。③动脉插管滴注：以 5～20mg/kg 溶于 5% 葡萄糖液中（500～1 000ml）滴注 6～8h，每日 1 次，总量为 5～8g。④胸腹腔内注射：一般每次 1.0g，5～7 日一次，共 3～5 次。⑤瘤内注射：如宫颈癌 250～500mg/次。⑥局部应用：治疗皮肤基底癌及癌性溃疡，可用 5%～10% 软膏或 20% 霜剂外敷，每日 1～2 次。⑦口服：一般 5mg/（kg·d），总量为 10～15g 或连续服用至出现毒性反应，即停药。

【不良反应】 ①消化道症状:于用药后 5～7 天出现,恶心、呕吐和食欲缺乏、腹痛、血性腹泻等,可并发假膜性肠炎。另在下唇内缘出现小水疱,此为毒性的早期征兆。②骨髓抑制:可致白细胞及血小板减少。③神经系统损害:发生于颈动脉插管时,部分患者可发生小脑变性、共济失调和瘫痪。④其他:注射部位可引起动脉炎,静脉滴注可引起局部皮肤红斑、水肿、破溃、色素沉着,一般于停药后可恢复。也可见脱发、皮炎、甲床变黑等。孕妇使用时可致畸胎及死胎,故应慎用。

呋氟尿嘧啶(ftorafur,FT-207)

本品是氟尿嘧啶的衍生物,在体内受肝药酶的作用转变为氟尿嘧啶而发挥抗癌作用。口服吸收良好,半衰期可达 5h。又因脂溶性较高,可通过血脑屏障,毒性较低,仅为氟尿嘧啶的 1/7～1/4,故化疗指数是氟尿嘧啶的 2 倍。临床主要用于胃癌、结肠癌、直肠癌、胰腺癌、乳腺癌、肝癌的治疗。不良反应与氟尿嘧啶相似,但程度明显减轻,对神经系统的毒性亦不大,一般不必停药。

卡培他滨(capecitabine)

卡培他滨口服后经胃肠道完整地吸收,经肝脏羧酸酯酶催化代谢为 5′- 脱氧 -5- 氟胞嘧啶核苷,然后经肝脏和肿瘤细胞中的胞苷脱氨酶催化转化为 5′- 脱氧 -5- 氟尿嘧啶,最后经胸苷磷酸化酶(TP)催化为氟尿嘧啶。TP 在肿瘤组织中浓度较高,因而卡培他滨对肿瘤具有高度选择性和特异性。卡培他滨蛋白血浆结合率低,70% 经尿液排出。临床适用于紫杉醇和包括蒽环类抗生素化疗无效的晚期原发性或转移性乳腺癌的治疗。其不良反应较轻,大多数为轻度至中度,且易于处理和可逆。个别患者可出现中性粒细胞减少。

(四) 核苷酸还原酶抑制药

羟基脲(hydroxycarbamide)

羟基脲抑制核苷酸还原酶的活性,阻止核苷酸转变为脱氧核苷酸,阻止 DNA 合成。主要杀伤 S 期细胞。口服吸收好,服后 1～2h 血药浓度达高峰,半衰期约为 2h,很容易透过红细胞膜,亦能透过血脑屏障,12h 内尿回收率约为 80%。临床上主要用于黑色素瘤和慢性粒细胞白血病的治疗。另外对胃癌、肠癌、乳腺癌、膀胱癌、头颈癌、恶性淋巴瘤和原发性肝癌也有效。主要不良反应为骨髓抑制,可出现白细胞减少和血小板计数下降,停药 1～2 周后可恢复。亦可引起胃肠反应,但不严重。另有致畸作用,孕妇慎用。

吉西他滨(gemcitabine)

吉西他滨为脱氧胞苷类化物,属细胞周期特异性药物。主要杀伤 S 期细胞,亦阻滞 G_1 期细胞进入 S 期。吉西他滨在细胞内由核苷激酶代谢成有活性的二磷酸核苷和三磷酸核苷,二磷酸吉西他滨可抑制核苷酸还原酶,而三磷酸吉西他滨可与脱氧胞苷竞争性结合到 DNA 上,从而阻止 DNA 合成。吉西他滨的细胞毒活性来源于这两种核苷抑制 DNA 合成的联合作用。本品静脉注射后很快分布到体内各组织,能被胞苷脱氨酶在肝、肾、血液和其他组织中快速代谢。吉西他滨可用于治疗局部晚期或已转移的非小细胞肺癌;局部晚期或已转移的胰腺癌。其不良反应有①血液系统:有骨髓抑制作用,可出现贫血、白细胞和血小板减少;②胃肠道:约 2/3 的患者出现肝脏转氨酶异常,可见恶心、呕吐;③肾脏:轻度蛋白尿和血尿,有部分病例出现不明原因的肾衰竭;④过敏:皮疹,瘙痒;⑤其他:约 20% 患者有类似于流感的表现;水肿/周围性水肿的发生率约为 30%。

(五) DNA 聚合酶抑制药

阿糖胞苷(cytarabine,Ara-C)

【药理作用】 本品在细胞内代谢成活性代谢物阿糖胞苷三磷酸,可抑制 DNA 聚合酶,干扰核苷酸掺入 DNA;同时它也抑制核苷酸还原酶,阻止胞嘧啶核苷酸,从而阻止 DNA 合成。作用于细胞增殖周期 S 期;延缓或部分阻滞 G_1 期细胞进入 S 期,使细胞停留在 G_1 期。与常用的抗肿瘤药物无交叉耐药现象。

【药动学】 在胃肠道易被降解,通常为注射给药。静脉注射后,其分布相和消除相半衰期分别为 10min 及 2.5h,主要代谢途径为脱氨生成阿糖尿苷而失活。连续静脉滴注后,脑脊液中浓度可达血浓度的 50%。如鞘内注射,不易被脱氨代谢,可维持较长时间。

【临床应用】 ①急性白血病:对急性粒细胞白血病疗效最好,对急性单核细胞白血病及急性淋巴细胞白血病也有效,但单独使用缓解率差,常与巯嘌呤、长春新碱、环磷酰胺等合用;②对恶性淋巴肉瘤、消化道肿瘤也有一定疗效,对多数实体瘤无效。

【用法与用量】 ①静脉注射:1～3mg/kg,每日 1 次,连续 8～15 日;②静脉滴注:1～3mg/(kg·d),溶于葡萄糖液中缓慢滴注,14～20 日为一疗程;③皮下注射:作维持治疗,每次 1～3mg/kg,每周 1～2 次;④鞘内注射:25～75mg/次,每日或隔日注射一次,连用 3 次。

【不良反应】 ①骨髓抑制:可致白细胞减少和血小板减少、贫血;②消化道反应:可见恶心、呕吐、腹痛、腹泻等,也可致口腔溃疡、结肠炎、胃肠道黏膜出血;③可致脱发、皮疹和肝功能损害;④白血病、淋巴瘤患者治疗初期可发生高尿酸血症,严重者可发生高尿酸血症肾病。

安西他滨(ancitabine)

安西他滨是阿糖胞苷的衍生物,在体内转变为阿糖胞苷而起作用,其特点是化疗指数较高,与常用抗肿瘤药无交叉耐药性。临床证实其对各类急性白血病均有效,而对急性粒细胞白血病的疗效最佳,其次对恶性淋巴瘤也有效。它可作口服、肌内注射和静脉注射,剂量均为每次 200～600mg,每日 1 次,5～10 天为一个疗程。也可作鞘内注射,预防脑膜白血病,用量为每次 50～100mg。

二、直接影响和破坏 DNA 结构及功能药物

(一)烷化剂(alkylating agents)

烷化剂是指能与细胞的功能基团起烷化反应的一类化合物,其化学活性较强,通过活泼的烷基如 β-氯乙胺基、乙撑亚胺基、磺酸酯基等起烷化反应作用,与 DNA 的两条互补链上各一个核酸碱基产生共价结合,形成交叉联结,导致 DNA 链的断裂,直接抑制 DNA 复制,阻止细胞分裂增殖。它是细胞周期非特异性药物(CCNSA),因此既是一类广谱的抗肿瘤药物,又是一类选择性不高且能对人体生长较快的正常组织,如骨髓、淋巴组织、胃肠黏膜、性细胞及毛囊等有抑制作用的抗肿瘤药。

氮芥(chlormethine,HN2)

氮芥为最早应用于临床的烷化剂,是一高度活泼的化合物,可与多种有机亲核基团结合。其最重要的反应是与鸟嘌呤第 7 位的氮呈共价结合,产生 DNA 双链内的交叉联结或链内不同碱基的交叉联结,从而阻碍 DNA 复制或引起 DNA 链断裂。对 G_1 期及 M 期细胞作用最强,对其他各期以及非增殖细胞均有杀伤作用。注射给药后,在体内停留时间极短(0.5～1min),其起效迅速,作用剧烈且无选择性。在临床上主要用于恶性淋巴瘤及癌性胸膜、心包及胸腔积液。毒副反应较大,主要为骨髓和胃肠道毒性,局部刺激性强。

环磷酰胺(cyclophosphamide,CTX)

【药理作用】 环磷酰胺在体外无抗癌作用,在体内首先经肝药酶作用转化为醛磷酰胺,进一步在肿瘤组织中分解出磷酰胺氮芥,才与 DNA 发生烷化作用,形成交叉联结,影响 DNA 功能,抑制肿瘤生长。它虽属细胞周期非特异性药物,但是较其他烷化剂的选择性高、抗瘤谱广,毒性也较低,故为临床常用的烷化剂类药物。

【药动学】　本品口服吸收良好,口服 100mg 时生物利用度可达 97%,服后 1h 即达高峰血浓度,半衰期约为 7h。在肝内被混合功能氧化酶系的 P450 催化氧化为 4-羟基环磷酰胺(4-OH-CPA),再开环成醛磷酰胺(aldophosphamide),后者又可代谢成两个主要的毒性代谢物丙烯醛及磷酰胺氮芥。丙烯醛与抗肿瘤活性无关,但有膀胱刺激作用。CTX 主要由尿以代谢物形式排泄。

【临床应用】　广谱抗瘤药,应用范围较广。①恶性淋巴瘤:疗效比较突出,包括霍奇金病、淋巴肉瘤、网织细胞肉瘤等,且毒性反应较低,与长春新碱、丙卡巴肼、泼尼松合用疗效更高;②急性白血病和慢性淋巴细胞白血病:CTX 有一定疗效,但其缓解率不及 MTX、6-MP 或长春新碱(VCR),但与抗代谢药物间无交叉耐药性,因此可以联合应用;③其他肿瘤:对肺癌、乳腺癌、卵巢癌、多发性骨髓瘤、神经母细胞瘤、胸腺瘤等均有一定疗效,亦有主张在肺癌、胃癌手术后应用环磷酰胺以延缓或减少复发,提高生存率。

【用法与用量】　①静脉注射:15～20mg/kg 缓慢注射,7～10 日一次,一个疗程量为 8～10g。亦可用 4mg/kg,每日或隔日一次,总疗程量仍为 8～10g。大剂量(每次 20～40mg/kg)给药,可每隔 3～4 周重复使用。②口服:3mg/(kg·d),每日 50～150mg,分次服用,10～15g 为一个疗程。③静脉注射剂量亦可改作肌内注射,或 100～500mg/次动脉内注射或 50～100mg/次鞘内注射。

【不良反应】　①骨髓抑制:主要表现为白细胞计数下降,血小板减少不明显,本品虽易造成骨髓抑制,但多于停药 2 周后恢复。②消化道症状:表现为食欲减退、恶心,大剂量静脉注射可发生呕吐,但不严重,偶可发生胃肠道黏膜溃疡、出血、肝功能损害,故肝功能不良者慎用。③出血性膀胱炎等泌尿道症状:这是由于环磷酰胺在体内的活化产物磷酰胺氮芥及丙烯醛由尿液排泄时在膀胱中浓集,引起膀胱刺激症状。用冲击剂量可引起肾损害。故用药期间应多饮水和碱化尿液以减轻症状,亦可与巯基磺酸钠合用达到预防目的。④其他:少数患者有头晕、不安、幻视、脱发;偶见色素沉着,长期使用可抑制性腺。

塞替派(thiptepa,TSPA)

塞替派具有 3 个乙撑亚胺基,性质非常活泼,能与细胞内 DNA 碱基结合,影响肿瘤细胞分裂,虽是细胞周期非特异性药物,但对肿瘤细胞选择性高。口服生物利用度仅有约 0.2%,只能通过静脉注射或腹腔注射的方式给药。其血浆半衰期为 1.2～2h。对卵巢癌、乳腺癌均有一定疗效,对恶性淋巴瘤、黑色素瘤、肝癌、胃癌、膀胱癌也有效。对骨髓有抑制作用,引起白细胞和血小板减少,但较氮芥轻,胃肠道反应少见,局部刺激小。

白消安(busulfan)

该药属磺酸酯类化合物,在体内解离而起烷化作用。口服吸收良好,血中半衰期为 2～3h,绝大部分为以甲基磺酸形式从尿中排出。对慢性粒细胞白血病有显著疗效,缓解率可达 80%～90%,但对慢性粒细胞白血病急性病变和急性白血病无效,对其他肿瘤的疗效也不明显。本药对骨髓有抑制作用,久用还可致闭经或睾丸萎缩,偶见出血、再生障碍性贫血及肺纤维化等严重反应。

卡莫司汀(carmustine,BCNU)

卡莫司汀为亚硝基脲类烷化剂,对蛋白质、DNA 和 RNA 均有烷化作用。属细胞周期非特异性药物,抗瘤谱广、起效快、脂溶性高、解离度小、能透过血脑屏障。主要用于原发或颅内转移脑瘤,是治疗脑恶性胶质瘤最常用的烷化剂。对恶性淋巴瘤、骨髓瘤等有一定疗效。主要不良反应包括骨髓抑制、胃肠道反应和肺纤维化等。

(二) 破坏 DNA 的铂类配合物

顺铂(cisplatin,DDP)

【药理作用】　DDP 全名为顺双氯双氨络铂,为一含铂无机络合物。在体内先将氯解离,然后作用于 DNA 链间及链内交链,与 DNA 上的碱基共价结合,形成 DDP-DNA 复合物,从而破坏 DNA 的结构和功能,属于细胞周期非特异性药物,抗瘤谱广。

【药动学】　静脉注射、动脉给药或腔内注射吸收均极迅速。快速静脉注射后,α 相和 β 相半衰期分别为 20～50min 及 24h 或更长。超过 90% 的 DDP 与血浆蛋白共价结合,不易透过血脑屏障,在肾、肝、肠和睾丸等组织中有较高浓度。由尿缓慢排出,24h 内排出量约为 25%,用药后 5 天内仅排出约 43%。

【临床应用】　为目前联合化疗中常用药物之一。①睾丸肿瘤:对睾丸胚胎癌及精原细胞瘤均有较好疗效,因与其他常用抗肿瘤药无交叉耐药性,故联合用药可根治。②对头颈部癌如鼻咽癌、甲状腺癌及膀胱癌、卵巢癌、淋巴瘤、软组织肉瘤疗效也较好。对乳腺癌、肺癌、宫颈癌也有效。其见效较快,但缓解期短。

【用法与用量】　①静脉注射或静脉滴注:每日 20～30mg,4～5 日为一个疗程,连用 3～4 个疗程,疗程间隔 3～4 周;亦可用大剂量法,即 50～120mg/m²,每 3～4 周一次,配合水化利尿,使每日尿量保持在 2 000～3 000ml。②也可动脉内、胸腔内和腹腔内注射。

【不良反应】　①消化道症状:恶心、呕吐发生率高达 90% 以上,一般止吐药难以奏效,可用昂丹司琼(ondansetron)或大剂量皮质类固醇控制。②骨髓抑制:主要是白细胞减少,多发生于剂量超过 100mg/(m²·d)时,但停药后恢复较快。③耳毒性:与总剂量有关,有耳鸣、耳聋、头晕,严重者可致高音听力丧失。④肾毒性:表现为血尿、蛋白尿、尿素消除率下降,肾浓缩功能减低,甚至发生尿毒症,这与所用总量有关,常发生于治疗后 7～14 天,配合水化以及保持尿量可大大降低其肾毒性。⑤其他:偶见过敏反应、外周神经病变及肝功能损害。

(三) 破坏 DNA 的抗生素类药物

丝裂霉素(mitomycin,MMC)

本品是放线菌族的发酵产物,具有烷化作用,它能与 DNA 的双链交叉联结,抑制 DNA 复制,亦能使部分 DNA 断裂,属细胞周期非特异性药,抗瘤谱广。口服可吸收,常注射给药,静脉注射后半衰期为 25～90min。临床常用于:①对消化道癌如胃、肠、肝、胰腺癌等疗效较好;②对肺、乳腺、宫颈、绒毛膜上皮癌也有效;③对恶性淋巴瘤有效。常用静脉注射,剂量为 4～6mg/次,每周 1～2 次,40～60mg 为一疗程;也可作腔内注射,剂量为 4～10mg,每 5～7 日一次,4～6 次为一疗程。不良反应主要是骨髓抑制,血小板计数下降尤为明显,一般停药 2～4 周后恢复;另可见消化道反应、肾毒性、肺毒性;偶可见乏力、脱发及肝、肾功能障碍。

博来霉素(bleomycin,BLM),平阳霉素(bleomycin)

博来霉素是由轮生链霉菌发酵提取分离所得的碱性多肽类化合物,主要为 A_2 和 B_2 的复合物;而平阳霉素系博来霉素的改良品种,仅为单一的 A_5 组分,毒性较博来霉素低,而抗癌作用基本相似。

【药理作用】　与铜或铁离子络合产生游离氧破坏 DNA,使 DNA 单链断裂,阻止 DNA 的复制,属细胞周期非特异性药物,其抗瘤谱广。

【药动学】　BLM 静脉注射(15U/m²)后,血浆峰浓度可达 1～5mU/ml,α 相和 β 相半衰期分别为 24min 及 4h。在皮肤、肺、淋巴等组织浓度较高。大部分经肾清除,故肾功能不全时消除减慢。

【临床应用】　主要用于治疗鳞状上皮癌,另对淋巴瘤类,如霍奇金病、非霍奇金淋巴瘤、蕈样肉芽肿以及睾丸癌、黑色素瘤也有一定疗效。

【用法与用量】　BLM:肌内和静脉注射 15～30mg/次,每日 1 次或每周 2～3 次,300～600mg 为一疗程量。平阳霉素:10mg/次,每日 1 次或每周 2～3 次。

【不良反应】　对造血系统影响轻微,常可出现发热、食欲缺乏、脱发、皮肤色素沉着等。少见而严重者为肺纤维化变性而致死,因此若有肺部症状者应立即停药,并给予肾上腺皮质激素促其恢复。

（四）拓扑异构酶抑制药

喜树碱类

喜树碱（camptothecin，CPT）是从我国特有的珙桐科落叶植物喜树中提取的生物碱。羟喜树碱（hydroxycamptothecine）和伊立替康（irinotecan）是半合成喜树碱的衍生物。该类药物通过抑制 DNA 拓扑异构酶 I，干扰 DNA 合成，抑制肿瘤细胞增殖。主要作用于 S 期，对 G_1、G_2 与 M 期细胞有轻微杀伤力，为细胞周期特异性药物。对胃癌、结肠癌、绒毛膜上皮癌有效，对急性和慢性粒细胞白血病、膀胱癌、肝癌、头颈部肿瘤、口腔颌面部腺癌也有一定效果。羟喜树碱的常用量为每次 4～6mg，每日或隔日一次静脉注射，总量为 60～120mg。而喜树碱静脉注射剂量为每次 10mg，每日 1 次，总量为140～200mg。动脉内注射：每次 5～10mg，每日或隔日 1 次，总量为 100～140mg。膀胱内注射：每次为 20mg，每周 2 次，总量为 200mg。不良反应主要是骨髓抑制，尿路刺激症状如尿频、尿痛、血尿，但羟喜树碱的尿路症状显著低于喜树碱，另有恶心、呕吐、脱发。

依托泊苷（etoposide，VP-16）

VP-16 是鬼臼毒素的半合成衍生物。其与 DNA 拓扑异构酶 II 形成复合物，可干扰拓扑异构酶 II 修复 DNA 断裂链作用，从而导致 DNA 链断裂。对 S 期与 G_2 期有较大杀伤作用，使细胞停留在 G_2 期。口服吸收不规则，静脉给药末端相半衰期为 6～8h。临床上主要用于治疗小细胞肺癌、淋巴瘤、睾丸肿瘤、急性粒细胞白血病，对卵巢癌、乳腺癌、神经母细胞瘤有较好的疗效。一般 60～100mg/m^2 静脉注射，每天 1 次，连续 5 天，每 3～4 周重复一次。其不良反应为骨髓抑制，为剂量-限制性毒性（dose-limiting toxicity），出现白细胞减少，血小板减少不常见；另有消化道反应。部分患者出现轻度神经炎。静脉注射出现局部刺激。

三、影响转录过程药物

多柔比星（doxorubicin，ADM）

【药理作用】　ADM 为蒽环类抗生素，它能嵌入 DNA 的相邻碱基对之间，扰乱模板功能，阻止 DNA 依赖性的 RNA 聚合酶的作用，干扰转录过程，抑制 mRNA 生成。其抗瘤作用强，抗瘤谱广，毒性较低，化疗指数较高，为细胞周期非特异性药物。

【药动学】　口服无效。静脉注射后呈多相消除，其三相半衰期（$t_{1/2}$）分别为 0.5h、3h 和 40～50h。在心脏、肾、肺、肝和脾中浓度较高，不能通过血脑屏障。在体内主要通过肝代谢灭活，肝功能不良时用药应减量。

【临床应用】　①急性白血病：对急性淋巴细胞白血病及粒细胞白血病均有效。②恶性淋巴瘤：对霍奇金病及淋巴瘤、网状细胞肉瘤均有效，因与常用抗肿瘤药物无交叉耐药，故与博来霉素、长春新碱、达卡巴嗪合用疗效更佳。对非霍奇金淋巴瘤，常与环磷酰胺、长春新碱、泼尼松合用。③乳腺癌：单用或与氟尿嘧啶、环磷酰胺合用都有较好的疗效。④骨肉瘤及软组织肉瘤：单用或与环磷酰胺、长春新碱及达卡巴嗪合用，有效率均较高，若作术后辅助治疗则治愈率相当高。⑤肺癌：对鳞癌和大细胞未分化癌的疗效较好；对小细胞肺癌，与环磷酰胺、长春新碱合用时疗效亦较好。⑥对膀胱癌、睾丸肿瘤、甲状腺癌、神经和肾母细胞瘤，肝、胃、食管、卵巢、宫颈、前列腺及头颈部等肿瘤亦有效，对胰腺、子宫内膜癌、脑瘤及多发性骨髓瘤等也有一定疗效。

【用法与用量】　采用静脉注射。①成人常用量：单药为 50～60mg/m^2，每 3～4 周 1 次或每日 20mg/m^2，连用 3 日，停用 2～3 周后重复。②联合用药为 40mg/m^2，每 3 周 1 次或 25mg/m^2，每周 1 次，连用 2 周，3 周重复。总剂量不宜超过 400mg/m^2，以免发生严重的心脏毒性。

【不良反应】　①骨髓抑制：60%～80% 的患者可发生白细胞和血小板减少，所以应注意预防感染。②消化道反应：有恶心、呕吐、厌食等，但不严重。③心脏毒性：是多柔比星最为突出和最危险的毒性，一种是 6%～30% 的患者可出现一过性心电图改变，表现为室上性心动过速、室性期外收缩及 ST 波改变，好发于老年人，一般可恢复，故不影响用药；另一种是总量超过 $400mg/m^2$ 时约有 1% 患者出现心肌病变，引起急性心力衰竭，常致死。因此使用本品应控制剂量，定期进行心电图检查。主张及早给予维生素 B_6 或早期应用强心苷可降低此毒性；另有报道与抗氧化剂普罗布考合用也可降低心脏毒性。另外，多柔比星脂质体制剂由于提高了在肿瘤组织的靶向性，也可降低心脏毒性。

柔红霉素（daunorubicin，DNR）

柔红霉素与多柔比星同属蒽环类抗生素，作用机制与多柔比星相同。对急性淋巴细胞白血病或粒细胞白血病有较好的疗效，是治疗急性非淋巴细胞白血病最有效的药物之一。常以 0.5～0.8mg/kg 静脉滴注，每周 2 次，或以 1mg/kg，每日 1 次，连用 5 日。本品骨髓抑制较严重，其次有恶心、呕吐、腹痛等胃肠反应，也可发生心脏毒性，故总量不宜超过 25mg/kg。

放线菌素 D（dactinomycin，DACT）

本品为多肽类抗生素，它与鸟嘌呤胞嘧啶结合，抑制 RNA 聚合酶，从而阻断 mRNA 的合成，干扰转录过程。抗瘤谱较窄。口服疗效不好，在体内主要从胆汁和以原形从尿中排出。对霍奇金病和神经母细胞瘤有突出疗效，对绒毛膜上皮癌疗效也较好，但对睾丸绒毛膜上皮癌疗效较差，与放疗合用可提高瘤组织对放疗的敏感性。常见不良反应为食欲减退、恶心、呕吐、口腔炎和口腔溃疡。用药 1～2 周后可出现白细胞和血小板减少，停药后可恢复，也有脱发、皮炎及肝功能损害。

四、抑制蛋白质合成药物

（一）干扰氨基酸供应药物

门冬酰胺酶（asparaginase，ASP）

肿瘤细胞自身不能合成生长必需的门冬酰胺，必须依赖宿主供给。ASP 能将门冬酰胺水解为门冬氨酸和氨，使肿瘤细胞缺乏门冬酰胺，因此造成肿瘤细胞蛋白质合成受阻，抑制肿瘤细胞生长。正常细胞由于能自行合成门冬酰胺，故受影响较少。它主要用于急性淋巴细胞白血病，对急性粒细胞白血病和急性单核细胞白血病也有一定疗效。常用剂量为每日 500～1 000U/kg，3～4 周为一疗程。不良反应主要是过敏反应、骨髓抑制和消化道症状较少见。

（二）干扰核糖体功能药物

三尖杉酯碱（harringtonine，HRT）

HRT 是从三尖杉科植物三尖杉的枝叶和树皮中分离获得的一种生物碱。它抑制蛋白质合成起步阶段，并使核糖体分解，释出新生肽链，与烷化剂、抗嘌呤类无交叉耐药性。它对急性粒细胞白血病和急性单核细胞白血病有较好疗效，其次对恶性淋巴瘤有效。剂量为 1～4mg/d，7～10 天为一疗程，停药 2 周后可复用。它具有骨髓抑制和消化道反应，并可致心肌缺血与损害，应缓慢静脉滴注。

（三）影响微管蛋白质装配和纺锤丝形成药物

长春碱类

长春碱类是从夹竹桃科植物长春花中提取的抗肿瘤生物碱，包括长春碱（vinblastine，VLB）和长春新碱（vincristine，VCR）。长春地辛（vindesine，VDS）和长春瑞滨（vinorelbine，NVB）为长春碱的半合成衍生物。

【药理作用】　长春碱类通过与微管蛋白结合，抑制微管聚合，阻碍纺锤体形成，使有丝分裂停止于中期,所以它主要作用于细胞增殖周期的 M 期,故属于细胞周期特异性药物。

【药动学】　静脉给药,体内半衰期为 24h,末端相半衰期长达 85h。VCR 在肝代谢,代谢产物从胆汁排出。肝功能不良时要减低剂量。

【临床应用】　VCR 对急性淋巴细胞白血病疗效突出,其次对恶性淋巴瘤疗效也较好,对绒毛膜上皮癌、乳腺癌、神经和肾母细胞瘤、脑瘤、平滑肌瘤及宫颈癌等也有一定疗效。

【用法与用量】　VCR 的用法与剂量:①静脉注射,成人一次 1~2mg(或 1.4mg/m^2)。儿童 75μg/kg 或 2.0mg/m^2,每周 1 次静脉注射或冲入。2 周为一周期。②胸腹腔内注射,每次 1~3mg,用生理盐水 20~30ml 稀释后注入。

【不良反应】　VCR 神经系统的毒性较突出,多在用药 6~8 周后出现,可引起腹痛、便秘、四肢麻木及感觉异常、跟腱反射消失、脑神经麻痹、麻痹性肠梗阻、上睑下垂及声带麻痹等,总量超过 25mg 以上时,应警惕出现永久性神经系统损害。也有局部刺激、脱发、恶心、呕吐及轻微的骨髓抑制。

紫杉醇类

紫杉醇(paclitaxel,taxol)是从短叶紫杉树皮中提取的有效成分。

【药理作用】　本品是新型抗微管药物,通过促进微管蛋白聚合,抑制解聚,保持微管蛋白稳定,抑制细胞有丝分裂,使细胞中止于 G$_2$ 和 M 期。

【药动学】　静脉给药,蛋白结合率为 89%~98%。紫杉醇主要在肝脏代谢,随胆汁进入肠道,经粪便排出体外(>90%)。

【临床应用】　卵巢癌和乳腺癌及非小细胞肺癌的一线和二线治疗。对头颈癌、食管癌、精原细胞瘤、复发性非霍奇金淋巴瘤等也有效。

【用法与用量】　单药剂量为 135~200mg/m^2。联合用药剂量为 135~175mg/m^2,3~4 周重复。

【不良反应】　①过敏反应:发生率为 39%。多数为 I 型变态反应,表现为支气管痉挛性呼吸困难、荨麻疹和低血压。一般发生在用药后 10min。治疗前应用地塞米松、苯海拉明和 H$_2$ 受体拮抗药进行预处理。②骨髓抑制:表现为中性粒细胞减少,血小板计数降低少见,一般发生在用药后 8~10 天。贫血较常见。③神经毒性:周围神经病变发生率为 62%,最常见的表现为轻度麻木和感觉异常。④心血管毒性:可有低血压和无症状的短时间心动过缓。⑤肌肉关节疼痛:发生率为 55%,发生于四肢关节,发生率和严重程度呈剂量依赖性。⑥其他:包括胃肠道反应和肝毒性等。

第二节 ｜ 分子靶向抗肿瘤药物

分子靶向抗肿瘤药物的作用机制是通过作用于导致细胞癌变的原癌基因产物或其信号转导通路,从而诱导肿瘤细胞特异性死亡。该类药物的特点是对肿瘤周围正常组织影响较小,对肿瘤细胞的靶向性强。目前应用于肿瘤靶向治疗的药物主要包括①小分子化合物:能够进入细胞并与细胞内靶标(如激酶)相结合并抑制后者功能;②单克隆抗体:能够识别细胞表面分子或抗原(如生长因子受体或受体配体),通过不同机制实现发挥抗肿瘤作用。

一、酪氨酸激酶抑制药

伊马替尼(imatinib)

【药理作用】　伊马替尼是一种特异性很强的酪氨酸激酶抑制药。它可选择性抑制 Bcr-Abl、C-kit 和血小板衍生生长因子受体(PDGFR)等酪氨酸激酶,其抗肿瘤作用的分子机制是通过抑制酪氨酸激酶与 ATP 的结合,抑制酪氨酸激酶活性,抑制 Bcr-Abl 表达,从而阻止细胞增殖和肿瘤形成。

【药动学】　伊马替尼的蛋白结合率约为 95%。本品代谢除 CYP3A4 外,还有 CYP1A2,2D6,2C9,

2C19;伊马替尼既是 CYP3A4 的底物,也是 3A4 的抑制药。伊马替尼的清除半衰期为 18h,其活性代谢产物半衰期为 40h。

【临床应用】　主要适用于费城染色体呈阳性(Ph⁺)的慢性粒细胞白血病(CML)及急性非淋巴细胞白血病、胃肠道间质瘤、小细胞肺癌(SCLC)和胶质母细胞瘤的治疗,且具有不良反应甚微、耐受性好等优点。

【用法与用量】　慢性粒细胞白血病(CML):对急变期和加速期患者推荐剂量为 600mg/d,对干扰素治疗失败的慢性期患者为 400mg/d。胃肠道间质瘤(GIST):对不能切除和/或转移的恶性 GIST 患者,本品的推荐剂量为 400mg/d。

【不良反应】　常见不良反应有食欲缺乏、恶心、呕吐、水肿、腹泻、头痛、结膜炎、流泪增多、视物模糊、皮疹、疲劳、发热、腹痛、肌痛以及肌痉挛等,亦有肝毒性及骨髓抑制作用。

尼洛替尼(nilotinib)

尼洛替尼的作用机制与伊马替尼相似,但对 Bcr-Abl 酪氨酸激酶的选择性更强。临床适用于伊马替尼耐药或者不能耐受的费城染色体呈阳性(Ph⁺)的慢性粒细胞白血病(CML)患者,疗效显著。

吉非替尼(gefitinib)

【药理作用】　①竞争表皮生长因子受体(EGFR)酪氨酸激酶催化区域上的 ATP 结合位点,抑制 EGFR 酪氨酸磷酸化,阻断 EGFR 信号传递,从而抑制细胞生长。由于多上皮源性肿瘤均存在 EGFR 的功能异常,因此吉非替尼可显著抑制肿瘤增生。②抑制微血管生成、调节细胞周期和增加化疗敏感度。

厄洛替尼(erlotinib)和埃克替尼(icotinib)的作用机制与吉非替尼相似,其中埃克替尼是由我国自主研发的小分子靶向抗肿瘤药。

【药动学】　口服给药后吸收较慢,T_{max} 为 3～7h。吉非替尼在组织内分布广泛,血浆蛋白结合率约为 90%。参与吉非替尼氧化代谢的 P450 同工酶主要是 CYP 3A4。吉非替尼总的血浆清除率约为 500ml/min,主要通过粪便排泄,少于 4% 通过肾脏以原形和代谢物的形式清除。

【临床应用】　本品适用于治疗既往接受过化学治疗(主要是指铂剂和多西他赛治疗)失败后的局部晚期或转移性非小细胞肺癌(NSCLC)。

【用法与用量】　本品的成人推荐剂量为 250mg(1 片),1 日 1 次,口服。

【不良反应】　常见不良反应有①皮肤及附件:多泡状突起的皮疹,在红斑的基础上有时伴皮肤干燥发痒;指甲毒性。②消化系统:腹泻;肝功能异常,主要包括无症状性轻或中度转氨酶升高;呕吐;口腔黏膜炎;胰腺炎。③脱发、乏力。④眼科:结膜炎和睑炎;角膜糜烂,时伴异常睫毛生长。⑤过敏反应:包括血管性水肿和风疹。⑥呼吸困难。

奥希替尼(osimertinib)

第一代/第二代酪氨酸激酶抑制药(包括厄洛替尼、吉非替尼、埃克替尼、阿法替尼)治疗后,大约 2/3 耐药患者 EGFR 出现 T790M 突变,这一突变是引起耐药的主要分子机制。奥希替尼是第三代口服、不可逆的选择性针对 EGFR T790M 突变的抑制药,主要用于治疗 T790M 突变阳性的局部晚期或转移性非小细胞肺癌。

索拉非尼(sorafenib)

【药理作用】　索拉非尼是一种多激酶抑制药,能同时抑制多种存在于细胞内和细胞表面的激酶,包括 RAF 激酶、血管内皮生长因子受体-2 和-3(VEGFR-2,VEGFR-3)、血小板衍生生长因子受体-β(PDGFR-β)、KIT 和 FLT-3 等。因此,索拉非尼具有双重抗肿瘤效应,一方面,它可以通过抑制 RAF/

MEK/ERK 信号转导通路,直接抑制肿瘤生长;另一方面,通过抑制 VEGFR 和 PDGFR 而阻断肿瘤新生血管形成,间接抑制肿瘤细胞生长。

【药动学】　口服给药后,约 3h 达到峰浓度。与人血浆蛋白的结合率高达 99.5%。索拉非尼主要在肝脏通过 CYP3A4 氧化代谢,平均消除半衰期 25～48h。

【临床应用】　主要适用于:①无法手术的晚期肾细胞癌;②无法手术或远处转移的肝细胞癌。

【用法与用量】　口服,每次 0.4g,每日 2 次。

【不良反应】　常见不良反应有腹泻、皮疹/脱屑、疲劳、手足部皮肤反应、脱发、恶心、呕吐、瘙痒、高血压和食欲减退。

二、单克隆抗体药

曲妥珠单抗(trastuzumab)

【药理作用】　曲妥珠单抗是一种重组 DNA 衍生的人源化单克隆 IgG_1 型抗体,选择性地作用于人表皮生长因子受体-2(HER-2)的细胞外部位。曲妥珠单抗可以抑制 HER-2 受体活化,加速 HER-2 蛋白受体的内化和降解,从而发挥抑制癌细胞的作用。此外,还可通过抗体依赖细胞介导的细胞毒作用(antibody-dependent cell-mediated cytotoxicity,ADCC)增强免疫细胞攻击和杀伤肿瘤靶细胞作用。HER-2 原癌基因或 C-erbB2 编码一个单一的受体样跨膜蛋白,分子量 185kD。在原发性乳腺癌患者中有 25%～30% 的患者 HER-2 过度表达。

【药动学】　曲妥珠单抗血清清除慢[＜0.7ml/(kg·h)],半衰期长(＞1 周)。

【临床应用】　适用于治疗 HER-2 过度表达的转移性乳腺癌:作为单一药物治疗已接受过一种或多种化疗方案治疗失败的转移性乳腺癌;与紫杉类药物合用于治疗未接受过化疗的转移性乳腺癌。

【用法与用量】　作为单一药物或与其他化疗药合用时,初次负荷量为 4mg/kg,静脉输注 90min 以上,维持剂量每周用量为 2mg/kg,连续 4～8 周为一疗程。

【不良反应】　主要有胸痛、腹痛、肌肉痛、呼吸困难、心肌收缩力减弱,骨髓抑制、肝损害较少发生。单用曲妥珠单抗心功能不全发生率约 3%,联合化疗可明显增加,为 26%～29%,因此应用曲妥珠单抗治疗时应注意监测患者心功能状态。

利妥昔单抗(rituximab)

【药理作用】　利妥昔单抗是一种人鼠嵌合性单克隆抗体,能特异性地与跨膜抗原 CD20 结合。CD20 抗原位于前 B 和成熟 B 细胞的表面,而造血干细胞、正常浆细胞或其他正常组织不表达 CD20。95% 以上的 B 细胞非霍奇金淋巴瘤细胞表达 CD20,适用于靶向治疗。利妥昔单抗与 B 细胞上的 CD20 抗原结合后,启动介导 B 细胞溶解的免疫反应。B 细胞溶解的可能机制包括:补体依赖的细胞毒性(CDC)和抗体依赖细胞介导的细胞毒作用(ADCC)。

【药动学】　每周静脉滴注 1 次,共 4 次。对于接受 $375mg/m^2$ 剂量的患者,第一次滴注后利妥昔单抗的平均血清半衰期是 68.1h,C_{max} 是 238.7μg/ml,而平均血浆清除率是 0.045 9L/h;第 4 次滴注后的血清半衰期、C_{max} 和血浆清除率的平均值分别为 189.9h、480.7μg/ml 和 0.014 5L/h,但血清水平的变异性较大。

【临床应用】　本品适用于复发或耐药的滤泡性中央型淋巴瘤(国际工作分类 B、C 和 D 亚型的 B 细胞非霍奇金淋巴瘤)的治疗。CD20 阳性弥漫性大 B 细胞非霍奇金淋巴瘤(DLBCL)应与标准 CHOP 化疗(环磷酰胺、多柔比星、长春新碱、泼尼松)8 个周期联合治疗。

【用法与用量】　每次滴注利妥昔单抗前应预先使用止痛药(如对乙酰氨基酚)和抗组胺药(如苯海拉明)(开始滴注前 30～60min)。如果所使用的治疗方案不包括皮质激素,应预先使用皮质激素。成年患者利妥昔单抗单药治疗的推荐剂量为 $375mg/m^2$,每周静脉滴注 1 次,在 22 天内使用 4 次。治疗弥漫性大 B 细胞非霍奇金淋巴瘤时,利妥昔单抗应与 CHOP 化疗联合使用。

【不良反应】　主要有发热、畏寒和寒战等与注射相关的流感样反应。其他症状有恶心、荨麻疹/皮疹、疲劳、头痛、瘙痒、支气管痉挛/呼吸困难、舌或喉头水肿(血管神经性水肿)、鼻炎、呕吐、暂时性低血压、面部潮红、心律失常、肿瘤性疼痛。患者偶尔会出现原有的心脏疾病如心绞痛和心力衰竭的加重。严重的血小板减少和中性粒细胞减少的发生率为 1.8%,严重贫血的发生率为 1.4%。

贝伐珠单抗(bevacizumab)

【药理作用】　贝伐珠单抗是一种重组的人源化 IgG_1 型单克隆抗体,可结合血管内皮生长因子(VEGF)并阻碍其与内皮细胞表面的受体(Flt-1 和 KDR)结合,下调 VEGF 的生物学活性,抑制肿瘤新生血管生成。

【药动学】　静脉给药后,平均消除半衰期为 20 天(11~50 天),预测达到稳态的时间为 100 天。

【临床应用】　适用于联合以氟尿嘧啶为基础的化疗方案一线治疗转移性结直肠癌,晚期、转移性或复发性非小细胞肺癌;复发性胶质母细胞瘤;肝细胞癌等。

【用法与用量】　静脉滴注,推荐剂量为 5mg/kg,每 2 周 1 次。本品应在术后 28 天以后使用,且需伤口完全愈合。

【不良反应】　严重不良反应为胃肠穿孔/伤口并发症、出血、高血压危象、肾病综合征、充血性心力衰竭。常见不良反应为:无力、疼痛、腹痛、头痛、高血压、腹泻、恶心、呕吐、食欲下降、口腔炎、便秘、上呼吸道感染、鼻出血、呼吸困难、剥脱性皮炎、蛋白尿。

西妥昔单抗(cetuximab)和尼妥珠单抗(nimotuzumab)

西妥昔单抗和尼妥珠单抗均为人源化抗人表皮生长因子受体(EGFR)单克隆抗体,能够竞争性抑制内源性配体与 EGFR 的结合,阻断由 EGFR 介导的下游信号转导通路和细胞学效应,从而抑制肿瘤细胞增殖,促进肿瘤细胞凋亡,抑制肿瘤血管生成,抑制肿瘤细胞浸润和转移,增强放、化疗疗效。目前临床上,西妥昔单抗单用或与伊立替康联用于 EGFR 受体过度表达的转移性结直肠癌和头颈部鳞状细胞癌的治疗。尼妥珠单抗适用于与放疗联合治疗 EGFR 阳性表达的 III/IV 期鼻咽癌和头颈部鳞状细胞癌。

第三节 ｜ 肿瘤免疫治疗药物

肿瘤免疫学治疗的目的是激活机体免疫系统,进而杀伤肿瘤细胞。肿瘤的免疫治疗方法分为被动免疫治疗和主动免疫治疗。被动免疫治疗是指给机体输注外源性免疫效应物质以达到治疗肿瘤的作用。主动免疫治疗包括非特异性主动免疫治疗和特异性主动免疫治疗两种类型:非特异性主动免疫治疗是指应用一些免疫调节剂通过非特异性作用增强机体免疫功能,激活机体的抗肿瘤免疫应答,以达到治疗肿瘤的目的。特异性主动免疫治疗是指激活宿主自身的抗肿瘤免疫机制,如采用"瘤苗"给患者接种以诱导特异性肿瘤免疫反应。目前治疗用的瘤苗主要有肿瘤细胞瘤苗、基因工程疫苗、抗独特型抗体瘤苗以及以抗原提呈细胞为基础的瘤苗等。肿瘤的主动免疫疗法不同于传统免疫疫苗,不是用于预防肿瘤,而是给机体输入具有抗原性的肿瘤疫苗,刺激机体产生特异性抗肿瘤免疫,进而杀伤肿瘤细胞、预防肿瘤细胞的转移和复发。

一、CAR-T 免疫疗法

CAR-T 免疫疗法(chimeric antigen receptor T-cell immunotherapy)即嵌合抗原受体 T 细胞免疫疗法。这种新的治疗策略的关键之处在于识别靶细胞的被称作嵌合抗原受体(chimeric antigen receptor,CAR)的人工受体,通过一种类似透析的过程提取出患者体内的 T 细胞,对它们进行基因修饰,将编码这种 CAR 的基因导入 T 细胞使其表达这种新的受体。经过基因修饰的 T 细胞经扩增后回输到患者体内,这些 T 细胞利用它们表达的 CAR 受体结合到靶细胞表面上的分子,进而杀伤靶细胞。

根据 CAR-T 细胞疗法的治疗策略,可以预见只要选取了合适的 CAR 受体,该治疗方法不仅可以用于急性白血病、非霍奇金淋巴瘤以及多发性骨髓瘤的治疗,同样适合于实体瘤的治疗,甚至可用于自身免疫疾病及移植排斥反应的治疗。

临床 CAR-T 细胞疗法常见的副反应是细胞因子释放综合征(CRS)和神经损伤。

阿基仑赛(axicabtagene ciloleucel)

【药理作用】　阿基仑赛为经基因修饰的靶向人 CD19 的 CAR-T 细胞,可与表达 CD19 的肿瘤细胞和正常 B 细胞结合。当抗 CD19 CAR-T 细胞与表达 CD19 的靶细胞结合后,可激活下游级联信号,促使 T 细胞活化、增殖、获得效应功能并分泌炎症细胞因子和趋化因子,从而杀伤表达 CD19 的肿瘤细胞。

【临床应用】　用于治疗既往接受二线或二线以上系统性治疗后复发或难治性大 B 细胞淋巴瘤,包括弥漫性大 B 细胞淋巴瘤、原发纵隔大 B 细胞淋巴瘤。

【不良反应】　常见的不良反应包括细胞因子释放综合征,主要表现为发热、低血压、心动过速、缺氧、寒战、乏力、肌痛、腹泻、头痛、心力衰竭、肝功能异常、肾功能不全等;另有脑病、震颤、眩晕、食欲差、体重减轻、咳嗽、恶心、呕吐、便秘、贫血等不良反应。

二、PD-1 和 PD-L1 单克隆抗体治疗药物

正常情况下,免疫系统会对聚集在淋巴结或脾的外来抗原产生反应,促进具有抗原特异性的 T 细胞增生。程序性死亡受体 1(programmed death-1,PD-1)是一种重要的免疫抑制分子,为一种分子量约为 40kD 的第一型跨膜蛋白,属 CD28 超家族成员。当程序性死亡配体 1(programmed death-ligand 1,PD-L1)与 T 细胞表面的 PD-1 结合,可抑制 T 细胞的增殖。肿瘤微环境会诱导浸润的 T 细胞高表达 PD-1 分子,肿瘤细胞会高表达 PD-1 的配体 PD-L1 和 PD-L2,导致肿瘤微环境中 PD-1 通路持续激活,T 细胞功能被抑制,肿瘤细胞因此逃避 T 细胞的杀伤。因此,针对 PD-1 或 PD-L1 设计特定的蛋白质抗体,阻止 PD-1 和 PD-L1 的识别过程,可恢复 T 细胞杀伤肿瘤细胞的功能。

(一) PD-1 单克隆抗体

帕博利珠单抗(pembrolizumab)和纳武利尤单抗(nivolumab)

【药理作用】　该类药物通过与 PD-1 受体结合,阻断其与配体 PD-L1 和 PD-L2 之间的相互作用,解除 PD-1 通路介导的免疫抑制作用,激活抗肿瘤免疫反应。

【临床应用】　①不能切除或转移的黑色素瘤;②接受一线化疗/一线酪氨酸激酶抑制药(TKI)治疗失败后的转移性鳞状非小细胞肺癌;③含铂类化疗失败的复发或转移性头颈部鳞癌;④治疗局部晚期和转移的膀胱癌。

【用法与用量】　帕博利珠单抗:每 3 周给药 1 次,每次 2mg/kg;纳武利尤单抗:每 2 周给药 1 次,每次 3mg/kg。

【不良反应】　黑色素瘤患者中最常见不良反应(≥20%)是皮疹。在晚期鳞状非小细胞肺癌患者中最常见不良反应(≥20%)是疲乏,呼吸困难,肌肉骨骼痛,食欲减退,咳嗽,恶心和便秘。

免疫介导不良反应包括免疫介导肺炎,结肠炎,肝炎,肾炎和肾功能不全,甲状腺功能减退或亢进等。根据反应严重程度可给予糖皮质激素治疗。

(二) PD-L1 单克隆抗体

阿替利珠单抗(atezolizumab)

【药理作用】　本品是 PD-L1 的人源化单克隆抗体,通过阻断免疫细胞表面表达的 PD-1 与肿

瘤细胞高表达的 PD-L1 之间的结合,解除 PD-1/PDL-1 介导的免疫抑制作用,从而激活抗肿瘤免疫反应。

【临床应用】 ①局部进展或转移的尿路上皮癌;②转移性非小细胞肺癌。阿替利珠单抗对其他类型肿瘤包括卵巢癌、肾细胞癌、三阴性乳腺癌、膀胱癌、黑色素瘤、结直肠癌等的疗效正在研究中。

【用法与用量】 每 3 周给予 1 200mg 一次静脉输注(60min)。

【不良反应】 最常见不良反应(≥20% 的患者)包括:疲乏,食欲减退,恶心,尿路感染,发热和便秘。

免疫介导不良反应同 PD-1 单克隆抗体药物。

第四节 │ 其他抗肿瘤药物

抗肿瘤药物种类繁多,其作用机制多样。某些激素及其拮抗药可改变激素失调,从而可抑制乳腺癌、前列腺癌、甲状腺癌、宫颈癌、卵巢癌及睾丸肿瘤等与激素失调有关的肿瘤;维 A 酸为癌细胞分化诱导剂;三氧化二砷(砒霜)和重组人 p53 腺病毒为癌细胞凋亡诱导剂;重组人血管内皮抑素为肿瘤血管生成抑制药等。

一、雌激素及作用于雌激素受体的药物

(一)雌激素

己烯雌酚(diethylstilbestrol)

己烯雌酚可直接拮抗雄激素的作用,抑制雄激素与受体结合,从而抑制前列腺癌细胞的生长,故对前列腺癌有效。还可通过抑制下丘脑及垂体,减少垂体促间质细胞激素的分泌,从而使来源于睾丸间质细胞与肾上腺皮质的雄激素分泌减少。雌激素可用于治疗绝经期乳腺癌,对雌激素受体阳性者有效率较高,机制未明。禁用于绝经期前的乳腺癌。不良反应为恶心、呕吐、水肿、高钙血症。

(二)作用于雌激素受体的药物

他莫昔芬(tamoxifen)

他莫昔芬为选择性雌激素受体调节剂(selective estrogen receptor modulator,SERM),可与雌激素受体(estrogen receptor,ER)结合,根据具体器官的不同,发挥雌激素或抗雌激素效应,用于治疗乳腺癌发挥抗雌激素作用,而对于非乳腺组织也有雌激素样的激动剂作用,这也是该药产生副作用的基础。

【药理作用】 他莫昔芬的结构与雌激素类似,能与雌二醇竞争性结合雌激素受体,形成稳定的复合物,并转运入细胞核内,阻断雌激素的作用。

【药动学】 本品易于吸收,6~7.5h 即可在血中达峰浓度,$t_{1/2}$ 为 7~14h。因有肠肝循环,故排泄较慢,约 80% 从粪便排泄,20% 从尿液中排泄。

【临床应用】 主要用于雌激素受体阳性的乳腺癌患者的术后辅助治疗,特别是对年龄 60 岁以上的绝经后患者疗效较好,对晚期乳腺癌或治疗后复发者亦有效,对皮肤、淋巴结及软组织转移者疗效较好。在预防方面,他莫昔芬只降低 ER 阳性肿瘤发生率,不减少 ER 阴性肿瘤发生率,并且不影响总体死亡率。

【不良反应】 主要有胃肠道反应、继发性抗雌激素作用及神经精神症状,大剂量长期应用可导致视力障碍。少数或者可有一过性白细胞和血小板减少,偶有皮疹、脱发、体重增加、肝功能异常等。他莫昔芬对非乳腺组织表现为雌激素样的激动剂作用,这也是药物副作用的基础。他莫昔芬显示激动

剂作用的器官有①子宫内膜:子宫内膜肥大、阴道出血和子宫内膜癌;②凝血系统:血栓栓塞;③骨代谢:增加骨密度,可以减缓骨质疏松症的发展;④肝脏:升高血清总胆固醇、低密度脂蛋白胆固醇和脂蛋白,并提高载脂蛋白 A1 水平。禁用于孕妇。

二、雄激素及作用于雄激素受体的药物

(一) 雄激素

临床上常用于治疗恶性肿瘤的雄激素有甲睾酮(methyltestosterone)、丙酸睾酮(testosterone propionate)和氟甲睾酮(fluoxymesterone),可对抗雌激素作用,并抑制腺垂体分泌促卵泡激素,使卵巢分泌雌激素减少。雄激素适用于绝经期前及绝经期后妇女晚期乳腺癌,尤其是对骨转移者疗效较佳。不良反应为水肿、男性化及高钙血症。

(二) 雄激素受体拮抗药

恩杂鲁胺(enzalutamide)

【药理作用】　恩杂鲁胺竞争性抑制睾酮和双氢睾酮与雄激素受体(androgen receptor,AR)的结合,并可抑制 AR 的核转运和 AR 与 DNA 的相互作用,从而降低受体介导的转录活性。与雄激素去势不同,AR 拮抗药治疗本身不会减少黄体生成素的产生,因此睾丸激素水平正常或升高。使用 AR 拮抗药治疗的男性能保持一定程度性功能。

【药动学】　恩杂鲁胺口服后,其 $t_{1/2}$ 约为 6 天。血浆白蛋白结合率为 97%～98%,可通过血脑屏障。CYP2C8 和 CYP3A4 是本药的主要代谢酶,因此,恩杂鲁胺和强 CYP2C8 抑制药(如吉非贝齐或吡格列酮)联合治疗可能会提高恩杂鲁胺的血浆水平;相反,CYP2C8 或 CYP3A4 的强诱导剂(如利福平)可能降低血浆恩杂鲁胺水平。该药主要由肾脏排泄。

【临床应用】　本品适用于非转移性和转移性去势抵抗性前列腺癌(CRPC)以及转移性去势敏感前列腺癌,可延长转移性 CRPC 患者的生存期。

【不良反应】　最常见的副作用是疲劳、背痛、潮热、便秘、关节痛、食欲下降、腹泻和高血压。

三、促性腺激素释放激素类似物及受体拮抗药

(一) 促性腺激素释放激素类似物

戈舍瑞林(goserelin)和亮丙瑞林(leuprorelin)

【药理作用】　促性腺激素释放激素(GnRH)受体的下调抑制了垂体中促性腺激素卵泡刺激素(FSH)和黄体生成素(LH)的释放,从而引起男性血清睾酮和女性血清雌二醇的下降,停药后可恢复。人工合成的 GnRH 类似物如戈舍瑞林、亮丙瑞林、曲普瑞林(triptorelin)等,在天然十肽 GnRH 的关键残基上进行了氨基酸取代,从而增加了类似物与 GnRH 受体的结合亲和力,并降低了对酶降解的敏感性。这些促性腺激素释放激素类似物的效力是天然十肽的 100 倍。

初始用药,促性腺激素释放激素类似物可引起黄体生成素和卵泡刺激素的释放,可暂时增加男性血清睾酮和女性血清雌二醇的浓度。长期服用长效 GnRH 类似物可下调脑下垂体前叶 GnRH 受体的表达。治疗 1 周后抑制作用开始显现,导致垂体反应下降。在第一次治疗后的 3～4 周内,FSH 和 LH 减少,导致男性睾酮和女性雌二醇浓度降低,并在随后的维持治疗中,男性患者睾酮将维持在去势水平,女性患者雌激素将维持在绝经后水平。

【药动学】　戈舍瑞林缓释植入剂皮下给予后 2h 可达峰值。血浆蛋白结合率为 27%,表观分布容积为 44.1L。主要通过肝脏代谢及肾脏排泄,肾功能正常的受试者中血浆半衰期为 2～4h。对肾功能受损的患者其半衰期将会增加。肾功能不全患者使用本品时无须调整剂量,中度肝功能不全患者在使用本品治疗时无须进行剂量调整。

【临床应用】 促性腺激素释放激素类似物适用于卵巢功能正常女性乳腺癌的治疗,通常与他莫昔芬或芳香化酶抑制药联合使用。该药属于药物去势替代外科睾丸切除术去势,用于治疗前列腺癌。

【不良反应】 女性的副作用通常与雌激素水平过低有关,即潮热、阴道干燥、性欲下降、骨质疏松症、闭经和排尿困难。在绝经前妇女中使用芳香化酶抑制药并联合 GnRH 类似物抑制卵巢功能,增加更年期症状和性功能障碍。

在男性,在黄体生成素的短暂上升期间,由此产生的睾酮激增或"爆发"可能会引起前列腺癌细胞急性增长,亦可能引起骨密度下降。患者可能会经历持续 2～3 周的骨痛、脊髓压迫或梗阻性膀胱症状的增加。同时口服 AR 拮抗药治疗 2～4 周可有效抑制血清睾酮水平升高。

(二)促性腺激素释放激素受体拮抗药

地加瑞克(degarelix)和瑞格列克(relugolix)

【药理作用】 GnRH 受体拮抗药与 GnRH 受体可逆性结合,从而发挥拮抗 GnRH 的作用,导致垂体分泌的黄体生成素和卵泡刺激素迅速减少,伴随而来的是睾丸产生的睾酮减少到去势水平。

【药动学】 地加瑞克于皮下注射后形成一个药物存储仓,缓慢释放于循环中,可在 2 天后达到 C_{max}。地加瑞克不与外排转运蛋白 P 糖蛋白(P-gp)相互作用,也不被肝脏的 CYP 酶代谢。相反,药物在肝脏/胆管水解会产生多肽片段,这些片段约 75% 经胆汁/粪便排泄,25% 经尿液排泄。

瑞格列克口服 7 天后达到稳态水平,食物会使口服生物利用度降低 50%。瑞格列克受 P-gp 和药物的主要代谢酶 CYP3A4 相互作用的影响。与抑制 P-gp 的药物(如红霉素)联合用药可增加瑞格列克达峰血药浓度和曲线下面积(AUC);与利福平(肠道 P-gp 和肝脏 CYP3A4 的诱导剂)联合用药将降低其达峰血药浓度和 AUC。瑞格列克的代谢物主要从粪便中排出。

【临床应用】 地加瑞克是一种基于小肽的 GnRH 受体拮抗药,用于前列腺癌的治疗。最近上市的瑞格列克是一种口服的非肽拮抗药,用于治疗晚期和转移性前列腺癌。除了避免 GnRH 类似物最初出现的睾酮增加外,GnRH 受体拮抗药被报道在抑制卵泡刺激素方面更有效,并且对于心血管的副作用比 GnRH 类似物更小。

【不良反应】 瑞格列克和地加瑞克的严重不良反应是心脏 Q-T/Q-Tc 间期延长。瑞格列克最常见的副作用包括潮热、血糖水平升高、甘油三酯水平升高、肌肉骨骼疼痛、贫血、肝药酶升高、疲倦、便秘和腹泻。

四、其他激素相关类抗肿瘤药物

(一)糖皮质激素类药物

常用于恶性肿瘤治疗的糖皮质激素有泼尼松、泼尼松龙及地塞米松等。糖皮质激素能作用于淋巴组织,诱导淋巴细胞溶解。对急性淋巴细胞白血病及恶性淋巴瘤的疗效较好,作用快,但不持久,易产生耐药性。对慢性淋巴细胞白血病,除减低淋巴细胞数外,还可降低血液系统并发症的发生率或使其缓解。常与其他抗肿瘤药合用,治疗霍奇金病及非霍奇金淋巴瘤、多发性骨髓瘤等。糖皮质激素特别是地塞米松,与放疗联合使用,还可以减少关键部位肿瘤相关的水肿,如上纵隔、大脑和脊髓。对其他恶性肿瘤无效,而且可能因抑制机体免疫功能而助长恶性肿瘤的扩展。仅在恶性肿瘤引起发热不退、毒血症状明显时,可少量短期应用以改善症状等。

(二)孕酮

甲羟孕酮(medroxyprogesterone)

甲羟孕酮为孕酮衍生物,其作用与天然孕酮相似。大剂量应用时,通过抑制腺垂体黄体生成素的释放,抑制雌激素的产生。用于晚期乳腺癌和子宫内膜癌的治疗。治疗剂量可出现类库欣综合征,长期应用可致肝功能异常。

第五节 │ 常用抗肿瘤药物的合理应用

一、给药方法的选择

1. 大剂量间歇给药 对于大多数化疗药物,特别是细胞周期非特异性药物来说,常主张在最大耐受量下采用大剂量间歇给药。临床实践证明,环磷酰胺、卡莫司汀、多柔比星、丝裂霉素、羟基脲、洛莫司汀、喜树碱等许多抗肿瘤药,采用大剂量间歇疗法比每日连续小剂量给药法好。这是因为一次大剂量所能杀伤的癌细胞数远远超过总剂量分次用药所能杀灭癌细胞数之和,而且一次给予大剂量药物较多地杀伤增殖期细胞后,还可诱导 G_0 期细胞转入增殖期,增加了患者对抗肿瘤药的敏感性,故可提高疗效。而小剂量连续用药使残存的癌细胞较多,易于产生抗药性和复发。此外,大剂量间歇用药还有利于机体造血系统功能的恢复,从而减轻抗肿瘤药的毒性反应,这是因为保存在 G_0 期的造血干细胞比肿瘤细胞多,在停药间歇期血液细胞可得到快速补充。

2. 短期连续给药 这种给药法适用于体积倍增时间短的肿瘤,如绒毛膜上皮癌、霍奇金病及弥漫性淋巴瘤等,一般相当于细胞增殖的 1~2 个周期(5~14 天)为一疗程,然后间隔 2~3 周重复疗程,这样可反复 6~7 个疗程。泼尼松、巯嘌呤和丙卡巴肼等药物常采用此方法,但往往毒性较大,有较大的危险性,不过也往往获得较长的缓解期。

3. 序贯给药 随着肿瘤的生长,肿瘤细胞的数目和体积不断增加,但肿瘤的生长比率逐渐下降,即增殖细胞相对减少,而增殖细胞对抗肿瘤药较非增殖细胞敏感,特别是细胞周期特异性药物,因此对生长比率不高的肿瘤,应先用细胞周期非特异性药物,如先用大量环磷酰胺杀伤增殖期细胞后,促使 G_0 期细胞进入增殖期,继用甲氨蝶呤等周期特异性药物,以杀伤进入增殖周期的癌细胞,如此重复数个疗程,有可能消灭 G_0 期细胞,达到根治效果。对于生长比率高的肿瘤如急性白血病等,则先用周期特异性药物,如阿糖胞苷加巯嘌呤或长春新碱加泼尼松,后再继用周期非特异性药物。

4. 同步化后给药 这是一种特殊的序贯给药法,是先用作用于 S 期的周期特异性药如羟基脲、阿糖胞苷,使癌细胞集中于 G_1 期,然后再使用 G_1 期敏感的药物如放线菌素 D 以提高疗效;或者先用长春新碱使细胞停止于 M 期,经 6~24h 后,使癌细胞同步进入 G_1 期,再用环磷酰胺提高疗效。

二、联合用药的选择

联合用药是肿瘤化疗中常用的方法,其目的主要是增加疗效、降低毒性以及消除和延迟耐药性的发生。联合用药有先后使用几种不同药物的序贯疗法,也有同时采用几种药物的联合疗法,虽然通常认为联合用药较好,但是并非所有的用药都比单种药物治疗为优,故提出下列几点联合用药的原则:

1. 从抗肿瘤药物作用原理考虑 ①序贯阻断(阻断同一代谢物合成的各不同阶段),如甲氨蝶呤与巯嘌呤合用疗效可增加,且对巯嘌呤有抗药性的白血病细胞对甲氨蝶呤更敏感。②同时阻断(阻断产生同一代谢物的几条不同途径),如阿糖胞苷与巯嘌呤合用,前者阻断 DNA 聚合酶,后者可阻断嘌呤核苷酸互变,又能掺入 DNA 中,已证明此二药合用治疗急性粒细胞白血病疗效好。③互补性阻断(直接损伤生物大分子的药物与抑制核苷酸生物合成的药物合用),如阿糖胞苷与烷化剂合用,在临床上观察到有明显的增效。

2. 从药物敏感性考虑 因为肿瘤种类和药物种类均很多,不同的肿瘤对不同药物具有不同的敏感性,这在治疗中是必须首先考虑的问题,如胃肠癌宜用氟尿嘧啶,也可用喜树碱、塞替派、环磷酰胺、丝裂霉素、羟基脲。鳞癌可用博来霉素、硝卡芥、甲氨蝶呤(MTX)等。肉瘤类可用环磷酰胺、顺铂、多柔比星等。

3. 从细胞周期增殖动力学考虑 前述的序贯给药法就是基于这点。常用作用于细胞周期不同期的药物合用,如选用长春新碱(主要作用于 M 期)与作用于 S 期的氟尿嘧啶及周期非特异性药物环磷酰胺合用,分别杀伤各细胞周期细胞,故可提高疗效。

4. 从药代动力学关系上考虑　抗肿瘤药物在体内的分布和代谢对其疗效有着重要的影响。抗肿瘤药物要进入肿瘤细胞才能发挥抗肿瘤作用,其疗效与细胞内浓度密切相关。如 VCR 可减少 MTX 向细胞外流出,使 MTX 在细胞内浓度增加,停留时间延长,因此可提高 MTX 的疗效,临床上在使用大剂量 MTX 之前常使用 VCR。抗肿瘤药物的多药耐药性(multidrug resistance,MDR)与肿瘤细胞表面负责 P 糖蛋白(P-gp)的基因表达增加有关,P 糖蛋白可将药物从细胞内泵出从而产生耐药。钙通道阻滞药如维拉帕米和粉防己碱等可逆转该作用。另一方面,有些抗肿瘤药物在体内受到代谢酶的代谢而失活,如果抑制该代谢途径,则可提高其疗效。如阿糖胞苷受胞苷脱氧酶催化脱氨变成阿糖鸟苷而失活,同时应用四氢尿苷(tetrahydrouridine,THU)可逆性抑制该酶,可延缓阿糖胞苷的灭活,增强其疗效。

5. 从药物的毒性考虑　往往选用毒性不同的药物联合应用,一方面可增强疗效,另一方面可减小毒性,特别要考虑的是将一些对骨髓抑制不明显的药物作为合并用药,如泼尼松、长春新碱、博来霉素、普卡霉素、门冬酰胺酶等。此外,雷佐生可减轻多柔比星与柔红霉素的毒性,故可考虑合用。

(庞瑞萍)

思考题

1. 按照作用机制不同,抗肿瘤药分为哪几类? 列举各类代表药物。
2. 临床传统化疗药物常见不良反应有哪些? 通过本章学习,你认为减少化疗过程中不良反应的途径有哪些?
3. 作用于 S 期细胞周期特异性抗肿瘤药有哪些? 请说明它们的作用机制。
4. 试述 PD-1 和 PD-L1 单克隆抗体抗肿瘤作用的分子机制,分析其抗肿瘤作用的前景。
5. 试述抗肿瘤药的临床应用原则。

思考题解题思路　　　　　本章目标测试　　　　　本章思维导图

第三十三章 抗炎免疫药物的临床应用

抗炎免疫药是指对炎症反应和免疫应答具有抑制、增强或调节作用的一类药物,主要用于炎症免疫反应异常相关疾病的治疗。按药理作用特点,将抗炎免疫药分为非甾体抗炎免疫药(NSAID)、甾体抗炎免疫药(SAID)和疾病调修药(DMD)。NSAID 主要用于一些炎症免疫性疾病的对症治疗;SAID 如糖皮质激素有强大的抗炎作用和一定的免疫抑制作用;DMD 多为免疫制剂,包括化学药物、生物制剂以及中药和天然药物等,虽然它们的化学结构不尽相同,但具有相近的临床药理学特征。

第一节 概 述

一、炎症与免疫的关系

炎症和免疫反应是一个问题的两方面,两者相互联系,不可分割。炎症免疫反应(inflammatory immune response,IIR)是机体炎症免疫相关细胞依据内外环境变化所表现出的适度或异常的系统反应,适度的 IIR 对于保护机体免受内外环境病理损害具有重要作用;但过度的 IIR 是炎症免疫性疾病发生发展的病理基础。类风湿关节炎(rheumatoid arthritis,RA)、系统性红斑狼疮(systemic lupus erythematosus,SLE)、骨关节炎(osteoarthritis,OA)、强直性脊柱炎(ankylosing spondylitis,AS)、慢性活动性肝炎、支气管哮喘等炎症免疫性疾病虽然发病机制尚未完全明确,但都表现为局部或全身的过度 IIR。炎症免疫反应软调节(soft regulation of inflammatory immune responses,SRIIR)药物能够选择性调控细胞、基因和蛋白异常活性至生理水平,恢复细胞动态平衡,发挥治疗作用,并减少不良反应,而不是完全或过度抑制细胞、基因和蛋白的活性。控制 IIR 相关细胞过度活化且不损害其生理功能的 SRIIR 药物是抗炎免疫药物研发的新方向,且对于指导临床合理用药具有重要作用。

二、抗炎免疫药物分类

抗炎免疫药物分为非甾体抗炎免疫药、甾体抗炎免疫药和疾病调修药三类。

1. **非甾体抗炎免疫药**(non-steroidal antiinflammatory immunity drug,NSAID) 具有解热、镇痛和抗炎作用,主要用于炎症免疫性疾病的对症治疗。NSAID 主要通过抑制环氧合酶(cyclooxygenase,COX)活性,减少前列腺素(prostaglandin,PG)生成,抑制多种细胞因子分泌。但 COX 活性被抑制后,脂氧合酶(lipoxygenase,LOX)代谢产物白三烯等相应增加。另外,NSAID 也抑制炎症细胞聚集、激活、趋化等。

2. **甾体抗炎免疫药**(steroidal antiinflammatory immunity drug,SAID) 具有强大的抗炎和免疫抑制作用,其作用是阻止炎症细胞向炎症部位集中,抑制炎症因子释放,抑制 T、B 细胞增殖和分泌。长期使用有较严重的不良反应,故 SAID 在临床上不作为相对较轻的炎症免疫性疾病的常规治疗药物,而是用于治疗一些严重疾病如多发性肌炎、皮肌炎、系统性红斑狼疮(SLE)、危重病例及急性危象等。

3. **疾病调修药**(disease modifying drug,DMD) 包括化学药物、中药和天然药物以及生物制剂等。该类药物广泛应用于炎症免疫性疾病、慢性肾病、移植排斥反应、肿瘤等治疗。虽然 DMD 化学结构和药理作用机制不尽相同,但临床药理学特征相似,即起效慢,用药数周或数个月后炎症症状和体征逐渐减轻,长时间连续服药可获得比较稳定的疗效。该类药多存在较严重不良反应。

（1）化学药物：如免疫抑制药甲氨蝶呤、来氟米特、环孢素、他克莫司、吗替麦考酚酯等，对器官移植排斥反应、类风湿关节炎等有较好疗效。

（2）生物制剂：一些免疫调节剂、细胞因子受体拮抗药、基因治疗药物，如 IL-1 受体拮抗药、IL-6 受体单克隆抗体、抗 TNF-α 单克隆抗体和 PD-1/PD-L1 单克隆抗体等，比传统的治疗药物可能更有优势。

（3）中药和天然药物：中药是自然资源，因其在药效、不良反应以及来源等优势，越来越受到人们的重视。从中药和天然药物中开发新的具有抗炎免疫作用的中药活性成分，是抗炎免疫药物今后研究的主要方向之一。

第二节 ｜ 非甾体抗炎免疫药

一、非甾体抗炎免疫药作用和机制

NSAID 通过与 COX 结合，掩盖酶的活性中心，从而阻断了 COX 催化的花生四烯酸转化为 PG 的代谢过程，进而发挥镇痛、消炎和解热的作用，对类风湿关节炎等炎症免疫性疾病有肯定疗效。NSAID 可改善疾病症状和体征，但对炎性疾病过程本身几乎无作用，停药后不久可出现反跳，或症状再现，不能使疾病彻底治愈。

二、非甾体抗炎免疫药不良反应

由于 NSAID 抑制了 PG 的生理作用，故不良反应较多，尤其是长期大剂量应用时不良反应发生率更高。其中最常见的不良反应有胃肠道损伤、肝肾功能损害、对血液系统的影响、中枢神经系统症状及变态反应等。

1. **胃肠道损伤**　是最常见的不良反应。由 NSAID 引起的上消化道损伤的危险度为未用 NSAID 的 2.7 倍。服用 NSAID 的患者出血发生率为 0.33%，出血量随剂量和疗程的增加而增加。长期服用 NSAID 的关节炎患者有 10% 以上出现胃黏膜损伤，溃疡发生率与未用 NSAID 患者相比高 5~10 倍。服用 NSAID 的患者与消化性溃疡有关的死亡危险性是未用 NSAID 患者的 2 倍。胃肠损伤危险度与年龄也有关。60 岁以下的危险度为 1.7；60 岁以上为 5.5。

2. **肾损伤**　NSAID 致肾损伤表现为急性肾衰竭、肾病综合征、肾乳头坏死、水肿、高血钾和/或低血钠等。由于 NSAID 抑制肾脏 PG 合成，使肾血流量减少，肾小球滤过率降低，故易导致肾功能异常。吲哚美辛可致急性肾衰竭和水肿，非诺洛芬、布洛芬及萘普生可致肾病综合征，酮洛芬偶可致膜性肾病。用 NSAID 者的总危险度比未用者增加 2.1 倍，而 65 岁以上男性患者的危险度达到 10.0。

3. **肝损伤**　几乎所有的 NSAID 均可致肝损伤，从轻度的肝药酶升高到严重的肝细胞损伤致死。使用 NSAID 患者肝病的危险度为未用 NSAID 患者的 2.3 倍。对乙酰氨基酚大剂量长期使用可致严重肝毒性，尤以肝细胞坏死最常见。双氯芬酸也可致肝损伤。

4. **对血液系统的影响**　几乎所有 NSAID 都可抑制血小板聚集，出血时间延长。但除阿司匹林外，其他 NSAID 对血小板的影响是可逆的。NSAID 可致再生障碍性贫血及粒细胞减少，其致中性粒细胞减少的危险度为 4.2。保泰松、吲哚美辛及双氯芬酸发生再生障碍性贫血的危险度分别为 8.7，12.7 和 8.8。

5. **变态反应**　变态反应可表现为皮疹、荨麻疹、瘙痒及光敏反应、支气管哮喘等，也有中毒性表皮坏死松解症及多形红斑。服用 NSAID 发生变态反应的危险度为未服用 NSAID 的 2 倍。NSAID 能引起严重的超敏反应，在大多数情况下，超敏反应在用药后 2h 内发生。既往有阿司匹林过敏史，托美丁、舒林酸、萘普生、甲氯芬那酸及吡罗昔康等均可致变态反应。

6. **其他不良反应**　NSAID 也可出现中枢神经系统症状，如头痛、头晕、耳鸣、耳聋、视神经炎和球后视神经炎。NSAID 也可能通过多种 PG 依赖性调节机制而使血压升高。

三、主要非甾体抗炎免疫药

阿司匹林（aspirin，乙酰水杨酸，acetylsalicylic acid）

【体内过程】 ①口服后约 2h 达血药浓度峰值；②与血浆蛋白结合率为 80%～90%，大部分在肝代谢，经肾排泄；③血浆 $t_{1/2}$ 仅 20min；④阿司匹林为弱酸性，当与碳酸氢钠同服时 pH 增高，药物解离增多，肾小管重吸收减少，排泄增加，血药浓度降低，作用时间缩短；⑤机体昼夜节律可明显影响本品药动学，早晨 7 时服药比晚 7 时服药吸收迅速而完全，血药浓度峰值高，代谢和排泄较慢，半衰期长，疗效好。

【药理作用与机制】

1. **抗炎作用** 有较强的抗炎和抗风湿作用，且其作用可随剂量增加而增强。对控制风湿和 RA 的症状有肯定疗效，是抗炎抗风湿的首选药物。通过抑制 PG 生成、抑制白细胞凝聚、减少激肽、抑制透明质酸酶、抑制血小板聚集等而发挥抗炎作用。

2. **解热作用** 内热原通过 PG 的释放上调体温调节中枢而引起发热。本品可抑制 PG 生成而发挥解热作用，能降低发热者体温。

3. **镇痛作用** 通过减少 PG 生成而发挥镇痛作用。对慢性疼痛效果良好，对尖锐性刺痛无效。

4. **影响血栓形成** 能抑制 COX 活性，减少血小板中血栓素 A_2（TXA_2）生成，抗血小板聚集和抗血栓形成。高浓度时，抑制血管壁中前列环素（PGI_2）生成。由于 PGI_2 是 TXA_2 的生理对抗剂，PGI_2 合成减少反而促进血栓形成。

【临床应用与评价】

1. **镇痛** 对钝痛特别是伴有炎症者，小剂量即有效，是治疗头痛和肌肉骨骼痛的首选药物。也用于神经痛、月经痛、关节痛、牙痛等。对创伤性剧痛和其他平滑肌痉挛的绞痛无效。

2. **解热** 对温度过高、持久发热或小儿高热者可解热，减少并发症，抢救生命。但解热作用为非特异性，对于疾病进程没有影响，只能在短时间内使患者主观感觉有所改变。

3. **控制急性风湿热** 控制急性风湿热的渗出性炎症过程，但不能改变疾病进程。给予足量后 24～28h，受损关节红、肿、热、痛明显减轻，关节活动范围加大，体温降至正常范围。继续服药可预防受损关节恶化，但对关节外损害无改变。

4. **治疗 RA** 为治疗 RA 的经典药物，可迅速镇痛，消退关节炎症，减轻或延缓关节损伤。

5. **抗血栓** 对血小板聚集有抑制作用，可防止血栓形成，临床用于预防一过性脑缺血发作、心肌梗死、心房颤动、人工心脏瓣膜、动静脉瘘或其他手术后的血栓形成。也可用于治疗不稳定型心绞痛。低剂量（0.3g/d）不仅可减少不良反应，而且能达到有效的长期预防。

6. **治疗胆道蛔虫症** 该病患者胃酸偏低，本品在肠道中部分水解为水杨酸和醋酸，而升高胃液酸度，当吸收后自胆汁排泄而致胆道内环境改变，因蛔虫厌酸而退出胆道。

7. **缓解癌痛** 能缓解癌痛。阿司匹林对直肠、结肠癌有一定疗效，定时服用阿司匹林的人群，结肠、直肠癌发生率或病死率降低 40%～50%。

8. **其他疾病** 儿科用于皮肤黏膜淋巴结综合征（川崎病）的治疗。

【不良反应与防治】

1. **胃肠道反应** 短期服用不良反应较少，用量较大时发生食欲缺乏、恶心、呕吐；严重时致消化道出血，长期服用溃疡发病率较高。

2. **对血液系统的影响** 用药后出血时间延长，0.3g 就可出现，0.6g 时出血时间显著延长。大剂量可引起血小板减少症，可使用维生素 K 防治。

3. **对肝、肾功能的影响** 转氨酶升高，肝细胞坏死。长期服用本品可出现肾脏损害。肝、肾损害是可逆的,及时停药后可恢复。

4. 水杨酸反应　主要是慢性水杨酸盐中毒,多见于风湿病的治疗。当本品用量过大(>5g/d),可出现头痛、头晕、耳鸣、视听减退,重者有精神紊乱、酸碱平衡障碍和出血等,此时需立即停药并采取对症治疗和输液、给予维生素 K 及静脉滴注碳酸氢钠溶液碱化尿液等措施。

5. 过敏反应　阿司匹林易产生过敏反应,常见的是哮喘,严重的可致死。原因是其抑制 PG 合成,阻止了 PG 扩张支气管作用。有哮喘病史者慎用。

【用法与注意事项】

1. 胃、十二指肠溃疡患者慎用或不用本品,饮酒前后不可服用,以免引起胃黏膜屏障的损害而致出血。

2. 严重肝损伤、低凝血酶原血症、维生素 K 缺乏等均需避免服用本品,术前 1 周应停药。

3. 孕妇长期使用可使产程延长,产后出血增多,故于临产前 2 周应予停药。

4. 对伴有心肌炎及心力衰竭的患者,本品可引起水钠潴留,增加心输出量及心脏做功量,加重心脏负荷,甚至可诱发心力衰竭,故主张先用皮质激素。待风湿症状控制之后合并应用本品小剂量,逐步停用皮质激素。

5. 糖皮质激素类可加速水杨酸盐的代谢,降低其血浆浓度,长期应用糖皮质激素的患者停用皮质激素时,由于水杨酸盐积聚,易出现中毒症状。

6. 耳鸣为本品早期症状,若出现耳鸣即应调整剂量,但儿童对耳鸣耐受性较大易被忽视。

塞来昔布(celecoxib)

【体内过程】　①塞来昔布口服后吸收好、迅速,生物利用度约为 99%;②口服后达峰时间约 3h,$t_{1/2}$ 10~12h,稳态时表观分布容积约 400L;③与食物同服可延缓其吸收,抗酸药氢氧化镁可使其吸收减少约 10%;④广泛分布于全身各组织,血浆蛋白结合率约 97%,在肝脏中经 CYP2C9 代谢,与葡萄糖醛酸结合成葡萄糖醛酸苷从粪便中排出。仅不到 1% 以原形从尿中排出。

【药理作用与机制】　对 COX-2 和 COX-1 的最小半数抑制浓度(IC_{50})分别为 0.04μmol/L 和 15μmol/L,对 COX-2 的选择性抑制强度比对 COX-1 的选择性抑制作用强 375 倍。最大限度抑制 COX-2,在发挥抗炎、抗痛、解热作用的同时,不影响胃黏膜屏障、血小板及肾功能。

【临床应用与评价】

1. **治疗 OA**　推荐剂量为每天 200mg,分 2 次服或顿服。

2. **治疗 RA**　推荐剂量为每天 100mg 或 200mg,每天 2 次。

3. **术后疼痛**　单剂量 100mg 或 200mg 在减轻拔牙后疼痛比安慰剂更有效,但略逊于萘普生 550mg 及布洛芬 400mg。

【不良反应与防治】　①上腹疼痛、腹泻与消化不良;②肾脏不良反应和转氨酶升高;③过敏反应发生率与安慰剂及其他 NSAID 差异无统计学意义;④可增加心血管不良反应的危险性,可引起水肿、多尿和肾损害,对有血栓形成倾向的患者需慎用。

【注意事项】　①禁用于对阿司匹林或其他 NASID 过敏的患者,也不推荐用于对磺胺类过敏的患者;②对高血压控制不好的患者禁用塞来昔布;③白三烯拮抗药扎鲁司特、抗真菌药氟康唑及他汀类调血脂药氟伐他汀等 CYP2C9 的抑制药,与塞来昔布同服时可使塞来昔布代谢减慢而升高血药浓度;④塞来昔布可抑制 CYP2D6 活性,使通过此酶代谢的 β 受体拮抗药、抗抑郁药及抗精神药血药浓度升高。与上述药物合用时应予以注意。

奥沙普秦

【体内过程】　口服吸收良好,成人一次口服 400mg,血药浓度 3~4h 达峰,半衰期 50~60h。400mg/d,1 次或分 2 次口服连续 10 天,血药浓度 4~6 天达稳态。血浆蛋白结合率达 98%。主要在肝代谢并经肾脏排泄,尿中排泄物有原形及其代谢产物。

【药理作用】 通过抑制 COX-2 而抑制 PG 生成,具有抗炎、镇痛、解热作用。其镇痛作用强于布洛芬、保泰芬和阿司匹林 2~9 倍。

【临床应用】 适用于风湿性关节炎、类风湿关节炎、骨关节炎、强直性脊椎炎、肩关节周围炎、颈肩腕综合征、痛风及外伤和手术后抗炎镇痛。用于治疗类风湿关节炎时每日口服 400mg,4 周为一个疗程,连用 2~4 个疗程。

【不良反应】 半衰期长达 50h,属于长效 NSAID,不良反应少且轻微。主要为消化道症状,发生率 3%~5%,大多不需停药或给予对症药物即可耐受。少见头晕、头痛、困倦、耳鸣、抽搐及一过性肝功能异常。

【注意事项】

1. 下列情况禁用 消化道溃疡,严重肝肾疾病患者,对其他非甾体抗炎免疫药过敏患者,血液病患者,粒细胞减少症、血小板减少症患者。

2. 下列情况慎用 ①有消化道溃疡、出血病史患者;②长期服用者有肝肾功能、血常规异常者;③当与口服抗凝药合用时。

依托度酸

【体内过程】 口服吸收良好,无明显首过效应,生物利用度达 80% 或以上。血药浓度-时间曲线下面积与给药剂量成正比关系。99% 以上的依托度酸与血浆蛋白结合,游离部分少于 1%。经肝脏代谢,16% 经粪便排泄。

【药理作用】 阻断 COX-2 活性,抑制 PG 生成,具有抗炎、镇痛和解热作用。对胃肠道耐受作用比其他 NSAIDs 轻且时间短暂。

【临床应用】 缓解骨关节炎(退行性关节病变)、类风湿关节炎、疼痛的症状和体征。

1. 止痛 急性疼痛推荐剂量为 200~400mg,每日最大剂量不超过 1.2g。

2. 慢性疾病 治疗慢性疾病(如骨关节炎、类风湿关节炎)的推荐剂量为每日 0.4~1.2g,每日最大剂量不超过 1.2g。

【不良反应】 耐受性较好,轻微且短暂。全身症状:腹痛、乏力、不适、寒战、发热;消化系统症状;神经系统:焦虑、抑郁、头晕;皮肤及附属器:瘙痒、皮疹;特殊感觉:视物模糊,耳鸣;泌尿生殖系统:排泄困难、尿频。

【注意事项】 下列情况禁用:①活动期消化性溃疡或与应用另一种 NSAID 有关的胃肠道溃疡或出血史;②阿司匹林或其他 NSAIDs 治疗期间出现哮喘、鼻炎、荨麻疹或其他过敏反应者;③对本品过敏者。

第三节 │ 疾病调修药

疾病调修药(DMD)包括化学药物、生物制剂、中药和天然药物,广泛应用于炎症免疫性疾病、肿瘤、移植排斥反应等的治疗。虽然它们的化学结构不同,但都具有抗炎免疫调节作用。

一、化学药物

环孢素(ciclosporin,CsA)

【体内过程】 ①本品为结晶性粉末,在胃肠道几乎不吸收;②口服 600mg 后 3~4h 血药浓度达峰值,口服绝对生物利用度为 20%~50%,首过效应可达 27%;③大部分经肝脏代谢,通过胆汁和粪便排出,约 1% 经尿液排泄。

【药理作用与机制】 ①选择性作用于 T 细胞,通过与细胞内免疫嗜素亲环蛋白结合,抑制辅助性 T 细胞活化及对 IL-2 的反应性;②抑制巨噬细胞产生 IL-1;③抑制嗜碱性粒细胞和肥大细胞释放炎症介质组胺、白三烯 C_4、PGD_2 等。

【临床应用与评价】

1. **器官移植** 已广泛用于肾、肝、胰、心脏、肺、皮肤、角膜及骨髓移植。对肾移植疗效最好,1 年生存率和移植肾 1 年存活率分别可达 97.1% 和 89.5%。

2. **自身免疫病** 治疗 RA、SLE、皮肌炎等。

【不良反应与注意事项】

1. **肾损伤** 主要表现为尿少、肾小球血栓、肾小管受阻、蛋白尿、管型尿,血清肌酐和尿素水平升高。

2. **肝损伤** 无症状的血清胆红素、碱性磷酸酶活性升高、低蛋白血症、高胆红素血症、血清转氨酶升高,多与剂量有关,减量或停药可恢复。

3. **继发感染** 用药期间可出现病毒感染,尤其是巨细胞病毒、疱疹病毒等感染。

4. **淋巴瘤** 少数病例用药数月后出现淋巴瘤。

5. **神经系统** 运动性脊髓综合征,小脑样综合征及精神紊乱、震颤、感觉异常等。

6. **胃肠道** 厌食、恶心、呕吐。

7. **尚见血压升高、体毛增多、牙龈增厚和震颤等副作用** 停药后均可消失。

8. **其他** 静脉给药偶可见胸、面部发红,呼吸困难,喘息及心悸等过敏反应。一旦发生应立即停药,严重者静脉注射肾上腺素和给氧抢救。

9. 1 岁以下儿童不宜用。

他克莫司(tacrolimus,FK-506)

他克莫司是从链霉菌属分离出来的一种 23 元大环内酯类免疫抑制药。

【体内过程】 ①脂溶性,口服吸收不完全。②血浆蛋白结合率>98%。③主要被 CYP3A 酶系(CYP3A4 和 CYP3A5)代谢,少量经由肠肝循环代谢,97% 的代谢物随胆汁排出,其余以药物原形从尿或粪便中排泄。

【药理作用】 ①通过抑制钙调蛋白依赖的蛋白磷酸酶,降低 IL-2 转录水平,抑制 T 细胞活化而发挥免疫抑制作用;②抑制 T 细胞增殖反应的作用比环孢素强 50～100 倍。

【临床应用与评价】 是肝脏及肾脏移植患者的首选免疫抑制药物。肝脏及肾脏移植后排斥反应对传统免疫抑制方案耐药者,也可选用该药物。

【不良反应】 药物性肝损伤,肾功能不全,认知障碍,高钾血症,高血糖,贫血等。

【注意事项】

1. 孕妇、哺乳期妇女、有细菌或病毒感染者及对本品或大环内酯类抗生素过敏者禁用。

2. 高血压、糖尿病、心绞痛及肾功能不良者慎用。

3. 口服吸收不规则,个体差异大,需进行血药浓度监测。

4. 注射液中含聚乙烯氢化蓖麻油,可引起过敏反应。不能使用 PVC 塑料管道及注射器。

甲氨蝶呤(methotrexate,MTX)

【药理作用】 MTX 对体液和细胞免疫均具有抑制作用,能抑制初次和再次免疫反应,对迟发型过敏反应、移植物抗宿主反应及实验性自身免疫病有抑制作用。

【临床应用】 MTX 主要用于治疗自身免疫性疾病,如皮肌炎、坏死性肉芽肿、RA、SLE、眼色素层炎、毛发红糠疹、天疱疮及银屑病等,可单用或与糖皮质激素合用。已有充足证据证实 MTX 对 RA 的疗效,尚无其他传统改善病情抗风湿药(disease modifying anti-rheumatic drugs,DMARDs)可超越 MTX。

【不良反应】 主要不良反应为白细胞计数降低和肝功能损害,通常只要密切随访,多数副作用可及时发现并在处理后好转,极少危及生命或造成严重后果。为保证药物能迅速排出,用药前至用药后48h 内可大量补充水、电解质或服用碱性药物以碱化尿液,提高本品及代谢产物的溶解度;出现骨髓抑制毒性可采用亚叶酸钙救治。

来氟米特(leflunomide,LFM)

【体内过程】 ①在体内转化为活性代谢物 A771726,A771726 主要分布在肝、肾和皮肤组织内,脑组织中含量低,血浆蛋白结合率 99.3%;②A771726 在体内进一步代谢,43% 经肾从尿中排泄,48%经胆汁从粪便排泄;③在 2 个代谢途径中,最初 96h 主要是从肾脏排泄,以后粪便排泄占主导地位。

【药理作用与机制】 ①抑制细胞免疫和体液免疫。其活性代谢产物 A771726 能抑制细胞嘧啶合成,抑制增生活跃的 T、B 细胞,降低 IL-2 和免疫球蛋白产生;②抑制单核细胞黏附作用及诱导性COX-2 通路;③抑制 NF-κB 活性和 NF-κB 依赖的基因表达。

【临床应用与评价】

1. 治疗 RA 有良好的疗效,可改善 RA 患者临床症状和实验室指标,提高患者关节功能,降低红细胞沉降率及 C 反应蛋白,可能是早期轻型 RA 首选药物。

2. 器官移植 预防和治疗多种动物的实验性肾移植、小肠移植、心脏移植等,与低剂量环孢素合用优于单独使用。

【不良反应与注意事项】

1. 皮疹、一过性转氨酶升高和白细胞计数下降、可逆性脱发、胃肠道反应等。

2. 肾脏损害的患者应慎重使用。

3. 对 LFM 及其代谢物过敏的患者禁用。

4. 孕妇、哺乳期妇女不得使用 LFM,育龄期妇女在使用 LFM 时要采取可靠的避孕措施。

5. 对于伴有明显肝损害、乙肝或丙肝血清标志阳性、严重免疫缺陷、骨髓发育不良或严重感染者不主张使用 LFM,患者服用 LFM 期间不得接种疫苗。

柳氮磺吡啶(sulfasalazine)

【药理作用与机制】 本品为磺胺类抗菌药,口服不易吸收。5- 氨基水杨酸与肠壁结缔组织络合停留在肠壁组织中起抗菌消炎和免疫抑制作用,如减少大肠埃希菌和梭状芽孢杆菌,同时抑制前列腺素合成以及其他炎症介质白三烯的合成。

【临床应用与评价】 主要用于炎症性肠病,即克罗恩病和溃疡性结肠炎。

【不良反应】 血清磺胺吡啶及其代谢产物的浓度(20~40μg/ml)与毒性有关。浓度超过 50μg/ml时具毒性,故应减少剂量,避免毒性反应。

1. 过敏反应较为常见,表现为药疹,严重者可发生渗出性多形红斑、剥脱性皮炎和大疱表皮松解萎缩性皮炎等;也表现为光敏反应、药物热、关节及肌肉疼痛、发热等反应。

2. 中性粒细胞减少或缺乏症、血小板减少症及再生障碍性贫血。

3. 溶血性贫血及血红蛋白尿。

4. 高胆红素血症和新生儿核黄疸。

5. 肝损伤,可发生黄疸、肝功能减退,严重者可发生急性重型肝炎。

6. 肾脏损伤,结晶尿、血尿和管型尿。偶有发生间质性肾炎或肾管坏死的严重不良反应。

7. 恶心、呕吐、胃纳减退、腹泻、头痛、乏力等。一般症状轻微,不影响继续用药。偶有患者发生艰难梭菌肠炎,此时需停药。

8. 甲状腺肿大及功能减退偶有发生。

9. 中枢神经系统毒性反应偶可发生,表现为精神错乱、定向力障碍、幻觉、欣快感或抑郁感。一旦出现均需立即停药。

10. 罕见有胰腺炎、男性精子减少或不育症。

吗替麦考酚酯

【体内过程】 口服后吸收快速,并被代谢为具有药理活性的产物麦考酚酸,平均生物利用度为94%。服药 1h 后血药浓度迅速达到高峰,之后快速下降。在肝脏经葡萄糖醛酸化代谢为稳定的、无药理活性的葡萄糖醛酸苷,从尿液中排泄。在肠道经肠肝循环,出现第 2 个血浆麦考酚酸高峰(服用后 6～12h)。

【药理作用】 抑制淋巴细胞嘌呤从头合成途径中次黄嘌呤核苷酸脱氢酸的活性,因而具有强大的抑制淋巴细胞增殖的作用。

【临床应用与评价】

1. **肾或肝移植** 应与环孢素或他克莫司和皮质类固醇同时应用。

2. **自身免疫性疾病** 与激素等联用有协同作用,可用于多种自身免疫性疾病如类风湿关节炎、系统性红斑狼疮、狼疮肾炎、银屑病等。

【不良反应】 耐受性好,毒副作用少,主要的不良反应有:

1. **胃肠道反应** 较轻微,偶可发生严重不良反应如胆囊炎、出血性胃炎、肠穿孔、胰腺炎及肠梗阻。

2. **骨髓抑制** 包括贫血、白细胞减少及血小板减少,其中以贫血和白细胞减少最常见。

3. **肿瘤** 易发生淋巴瘤和淋巴增殖性疾病,非黑色素瘤性皮肤肿瘤。

4. **感染** 可引起机会性感染。如巨细胞病毒感染、带状疱疹及念珠菌感染。

【注意事项】 对本药或麦考酚酸过敏者禁用。孕妇,严重的活动性消化性疾病,骨髓抑制(含严重的中性粒细胞减少症),伴有次黄嘌呤-鸟嘌呤磷酸核糖转移酶遗传缺陷的患者慎用。

羟氯喹

羟氯喹为 4-氨基喹啉衍生物类抗疟药。

【体内过程】 口服后平均生物利用度为 70%,在肝脏部分转变成脱乙酰代谢产物,并主要通过肾脏清除,另一部分通过粪便排泄。

【药理作用与机制】 抑制多种酶活性,包括溶酶体的磷脂酶 A 和其他一些前列腺素生物合成需要的其他酶。抑制溶酶体活性,干扰 DNA 功能。与 DNA 双螺旋相互作用,从而形成喹啉-DNA 复合体,通过阻断脱氧核糖核酸酶的解聚作用而稳定 DNA;并抑制 DNA 和 RNA 聚合酶反应,抑制 DNA 复制和 RNA 转录,干扰蛋白质合成,阻断 DNA 与抗 DNA 抗体反应。

【临床应用与评价】

1. **解热作用** 抑制炎症作用而控制发热。

2. **抗炎作用** 抑制多形核细胞趋化性而抑制炎症。

3. **抗疟作用** 干扰疟原虫编码的血红素聚合酶,从而在感染的红细胞中对血红素分子起到解毒作用。

4. **原发性干燥综合征** 改善患者口干、眼干燥、关节痛,降低红细胞沉降率、C 反应蛋白和免疫球蛋白水平。

5. **抗血栓作用** 体外有抗凝作用,并可抑制血小板凝集,减少或阻断血浆黏滞度。

6. **抗高脂血症和减少类固醇激素的作用** 可降低系统性红斑狼疮患者血清胆固醇和低密度脂蛋白水平,从而降低动脉粥样硬化的危害。能够减少服用激素患者激素用量或停用激素。

7. **减轻皮疹及日光保护作用** 通过影响紫外线的吸收或调节机体异常组织的紫外线吸收而改善红斑狼疮的皮肤损害。

【不良反应】 与氯喹相比,羟氯喹更为安全和易耐受,其副作用与每日的最大剂量相关,绝大多数副反应可自发缓解或减少药量后消失,只有 7%~30% 有副作用的患者需停药。而小剂量羟氯喹(200~400mg/d)与超过 400mg/d 的剂量相比,作用无明显下降而副作用明显减少。

1. 胃肠道反应。

2. 皮肤损伤 可见苔藓样、荨麻疹样、麻疹样和斑丘疹样的各种皮疹。

3. 神经系统症状 偶有头痛、头晕、失眠和精神紧张。

4. 眼毒性 眼球调节反射障碍、角膜沉积、视网膜病变是影响用药的重要因素。前两者有明显的症状且随减药或停药而恢复,视网膜病是抗疟药最严重的副作用,几乎不可逆。

【注意事项】 以下患者禁用:已知对 4-氨基喹啉类化合物过敏的患者、有眼底黄斑病变者。对于存在视网膜病变高危因素患者,治疗期间每年应接受 1 次眼科检查。

沙利度胺

【体内过程】 药动学属一室、一级吸收和消除的模型,4~5h 血药浓度达峰值,沙利度胺口服后无明显肝脏代谢,主要清除途径是非酶水解作用,清除半衰期为 5~7h。

【药理作用与机制】 稳定溶酶体膜,抑制中性粒细胞趋化性,产生抗炎作用。

1. 抗炎及免疫调节作用 抑制细胞因子 TNF-α 生成。降低单核细胞与中性粒细胞对化学诱导物的敏感性,减少吞噬作用及过氧化物与氢氧自由基的产生,拮抗前列腺素 PGE_2 和 PGF_2、组胺、5-羟色胺及乙酰胆碱的作用,并类似糖皮质激素可以稳定溶酶体膜。

2. 抑制血管生长作用 抑制血管内皮生长因子和成纤维生长因子,下调内皮细胞 aVβ3 整合素的表达及调节细胞黏附分子的表达,而抑制新血管生长。

【临床应用】

1. 系统性红斑狼疮 对于红斑狼疮皮肤损害及黏膜溃疡缓解作用比较明显。缓解时间为服药后 1~12 周。

2. 白塞病 治疗白塞病皮肤黏膜溃疡的疗效比较肯定,缓解率一般都在 80% 以上。

3. 其他风湿病 对于强直性脊柱炎、系统性硬皮病、成人斯蒂尔病和干燥综合征的治疗作用,也显示有相应作用。

4. 肿瘤 对多发性骨髓瘤、急性髓系白血病、子宫肿瘤、前列腺癌等有抗肿瘤血管生成作用。

【不良反应与注意事项】

1. 致畸作用 发生可能跟沙利度胺抑制血管生成有关,与剂量大小无关。

2. 外周神经病 主要表现为下肢有痛性感觉异常和"针刺"样感觉。运动障碍往往很轻且停药后可以恢复,但感觉障碍症状将持续或只能部分改善。所致的外周神经病绝大多数停药后可恢复,患者可通过服用维生素 B_1、B_6、B_{12} 及叶酸等减轻症状。

3. 其他副作用 便秘、疲倦、嗜睡、皮疹、震颤、性格改变、头痛、深静脉血栓,少见有中毒性上皮坏死、严重的肝功能损害、甲状腺功能减退、心动过缓。

JAK 抑制药

【药理作用与机制】 鲁索替尼(ruxolitinib)是治疗骨髓纤维化的 JAK1/JAK2 抑制药,托法替布(tofacitinib)是 JAK3 抑制药,巴瑞替尼(baricitinib)是 JAK1/JAK2 抑制药。

【临床应用与评价】

1. 骨髓纤维化 鲁索替尼适用于治疗中间或高危骨髓纤维化,包括原发性骨髓纤维化,真性红细胞增多症后骨髓纤维化和原发性血小板增多症后骨髓纤维化患者。

2. 自身免疫病 成人中至重度活动性 RA 在甲氨蝶呤标准治疗无效或不能耐受后,可用托法替布、巴瑞替尼治疗。

【不良反应】

1. 鲁索替尼最常见血液学不良反应(发生率>20%)是血小板计数降低和贫血。最常见非血液学不良反应(发生率>10%)是瘀斑、眩晕和头痛。

2. 托法替布、巴瑞替尼常见感染。FDA 将托法替布可导致严重感染和诱发肿瘤的黑框警告加入该药说明书中,并认为另外两个 JAK 抑制药巴瑞替尼和乌帕替尼可能具有与托法替布相似的潜在安全性风险,也对上述两款药物给出了黑框警告。

二、生物制剂

细胞因子在炎症免疫性疾病中发挥重要作用,以细胞因子为靶点的单克隆抗体治疗自身免疫性疾病已成为研究热点。目前已经上市或进入临床试验的单克隆抗体包括 TNF-α 抑制药、IL-6 受体抗体、IL-1 受体拮抗药、PD-1/PD-L1 抑制药、针对 B 细胞刺激因子的抗体或其受体的融合蛋白、针对 B 细胞表面抗原的单克隆抗体等。

(一) TNF-α 抑制药

TNF-α 抑制药是目前最常用的治疗自身免疫病的生物制剂。目前美国上市的 TNF-α 抑制药包括:英夫利西单抗(infliximab)、依那西普(etancercept)、阿达木单抗(adalimumab)、赛妥珠单抗(certolizumab pegol)和戈利木单抗(golimumab)。

依那西普(etancercept)

依那西普是中国仓鼠卵巢(CHO)细胞产生的人肿瘤坏死因子受体 p75 Fc 融合蛋白。

【体内过程】 皮下注射。单次给药约 48h 可达血药浓度峰值。绝对生物利用度约为 76%。每周给药 2 次,稳态血药浓度约为单次给药峰浓度的 2 倍。在健康人和肾或肝功能异常者中的血药浓度没有显著差别。

【药理作用】 主要通过结合游离、膜结合的 TNF-α,抑制 TNF-α 与其受体结合,从而抑制 TNF-α 的生物活性。

【临床应用与评价】

1. **类风湿关节炎(RA)** ①初治早期 RA:对于疾病高活动度伴有不良预后因素的早期 RA,初始治疗可以直接使用依那西普(单药或联合甲氨蝶呤)。早期使用依那西普可有效控制病情,延缓影像学进展,改善预后。②DMARDs 治疗失败的 RA 可以使用依那西普。③其他生物制剂(TNF 拮抗药或非 TNF 拮抗药)治疗疗效不佳或发生非严重不良反应或不耐受的 RA 患者,可以使用依那西普。

2. **强直性脊柱炎(AS)** ①至少 2 种 NSAIDs 治疗无效或疗效欠佳的中轴型脊柱关节炎(spondyloarthritis,SpA),可以直接使用依那西普治疗;②有髋关节受累者,或持续外周关节炎为主要表现的外周型 SpA 者,经传统 DMARDs 充分治疗但疗效欠佳者,可选择依那西普与传统 DMARDs 联用;③常规治疗无效的有肌腱端炎症状的患者。

【不良反应】

1. 注射部位局部反应是常见不良反应,常发生在开始治疗的第 1 个月内,在随后的治疗中发生频率降低。

2. 可能与肿瘤发生关系密切。FDA 提示使用 TNF-α 抑制药与肿瘤发生可能有关,在上市的 4 种 TNF-α 抑制药(英夫利西单抗、依那西普、阿达木单抗和赛妥珠单抗)处方信息中均注明了有肿瘤发生风险。

3. 诱发其他免疫病,可诱发皮肤脉管炎、狼疮样综合征、系统性红斑狼疮、间质性肺炎和自身免疫性肝炎等。

4. 增加感染概率,可增加结核病、真菌病、细胞内细菌感染的发病率。

5. 其他不良反应为头痛、眩晕、皮疹、咳嗽、腹痛等。

【注意事项】

1. **感染**　在治疗前、治疗中和治疗后,必须对患者的感染情况进行评价。如果患者出现严重感染必须停止使用依那西普。复发性或慢性感染患者应慎用。

2. **结核病**　在治疗前对结核病风险高的患者进行活动性或潜伏性结核感染的评估和筛选试验。如果患者确诊为活动性结核感染,则禁止使用。

3. **乙型肝炎病毒激活**　有 HBV 感染风险的患者在治疗前必须对先前 HBV 感染情况进行评价。已确诊为 HBV 携带者的患者应慎用。

4. **心血管疾病**　心功能分级Ⅲ或Ⅳ级的充血性心力衰竭患者禁用。对心功能Ⅰ或Ⅱ级患者,应权衡利益与风险。

5. **恶性肿瘤**　有淋巴瘤既往史患者禁用 TNF-α 拮抗药,有肿瘤前期病变者慎用。

6. 既往脱髓鞘综合征病史或多发性硬化症病史者禁用。

7. **妊娠**　用依那西普的女性患者应避孕,也不宜哺乳。使用过程中如意外怀孕,立即停用。

8. **外科手术**　在围手术前 2～4 周应停用依那西普。如术后未发生感染且伤口愈合良好,可重新使用。

9. **疫苗接种**　对正在接受治疗的患者,可以接种灭活疫苗或重组疫苗,但不能接种活疫苗。

阿达木单抗

阿达木单抗是首个获准的重组全人源化肿瘤坏死因子 α 单克隆抗体。

【体内过程】　健康成人单剂量皮下注射阿达木单抗 40mg 后,吸收和分布缓慢,绝对生物利用度平均为 64%。推荐剂量为 40mg 每隔 1 周皮下注射。

【药理作用与机制】　特异性、高亲和力结合 TNF-α,阻止 TNF-α 与细胞表面 TNF-α 受体 p55 和 p75 结合,从而拮抗 TNF-α 的生物活性。

【临床应用与评价】　治疗类风湿关节炎、银屑病关节炎、强直性脊柱炎、克罗恩病、斑块型银屑病和幼年特发性关节炎取得了确切的临床疗效,可显著改善疾病症状并提高生活质量,且耐受性较好。

1. **类风湿关节炎(RA)**　2005 年被批准用于中到重度活动性 RA 的一线治疗。可单独应用或与 MTX 或其他 DMARDs 联用。

2. **银屑病关节炎(psoriatic arthritis,PsA)**　可减轻 PsA 活动性关节炎症状和体征。可单独应用,也可与 DMARDs 联用。

3. **强直性脊柱炎(AS)**　治疗活动性 AS 患者安全、有效,可有效控制疾病活动性,显著改善 AS 患者的身体功能及健康相关生活质量,且此改善作用可维持 3 年以上。

4. **克罗恩病**　可用于对英夫利西单抗无效或不耐受的活动性克罗恩病患者。

5. **斑块型银屑病**　用于接受系统治疗或光疗,但又不适合其他系统治疗的中至重度斑块型银屑病患者。

6. **幼年特发性关节炎(juvenile idiopathic arthritis,JIA)**　治疗 4 岁以上中至重度多关节型 JIA,可单独应用或与 MTX 联用。推荐剂量:体重≥30kg 者,40mg 每隔 1 周皮下注射;体重 15～30kg 者,20mg 每隔 1 周皮下注射。

【不良反应】　常见不良反应包括感染(上呼吸道感染、鼻窦炎、支气管炎、泌尿系统感染)、注射部位反应(发红、瘙痒、出血、疼痛、肿胀)、头痛和皮疹。最严重的不良反应包括严重感染、神经系统反应和恶性肿瘤。恶性肿瘤如淋巴瘤的发生率高于普通人群的 3 倍。严重感染发生率为 3.1%,过敏反应的发生率约为 1%。脱髓鞘病(0.06%)和系统性红斑狼疮(0.03%)是罕见的严重不良反应。

利妥昔单抗(rituximab)

【药理作用与机制】　利妥昔单抗是嵌合鼠/人单克隆抗体,该抗体与前 B 细胞和成熟 B 细胞膜

CD20 特异性结合,通过补体依赖的细胞毒性和抗体依赖细胞介导的细胞毒作用诱导 B 细胞凋亡。

【临床应用与评价】

1. **非霍奇金淋巴瘤**(non-Hodgkin lymphoma,NHL)　复发或难治,低度或滤泡性,CD20 阳性的 B 细胞非霍奇金淋巴瘤。

2. **慢性淋巴细胞白血病**(chronic lymphocytic leukemia,CLL)　适用于与氟达拉滨和环磷酰胺联用,为既往未治疗过和治疗过 CD20 阳性 CLL 患者的治疗。

3. **RA**　2005 年利妥昔单抗获准用于治疗 TNF 单克隆抗体疗效不佳的 RA 患者,与 MTX 联合适用于治疗成年中度严重活动性 RA 患者。

【不良反应与注意事项】

1. **滴注相关症状**　首先表现为发热和寒战,主要发生在第一次滴注时,通常在 2h 内。随后出现恶心、荨麻疹、呼吸困难、舌或喉头水肿(血管神经性水肿)、心律失常等。

2. **原有心脏病加重。**

3. **出血**　轻微和可逆性出血。严重的血小板减少和中性粒细胞减少的发生率为 1.8%,严重贫血的发生率为 1.4%。

4. **感染**　在治疗期间及治疗后 1 年内,患者中的感染发生率分别为 17% 和 12%。

托珠单抗(tocilizumab)

托珠单抗为免疫球蛋白 IgG_1 亚型的重组人源化 IL-6 受体单克隆抗体。

【体内过程】　静脉注射后进行双相清除。总清除率呈浓度依赖性,包括线性和非线性清除。在托珠单抗低浓度时,浓度依赖的非线性清除发挥了主要作用;在高浓度时,清除的主要表现为线性清除。

【药物作用与机制】　特异性结合可溶性及膜结合的 IL-6 受体(sIL-6R 和 mIL-6R),抑制其介导的信号转导。

【临床应用与评价】　与甲氨蝶呤联合治疗作为中至重度活动性 RA 有效治疗方法,对 TNF 拮抗药难治的 RA 患者能够达到快速持久的临床改善。

【不良反应与注意事项】

1. **输液反应**　严重输液反应罕见。一旦出现应紧急处理:维持气道通畅、吸氧、皮下注射肾上腺素。

2. **感染**　①细菌感染;②结核感染;③肝炎病毒感染;④其他感染:EB 病毒感染。

3. **肿瘤发生风险**　对恶性肿瘤患者不推荐使用托珠单抗治疗。

4. **消化道**　有消化道溃疡或憩室炎病史的患者应慎用托珠单抗。

5. **实验室检查异常**　①血脂检查异常;②肝转氨酶升高;③中性粒细胞减少。对于治疗过程中出现某些剂量相关性实验室参数改变,推荐将 8mg/kg 剂量降至 4mg/kg。

6. **其他注意事项**　①外科手术:建议在进行大型外科手术前至少 14 天停用托珠单抗;②疫苗接种:不推荐使用活疫苗;③妊娠:除非有明确的医学需要在孕妇中不应使用托珠单抗。

苏金单抗(secukinumab)

苏金单抗是一种重组、高亲和性、全人免疫球蛋白 G1κ 单克隆抗体,选择性地与 IL-17A 结合从而中和 IL-17A 的作用。

【临床应用】　用于银屑病的治疗。

【不良反应与注意事项】

1. **感染**　在慢性感染或复发性感染中慎用。如发生严重感染,终止使用。

2. **结核**　开始用药治疗前,评价结核感染。

3. **克罗恩病**　对活动性克罗恩病患者应慎用,苏金单抗可能会加重克罗恩病。

4. **过敏反应**　如发生过敏反应,立即终止使用,并对症适当治疗。

5. 疫苗接种　用药期间不接种活疫苗。

(二) PD-1/PD-L1 抑制药

程序性死亡受体-1(PD-1)是一种重要的免疫抑制分子,属 CD28 超家族成员。当细胞程序性死亡配体 1(PD-L1)与 T 细胞表面的 PD-1 结合,可抑制 T 细胞的增殖,肿瘤微环境会诱导浸润的 T 细胞高表达 PD-1 分子,肿瘤细胞会高表达 PD-1 的配体 PD-L1 和 PD-L2,导致肿瘤微环境中 PD-1 通路持续激活,T 细胞功能被抑制。因此,针对 PD-1 或 PD-L1 设计特定的蛋白质抗体,阻止 PD-1 和 PD-L1 的识别过程,可恢复 T 细胞杀伤肿瘤细胞的功能。

替雷利珠单抗(tislelizumab)

本品是中国首个获批尿路上皮癌适应证的 PD-1 单抗、晚期 NSCLC 一线联合化疗及二线单药治疗全人群获益的 PD-1/PD-L1 抗体药物。

【药理作用与机制】　一种人源化 IgG_4 抗 PD-1 单克隆抗体。具备特有的抗原结合表位,在 PD-1 上的结合面与肿瘤的 PD-L1 大范围重叠,能够更大限度地阻断 PD-1 与肿瘤 PD-L1 的结合,抑制肿瘤生长。

【临床应用】

1. 至少经过二线系统化疗的复发或难治性经典型霍奇金淋巴瘤的治疗。

2. PD-L1 高表达的含铂化疗失败,包括新辅助或辅助化疗 12 个月内进展的局部晚期或转移性尿路上皮癌的治疗。

3. 联合紫杉醇和卡铂用于局部晚期或转移性鳞状非小细胞肺癌的一线治疗。

【不良反应】　最为常见的不良反应(≥10%)包括:皮疹、疲乏、丙氨酸转氨酶升高;免疫介导不良反应包括免疫介导结肠炎、肝炎、肾炎、胰腺炎、心肌炎、肌炎以及内分泌疾病等。

纳武利尤单抗(nivolumab)

【药理作用与机制】　本品是一种针对 PD-1 受体的全人源性 IgG_4 单克隆抗体,通过与 PD-1 结合,阻断其与 PD-L1 和 PD-L2 的相互作用,逆转肿瘤免疫微环境,恢复 T 细胞的抗癌活性,抑制肿瘤生长。

【临床应用】

1. 不能切除或转移的黑色素瘤。

2. 接受一线化疗/一线 TKI 治疗失败后的转移性鳞状非小细胞肺癌。

【不良反应】

1. 黑色素瘤患者中最常见的不良反应(≥20%)是皮疹。

2. 在晚期鳞状非小细胞肺癌患者中最常见的不良反应(≥20%)是疲乏,呼吸困难,肌肉骨骼痛,食欲减退,咳嗽,恶心和便秘。

3. 免疫介导不良反应包括免疫介导性肺炎,结肠炎,肝炎,肾炎和肾功能不全,甲状腺功能减退或亢进等。

阿替利珠单抗(atezolizumab)

【临床应用】

1. 局部进展或转移的尿路上皮癌。

2. 转移性非小细胞肺癌。

【不良反应】　最常见不良反应(≥20%)包括:疲乏、食欲减退、恶心、尿路感染、发热和便秘。

三、中药和天然药物免疫调节剂

(一) 苷类

苷类药物如白芍总苷、人参总苷、绞股蓝总苷、黄芪甲苷、雷公藤多苷、三七总皂苷等,主要发挥抗炎和免疫调节作用。

雷公藤多苷（tripterygium glycosides，TG）

【药理作用】　雷公藤多苷是具有较强抗炎和免疫抑制作用的抑制药。

1. 抗炎作用　通过抑制多种炎症细胞因子 IL-1、IL-6、IL-8、TNF-α 的产生而发挥抗炎作用。

2. 免疫抑制作用　在细胞免疫方面，大剂量（60mg/kg）TG 可使动物胸腺萎缩，治疗剂量 TG 可抑制 T 细胞增殖反应和 T 细胞对刀豆素 A（ConA）的增殖反应。在体液免疫方面，TG 明显降低小鼠脾中对绵羊红细胞特异的 IgM 和空斑形成细胞数，明显抑制小鼠脾细胞对细菌脂多糖的增殖反应，抑制作用和剂量呈正相关。

【临床应用与评价】　目前临床使用广泛，多用于自身免疫性疾病的治疗。

1. RA　TG 抑制 RA 患者外周血单个核细胞体外培养生成 PGE_2 的作用。TG 联合小剂量甲氨蝶呤可治疗老年性 RA。

2. SLE　TG 联合环磷酰胺治疗难治性狼疮肾炎的疗效确切。

3. 肾脏疾病　TG 治疗肾炎、肾病综合征、肾小球疾病，对狼疮模型的肾小球硬化具有明确保护作用。

4. 其他疾病　治疗重症肌无力、皮肌炎、银屑病、急性前葡萄膜炎、溃疡性结肠炎等，TG 可降低子宫内膜异位症术后复发率，也是治疗过敏性紫癜的有效药物。

【不良反应与注意事项】　主要有皮肤过敏反应、心血管系统不良反应、消化系统反应、造血系统反应、神经系统不良反应、生殖系统不良反应、肝肾不良反应；其他不良反应如还可引起脱发、色素沉着、腰痛等。服药期间血小板、白细胞减少，引起月经紊乱及精子活力降低，数量减少，停药可恢复正常。孕妇忌服。老年患者及严重心血管病患者慎用。

白芍总苷（total glucosides of paeony，TGP）

TGP 是从传统中药白芍中提取的有效部位，其成分包括芍药苷、羟基芍药苷、芍药花苷、芍药内酯苷、苯甲酰芍药苷等，其中芍药苷是 TGP 的主要活性成分。TGP 作为中药来源的西药Ⅱ类被批准生产上市，用于治疗 RA。

【药理作用】

1. 免疫调节作用　可调节免疫细胞因子的产生，调节免疫细胞信号转导，TGP 的免疫调节作用是其发挥治疗关节炎作用的重要基础。

2. 抗炎镇痛作用　具有一定的抗炎镇痛作用，TGP 的抗关节炎作用与其抑制炎症致炎因子如 PGE_2、IL-1、LTB_4、TNF-α 等有关。

【临床应用与评价】

1. RA　TGP 能改善 RA 患者的临床症状和体征，降低红细胞沉降率和类风湿因子，降低 RA 患者升高的 IL-1 水平。TGP 对幼年特发性关节炎有效，疗效与 MTX 相当，可以减少激素的用量，缩短激素的疗程，不良反应少。

2. SLE　TGP 用于治疗合并有白细胞减少症的 SLE 患者安全、有效，并且可以降低 SLE 患者感染的发生率。TGP 与糖皮质激素联合治疗 SLE 疗效显著，且可减少激素用量，不良反应轻，耐受性好。

3. OA　TGP 对老年 OA 具有较好而稳定的疗效，安全性好。TGP 组在缓解疼痛、改善下肢功能方面与萘丁美酮组疗效相近，但不良反应发生率低。

4. 强直性脊柱炎（AS）　TGP 和柳氮磺胺嘧啶（SSZ）联合应用是治疗强直性脊柱炎的有效治疗方案。联合治疗组不良反应尤其是肝损伤明显下降。

5. 肝病　对病毒性肝炎具有治疗或辅助治疗作用。50% 左右的患者在服药后主诉食欲增加，乏力消失或好转。

6. 干燥综合征　TGP 对干燥综合征患者有良好的治疗作用,TGP 能明显增加唾液流率,降低红细胞沉降率,改善便秘症状。

【不良反应与注意事项】　TGP 的不良反应少,发生率低,副作用轻微,偶有软便和稀便,长期使用的患者耐受性好。

(二) 生物碱类

生物碱类如青藤碱、川乌总碱、槐果碱、雷公藤新碱等,均表现为抗炎和免疫抑制作用。

青藤碱(sinomenine)

【药理作用与机制】　青藤碱是从青风藤中提取出的生物碱,有较强的抗炎镇痛及免疫抑制作用。

1. 抗炎镇痛作用　青藤碱化学结构类似吗啡,镇痛作用很强,而且似无明显成瘾性。

2. 免疫抑制作用　青藤碱对有丝分裂原和混合淋巴细胞培养所致的淋巴细胞增殖具有明显抑制作用,同时使培养细胞上清液中 IL-1、IL-6、TNF 等炎症细胞因子浓度下降。

【临床应用与评价】

1. 治疗 RA、OA 等自身免疫病。

2. 器官移植　青藤碱免疫抑制作用机制可能是抑制 Th1 细胞产生 IL-2,对大鼠肾移植的急性排斥反应具有一定的抑制作用。

【不良反应与注意事项】　少数患者出现皮疹或白细胞减少现象,停药后即可消失。对本品过敏者禁用,孕妇及哺乳期妇女慎用。

(三) 多糖类

香菇多糖

【药理作用】　香菇多糖主要成分为葡聚糖、甘露糖肽等多糖以及多种氨基酸。其具有激活细胞免疫、诱导 α 干扰素生成,调节免疫应答反应,诱导白细胞对肿瘤浸润,导致肿瘤部位血管扩张、出血、坏死,阻止病毒与宿主细胞结合,提高超氧化物歧化酶活性,抑制丙二醛生成,抗脂质氧化,降低胆固醇,调节糖代谢、改善糖耐量、减轻食欲、降低血糖等作用。

【临床应用与评价】

1. 肿瘤的放、化疗辅助药　该药益气健脾,补虚扶正,对胃癌、肝癌等多种肿瘤具有良好效果。与放射线和多柔比星等化疗药同用,能够增强放射线和化疗药对肿瘤细胞的抑制作用。

2. 抗感染　可作为反复发作性、难治性感染和产生耐药性的结核感染,糖尿病并发感染等辅助用药。

3. 抗病毒　用于各类肝炎病毒、疱疹病毒、流感病毒、流脑病毒、柯萨奇病毒和慢性活动性肝炎辅助治疗。

4. 治疗糖尿病及并发症　通过调节机体糖代谢、促进肝糖原合成、减少肝糖原分解,起到降血糖、改善糖耐量的作用。

【不良反应与注意事项】　有抗血小板凝聚作用,出血症患者慎用。对本品过敏者禁用。

第四节 ｜ 甾体抗炎免疫药

糖皮质激素是临床上使用最早和应用最广泛的、具有多种生物活性的免疫抑制药之一。除了免疫抑制作用外,糖皮质激素还具有强大的抗炎、抗休克等广泛的生理活性,是迄今为止最有效的抗炎免疫抑制药物,用于治疗变态反应性疾病、自身免疫病及器官移植等多种疾病。临床常用的糖皮质激素类药物有氢化可的松、泼尼松、泼尼松龙、地塞米松和倍他米松等。

【体内过程】

1. 口服和注射均可吸收。口服吸收速度与药物脂溶性及其在肠内浓度成正比。

2. 氢化可的松口服吸收迅速而完全,1~2h 血药浓度达峰值,作用维持 8~12h,吸收入血后 90% 可与血浆蛋白结合,其中 80% 与皮质激素转运蛋白结合。

3. 泼尼松和地塞米松与转运蛋白结合率较低(约 70%)。肝病和肾病患者蛋白含量减少,血中游离糖皮质激素增多,氢化可的松半衰期延长;甲状腺功能亢进患者,其半衰期缩短。

4. 可的松和泼尼松须在体内分别转化为氢化可的松和泼尼松龙方生效,故严重肝功能不全患者只宜应用氢化可的松或泼尼松龙。糖皮质激素主要在肝脏中代谢失效,大部分与葡萄糖醛酸或硫酸结合后由肾排出。

【药理作用与机制】

1. **抗炎作用**　其抗炎作用机制可能是通过下列途径:①抑制膜磷脂类释放花生四烯酸,减少 PG 与白三烯的生成;②增强毛细血管对儿茶酚胺的敏感性;③稳定肥大细胞和溶酶体膜,减少脱颗粒和溶酶体酶的释放;④干扰补体激活,减少炎症介质的产生;⑤抑制免疫反应所致的炎症;⑥减少炎症组织的粘连及瘢痕形成;⑦直接抑制成纤维细胞的增殖与分泌功能,使结缔组织基质如胶原、黏多糖等合成受抑。

2. **免疫抑制作用**　①抑制巨噬细胞吞噬和处理抗原作用;②引起淋巴细胞数量和分布的明显变化;③抑制敏感动物的抗体反应;④阻碍补体成分附着于细胞表面;⑤干扰和阻断淋巴细胞识别;⑥抑制炎症因子的生成。

3. **其他作用**　有抗毒、抗休克作用。

【临床应用与评价】　临床应用甚广。

1. **急性炎症**

(1)细菌感染:对于感染引起的急性炎症,使用糖皮质激素可以减轻炎症症状,防止对心、脑等重要器官的损害。对中毒性肺炎、中毒性脑膜炎等,因糖皮质激素增加机体对有害刺激的耐受性,减轻中毒反应,有利于争取时间进行抢救。由于其免疫抑制作用,糖皮质激素必须与足量有效的抗生素同时使用,否则将导致症状减轻的情况下,入侵细菌大量繁殖而产生严重后果。对严重中毒性感染,常选用氢化可的松静脉滴注,首次剂量 0.2~0.3g,一日量可达 1g 以上,疗程一般不超过 3 天。也可用相当剂量的地塞米松。疗程不超过 3~5 天者,可以突然停药。

(2)结核病:在有效抗结核药物作用下,糖皮质激素治疗并不引起结核病灶的恶化,对于多种结核病的急性期,特别是渗出为主的结核病,如结核性脑膜炎、胸膜炎、心包炎、腹膜炎,在早期应用抗结核药物的同时辅以短程糖皮质激素,可迅速退热,减轻炎性渗出,使积液消退,减少愈合过程中发生的纤维增生及粘连。剂量宜小,一般为常规剂量的 1/3~1/2。

(3)病毒感染:因目前缺乏强有效的抗病毒药物,糖皮质激素有促进病毒扩散的危险,原则上不宜使用。对于急性暴发型肝炎及急性肝炎后黄疸持续、有肝内胆汁淤积者或黄疸持续、伴有高转氨酶和高球蛋白血症的病例,可以应用。对于并发睾丸炎和脑炎者,糖皮质激素可减轻炎症反应、毒血症及不良后果。流行性出血热在发热早期使用,可以减轻毒血症和毛细血管中毒现象。病毒性结膜炎、角膜炎等,局部用药即可奏效。

2. **器官移植排斥反应**　广泛用于防治器官移植的排斥反应。术前 1~2 天开始口服泼尼松,按每日 100mg 口服,术后第 1 周改为每日 60mg,以后逐渐减少剂量。若发生排斥反应,可改用大剂量氢化可的松静脉滴注,排斥反应控制后再逐渐减少剂量,并改为口服。若与环孢素等免疫抑制药合用则疗效更好,并可减少两药的剂量。

3. **风湿热**　风湿热累及心脏而出现心肌炎时,用糖皮质激素能迅速控制心肌炎的发展。

4. **自身免疫病**

(1)RA:低剂量糖皮质激素治疗 RA 的疗效、安全性受到重新评价。糖皮质激素一般不作首选药或单独使用,仅在其他药物无效时才采用。①抗炎:若应用 NSAIDs 不能缓解 RA 患者的疼痛、晨僵、疲劳等症状,或患者对 NSAIDs 不能耐受,可以考虑应用低剂量的泼尼松。②介导疾病调修药治疗:泼尼松初始剂量 10mg/d 或 15mg/d,连用 1 个月可抑制大部分炎症症状,然后减至 10mg,加用疾病调修药,或用糖皮质激素"脉冲"疗法。③特殊适应证:糖皮质激素是孕期和哺乳期 RA 患者的安全治疗药,在轻至中度肾衰竭、老年、胃肠病变患者,低剂量泼尼松较 NSAIDs 更为有效安全。风湿性血管炎可用大剂量泼尼松 1mg/(kg·d)。

（2）SLE:对于重症病例如出现肾病综合征、溶血性贫血、血小板减少症、急性脉管炎、中枢神经系统受累或胸、腹膜有大量渗出液等症状时,则应首选糖皮质激素。一般可用泼尼松 40～100mg/d,对中枢神经系统受累的患者则宜用氢化可的松,每 12h 一次,静脉滴注或肌内注射,每次 250～500mg,有的甚至需长期用药才能控制症状,疗程可达 6～12 个月,症状控制后亦可采用每日 1 次或隔日 1 次的给药法。

（3）多发性肌炎或皮肌炎:糖皮质激素为首选药,通常用泼尼松,开始剂量为 1mg/(kg·d)分次服用,直到炎症控制后逐渐改为维持用药,并将 1 日总于清晨 1 次服用或 2 日总量隔日 1 次,清晨服。

（4）慢性活动性肝炎:慢性活动性肝炎,特别是狼疮性肝炎及慢性肝炎,证实血清中有免疫复合物或抗补体现象者,应用糖皮质激素效果显著。泼尼松口服,开始每日 30～60mg,待好转后逐渐减量,一般需用维持量。如并用硫唑嘌呤,可减少糖皮质激素用量。

（5）慢性肾病:常用泼尼松晨服,每日 40～80mg。如用药后尿蛋白量减少,尿量增加,则应持续用药 4～8 周后逐渐减量。以后每 2 周减量 1 次,直减至最小维持量,并保持尿蛋白阴性或微量,一直服药 6～12 个月及以上。有时仍可复发,加用环磷酰胺可减少复发率。

（6）溃疡性结肠炎:一般多采用柳氮磺吡啶,无效时再用泼尼松。口服 40～60mg/d,好转后逐渐减量,数月后停药。为防止复发,可继续服用柳氮磺吡啶。

（7）特发性血小板减少性紫癜:糖皮质激素为首选药。一般用泼尼松口服,40～60mg/d。危重时,可加大至 2～3mg/(kg·d),好转后逐步减量并需较长时间服用维持量。

（8）重症肌无力:对严重全身型患者,主张用大剂量突击加小剂量维持的疗法。泼尼松开始 50～100mg/d,以后逐渐减至 30mg/d 以下。此法显效快,复发率低、维持时间久,但副作用多。开始有病情加重现象,适当降低胆碱酯酶抑制药用量即可减轻。采用小剂量（5～10mg/d）长期持续治疗,可使大多数患者症状改善和缓解,副作用较少,但显效较慢,适用于轻度全身型患者。

5. 其他疾病　糖皮质激素适用于下述疾病的严重病例或经其他药物治疗无效者:

（1）支气管哮喘:糖皮质激素能兴奋腺苷酸环化酶,抑制磷酸二酯酶,增高 cAMP 水平,从而解除支气管痉挛。适用于重度发作(哮喘持续状态)时对一般平喘药疗效不佳者及经常反复发作或慢性发作而其他疗效不佳者。对重度发作可采用大剂量,症状控制后改用其他止喘药继续治疗。新药倍氯米松(丙酸倍氯米松)气雾剂止咳疗效好,但应将剂量控制在 0.4mg/d 以下,否则易出现不良反应。

（2）药物性皮炎:用药原则仍以开始剂量大,以后逐渐减小为好。重者如剥脱性皮炎、大疱性药疹,开始可用氢化可的松静脉滴注,300～400mg/d,病情好转后逐渐减量,并以口服代替。一般药疹可给予泼尼松 20～40mg/d,好转后逐渐减量至停药。

【不良反应与防治】　糖皮质激素治疗作用明确,但长期应用可引起较多不良反应:

1. 医源性肾上腺皮质功能亢进　一般无须特殊治疗,停药后可自行消退,必要时可采取对症治疗。

2. 医源性肾上腺皮质功能不全　这是由于长期大剂量使用糖皮质激素,反馈性地抑制了垂体-肾上腺皮质轴所致。往往需要 0.5～2 年才能恢复。防治办法:停用激素后连续采用 ACTH 7 天左右;在停药后 1 年内如遇应激情况(如感染或手术等)时,应及时投予足量的激素。

3. 反跳现象　可能是患者对长期应用激素产生了依赖或疾病症状尚未完全控制所致,故减量太快或突然停药会使原有疾病症状迅速重现或加重。防止办法是缓慢地减量至停药。

4. 其他　诱发或加重感染,妨碍溃疡和伤口愈合,使胃溃疡恶化,抑制儿童骨骼生长,妊娠早期应用可致胎儿畸形;偶可诱发精神病;可致骨质疏松,伤口愈合延迟。

凡患有严重精神疾病和癫痫、活动性溃疡病、新近胃肠手术、骨折、严重高血压、糖尿病、孕妇、水痘等患者禁用糖皮质激素。

【用法与注意事项】　与强心苷和利尿药合用,应注意补钾。儿童和绝经期妇女应用糖皮质激素易致骨质疏松甚至自发性骨折,可补充蛋白质、维生素 D 或钙盐。苯巴比妥和苯妥英钠等肝药酶诱导剂能加速糖皮质激素的代谢,合用时需调整用量。

糖皮质激素用法与疗程有下述几种:

1. 冲击疗法　适用于急性、危及患者生命的疾病抢救,常采用氢化可的松静脉给药,首剂 200～300mg,一日剂量可超过 1g,以后逐日减量,疗程不超过 3～5 天。例如控制器官移植急性排斥危象时,可采用氢化可的松静脉给药,3 天序贯用量为 3g、2g 和 1g,必要时加用环磷酰胺,常可迅速见效。大剂量应用时宜合用氢氧化铝凝胶等以防止急性消化道出血。

2. 一般剂量长期疗法　多用于结缔组织病和肾病综合征等。常用泼尼松口服,开始为 10～30mg/d,3 次/d,获得临床疗效后,逐渐减量到最小维持量,持续用药数月。

3. 小剂量替代疗法　用于艾迪生病和肾上腺皮质次全切除术后的患者,可的松 12.5～25mg/d 或氢化可的松 10～20mg/d 口服。

4. 隔日疗法　糖皮质激素分泌具有晨高晚低的昼夜节律性,在采用长期疗法治疗某些慢性疾病(结缔组织病宜除外)时配合这种节律性,将 1 日或 2 日糖皮质激素总量于一日或隔日早晨一次给予,疗效好,对肾上腺皮质功能影响较小。隔日服药以选用泼尼松较好。

（吕雄文）

思考题
1. 非甾体抗炎免疫药物的药理作用特点是什么?
2. 疾病调修药分为哪几类? 各类药物的药理作用特点是什么?
3. 糖皮质激素药理作用、作用机制、主要不良反应分别是什么?

 思考题解题思路　 本章目标测试　 本章思维导图

第三十四章 | 抗变态反应药物的临床应用

变态反应是机体对异物抗原产生的异常免疫反应,常导致生理功能紊乱或组织损伤。一般将变态反应分为 4 类:速发型(Ⅰ型)、细胞毒型(Ⅱ型)、免疫复合物型(Ⅲ型)和迟发型(Ⅳ型)。目前对各型变态反应性疾病尚缺乏专一有效的药物。治疗的主要目的是纠正免疫失调和抑制变态反应性的炎症反应。本章重点介绍用于控制速发型变态反应的药物,临床上常用的主要有四类:抗组胺药、抗白三烯及其他介质药、肥大细胞膜稳定剂及其他抗过敏药,如免疫抑制药糖皮质激素、钙剂等。

第一节 | 概　述

变态反应(allergy)是指人体与抗原物质接触后发生的异常免疫反应,常导致生理功能紊乱或组织损伤。多数变态反应具有发作性、反复性、可逆性、特异性和间歇性等共同特征。在各种变态反应性疾病中,以过敏性皮肤病、支气管哮喘、食物药物过敏较为多见。变态反应性疾病不仅是一种常见病,而且已成为一种全球范围内的流行病。据世界卫生组织(WHO)的数据表明,全球过敏症患者正在迅猛增长,21 世纪被称为"过敏时代",过敏性疾病也被列为 21 世纪需重点研究和防治的疾病之一。

一、变态反应的类型

在变态反应的早期,根据与变应原接触后出现反应的快慢,分为速发型变态反应和迟发型变态反应两类。速发型变态反应一般指与变应原接触后数秒至数小时内发病者。迟发型变态反应亦被称为延缓型变态反应,一般是指与变应原接触 24h 以后出现反应者。由于近代免疫学的发展,1963 年 Gell 及 Coombs 从不同免疫机制的角度提出了一种新的变态反应分类,将变态反应性疾病分为四型,分别称为Ⅰ、Ⅱ、Ⅲ、Ⅳ型变态反应。这四种类型的变态反应均可引起炎症和不同程度的组织损伤。其发生机制Ⅰ、Ⅱ与Ⅲ型为抗体参与的反应,Ⅳ型为致敏性 T 细胞介导的免疫性反应。各型变态反应的特点和临床常见疾病见表 34-1。

表 34-1　变态反应的分类及常见临床疾病

类型	反应成分	靶部位	常见临床疾病
Ⅰ型 (速发型)	IgE、IgG$_4$	呼吸道、皮肤、肠道、胃	支气管哮喘、过敏性鼻炎、药物过敏症、食物过敏症
Ⅱ型 (细胞毒型)	IgM、IgG	红细胞、白细胞、血小板	溶血性贫血、输血反应、粒细胞减少症、血小板减少性紫癜、肾病综合征
Ⅲ型 (免疫复合物型)	IgM、IgG	细胞核、肾、关节血管	SLE、慢性肾小球肾炎、类风湿关节炎、脉管炎
Ⅳ型 (迟发型)	T 细胞	皮肤、肾、中枢神经系统、甲状腺	接触性皮炎、结核病、甲状腺炎、移植排斥反应、变态反应性脑脊髓膜炎

二、变态反应的发生机制

(一)Ⅰ型变态反应

Ⅰ型变态反应即速发型过敏反应,是指已致敏的机体当再次接触该抗原后立即(数分钟内)发生局部或全身反应。速发型过敏反应是因为 IgE 分子的可结晶片段(fragment crystallizable,Fc 端)易与嗜碱性粒细胞和肥大细胞膜上的 Fc 受体结合,使细胞致敏。当这些细胞再次接触相同的抗原时,抗原与细胞上两个邻近 IgE 分子的 Fc 端桥联,使细胞活化脱颗粒,释放多种过敏/炎症介质,如组胺、白三烯(C_4、D_4)、激肽、前列腺素(PGD_2、TXA_2)、嗜酸性粒细胞趋化因子等,引起毛细血管扩张、血管壁通透性增加,平滑肌收缩和腺体分泌增多。在临床上表现为荨麻疹、过敏性休克、哮喘、腹痛和腹泻等多种症状。此外,嗜酸性粒细胞、单核巨噬细胞、淋巴细胞和中性粒细胞等在过敏介质的趋化下,聚集于过敏反应部位,并释放多种细胞因子与炎症介质,参与变态反应的发病过程,它们在调节免疫反应和免疫炎症反应中均起到重要作用。

(二)Ⅱ型变态反应

Ⅱ型变态反应,也称细胞毒型(cytotoxic type)变态反应,是抗体(IgG、IgM)直接作用于相应细胞或组织上的抗原,在补体、巨噬细胞和 NK 细胞参与下,造成损伤的反应。常见的靶细胞有血细胞、肾小球基底膜细胞、肝细胞、皮肤细胞、平滑肌细胞或某些内分泌细胞等,其损伤靶细胞的作用方式有:

1. 依赖抗体的补体介导的细胞毒作用 其机制有以下两种:①形成 C5b-9 补体成分的复孔或形成离子通道,从而溶解细胞;②补体与靶细胞表面相互作用形成 C3b,许多吞噬细胞包括中性粒细胞和巨噬细胞的细胞膜上有 C3b 受体,如此 C3b 连接了靶细胞和效应细胞,增强了吞噬作用和包被有补体的靶细胞的破坏。

2. 抗体依赖细胞介导的细胞毒作用(ADCC) 结合 IgG 抗体的粒细胞,借助 Fc 段与 NK 细胞或巨噬细胞表面的 Fc 受体结合,使靶细胞遭到杀伤。这一作用称为抗体依赖细胞介导的细胞毒作用。也有些Ⅱ型变态反应,抗体结合到特殊靶细胞受体后并不破坏或杀死靶细胞,而是引起靶细胞的生理功能改变。

3. 抗体介导的细胞功能异常 患者体内存在抗某种受体的自身抗体,抗体与靶细胞表面的特异性受体结合从而导致靶细胞的功能异常。由于不结合补体,因而不破坏靶细胞亦无炎症反应。例如重症肌无力(myasthenia gravis)是由于患者体内存在抗乙酰胆碱受体的自身抗体,此抗体可与骨骼肌运动终板突触后膜的乙酰胆碱受体结合,削弱神经冲动的传导而导致肌肉无力。膜性肾小球肾炎、溶血性贫血、输血性溶血、药物性溶血、粒细胞减少、血小板减少性紫癜等也属于Ⅱ型变态反应性疾病。

(三)Ⅲ型变态反应

Ⅲ型变态反应是抗原进入机体与体内的相应抗体(IgG,IgM)结合,形成免疫复合物在血管壁或组织中沉着,激活补体、血小板和炎症免疫细胞,产生炎症反应,并造成组织损伤。因抗原复合物形成的部位不同,其免疫损伤的特征也不同,一般分为:①局部免疫复合物损伤即阿蒂斯反应(Arthus reaction),即免疫复合物沉积于血管壁而引起的急性坏死性血管炎,表现为局部水肿、出血和坏死,血管壁纤维素样坏死明显,常伴有血栓形成,局部的缺血更加重了组织的损害。②血清病,是指免疫复合物在血流中形成,向非免疫系统的各器官组织沉着引起的组织损伤。血清病常累及的部位是肾、心血管、关节滑膜、皮肤等血管丰富的组织。

免疫复合物引起损伤的主要因素是补体、中性粒细胞和血小板。沉积的免疫复合物激活补体系统,产生的过敏毒素使嗜酸性粒细胞和肥大细胞释放血管活性物质,引起渗出反应,C_{5a}、C_{567} 等趋化因子促使中性粒细胞在复合物沉积部位聚集,聚集的中性粒细胞在吞噬沉积的免疫复合物过程中,将一部分溶酶体释放于细胞外,造成邻近组织损伤。此外,被免疫复合物凝聚激活的血小板释放血管活性胺类,加剧局部渗出,同时也可激活凝血过程形成微血栓,引起局部缺血和出血。临床上属于本型的疾病较常见,如类风湿关节炎、系统性红斑狼疮、甲状腺功能亢进、肝炎、细菌性心内膜炎、链球菌感染后的肾小球肾炎等。

(四) Ⅳ型变态反应

Ⅳ型变态反应,也称迟发型变态反应(delayed type hypersensitivity),是机体接受抗原刺激 24~48h 后,由致敏 T 细胞与抗原特异的反应而引起的组织损伤。此型反应中主要浸润细胞为淋巴细胞,它被激活后释放出多种淋巴因子,吸引和激活更多的淋巴细胞、巨噬细胞和成纤维细胞,局部形成肉芽肿,所以也称细胞介导型变态反应(cell mediated hypersensitivity)。结核菌素反应、接触性皮炎、器官或骨髓移植的排斥反应等属于本型反应。

第二节 │ 抗变态反应药物的临床应用

变态反应性疾病的预防和治疗是密切相关的两方面,一方面要尽可能找出变应原,避免再接触;另一方面应针对疾病的发生发展过程,通过切断或干扰某个环节,终止其发病。其中,非特异性的药物治疗适用于各型变态反应,优点是简单方便,不需查明变应原,且见效快,短期内可缓解急性症状;缺点是仅对症治疗,且有些药物有较多的毒副作用。变态反应性疾病通常需要采用多种药物综合治疗,药物治疗原则是:①控制或干扰变态反应发生、发展的某一环节,从而减轻生理功能紊乱或组织损伤;②缓解变态反应性疾病的症状,减轻患者痛苦;③非特异性控制抗原-抗体反应,尽量减少糖皮质激素、免疫调节药与免疫抑制药等的不良反应;④预防和控制继发性感染。

具体地说,针对Ⅰ型变态反应可选用 H_1 受体拮抗药、肥大细胞膜稳定剂、糖皮质激素或其他对症治疗药;Ⅱ型变态反应可用糖皮质激素和静脉用免疫球蛋白治疗;Ⅲ型变态反应可应用糖皮质激素治疗;Ⅳ型变态反应中传染性变态反应应针对病原体给予相应的有效治疗,如结核病给予抗结核药治疗,急性移植排斥反应则应采用免疫抑制药。有关抗炎和免疫调节或抑制药物,本书其他章节已作详细介绍。本节重点介绍用于控制速发型变态反应的药物,即惯称的抗过敏药。临床上常用的抗过敏药主要分为抗组胺药、抗白三烯及其他介质药、肥大细胞膜稳定剂及其他类如免疫抑制药糖皮质激素、钙剂等四类。

一、抗组胺药

内源性组胺是Ⅰ型过敏反应的重要介质之一,与过敏反应及溃疡病有着密切联系。内源性组胺在肥大细胞和嗜碱性粒细胞中合成、贮存,在多种刺激下释放,与受体结合后激活受体产生多种效应。组胺受体可分为 H_1、H_2 和 H_3 三种亚型。激活 H_1 受体可引起血管扩张,支气管平滑肌收缩,对其他平滑肌有种属差异;激活 H_2 受体主要刺激胃腺分泌胃酸和胃蛋白酶,另外,血管扩张也和 H_2 受体激动有关;H_3 受体在组胺合成分泌中起负反馈调节作用。抗组胺类药物通过竞争性结合组胺受体产生拮抗组胺的作用。

供临床应用的抗组胺药主要为 H_1 受体拮抗药,可分为三代抗组胺药。

(一) 第一代抗组胺药

第一代抗组胺药又称为镇静性抗组胺药,由于受体结合特异性差,中枢神经活性强,以致明显的镇静和抗胆碱作用,表现为安静、嗜睡,精神活动或工作时精力难以集中。20 世纪 80 年代以前的第一代抗组胺药代表性药物有苯海拉明、氯苯那敏、曲吡那敏、异丙嗪等。

【体内过程】 本类药物口服吸收良好,2~3h 达血药浓度峰值,作用一般持续 4~6h,少数较持久。在体内广泛分布。大部分在肝内代谢,以原形经肾排泄极少;儿童对本类药物的消除速度较成人快;严重肝病患者可减慢消除。本类药物还可诱导肝药酶,由此促进自身代谢。

【药理作用与机制】 经典的 H_1 受体拮抗药与组胺竞争靶细胞上的 H_1 受体而发挥抗组胺作用,

其主要药理作用为:①抑制血管渗出和减少组织水肿;②抑制平滑肌收缩,从而拮抗组胺引起的支气管、胃肠道等平滑肌收缩,以及毛细血管扩张和通透性增加。此外还有抗胆碱、止痛、麻醉作用。它们的抗组胺作用基本相似,唯作用强度与时间长短有别。新型 H_1 受体拮抗药不断涌现,这些药物多数具有高效与长效的特点,且无明显的镇静和抗胆碱作用。

【临床应用与评价】　本类药物对以组胺释放为主的皮肤黏膜Ⅰ型变态反应性疾病,如荨麻疹、过敏性湿疹、过敏性药疹、眼结膜炎和血管神经性水肿等疗效较好;在呼吸道过敏中治疗过敏性鼻炎及花粉性鼻炎的效果要比支气管哮喘为佳;还可应用于晕动病、放射病及药物所致的恶心、呕吐。此外对Ⅱ、Ⅲ、Ⅳ型变态反应性疾病也有一定的疗效。

【不良反应与防治】　服用经典 H_1 受体拮抗药常见的不良反应有嗜睡、头晕、乏力等中枢抑制现象,尤以异丙嗪及苯海拉明最为明显,故用药期间应避免驾驶车、船,操作精密仪器及高空作业等;其次是口干、厌食、上腹部不适等消化道反应;还可以引起视物模糊、便秘、尿潴留等。孕妇禁用。

【药物相互作用】　尽可能避免与复方感冒制剂同时使用,因为许多复方感冒制剂含有此类药物成分;同时避免合用对中枢神经系统有抑制作用的饮品(如酒)。

(二) 第二代抗组胺药

目前临床上应用较广的是第二代抗组胺药,又称为非镇静抗组胺药(non-sedative antihistamine, NSA),其对 H_1 受体选择性高且无镇静作用,中枢神经系统不良反应较少,具有抗胆碱作用与抗组胺作用相分离的特点。20 世纪 80 年代以后的第二代抗组胺药代表性药物包括特非那定、阿司咪唑、氮䓬斯汀(azelastine)、西替利嗪、依巴斯汀(ebastine)、左卡巴斯汀、依美斯汀(emedastine)、咪唑斯汀(mizolastine)、奥沙米特(oxatomide)等。

【体内过程】　新的 H_1 受体拮抗药如特非那定、阿司咪唑,因亲水性大,不易透过血-脑脊液屏障进入中枢神经系统,故无镇静作用。口服阿司咪唑后 2～4h 达血药浓度峰值。血浆蛋白结合率高达 96%,血浆 $t_{1/2}$ 为 20h。在肝内主要代谢为去甲阿司咪唑,仍具有 H_1 受体阻断作用,血浆 $t_{1/2}$ 长达 12 天左右。特非那定口服后 1～2h 达血药浓度峰值,血浆 $t_{1/2}$ 为 4～5h,但对组胺或变应原引起的"风团"反应的抑制作用可持续 12h 以上,其作用可能与其活性代谢物有关。

【药理作用与机制】

1. **特非那定**(terfenadine)　广谱高效的外周 H_1 受体拮抗药,其作用主要表现于呼吸道、胃肠道及皮肤等外周组织,而对中枢神经细胞的 H_1 受体无明显拮抗作用,且无抗 5-羟色胺、抗胆碱能和抗肾上腺素能作用。本品及其代谢产物不能透过血-脑脊液屏障,所以对中枢神经系统无明显影响,对其他一些重要器官均无影响。本品起效时间较阿司咪唑快,维持时间较阿司咪唑短。对组胺诱发的哮喘有明显拮抗作用,中枢抑制副作用极低。在北美已被用作防治花粉性哮喘的首选药,亦用于治疗各种过敏性皮肤病。

2. **阿司咪唑**(astemizole)　新型组胺 H_1 受体拮抗药,可选择性作用组胺 H_1 受体,结合力强于常规抗组胺药。在各种新型抗组胺制剂中半衰期最长,可达 9～11 天,但镇静作用弱。除对各型荨麻疹、异位性皮炎、血管性水肿、过敏性鼻炎及花粉症有效外,对药物过敏、食物过敏、眩晕、支气管哮喘等亦有一定疗效。一般成人剂量为 10mg/次,1 次/d,即可维持疗效。

3. **西替利嗪**(cetirizine)　此药经严格的预入睡试验、驾驶模拟试验,用药后脑电图描记等测试,与空白对照均相似,故被认为无明显中枢抑制作用。其作用除拮抗组胺外,还对变态反应性炎症中嗜酸性粒细胞有较强的抑制趋化及活化作用。起效快,作用持久。因此,不但能阻断变态反应的速发相反应,还可阻断变态反应的迟发相作用,对炎症细胞膜的脂质代谢亦有抑制作用。除对皮肤变态反应和鼻部变态反应外,对于支气管哮喘亦有一定的疗效,常用量为 10mg/次,1 次/d。

4. **氯雷他定**(loratadine)　第二代抗组胺药物,属长效三环类抗组胺药。竞争性地抑制组胺 H_1 受体,抑制组胺所引起的过敏症状。作用强,时间长,$t_{1/2}$ 约 20h。无明显的抗胆碱和中枢抑制作用。止痒作用较强,故对荨麻疹及异位性皮炎的效果较好。临床常用于过敏性鼻炎、急性或慢性荨麻疹、过敏性结膜炎、花粉症及其他过敏性皮肤病。常用量为 10mg/次,1 次/d。

5. 左卡巴斯汀(levocabastine)　本品是一种快速作用的 H_1 受体拮抗药,具有高效兼长效的特性。该药以局部喷雾代替药物口服,由于直接作用于病变组织,故起效快,用药剂量小,毒副作用减少。适用于各种变态反应性鼻炎,包括季节性花粉性鼻炎。经鼻给药,每侧鼻孔每次喷 2 喷,每日 2 次;症状严重者可每日 3~4 次,应连续用药直至症状消除。

【不良反应与防治】　第二代抗组胺药在一部分患者中仍会表现出困倦感,少数患者还有轻微口干感。此外,这类药品引发的不同类型心脏毒性反应是近年来引人关注的问题,如室上性心动过速和心搏骤停等,严重者可致心脏性猝死。诱发心脏毒性较多的是特非那定,其次是阿司咪唑、氯雷他定和西替利嗪。其他第二代抗组胺药的心脏毒性迄今尚未见报道。主要是大剂量引起心律失常,不少病例发生于同时服用康唑类抗真菌药或大环内酯类抗生素时。可能与这两类药物和特非那定、阿司咪唑等有交叉药物反应有关。因此,临床上在使用新一代抗组胺药时应注意观察心脏的毒副作用,避免同时使用康唑类抗真菌药或大环内酯类抗生素。

研究发现特非那定不仅本身有药理作用,其代谢产物仍具有药理活性,如直接用其治疗过敏反应,可免受药酶代谢而消除对人体的心脏毒性。基于此点,特非那定的活性代谢产物非索非那定(fexofenadine)作为新型(第三代)抗组胺药于 1997 年经 FDA 批准问世。

【药物相互作用】　禁止与大环内酯类抗生素(如红霉素、阿奇霉素、罗红霉素、克拉霉素)、唑类抗真菌药(如酮康唑、伊曲康唑、氟康唑)一同使用,否则可引起本类药物血药浓度升高,导致室性心律失常,甚至猝死;避免与抗心律失常药(如奎尼丁)、钙通道阻滞药(如普尼拉明)、镇静催眠药(如水合氯醛)等合用,否则可增加发生心律失常的危险。

(三) 第三代抗组胺药

由于第二代抗组胺药长期使用时发现部分药物引发的心脏毒性问题,因此,在第二代抗组胺药的基础上研制了第三代抗组胺药。第三代抗组胺药既具备第二代抗组胺药少有镇静作用的特点,同时降低了心脏毒性的发生率。目前出现的称为第三代抗组胺药,代表性药物:非索非那定、去甲阿司咪唑、左西替利嗪等。

非索非那定(fexofenadine)

【体内过程】　非索非那定是特非那定的活性代谢产物,口服易吸收,T_{max} 为 1.3h,C_{max} 为 286mg/L,AUC 为 1.52mg·h/L,CL 为 3.42~3.49L/h,蛋白结合率 60%~70%(主要是 α_1 酸性糖蛋白),$t_{1/2}$ 为 14.4h。肝功能不全者对本品药动学无明显影响。口服 60mg 后,85% 以上的药物以原形排泄,其中 80% 由粪便、12% 由尿液排出。

【药理作用与机制】　本品不通过血-脑脊液屏障。可抑制敏感豚鼠因抗原诱发的支气管痉挛,显著减少人体结合膜上皮细胞间黏附分子的基础表达,增强内皮/上皮黏附分子的表达,从而导致白细胞向炎症组织的趋化,同时减少成纤维细胞系释放白介素-6(IL-6)。

【临床应用与评价】　临床试验显示非索非那定不仅可以改善变态反应性鼻炎症状,而且还能提高生活质量。目前用于季节性过敏性鼻炎与慢性特发性荨麻疹的治疗。季节性过敏性鼻炎剂量为 60mg/次,2 次/d,或 120mg/次,1 次/d;慢性特发性荨麻疹为 180mg/次,1 次/d。作用特点:①临床疗效好,作用选择性强,从长远考虑,非索非那定比氯雷他定能更好地改善患者的生活质量;②作用迅速,作用时间持久,一天只需服用一次,提高了患者的依从性;③副作用小,无心脏毒性作用,无镇静作用;④非索非那定是特非那定在人体肝脏的代谢产物,直接使用非索非那定可减轻药物对肝脏的损伤,因此适用于肝衰竭患者。

【不良反应与防治】　不良反应尤其是心脏的毒性作用发生率低。人体致心律失常试验表明,其阻滞钾通道所需浓度是特非那定的 500 倍,这是非索非那定心脏毒性很低的主要原因。

【药物相互作用】　非镇静抗组胺药与咪唑类抗真菌药、大环内酯类抗生素等药酶抑制药合用的严重不良反应,是另一个令人关注的问题。志愿者试验表明,非索非那定 120mg/ 次,2 次 /d,合用红霉素 500mg/ 次,3 次 /d,或与酮康唑 400mg/ 次,1 次 /d 合用,虽可见本品的稳态 C_{max} 与 $AUC_{0\rightarrow12h}$ 增加,但不良反应与 Q-Tc 间期延长未见增加。因此上述药物合用时,本品剂量无须调整。

左西替利嗪(levocetirizine)

左西替利嗪是第二代抗组胺药西替利嗪的单一光学异构体。抗过敏作用起效快、强而持久,药效强于现有的所有抗组胺药。无镇静、嗜睡等中枢神经系统副作用;无第二代抗组胺药(如特非那定、阿司咪唑等)具有的致心律失常作用。用于治疗季节性或常年性过敏性鼻炎以及由变应原引起的荨麻疹及皮肤瘙痒等。适用人群广泛,临床用于儿童(包括婴儿)也是安全的。

去甲阿司咪唑(norastemizole)

去甲阿司咪唑是阿司咪唑的活性代谢产物,对过敏性鼻炎、过敏性皮肤病及过敏性哮喘均有良好疗效,且没有阿司咪唑的心血管副作用。

二、抗白三烯及其他介质药

近年来研究表明,白三烯在过敏反应的发生中起着非常重要的作用,许多过敏反应的症状与白三烯有关,如过敏性鼻炎,另外非甾体抗炎免疫药诱发的阿司匹林哮喘、过敏性哮喘及运动性哮喘中的支气管痉挛主要由白三烯所致。白三烯主要在肥大细胞激活后新合成,有两种途径可拮抗白三烯的作用,一为抑制 5- 脂氧合酶;二为拮抗半胱氨酸白三烯受体。白三烯阻断药能选择性抑制白三烯的活性,阻断白三烯所导致的血管通透性增加、气道嗜酸性粒细胞浸润及支气管痉挛等作用,主要用于支气管哮喘患者的预防和治疗。本节着重介绍白三烯受体拮抗药。

扎鲁司特(zafirlukast)

【体内过程】　扎鲁司特宜空腹服用。口服吸收良好,血药浓度达峰时间约为 3h,但服药 2h 可产生明显的首剂效应。血浆蛋白结合率为 99%。本品主要在肝脏代谢,消除半衰期约为 10h。主要经粪便排泄,经尿液排泄仅为口服剂量的 10%。动物实验显示,本品可通过胎盘,在乳汁中也有低浓度的药物分布。

【药理作用与机制】　扎鲁司特具有高度选择性,仅作用于白三烯 D_4 和 E_4 受体,不影响前列腺素、血栓素、胆碱能及组胺受体。可有效预防白三烯所引起的血管通透性增加、气道水肿和支气管平滑肌的收缩,抑制嗜酸性粒细胞、淋巴细胞和组织细胞的浸润,减少因肺泡巨噬细胞刺激所产生的过氧化物。其适应证是哮喘的预防和长期治疗。

【临床应用与评价】　本品是第一个在西方国家上市的白三烯受体拮抗药,也是美国 20 年来第一个被批准的新型抗哮喘药物。本品能预防运动和变应原引起的哮喘发作。对使用 β 受体激动药治疗但未获得理想疗效的患者,本品可作为一线维持治疗用药。

【不良反应与防治】　本品耐受性良好,最常见的不良反应有轻微头痛、胃肠道反应、咽炎,少见皮疹和氨基转移酶增高。较大剂量给药时,导致继发肿瘤的危险性增加。肝功能不全者、孕妇及哺乳期妇女慎用。

【药物相互作用】

1. 可与其他治疗哮喘和抗过敏的常规药物联用,与吸入性糖皮质激素、支气管扩张药、抗生素、抗组胺药和口服避孕药等合用时未见不良相互作用。

2. 与阿司匹林合用,可使扎鲁司特的血浆浓度升高约 45%。

3. 与华法林合用能导致凝血酶原时间延长约 35%，应密切监测。

4. 与新一代抗组胺药氯雷他定合用，可明显控制哮喘发作的早晚症状。

5. 与红霉素、茶碱、特非那定合用，可降低扎鲁司特的血药浓度。因为食物能降低扎鲁司特的生物利用度，应避免在进食时服用。

孟鲁司特钠（montelukast sodium）

【体内过程】　口服吸收迅速而完全。成人空腹服用 10mg 薄膜包衣片后，血浆药物浓度于 3h（T_{max}）达到峰值浓度（C_{max}）。平均口服生物利用度为 64%。血浆蛋白结合率为 99% 以上。经肝脏代谢，平均血浆清除率为 45ml/min，主要经粪便排泄。

【药理作用与机制】　本品是一种强效选择性白三烯 D_4 受体拮抗药，能选择性抑制气道平滑肌中白三烯多肽的活性，并有效预防和抑制白三烯所导致的血管通透性增加、气道嗜酸性粒细胞浸润及支气管痉挛，能减少气道因变应原刺激引起的细胞和非细胞性炎症物质，能抑制变应原激发的气道高反应性。

【临床应用与评价】　本品是一个口服、长效、疗效较强的特异性白三烯受体拮抗药，现已在临床广泛使用。对二氧化硫、运动和冷空气等刺激及各种变应原如花粉、毛屑等引起的速发相和迟发相炎症反应均有抑制作用。主要用于：①成人和儿童慢性哮喘的预防与长期治疗，包括预防白天和夜间哮喘症状，能够改善慢性气道炎症，改善肺功能，控制哮喘症状；②阿司匹林哮喘及过敏性哮喘的预防和维持治疗，亦可用于运动性哮喘的预防；③用于过敏性鼻炎特别是鼻塞严重者。

【不良反应与防治】　本品耐受性良好，不良反应轻微。孕妇及哺乳期妇女慎用。

【药物相互作用】　本品可与其他一些常规用于哮喘预防和长期治疗及治疗过敏性鼻炎的药物合用。

三、肥大细胞膜稳定剂

过敏反应中一个最重要环节是肥大细胞脱颗粒。肥大细胞可高度亲和变应原特异性 IgE，使机体处于致敏状态。当同一变应原再次进入致敏者体内，可与两个或两个以上的 IgE 分子结合，发生桥联反应，肥大细胞被激活并释放颗粒内活性介质，触发肥大细胞膜上一系列生化反应。此时钙离子向肥大细胞内流动，触发一系列酶促反应。

色甘酸钠（sodium cromoglicate）

【体内过程】　本品口服后极少吸收（约 1%），一般采用粉末吸入剂或溶液气雾剂吸入疗法。干粉喷雾给药，50%～80% 沉着于口腔和咽部，仅 8% 经肺及胃肠道进入血液中。肺中吸收迅速，吸入 15～20min 后可达血药浓度峰值，$t_{1/2}$ 为 1～1.5h。由于在胃肠道吸收极少，口服或灌肠可在胃肠道内维持较高浓度，从而发挥良好的局部抗过敏作用。

【药理作用与机制】　本品为双色酮类，能稳定肥大细胞的细胞膜，阻止肥大细胞脱颗粒，从而抑制组胺、5-羟色胺等慢反应物质以及白三烯等炎症介质的释放，进而阻抑这些炎症介质对组织的不良作用。其作用具有组织专一性，只对肺组织中的肥大细胞有阻释作用，对皮肤的肥大细胞无作用。色甘酸钠抗变态反应作用机制可能与下列作用有关：①抑制细胞内磷酸二酯酶，致使细胞内环磷酸腺苷（cAMP）的浓度增加，阻止钙离子转运进入肥大细胞内，从而稳定肥大细胞膜，阻止过敏介质的释放；②直接抑制引起支气管痉挛的某些反射；③抑制嗜酸性粒细胞等炎症细胞的激活，降低支气管的高反应性，从而保护由不同刺激诱发的气道痉挛性收缩。

【临床应用与评价】　色甘酸钠的粉雾吸入主要用于预防过敏性支气管哮喘的发作，疗效显著，可明显改善主观症状。对依赖激素的患者，服用本品后可使激素减量或完全停用。对变态反应作用不明显的慢性哮喘也有效。用于过敏性鼻炎等过敏症状,能迅速控制症状。口服和灌肠用于溃疡性结肠炎,对溃疡性直肠炎也有一定疗效。本品起效慢,须连续用药数天后才能见效。软膏外用于慢性过敏性湿疹及某些皮肤瘙痒症疗效显著。2% 滴眼液适用于结膜炎、春季角膜结膜炎等。

【不良反应与防治】　色甘酸钠是较安全的药物,副作用少而轻,主要是咽喉部不适或水肿,胸部紧迫感及恶心。肾功能不全者及孕期、哺乳期妇女慎用。

酮替芬(ketotifen)

【体内过程】　本品口服后经胃肠道可迅速完全吸收,3～4h 达血药浓度峰值,消除半衰期为 1h。

【药理作用与机制】　新型抗变态反应药物。其特点是兼具有很强的组胺 H_1 受体阻断作用和抑制过敏反应介质释放的作用。抗组胺作用较氯苯那敏强约 10 倍,且具有长效的特点。本品不仅可作用于呼吸道的肥大细胞,对于皮肤肥大细胞也有作用;不仅抑制支气管周围黏膜下肥大细胞释放组胺、慢反应物质,而且也抑制血液中嗜酸性粒细胞释放组胺、慢反应物质等而产生很强的抗过敏作用,较色甘酸钠强。

【临床应用与评价】　酮替芬可抑制抗原、组胺、阿司匹林和运动诱发的气管通道痉挛,防治支气管哮喘。适用于多种类型的支气管哮喘,尤其对过敏性哮喘疗效显著;也可用于控制过敏性鼻炎,但不能治愈。

【不良反应与防治】　不良反应有嗜睡、头晕、口干等,往往在数日后自行减轻或消失。个别患者服药后出现皮疹、局部皮肤水肿等过敏症状。

【药物相互作用】　与抗组胺药物有一定的协同作用;与激素合用可减少激素的用量;可增加阿托品等药物的不良反应;与其他中枢神经系统抑制药合用,可增强中枢抑制作用。

曲尼司特(tranilast)

【体内过程】　口服易吸收,2～3h 达血药浓度峰值,消除半衰期为 8.6h。本品经肝脏代谢,代谢产物经尿液排出。

【药理作用与机制】　新型抗变态反应药物,具有稳定肥大细胞和嗜碱性粒细胞的细胞膜作用,阻止其脱颗粒。与色甘酸钠的不同点是,色甘酸钠仅抑制反应素抗体介导的过敏反应,本品尚能抑制局部过敏反应(Arthus reaction)。

【临床应用与评价】　对于哮喘病有预防和治疗作用,但无即刻平喘作用,在哮喘发作期不能立即显示效果;也可用于防治过敏性皮炎及其他过敏性疾病。

【不良反应与防治】　不良反应少见,可有食欲减退、恶心、呕吐、嗜睡、头晕、膀胱刺激症状及过敏反应等。对本品过敏者、孕妇禁用。肝肾功能不全者、计划妊娠的妇女、哺乳期妇女慎用。肝功能异常时,用药期间应定期检查血常规。

四、糖皮质激素

临床常用的抗变态反应药之一糖皮质激素(glucocorticoids,GCs),几乎对于任何类型的变态反应性疾病均有效。因糖皮质激素具有强大的抗炎与免疫抑制作用,所以抑制病理性免疫反应和免疫性炎症反应是其抗变态反应的作用基础。为避免重复,此处主要讨论抗变态反应的药理作用和临床应用。

【药理作用与机制】

1. 抗炎作用　可抑制多种炎症细胞如嗜酸性粒细胞、中性粒细胞、单核巨噬细胞和肥大细胞等的趋化、游走、聚集和分泌;抑制变应原经 IgE 受体激活巨噬细胞,并与嗜酸性粒细胞等一起参与 IgE

介导的迟发相炎症反应。糖皮质激素还可抑制巨噬细胞释放多种炎症介质和嗜酸性粒细胞脱颗粒,并减少和抑制肥大细胞释放过敏介质,具有强大的抗炎作用,对物理性、化学性、免疫性等原因引起的炎症反应有显著的作用。

2. 免疫抑制作用　治疗量的糖皮质激素能抑制巨噬细胞对抗原的吞噬、处理与提呈作用,抑制激活的巨噬细胞产生 IL-1,抑制 IFN 对巨噬细胞的作用,抑制 T 细胞产生 IL-2,还可抑制补体蛋白的合成与分泌。小剂量糖皮质激素主要抑制细胞免疫;大剂量则能抑制 B 细胞转化成浆细胞的过程,使抗体生成减少,降低血清 IgG 与 IgA 的水平,抑制体液免疫。对于自身免疫性疾病也能发挥一定的近期疗效。

3. 抑制花生四烯酸代谢　通过抑制环氧酶和脂氧合酶,减少白三烯与前列腺素的合成,从而具有抗炎、抗过敏作用。此外,糖皮质激素能增强血管张力,减轻充血和降低毛细血管通透性,增强气道平滑肌 β 肾上腺素受体的反应性等。

4. 抗休克作用　能够抑制某些炎症因子的形成,减轻全身炎症反应综合征及组织损伤;稳定溶酶体膜,阻止蛋白水解酶释放,减少心肌抑制因子的形成;扩张痉挛收缩的血管和兴奋心脏、加强心脏收缩力,并能降低对某些缩血管活性物质的敏感性,使微循环血流动力学恢复正常,改善休克状态。

【临床应用与评价】　糖皮质激素广泛用于治疗各种变态反应性疾病,如过敏性皮炎、血清病、顽固性荨麻疹、过敏性休克、严重输血反应、血小板减少性紫癜、系统性红斑狼疮、接触性皮炎、血管神经性水肿、重症支气管哮喘等。短期效果显著,但不良反应较多,故虽为 I 型变态反应最有效的治疗药物,一般却只作为次选药,主要用于严重的变态反应,如过敏性休克。

【不良反应与防治】　由于用量小,副作用轻微。少数患者于长期吸药后可出现口腔或咽喉部念珠菌感染。用药后口腔清水含漱,可防止此类不良反应发生。还可产生停药反应,引起肾上腺皮质功能不全或危象及反跳现象,停药时或待症状缓解后应缓慢减量、停药。

【药物相互作用】　苯巴比妥和苯妥英钠等肝药酶诱导剂能加速糖皮质激素代谢;糖皮质激素可降低口服降糖药或者胰岛素的作用;可使口服抗凝血药的效用降低;可降低水杨酸盐的疗效,两药合用可增大消化性溃疡的危险;可增强对乙酰氨基酚的肝毒性;与两性霉素 B 或碳酸酐酶抑制药合用时,可加重低钾血症,应注意血钾和心脏功能变化。

五、钙剂

钙剂(calcium)主要有葡萄糖酸钙、氯化钙、乳酸钙、门冬氨酸钙等。

【药理作用与机制】　钙剂能增加毛细血管的致密度,降低通透性,从而减少渗出,并对抗体的形成具有重要作用,减轻或缓解过敏症状。此外,门冬氨酸系一种离子传递体,具有选择性定向传递作用。

【临床应用与评价】　通常采用静脉注射,起效迅速。常用于荨麻疹、湿疹、接触性皮炎、血清病、血管神经性水肿等过敏性疾病的辅助治疗。

【不良反应与防治】　钙剂注射时有热感,宜缓慢推注,注射过快或剂量过大时可引起心律失常,严重的可致心室纤颤或心脏停搏。如发生心脏严重不适现象应立即停药,必要时可用门冬氨酸钾镁 10～20ml 溶于 5% 葡萄糖液 500ml,缓慢静脉滴注。有心脏、肝、肾、神经系统病变和电解质异常的患者慎用,妊娠、哺乳期妇女忌用。

【药物相互作用】　异烟肼、四环素类抗菌药、铁、磷酸或硫酸盐类药物等能与钙形成溶解度极低的复合物或沉淀,影响其吸收而降低药效。庆大霉素与钙剂联用时,两者竞争与血浆蛋白结合,可使游离型的庆大霉素增多而致药物作用和毒性均增强。维生素 D 能促进小肠对钙的吸收,并促进血钙以钙盐形式在骨组织中沉着。钙与镁有拮抗作用。头孢曲松钠和钙剂不能联合使用。

(王文雅)

思考题

1. 什么是变态反应？

2. 简述变态反应的主要类型，各类型变态反应常见的临床疾病。

3. 试述临床常用的抗变态反应药物。

4. 抗组胺药现分为几代？每一代的特点及代表性药物分别是什么？

思考题解题思路

本章目标测试

本章思维导图

第三十五章 | 休克的临床用药

休克（shock）有着复杂的病理生理过程，临床针对不同病因使用不同类型的药物，以期恢复有效循环血量，降低死亡率。本章节主要介绍当前临床常用的休克治疗药物，包括心血管活性药物（血管扩张药、血管收缩药、强心药）、激素等。

第一节 | 概　述

休克是各种致病因素引起的组织灌注和细胞氧合不足的临床综合征。无论何种原因引起的休克，均有其共同的病理生理改变，即组织灌注不足导致的组织缺氧、无氧代谢、炎症瀑布反应激活和器官功能障碍。休克的主要特征是微循环功能障碍，并可能导致器官功能衰竭等严重后果。其临床突出表现为血压下降、心率和呼吸加快、脉搏细弱、神志淡漠、面色苍白、皮肤冰冷、出冷汗、尿量减少等。常见的病因有：失血、烧伤、创伤、感染、过敏、强烈的神经刺激、心脏和大血管的病变等。休克的分类方法很多，按病因可将其分类为：失血性休克、失液性休克、创伤性休克、感染性休克、过敏性休克、神经源性休克和心源性休克等。按容量进行分类，创伤和失血引起的休克划为低血容量性休克。按微循环功能变化，可将休克划分成微循环收缩期、微循环扩张期和微循环衰竭期。

第二节 | 休克治疗的原则

休克的治疗必须采取综合疗法，治疗休克的重点是纠正全身组织的血液灌注和对组织提供足够的氧，恢复患者的正常代谢和脏器功能。对于不同类型的休克，应针对引起休克的原因和休克不同发展阶段的重要生理紊乱采取相应治疗措施。

1. **积极处理原发病**　在积极治疗休克的同时，寻找引起休克的原因，针对病因进行治疗。
2. **补充血容量**　对于低血容量性休克，扩容治疗是抗休克治疗的基本手段，扩容所用的液体应包括晶体液和胶体液，晶体液与胶体液之比为 3∶1，补液原则是先快后慢，先晶后胶。必要时进行成分输血，滴速宜先快后慢，用量宜先多后少，尽快改善微循环、逆转休克状态。补液量应视患者具体情况和心、肾功能状态决定，同时补液过程中注意监测血流动力学指标和微循环情况以评估扩容效果。

晶体液：包括生理盐水、平衡盐溶液和高渗氯化钠溶液，平衡盐溶液因其电解质含量、酸碱度、渗透压和细胞外液接近，并可提高功能性细胞外容量和部分纠正酸中毒，故为目前晶体液中理想的选择。常用的平衡盐溶液包括碳酸氢钠林格液和乳酸钠林格液。

胶体液：胶体液主要分为两大类，一是全血及血制品，二是化学合成的高分子胶体物质。目前最常用的是低分子右旋糖酐（分子量 2 万～4 万），其具有防止红细胞凝集、抑制血栓形成的作用，还可提高血浆渗透压、稀释血液以降低血黏度，防止弥散性血管内凝血（disseminated intravascular coagulation，DIC）。使用时滴速宜快（4h 内），因其可包裹于血小板表面引起凝血功能障碍，故每日用量以不超过 1 000～1 500ml 为宜，有严重肾功能减退、充血性心力衰竭和出血倾向者慎用；此外，羟乙基淀粉（706 代血浆）也是扩容的常用血浆代用品，低蛋白血症患者还可选择血浆、白蛋白和全血等成分输血。

Bansal 等对 7 项中心随机对照试验进行 meta 分析显示，初始液体复苏选用晶体液（生理盐水、乳酸林格液)与胶体液(白蛋白、6% 或 10% 羟乙基淀粉或其他胶体液)对脓毒症患者 28～30 天病死率无明显影响,且胶体液较贵,因此推荐对脓毒症休克的液体复苏首选晶体液。

3. **血管活性药物的使用**　在充分扩容的基础上血压仍不稳定或内脏循环灌注仍不足时,可考虑应用血管活性药物以稳定血液循环,维持脏器灌注。主要包括血管扩张药、血管收缩药和强心药三大类,具体见本章第三节。

4. **纠正酸碱平衡失调和电解质紊乱**　主要是纠正酸中毒和高钾或低钾血症,纠正酸中毒可增强心肌收缩力,恢复血管对血管活性药物的反应性,首选的缓冲液为 5% 碳酸氢钠,其次为 11.2% 乳酸钠,但注意避免过量使用以免不利于组织血氧的释放。

5. **治疗 DIC 改善微循环**　DIC 发生过程中,一方面由于血液内凝血机制被弥散性激活,促发小血管内广泛纤维蛋白沉着,导致组织和器官损伤;另一方面,由于凝血因子的消耗引起全身性出血倾向。这两种矛盾的现象同时存在,并构成 DIC 特有的临床表现。DIC 一旦诊断明确,采用中等剂量肝素,每 4～6h 静脉注射或静脉滴注 1.0mg/kg(一般为 50mg,相当于 6 250U),使凝血时间(试管法)控制在正常的 2 倍以内。DIC 控制后方可停药。DIC 后期继发性纤溶亢进还可使用抗纤溶药如氨甲苯酸、氨基己酸,抗血小板黏附和聚集类药物如阿司匹林、双嘧达莫和小分子右旋糖酐。

6. **皮质类固醇和其他药物的应用**　对于感染性休克和其他较严重的休克,可应用皮质类固醇抑制炎症反应和稳定溶酶体等。此外,还应包括营养支持和免疫调节治疗,对并发 DIC、重要器官功能障碍的处理等。

第三节 ｜ 心血管活性药物

一、血管扩张药

由于休克时机体交感 - 肾上腺髓质强烈兴奋,血中儿茶酚胺浓度升高,毛细血管前阻力明显升高,导致微循环灌注量急剧减少,组织发生严重缺血性缺氧。因此应使用血管扩张药,以解除小动脉痉挛,改善微循环和组织缺氧。另外,血管扩张药还可降低外周阻力,减轻心脏后负荷,使容量血管扩张,减少回心血量,减轻心脏前负荷,从而增加心输出量。但需注意,在使用该类药物之前,应首先补充血容量,纠正电解质紊乱和酸碱平衡失调,否则会导致血压进一步下降。

(一) 直接扩血管药

硝普钠(sodium nitroprusside)

【体内过程】　本品静脉滴注后立即达到血药浓度峰值,其浓度水平随剂量而定。静脉滴注停止后作用维持 1～10min。本品由红细胞在肝脏内代谢为硫氰酸盐,肾功能正常者 $t_{1/2}$ 为 7 天,肾功能不全者半衰期显著延长。

【药理作用与机制】　本品为硝基扩血管药,进入体内释放一氧化氮(NO)扩张血管,对动脉和静脉平滑肌均有直接扩张作用。表现为直接扩张阻力血管和容量血管,降低左心室充盈压和射血阻抗,降低心室的前后负荷,降低心肌耗氧量,但不影响心率。

【临床应用与评价】　主要用于心源性休克,特别是左室充盈压及射血阻抗高的急性心肌梗死患者。可改善心内膜下心肌供血,缩小梗死范围。该药起效快、作用时间短。使用时应监测血压,随时调整滴速,以防血压下降过快。用药后因心搏出量增加,肺淤血减轻,肾血流量增加,尿量增加。

【不良反应与防治】　长期、大量使用时,硝普钠的代谢产物硫氰酸盐在血中浓度过高,妨碍碘的转运,引起甲状腺功能减退;肾功能减退时,代谢产物排泄减慢,可致蓄积中毒,出现恶心、耳鸣、虚弱、肌痉挛、定向障碍、精神症状等。为防止蓄积中毒,应监测血中硫氰酸盐浓度,超过 10mg/100ml 时应停药,并用硫代硫酸钠防治。肝功能不全时应慎用,因硝普钠的代谢受到影响。

【药物相互作用】 与多巴酚丁胺同用,可使心输出量增多而肺毛细血管楔压降低;与拟交感胺类同用,降压效果减弱。

【用法与注意事项】 本品只宜作静脉滴注,从 0.5μg/(kg·min)开始,根据治疗反应以 0.5μg/(kg·min)逐渐调整剂量;成人常用量为 3μg/(kg·min),极量为 10μg/(kg·min);小儿常用量为 1.4μg/(kg·min);静脉滴注时,输液器需要避光。

硝酸甘油(nitroglycerin)

【体内过程】 口服因肝脏首过效应,在肝脏内被有机硝酸酯还原酶降解,生物利用度仅为 8%,蛋白结合率为 60%。舌下给药 2~3min 起效,5min 达最大效应,血药浓度峰值为 2~3ng/ml,作用时间持续 10~30min。主要在肝脏内代谢,经肾脏排泄。

【药理作用与机制】 在平滑肌细胞及血管内皮细胞中降解后产生 NO,刺激细胞内的鸟苷酸环化酶(GC),产生 cGMP,激活蛋白激酶 G(PKG),促使血管平滑肌松弛。表现为舒张全身静脉、动脉。

【临床应用与评价】 大剂量硝酸甘油可以对抗临床心源性休克时血流动力学异常,减弱血管收缩、降低外周阻力和心脏前负荷、增加左室搏出量。心肌梗死或严重心力衰竭引起的中心静脉压升高、低血压和临床休克综合征的患者,静脉注射大剂量硝酸甘油对预后有决定性影响,其疗效比常规的升压药物更好。

【不良反应与防治】 常见的不良反应包括低血压、眩晕、晕厥、面颊和颈部潮红,严重者可出现头痛、呕吐和心动过速等。

【药物相互作用】 与乙酰胆碱、组胺或去甲肾上腺素同用,可降低本品疗效。与降压药或血管扩张药合用可使体位性降压作用增强。

【用法与注意事项】 舌下含服一次 0.25~0.5mg,每 5min 可重复给予 0.5mg,直至疼痛缓解。15min 内仍不缓解或疼痛加剧,应立即采取其他医疗措施。静脉注射单次 20mg,静脉推注速度 2mg/min,随后 20~40μg/min 静脉滴注,静脉滴注以 5μg/min 开始,每 3~5min 增加 5μg/min,如在 20μg/min 时无效可以 10μg/min 递增,以后可以 20μg/min 递增。具体剂量应根据血压、心率和其他血流动力学参数调整。使用过程中应密切注意患者的脉搏和血压,必要时进行心功能监测,从而调整剂量。

硝酸异山梨酯(isosorbide dinitrate)

【体内过程】 口服吸收完全,蛋白结合率低。口服 15~40min 起效,持续 4~6h;舌下 2~5min 起效,15min 达到最大效应。静脉、舌下含服、口服时的 $t_{1/2}$ 分别是 20min、1h 和 4h。通过肝脏代谢,肾脏排泄。

【药理作用与机制】 释放 NO,通过激活鸟苷酸环化酶,使 cGMP 增多,激活 cGMP 依赖性蛋白激酶,改变平滑肌细胞中各种蛋白的环磷化作用,从而松弛血管平滑肌。通过松弛血管平滑肌使血管扩张,可扩张外周动脉和静脉。通过扩张静脉使静脉容量增加,减少回心血量,从而降低心室舒张末压力和体积(前负荷)。通过扩张动脉和小动脉降低系统血管阻力(后负荷),心肌做功减少;心脏前后负荷降低,从而减少心肌耗氧量。

【不良反应与防治】 常见的不良反应为头痛,通常持续使用后头痛症状会逐渐消失。治疗初期或增加剂量时,会出现低血压和/或头晕,还会伴有眩晕、瞌睡、反射性心动过速和乏力。偶见恶心、呕吐、面部潮红、皮肤过敏(如皮疹),罕见剥脱性皮炎。

【临床应用与用法】 用于治疗对洋地黄毒苷或利尿药效果不佳的慢性充血性心力衰竭患者。用量为:口服一次 5~20mg,每 6~8h 一次,静脉滴注一般剂量为 2~10mg/h,剂量须根据患者反应而调节。

（二）扩血管兼强心药

异丙肾上腺素（isoprenaline）

【体内过程】　口服易在肠黏膜与硫酸基结合而失效，气雾剂吸入给药，吸收较快。吸收后主要在肝脏和其他组织被儿茶酚-O-甲基转移酶（COMT）所代谢，维持时间较肾上腺素略长。

【药理作用与机制】　使 β 受体激动，使心肌收缩力增强，心率加快，心输出量和心肌耗氧量增加。激动血管的 β_2 受体，舒张外周及内脏的小血管，降低血管阻力，改善微循环。它可舒张血管，但使静脉回流量减少，只能轻度升高血压，所以不可联用。

【临床应用与评价】　用于低排高阻型感染性休克伴有心功能不全而强心药及多巴胺无效时。由于本品增加心肌耗氧量，同时使舒张压下降，造成冠脉供血不足，引起心肌缺血，甚至引起心律失常，故不宜用于心源性休克。

【不良反应与防治】　常见口咽发干、心悸。少见头晕目眩、颜面潮红、恶心、心率加快、震颤、多汗、乏力等。如果出现上述症状，应该减药或停药。患者的心率超过 120 次/min 时不宜应用，心绞痛、心肌梗死、快速型心律失常、冠心病、糖尿病、甲状腺功能亢进、嗜铬细胞瘤患者禁用。

【用法与注意事项】　应先补充血容量，纠正酸中毒。常用量 1mg 加入 5% 葡萄糖液 500ml 中，滴速 0.5～2μg/min，不应超过 5μg/min。使收缩压在 90mmHg，脉压 20mmHg 以上，心率不超过 120 次/min。

多巴胺（dopamine）

【体内过程】　静脉注射 5min 起效，持续 5～10min，作用时间和用量无关。在体内很快通过单胺氧化酶（MAO）及 COMT 的作用，在肝、肾及血浆中降解成无活性的化合物，一次用量的 25% 左右代谢为去甲肾上腺素。$t_{1/2}$ 约为 2min。经过肾脏排泄。

【药理作用与机制】　主要激动 α、β 和多巴胺 D_1 受体。作用因剂量而异。小剂量 0.5～2μg/（kg·min）能激动 D_1 受体，使肾、肠系膜、冠脉及脑血管扩张，心脏有轻度正性频率、正性肌力作用；小到中等剂量 2～10μg/（kg·min）以兴奋 β_1 受体为主，心脏的正性频率、正性肌力作用明显，对维持血压有利；剂量>10μg/（kg·min）时，兴奋皮肤、黏膜、骨骼肌等组织的 α_1 受体，血管收缩，使肾、肠血流量减少，同时还可能诱发心律失常。本药能干扰醛固酮的合成与释放，产生排钠利尿作用，改善肾功能。

【临床应用与评价】　常用于低血容量性休克、感染性休克和心源性休克的治疗，特别是伴有肾功能不全、心输出量降低、外周阻力高的情况。但是用药前应补充血容量，纠正酸中毒。

【不良反应与防治】　偶有恶心，呕吐。多巴胺剂量过大或输液速度过快，可出现快速型心律失常，特别对于已有心肌缺血或心律失常的患者更常见。用药过量所致高血压可用酚妥拉明拮抗。静脉滴注时发生外漏可引起局部缺血、坏死。可用酚妥拉明 5～10mg 加生理盐水 10ml 作局部浸润注射，已有快速型心律失常的患者不宜使用。嗜铬细胞瘤患者禁用。室性心律失常、闭塞性血管病、心肌梗死、动脉硬化和高血压患者慎用。

【药物相互作用】　多巴胺与全身麻醉药如环丙烷、氟烷合用可使心肌对多巴胺异常敏感，引起室性心律失常。本品经 MAO 代谢，用本品前 2～3 周曾接受过 MAO 抑制药治疗者，使用本品时初始剂量至少应减至常用剂量的 1/10。三环类抗抑郁药可增强本品的心血管作用。盐酸多巴胺与利尿药同用可增加利尿作用。大剂量的多巴胺与 α 受体拮抗药如酚苄明、酚妥拉明等同用，后者的扩血管效应可被本品的外周血管收缩作用拮抗。

【用法与注意事项】　本品应以生理盐水或葡萄糖液稀释后使用。成人常用治疗剂量为 1～5μg/（kg·min），10min 内以 1～4μg/（kg·min）速度递增，以达到疗效。不宜超过 20μg/（kg·min），因可增加急性左心衰竭的发生率。不推荐小剂量的多巴胺保护肾脏功能。

(三) α受体拮抗药

酚妥拉明 (phentolamine)

【体内过程】 口服生物利用度低。肌内注射 20min 血药浓度达到峰值,作用持续 30~45min,静脉注射 2min 血药浓度达到高峰,作用持续 15~30min。静脉注射的 $t_{1/2}$ 约 19min。

【药理作用与机制】 为短效 α 受体拮抗药,能使血管扩张,降低周围血管阻力。本品对小静脉的作用比对小动脉强,可以降低毛细血管静水压,降低肺循环阻力,防止肺水肿的发生。同时也能增强心肌收缩力,增加心输出量。

【临床应用与评价】 适用于心输出量低、外周阻力高、已补足血容量的感染性、神经源性及心源性休克患者。

【不良反应与防治】 常见不良反应为低血压、心动过速或心律失常和心绞痛。腹痛、腹泻、恶心、呕吐等症状可能与该药的拟胆碱作用引起的胃肠平滑肌兴奋有关。

【药物相互作用】 甲磺酸酚妥拉明与拟交感胺类药同用,可使后者的周围血管收缩作用抵消或减弱。普萘洛尔可阻滞本品降压和增加心率的效应,本品可使强心苷毒性反应增强。

【用法与注意事项】 使用之前应先补足血容量。成人常用剂量为 20~40mg,加入 5% 葡萄糖 500ml 中,以 0.3~0.5mg/min 静脉滴注。与去甲肾上腺素合用时本品剂量为 3~5mg,去甲肾上腺素 0.5~1mg 加入 5% 葡萄糖 500ml 中静脉滴注,视血压情况调节剂量,以防血压剧降。

(四) 胆碱能受体阻滞药

东莨菪碱 (scopolamine)

【药理作用与机制】 东莨菪碱为一种外周作用较强的抗胆碱药。中枢作用以抑制为主,能抑制腺体分泌,解除毛细血管痉挛,改善微循环,扩张支气管,解除平滑肌痉挛。

【临床应用与评价】 用于麻醉前给药,胃酸分泌过多,感染性休克,胃肠道平滑肌痉挛等。

【不良反应与防治】 常有口干、灼热、皮肤潮红、兴奋、烦躁、心跳加快等。

【用法与注意事项】 青光眼、前列腺增生者慎用,口服一次 0.3~0.6mg,一日 0.6~1.2mg。皮下或肌内注射,一次 0.3~0.5mg。

(五) 冬眠合剂

冬眠合剂由氯丙嗪 (chlorpromazine)、异丙嗪 (promethazine) 和哌替啶 (pethidine) 组成。

【药理作用与机制】 氯丙嗪可使器官活动减少,组织耗氧量降低,体温降低。并且阻断受体,使处于收缩的小动脉扩张,改善微循环;异丙嗪有中枢抑制作用和抗组胺作用;哌替啶有镇静、镇痛作用。

【临床应用与评价】 低血容量性、感染中毒性休克的危重病症的辅助治疗。对机体有保护作用,可减少死亡率。

【用法与注意事项】 一般氯丙嗪 50mg、异丙嗪 50mg、哌替啶 100mg 加入 5% 葡萄糖液 250ml 中,缓慢静脉滴注。应密切观察患者体温、脉搏、血压、呼吸,保持呼吸道通畅,并应补充血容量,纠正酸中毒。

二、血管收缩药

本类药物能够通过收缩血管、升高血压、增加组织灌注压,同时能增强心肌收缩力和心输出量。但本类药物的缩血管作用会使末梢血管进一步收缩,并能引起肾血流量减少,造成少尿或无尿,所以仅适于短期内少量使用,如症状无明显改善即应停药,改用其他抗休克药物。主要适用于:①血压骤降,需短时间内提升血压、增强心肌收缩力、保证重要脏器(心、脑)的血液供应;②补充血容量后血压仍不回升,外周阻力低,心输出量少者;③与 α 受体拮抗药合用,可去除其 α 受体的兴奋作用,保留 β

受体激动作用。常用的血管收缩药有：肾上腺素、去甲肾上腺素、去氧肾上腺素和间羟胺。

肾上腺素（epinephrine）

【体内过程】　局部应用于黏膜表面，但吸收很少。皮下注射 $6\sim15min$ 起效，持续作用 $1\sim2h$；肌内注射吸收快而完全，持续作用 $80min$。在交感神经末梢、肝和其他组织被降解成无活性的物质，经肾排泄。

【药理作用与机制】　小剂量肾上腺素兴奋心脏使心输出量增加，收缩压中度升高，同时作用于骨骼肌血管床的 β_2 肾上腺素受体，血管扩张，周围血管阻力降低而降低舒张压。较大剂量时作用于骨骼肌血管床 α 肾上腺素受体，使血管收缩，增加外周血管阻力，使收缩压、舒张压均增高，并且能抑制组胺和白三烯等过敏物质的释放。

【临床应用与评价】　主要用于过敏性休克的治疗。纠正主要由体外循环所引起的低心输出量综合征。对于脓毒症休克，虽然有些研究显示肾上腺素对内脏循环有不良作用，但是当需要更多的血管升压药来维持足够血压时，建议首选肾上腺素。

【不良反应与防治】　常见有心悸、搏动性头痛。若焦虑、烦躁、头痛、眩晕、震颤、面色苍白、恐惧、多汗等症状持续存在时，应引起注意。而胸痛、心悸症状较少见，一旦出现应引起注意，可用酚妥拉明或亚硝酸盐对抗。

【药物相互作用】　盐酸肾上腺素与 α 受体拮抗药如酚妥拉明、酚苄明等合用时，可以使加压作用减弱。与全身麻醉药如三氯甲烷（trichloromethane）、氟烷（halothane）合用，可使心肌对拟交感胺类药物更敏感，应减量使用，否则有发生室性心律失常的危险。与洋地黄类合用可导致心律失常。与降糖药合用，可使降糖效应减弱。

【用法与注意事项】　成人初始量为 $0.5mg$，皮下或肌内注射，随后 $0.025\sim0.05mg$ 静脉注射，如需要可每隔 $5\sim15min$ 重复给药一次。

去甲肾上腺素（noradrenaline）

【体内过程】　临床上一般采取静脉滴注。静脉给药后起效迅速，停止滴注后作用时效维持 $1\sim2min$。主要在肝内代谢，一部分在各组织内依靠 COMT 和 MAO 作用，转化为无活性的代谢产物，经肾排泄。

【药理作用与机制】　可以激动血管的 α 受体，使全身血管收缩，使总的外周阻力增加，收缩压和舒张压升高，增加冠状动脉血流量；激动心脏的 β_1 受体使心肌收缩力增加，心率加快，心输出量增加。但大剂量时易引起心律失常。

【临床应用与评价】　用于各种休克（除外出血性休克）早期。小剂量短期内静脉滴注以维持血压，保证脑、心脏等重要器官血液供应。也可用于治疗椎管内阻滞时的低血压及心搏骤停的复苏后血压维持。与多巴胺相比，本品对心率和心脏的每搏输出量（stroke volume，SV）影响较小，却能更有效地改善脓毒症休克患者的低血压状态，因此推荐作为脓毒症休克患者的首选血管升压药物。

【不良反应与防治】　静脉滴注时间长，药液外漏可引起局部组织的缺血、坏死，可用酚妥拉明或普鲁卡因局部浸润注射。若大剂量长时间使用，使肾血管收缩引起急性肾小管坏死，可致急性肾衰竭。若连用数日后突然停药，可能会发生低血压，应逐渐停药并补充血容量。

【药物相互作用】　去甲肾上腺素与全身麻醉药如三氯甲烷、氟烷合用，可使心肌对拟交感胺类药物更敏感，容易发生室性心律失常，故不宜同用。与洋地黄类同用，易致心律失常。应密切注意心电监测。

【用法与注意事项】　成人常用量开始以 $8\sim12\mu g/min$ 速度滴注，调整滴速以达到血压升至理想水平。维持量 $2\sim4\mu g/min$，小儿常用 $0.02\sim0.1\mu g/(kg\cdot min)$。如与全血或血浆同用，需分开注射。

去氧肾上腺素（phenylephrine）

【体内过程】　不宜口服。皮下注射,升压作用 10～15min 起效,持续 50～60min;肌内注射一般也是 10～15min 起效,持续 30～120min;静脉注射立即起效,持续 15～20min。在胃肠道和肝脏内被单胺氧化酶降解。

【药理作用与机制】　作用于 α 受体引起血管收缩,外周阻力增加,导致收缩压和舒张压俱增。本品收缩血管作用比肾上腺素和/或麻黄碱（ephedrine）长,在治疗剂量很少引起中枢神经系统兴奋。

【临床应用与评价】　用于治疗休克及麻醉时维持血压,也用于治疗室上性心动过速。

【不良反应与防治】　可引起胸部不适或疼痛、眩晕、易激动、持续性头痛和呕吐等。

【药物相互作用】　先用 α 受体拮抗药后再用本品,可减弱其升压作用。与 MAO 抑制药同用,可增强其升压作用。与催产药合用,可引起严重的高血压。与硝酸盐类同用时可使本品升压作用与硝酸盐类的抗心绞痛作用均减弱。

【用法与注意事项】　使用时应注意与其他拟交感胺类有交叉过敏反应。老年人慎用。对于严重低血压和休克,成人常用静脉滴注给药,5% 葡萄糖注射液或氯化钠注射液每 500ml 中加本品 10mg,开始滴注时每分钟 0.1～0.18mg,血压稳定后减至 0.04～0.06mg 维持,必要时浓度可加倍,根据血压调整滴速。

间羟胺（metaraminol）

【体内过程】　肌内注射约 10min 起效;皮下注射 5～20min,作用持续约 1h;静脉注射 1～2min 起效,作用持续 20min。主要在肝内代谢,代谢物大多经胆汁和尿液排出。

【药理作用与机制】　是人工合成的拟交感胺,对心脏、血管的作用与去甲肾上腺素相似,激动心脏 $β_1$ 受体可使心肌收缩力增强,心输出量增加,激动 α 受体使小血管收缩,血压升高,通过迷走神经反射使心率相应减慢,对心输出量影响不大。小剂量应用时主要表现为 $β_1$ 受体激动,心肌收缩力增强,心输出量增加。

【临床应用与评价】　用于各种休克的早期,可与多巴胺合用治疗重症休克,包括心源性休克和感染性休克等。

【不良反应与防治】　血压增高可引起头痛、眩晕、恶心、呕吐,减量可以缓解,若血压明显升高,可以用酚妥拉明 5～10mg 静脉注射。短期内连续使用易出现快速耐受。

【用法与注意事项】　成人静脉注射初始量用 0.5～5mg,继而静脉滴注,将本药 15～100mg 加入生理盐水或 5% 葡萄糖液 500ml 中,根据血压调整滴数和用量。小儿肌内或皮下注射,按 0.1mg/kg,用于严重休克。

三、强心药

氨力农（amrinone）

【体内过程】　口服后 1h 起效,1～3h 达最大效应,作用维持 4～6h。静脉注射 2min 起效,10min 达到高峰,$t_{1/2}$ 为 5～30min,作用持续 1～1.5h。10%～40% 氨力农通过肾脏排泄,其余部分主要在肝脏中乙酰化。肝或肾功能减退患者,应酌减其量。

【药理作用与机制】　抑制细胞内磷酸二酯酶活性,增加细胞内 cAMP 的水平,从而增加心肌收缩性,扩张动静脉。同时具有正性肌力和扩张血管的作用。在严重的心力衰竭患者中能增加心输出量、射血分数,并能降低心脏充盈压和系统动脉血压。对平均动脉压和心率无明显影响。

【临床应用与评价】　用于各种原因引起的急性心力衰竭,慢性心力衰竭急性加重期的短期治疗。

【不良反应与防治】　少数有胃肠道反应,如食欲减退、恶心和呕吐等。有肝毒性,可引起发热和可逆性血小板减少(用药后 2~4 周)。其他不良反应包括头痛、发热和过敏反应等。长期口服由于副作用大,导致死亡率增加,口服制剂已不再应用,现在只限于其他治疗无效的顽固性心力衰竭短期静脉制剂应用。

【药物相互作用】　与丙吡胺同用可导致血压过低,与硝酸异山梨酯合用有相加效应,本品可加强洋地黄类的正性肌力作用。

【用法与注意事项】　本品静脉注射用于严重心力衰竭和心源性休克,首剂 750μg/kg,2~3min 缓慢静脉注射完,并以 5~10μg/(kg·min)作静脉滴注维持疗效,每日最大剂量不超过 10mg/kg,疗程不超过 2 周。应作液体、电解质平衡和血流动力学监测。对心脏充盈压不升高的患者应避免使用,否则将使血压进一步下降。

米力农(milrinone)

【体内过程】　口服在 0.5h 内生效,1~3h 达到最大效应,$t_{1/2}$ 为 2h,主要在肝脏代谢失活,静脉给药 5~15min 生效,$t_{1/2}$ 为 2~3h。

【药理作用与机制】　本品为氨力农的类似物,兼有正性肌力作用和血管扩张作用,但其作用是氨力农的 10~30 倍,耐受性好,对动脉血压和心率无明显影响,其心血管效应和剂量有关。

【临床应用与评价】　同氨力农。

【不良反应与防治】　少数有头痛、室性心律失常、血小板减少等。过量时,可有低血压和心动过速。

【药物相互作用】　同氨力农。

【用法与注意事项】　静脉注射 25~75μg/kg,以后每分钟 0.25~1.0μg/kg 维持,每日最大剂量不超过 1.13mg/kg。疗程不超过 2 周。

去乙酰毛花苷(deslanoside)

【体内过程】　口服后 2h 见效,作用维持 3~6 天。静脉注射 5~30min 起效,作用维持 2~4 天。大鼠静脉注射后,绝大部分在胆汁排泄,约 70% 以原形排出,只有少量在最初 24h 内出现在尿中。

【药理作用与机制】　本品属于洋地黄类强心药,是从毛花洋地黄中提取出的一种速效强心苷。其机制类似于毒毛花苷 K,作用较洋地黄和地高辛快,但比毒毛花苷 K 稍慢。

【临床应用与评价】　适用于急性心力衰竭和慢性心力衰竭急性加重。

【不良反应与防治】　常见新发心律失常如室性期前收缩,常见食欲缺乏、恶心、呕吐(刺激延髓中枢)、下腹痛、异常乏力、虚弱等。

【药物相互作用】　可使奎尼丁血药浓度升高 1 倍,甚至达到中毒浓度,血管紧张素转化酶抑制药、血管紧张素受体拮抗药、维拉帕米、地尔硫草、胺碘酮均可使本品血药浓度升高,引起严重心动过缓。排钾利尿药(如布美他尼、依他尼酸)可引起低血钾而致洋地黄中毒。

【用法与注意事项】　静脉注射成人剂量首次 0.4~0.8mg,用葡萄糖注射液稀释后缓慢注射,需要时可间隔 2~4h 后再给 0.2mg;维持量为 0.2~0.4mg/d,用葡萄糖注射液稀释后缓慢注射,一日 1 次,或分 2 次,间隔 12h。

多巴胺(dopamine)

见"一、血管扩张药"。

多巴酚丁胺(dobutamine)

【体内过程】　口服无效。静脉注射 1~2min 起效,一般 10min 后作用达高峰,持续数分钟。$t_{1/2}$ 约为 2min。在肝脏代谢,由肾脏排出。

【药理作用与机制】 主要作用于 β_1 受体,对 α、β_2 受体作用相对较小。增强心肌收缩力,正性肌力作用强于多巴胺,较少引起心律失常。用药后全身血管效应与外周阻力改变不大。

【临床应用与评价】 主要用于治疗心肌梗死后或心脏手术后由于心输出量降低而引起的心源性休克。

【不良反应与防治】 用量过高会导致心动过速、快速型心律失常、高血压、头痛,此时应减量或暂时停药。

【药物相互作用】 与硝普钠合用可导致心输出量下降,肺毛细血管楔压略降。与 β 受体拮抗药同用,可拮抗本品对 β_1 受体的作用,使 α 受体作用占优势,外周血管阻力加大。

【用法与注意事项】 成人常用量:将本品加入 5% 葡萄糖注射液中稀释后滴注,2.5～10μg/(kg·min)。可根据患者反应调整滴数和时间,并随时观察心率、血压、尿量。应注意:①使用前应补充血容量;②不宜与碱性溶液混合;③本药稀释后应在 24h 内使用,存放过久可发生药物氧化;④与儿茶酚胺药物有交叉耐药性,故新近使用过 β 受体拮抗药,再用本品可能无效;⑤因本药有加快房室传导的作用,故有心房颤动伴快速心室率的患者,应先以洋地黄控制心率后再使用本药。

第四节 | 休克的激素治疗

糖皮质激素(glucocorticoid)

糖皮质激素具有非特异性抗过敏、抗休克作用,但起效缓慢,不可作为首选的抢救措施,但可与肾上腺素合用。需用糖皮质激素时宜采用冲击剂量,一般用氢化可的松或地塞米松。

【体内过程】 口服和注射均可吸收。氢化可的松(hydrocortisone)的血浆 $t_{1/2}$ 为 80～144min;泼尼松龙(prednisolone)因不易被灭活,$t_{1/2}$ 可达 200min。主要在肝脏代谢。

【药理作用与机制】 糖皮质激素作用包括直接增强心肌收缩力并使心肌细胞对儿茶酚胺的敏感性增加;具有膜稳定性,尤其是溶酶体膜,防止溶酶体破裂;减少致炎物质的合成与释放;抑制血小板聚集;提高机体对细菌内毒素的耐受力,减轻毒血症。

【临床应用与评价】 主要用于抢救感染性休克、心源性休克、过敏性休克、低血容量性休克的辅助治疗。对于感染性休克,毒血症明显时,可短期内应用大剂量激素治疗。这样既减轻中毒症状,同时可强化去甲肾上腺素类药物的升压作用,缓解症状。对过敏性休克,由于能增加肥大细胞膜的稳定性,因而能减少过敏物质的释放,减轻过敏反应。心源性休克时,大剂量激素可增强升压药物的作用。但应注意治疗感染性休克时需先用足量有效的抗感染药物。过敏性休克应首选肾上腺素。

【不良反应与防治】 短期使用副作用少。长期使用可使免疫功能受抑制,致使感染扩散,大量使用激素的同时或停药后应使用抗菌药物,防止诱发和加重感染。

【药物相互作用】 与损害肝功能的药物合用会加重肝损害,糖皮质激素与 NSAIDs 合用可增加胃肠道不良反应的发生风险。

【用法与注意事项】 激素治疗的原则是早期、足量、短时。以静脉注射为主。氢化可的松 200～300mg 以生理盐水或 5% 葡萄糖液 500ml 稀释后静脉滴注,每日 1g,连用不超过 3 天。地塞米松每日 3～6mg/kg,泼尼松龙每日 30mg/kg。

感染性休克:①对于液体复苏和/或血管活性药物依赖的患者,可应用糖皮质激素治疗。②糖皮质激素首选静脉用氢化可的松。每日糖皮质激素用量不大于氢化可的松 300mg 或相当于 300mg 氢化可的松的其他制剂。③如果未能获得氢化可的松而采用无显著盐皮质激素活性的制剂时,可补充氟氢可的松 50μg/d,口服。④糖皮质激素疗程一般为 7 天。

过敏性休克:①糖皮质激素具有非特异性抗过敏、抗休克作用,但起效缓慢,不可作为首选的抢救措施,但可与肾上腺素合用;②需用糖皮质激素时宜采用冲击剂量,一般用氢化可的松或地塞米松。

第五节 | 其他抗休克药物

高张盐水和中分子羟乙基淀粉（HES）溶液

高张盐水的优点是用有限的液体量扩充血管的容量，减轻脑水肿和降低颅内压，提高出血性休克患者的生存率。喷他淀粉（pentastarch）是一种改良的 HES，它去除了 10～1 000kD 以外的分子，是均质和副作用小的溶液。最近 Vogt 等证明，一种改良 HES（羟乙基淀粉 200/0.5），剂量为 20～36mg/kg时不但无副作用，还可减少血管活性物质释放，降低血液浓度，维持血容量和改善微循环，使患者心脏指数、氧供/氧耗比显著提高。

纳洛酮（naloxone）

【体内过程】 口服不吸收，均需注射给药，静脉注射 1～2min 后就达到作用高峰，能很快通过血-脑脊液屏障，脑内浓度达血浆浓度的 4.6 倍。主要在肝内与葡萄糖醛酸结合后随尿液排出。$t_{1/2}$ 为60～90min，作用时间可达 1～4h。

【药理作用与机制】 纳洛酮为阿片受体拮抗药。本品通过阿片受体拮抗作用而对抗内啡肽所产生的心肌抑制，使每搏输出量增加，翻转各种休克的低血压。

【临床应用与评价】 对感染性、心源性、低血容量性、过敏性休克都有效。

【不良反应与防治】 一次注射剂量超过 24mg，可产生困倦。一般剂量下无明显不良反应。

【用法与注意事项】 以 0.4～3.0mg 加葡萄糖液稀释后静脉注射或静脉滴注。在严重循环障碍时，可舌下或气管内给药。

卡托普利（captopril）

休克时，血中肾素和血管紧张素Ⅱ水平升高，其缩血管作用会导致重要器官缺血和循环失代偿，加重休克的病情。血管紧张素转化酶抑制药可减少血管紧张素Ⅱ的生成，减轻微血管收缩所引起的微循环障碍。常用的有卡托普利等。

【体内过程】 口服迅速吸收，15min 起效，1～1.5h 达高峰，持续 6～12h。注射本品 15min 起效，1～2h 作用达到高峰，持续 4～6h。

【药理作用与机制】 减少血管紧张素Ⅱ生成，并能防止缓激肽的失活，促进缓激肽的形成，因而能扩张血管。对心率和心输出量无明显影响。其对心脏的保护作用与其增加心脏灌注和减少心肌抑制因子有关。

【临床应用与评价】 用于治疗心力衰竭，可单独或与强心药、利尿药合用。

【不良反应与防治】 常见的有咳嗽、皮疹、味觉异常、发热和瘙痒等，在停药或减药、使用抗组胺药后消失。

【药物相互作用】 与保钾药物如螺内酯和氨苯蝶啶同用可能引起血钾过高。

【用法与注意事项】 成人治疗心力衰竭时，卡托普利开始口服 12.5mg，一日 2～3 次，必要时逐渐递增至 50mg，一日 2～3 次。

极化液

休克时由于组织血流灌注不足，细胞缺氧，导致细胞能量代谢障碍，加之细胞酸中毒，引起线粒体和溶酶体膜破裂，进一步发生细胞溶解，从而损害器官功能，引起功能衰竭。因此，休克的治疗还要针对细胞能量代谢障碍进行治疗。最常用的有葡萄糖-胰岛素-钾（极化液，glucose-insulin-kalium，GIK）。

【药理作用与机制】　GIK 中的胰岛素能促进葡萄糖进入细胞内,促进糖的酵解、氧化和糖原合成,使细胞 ATP 含量增加,同时钾离子进入细胞,除了参与糖原合成外还可维持细胞外液的离子平衡,恢复细胞膜静息电位。GIK 可改善心肌代谢、升高血压,降低死亡率、提高存活率。

【临床应用与评价】　用于低血容量性休克、心源性休克和感染性休克的治疗。能改善心肌代谢,降低病死率。

【用法与注意事项】　由 1g 氯化钾和 10U 胰岛素加入 10% 葡萄糖液 500ml 构成。每次 500~1 000ml 静脉滴注。现有"强化"GIK 使用,配方为每 1 000ml 液体中含葡萄糖 300g,人胰岛素 50U,氯化钾 80mmol/L,但此液需通过大静脉管滴入,并易发生高血糖、高血钾和静脉炎。

氧自由基清除剂

休克时,一方面细胞缺氧激活黄嘌呤氧化酶,抑制超氧化物歧化酶,使超氧阴离子生成增加,清除减少,造成集聚。另一方面,内毒素也会活化白细胞,引起氧自由基进一步增加。氧自由基造成组织及内皮系统损伤,膜溶解,线粒体损伤,血管通透性增加,使心肌细胞肌质网钙离子转运系统受损,导致心功能损害。除了肾上腺皮质激素具有抑制氧自由基生成的作用以外,别嘌呤醇也可抑制氧自由基生成。抗氧化剂、辅酶 Q、谷胱甘肽、半胱氨酸及维生素 A、C、E 等均有清除体内氧自由基的作用,可试用于休克的治疗。

(夏春华)

思考题

1. 简述休克的治疗措施。
2. 不同类型休克的补液有什么区别?
3. 休克时如何选择血管活性药物?
4. 抗休克治疗在休克不同时期有哪些特点?

思考题解题思路

本章目标测试

本章思维导图

第三十六章 | 维生素的合理应用

维生素(vitamin)是维持机体正常代谢和功能所必需的一类低分子有机化合物。体内维生素含量极微,不构成机体组织也不提供能量,但在机体的生长、发育、代谢等过程中起着重要作用。维生素广泛存在于食物中,如饮食结构合理、消化吸收利用正常,一般可满足机体生理需要。少数维生素可由人体(如维生素D)或由肠道细菌产生(如维生素K),但合成量不能满足机体需要,仍需从食物中摄入。临床上主要用于防治维生素缺乏症及维生素缺乏相关疾病的辅助治疗。

第一节 | 概 述

已发现的维生素有几十种,但目前临床应用较广泛的维生素只有10余种。根据其溶解性可分为水溶性和脂溶性两类。水溶性维生素包括B族维生素(维生素 B_1、维生素 B_2、维生素 B_6、维生素 B_{12}、叶酸、生物素、泛酸、烟酸)和维生素C;脂溶性维生素包括维生素A、维生素D、维生素E和维生素K。

维生素在体内参与许多重要的代谢活动,大部分B族维生素作为辅酶或辅基参与细胞的基本能量代谢;而维生素A和维生素D等脂溶性维生素多参与细胞增殖、分化与器官的构建;维生素C和维生素E的抗氧化作用对维护细胞的正常功能具有重要价值。

人体对维生素的需要量因生理病理等因素而不同。饮食结构不平衡或摄入不足,可引起原发性维生素缺乏症。生理或病理变化导致维生素需要量增加、吸收障碍、流失增多以及药物副作用等,可引起继发性维生素缺乏症。维生素缺乏是逐渐发生的,早期表现为组织中储存量减低,逐渐出现生化指标异常、生理功能改变、组织病理改变,最终出现临床症状。临床上常发生多种维生素同时缺乏的情况。水溶性维生素大量摄入后可经尿液排出,不易在体内蓄积,而脂溶性维生素摄入过量后可在体内蓄积而产生中毒反应。

补充相应的维生素是防治维生素缺乏的重要手段,但大多情况下,维生素仅作为辅助治疗药物。夸大维生素的作用、盲目补充或大剂量使用维生素可能弊大于利。

第二节 | 水溶性维生素

水溶性维生素(water-soluble vitamin)易溶于水,可通过肾脏排出,常用尿负荷试验测定机体维生素水平。水溶性维生素主要包括B族维生素和维生素C。

维生素 B_1(vitamin B_1,硫胺素)

维生素 B_1 是最先被分离出的B族维生素,广泛存在于谷类、肉类、动物内脏、杂粮、干果等食物中,但在蛋类、乳制品中含量较低,在酸性环境中较稳定,高温和碱性环境可造成损失。维生素 B_1 缺乏会导致脚气病(beriberi)或韦尼克脑病(Wernicke encephalopathy,WE)。临床上常用的维生素 B_1 制剂有盐酸硫胺素、丙硫胺和呋喃硫胺等。

【体内过程】 口服给药后,主要以 Na^+ 依赖性主动转运形式在空肠吸收,高浓度时也可被动转运。饮酒过多可减少其吸收,肌内注射吸收快而完全,吸收后分布于各组织,半衰期约 0.35h,主要在肝脏代谢,经肾排泄。正常人每日吸收维生素 B_1 5～15mg,摄入量超过机体需要时组织少量储存或排出体外。成人每日尿中维生素 B_1 低于 $10\mu g$ 或血浆中低于 $5\mu g/L$ 可提示维生素 B_1 体内储备不足或缺乏。

【药理作用与机制】　维生素 B_1 在体内的生理活性型为焦磷酸硫胺素,作为辅酶介导 α- 酮酸的氧化脱羧反应和磷酸戊糖途径的转酮基反应,为碳水化合物代谢所必需;能抑制胆碱酯酶对乙酰胆碱的水解,促进胃肠蠕动;还参与神经递质的合成与代谢。缺乏时,氧化受阻形成丙酮酸,代谢过程导致乳酸堆积,影响机体供能。临床症状主要表现在神经和心血管系统,如感觉异常、神经痛、四肢无力、肌肉酸痛和萎缩、心悸、胸闷、心脏肥大、肝肺充血和周围水肿等。

【临床应用】　①维生素 B_1 缺乏导致的脚气病和韦尼克脑病的治疗;②维生素 B_1 缺乏导致的周围神经炎、消化不良、酒精戒断综合征、妊娠相关神经炎等的辅助治疗;③肠外营养时维生素的补充。

【用法与注意事项】

1. 预防缺乏　中国营养学会的推荐摄入量(RNI):成年男性为 1.4mg/d,婴幼儿 $0.3\sim1mg/d$,生长发育期的儿童为 $1.3\sim1.6mg/d$,一般女性和孕早期女性为 1.2mg/d,孕中期为 1.4mg/d,孕晚期和哺乳期为 1.5mg/d。

2. 治疗用药　①成人维生素 B_1 缺乏,口服给药,一次 $5\sim10mg$,3 次/d;②妊娠期缺乏所致神经炎,$5\sim10mg/d$;③嗜酒所致缺乏,40mg/d;④成人重型缺乏症,肌内注射或缓慢静脉注射,$50\sim100mg/$次,3 次/d,症状改善后改为口服;⑤儿童:轻型缺乏,10mg/d,口服;重型缺乏,$10\sim25mg/d$,肌内注射,症状改善后改为口服。

3. 脚气病/严重营养不良患者　可根据病情调整剂量:成人,$10\sim20mg/$次,口服,3 次/d;或 $50\sim100mg/$次,肌内注射,1 次/d,症状改善后改小剂量口服。

【药物相互作用】　避免与碱性药物和食物配伍或同服。

【不良反应】　①大量应用可出现发绀、恶心、头痛、疲倦、烦躁、食欲减退、腹泻、消化道出血、心律失常及水肿等;②注射给药可发生过敏反应,需皮试,偶可发生过敏性休克,除紧急用药外,不建议注射给药。

维生素 B_2（vitamin B_2,核黄素）

维生素 B_2 为一种黄色化合物,因结构中含核糖而被命名为核黄素,又因其具有促生长作用而被称为发育维生素。其在牛奶、鸡蛋、动物内脏、谷物、绿色蔬菜及干酵母中含量丰富。维生素 B_2 遇光、碱和热易分解,遇还原剂易变质褪色。维生素 B_2 缺乏会影响机体生物氧化,引起物质代谢障碍。病变多表现为口、眼和外生殖器等部位皮肤黏膜交界处的炎症,如口角炎、咽炎、舌炎、阴囊炎、颜面部位的脂溢性皮炎及四肢躯干皮炎;可继发贫血、网状红细胞减少等。若同时伴有其他 B 族维生素的缺乏,还可发生神经症状、白内障和角膜血管增生。维生素 B_2 严重缺乏还可引起免疫功能低下和胎儿畸形。

【体内过程】　在消化道以 Na^+ 依赖性载体的转运机制吸收,吸收后可广泛分布到组织和乳汁中。每日尿中低于 $100\mu g$ 或每 100ml 血浆中低于 $10\mu g$,可提示其缺乏。蛋白结合率中等,半衰期 $66\sim84min$,经肝脏代谢后最终主要在肾脏排泄,可被透析清除。

【药理作用与机制】　维生素 B_2 是黄素酶的辅基,在体内分别以黄素单核苷酸和黄素腺嘌呤二核苷酸辅酶的形式与蛋白结合形成黄素蛋白发挥作用,参与生物氧化和能量代谢,维持蛋白质、脂肪和碳水化合物的代谢,促进生长发育;同时也可激活维生素 B_6,将色氨酸转化为烟酸,参与体内抗氧化系统、红细胞形成、糖原合成和药物代谢等过程。

【临床应用】　①防治维生素 B_2 缺乏症:口角炎、唇干裂、舌炎、角膜血管增生、结膜炎、阴囊炎、脂溢性皮炎等;②需求量增加时的补充:如妊娠及哺乳期、甲状腺功能亢进、烧伤、慢性感染、接受蓝光治疗的新生儿高胆红素血症、恶性肿瘤、吸收不良综合征等。

【用法与注意事项】　①预防用量:预防缺乏用药剂量为 $1\sim2mg/d$。中国营养学会的 RNI 与维生素 B₁ 相类似,正常膳食一般可满足生理需要。②维生素 B₂ 缺乏症的治疗用量:成人,口服、皮下或肌内注射,每次 5～10mg,3 次/d;12 岁以下儿童,口服,3～10mg/d,肌内注射,2.5～5mg/d,可分 2～3 次给药;应注意部分注射剂含苯甲醇,禁用于儿童肌内注射。

【药物相互作用】 丙磺舒、吩噻嗪类药物及其衍生物(如氯丙嗪、奋乃静等)、三环类抗抑郁药、甲氧氯普胺、饮酒等可影响本药吸收。

【不良反应】 大量服用时尿呈黄色,可使荧光法测定尿中儿茶酚胺结果呈假阳性。

维生素 B₆(vitamin B₆,吡多辛)

维生素 B₆ 包括吡哆醇、吡哆醛和吡哆胺,三者在体内可相互转化。植物性食物富含吡哆醇,动物性食物中吡哆醛和吡哆胺含量丰富。在酵母、肝脏、坚果以及谷物中含量很高,但精制后的谷物维生素 B₆ 损失可达 80%～90%;维生素 B₆ 缺乏主要表现为皮肤和神经系统症状,如眼、鼻、口腔周围的脂溢性皮炎、舌炎、口炎、末梢神经炎及关节滑膜肿胀等。长期缺乏时,因抑制中枢神经递质,如 γ-氨基丁酸(GABA)、5-羟色胺(5-HT)等合成,会出现神经精神状态改变,或引起痉挛发作。维生素 B₆ 缺乏偶见于人工喂养的婴儿,主要表现为不安和惊厥,也可引起生长停滞、低色素性贫血。动物缺乏维生素 B₆ 时可致动脉粥样硬化病变。

【体内过程】 口服后经胃肠道吸收,原形药物与血浆蛋白几乎不结合,转化为磷酸吡哆醛后可与血浆蛋白完全结合,血浆半衰期长达 15～20 天,可被肝脏醛氧化酶氧化成 4-吡哆酸后从尿中排出。每日尿中 4-吡哆酸含量低于 0.5mg,可提示机体维生素 B₆ 缺乏或不足。

【药理作用与机制】 在酶和 ATP 的作用下,转变为具有生理活性的磷酸吡哆醛和磷酸吡哆胺,作为辅酶参与氨基酸、糖原和脂肪酸代谢;还参与花生四烯酸、胆固醇、5-HT、多巴胺、γ-氨基丁酸(γ-aminobutyric acid,GAGB)和去甲肾上腺素等的合成。

【临床应用】 ①用于维生素 B₆ 缺乏症的预防和治疗;②预防异烟肼、肼屈嗪所致的周围神经炎;③减轻因妊娠、放化疗和麻醉所致的恶心呕吐;④全肠外营养时维生素的补充;⑤新生儿遗传性维生素 B₆ 依赖综合征及其他维生素 B₆ 缺乏或需要量增加的情况。

【用法与注意事项】 ①中国营养学会维生素 B₆ 的 RNI:一般人群为 1.4mg/d,儿童 0.5～1mg/d,50 岁以上成人 1.6mg/d,孕妇 2.2mg/d,哺乳期妇女 1.7mg/d。②维生素 B₆ 依赖症治疗:成人,口服,起始剂量 30～600mg,维持量 50mg/d;婴儿,2～10mg/d,1 周岁后改为成人剂量,需终身服用。③维生素 B₆ 缺乏症治疗:成人,10～20mg/d,持续 3 周,随后改为 2～3mg/d;儿童,2.5～10mg/d,3 周后改为 2～5mg/d,持续数周或至症状缓解或消失。④预防药物引起的缺乏:服用青霉胺时,10～50mg/d;服用异烟肼时,100～300mg/d。⑤治疗药物引起的缺乏:50～200mg/d,服用 3 周后改为 25～100m/d。⑥异烟肼中毒解救:1g 异烟肼应静脉注射 1g 维生素 B₆。⑦其他注意事项:妊娠妇女大量服用可致新生儿维生素 B₆ 依赖综合征或畸胎;可干扰尿胆原试验,导致假阳性。

【药物相互作用】 ①维生素 B₆ 是左旋多巴脱羧酶的辅酶,可减弱后者药效,使用左旋多巴治疗帕金森病时应避免使用或调整左旋多巴的治疗剂量;②氯霉素、肾上腺皮质激素、环磷酰胺、环孢素、异烟肼、青霉胺、雌激素等可拮抗本品或增加其排泄,服用该类药物时需适当补充维生素 B₆;③大剂量应用可增加苯巴比妥、苯妥英钠的代谢。

【不良反应与防治】 大剂量(2～6g/d)长期用药,可引起严重的周围神经病变,如进行性步态不稳、足麻木等,停药后可部分缓解。

维生素 B₁₂(vitamin B₁₂,氰钴胺)

维生素 B₁₂ 为一种含钴的红色化合物,又叫氰钴胺,是唯一含有金属元素的维生素。根据维生素 B₁₂ 侧链结构取代基不同,分为氰钴胺、羟钴胺、腺苷钴胺和甲钴胺,这几种化合物结构相近,作用相似。维生素 B₁₂ 缺乏可引起 DNA 合成障碍,影响红细胞成熟,导致巨幼细胞贫血。食物中的维生素 B₁₂

在胃中与内因子结合才可被肠道吸收。维生素 B_{12} 在体内需转化为甲钴胺、腺苷钴胺或羟钴胺才具有生物活性。

叶酸（folic acid）

叶酸因绿叶中含量十分丰富而得名，又名蝶酰谷氨酸，其生物活性形式为四氢叶酸。叶酸在蛋白质合成及细胞分裂与生长过程中具有重要作用，可促进正常红细胞的形成。肝脏中的叶酸在二氢叶酸还原酶的作用下转变为具有活性的四氢叶酸，参与 DNA 合成过程中"一碳基团"的转移。

叶酸缺乏可致红细胞中血红蛋白生成减少、细胞成熟受阻，导致巨幼细胞贫血。口服给药可以迅速改善巨幼细胞贫血症状，但不能阻止由维生素 B_{12} 缺乏导致的神经系统病变进展。

叶酸是胚胎发育中不可缺少的营养素，妊娠前 3 个月是胎儿器官系统分化的关键时期，叶酸缺乏会导致胎儿畸形、神经管发育缺陷，从而增加无脑儿、脊柱裂的发生率，同时影响红细胞生成和胎盘的发育，因此妊娠妇女小剂量（0.4mg/d）预防性用药，应从计划妊娠服用至妊娠后 3 个月末，应注意叶酸制剂的规格，避免将 5mg 叶酸制剂用于妊娠妇女预防性补充。

维生素 C（vitamin C，ascorbic，抗坏血酸）

维生素 C 是人体需要量最大的一种维生素，广泛存在于新鲜水果及绿色蔬菜中。轻度缺乏会引起乏力、食欲减退、发育迟缓、烦躁和消化不良等前期症状，严重缺乏则引起点状出血、牙龈炎和骨质疏松等。在某些病理情况下，人体对维生素 C 需求量增加，包括血液透析、胃肠道疾病、艾滋病、结核病、癌症、甲状腺功能亢进、发热、感染、创伤、手术、妊娠和哺乳、药物治疗（如巴比妥类、四环素类、水杨酸类）等。

【体内过程】　口服后经被动扩散和主动转运从胃肠道吸收，蛋白结合率低。体内储存约 1.5g。健康成人血浆中含量为 $0.5 \sim 1.4\mu g/ml$，血浆半衰期为 16 天。当维生素 C 血浆浓度 $<0.15\mu g/ml$ 时可出现坏血病症状，$>1.4\mu g/ml$ 时尿中排出量增多。

【药理作用与机制】　维生素 C 是羟化酶和酰胺酶的辅酶，以维生素 C 和去氢维生素 C 互变的形式构成体内重要的氧化-还原系统，参与氨基酸代谢、胶原合成、5-HT 和去甲肾上腺素等神经递质的合成、类固醇化合物的合成或分解、组胺的分解、各种有机药物或毒物的转化等代谢过程；可促进叶酸向四氢叶酸的转化，促进铁的吸收和免疫球蛋白的形成；可络合多种有毒重金属离子；可降低毛细血管通透性，并能增强机体抗感染和解毒能力。

【临床应用】　①防治坏血病，也可用于急慢性传染病及紫癜的辅助治疗；②克山病心源性休克时，可用大剂量本品治疗；③慢性铁中毒时，可促进去铁胺对铁剂的排泄；④用于特发性高铁血红蛋白血症的治疗；⑤其他维生素 C 消耗量或需要量增加的情况。

【用法与注意事项】　中国营养学会维生素 C 的 RNI：青少年及成人 40～100mg/d，孕妇 100～115mg/d，哺乳期妇女 150mg/d。

1. 防治坏血病　0.05～0.1g/次，2～3 次/d，口服或静脉滴注。

2. 克山病心源性休克　首剂 5～10g，加入 5% 葡萄糖溶液中缓慢静脉注射，24h 总量可达 15～30g。

3. 防治感染性疾病　2～3g/d，最大量可达 10g/d，静脉滴注。

4. 治疗特发性高铁血红蛋白血症　300～600mg/d，分次服用。

5. 儿童　100～300mg/d，可口服、肌内或静脉注射。

【药物相互作用】　①口服大剂量（>10g/d）维生素 C 可干扰抗凝药的疗效；②巴比妥、扑米酮、水杨酸、四环素类等药物可致维生素 C 排泄增加；③纤维素磷酸钠可促使维生素 C 代谢为草酸盐；④碱性溶液（如含氨茶碱、碳酸氢钠等的溶液）、氧化剂、光、热、铜、铁等可导致维生素 C 氧化失效。

【不良反应】　①长期大剂量（2～3g/d）服用，突然停药可引起停药后坏血病；②快速静脉注射可引起头晕甚至晕厥;③长期大量服用可引起尿酸盐、半胱氨酸盐或草酸盐结石,增加泌尿结石发生风险;④干扰某些诊断:引起大便隐血假阳性,导致尿中草酸、尿酸、血清胆红素升高、尿 pH 降低,干扰转氨酶测定结果等;⑤葡萄糖-6-磷酸脱氢酶(G-6-PD)缺乏者接受大剂量维生素 C 可能发生溶血;⑥大量应用(>1g/d)可引起皮肤红亮、头痛、恶心、呕吐、腹泻、胃痉挛、尿频等;⑦长期服用维生素 C 咀嚼片可损坏牙釉质。

第三节 | 脂溶性维生素

脂溶性维生素(fat-soluble vitamin)主要包括维生素 A、D、E 和 K,可储存于脂肪组织与肝脏,脂类食物缺乏或吸收不良可引起脂溶性维生素缺乏。长期过量摄入,可在体内蓄积引起中毒。

维生素 A(vitamin A,维生素甲,视黄醇)

维生素 A 是指具有视黄醇生物活性的一类化合物。视黄醇可促进角膜和结膜的发育、形成视网膜光化学物质、增强免疫功能、预防感染和肿瘤的发生,具有促生长、繁殖、维持上皮完整和黏液分泌等功能。

天然维生素 A 以游离型或脂肪酸酯型存在于动植物中,主要包括维生素 A_1(视黄醇)和维生素 A_2(3-脱氢视黄醇),维生素 A_2 效价大约只有维生素 A_1 的 1/3,维生素 A 一般指维生素 A_1。维生素 A 的食物来源主要是各种动物肝脏、鱼肝油、鱼卵、全奶、禽蛋等。植物来源的维生素 A 在深绿色或黄色蔬菜和水果中含量丰富,其中以 β-胡萝卜素活性最强,又被称为维生素 A 原,吸收后在小肠壁转换成维生素 A,主要储存于肝内,少量储存于肾、肺等组织。肝脏中的平均浓度约 100μg/g,血浆中 30~70μg/dl,在视网膜中含量尤为丰富。维生素 A 缺乏的早期症状为暗适应能力下降,严重缺乏则引起夜盲症、眼干燥症;还可引起组织上皮干燥、食欲降低、血红蛋白合成代谢障碍、免疫功能低下。儿童缺乏维生素 A 还可致生长发育迟缓。

【体内过程】 维生素 A 口服易吸收,食物中的维生素 A 多为酯型(视黄酯),口服吸收完全,吸收部位主要在十二指肠、空肠。脂肪、蛋白质、维生素 E 及胆盐可促进维生素 A 的吸收。用药后血液达峰时间约为 4h,代谢后经肾脏和肠道排出,哺乳期妇女可少量以原形经乳汁排出。

【药理作用与机制】

1. 构成视觉细胞内感光物质 在体内氧化生成顺视黄醛和反视黄醛,顺视黄醛与视蛋白构成人视网膜细胞内的视紫红质,是对弱光敏感的暗视觉感光物质。

2. 维持上皮组织结构的完整和健全 参与黏多糖合成,促进基底上皮细胞分泌黏蛋白,抑制角化。

3. 促进生长发育和维护生殖功能 通过视黄酸受体和视黄醇受体的介导,诱导细胞和组织生长。

4. 具有抗氧化、抑制肿瘤生长的作用 参与羟基类固醇的脱氢、胆固醇的合成、膜通透性的调节以及药物在肝微粒体中去甲基和羟基化过程。

【临床应用与评价】 用于防治维生素 A 缺乏相关的夜盲症、眼干燥症等,维生素 A 吸收储存不良性疾病如脂肪便、胆管闭塞、肝硬化、胃全切等,需长期应用。维生素 A 的衍生物如维 A 酸也用于银屑病、痤疮等的辅助治疗,但该药有致畸性,妊娠期和备孕期妇女禁用。

【用法与注意事项】 中国营养学会推荐的 RNI:成年男性为 800μg/d,婴幼儿为 300~500μg/d,普通女性和孕早期女性为 700μg/d,孕中晚期为 770μg/d,哺乳期妇女为 1 300μg/d。1U 维生素 A=0.3μg 维生素 A=0.3 视黄醇当量(RAE)。

1. 预防用量 口服,成人 5 000U/d,孕妇 4 000U/d,哺乳期妇女 6 000U/d,婴儿 600~1 500U/d,儿童 2 000~3 000U/d。

2. 治疗用量　成人一般缺乏,口服 1 万~2.5 万 U/d,疗程 1~2 周;眼干燥症,口服 2.5 万~5 万 U/d,疗程 1~2 周。

3. 儿童用药　WHO 推荐:营养不良的患儿,6 个月~1 周岁,单次口服 10 万 U,1 岁以上单次口服 20 万 U;眼干燥症患儿,6 个月~1 岁,首日、第 2 日及第 4 周后各服用 10 万 U,1 岁以上,首日、次日及第 4 周各服用 20 万 U。

4. 胃肠道外给药　患者如有呕吐、恶心、吸收不良综合征、眼损害较严重时,可予肌内注射,成人 6 万~10 万 U/d,连用 3 天,继用 5 万 U/d,共 2 周。

【药物相互作用】　①抑酸药和降胆固醇药物可减少维生素 A 的吸收;②长期大剂量(25 000U/d,30 天以上)与抗凝药华法林或肝素合用,可增加出血风险;③口服避孕药可提高血浆维生素 A 的水平;④维生素 E 可促进本品吸收,合用时可增加后者在肝脏内的储存。

【不良反应与防治】

1. 摄入过量维生素 A,可致急慢性中毒、致畸甚至死亡。中毒症状表现为异常激动或骚动、头痛、头晕、嗜睡、共济失调、视盘水肿、呕吐、腹泻、脱皮(唇和掌)、脱发、高脂血症、肝毒性等,婴儿头部可出现凸起肿块,并有骚动、惊厥、呕吐等颅内压增高,脑积水,假性脑瘤等表现。成人一次剂量超过 100 万 U,小儿一次超过 7.5 万 U,即可致急性中毒。慢性中毒多发生于服用剂量大于 10 倍推荐剂量的人群,不论成人或小儿,如连续每日服 10 万 U 超过 6 个月,可致慢性中毒。血中浓度超过 100μg/dl 时,可考虑为中毒,应立即停药。中毒症状一般在停药 1~2 周后消失。

2. 妊娠期妇女对维生素 A 需要量略增加,但大量摄入可能引起胎儿畸形,如小头畸形、心脏畸形、泌尿道畸形、生长迟缓、早期骨骺闭合等。若妊娠期妇女有维生素 A 过量摄入或中毒史,应进行胎儿致畸风险的评估。

3. 维生素 A 可经乳汁分泌,婴幼儿对维生素 A 更敏感,哺乳期妇女过量摄入应警惕婴儿中毒。

4. β-胡萝卜素服药期间可能出现不同程度的皮肤黄染、大便溏稀,个别患者可有瘀斑、关节痛,停药后可自行消失。

维生素 D(vitamin D)

维生素 D 是一种脂溶性的开环固醇类物质,可促进小肠黏膜细胞对钙和磷的吸收。维生素 D 有 D_2~D_7 六种异构体,以维生素 D_3(胆骨化醇,cholecalciferol)和维生素 D_2(骨化醇,calciferol)最为常用。两者作用相同,前者由人皮肤内的 7-脱氢胆固醇经紫外线照射而成,后者由植物或酵母中含有的麦角固醇经紫外线照射而成。维生素 D 常与维生素 A 共存于鱼肝油中。维生素 D 的来源包括皮肤合成和食物摄入,海鱼、动物肝脏、蛋黄等动物性食物中含量丰富。婴幼儿缺乏维生素 D 时表现为鸡胸、O 型腿和 X 型腿等;全母乳喂养的婴儿易发生维生素 D 缺乏,皮肤黝黑母亲所哺乳的婴儿尤其易发生;成人缺乏时则可引起骨软化症、骨质疏松等。

【体内过程】　维生素 D 注射和口服均易吸收,主要经小肠吸收,吸收后以脂蛋白复合体形式在乳糜颗粒中沿淋巴管转运入血,需经肝、肾代谢和活化才能发挥作用。皮肤合成的维生素 D_3 可通过微血管直接进入血液循环,随血流进入肝脏,在肝脏微粒体羟化为骨化二醇(25-OH-D_3),再经肾脏 1α-羟化酶羟化为骨化三醇[1α,25-$(OH)_2D_3$],即活性型维生素 D_3,代谢产物主要经胆汁排出,少量经肾脏排泄。

【药理作用与机制】　维生素 D 可促进小肠黏膜刷状缘对钙的吸收及磷在肾小管的重吸收,提高血钙、血磷浓度,可协同甲状旁腺激素、降钙素维持及调节血浆钙、磷的正常水平。

【临床应用】　用于维生素 D 缺乏、手足搐搦症的预防与治疗,慢性低磷血症、低钙血症的治疗。

【用法与注意事项】　1 国际单位(U)维生素 D=0.025μg 维生素 D。中国营养学会推荐的维生素 D 的 RNI 一般人群为 400U/d,老年人为 600U/d。

1. 预防维生素 D 缺乏　400~800U/d(0.01~0.02mg/d)。

2. 治疗维生素 D 缺乏　1 000～2 000U/d,逐渐减量至 400U/d。

3. 治疗维生素 D 依赖佝偻病　3 500～10 000U/d,服用 1～2 个月,症状消失后改预防量。

4. 注意事项　活性维生素 D 多用于治疗,普通维生素 D 则多用于预防;用于治疗低钙血症时,应定期复查血钙等相关指标。

【药物相互作用】　①与含镁的制酸药同用,特别是慢性肾衰竭患者,可引起高镁血症;②肝药酶诱导剂可降低维生素 D 的效应,长期合用应补充维生素 D;③降钙素与维生素 D 同服可抵消前者对高钙血症的疗效;④与洋地黄、大剂量钙剂或利尿药并用,有发生高钙血症的风险,可能诱发心律失常;⑤与大剂量含磷制剂合用,可诱发高磷血症;⑥考来烯胺、硫糖铝、矿物油可减少维生素 D 的吸收。

【不良反应与防治】　①短期内超量摄入或长期大量服用,可导致严重中毒反应(如成人 20 万～60 万 U/d、小儿 20 万～40 万 U/d,数周或数个月可致严重毒性反应);②维生素 D 中毒引起的高钙血症,应及时停药、停止补钙并给予低钙饮食、大量饮水,同时予对症治疗,并避免阳光曝晒以减少维生素 D 经皮肤的合成。

维生素 E（vitamin E,生育酚）

维生素 E 是一类具有抗不孕作用的脂溶性维生素,故又称生育酚。自然界中维生素 E 有 8 种异构体,其中以 α-生育酚活性最强,占动物组织全部生育酚的 90% 左右,故通常也以其代表维生素 E。维生素 E 在麦胚油、豆油、玉米油中含量丰富。人工合成品为消旋混合物,对热稳定,易被紫外线和氧化剂破坏。

维生素 E 的缺乏可导致视网膜病变、溶血性贫血、肌无力、神经退行性病变、小脑共济失调等。低体重早产儿、脂肪吸收障碍者往往存在维生素 E 的缺乏。甲状腺功能亢进、吸收不良综合征伴胰腺功能低下、肝胆系统疾病、小肠疾病、胃切除术后、孕妇及哺乳期妇女维生素 E 需要量增加。

【体内过程】　维生素 E 有 50%～80% 在十二指肠吸收,吸收需胆盐与脂类食物协助。吸收后经淋巴以乳糜微粒到达血液,与血浆 β-脂蛋白结合,储存于全身组织,尤其是脂肪中。α-生育酚在组织中氧化成 α-生育醌,后者再还原为 α-生育氢醌,并与肝脏中的葡萄糖醛酸结合,主要经胆汁分泌入肠,随粪便排出,尿中排泄甚少。

【药理作用与机制】　维生素 E 具有抗氧化、抗动脉粥样硬化以及维持正常免疫功能的作用,可增强细胞膜、线粒体、微粒体和浆膜磷脂的抗氧化能力,维持生物膜正常结构;可提高组织对低氧的耐受性、可促进精子生成和活动、促进卵泡生成与发育、促进黄体孕酮分泌,增强生殖功能。

【临床应用】　用于心、脑血管疾病及习惯性流产、不育症的辅助治疗以及棘红细胞增多症或吸收不良综合征等。

【用法与注意事项】　中国营养学会的 RNI 为 14mg/d,婴幼儿为 3～10mg/d,哺乳期妇女为 17mg/d;成人常规剂量:口服 10～100mg,2 次/d,肌内注射,5～50mg/d;低体重婴儿禁用静脉给药。

【药物相互作用】　①维生素 E 可促进维生素 A 的吸收、利用和肝脏储存;②影响脂肪吸收的药物可减少维生素 E 的吸收;③口服避孕药可加速维生素 E 的代谢;雌激素与维生素 E 合用时如用量大、疗程长,可诱发血栓性静脉炎;④维生素 E 可增强洋地黄的强心作用和华法林等抗凝药的疗效,还可拮抗维生素 K,影响血液凝固。

【不良反应】　长期应用易引起血小板聚集;长期大剂量(400～800mg/d)服用,可出引起头痛、视物模糊、乳腺肿大、腹泻、恶心及胃痉挛、流感样综合征、乏力和虚弱等中毒症状。

维生素 K（vitamin K）

维生素 K,又叫凝血维生素,有叶绿醌生物活性。维生素 K 包括维生素 K$_1$、K$_2$、K$_3$、K$_4$ 等几种形式,其中维生素 K$_1$、K$_2$ 属于脂溶性维生素,是天然存在的维生素 K。维生素 K$_1$ 又叫做叶绿醌,维生素 K$_2$ 又叫做甲萘醌(主要由肠道菌合成);而维生素 K$_3$、K$_4$ 是人工合成的水溶性维生素。维生素 K 缺乏会导致低凝血酶原血症。维生素 K 还与骨密度有关系,对于维持成人骨骼健康和预防骨质疏松有一定作用。

【体内过程】　天然的维生素 K_1 和 K_2 为脂溶性,吸收需依赖胆汁或胆盐协助。口服维生素 K_1 后 6~12h 即可发挥作用,注射 1~2h 起效,3~6h 止血效果明显,12~14h 后凝血酶原时间恢复正常。主要经肝脏代谢,经肾及胆汁排泄。肠道菌群可合成一定量的维生素 K,但合成量较少。

【药理作用与机制】　维生素 K 可促进肝脏合成凝血因子 Ⅱ、Ⅶ、Ⅸ、Ⅹ,缺乏可导致出血倾向和凝血酶原时间延长。维生素 K 还是某些参与骨矿化的蛋白质的辅因子,因此也可影响骨骼中磷酸钙的合成。

【临床应用】　维生素 K 主要用于维生素缺乏引起的出血、药物引起的低凝血酶原血症、新生儿出血及长期应用广谱抗生素引起的维生素 K 缺乏。一般维生素 K_1 多用于注射,维生素 K_4 用于口服。

【用法与注意事项】

1. **低凝血酶原血症**　肌内或深部皮下注射,每次 10mg,1~2 次/d,24h 不超过 40mg。

2. **预防新生儿出血**　可于分娩前 12~24h 给产妇肌内注射或静脉缓慢注射 2~5mg,也可在新生儿出生后肌内或皮下注射 0.5~1mg。8h 后可重复。仅病情严重时采取静脉注射,给药速度不应超过 1mg/min。

3. **新生儿出血首选维生素 K_1。**

4. **注意事项**　①葡萄糖 6-磷酸脱氢酶缺陷者补充维生素 K_4 需注意有诱发溶血的可能;②肝功能受损时,维生素 K 的疗效不明显,大量使用可能加重肝损害;③肝素引起的出血倾向及凝血酶原时间延长,维生素 K 治疗无效;④用药期间应定期检测凝血酶原时间,以调整维生素 K 的用药剂量和频率;⑤治疗因维生素 K 缺乏引起的严重出血时起效较慢,可先静脉输注凝血酶原复合物、血浆或新鲜血;⑥用于纠正口服抗凝药引起的低凝血酶原血症时,应从最小剂量开始,根据凝血酶原测定结果调整剂量;⑦严重肝脏疾病或肝功能不良者禁用。

【药物相互作用】　广谱抗生素因减少肠道菌群合成维生素 K,可间接引起维生素 K 缺乏;口服抗凝药如华法林、双香豆素类药物可干扰维生素 K 的代谢;较大剂量的水杨酸、磺胺、奎宁、奎尼丁、硫糖铝、考来烯胺、放线菌素等也会影响维生素 K 的效应。

【不良反应】　偶见过敏反应;口服后偶有恶心、呕吐反应;静脉注射速度过快(>5mg/min)可引起面部潮红、出汗、支气管痉挛、心动过速、低血压等;大剂量时可引起蛋白尿;新生儿用药后可能出现高胆红素血症、黄疸和溶血性贫血。

第四节 │ 维生素与临床用药

一、维生素 B_1 与韦尼克脑病

维生素 B_1 是对神经功能至关重要的辅助因子。韦尼克脑病是一种由维生素 B_1 缺乏导致的严重神经系统综合征。维生素 B_1 缺乏最常见的病因是慢性酒精中毒、长期厌食、胃肠手术、妊娠剧吐等。

韦尼克脑病的典型临床表现是突发的三联征:精神状态改变、眼肌麻痹和共济失调,但临床上仅少数患者具有典型三联征,常因误诊导致永久性功能障碍甚至死亡。本病最常见的临床表现是精神状态的变化,包括头晕、嗜睡、淡漠、意识模糊、空间定向障碍、记忆和注意力不集中。该病起病凶险,临床确诊或疑似患者应及时给予维生素 B_1 治疗,其预后取决于能否早期静脉给予维生素 B_1,不能因诊断和检查而耽误治疗。

目前,维生素 B_1 治疗韦尼克脑病的最佳剂量、方式和时间尚未达成共识。酗酒者及营养不良的患者口服疗效不佳,建议注射给药,至少 100mg/d。欧洲神经病学学会联盟(EFNS)推荐静脉滴注维生素 B_1 200mg/次,3 次/d,滴注时间≥30min,酒精性韦尼克脑病应使用更大剂量的维生素 B_1(500mg,

3 次/d),2 天后予以 500mg 静脉注射或肌内注射,1 次/d,连用 5 天;另一种推荐方案是静脉输注 500mg(静脉滴注≥30min),3 次/d,连用 2 天;之后静脉或肌内注射 250mg/d,连用 5 天。

维生素 B_1 治疗后,可在 1 周内观察到症状改善,常规治疗应持续至症状和体征无进一步改善,治疗通常应维持 1~3 个月,但患者常会遗留眼球震颤和共济失调等神经功能障碍。酒精性韦尼克脑病常伴镁缺乏,应注意监测血镁水平并合理补充。需注意,对于其他存在维生素 B_1 缺乏风险的患者,静脉给予大量葡萄糖可能诱发韦尼克脑病。易感个体在使用静脉葡萄糖时可给予 100mg 维生素 B_1 预防韦尼克脑病的发作,同时还应同时补充其他 B 族维生素。

二、维生素 D 与代谢性骨病的治疗

佝偻病、骨软化症和骨质疏松是常见的几种代谢性骨病。维生素 D 缺乏、代谢及作用异常是其重要病因。维生素 D 在体内经过 2 次活化后才可发挥作用,第一次活化在肝脏完成,主要产物是 25-(OH)-D,又叫阿法骨化醇,第二步活化主要在肾脏完成,最终产物为 1,25-(OH)-D,即骨化三醇,又被称为 "D 激素" 或 "活性维生素 D"。阿法骨化醇适用于肝功能不全患者,骨化三醇无须活化可直接发挥作用,更适用于老年人和肝、肾功能不全患者。

普通维生素 D 安全剂量范围宽,无须常规监测血钙及尿钙浓度。但活性维生素 D 及其类似物(骨化三醇、阿法骨化醇和帕立骨化醇等)导致高钙血症、高钙尿症的风险明显较高,应密切监测患者相关指标,特别是联合补充钙剂时,如患者伴有肾结石及高钙尿症,则应慎用钙剂及维生素 D 制剂。

需注意,维生素 D 的补充仅是骨代谢疾病预防和治疗的一种手段,应与药物治疗、膳食调整、体育锻炼等相结合。

三、维生素 B_{12}、叶酸缺乏与贫血治疗

根据发病机制,贫血可分为红细胞合成减少、红细胞破坏过多和失血性贫血。红细胞合成减少性贫血,是指造血原料如蛋白质、脂类、维生素(叶酸、维生素 B_{12} 等)、微量元素(铁、铜、锌等)不足导致的贫血。其中,由于各种生理或病理因素引起机体叶酸或维生素 B_{12} 绝对或相对缺乏,导致 DNA 合成障碍引起的贫血,称为巨幼细胞贫血。叶酸在体内的活性形式是四氢叶酸,是体内 "一碳单位" 的载体,叶酸缺乏会导致 DNA 合成受阻,而维生素 B_{12} 是叶酸转化为四氢叶酸的辅酶,维生素 B_{12} 缺乏也可导致与叶酸缺乏相似的后果。

叶酸或维生素 B_{12} 缺乏常见的原因有摄入不足、吸收不良、酒精中毒、药物以及先天疾病等。巨幼细胞贫血的一般治疗措施包括去除病因和补充维生素 B_{12}、叶酸和维生素 C 等。

对于叶酸缺乏的患者,治疗上首选口服叶酸。胃肠道不能吸收者可肌内注射亚叶酸钙,直至血红蛋白恢复正常。若维生素 B_{12} 缺乏则肌内注射维生素 B_{12},直至血红蛋白恢复正常。恶性贫血或胃全部切除者需终身维持治疗。维生素 B_{12} 缺乏伴有神经症状者的治疗,需大剂量、长时间(半年以上)的治疗。维生素 C 可促进叶酸转化为四氢叶酸,并提高其稳定性,叶酸治疗时可加用维生素 C 100mg/d,口服、肌内或静脉注射。对于单纯维生素 B_{12} 缺乏的患者,不宜单用叶酸治疗。严重的巨幼细胞贫血患者在补充治疗后要警惕低钾血症的发生,对老年患者和有心血管疾病、食欲缺乏者应注意及时补充钾盐。

对于老年人、儿童以及具有上述疾病的重点人群,应注意饮食平衡,鼓励多摄入新鲜水果、蔬菜和肉类。推荐 75 岁以上老年人监测叶酸和维生素 B_{12} 水平,尤其是肠道手术史,长期素食,长期服用 H_2 受体拮抗药、质子泵抑制药或二甲双胍等患者,如出现无法解释的神经系统症状,如感觉异常、麻木、运动协调能力变差、记忆缺失、认知或人格改变、贫血相关检查异常时,应考虑维生素 B_{12} 或叶酸的缺乏。

四、维生素与临床营养支持

许多疾病状态,如炎症性肠病、短肠综合征、消化系统肿瘤、放射性肠炎、消化道瘘、长时间禁食、

癌症、重症、大面积烧伤、合并用药、饮酒等,可引起维生素吸收减少、流失增多或需要量增加,从而导致维生素缺乏。

当患者因胃肠功能严重障碍或疾病、手术等原因导致无法经口或者胃肠道摄入充足营养时,经静脉的肠外营养(parenteral nutrition,PN)可以提供机体所需的营养物质,促进患者康复,改善患者预后。PN 配方通常包括水、葡萄糖、氨基酸、脂肪乳、电解质、多种微量元素和维生素。维生素是机体有效利用葡萄糖、脂肪酸和氨基酸进行供能及合成蛋白的基础,接受胃肠外营养的患者应常规使用复方维生素。目前临床上可供静脉营养使用的复合维生素制剂有很多种,使用时应注意成分和含量的差别,还应注意成人和儿童制剂的区别与合理选择。

(戴海斌)

?

思考题

1. 常用的水溶性维生素和脂溶性维生素有哪些? 它们的生理药理作用是什么?

2. 各种维生素缺乏症的特点是什么? 如何防治维生素缺乏症?

3. 各种维生素有何临床应用? 过量使用维生素有哪些不良反应?

思考题解题思路

本章目标测试

本章思维导图

推荐阅读

［1］ 国家卫生健康委员会.国家基本药物目录管理办法(修订草案).(2021-11-15).http://www.nhc.gov.cn/yaozs/s7656/202111/068c31b85cb7486b9f77057b3e358aae.shtml.

［2］ BRUNTON L L,DANDAN R L,KNOLLMANN B C.古德曼·吉尔曼治疗学的药理学基础.13版.周宏灏主译.长沙:湖南科学技术出版社,2021.

［3］ 李俊.高等临床药理学.北京:人民卫生出版社,2022.

［4］ 陈新谦,金有豫,汤光.陈新谦新编药物学.18版.北京:人民卫生出版社,2018.

［5］ 陈忠,杜俊蓉.药理学.9版.北京:人民卫生出版社,2022.

［6］ 葛均波,徐永健,王辰.内科学.9版.北京:人民卫生出版社,2018.

［7］ 国家药典委员会.中华人民共和国药典:2020年版 二部.北京:中国医药科技出版社,2020.

［8］ 李俊.临床药理学.6版.北京:人民卫生出版社,2018.

［9］ 李俊.临床药理学(改编教学版).北京:人民卫生出版社,2021.

［10］ 杨宝峰.基础与临床药理学.3版.北京:人民卫生出版社,2021.

［11］ 中华医学会妇产科学分会妊娠期高血压疾病学组.妊娠期血压管理中国专家共识(2021).中华妇产科杂志,2021,56(11):737-745.

［12］ 王建业,胡欣.临床药物治疗学——老年疾病.北京:人民卫生出版社,2017.

［13］ 王建枝,钱睿哲.病理生理学.9版.北京:人民卫生出版社,2018.

［14］ 杨宝峰,陈建国.药理学.9版.北京:人民卫生出版社,2018.

［15］ 李俊.临床药物治疗学总论.北京:人民卫生出版社,2015.

［16］ 张幸国,胡丽娜.临床药物治疗学各论.北京:人民卫生出版社,2015.

［17］ 中国抗癫痫协会.临床诊疗指南——癫痫病分册(2023修订版).北京:人民卫生出版社,2023.

［18］ 中国卒中学会.中国脑血管病临床管理指南.2版.北京:人民卫生出版社,2023.

［19］ E.霍奇森.现代毒理学(原书第三版).江桂斌,汪海林,戴家银,等译.北京:科学出版社,2011.